最新ガイドライン準拠

消化器疾患
診断・治療指針

●総編集
佐々木 裕 熊本大学
●編集委員
木下 芳一 島根大学
下瀬川 徹 みやぎ県南中核病院／東北大学
渡辺 守 東京医科歯科大学

中山書店

序

このたび刊行された『最新ガイドライン準拠 消化器疾患 診断・治療指針』は，すでに上梓されている《プリンシプル消化器疾患の臨床》シリーズ全4巻『食道・胃・十二指腸の診療アップデート』，『腸疾患診療の現在』，『ここまできた肝臓病診療』，『膵・胆道疾患診療の最前線』の内容を，1冊にまとめたものである．

本書の特徴としては，消化器を専門領域とされていない先生方を対象に，日常臨床で遭遇することの多い疾患を中心に，最新の診断法・治療法，新しい疾患概念を簡潔にかつ視覚的に解説していることである．さらに，Quick Index をご利用いただくと消化器疾患の最新の治療法を容易に検索できることも特徴の一つである．このように，多忙な毎日を過ごされている臨床医にとって利便性の高い成書である．また本書の各項には《プリンシプル消化器疾患の臨床》シリーズ全4巻の中で該当する巻とページが記載されており，より詳細な内容を確認されたい場合は本シリーズの当該項目を参照いただきたい．

さて近年，消化管疾患，肝胆膵疾患の病態解析が進み，診断法，治療法が大きく進歩してきた．診断法では，新しい画像強調内視鏡システムの開発が食道癌，胃癌，大腸癌などの消化管癌の"より早期"の診断を可能にした．また超音波やMRIによって肝臓の弾性度を測定し，肝線維化を客観的に評価できるようになった．治療法では，直接型抗ウイルス剤（direct acting antivirals；DAA）の登場で，ほぼ100％に近いC型肝炎ウイルスの排除率が得られるようになった．また分子標的癌治療薬が肝癌，胃癌，大腸癌，膵癌の治療成績を向上させるとともに，免疫チェックポイント阻害薬も消化器領域に導入されるようになった．さらに抗TNFα抗体などの生物学的製剤が，炎症性腸疾患の治療法を大きく様変わりさせた．一方，早期癌を内視鏡的に治療できる時代となり，高齢者や合併症を有する患者まで治療対象が拡大している．胆道・膵疾患における内視鏡的診断法・治療法も飛躍的に進歩し，良性疾患・悪性疾患ともに内科領域での対応が可能な症例が増えている．

加えて新たな疾患概念が提唱されるようになった．例えば，NAFLD（非アルコール性脂肪性肝疾患），NASH（非アルコール性脂肪肝炎）という疾患概念の登場は，肝疾患の成因に肥満・糖尿病などの生活習慣病が関与するという疾病構造の変化を反映している．またIgG4関連疾患という概念から，膵炎や胆管炎の成因としてもIgG4が関与することが明らかになった．

このような診断法・治療法の進歩や新たな疾患概念について，消化管疾患，肝胆膵疾患を専門とされない先生方にとっては，常に最新の情報を収集し普段の診療に活用することは容易なことではない．消化器領域診療の日々の進歩に乗り遅れることなく，最新の医療を患者に提供するうえで，本書は実践的なテキストとして位置づけられる．また消化器領域の専門医にとっても，診断法・治療法の最新情報をすばやく収集し確認するうえでも，便利な実用書である．

本書が，日常診療の中で消化器診療に携わるすべての先生方にとって，最新情報の取得と診療レベルの更なる向上の一助になることを期待したい．

2018 年 6 月

熊本大学大学院生命科学研究部消化器内科学

総編集 　佐々木 裕

最新ガイドライン準拠　消化器疾患　診断・治療指針

CONTENTS

I章　症候から診断へ

食欲不振・体重減少	近藤　隆，三輪洋人	2
嚥下障害	八木健二，河合　隆	3
胸やけ・胸背部痛	石村典久	5
吐血	佐藤丈征，八木健二，河合　隆	7
腹部膨満・悪心・嘔吐	瀬川　誠，坂井田 功	8
上腹部痛	桑田直子，河合　隆	10
下腹部痛	市川仁志，金井隆典	12
黄疸	廣田衛久，下瀬川 徹	13
便通異常	正岡建洋，金井隆典	16
下血	水野慎大，金井隆典	17

II章　疾患概念と疫学

上部消化管疾患	木下芳一	22
下部消化管疾患	長堀正和，渡辺　守	24
肝疾患	佐々木 裕	27
膵・胆道疾患	下瀬川 徹	31

III章　病態生理

上部消化管疾患

食道，食道胃接合部の運動生理	沢田明也，藤原靖弘	36
胃・十二指腸の運動生理	藤川佳子，富永和作，荒川哲男	37
胃酸分泌調節機構	石村典久	39
上腹部症状の原因臓器としての十二指腸	大島忠之，三輪洋人	41
消化管ホルモン	武田宏司	42
上部消化管傷害を起こす薬剤	加藤元嗣，久保公利，間部克裕	44

下部消化管疾患

炎症性腸疾患の病態	西田淳史，安藤　朗	46
過敏性腸症候群の病態	石原俊治	48
吸収不良症候群の病態	渡辺知佳子，三浦総一郎	50
大腸癌の発癌メカニズム	山内康平，岩切龍一	51
炎症性腸疾患における発癌メカニズム	品川貴秀，畑　啓介，渡邉聡明	54
大腸憩室疾患の病態	木村雅子，高山哲治	56
急性腸管虚血の病態	藤谷幹浩	57
腸管感染症の病態	清水誠治	59

肝疾患

ウイルス性肝炎の発症メカニズム（慢性化，劇症化の機序）	由雄祥代，考藤達哉	61
ウイルス性肝炎の感染様式，臨床像	由雄祥代，考藤達哉	62
B 型肝炎の再活性化・*de novo* 肝炎	田中靖人	65
肝発癌のメカニズム	山下太郎，金子周一	68
門脈圧亢進症の病態と合併症	瀬川　誠，坂井田功	70
インスリン抵抗性	榎奥健一郎，小池和彦	73
肝線維化の機序	小田桐直志，河田則文	74
細胞死と病態	竹原徹郎	76

膵・胆道疾患

膵炎の発症機序	正宗　淳	78
膵外分泌不全の病態	丹藤雄介，中村光男	80
膵性糖尿病の病態	河邉　顕，伊藤鉄英	81
膵・胆道腫瘍の発症機序	古川　徹	83
胆石の形成機序	正田純一	84
胆囊炎と胆管炎：発症機序，病態，臨床像	伊佐山浩通	86

Ⅳ章 検査・診断

検体検査

一般検査	成瀬　達	90
免疫学的検査	小林清典	92
消化管ホルモン	清水京子	94
消化器癌の腫瘍マーカー	濱田　晋，正宗　淳，下瀬川徹	96
ウイルスマーカー	八橋　弘	98

肝線維化マーカー ……………………………………………… 小田桐直志，河田則文　100

便検査 ……………………………………………………………………… 長堀正和　101

ヘリコバクター・ピロリ感染診断 ……………………………………… 高橋信一　103

画像検査

超音波検査・肝硬度検査 ……………………………………………………… 飯島尋子　106

単純X線検査 ………………………………………………………………… 八島一夫　110

消化管造影検査 ……………………………………………………………… 江﨑幹宏　112

CT ………………………………………………… 沼本勲男，松木　充，村上卓道　114

核医学検査 …………………………………………………………………… 村上康二　116

MRI：肝疾患 ………………………………………………………………… 今井康陽　119

MRI：膵・胆道疾患 ……………………………………………… 米田憲秀，蒲田敏文　122

上部消化管の内視鏡検査 ……………………………………… 村尾高久，塩谷昭子　124

胆膵の内視鏡検査 …………………………………………………………… 宮川宏之　126

小腸の内視鏡検査 ……………………………………………… 矢野智則，山本博徳　129

大腸の内視鏡検査 ……………………………………………… 柏木和弘，緒方晴彦　131

超音波内視鏡検査 ……………………………………………… 大野栄三郎，廣岡芳樹　135

血管造影検査 ………………………………… 鶴崎正勝，祖父江慶太郎，村上卓道　138

生理学的検査

消化管運動能の検査 ………………………………………………………… 鈴木　剛　141

消化管知覚過敏の検査 ………………………………………… 大島忠之，三輪洋人　143

胃食道逆流を調べる検査 …………………………………………………… 河村　修　144

消化吸収機能検査 ……………………………………………… 東山正明，穂苅量太　147

膵内分泌機能検査 …………………………………………………………… 菊田和宏　149

細胞診検査 …………………………………………………………………… 花田敬士　151

病理診断

消化管：炎症性疾患 ………………………………………………………… 八尾隆史　153

消化管：腫瘍 …………………………………………………… 小嶋基寛，落合淳志　155

肝胆膵：びまん性疾患 ……………………………………………………… 中沼安二　157

肝胆膵：腫瘍 …………………………………………………… 矢野博久，中島　収　160

V章　治療法総論

上部消化管疾患

薬物療法

| 胃酸分泌抑制薬 | 古田隆久 | 166 |

| 消化管運動機能改善薬 | 久保田英嗣，城　卓志 | 171 |

| 胃・食道癌治療薬 | 成毛大輔，古瀬純司 | 172 |

内視鏡治療

| 内視鏡的止血術 | 今枝博之 | 174 |

| 内視鏡的切除術 | 西山　竜，後藤田卓志 | 176 |

| 食道・胃静脈瘤治療 | 日高　央，國分茂博 | 178 |

| 胃瘻造設術 | 川島耕作 | 182 |

外科治療

| 開腹手術，腹腔鏡下手術 | 齊藤博昭 | 184 |

下部消化管疾患

薬物療法

| 炎症性腸疾患治療薬 | 日比紀文 | 187 |

| 機能性消化管疾患治療薬 | 石原俊治 | 190 |

| 大腸癌治療薬 | 松岡　宏 | 192 |

内視鏡治療

| 内視鏡的切除術 | 田中信治 | 195 |

| バルーン拡張術 | 平井郁仁 | 197 |

| ステント留置術 | 吉田俊太郎，藤城光弘，小池和彦 | 199 |

特殊治療

| 白血球除去療法 | 横山陽子，中村志郎 | 202 |

外科治療

| 開腹手術，腹腔鏡下手術 | 三浦啓寿，山梨高広，渡邊昌彦 | 203 |

肝疾患

薬物療法

| 肝炎治療薬 | 柘植雅貴，茶山一彰 | 207 |

| 肝不全治療薬 | 瀬戸山博子，佐々木 裕 | 209 |

| 肝癌治療薬 | 上嶋一臣，工藤正俊 | 211 |

特殊治療

| BRTO，PTO，TIPS，PSE，脾摘 | 國分茂博 | 213 |

| RFA，TACE | 池田健次 | 216 |

| 血漿交換，瀉血療法 | 森内昭博，井戸章雄 | 220 |

外科手術

| 肝切除術 | 市田晃彦，長谷川 潔，國土典宏 | 221 |

| 肝移植 | 小林　剛，大段秀樹 | 224 |

膵・胆道疾患

薬物療法
胆石治療薬 ·· 山本隆一，田妻 進 227
胆道炎治療薬 ······································· 菅野 敦，正宗 淳，下瀬川 徹 228
膵炎治療薬 ··· 阪上順一 230
膵内外分泌不全治療薬 ································· 三木正美，伊藤鉄英 232
膵・胆道癌治療薬 ······················· 大場彬博，上野秀樹，奥坂拓志 234

内視鏡治療
乳頭切開術（EST），バルーン拡張術（EPBD）············· 真口宏介 235
ステント留置術 ··· 峯 徹哉 237
内視鏡手術（膵嚢胞ドレナージ，ネクロセクトミー）········· 安田一朗 239

特殊治療
ESWL ······································ 乾 和郎，山本智支，三好広尚 241

外科治療
開腹手術，腹腔鏡下手術 ································· 海野倫明 242

その他

放射線療法 ··· 吉村亮一 245
緩和医療 ··· 福重哲志 246
ワクチン療法 ·· 四柳 宏 248

Ⅵ章 治療法各論

上部消化管疾患

機能性疾患
GERD ·· 石村典久 252
機能性ディスペプシア ································· 近藤 隆，三輪洋人 255
アカラシア ··································· 岩切勝彦，竹之内菜菜 258
びまん性食道痙攣症 ··················· 栗林志行，保坂浩子，草野元康 259

炎症
ヘリコバクター・ピロリ感染胃炎 ························· 村上和成 261
胃潰瘍・十二指腸潰瘍 ····················· 梅垣英次，東 健 263
自己免疫性胃炎 ······························· 森 英毅，鈴木秀和 266
好酸球性食道炎・胃腸炎 ·························· 飯島克則 267
感染性食道炎 ··································· 駒澤慶憲 270

viii

腫瘍

食道扁平上皮癌 ……………………………………………… 小熊潤也，小澤壯治　272

Barrett 食道癌 ……………………………………………………………… 天野祐二　274

食道粘膜下腫瘍 …………………………………………………………… 天野祐二　277

胃腺腫と胃癌 ……………………………………………………… 井口幹崇，一瀬雅夫　279

十二指腸腺腫と十二指腸癌 …………………………… 森畠康策，井口幹崇，一瀬雅夫　284

胃リンパ腫 ………………………………………………………………… 岡田裕之　285

胃・十二指腸間質腫瘍（GIST） ………………………………………… 杉山敏郎　287

胃・十二指腸神経内分泌腫瘍 …………………………………………… 杉山敏郎　289

外傷

Mallory-Weiss 症候群 …………………………………………… 菅谷武史，平石秀幸　292

特発性食道破裂 …………………………………………………… 富永圭一，平石秀幸　294

上部消化管異物 ……………………………………… 五嶋敦史，坂井田 功，西川 潤　295

その他

食道・胃静脈瘤 …………………………………………………………… 小原勝敏　297

GAVE と DAVE …………………………………………………………… 伊藤公訓　300

下部消化管疾患

炎症性腸疾患

潰瘍性大腸炎 ……………………………………………………………… 鈴木康夫　302

Crohn 病 …………………………………………………………………… 松井敏幸　306

Behçet 病，単純性潰瘍 …………………………………………………… 松本主之　309

腸管感染症 ………………………………………………………………… 岡崎和一　310

NSAIDs 腸症 ……………………………………………………… 藤森俊二，岩切勝彦　315

虚血性腸疾患 ……………………………………………………… 齋藤大祐，久松理一　317

腫瘍性疾患

大腸ポリープ ……………………………………………………… 関口雅則，斎藤 豊　319

大腸癌（進行癌）………………………………………………… 菊池章史，植竹宏之　324

機能性疾患

過敏性腸症候群 …………………………………………………………… 石原俊治　326

吸収不良症候群 …………………………………… 好川謙一，穂苅量太，三浦総一郎　329

その他

大腸憩室疾患 ……………………………………………………… 木村雅子，高山哲治　332

消化管穿孔・腹膜炎 …………………………… 真弓俊彦，眞田彩華，馬庭幸詩，甲村 稔　334

腸閉塞 ………………………………………… 真弓俊彦，新里 到，手嶋悠人，大坪広樹　336

急性虫垂炎 ………………………………………………………………… 問山裕二　338

肝疾患

びまん性肝疾患

急性ウイルス性肝炎（Ａ型，Ｂ型，Ｃ型，Ｅ型） ······················ 平松直樹　342

慢性ウイルス性肝炎

Ｂ型慢性肝炎：インターフェロン治療，核酸アナログ製剤 ·················· 田中榮司　344

Ｃ型慢性肝炎：インターフェロン治療，DAA ·················· 柘植雅貴，茶山一彰　347

肝硬変

抗ウイルス療法 ·· 田中榮司　350

分岐鎖アミノ酸製剤 ·· 瀬戸山博子，佐々木 裕　353

腹水治療 ·· 高村昌昭，寺井崇二　354

栄養療法 ·· 遠藤龍人，滝川康裕　356

NASH/NAFLD ·· 五十嵐悠一，徳重克年　358

アルコール性肝障害 ·· 長谷川浩司，竹井謙之　360

自己免疫性肝疾患

自己免疫性肝炎 ·· 大平弘正　362

原発性胆汁性胆管炎 ·· 大平弘正　363

薬物性肝障害 ·· 滝川 一　365

劇症肝炎 ·· 森内昭博，井戸章雄　366

Wilson 病，ヘモクロマトーシス ···································· 原田 大　367

腫瘍性肝疾患

原発性肝癌

肝細胞癌の外科的治療 ···························· 竹村信行，長谷川 潔，國土典宏　368

肝細胞癌の内科的治療 ······································· 池田健次　371

胆管細胞癌（肝内胆管癌） ······························ 金本 彰，高山忠利　374

その他の肝悪性腫瘍 ··································· 金本 彰，高山忠利　376

転移性肝癌 ·· 波多野悦朗，藤元治朗　378

肝膿瘍 ·· 林 星舟　380

肝囊胞 ·· 吉田 寛　382

肝良性腫瘍 ·· 吉田 寛　383

肝疾患の合併症

門脈圧亢進症：胃・食道静脈瘤，汎血球減少症 ··················· 椎名正明，國分茂博　385

肝腎症候群 ···································· 瀬川 誠，坂井田 功　386

全身疾患と肝臓

甲状腺疾患と肝臓 ······························ 藤江里美，田中基彦，佐々木 裕　389

循環不全と肝臓 ································ 藤江里美，佐々木 裕　390

糖尿病と肝臓 ···································· 門 輝，小池和彦　391

妊娠と肝臓 ······································ 田浦直太，中尾一彦　395

膵疾患

炎症

急性膵炎，重症急性膵炎 ……………………………………………… 竹山宜典　397

慢性膵炎 …………………………………………………… 正宗　淳，下瀬川 徹　400

自己免疫性膵炎 …………………………………… 神澤輝実，来間佐和子，千葉和朗　403

腫瘍

膵癌 ………………………………………………………… 村田泰洋，伊佐地秀司　405

IPMN/MCN ……………………………………… 伊達健治朗，大塚隆生，中村雅史　410

その他の膵嚢胞性腫瘍：SCN，SPN ……… 穴澤貴行，高折恭一，増井俊彦，上本伸二　413

膵神経内分泌腫瘍 ……………………………………………………… 土井隆一郎　416

胆道疾患

胆石症 …………………………………………………………… 山本隆一，田妻 進　420

胆道炎（胆嚢炎，胆管炎）…………………………………………… 伊佐山浩通　423

過形成性疾患

胆嚢コレステロールポリープ ………………………………… 糸永昌弘，北野雅之　426

胆嚢腺筋腫症 ……………………………………………… 宅間健介，五十嵐良典　427

腫瘍

胆嚢癌 …………………………………………………………………… 海野倫明　429

胆管癌 ………………………………………………………… 伊神　剛，梛野正人　431

十二指腸乳頭部癌 …………………………………… 平野　聡，中西喜嗣，田中公貴　434

その他

原発性硬化性胆管炎（PSC）……………………………………………… 滝川 　一　436

膵・胆管合流異常 ………………………………… 伊藤　啓，枡 かおり，長谷川 翔　436

Quick Index

治療からみた本書の関連項目 ………………………………………………………… xii

腹痛部位による主な消化器疾患 …………………………………………………… xviii

Appendix

解剖図　消化管 ……………………………………………………………………… 438

肝臓 ……………………………………………………………………… 439

膵臓 ……………………………………………………………………… 440

胆道 ……………………………………………………………………… 441

索引 …………………………………………………………………………………… 442

Quick Index 1 治療からみた本書の関連項目

食道・胃・十二指腸疾患

アカラシア（LES弛緩不全）：

内視鏡的バルーン拡張術 ▶ p.258

手術 ▶ p.259

POEM ▶ p.259

薬物治療 ▶ p.259

びまん性食道痙攣：

薬物療法（保険適用外） ▶ p.260

好酸球性食道炎：

プロトンポンプ阻害薬 ▶ p.268

ステロイド療法 ▶ p.268

食物抗原除去食 ▶ p.268

感染性食道炎：

カンジダ→抗真菌薬 ▶ p.271

サイトメガロウイルス→ガンシクロビル ▶ p.271

ヘルペスウイルス→アシクロビル ▶ p.271

食道癌：

癌化学療法 ▶ p.173, 274

内視鏡的粘膜切除術（EMR） ▶ p.272

内視鏡的粘膜下層剥離術（ESD） ▶ p.272

開胸・開腹手術 ▶ p.184, 185, 273

内視鏡外科手術 ▶ p.185, 186

放射線療法 ▶ p.245

化学放射線療法 ▶ p.274

緩和医療 ▶ p.246

Barrett食道癌：

内視鏡的粘膜下層剥離術（ESD） ▶ p.275

内視鏡的粘膜切除術（EMR） ▶ p.275

外科的治療 ▶ p.275

食道・胃静脈瘤：

内視鏡的食道静脈瘤結紮術（EVL） ▶ p.180, 298, 299, 385

食道・胃・十二指腸疾患

内視鏡的食道静脈瘤硬化療法（EIS） ▶ p.180, 298, 299, 385

バルーン閉塞下逆行性経静脈的閉塞術（BRTO） ▶ p.180, 213, 300, 386

特発性食道破裂（Boerhaave症候群）：

外科的治療 ▶ p.294

胃食道逆流症（GERD）：

胃酸分泌抑制薬（プロトンポンプ阻害薬，カリウムイオン競合型アシッドブロッカー，ヒスタミンH_2受容体拮抗薬） ▶ p.166〜169, 252

維持療法 ▶ p.254

手術療法 ▶ p.254

機能性ディスペプシア：

食事・生活指導 ▶ p.256

消化管運動改善薬 ▶ p.171, 256

胃酸分泌抑制薬 ▶ p.256

ヘリコバクター・ピロリ感染胃炎：

除菌治療 ▶ p.261

自己免疫性胃炎：

ビタミンB_{12}，鉄剤 ▶ p.266

好酸球性胃腸炎：

ステロイド療法 ▶ p.270

胃潰瘍：

胃酸分泌抑制薬（プロトンポンプ阻害薬，カリウムイオン競合型アシッドブロッカー，ヒスタミンH_2受容体拮抗薬） ▶ p.166〜169

内視鏡的止血術 ▶ p.174

十二指腸潰瘍：

胃酸分泌抑制薬（プロトンポンプ阻害薬，カリウムイオン競合型アシッドブロッカー，ヒスタミンH_2受容体拮抗薬） ▶ p.166〜169, 264, 265

食道・胃・十二指腸疾患

出血性潰瘍：

内視鏡的止血術 ▶ p.174

上部消化管出血：

内視鏡的止血術 ▶ p.174

GAVE, DAVE に対するアルゴンプラズマ凝固術 ▶ p.301

胃癌：

癌化学療法 ▶ p.172, 283

分子標的治療薬 ▶ p.172, 283

内視鏡的粘膜切除術（EMR）▶ p.176, 177, 280

内視鏡的粘膜下層剥離術（ESD）▶ p.177, 280

開腹手術 ▶ p.184, 282

腹腔鏡下手術 ▶ p.185, 280

緩和医療 ▶ p.246, 283

胃リンパ腫：

ヘリコバクター・ピロリ除菌療法 ▶ p.286

化学療法 ▶ p.286

GIST（gastrointestinal stromal tumor）：

外科的切除 ▶ p.184, 279, 287

分子標的治療薬 ▶ p.279, 289

食道 GIST に対する切除 ▶ p.278

胃・十二指腸神経内分泌腫瘍：

外科的治療 ▶ p.291

Mallory-Weiss 症候群：

内視鏡的止血術 ▶ p.293

胃酸分泌抑制薬 ▶ p.293

GAVE, DAVE：

アルゴンプラズマ凝固術 ▶ p.301

上部消化管異物：

異物摘出術 ▶ p.296

小腸・大腸疾患

炎症性腸疾患（IBD）：

5-アミノサリチル酸製剤（5-ASA）▶ p.187

副腎皮質ステロイド ▶ p.188

免疫調節薬 ▶ p.189

免疫抑制薬 ▶ p.189

生物学的製剤 ▶ p.189

白血球除去療法 ▶ p.202

潰瘍性大腸炎：

寛解導入療法 ▶ p.302

寛解維持療法 ▶ p.303

白血球除去療法 ▶ p.202

開腹手術（緊急手術）▶ p.205

Crohn 病：

活動期の寛解導入治療 ▶ p.306

寛解期の維持治療 ▶ p.308

胃瘻造設 ▶ p.182

内視鏡的バルーン拡張術（消化管狭窄）▶ p.198, 199

白血球除去療法 ▶ p.203

開腹手術（緊急手術）▶ p.205

腹腔鏡下手術 ▶ p.206

過敏性腸症候群（IBS）：

高分子重合体 ▶ p.191, 327

消化管運動改善薬 ▶ p.171, 191, 327

抗うつ薬，抗不安薬 ▶ p.192, 328

心理療法 ▶ p.328

腸管 Behçet 病：

ステロイド療法 ▶ p.309, 310

外科的治療 ▶ p.310

腸管感染症：

対症療法 ▶ p.311

重症例に対する抗菌薬 ▶ p.311〜315

NSAIDs 腸症：

NSAIDs 中止（中止できないとき COX-2 選択的阻害薬に変更）▶ p.315

小腸・大腸疾患

プロバイオティクス▶p.316

プロトンポンプ阻害薬▶p.316

虚血性大腸炎：

保存的治療（腸管安静）▶p.318

疼痛時には鎮痛薬▶p.318

大腸ポリープ：

腫瘍・非腫瘍の鑑別▶p.319, 320

ポリペクトミー▶p.195

EMR▶p.196, 322

ESD▶p.196, 322

吸収不良症候群：

原疾患の治療▶p.329

消化酵素▶p.330

栄養療法▶p.331, 332

大腸癌：

化学療法▶p.192, 325

内視鏡的バルーン拡張術（消化管狭窄）▶p.198

ステント留置術（悪性大腸狭窄）p.200

開腹手術▶p.204, 205, 324

腹腔鏡下手術▶p.205, 324

術後補助化学療法▶p.326

緩和医療▶p.246

大腸憩室炎：

抗菌薬▶p.333

内視鏡的止血▶p.333

外科的手術▶p.206, 333

緊急手術▶p.206

腹腔鏡下手術▶p.206

腸閉塞：

保存治療▶p.336, 337

緊急手術▶p.336, 337

イレウス：

保存治療▶p.336, 337

緊急手術▶p.336, 337

小腸・大腸疾患

急性虫垂炎：

保存的治療（絶食・抗菌薬）▶p.341

外科的治療（腹腔鏡下虫垂切除術，開腹手術）▶p.339

肝疾患

肝炎：

A型急性肝炎：

劇症化に至らなければ自然治癒▶p.342

A型肝炎ワクチン（予防）▶p.248

B型急性肝炎：

劇症化に至らなければ自然治癒▶p.342

劇症肝炎にはラミブジン▶p.343，エンテカビル▶p.343, 366

B型慢性肝炎：

インターフェロン（IFN）▶p.207, 344

核酸アナログ製剤▶p.207, 345

B型肝炎ワクチン（予防）▶p.249

C型慢性肝炎：

インターフェロン▶p.208

Peg-IFN＋DAA療法▶p.208, 347

DAAs（direct acting antiviral agents）＝インターフェロンフリー治療▶p.208, 348

瀉血療法▶p.220

E型急性肝炎：

劇症化に至らなければ自然治癒▶p.343

時に妊婦で劇症化▶p.343

劇症肝炎：

人工肝補助療法（血液浄化療法）▶p.366

免疫抑制療法▶p.366

血漿交換▶p.220

肝移植▶p.224, 367

アルコール性肝障害：

禁酒▶p.361

栄養療法▶p.361

肝疾患

アカンプロサート（断酒補助薬）▶ p.361, 362

NASH・NAFLD：

肥満に対する食事・運動療法 ▶ p.358

インスリン抵抗性改善薬 ▶ p.358

脂質異常症治療薬 ▶ p.358

減量手術（スリーブ手術）▶ p.359

自己免疫性肝炎：

副腎皮質ステロイド ▶ p.362, 363

薬物性肝障害：

使用薬剤の中止 ▶ p.365

原発性胆汁性胆管炎（旧称：原発性胆汁性肝硬変）：

ウルソデオキシコール酸 ▶ p.364

ベザフィブラート ▶ p.364

肝移植 ▶ p.224, 364

肝細胞癌：

動注化学療法 ▶ p.211

分子標的治療薬 ▶ p.212

肝動脈化学塞栓療法（TACE）▶ p.218, 373

ラジオ波焼灼法（RFA）▶ p.216, 372

肝切除 ▶ p.221, 368

肝移植 ▶ p.224

放射線療法 ▶ p.245

マイクロ波凝固療法（MCT）▶ p.217, 373

緩和医療 ▶ p.246

転移性肝癌：

肝切除 ▶ p.378, 379

化学療法 ▶ p.379

肝良性腫瘍：

腹腔鏡下肝切除術 ▶ p.383〜385

肝不全：

薬物療法 ▶ p.209〜211

血漿交換 ▶ p.220

肝硬変：

抗ウイルス療法 ▶ p.350〜353

肝疾患

栄養療法 ▶ p.356, 357
　（分岐鎖アミノ酸製剤 ▶ p.353, 354）

肝庇護療法 ▶ p.211

食道・胃静脈瘤 ▶ p.178, 215, 297, 385

腹水：

利尿薬（抗アルドステロン薬, ループ利尿薬, バソプレシンV_2受容体拮抗薬）▶ p.209, 355

腹水濾過濃縮再静注療法 ▶ p.356

肝性脳症：

合成二糖類 ▶ p.210

腸管非吸収性抗菌薬 ▶ p.210

分岐鎖アミノ酸製剤 ▶ p.210

BRTO ▶ p.213

門脈圧亢進症：

β遮断薬 ▶ p.210, 385

イソソルビド ▶ p.210

脾摘 ▶ p.215

肝腎症候群：

薬物療法 ▶ p.387

経皮的肝内門脈静脈短絡路（TIPS）▶ p.388

肝移植 ▶ p.224, 388

肝膿瘍：

抗菌薬 ▶ p.381

ドレナージ ▶ p.381

肝嚢胞：

経過観察 ▶ p.382

硬化療法 ▶ p.383

開窓術 ▶ p.383

肝切除術 ▶ p.383

Wilson病：

低銅食 ▶ p.368

銅キレート剤 ▶ p.368

ヘモクロマトーシス：

瀉血 ▶ p.368

鉄キレート剤 ▶ p.368

膵疾患

急性膵炎：

鎮痛薬 ▶ p.230

重症急性膵炎には予防的抗菌薬 ▶ p.230, 398

胆石性膵炎の治療 ▶ p.399

慢性膵炎：

経口蛋白分解酵素阻害薬 ▶ p.231, 401

消化酵素薬 ▶ p.231, 401

鎮痛薬 ▶ p.232, 401

外科的治療 ▶ p.243, 401

自己免疫性膵炎：

ステロイド治療 ▶ p.403, 404

膵石：

体外衝撃波結石破砕療法（ESWL） ▶ p.241, 402

膵仮性囊胞：

内視鏡的ドレナージ ▶ p.239

WON（walled-off necrosis）：

step-up approach ▶ p.399

内視鏡的ネクロセクトミー ▶ p.240

膵癌：

切除可能性分類 ▶ p.406, 407

化学療法 ▶ p.234, 408

開腹手術 ▶ p.243, 408

閉塞性黄疸に対する胆道ドレナージ ▶ p.409

緩和医療 ▶ p.246

膵囊胞性腫瘍

膵管内乳頭粘液性腫瘍（IPMN）：

診療方針選択のアルゴリズム（画像検査・膵液細胞診による経過観察・手術） ▶ p.411

粘液囊胞性腫瘍（MCN）：

切除 ▶ p.411

漿液性囊胞腫瘍（SCN）：

基本的に手術適応なし ▶ p.413

膵疾患

solid pseudopapillary neoplasm（SPN）：

原則的に外科的切除 ▶ p.415

膵神経内分泌腫瘍：

インスリノーマ，ガストリノーマは手術切除 ▶ p.416

膵外分泌不全：

消化酵素補充薬 ▶ p.232

胃酸分泌抑制薬 ▶ p.233

膵内分泌不全（膵性糖尿病）：

インスリン治療 ▶ p.233

胆道疾患

胆石症：

胆石溶解療法（ウルソデオキシコール酸） ▶ p.227, 422

体外衝撃波結石破砕療法（ESWL） ▶ p.241, 420

胆囊結石：

胆囊摘出術 ▶ p.243, 420

胆石溶解療法（ウルソデオキシコール酸） ▶ p.227

体外衝撃波結石破砕療法（ESWL） ▶ p.241

開腹手術 ▶ p.243

（総）胆管結石：

内視鏡的乳頭括約筋切開術（EST） ▶ p.236, 421

内視鏡的乳頭バルーン拡張術（EPBD） ▶ p.237, 421

ステント留置術 ▶ p.237

体外衝撃波結石破砕療法（ESWL） ▶ p.241

開腹手術 ▶ p.243

腹腔鏡下手術 ▶ p.243

肝内結石：

肝切除 ▶ p.422

Quick Index 1 ◎治療からみた本書の関連項目

胆道疾患	
胆道炎（急性胆管炎，急性胆嚢炎）：	
急性胆嚢炎：	
抗菌薬 ▶ p.228, 229	
胆嚢ドレナージ ▶ p.423	
急性胆管炎：	
抗菌薬 ▶ p.228, 229	
胆管ドレナージ ▶ p.425	
原発性硬化性胆管炎：	
肝移植 ▶ p.224	
ウルソデオキシコール酸 ▶ p.436	
ベザフィブラート ▶ p.436	
胆嚢癌：	
胆嚢摘出術 ▶ p.244, 429, 430	
肝切除術 ▶ p.429, 430	
化学療法 ▶ p.234	
ステント留置術 ▶ p.237	
緩和医療 ▶ p.246	

胆道疾患	
胆管癌：	
手術療法 ▶ p.432	
化学療法 ▶ p.234	
ステント留置術 ▶ p.237	
緩和医療 ▶ p.246	
十二指腸乳頭部癌：	
膵頭十二指腸切除術 ▶ p.434	
化学療法 ▶ p.435	
胆嚢コレステロールポリープ：	
経過観察 ▶ p.426	
胆嚢腺筋腫症：	
無症状なら経過観察，胆石症・胆嚢炎による症状を示すときには胆嚢摘出術 ▶ p.427, 428	
膵・胆管合流異常：	
先天性胆道拡張症には肝外胆管切除術 ▶ p.437	
胆管非拡張型膵・胆管合流異常には予防的胆嚢摘出術 ▶ p.437	

Quick Index 2 腹痛部位による主な消化器疾患

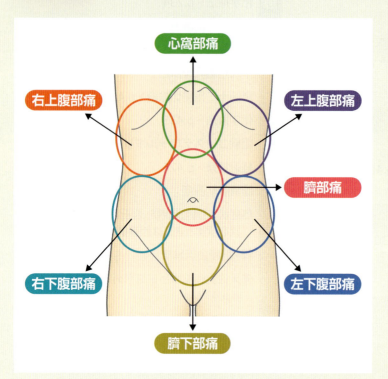

臍部痛：
急性腸炎 ▶ p.310
腸閉塞 ▶ p.336
腸間膜循環不全
Crohn病 ▶ p.46, 187, 306
大腸癌 ▶ p.26, 51, 324

右下腹部痛：
急性虫垂炎 ▶ p.338
大腸憩室炎 ▶ p.56, 332
大腸癌 ▶ p.26, 51, 324

左下腹部痛：
虚血性腸炎 ▶ p.317
大腸憩室炎 ▶ p.56, 332
便秘 ▶ p.16
大腸癌 ▶ p.26, 51, 324

腹部全体：
汎発性腹膜炎 ▶ p.334
腸閉塞 ▶ p.336
急性腸炎 ▶ p.310
過敏性腸症候群 ▶ p.48, 326

心窩部痛：
食道炎 ▶ p.267, 270
胃炎 ▶ p.261
胃潰瘍 ▶ p.263
急性胃粘膜病変
急性胆嚢炎 ▶ p.86, 228, 423
過敏性腸症候群 ▶ p.48, 326
膵癌 ▶ p.32, 83, 405
急性虫垂炎（初期）▶ p.338
胃癌 ▶ p.279

右上腹部痛：
急性胆嚢炎 ▶ p.86, 228, 423
急性胆管炎 ▶ p.86, 228, 425
胆石症 ▶ p.84, 227, 420
十二指腸潰瘍 ▶ p.263
肝膿瘍 ▶ p.380
大腸癌 ▶ p.26, 51, 324
胆嚢癌 ▶ p.33, 83, 429
胆管癌 ▶ p.33, 83, 431

左上腹部痛：
膵炎 ▶ p.78, 230, 397, 400
過敏性腸症候群 ▶ p.48, 326
大腸癌 ▶ p.26, 51, 324
膵癌 ▶ p.32, 83, 405

臍下部痛：
炎症性腸疾患（潰瘍性大腸炎，Crohn病）
▶ p.46, 187, 302, 306
過敏性腸症候群 ▶ p.48, 326
大腸癌 ▶ p.26, 51, 324

含めて考える周辺疾患：
腎尿路疾患（尿路結石，腎梗塞）
血管（腹部大動脈瘤破裂）
婦人科疾患（異所性妊娠，卵巣腫瘍破裂・茎捻転，子宮内膜症）
心筋梗塞

※本文に記載のある疾患には該当ページを記しました．

総編集

佐々木　裕　　熊本大学大学院生命科学研究部消化器内科学

編集委員

木下　芳一　　島根大学医学部医学科内科学第二
下瀬川　徹　　みやぎ県南中核病院/東北大学
渡辺　守　　東京医科歯科大学大学院医歯学総合研究科消化器病態学

執筆者一覧（執筆順）

近藤　隆　　兵庫医科大学内科学消化管科
三輪　洋人　　兵庫医科大学内科学消化管科
八木　健二　　東京医科大学病院消化器内科
河合　隆　　東京医科大学病院内視鏡センター
石村　典久　　島根大学医学部医学科内科学第二
佐藤　丈征　　東京医科大学消化器内科
瀬川　誠　　山口大学医学部附属病院漢方診療部
坂井田　功　　山口大学大学院医学系研究科消化器内科
桑田　直子　　東京医科大学病院消化器内科
市川　仁志　　東海大学医学部付属八王子病院消化器内科
金井　隆典　　慶應義塾大学医学部内科学（消化器）
廣田　衛久　　東北医科薬科大学内科学第二
下瀬川　徹　　みやぎ県南中核病院/東北大学
正岡　建洋　　慶應義塾大学医学部内科学（消化器）
水野　慎大　　慶應義塾大学医学部内科学（消化器）
木下　芳一　　島根大学医学部医学科内科学第二
長堀　正和　　東京医科歯科大学大学院医歯学総合研究科消化器病態学
渡辺　守　　東京医科歯科大学大学院医歯学総合研究科消化器病態学
佐々木　裕　　熊本大学大学院生命科学研究部消化器内科学
沢田　明也　　大阪市立大学大学院医学研究科消化器内科学
藤原　靖弘　　大阪市立大学大学院医学研究科消化器内科学
藤川　佳子　　大阪医科大学先端医療開発学講座
富永　和作　　大阪医科大学第二内科
荒川　哲男　　大阪市立大学
大島　忠之　　兵庫医科大学内科学消化管科
武田　宏司　　北海道大学大学院薬学研究院臨床病態解析学
加藤　元嗣　　国立病院機構函館病院
久保　公利　　国立病院機構函館病院消化器科
間部　克裕　　国立病院機構函館病院消化器科
西田　淳史　　滋賀医科大学消化器内科
安藤　朗　　滋賀医科大学消化器内科
石原　俊治　　島根大学医学部医学科内科学第二
渡辺知佳子　　防衛医科大学校内科
三浦総一郎　　国際医療福祉大学大学院/防衛医科大学校
山内　康平　　佐賀大学医学部消化器内科
岩切　龍一　　佐賀大学医学部光学医療診療部
品川　貴秀　　東京大学医学部腫瘍外科

畑　啓介　　東京大学医学部腫瘍外科
渡邉　聡明　　元東京大学医学部腫瘍外科・血管外科
木村　雅子　　徳島大学大学院医歯薬学研究部消化器内科学
高山　哲治　　徳島大学大学院ヘルスバイオサイエンス研究部消化器内科学
藤谷　幹浩　　旭川医科大学内科学講座消化器・血液腫瘍制御内科学分野
清水　誠治　　大阪鉄道病院
由雄　祥代　　国立国際医療研究センター研究所
考藤　達哉　　国立国際医療研究センター研究所
田中　靖人　　名古屋市立大学大学院医学研究科病態医科学ウイルス学分野
山下　太郎　　金沢大学附属病院総合診療部
金子　周一　　金沢大学附属病院消化器内科
榎奥健一郎　　東京大学医学部附属病院消化器内科
小池　和彦　　東京大学大学院医学系研究科消化器内科学
小田桐直志　　大阪市立大学大学院医学研究科肝胆膵病態内科学
河田　則文　　大阪市立大学大学院医学研究科肝胆膵病態内科学
竹原　徹郎　　大阪大学大学院医学系研究科内科学講座消化器内科学
正宗　淳　　東北大学大学院医学系研究科消化器病態学分野
丹藤　雄介　　弘前大学大学院保健学研究科
中村　光男　　弘前市医師会健診センター
河邉　顕　　九州大学大学院医学研究院病態制御内科学
伊藤　鉄英　　福岡山王病院肝胆膵内科/国際医療福祉大学
古川　徹　　東北大学大学院医学系研究科病理病態学講座病理形態学分野
正田　純一　　筑波大学医学医療系医療科学
伊佐山浩通　　順天堂大学医学部消化器内科
成瀬　達　　みよし市民病院
小林　清典　　北里大学医学部新世紀医療開発センター
清水　京子　　東京女子医科大学消化器内科
濱田　晋　　東北大学大学院医学系研究科消化器病態学分野
八橋　弘　　国立病院機構長崎医療センター臨床研究センター
高橋　信一　　立正佼成会附属佼成病院
飯島　尋子　　兵庫医科大学超音波センター・内科学肝胆膵科
八島　一夫　　鳥取大学医学部機能病態内科学分野
江﨑　幹宏　　九州大学大学院医学研究院病態機能内科学
沼本　勲男　　近畿大学医学部放射線医学教室放射線診断学部門
松木　充　　近畿大学医学部放射線医学教室放射線診断学部門
村上　卓道　　神戸大学大学院医学研究科内科系講座放射線診断学分野
村上　康二　　順天堂大学大学院医学研究科放射線診断学

今井　康陽	市立池田病院	中村　志郎	兵庫医科大学炎症性腸疾患学講座内科部門
米田　憲秀	金沢大学附属病院放射線科	三浦　啓寿	北里大学医学部下部消化管外科
蒲田　敏文	金沢大学附属病院放射線科	山梨　高広	北里大学医学部下部消化管外科
村尾　高久	川崎医科大学消化管内科学	渡邊　昌彦	北里大学医学部外科
塩谷　昭子	川崎医科大学消化管内科学	柘植　雅貴	広島大学病院消化器・代謝内科
宮川　宏之	JA北海道厚生連札幌厚生病院胆膵内科	茶山　一彰	広島大学病院消化器・代謝内科
矢野　智則	自治医科大学内科学講座消化器内科学部門	瀬戸山博子	国立国際医療研究センター肝炎・免疫研究センター肝炎情報センター
山本　博徳	自治医科大学内科学講座消化器内科学部門	上嶋　一臣	近畿大学医学部消化器内科
柏木　和弘	慶應義塾大学病院予防医療センター	工藤　正俊	近畿大学医学部消化器内科
緒方　晴彦	慶応義塾大学病院内視鏡センター	池田　健次	虎の門病院肝臓センター
大野栄三郎	名古屋大学大学院医学系研究科消化器内科学	森内　昭博	鹿児島大学大学院医歯学総合研究科消化器疾患・生活習慣病学
廣岡　芳樹	名古屋大学医学部附属病院光学医療診療部	井戸　章雄	鹿児島大学大学院医歯学総合研究科消化器疾患・生活習慣病学
鶴崎　正勝	近畿大学医学部放射線医学教室放射線診断学部門	市田　晃彦	日本赤十字社医療センター肝胆膵外科
祖父江慶太郎	神戸大学医学部附属病院放射線科	長谷川　潔	東京大学医学部附属病院肝胆膵外科・人工臓器移植外科
鈴木　剛	東都医療大学ヒューマンケア学部	國土　典宏	国立国際医療研究センター
河村　修	群馬大学医学部附属病院光学医療診療部	小林　剛	広島大学大学院医歯薬保健学研究科消化器・移植外科学
東山　正明	防衛医科大学校消化器内科	大段　秀樹	広島大学大学院医歯薬保健学研究科消化器・移植外科学
穂苅　量太	防衛医科大学校消化器内科	山本　隆一	広島大学病院総合内科・総合診療科
菊田　和宏	東北大学大学院医学系研究科消化器病態学分野	田妻　進	広島大学病院総合内科・総合診療科
花田　敬士	JA尾道総合病院消化器内科	菅野　敦	東北大学大学院医学系研究科消化器病態学分野
八尾　隆史	順天堂大学大学院医学研究科人体病理病態学	阪上　順一	京都府立医科大学消化器内科
小嶋　基寛	国立がん研究センター先端医療開発センター	三木　正美	九州大学大学院医学研究院病態制御内科
落合　淳志	国立がん研究センター先端医療開発センター	大場　彬博	国立がん研究センター中央病院肝胆膵内科
中沼　安二	福井県済生会病院病理診断科	上野　秀樹	国立がん研究センター中央病院肝胆膵内科
矢野　博久	久留米大学医学部病理学講座	奥坂　拓志	国立がん研究センター中央病院肝胆膵内科
中島　収	久留米大学病院臨床検査部	真口　宏介	手稲渓仁会病院消化器病センター
古田　隆久	浜松医科大学臨床研究管理センター	峯　徹哉	東海大学医学部消化器内科
久保田英嗣	名古屋市立大学大学院医学研究科消化器・代謝内科学	安田　一朗	帝京大学医学部附属溝口病院消化器内科
城　卓志	名古屋市立大学大学院医学研究科消化器・代謝内科学	乾　和郎	藤田保健衛生大学坂文種報德會病院消化器内科
成毛　大輔	杏林大学医学部内科学腫瘍科	山本　智支	藤田保健衛生大学坂文種報德會病院消化器内科
古瀬　純司	杏林大学医学部内科学腫瘍科	三好　広尚	藤田保健衛生大学坂文種報德會病院消化器内科
今枝　博之	埼玉医科大学消化管内科	海野　倫明	東北大学大学院医学系研究科消化器外科学
西山　竜	平塚共済病院消化器科	吉村　亮一	東京医科歯科大学腫瘍放射線治療学分野
後藤田卓志	日本大学医学部内科学系消化器肝臓内科学分野	福重　哲志	久留米大学病院緩和ケアセンター
日高　央	北里大学医学部消化器内科学	四柳　宏	東京大学医科学研究所先端医療研究センター感染症分野
國分　茂博	新百合ヶ丘総合病院肝疾患低侵襲治療センター	岩切　勝彦	日本医科大学消化器内科学
川島　耕作	島根大学医学部医学科内科学第二	竹之内菜菜	日本医科大学消化器内科学
齊藤　博昭	鳥取大学医学部器官制御外科学講座病態制御外科学分野	栗林　志行	群馬大学医学部附属病院臨床試験部
日比　紀文	北里大学北里研究所病院炎症性腸疾患先進治療センター	保坂　浩子	群馬大学医学部附属病院消化器・肝臓内科
松岡　宏	藤田保健衛生大学総合消化器外科	草野　元康	群馬大学医学部附属病院光学医療診療部
田中　信治	広島大学大学院医歯薬保健学研究科内視鏡医学	村上　和成	大分大学医学部消化器内科
平井　郁仁	福岡大学筑紫病院炎症性腸疾患センター	梅垣　英次	神戸大学大学院医学研究科内科学講座消化器内科学分野
吉田俊太郎	東京大学医学部附属病院光学医療診療部	東　健	元神戸大学大学院医学研究科内科学講座消化器内科学分野
藤城　光弘	東京大学医学部附属病院光学医療診療部	森　英毅	国立病院機構東京医療センター消化器科
横山　陽子	兵庫医科大学炎症性腸疾患学講座内科部門	鈴木　秀和	慶応義塾大学医学部医学教育統轄センター

飯島　克則	秋田大学附属病院消化器内科
駒澤　慶憲	出雲市立総合医療センター内科
小熊　潤也	東海大学医学部消化器外科
小澤　壯治	東海大学医学部消化器外科
天野　祐二	新東京病院内視鏡センター
井口　幹崇	和歌山県立医科大学第二内科
一瀬　雅夫	帝京大学医学部
森畠　康策	もりばた医院
岡田　裕之	岡山大学大学院医歯薬学総合研究科消化器・肝臓内科学（第一内科）
杉山　敏郎	富山大学附属病院第三内科診療部門消化器内科
菅谷　武史	獨協医科大学内科学（消化器）
平石　秀幸	獨協医科大学
富永　圭一	獨協医科大学内科学（消化器）
五嶋　敦史	山口大学医学部附属病院消化器内科学
西川　潤	山口大学大学院医学系研究科保健学専攻検査技術科学専攻
小原　勝敏	福島県立医科大学消化器内視鏡先端医療支援講座
伊藤　公訓	広島大学病院消化器・代謝内科
鈴木　康夫	東邦大学医療センター佐倉病院IBDセンター
松井　敏幸	福岡大学筑紫病院消化器内科
松本　主之	岩手医科大学医学部内科学講座消化器内科消化管分野
岡崎　和一	関西医科大学内科学第三講座
藤森　俊二	日本医科大学千葉北総病院消化器内科
齋藤　大祐	杏林大学医学部第三内科学
久松　理一	杏林大学医学部第三内科学
関口　雅則	国立がん研究センター中央病院内視鏡科
斎藤　豊	国立がん研究センター中央病院内視鏡科
菊池　章史	東京医科歯科大学医学部附属病院大腸・肛門外科
植竹　宏之	東京医科歯科大学大学院医歯学総合研究科総合外科学分野
好川　謙一	南多摩病院内科/防衛医科大学校内科学講座（消化器）
真弓　俊彦	産業医科大学医学部救急医学
眞田　彩華	産業医科大学医学部救急医学
馬庭　幸詩	産業医科大学医学部救急医学
甲村　稔	産業医科大学医学部救急医学
新里　到	産業医科大学医学部救急医学
手嶋　悠人	産業医科大学医学部救急医学
大坪　広樹	産業医科大学医学部救急医学
間山　裕二	三重大学医学部附属病院消化管外科
平松　直樹	大阪労災病院
田中　榮司	信州大学医学部内科学第二教室
高村　昌昭	新潟大学医歯学総合病院消化器内科
寺井　崇二	新潟大学大学院医歯学総合研究科消化器内科学分野
遠藤　龍人	岩手医科大学看護学部看護専門基礎講座
滝川　康裕	岩手医科大学医学部内科学講座肝臓分野
五十嵐悠一	東京女子医科大学病院消化器内科
徳重　克年	東京女子医科大学病院消化器内科
長谷川浩司	三重大学医学部附属病院消化器肝臓内科
竹井　謙之	三重大学大学院医学系研究科病態制御医学講座消化器内科学
大平　弘正	福島県立医科大学消化器内科学講座
滝川　一	帝京大学
原田　大	産業医科大学第3内科学
竹村　信行	国立国際医療研究センター病院外科肝胆膵外科
金本　彰	日本大学医学部消化器外科
高山　忠利	日本大学医学部消化器外科
波多野悦朗	兵庫医科大学外科学講座肝胆膵外科
藤元　治朗	兵庫医科大学外科学講座肝胆膵外科
林　星舟	東京都保健医療公社大久保病院
吉田　寛	日本医科大学消化器内科
椎名　正明	新百合ヶ丘総合病院肝臓内科
藤江　里美	熊本大学大学院生命科学研究部消化器内科学
田中　基彦	熊本大学大学院生命科学研究部消化器内科学
門　輝	東京大学医学部附属病院消化器内科
田浦　直太	長崎大学病院消化器内科
中尾　一彦	長崎大学病院消化器内科
竹山　宜典	近畿大学医学部外科
神澤　輝実	東京都立駒込病院
来間佐和子	東京都立駒込病院内科
千葉　和朗	東京都立駒込病院内科
村田　泰洋	三重大学病院肝胆膵・移植外科
伊佐地秀司	三重大学病院肝胆膵・移植外科
伊達健治朗	藤元総合病院外科
大塚　隆生	九州大学病院がんセンター
中村　雅史	九州大学大学院医学研究院臨床・腫瘍外科
穴澤　貴行	京都大学大学院医学研究科外科学講座肝胆膵・移植外科分野
高折　恭一	京都大学大学院医学研究科外科学講座肝胆膵・移植外科分野
増井　俊彦	京都大学大学院医学研究科外科学講座肝胆膵・移植外科分野
上本　伸二	京都大学大学院医学研究科
土井隆一郎	大津赤十字病院外科
糸永　昌弘	和歌山県立医科大学第二内科
北野　雅之	和歌山県立医科大学第二内科
宅間　健介	東邦大学医療センター大森病院消化器内科
五十嵐良典	東邦大学医療センター大森病院消化器内科
伊神　剛	名古屋大学大学院医学系研究科腫瘍外科学
梛野　正人	名古屋大学大学院医学系研究科腫瘍外科学
平野　聡	北海道大学大学院医学院・医学研究院消化器外科学教室II
中西　喜嗣	北海道大学大学院医学院・医学研究院消化器外科学教室II
田中　公貴	北海道大学大学院医学院・医学研究院消化器外科学教室II
伊藤　啓	仙台市医療センター仙台オープン病院消化管・肝胆膵内科
枡　かおり	仙台市医療センター仙台オープン病院消化管・肝胆膵内科
長谷川　翔	仙台市医療センター仙台オープン病院消化管・肝胆膵内科

読者の方々へ

本書に記載されている診断法・治療法については，出版時の最新の情報に基づいて正確を期するよう最善の努力が払われていますが，医学・医療の進歩からみて，その内容がすべて正確かつ完全であることを保証するものではありません．したがって読者ご自身の診療にそれらを応用される場合には，医薬品添付文書や機器の説明書など，常に最新の情報に当たり，十分な注意を払われることを要望いたします．

中山書店

I章

症候から診断へ

I章｜症候から診断へ

I章｜症候から診断へ

食欲不振・体重減少

Expert Advice

❶ 食欲不振・体重減少は一般内科臨床において
よく遭遇する主訴であるが，非特異的な臨床
症状であるため広範な疾患群が鑑別にあがる.

❷ 一般的には，体重減少を伴う食欲不振は臨床
的に重要な訴えであることが多い. 食欲不振
の強さと期間に比例して体重減少も進むもの
と考えられる.

❸ 随伴症状の有無も診断の手がかりとしてきわ
めて重要であり，悪心・嘔吐，腹痛，黄疸，
発熱，動悸，浮腫，リンパ節腫脹，貧血症状，
出血傾向の有無は鑑別において聴き逃しては
ならない.

❹ 食欲不振で頻度が高いのは消化器疾患である
が，その割合は意外にも30%程度であるとい
われており，消化管疾患だけにとらわれるこ
となく，幅広い疾患の可能性を念頭に診療に
当たることも必要であろう.

鑑別疾患 （❶）

食欲不振に体重減少が合併する場合

多くの疾患が鑑別として存在する.

器質性のもの：① 消化管疾患（胃・十二指腸潰
瘍，腸閉塞，便通異常〈慢性便秘〉），肝胆膵臓疾患
（急性肝炎，急性膵炎，胆嚢炎など），② 悪性腫瘍
（消化器癌のほかに，肺癌，泌尿生殖器癌，血液系悪
性腫瘍），③ 感染症，④ 代謝内分泌疾患（甲状腺機
能低下症，下垂体前葉機能低下症，副腎皮質機能低
下症など），⑤ 電解質異常（高Ca血症や低K血症
など），⑥ 心肺疾患（進行した心不全），⑦ 腎不全，
⑧ 妊娠悪阻.

器質性疾患を伴わないもの：① 精神神経性（うつ

病，神経性食思不振症，認知症など），② 薬剤性.

ただし上記疾患の急性期あるいは病初期には体重
減少をきたしていない場合もあり，その点は留意し
ておく必要がある. また精神神経性では意図して食
事摂取を拒んでいる場合もあり，留意して診療する
必要がある.

食欲不振はあるが体重減少がないか軽度にとどまるもの

胸やけや腹部不快感があるにもかかわらず，内視
鏡検査などを行っても症状の原因となる異常を発見
できない疾患をまとめて機能性消化管障害（func-
tional gastrointestinal disorders：FGID）とよぶ.
胸部や上腹部に不快感があるFGIDのなかには，機
能性ディスペプシア（functional dyspepsia：FD）
や非びらん性胃食道逆流症（non-erosive reflux
disease：NERD）が含まれる. この場合，食欲不振
の訴えをよく問診すると，逆流症状もしくは腹部膨
満感や心窩部を中心としたディスペプシア症状が主
体であることもある. また，食道アカラシアや食道
運動障害でも，食道のつまり感あるいは胸痛を主体
とする症状により二次的に食欲不振をきたしている
こともある.

いずれの疾患も，重症例を除きそれほど体重減少
はきたさないのが一般的である.

食欲不振はないが体重減少する場合

食事は摂取できているのに体重が減少する場合
は，甲状腺機能亢進症や糖尿病などの代謝内分泌疾
患に留意する. また食欲はあるが食べられない場合
は，Parkinson病や脳血管障害などの嚥下機能に影
響を与える神経疾患がないか，あるいは歯や口腔内
の状態に異常はないかを確認する.

食事の消化管からの吸収に異常をきたす吸収不良
症候群も鑑別にあがる.

その他

患者背景の確認も有益な情報をもたらすことがあ
る. 社会的孤立や経済的困窮などの社会的背景も食
欲不振や体重減少に影響を与えてくることもあり，
留意しておく必要がある.

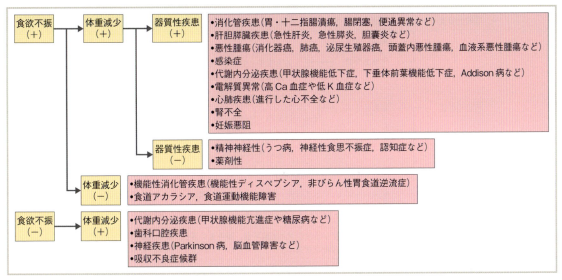

❶ 食欲不振・体重減少の診断アルゴリズム

おわりに

食欲不振，体重減少は鑑別疾患が多岐にわたることから，十分な問診と理学所見から特徴的な随伴症状や所見を見つけだし，診断の手がかりにしていくことが，早期の確定診断において重要となってくる．

（近藤　隆，三輪洋人）

I章 | 症候から診断へ

嚥下障害

Expert Advice

❶ 嚥下のメカニズムについて理解する．
❷ 嚥下障害の原因としては器質的・機能的・心因的な要素が問題となる．
❸ 嚥下に関与する神経支配について覚えておく．
❹ 症状や診断方法を学ぶ．
❺ 治療は嚥下機能の改善または維持を目的とし，早期に専門医と相談し治療計画を立てることが重要である．

嚥下とは

嚥下とは，外部から水分や食物を口に取り込み咽頭と食道を経て胃へ送り込む運動である．嚥下は口腔期，咽頭期，食道期の3期に分かれており，このいずれかの障害で嚥下障害を起こす．近年では，高齢化に伴い認知や咀嚼など食べる準備を行う先行期や準備期の異常を含め摂食嚥下障害ととらえることが重要である．

原因

嚥下障害を起こす原因としては器質的障害，機能的障害，心因的障害の3つが考えられる（❷）．

① 器質的障害：嚥下に関係する構造（口腔，咽頭，食道）そのものに問題がある．静的障害または構造的障害などとよばれ，圧排や変形などによる通過障害が原因である．

② 機能的障害：嚥下に関係する構造には問題なく，動き自体に問題がある．動的障害であり神経や筋肉の障害が原因である．

③ 心因的障害：機能や構造異常ではなく摂食自体に問題があり，結果として嚥下障害を起こす．器質的障害・機能的障害が否定された場合に考慮すべき障害である．

I章 症候から診断へ

```
器質的障害 ─┬─ 腫瘍(圧排，神経浸潤，疼痛)
            ├─ 術後，外傷
            └─ 骨格の異常 ─── 先天異常(口蓋裂，先天性食道閉鎖症など)
                              頚椎疾患(頚椎症，強直性骨増殖症など)

機能的障害 ─┬─ 脳血管障害 ─┬─ 仮性球麻痺 ─── 大脳，中脳，橋の障害
            │              └─ 球麻痺 ─────── 延髄の障害
            ├─ 神経筋疾患 ─── Parkinson病・ALSなどの進行する変性疾患
            │                重症筋無力症・筋ジストロフィーなどの活動性筋疾患
            ├─ あらゆる疾患に伴う意識障害
            ├─ 食道機能障害(アカラシア，胃食道逆流症(GERD)，糖尿病，膠原病など)
            ├─ 薬剤性障害(トランキライザー，抗けいれん薬，抗コリン薬)
            └─ 加齢性変化(サルコペニア，咬合不良，唾液量の変化，反射の低下など)
               認知症(高次脳機能障害)

心因性障害 ─── 神経性食欲不振症・うつ病
              咽喉頭異常感症
```

❷ 嚥下障害の原因

❸ 嚥下障害の症状

嚥下時の症状	嚥下困難，嚥下時のむせ，鼻咽腔逆流，嚥下時痛など
嚥下後の症状	食物残留感，湿性，喀痰増加など
その他の症状	持続的な喀痰や発熱などの呼吸器感染症状，食物摂取量の減少，食事時間の延長，体重減少など

❹ スクリーニング検査と嚥下検査

スクリーニング検査	・反復唾液嚥下テスト（RSST） ・改訂水飲みテスト（MWST） ・フードテスト（FT） ・質問紙法 ・簡易嚥下誘発試験（SSPT）
嚥下検査	・嚥下造影検査（VF） ・嚥下内視鏡検査（VE）

嚥下に関係する神経

嚥下障害は，運動の障害だけではなく，感覚障害や唾液量の低下による口腔内の乾燥も原因となる．脳血管障害以外にも腫瘍の浸潤や術後・外傷によって神経障害を起こしうる．

> 感覚：三叉神経，舌咽神経
> 味覚：顔面神経，舌咽神経
> 運動：三叉神経，顔面神経，舌下神経，迷走神経

▌診断

嚥下障害の診断を行うためには，
① まず問診で症状（❸）を確認し，背景として原疾患や既往歴，服薬内容や摂食状況の確認を行う．
② 精神機能・身体機能の評価を行い，口腔・咽頭・喉頭の観察を行う．
③ その後，スクリーニング検査（診断を目的とした

ものではなく，嚥下障害をもつ患者を選別することが目的）や嚥下検査（確定診断を得るための検査）を施行し診断を行う（❹）．

▌治療

嚥下障害の治療には保存的治療と外科的治療がある．保存的治療は嚥下指導や嚥下訓練などのリハビリテーションである．嚥下障害に対する有効な内服薬はないため，原因を特定し耳鼻咽喉科やリハビリテーション科の専門医と連携しながら治療を行っていくことが重要である．保存的治療が奏効しないときには，外科的治療を考慮する．

（八木健二，河合　隆）

● 参考文献
1) 藤島一郎監修. 疾患別に診る嚥下障害. 医歯薬出版；

2) 藤島一郎. よくわかる嚥下障害. 改訂第3版. 永井書店；2012.
3) 日本耳鼻咽喉科学会編. 嚥下障害診療ガイドライン—耳鼻咽喉科外来における対応. 2012年版. 金原出版；2012.

I章 | 症候から診断へ

胸やけ・胸背部痛

Expert Advice

❶ 胸やけ症状の訴え方には個人差が大きいため，具体的な表現や問診票を利用する．
❷ 胸やけはGERDの定型症状であるが，他の器質的疾患の鑑別のため内視鏡検査を行う．
❸ 胸背部痛を訴える場合，緊急性の高い心血管系の疾患を見逃さない．
❹ 消化器由来の関連痛として胸背部痛を生じることがある．

胸やけ

　胸やけとは，胸骨背面から心窩部上部に感じられる灼熱感をさす．胃酸やペプシン，胆汁酸，膵液などの胃内容物に含まれる刺激物質が食道内へ逆流することによって生じる症状であり，食後に多くみられる．胸やけは，呑酸症状（胃液の逆流感や口腔内に酸味や苦味を感じる症状）とともに胃食道逆流症（gastroesophageal reflux disease：GERD）患者の訴える定型症状である．GERDは，食事量の増加や高脂肪食摂取による一過性の下部食道括約筋弛緩や食道裂孔ヘルニアが原因となることが多く，近年，食生活の欧米化や肥満の増加，人口の高齢化によって頻度が増加している．

　GERD以外で胸やけを訴える頻度は低いが，❺に示すように，ほかの上部消化管疾患や心疾患，呼吸器疾患も鑑別疾患として重要である．とくに緊急処置を必要とする虚血性心疾患は最初に除外しておかなければならない．また，悪性疾患や胃・十二指腸潰瘍による上部消化管狭窄で生じることもあり，上部消化管内視鏡検査による評価を行う．内視鏡的に食道に粘膜傷害を認めない場合，非びらん性胃食道逆流症を疑うが，治療に抵抗する際には，食道内24

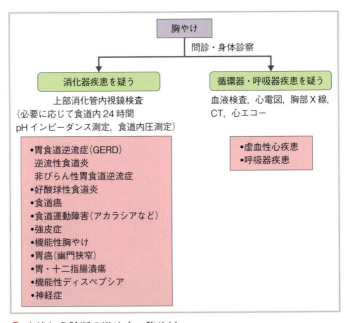

❺ 症状から診断の進め方：胸やけ

I章 症候から診断へ

❻ 症状から診断の進め方：胸背部痛

時間 pH インピーダンスモニタリングや食道内圧検査が必要となることもある.

　胸やけ症状は，その程度や感じ方，表現の方法が患者間で異なっていることに注意が必要である.「むかむかする」「胃が重い」など，さまざまな症状が胸やけとして表現されており，問診の際に具体的な症状を聞き取ることが正しい診断につながる. 症状発現の時間帯，頻度，食事摂取や姿勢との関連性，随伴症状，下部食道括約筋に影響する薬剤（カルシウム拮抗薬，抗コリン薬など）の服用や嗜好品の摂取などについて聴取する.

胸背部痛

　胸痛・背部痛の原因となる臓器として，心臓，大血管，食道，肺，胸膜があげられるが，ほかにも筋骨格系疾患，胆膵系，腎・泌尿器科疾患，心因性など多領域にわたる疾患を鑑別する必要がある. 胸背部痛は救急外来で診療する機会が多い症状であり，診療の際，全身状態およびバイタルサインのチェッ

クと要領よく問診を行い，とくに放置すると致死的となる緊急性の高い急性冠症候群（急性心筋梗塞，不安定狭心症），急性大動脈解離，肺血栓塞栓症，緊張性気胸などをまず鑑別する必要がある（❻）.

　突然発症の激烈な痛みで，意識障害や冷汗，チアノーゼ，呼吸困難などを伴っている場合は重篤な病態と考えて救急処置を優先する.

　急性冠症候群では，心筋虚血に由来する胸骨下の絞扼感，灼熱感，圧迫感として訴えることが多い. 静脈路を確保し，採血（血算・生化学に加え，血液ガス，心筋マーカー，D-ダイマーが鑑別に有用），心電図，心エコーなどベッドサイドで可能な検査から行う.

　緊急性を要する疾患が除外できれば，詳細な問診と画像検査によって鑑別診断を進めていく. 問診の際は，発症様式（突然発症か），強さ，部位と広がり，持続時間，呼吸性変動の有無，放散痛の部位，随伴症状，既往歴，治療中の疾患に関して確認する.

　非心原性胸痛で頻度の高いのは GERD などの食

道疾患である．GERD は胸やけや呑酸を伴うことが多く，上部消化管内視鏡検査や食道内 24 時間 pH インピーダンスモニタリングで診断する．胆石の既往がある場合やアルコール多飲，高脂肪食摂取後の胸背部痛では胆膵疾患を疑う．胆道系疾患では腹部エコーが診断に有用であり，急性膵炎が疑われる場合は造影 CT での評価が望ましい．呼吸に伴って胸痛が変化する場合，心膜炎や呼吸器疾患を疑う．

（石村典久）

I章｜症候から診断へ

吐血

Expert Advice

❶ 吐血の原因の多くは消化管出血によるものであり，内視鏡による加療が多く行われる．

❷ 救命・救急という状態で施行される緊急の内視鏡的止血術は困難となることもあり，状況によっては IVR や外科的手術へ移行することも重要である．

❸ 患者の全身状態を把握し，それぞれの専門科へのコンサルトを早急に行う．

■ 症候

吐血とは，消化管に流出した血液が肉眼的に明らかな出血と確認できる状態で口腔から体外へ嘔吐されることであり，上部消化管出血が想定される．上部消化管出血は Treiz 靱帯より口側からの出血とされる．

■ 吐血の性状による診断，鑑別疾患

新鮮血の吐血は，食道や食道胃接合部付近からの出血，もしくは胃，十二指腸からの大量出血が想定される．黒褐色や赤褐色の，いわゆるコーヒー残渣様の吐血は，赤血球中のヘモグロビンが胃酸に一定時間曝露され還元作用でヘマチンに変化するために生じる．しかし止血が確約された状態ではないことを念頭に入れておくべきである．

また鼻腔や口腔，気道からの出血が吐物と混じり，吐血として認識される場合もある．喀血との鑑別も必要となり，鮮紅色で気泡を含む出血であれば喀血が疑われる（❼）．

診断のフローチャート

全身状態の確認

吐血を含めた消化管出血症例において最も重要なのは，全身状態や出血状況の把握と管理である．意識レベル，血圧，脈拍，呼吸状態，血液酸素飽和度などのバイタルサインのモニタリングを施行し，出血性ショックを呈する症例では，まずショック状態の離脱を図る．ショックインデックスは出血量の予測の手助けとなる（❽）．

また，吐血の症例では，出血性ショックに加え，吐物の誤嚥による呼吸状態の増悪に注意が必要である．呼吸状態が悪い場合には気管挿管を行い，呼吸状態の改善を図る．

診察時に吐血が継続している場合は，色調や性状を確認する．

❼ 鑑別疾患

口腔・咽喉頭	喀血，鼻出血，歯肉出血など
食道	食道静脈瘤，食道炎（逆流性，薬剤性，剝離性），食道腫瘍，食道潰瘍，食道異物，大動脈瘤食道穿破など
胃	胃潰瘍，Mallory-Weiss 症候群，胃腫瘍，胃静脈瘤，急性胃粘膜病変，血管拡張，動静脈奇形など
十二指腸	十二指腸潰瘍，十二指腸腫瘍，十二指腸静脈瘤，肝・胆道・膵腫瘍，門脈血栓症など

❽ ショックインデックス（心拍数/収縮期血圧）

ショックインデックス	重症度	出血量	循環血液量減少率
<0.5	正常		
0.5〜1.0	軽症	約 1,000 mL まで	約 23% まで
1.5 前後	中等症	約 1,500 mL	約 33%
2.0 以上	重症	約 2,000 mL 以上	約 43% 以上

問診

吐血以外の症状，出血の状況，出血量，付随する消化管症状，既往歴，基礎疾患，生活歴（飲酒，喫煙，海外渡航，摂取物など），内服歴（抗凝固薬やNSAIDs，ステロイドなど）について聞く．便の色についての問診により出血源の予測が可能となる．

身体診察

理学所見も原因疾患の鑑別に重要である．腹痛や腹部腫瘤の触知，腹水，肝脾腫の有無などを触診にて診察する．また，黄疸，腹壁静脈怒張，くも状血管腫，手掌紅斑などの肝硬変を疑う所見がないかどうかも確認する．

血液検査

末梢血，一般的な生化学検査に加え，凝固系にも異常所見がないかを確認する．中等症以上の出血が予想される場合は，輸血の交差試験の準備も必要である．

BUN/クレアチニン比30以上が上部消化管出血を疑わせる所見とされる．

画像検査

誤嚥が疑われる状態や，強い腹痛，腹膜刺激症状などがあり，消化管穿孔を疑う場合は，他検査に先行して胸腹部X線検査を必ず行う．また，造影CTが出血源の同定の手助けとなる場合もある．

内視鏡検査

内視鏡検査の目的は，出血源の検索と出血病変の診断，さらに出血状況の把握と止血法の選択，止血の実施である．ショック状態での緊急内視鏡検査は原則禁忌とされるが，止血しない限りショック状態の離脱ができない状況下では，厳重なモニタリング下で施行することも考慮する．

（佐藤丈征，八木健二，河合　隆）

● 参考文献

1）藤城光弘ほか．非静脈瘤性上部消化管出血における内視鏡診療ガイドライン．消化器内視鏡学会雑誌 2015；57：1648-66.
2）日本消化器内視鏡学会監，高木敦司ほか．緊急内視鏡．消化器内視鏡ハンドブック．改訂第2版．日本メディカルセンター；2017．p.81-6.
3）吉田武史ほか．消化管出血に対する診断・治療戦略．消化器内視鏡 2010；22：1370-7.

Ⅰ章｜症候から診断へ

腹部膨満・悪心・嘔吐

Expert Advice

❶ 腹部膨満では，6つのF：鼓腸（flatus），肥満（fat），胎児（fetus），腹水（fluid），宿便（feces），腫瘍（fibroid）に留意し，鑑別を進める．

❷ 嘔吐の診断は，問診（病歴，嘔吐までの時間，吐物の内容），身体診察などから，中枢性嘔吐と末梢性嘔吐を鑑別し，適切な検査を選択し，診断を進める．

❸ 女性の悪心，嘔吐，腹部膨満では，妊娠の可能性に留意する．

腹部膨満

病態生理

腹部膨満は，腹壁や腹腔内の内容物が増大した場合に生じ，鼓腸，腹水，宿便，肥満などによる全体的な膨隆と腫瘍や嚢胞などによる局所的膨隆がある．症状としては，膨隆による圧迫により，腹の張る感じ，もたれ，重苦しさ，悪心，腹痛，呼吸困難などがみられる．

鑑別診断

主な原因として，6つのF：鼓腸（flatus），肥満（fat），胎児（fetus），腹水（fluid），宿便（feces），腫瘍（fibroid）などがある[1]．問診では，発症様式，自覚症状，基礎疾患の有無，腹部手術などの既往歴，薬歴を聴取する．視診では膨隆が腹部全体か局所性かを，聴診では腸雑音，振水音，血管雑音を，触診では波動，呼吸性移動，圧痛，筋性防御を，打診では鼓音（気体），濁音（液体か個体），体位変換現象を確認する．

鼓腸は腸管内ガスの異常な貯留状態であり，空気の嚥下，腸管内ガスの過剰産生と排泄障害などで生

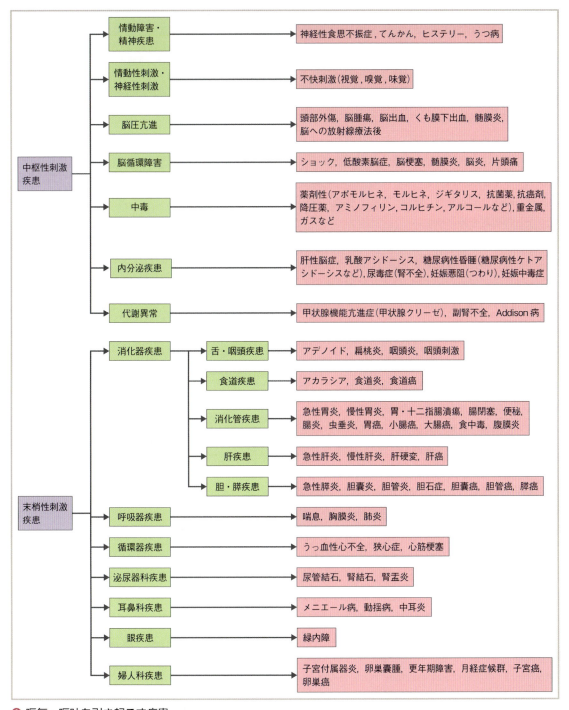

❾ 嘔気・嘔吐を引き起こす疾患
(江平宣起. 悪心・嘔吐. 浅香正博ほか編. カラー版消化器病学―基礎と臨床. 西村書店：2013. p.148-50[2]を参考に作成)

じる．腸管外のガス貯留は気腹（腹膜性鼓腸）といい，消化管穿孔が原因のことが多い．腹部腫瘤は，腹部臓器の腫瘍や囊胞が原因となる．一般に，良性腫瘍は軟らかく，表面平滑，境界明瞭で可動性良好なのに対し，悪性腫瘍は硬く，表面不整，境界不明瞭で可動性不良の傾向がみられる．腹水は腹腔内に生理的な存在量を超えて貯留した液体であり，打診による濁音や触診による波動，腹水穿刺により診断

できる．女性の腹部膨満では，最終月経や妊娠反応を確認する．

悪心・嘔吐

病態生理

嘔吐は嘔吐中枢への刺激により，胃，腸管や胸腹壁筋が収縮し胃内容物が口腔外へ吐き出されることをいい，悪心は心窩部のむかむかとした不快感で，吐き気をさす主観的症状である．嘔吐の際，唾液分泌亢進，冷汗，顔面蒼白，眩暈，頻脈，徐脈，血圧低下などの症状を伴いやすい．

嘔吐は，延髄背側網様体に存在する嘔吐中枢と第四脳室底部に存在する化学受容器引金帯（chemoreceptor trigger zone：CTZ）により制御される．CTZ にはドパミン D_2 受容体とセトロニン 5-HT_3 受容体が存在し，ドパミンやセロトニン刺激により嘔吐中枢が刺激され，嘔吐を誘発する．

鑑別診断

嘔吐は ❾[2] に示すような多彩な病態で生じる．嘔吐刺激は，嘔吐中枢への求心性刺激の経路により，中枢性と末梢性に分類される．

嘔吐の鑑別診断には，病歴，摂食後から嘔吐までの時間，吐物の内容（消化の程度，血液や胆汁の混入，腐敗臭や便臭），身体所見に注意する[3]．発熱は炎症性疾患を，頭痛は頭蓋内疾患を，めまいや耳鳴りは迷路障害を疑う．食後 1 時間以内の嘔吐は幽門狭窄を，それ以降は小腸以下の閉塞を疑う．血液の混入は潰瘍や悪性腫瘍を，胆汁の混入は十二指腸乳頭部より遠位の消化管閉塞を，便臭の吐物は下部消化管の閉塞を疑う．麻痺性腸閉塞では腸雑音は消失し，機械性腸閉塞では腸雑音は亢進し，金属音が聴取される．ほとんどは悪心の後に嘔吐するが，脳血管障害では，悪心を伴わず突然嘔吐する場合が多い．

血液検査では，炎症，貧血，電解質異常，肝胆道系酵素や膵酵素の異常の有無を確認し，輸血，輸液の必要性を判断する．腹部単純 X 線写真では腸管拡張，鏡面形成像（ニボー）などの異常ガス像の有無を確認する．必要に応じて，CT，超音波検査などを追加する．

（瀬川　誠，坂井田 功）

◉ **参考文献**

1) 向坂彰太郎，入江　真．腹部膨隆．矢崎義雄編．内科学．第 10 版．朝倉書店；2013．p.77-8.
2) 江平宣起．悪心・嘔吐．浅香正博ほか編．カラー版消化器病学—基礎と臨床．西村書店；2013．p.148-50.
3) 安田　隆．悪心・嘔吐．矢崎義雄編．内科学．第 10 版．朝倉書店；2013．p.54-5.

I章｜症候から診断へ

上腹部痛

Expert Advice

❶ 腹痛は外来診療のなかで最も遭遇することの多い疾患の一つであるが，あくまでも症状が主観的であることから，患者の訴えがあいまいなことが多い．

❷ その原因となる疾患も軽症から重症，緊急性の高いものまでさまざまであり，最低限の疾患の鑑別や重症度の判定が不可欠である．

臨床症状

腹痛は内臓痛，体性痛，関連痛の 3 種類に分けられるが，実際にはこの 3 種類の痛みが複雑に組み合わされて感じられることから，臨床現場では明確に区別することが困難であることも多い．上腹部痛の性状を把握する必要がある．

診断・医療面接・身体診察のポイント

腹痛を訴えて受診する患者が急性腹症であるかどうか，緊急性の有無を正確に判断しなければならない．

腹痛の部位と期間，発症状況，痛みの強さと性状，増悪・寛解因子，随伴症状，既往歴，併存疾患の有無，月経歴などの情報から，ある程度原因疾患を推定できる場合が多い（❿）．

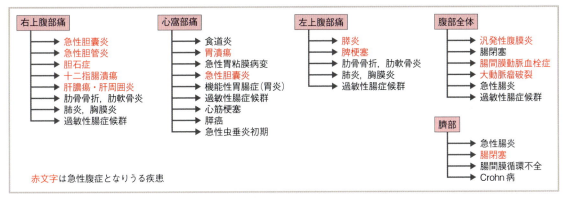

❿ 腹痛の部位による鑑別診断（主として内臓痛の特徴が有意な疾患）—腹部臓器以外の疾患で起きる腹痛の部位

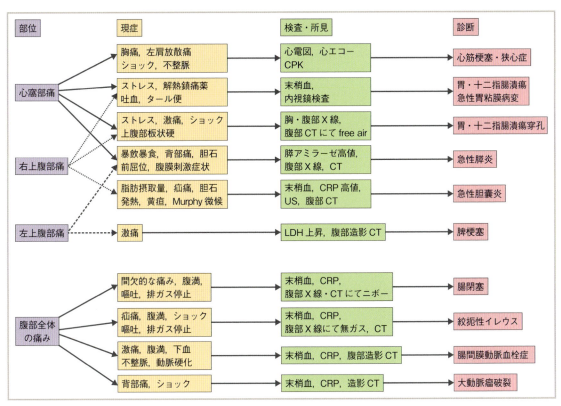

⓫ 緊急処置，入院加療が必要となる腹部鑑別診断のフローチャート

身体診察のポイント

腹部の診察は視診，聴診，打診，触診の順に行う．

圧痛の存在は，病変の局所診断という面で患者の訴える自発痛の部位よりも限局的で診断的価値が大きく，筋性防御の有無は腹腔内の炎症の強弱と相関する場合が多く，病勢や治療効果を評価するうえでも有用である．

診断確定

医療面接，身体診察の所見をもとに，ある程度原因疾患を推定することが可能であり，それらの疾患を想定したうえで必要な検査を選択する．

ショック状態や急性腹症である場合には，まずショックからの離脱を図り，それと並行して鑑別診断に必要な検査を行い，診断を確定する（⓫）．緊急

性がなく全身状態が良好な場合には，腹痛の原因疾患を想定したうえで，基本的なスクリーニング検査を行い，器質的疾患が疑われた場合には，診断の確定やその重症度，予後を含めた診断を行うために臓器系統別検査を追加する．

（桑田直子，河合　隆）

● 参考文献
1) 江藤和範. 3章症候学　1. 腹痛. 浅香正博ほか編. 消化器病学—基礎と臨床. 西村書店；2013.
2) 日本臨床検査医学会. 臨床検査のガイドライン 2005/2006 症候編・疾患編・検査編.
3) Balthazar EJ, et al. Acute appendicitis：CT and ultrasound correlation in the on hundred patients. Radiology 1994；190：31.
4) 中野哲監，山口晃弘ほか編. 研修医マニュアル 救急診断ガイド（下巻）. 現代医療社；1999.

I章｜症候から診断へ

下腹部痛

Expert Advice
❶ 痛みの程度やその発症様式から急性腹症かどうか判断することが先決である．
❷ 痛みの性質（内臓痛，体性痛）や最強の圧痛部位を把握する．
❸ 痛みの増悪因子（経口摂取など）や随伴症状（発熱，嘔吐，下痢など）を聴取する．
❹ 女性であれば，月経に関する問診も行う．
❺ 恥骨直上や鼠径部も診察する．

問診

まず，痛みの部位や性質の聴取

　痛みの局在がはっきりせず，周期的に鈍く痛む場合には内臓痛を考え，急性胃腸炎，過敏性腸症候群，尿管結石症，骨盤内炎症性疾患など消化管，腎・尿路，生殖器に由来する疾患を鑑別にあげる．一方，

痛みの局在がはっきりし，持続的に鋭く痛む場合には皮膚や腹膜あるいは腸間膜由来の疾患による体性痛が考えられ，その多くは急性虫垂炎や大腸憩室炎などによる腹膜炎である．

　内臓痛は管腔臓器の過伸展や攣縮，あるいは実質臓器腫大による被膜の伸展により発生し，嘔気・嘔吐，頻脈など自律神経症状を伴うことがある．一方，体性痛は腹膜，腸間膜への炎症の波及により発生し，多くは関連痛を伴う．ただし，腹膜炎を合併した虫垂炎のように両者が混在することもある．

次に，痛みの発症様式，増悪因子，随伴症状の聴取

　痛みが突発的に起こる場合には尿管結石の嵌頓，血行障害あるいは消化管の穿孔が疑われる．突発的な痛みとは発症時刻がはっきりしている痛みのことである．

　その他，問診では下腹部痛の増悪因子や随伴症状の聴取も重要である．食事すると増悪するようであれば消化管疾患が疑われ，排尿すると痛みが生じる，あるいは尿が出なくて痛む場合には尿管結石症や尿閉が疑われる．随伴症状として発熱，嘔吐，下痢のほか，便秘，下血，血尿なども聴取する．

　女性患者であれば，最終月経，月経困難症や不正出血の有無など月経に関する問診も行う．

身体所見

　身体所見のなかで真っ先に把握する必要があるのがバイタルサインである．ショックバイタルであれば，身体診察と並行してショックに対する治療を行う．

　身体所見は腹部所見だけでなく全身所見もとる．視診では眼瞼結膜の貧血や腹部の手術瘢痕の有無，聴診では腸蠕動音の亢進や金属音の有無，打診では肋骨脊柱角の叩打痛の有無，触診では腫瘤の触知，腹部の圧痛および腹膜刺激症状の有無に留意する．腹部に手術瘢痕があり，腸蠕動音の亢進あるいは金属音を聴取した場合には腸閉塞が疑われる．圧痛の存在は病変の局在診断に有用である．すなわち，下腹部を臍部，左右下腹部，恥骨上の4つに分け，圧痛の部位を確認することで，罹患臓器ないし疾患が

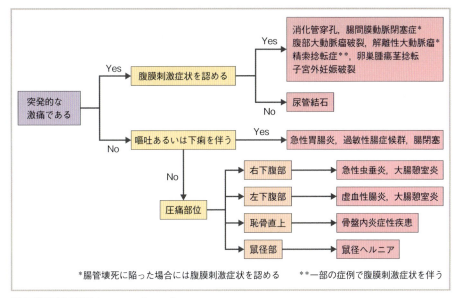

⓬ 下腹部痛診断のフローチャート
まず，問診や身体所見から急性腹症かどうか見極める．筋性防御や反跳痛などの腹膜刺激症状がある場合には，消化管穿孔をはじめとする急性腹症をきたす疾患を鑑別にあげる．突発的な激痛が側腹部あるいは腰部に認める場合には，尿管結石を疑う．次に嘔吐と下痢あるいは便秘といった消化器症状を伴えば，急性胃腸炎，過敏性腸症候群，腸閉塞などの消化管疾患が疑われる．最後に，触診により圧痛の最強部位を丁寧に確認する．その部位によって鑑別疾患が異なる．

絞り込まれる．右下腹部は虫垂炎や大腸憩室炎などが，左下腹部は虚血性腸炎や大腸憩室炎などが疑われる．女性で恥骨直上に圧痛があれば，骨盤内炎性疾患が疑われる．また，なかには下腹部痛の原因として尿閉，鼠径ヘルニアあるいは帯状疱疹ということもあり，これらの疾患を見落とさないよう恥骨直上や鼠径部も診察する．

診断がつく前に鎮痛薬を投与することは症状・所見を軽減させ診断の遅れにつながるとの理由で使用しないことが一般的であるが，激しい痛みの場合には痛みで十分な問診・診察ならびに検査の遂行が難しいこともあり，そのような場合には，鎮痛薬の投与もやむをえないだろう．

（市川仁志，金井隆典）

● 参考文献
1) 名尾良憲（原著）．腹痛．村上義次，勝健一（改訂）．主要症候からみた鑑別診断学．第2版．金芳堂；2012. p.783-827.
2) 谷口純一．腹痛．福井次矢，黒川清（日本語版監修）．ハリソン内科学．第4版．メディカル・サイエンス・インターナショナル；2013. p.95-8.
3) 栗原稔．腹痛．日野原重明監訳．PO臨床診断マニュアル．第7版．メディカル・サイエンス・インターナショナル；2005. p.195-203.

I章｜症候から診断へ

黄疸

Expert Advice
❶ 黄疸の病態を理解するために，ビリルビンの産生・代謝・排泄経路について理解する．
❷ 間接ビリルビン優位か，直接ビリルビン優位か，肝胆道系酵素の上昇を伴うか，および肝内胆管拡張の有無が鑑別のポイントである．
❸ 閉塞性黄疸は，造影CT，MRI（MRCP），EUS，ERCPなどにより診断を確定する．

⓭ ビリルビン産生・代謝・排泄経路と黄疸の原因

ビリルビン産生・代謝・排泄経路と黄疸

　血清総ビリルビン値が 2 mg/dL を超えて上昇すると，まず眼球結膜の黄染が認められるようになる．さらに上昇すると，皮膚の黄染が次第に明らかとなり，経過が長くなると緑色を呈することがある．

　黄疸は血清ビリルビンの上昇により発症するが，その原因は体内でのビリルビン産生・代謝・排泄経路に関係する．ビリルビンの多くは老化した赤血球が肝臓または脾臓の細網内皮細胞に貪食されることにより生じるヘモグロビン分解に由来する．ヘム蛋白の分解によりつくられた非抱合型ビリルビン（間接ビリルビン）はアルブミンと結合した後で肝細胞まで運ばれ取り込まれる．その後，ビリルビンは肝細胞内の小胞体でグルクロン酸抱合により親水性の抱合型ビリルビン（直接ビリルビン）となり，肝細胞から細胆管内の胆汁中に分泌され，腸管内の細菌

により分解・還元され多くが便中に排泄される[1]．

黄疸の原因

　黄疸の原因は，このような経路を念頭におくと以下のように分類できる（⓭）．

赤血球の破壊亢進

　赤血球寿命が短縮する溶血性貧血（球状赤血球症，楕円赤血球症，鎌状赤血球症，発作性夜間血色素尿症など）や，無効造血（巨赤芽球性貧血，サラセミアなど）はビリルビンの産生過剰による間接ビリルビン優位の黄疸の原因となる．

非抱合型ビリルビンの取り込み障害

　リファンピシン，プロベネシドなどの薬物は非抱合型ビリルビンの肝細胞への取り込みを阻害することで間接ビリルビン優位の黄疸の原因となりうる．

ビリルビン抱合障害

　Gilbert 症候群，Crigler-Najjar 症候群 I 型・II 型では，ビリルビンのグルクロン酸抱合が阻害されることで間接ビリルビン優位の黄疸を発症する．どち

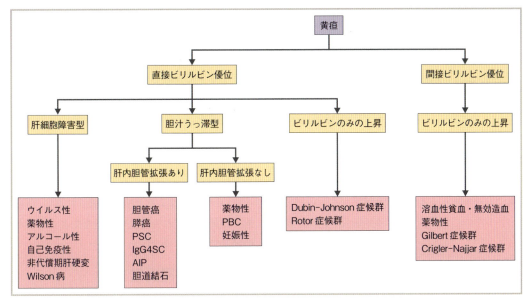

❶❹ 黄疸の診断フローチャート

らもビリルビンUDP-グルクロン酸転移酵素（UGT1A1）の遺伝子異常が原因であることが知られている．

肝細胞障害

ウイルス性急性肝炎，肝細胞障害型の薬物性肝障害，アルコール性肝炎，自己免疫性肝炎，Wilson病，非代償性肝硬変などが原因で黄疸を発症する．

直接ビリルビン優位であるが，間接ビリルビンも上昇する．肝細胞障害によりトランスアミナーゼ（AST，ALT）が高値になるが，非代償期の肝硬変では正常か，わずかに上昇するのみである．この場合，画像所見により肝硬変と診断できる．

抱合型ビリルビンの排泄障害

まれな疾患であるDubin-Johnson症候群とRotor症候群では直接ビリルビン優位の黄疸を呈する．

肝内胆汁うっ滞

腹部USなどの画像検査により，肝内胆管の拡張を認めない．胆汁うっ滞型の薬物性肝障害，原発性胆汁性胆管炎（PBC），妊娠性胆汁うっ滞などでは直接ビリルビン優位の黄疸を呈する．

閉塞性黄疸

腹部USなどの画像検査により，肝内胆管の拡張を認める．胆管癌，膵頭部癌などの悪性腫瘍による胆管閉塞が多い．その他，原発性硬化性胆管炎

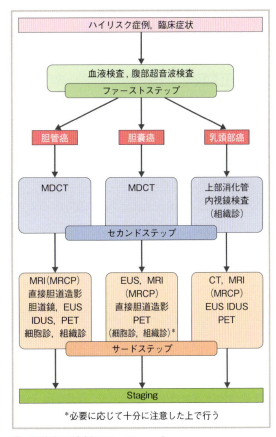

❶❺ 胆道癌の診断フローチャート
（日本肝胆膵外科学会，胆道癌診療ガイドライン作成委員会編．エビデンスに基づいた胆道癌診療ガイドライン．改訂第2版．医学図書出版；2014[2)]より引用）

（PSC），IgG4 関連硬化性胆管炎（IgG4SC），自己免疫性膵炎（AIP）なども原因となる．胆道結石が原因の場合は，肝内胆管の拡張が軽度のことがある．

黄疸の鑑別診断

⑭に黄疸の鑑別診断を示す．肝内胆管拡張を伴う閉塞性黄疸では，胆道癌や膵頭部癌などの悪性疾患を念頭に画像検査を追加して診断する．

胆道癌診療ガイドラインに記載されている胆道癌の診断フローチャートを⑮[2]に示す．

（廣田衛久，下瀬川 徹）

●参考文献

1) 福井次矢，黒川清（日本語版監修）．ハリソン内科学．第4版．メディカル・サイエンス・インターナショナル；2013．p.273-4.
2) 日本肝胆膵外科学会，胆道癌診療ガイドライン作成委員会編．エビデンスに基づいた胆道癌診療ガイドライン．改訂第2版．医学図書出版；2014.

I章｜症候から診断へ

便通異常

Expert Advice

❶ 便通異常は便性状の変化もしくは排便回数の変化を呈する症候であり，下痢と便秘に大別される．

❷ 便通異常の原因として，炎症性腸疾患や悪性腫瘍などの器質的疾患の除外が重要であり，器質的疾患が除外されれば，過敏性腸症候群などの機能性消化管疾患を疑う．

❸ 器質的疾患を除外するうえで，体重減少や血便などの警告徴候の有無の問診は有用である．

便通異常は便性状の変化もしくは排便回数の変化を呈する症候であり，便性状の水様化や排便回数の増加を認める下痢と，便性状の硬便化や排便回数の

減少，排便困難といった症状を認める便秘に大別される．便秘は「本来体外に排出すべき糞便を十分量かつ快適に排出できない状態」と慢性便秘症診療ガイドラインで定義されている[1]．

便性状は消化管運動を反映すると考えられており，便通異常の診療において便性状の評価は重要である．便性状の評価ではブリストルスケールが用いられることが多い．ブリストルスケールでは便性状が7段階で評価され，1もしくは2が便秘，3〜5が正常，6もしくは7で下痢と評価される[2]．さらに下痢，便秘のいずれも急性の経過をたどる場合と慢性の経過をたどる場合がある（⑯）．

急性の便通異常

急性の下痢はウイルスや細菌などの感染による感染性腸炎や抗生物質や抗癌剤などの薬剤による薬剤性のものが多い．

一方，便秘は以下に述べるように慢性である場合が多いが，急性に出現する場合は腸閉塞や悪性腫瘍による器質性便秘である可能性を考慮しなければならない．

慢性の便通異常

慢性の便通異常では下痢，便秘のいずれにおいても炎症性腸疾患や悪性腫瘍などの器質的疾患を除外することが重要である．器質的疾患が除外されれば過敏性腸症候群（irritable bowel syndrome：IBS）などの機能性消化管疾患を疑う．

機能性消化管疾患の国際的な診断基準であるRome IV 分類において，IBS は1週間に1回以上の腹痛が診断の6か月以上前に始まり，最近3か月以内は持続し，① 排便によって症状が改善もしくは増悪する，② 排便回数の頻度の変化を伴う，③ 便性状の変化を伴う，の3つのうち，2つ以上を満たす状態と定義されている．さらに，便性状により，便秘型 IBS，下痢型 IBS，混合型 IBS（IBS-M），分類不能型 IBS（IBS-U）に分類されている[3]．

Rome IV 分類では IBS の診断基準を満たさない，すなわち腹痛を認めないもののブリストルスケール6もしくは7の水様便が75％以上を占める場合は機

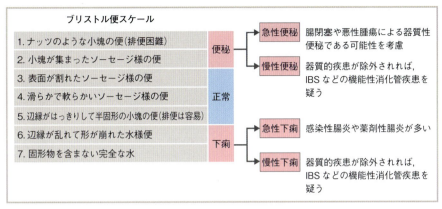

⑯ 便通障害の分類

能性下痢症に分類されている．同様に，①IBSの診断基準を満たさず，②排便時のいきみ，③ブリストル便性状スケール1もしくは2の硬便，④残便感，直腸肛門の閉塞感，⑤用手的な排便の必要性，⑥週3回未満の排便回数といった6つのうち，2つ以上を排便の25％以上で認め，下剤を使わなければ軟便になることがまれであれば，機能性便秘症に分類される．

Rome基準を満たし，身体所見での異常や，記録された体重減少，夜間の症状，血便，大腸癌の家族歴など，いわゆる警告徴候（アラーム徴候）を認めない症例では，IBS診断の陽性的中率は98％であったとの報告がある[4]．このように器質的疾患を除外するうえで警告徴候の有無の問診は有用かつ重要である．

〔正岡建洋，金井隆典〕

● 参考文献
1) 日本消化器病学会関連研究会 慢性便秘の診断・治療研究会編．慢性便秘症診療ガイドライン2017．南江堂；p.2．2017．
2) O'Donnell LJ, et al. Detection of pseudodiarrhoea by simple clinical assessment of intestinal transit rate. BMJ 1990；300：439-40．
3) Mearin F, et al. Bowel Disorders. Gastroenterology 2016；150：1393-407．
4) Vanner SJ, et al. Predictive value of the Rome criteria for diagnosing the irritable bowel syndrome. Am J Gastroenterol 1999；94：2912-7．

I章 | 症候から診断へ

下血

Expert Advice
❶ 消化管疾患以外も下血の原因となりうる．
❷ 直腸診は鑑別に非常に重要であり，必ず行う．
❸ 造影CTだけでなく，胸腹部X線検査も簡便かつ有用である．
❹ 内視鏡医や放射線科医へのコンサルトをためらわない．

下血とは，欧米では黒色便を指すことが多いが，本邦では肛門から血液を含有した成分の排出をさしており，黒色便・血便いずれも含むことが一般的である．出血源は上部消化管・下部消化管に加えて，肝胆膵疾患や動脈瘤などの消化管疾患以外も出血源となりうる．原因疾患の診断に至る過程を概説する．

初期対応

下血を生じた場合は，原因疾患にかかわらず呼吸循環動態を維持することが最優先される．心拍数を収縮期血圧で除したショック指数（⑰）を用いると簡便に出血量を概算できる．ショック指数とヘモグロビン値（Hb）をもとに輸血適応が判断されるが，

❶ I章 症候から診断へ

⓱ ショック指数（心拍数/収縮期血圧）

ショック指数	心拍数 （bpm）	収縮期血圧 （mmHg）	出血量 （%）
0.5〜0.67	60〜80	120	0〜10
1.0	100	100	10〜30
1.5	120	80	30〜50
2.0〜	140	70	50〜

目標値を Hb>8 g/dL や>10 g/dL とするなど意見が統一されておらず，過剰な濃厚赤血球輸血は再出血や死亡のリスクを上げるという報告もある[1].

また，出血時には相対的な臓器虚血・組織灌流障害を生じているため，酸素飽和度が維持されていたとしても酸素投与を検討することが望ましい.

原因疾患の鑑別

呼吸循環動態を維持した後，もしくは同時に出血源の同定を行う．便の色調をもとに鑑別を行い⓲，頻度が高い胃・十二指腸潰瘍，胃癌，虚血性腸炎，結腸憩室出血，直腸潰瘍症，出血性腸炎，大腸癌に加えて，食道静脈瘤破裂，大動脈瘤破裂，急性腸間膜虚血などの緊急対応を要する疾患を確実に拾い上げることが必要である.

鑑別に必要な診察・検査

問診，腹部所見をとる際には，必ず直腸診も行って便の色調をもとに鑑別診断を絞り込み，⓳ に示した流れで必要な検査を検討する．問診では，症状経過，随伴症状の有無に加えて，既往歴，内服歴，海外渡航歴，食事摂取歴の聴取が重要である．触診では自発痛，圧痛や腹膜刺激症状の有無について確認し，直腸診・肛門視診では直腸病変，痔核の有無や陰部潰瘍の有無も評価する.

検査は，凝固能も含む通常の血液学的検査に加えて，緊急消化管内視鏡検査，胸腹部 X 線検査，造影（または単純）CT 検査が中心となる．CT が普及した昨今は，X 線検査の意義が低くみられがちだが，検査室への移動が困難な場合や，緊急 CT 検査施行困難な施設では，胸腹部 X 線検査が消化管穿孔の拾い上げには非常に重要である．また，CT を施行しても消化管穿孔の感度は 50〜70%程度[2]とされてお

⓲ 便の色調と原因疾患

便の色調	出血部位	原因疾患
黒色便	口腔	歯肉出血 口腔癌
	鼻腔	鼻出血
	食道	食道静脈瘤破裂 食道癌 食道炎 胸部大動脈瘤破裂 Mallory-Weiss 症候群
	胃	胃癌 胃潰瘍 急性胃粘膜病変 胃炎 胃静脈瘤
黒色便・暗褐色便	十二指腸	十二指腸潰瘍 Vater 乳頭部癌
	肝臓	肝癌
	胆管	胆道腫瘍 胆管炎
	膵臓	膵炎 膵癌
	小腸	Crohn 病 Meckel 憩室 腸間動静脈血栓症 腸重積 感染性腸炎 腸結核 小腸腫瘍 多発性小腸潰瘍症 薬剤性小腸潰瘍
鮮血便	結腸	結腸癌 潰瘍性大腸炎 虚血性腸炎 結腸ポリープ 憩室炎・憩室出血 感染性腸炎 腸結核 S 状結腸軸捻転 放射線性腸炎
	直腸・肛門	直腸癌 痔核 子宮内膜症

り，腹部所見と併せて，より正確に判断することが求められている.

専門医へのコンサルト

⓳ に示した流れからもわかるように，下血症例では緊急消化管内視鏡検査の適応と血管内治療の適応について判断を求められることが多い．原則とし

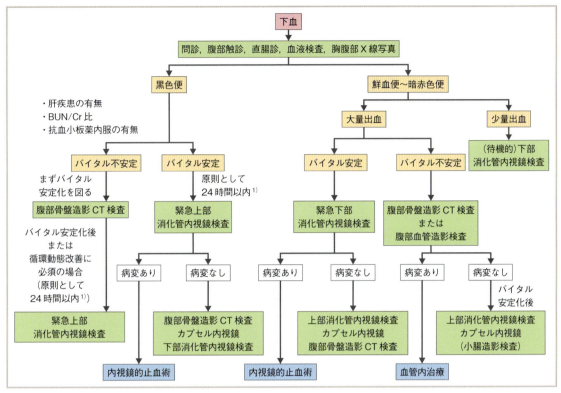

⓲ 下血の診断・検査の流れ

て，バイタルを安定化させてから施行することで，各治療に伴うリスクを低減することができる．

侵襲的処置を行わなければバイタルが安定化しない症例も存在し，そのような症例では迷わずに内視鏡医や放射線科医へのコンサルトが求められる[3]．この時点での判断の遅れは救命の成否に直結するため，躊躇せずに行うべきである．

（水野慎大，金井隆典）

● 参考文献
1) 藤城光弘ほか．非静脈瘤性上部消化管出血における内視鏡診療ガイドライン．日本消化器内視鏡学会雑誌 2015；57：1648-66．
2) Maniatis V, et al. Perforation of the alimentary tract：evaluation with computed tomography. Abdom Imaging 2000；25：373-9．
3) 小越和栄ほか．治療内視鏡に関するリスクマネージメント．日本消化器内視鏡学会雑誌 2005；47：2681-90．

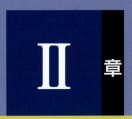

疾患概念と疫学

II章｜疾患概念と疫学

上部消化管疾患

Expert Advice

❶ 上部消化管疾患は炎症や知覚過敏が原因で発症する疾患と腫瘍が多い.

❷ ヘリコバクター・ピロリの感染率低下に伴って胃癌，胃・十二指腸潰瘍は減少している.

❸ 胃酸分泌の増加と逆流因子である肥満の増加に伴って胃食道逆流症の増加がみられていたが，胃酸分泌の増加と肥満の増加が頭打ちとなり胃食道逆流症の増加も頭打ちとなってきた.

❹ 新しいクラスの胃酸分泌抑制薬が使用可能となり，胃食道逆流症やヘリコバクター・ピロリの除菌治療がより効果的に行えるようになった.

❺ アレルギーに関係した消化管疾患が増加しつつあり，対応が必要となっている.

上部消化管疾患とは，食道から十二指腸までの消化管に発症する疾患を示している. これらの部位に発症する疾患は機能性疾患，炎症，腫瘍，外傷，その他に分けることができる.

機能性疾患

機能性疾患には胃食道逆流症（gastroesophageal reflux disease：GERD），機能性ディスペプシア，アカラシア，びまん性食道痙攣症などがある.

GERD 患者には胃食道接合部の運動機能の異常と食道の化学的・物理的刺激に対する知覚過敏が存在し，運動と知覚の両方の機能異常に伴って発症している. GERD は日本人の胃酸分泌の増加と逆流促進因子の一つである肥満の増加に伴って 1990 年ごろから増加していたが，胃酸分泌と肥満の増加が頭打ちとなったことにより，有病率の増加が頭打ちに

なっている.

機能性ディスペプシアは個々の患者によって病因が異なる症候群であり，病因は多岐にわたる. 従来は消化管の運動異常が主因であると考えられていたが，最近の検討では知覚過敏の重要性が指摘されている. このため，機能性ディスペプシアも GERD 同様に運動と知覚両方の機能異常に伴って発症していると考えられる. GERD と機能性ディスペプシアは下部消化管の疾患である過敏性腸症候群を含め互いの合併頻度が高く，病因に共通点があるものと考えられている. 機能性ディスペプシアは以前は症候性慢性胃炎と呼称されていた病態であるが，概念の確立とともに診療体系が確立され，診療ガイドラインも出版されている.

一方，アカラシアやびまん性食道痙攣症はそれぞれ下部食道括約筋部，食道体部の収縮運動のコントロールに異常をきたす運動機能異常症である. 食道運動異常症のなかでアカラシアは発症率が年間 10 万人あたり 1 人に達する比較的頻度が高い代表的な疾患である. 治療法に内視鏡的な筋層切開術が加わり，以前に比べて対処がしやすくなってきた[1].

炎症

ヘリコバクター・ピロリ（*Helicobacter pylori*）感染胃炎，胃・十二指腸潰瘍，自己免疫性胃炎，好酸球性消化管疾患，感染性食道炎などがある.

食道は感染性疾患が多い臓器ではないが，胃酸分泌抑制薬，免疫抑制薬などの使用に伴って，または免疫能の低下を起こす疾患に伴って日和見感染としてのサイトメガロウイルスやカンジダ感染を発症する患者が少なくない.

ヘリコバクター・ピロリ感染陽性患者の減少に伴って慢性胃炎，胃・十二指腸潰瘍の患者数は減少しているが，低用量アスピリンや非ステロイド性抗炎症薬（NSAIDs）の使用に伴って発症する出血合併症のリスクが高い胃・十二指腸潰瘍は依然として問題である.

また，慢性胃炎の原因としてヘリコバクター・ピロリ感染に次いで重要な疾患が自己免疫性胃炎で，ビタミン B_{12} の吸収障害に起因する大球性貧血や神

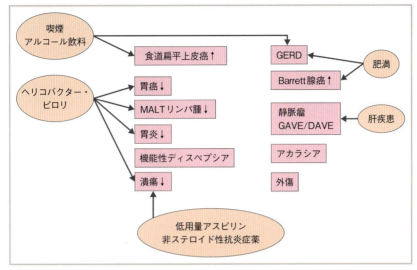

❶ 上部消化管疾患とその主な病因

経障害，胃粘膜の1型カルチノイド腫瘍の発症リスクなどが問題となる．

　ヘリコバクター・ピロリ感染に対する除菌治療として，プロトンポンプ阻害薬（PPI）を補助薬とした抗生物質2剤による除菌治療が行われてきた．最近，PPIに勝る胃酸分泌抑制力と酸分泌抑制の立ち上がりの速さを有する新しいクラスの胃酸分泌抑制薬であるボノプラザンが使用可能となった．PPIに代わってボノプラザンを用いて除菌治療を行うと，除菌成功率が20％近く高くなることが明らかとなり広く使用されている．

　各診療科でアレルギーに起因する疾患の有病率が増加していることが報告されているが，食物アレルギーはそのなかでも増加が明確な疾患である．食物アレルギーの多くはIgEが発症に関与するIgE型のアレルギー疾患であるが，non-IgE型の疾患として注目されているのが好酸球性消化管疾患である．好酸球性消化管疾患は新生児期や小児期から発症するとともに成人になってからの発症も多い．

　日本においては好酸球性消化管疾患の大部分は胃や腸管に好酸球の浸潤とそれに伴う傷害を起こす好酸球性胃腸炎であったが，最近は食道上皮層にのみ好酸球の浸潤を伴う好酸球性食道炎の頻度が増加し，好酸球性消化管疾患の80％程度を占めるようになっている[2]．好酸球性消化管疾患はヘリコバクター・ピロリ感染陰性者に多いため，今後も増加していくと予想される．

腫瘍

　食道，胃，十二指腸の腺腫，癌，非上皮性腫瘍がある．

　食道癌の大部分は扁平上皮癌で，アルコール飲料，喫煙，高齢男性の増加などの要因により患者数は増加している．扁平上皮癌に対しては内視鏡診断技術の向上，positron emission tomography（PET）の普及による進展範囲の診断能の向上，内視鏡切除技術の向上，放射線化学療法の確立など診断治療法の改善で予後の改善がみられている．

　また，GERD患者の増加に起因すると考えられるBarrett腺癌の増加がみられ，最新の報告では全食道癌の3％以上は腺癌であると報告されている．1990年代は0.3％程度であったことを考えると，いまだ絶対数は多くはないが，Barrett腺癌の増加がみられているようである．

　ヘリコバクター・ピロリ感染者の減少に伴って年齢調整した胃癌患者数は減少している．ただ，ヘリコバクター・ピロリ感染陰性の胃底腺型胃癌や未分化癌の存在が明らかとなり，胃癌の概念が変わろうとしている．

　胃のリンパ腫に関しては70％程度はヘリコバク

ター・ピロリ感染が発症にかかわっている MALT リンパ腫であると考えられている．このため，ヘリコバクター・ピロリ感染患者の減少に伴って胃のリンパ腫も減少していることが予想される．

　胃癌やリンパ腫の減少に伴って，その他の上皮性・非上皮性腫瘍の重要度が増してきている．上皮性腫瘍としては神経内分泌腫瘍が，非上皮性腫瘍としては gastrointestinal stromal tumor（GIST）の重要度が高い．神経内分泌腫瘍も GIST も，その生物学的性質の解析が進んだだけではなく，組織学的な基準が統一され，治療においても多くの分子標的治療薬が開発されている．胃癌が減少しても上部消化管疾患のなかでは腫瘍が最も重要な位置を占め続けることは変わりないと考えられる．

外傷

　消化管にも外傷が起こりうる．消化管壁に大きな圧力がかかった場合や消化管を傷害しうる異物を間違って飲み込んだ場合で，Mallory-Weiss 症候群，特発性食道破裂，上部消化管異物などがある．

　Mallory-Weiss 症候群は長時間にわたって行われる上部消化管の内視鏡処置に伴って発症する頻度が増加しており，われわれの集計では本症候群の半数以上が内視鏡検査・治療中に発症していた[3]．

　上部消化管異物に関しては，高齢者が義歯や PTP 包装の薬剤をそのまま飲み込んでしまい，摘出に苦労する頻度も低くならない．認知症患者が増加していくことを考えると，重要な病態であり続けると考えられる．

その他

　食道静脈瘤や胃粘膜の特徴的な毛細血管拡張（GAVE，DAVE，Osler 病など）も重要な上部消化管疾患である．

　上部消化管疾患はヘリコバクター・ピロリ感染陽性者の減少，除菌治療の確立と改良によってヘリコバクター・ピロリ陰性時代に突入しつつある．胃癌，胃・十二指腸潰瘍，胃炎，胃リンパ腫は減少していくものと考えられるが，Barrett 腺癌を含む食道癌や今まで大量の胃癌患者に隠れて注目されなかった内分泌細胞癌や GIST，急速な増加のみられるアレルギー性の消化管疾患の重要度が増していくものと考えられる．

（木下芳一）

◉参考文献
1) Inoue H, et al. Per-oral endoscopic myotomy：a series of 500 patients. J Am Coll Surg 2015；221：256-64.
2) Kinoshita Y, et al. Clinical characteristics of Japanese patients with eosinophilic esophagitis and eosinophilic gastroenteritis. J Gastroenterol 2013；48：333-9.
3) Okada M, et al. Circumferential distribution and location of Mallory-Weiss tears：recent trends. Endosc Int Open 2015；3：E418-24.

◉プリンシプルシリーズ参照
1『食道・胃・十二指腸の診療アップデート』「疾患概念」☛p.2〜28／「疫学」☛p.29（川久保洋晴，坂田資尚，藤本一眞）

Ⅱ章｜疾患概念と疫学

下部消化管疾患

Expert Advice
❶ 炎症性腸疾患（IBD）の疾患感受性遺伝子がいくつか報告されているが，IBD 自体はいわゆる遺伝病ではない．
❷ IBD の病態のうち，腸内細菌叢の多様性の低下や菌株構成の変化（dysbiosis）に注目が集まっている．
❸ 大腸癌による年次死亡数は男女とも増加を続けている．
❹ 過敏性腸症候群（IBS）は除外診断ではなく，Rome Ⅳ などの診断基準を用いて診断する．

　下部消化管疾患とは，主に大腸に発症する疾患を示している．大腸に発症する疾患は炎症性腸疾患，腫瘍性疾患，機能性疾患，その他に分けることができる．

炎症性腸疾患（IBD）

　炎症性腸疾患（inflammatory bowel disease：IBD）は，特発性（原因不明）の腸の慢性炎症性疾患として定義される．狭義には潰瘍性大腸炎やCrohn 病に限定されるが，広義には腸管 Behçet 病（単純性潰瘍），非特異性多発性小腸潰瘍症や，さらに原因が明らかな感染性腸炎，放射線性腸炎，NSAIDs 腸症，虚血性大腸炎などを含むこともある．狭義の IBD については，遺伝因子，環境因子，腸管免疫異常などが発症に関与していると考えられている．環境因子としては，腸内細菌の関与，とくに腸内細菌叢の多様性の低下や菌株構成の変化（dysbiosis）が注目されており，糞便微生物移植法（fecal microbiota transplantation）が臨床研究として行われている．

　また，地域による発病率に大きな差があること，および家族歴が発病のリスク因子の一つであることから，遺伝因子の重要性は従来から認識されていたが，近年，ヒトゲノム解析の発達により，国内外でいくつかの疾患感受性遺伝子が報告されている．

　本邦での患者数は，医療受給者証および登録者証保持者数の合計で推測されていたが，2014 年度末では，潰瘍性大腸炎で約 18 万人，Crohn 病で 4 万人強となっていた[1]．指定難病医療費助成制度の経過措置が終了し，これらの疾患においては，軽症例は医療費助成の対象外となるため，医療受給者証発行数から患者数の推計は困難となる．現在，患者数推計および臨床疫学像把握のための全国疫学調査が進行中である．

　NSAIDs の内服によりとくに小腸に粘膜障害をきたすことが知られており，時として全層性に炎症をきたし，狭窄を合併することもある．COX-2 阻害薬の使用は粘膜障害のリスクを軽減されることが知られている．その他の病態として，微小循環の障害，intestinal permeability の増加 "leaky gut" のほか，近年は腸内細菌叢の関与が示唆されており，その際，プロトンポンプ阻害薬（PPI）の併用にて，むしろ粘膜障害が増悪する可能性が示唆されている．診断にはビデオカプセル内視鏡検査などの新しい検査法の進歩が大きく寄与している．

　虚血性腸疾患のうち，日常診療でよく遭遇する虚血性大腸炎は，多くは左側結腸に発症し，一過性の非閉塞性の血流低下がその原因と考えられている．上腸間膜動脈と下腸間膜動脈の交通である "marginal artery of Drummond" の発達の不十分な患者では，脾湾曲部で虚血をきたしやすい．

腫瘍性疾患

　大腸ポリープは組織学的に，通常型腺腫，鋸歯状ポリープ，ポリポイド腺癌，炎症性，過誤腫性，間質性，リンパ組織性，内分泌性，その他に分類される．腺腫の癌化率はその病理学的診断の差から，報告によって大きく異なるが，腺腫が大きくなることで上昇するとされている．正常粘膜から腺腫を介して大腸癌に至る仮説 "adenoma-carcinoma sequence" における遺伝子変異の役割は，腺腫になる際に APC 変異が，腺腫の異形度が高くなる際には KRAS 変異が，そして癌になる際に p53 変異が関与する．一方，正常の大腸粘膜から直接発生する癌を "de novo 癌" とよび，臨床的には表面陥凹型癌で，早期に浸潤する悪性度の高い癌とされているが，その定義は必ずしも確定されていない．

　鋸歯状病変の一つである sessile serrated adenoma/polyp（SSA/P）は，肉眼的には無茎性形態を有するポリープが多いとされ，①腺底部の異常走行像，②不規則な分岐，③拡張を組織学的な特徴とする．

　家族性大腸腺腫症（familial adenomatous polyposis：FAP）は 5 番染色体上の APC 遺伝子生殖細胞系列変異を原因とし，大腸腺腫の多発を主徴とする常染色体優性遺伝性疾患である．40 歳代でほぼ半数，最終的にはほぼ 100％の患者で大腸癌が発生する．また，大腸癌以外にも腫瘍性病変を合併し，十二指腸腺腫やデスモイド腫瘍では癌化の可能性がある．その頻度は，わが国では 17,400 人に 1 人，全大腸癌のうち 0.24％と報告されている．また，古典的 FAP 以外にも，腺腫数 100 個未満，FAP の家族歴や APC 遺伝子変異を認める attenuated FAP も知られている．

Lynch症候群は，主にミスマッチ修復遺伝子の生殖細胞系列変異を原因とする常染色体優性遺伝性疾患である．一般の大腸癌に比べて，若年，多発，右側結腸での発症が多く，低分化腺癌の頻度が高い．大腸癌以外にも，子宮内膜癌，胃癌，卵巣癌など多彩な悪性腫瘍が関連する．全大腸癌の2〜4%を占めるとされている．

大腸癌の疫学については，国立がん研究センターのがん登録・統計[2]によれば，大腸癌による年次死亡数は，2015年に男性は約27,000人，女性は約23,000人といずれも増加を続けている．大腸癌の危険因子として，年齢，家族歴，高カロリー摂取および肥満，胆嚢摘出術後，大量の飲酒，喫煙などが指摘されている．また，適度な運動は大腸癌の抑制因子となり，アスピリンの常用は大腸ポリープ発症の抑制因子とされている．

機能性疾患

過敏性腸症候群（irritable bowel syndrome：IBS）の国際的な診断基準はRome委員会で検討され，最新版はRome IVである[3]．症状としては，排便異常（下痢や便秘）と腹痛または不快感を認め，症状の出現は6か月より前，最低でも週1回は腹痛を認め，腹痛の特徴としては，排便頻度の変化や便形状の変化に関連するほか，排便時に出現するとされている．病態に関する研究では，腸管運動の異常，内臓知覚過敏，精神社会的因子のほか，近年では炎症性腸疾患同様に，腸管炎症やdysbiosisとの関連も示唆されている．

IBSの有病率は，地域差があるとされるが，数%から最大20%程度と炎症性腸疾患と比較すると地域間の差は小さく，2倍を超えない程度に女性に多いという報告がある．また男女間では，女性では便秘型が多く，男性では下痢型が多いという差も報告されている．

その他

吸収不良症候群：栄養素の吸収不良が障害される病態だが，内腔や刷子縁，粘膜への吸収，循環系への移行のいずれか，または複数での異常が原因とな

る．症状としては慢性下痢や体重減少のほか，栄養素の吸収不良に伴うさまざまな合併症（貧血，浮腫，骨軟化症など）を認めうる．

蛋白漏出性胃腸症：消化管粘膜からアルブミンなどの血漿蛋白が管腔へ異常漏出する症候群であり，成因として，消化管粘膜の異常または脈管系の異常が知られている．したがって，消化管疾患のほかに，心疾患や自己免疫疾患なども原因となりうる．

大腸憩室：大腸壁の血管の筋層穿通部に生じる仮性憩室である．多くの憩室は無症候であるが，この血管の破綻により出血および憩室炎（進行すれば穿孔性腹膜炎）をきたしうる．憩室症とその合併症の危険因子としては，食物繊維の摂取不足，赤身肉の摂取過剰，肥満，喫煙，運動不足，飲酒，NSAIDs使用などがあげられている．

（長堀正和，渡辺　守）

◉ **参考文献**
1) 厚生労働省．平成26年度衛生行政報告例．特定疾患（難病）医療受給者証所持者数．http://www.mhlw.go.jp/toukei/saikin/hw/eisei_houkoku/14/dl/kekka7.pdf
2) 国立がん研究センターがん情報サービス．がん統計．http://ganjoho.jp/reg_stat/statistics/index.html
3) Lacy BE, et al. Bowel disorders. Gastroenterology 2016；150（6）：1393-407. e5 DOI：http://dx.doi.org/10.1053/j.gastro.2016.02.031

◉ **プリンシプルシリーズ参照**
2 『腸疾患診療の現在』「疾患概念」p.2〜16／「疫学」p.17〜24

II章｜疾患概念と疫学

肝疾患

Expert Advice

❶ ウイルス性肝疾患の臨床像は肝炎ウイルスにより異なり，一過性感染（急性肝炎）【A型，E型】，主として持続感染（慢性肝炎）【C型】を呈する場合と，両方を呈する場合【B型】とに分けられる．

❷ NAFLD/NASHとアルコール性肝障害とは，生活習慣がもたらす肝疾患である．

❸ 薬物性肝障害の大半は特異体質によるものであり予測不能である．薬剤のみならず健康食品やサプリメントについての患者からの情報収集は重要である．

❹ 肝硬変の基本病態は肝細胞機能不全と門脈圧亢進症であり，非代償期になると基本病態に基づく臨床症状が出現する．

❺ 肝臓の悪性腫瘍は原発性と転移性に分類され，原発性では肝細胞癌（HCC）が大半を占める．転移性の頻度は原発性に比して高く，原発巣として乳癌，大腸直腸癌，胃癌があげられる．

ウイルス性肝疾患

　原因としては，A，B，C，D，E型肝炎ウイルス（それぞれHAV，HBV，HCV，HDV，HEV）があげられる．急性肝炎では急性肝不全（劇症肝炎）に至らなければ，多くは半年以内に肝炎は終焉する（一過性感染）．一方，慢性肝炎ではウイルス感染が持続し，肝細胞の破壊と肝線維化が生じ，肝硬変や肝癌に進展する場合がある．

一過性感染（急性肝炎）で軽快する肝炎

　HAV，HEVはともに糞便中に排泄され，汚染された食物や水を介して経口感染する．

A型急性肝炎

　感染後2〜6週間の潜伏期を経て発熱，倦怠感などの非特異的な症状が出現し，AST，ALTが上昇する．まれに劇症化するが，慢性化せず大半は1〜2か月後に回復する．本邦では発生数は激減しているが，逆に抗体陰性者が増加している．上水道が発達していない地域での感染を防ぐために，不活化ワクチンの接種により身体に抗体をつくっておくことが必要である．

E型急性肝炎

　不顕性感染が多い．顕性の場合，1〜2か月の潜伏期を経て発症するが，1か月ほどで回復する．免疫不全状態では慢性化するとの報告が，最近なされている．劇症肝炎になる確率はA型肝炎より高く，妊婦の場合は死亡率が10〜20%に達する．人獣共通感染症であり，豚，猪，鹿の生肉や加熱不十分なレバーの摂取で感染する場合がある．

一過性感染（急性肝炎）と持続感染（慢性肝炎）の両方の感染形態を有する肝炎

B型肝炎

　血液・体液を介して感染するが，感染時期や感染時の免疫機能により，一過性感染で終焉するか，持続感染するかに分かれる．感染経路から，母子感染（垂直感染）とそれ以外の感染（水平感染）に大別される．日本ではHBV持続感染者（キャリア）が100〜130万人と推定されている．

B型急性肝炎

　本邦の入院患者数は年間2,000人強である．成人では1〜6か月の潜伏期を経て20〜30%は肝炎を発症し，残りの70〜80%は不顕性感染である．劇症化（1〜2%）しなければ2〜3か月で臨床的に治癒する．治癒しても肝細胞内にHBVが残存しており，免疫抑制薬などで免疫力が低下すると，HBVが増殖し肝炎が惹起される（de novo肝炎）．

　日本には従来少なかった遺伝子型（genotype）A，なかでも欧米型（Ae）に成人が感染し発症すると，約10%は慢性化する．都市部ではgenotype AがB型急性肝炎の約7割を占めるが，異人種交流の機会が多く，性風俗業も盛んなことが理由である．

B 型慢性肝炎

HBV キャリア（持続感染）の原因は出生時や乳幼児期での感染で，多くは母子感染であるが，父子感染を含めた家族内感染もあげられる．この時期は免疫寛容期で，免疫による HBV の排除は起こらない．10 代から 20 代に一過性に肝炎が生じ（免疫応答期），その後 80〜85％は HBV 量が減少し肝炎も鎮静化した非活動性キャリアになるが，10〜15％は B 型慢性肝炎に移行し，肝硬変や肝癌へと進展する．

ただし，肝細胞遺伝子への HBV の組み込みやウイルス蛋白の作用により，非活動性キャリアからも年率 0.1〜0.3％の肝発癌が認められる．

D 型肝炎

HDV は主に血液を介して感染するが，HBV と共存しなければ増殖できない．地中海周辺の南ヨーロッパに多い．

主として持続感染（慢性肝炎）の感染形態をとる肝炎

C 型肝炎

HCV は国内で 150〜200 万人のキャリアが存在する．血液を介して感染し，輸血，血液製剤，薬物乱用，刺青，針刺し事故などが原因となる．母子感染や性交渉による感染はまれで，キャリアの半数以上は感染経路が不明である．成人で感染しても C 型急性肝炎で終焉するケースが少なく，60〜80％は慢性化（持続感染）する．

C 型慢性肝炎はほとんどが無症状で，検診などで初めて指摘される場合も少なくない．

NAFLD/NASH

NAFLD（nonalcoholic fatty liver disease；非アルコール性脂肪性肝疾患）とは「組織診断や画像診断で脂肪肝を認め，アルコール性肝障害などの他の肝疾患を除外した病態」であり，非進行性の NAFL（nonalcoholic fatty liver；非アルコール性脂肪肝）と進行性の NASH（nonalcoholic steatohepatitis；非アルコール性脂肪肝炎）を包括する．NAFLD の有病率は 9〜30％とされており，全国で 1,000 万人以上の患者が推定される．そのうち 80〜90％は NAFL，10〜20％は NASH である．非アルコール性の定義は，アルコール換算で男性 30 g/日，女性 20 g/日未満とされている．

NAFLD/NASH は肥満やインスリン抵抗性を基盤としたメタボリックシンドロームとの関連が深い．そこに遺伝的素因，環境因子によるエピジェネティックな遺伝子発現の変化，腸内細菌，自然免疫系などが影響することから，多因子が同時並行で関与する multiple parallel hit hypothesis が受け入れられるようになった．NASH は炎症，肝細胞障害，肝線維化を伴い，進行性で肝硬変や肝癌の発生母地になるため，治療の介入が必要である．

アルコール性肝障害

長期（通常 5 年以上）にわたる過剰な飲酒（1 日平均純エタノール 60 g 以上）が原因であり，このような大量飲酒者は約 860 万人とされている．ただし，女性や ALDH2（アセトアルデヒド脱水素酵素）活性低下者では 1 日 40 g 以下でも肝障害が起こりうる．過剰な飲酒で，腸内細菌叢の変化に伴う Kupffer 細胞の活性化，微小循環障害，酸化ストレス，免疫反応が相まって，炎症，細胞死，脂肪化，線維化が惹起される．

病型は，脂肪肝，肝線維症，肝炎，肝硬変，肝癌と多岐にわたる．肝線維症は日本人に多い特殊な病態であり，エタノールの中間代謝産物であるアセトアルデヒドが星細胞を刺激するために起こる．アルコール性肝炎は慢性飲酒者がさらに多量に飲酒した際に発症することが多い．アルコール性肝障害は本邦の肝癌全体の 10〜15％，非 B 非 C 肝癌の約半数を占め，近年増加している．

薬物性肝障害

薬物により肝細胞障害もしくは肝内胆汁うっ滞が生じた病態であり，病型として①肝細胞障害型，②胆汁うっ滞型，③混合型の 3 つに分類される．発生機序から，予測可能なものと特異体質によるものに分けられるが，大半は特異体質によるものであり予測できない．特異体質によるものは，アレルギー性と肝毒性の高い代謝産物による代謝性に分類される．

診断には，薬物投与から肝障害の出現や消退まで

の時間的な関係，肝障害のほかの原因の除外が重要である．民間薬や健康食品，サプリメントも原因になる可能性があり，それらについての聴取が必要である．

自己免疫性肝疾患

自己免疫性肝炎

　自己免疫性肝炎（autoimmune hepatitis：AIH）は中年以降の女性に好発する（男女比は約1：6）原因不明の慢性進行性の肝障害である．本邦では約10,000人の患者数が推定される．日本では60%の症例でHLA-DR4陽性，欧米ではHLA-DR3とHLA-DR4陽性例が多く，遺伝的素因が考えられる．肝細胞障害，自己抗体陽性，高IgG血症を高率に伴う．慢性甲状腺炎，Sjögren症候群，関節リウマチなど自己免疫疾患を合併することがある．

原発性胆汁性胆管炎

　原発性胆汁性胆管炎（primary biliary cholangitis：PBC，旧称：原発性胆汁性肝硬変）は中年以降の女性に好発する（男女比は約1：7）慢性進行性胆汁うっ滞性肝疾患である．自・他覚症状のない「無症候性」PBCを含めた患者数は約5〜6万人と推計される．

　慢性非化膿性破壊性胆管炎と肉芽腫の形成を特徴とし，肝内小型胆管が破壊され消失することで慢性進行性の胆汁うっ滞を呈する．抗ミトコンドリア抗体（AMA）が90%以上の症例で検出される．胆汁うっ滞に伴う掻痒感が特徴的である．Sjögren症候群，慢性甲状腺炎，関節リウマチなど自己免疫疾患を合併することが多い．

代謝性肝疾患

Wilson病

　常染色体劣性遺伝の先天性銅過剰症であり，発症頻度は約3〜3.5万人に1人で，発症年齢はさまざまである．

　肝細胞より毛細胆管へ銅を排泄する銅輸送体ATP7Bの遺伝子変異により排泄が障害され，肝臓や脳などの全身の臓器に銅が沈着する．その結果，黄疸，全身倦怠感，肝機能異常，構音障害，歩行障

害や振戦などのパーキンソン様症状，関節障害，心不全などが出現する．角膜に沈着するとKayser-Fleischer ring（角膜輪）を呈する．

　診断は，血中セルロプラスミン濃度，尿中銅排泄量，肝銅含量，角膜輪などで行う．低銅食，D-ペニシラミンなどの銅キレート剤，亜鉛製剤などが治療に用いられる．肝不全例，治療抵抗例は肝移植の対象となる．

ヘモクロマトーシス

　体内に鉄が過剰に蓄積し臓器障害をきたす．原発性（遺伝性）では，鉄代謝を担うさまざまな遺伝子（HFE，ヘモジュベリン，ヘプシジン，トランスフェリン受容体2，フェロポーチン）の異常が原因である．白人，とくに北欧系に多く，日本人には非常に少ない．鉄の沈着から発症まで20〜40年かかるとされている．一方，二次性は頻回の大量輸血や血液疾患に基づく．

　肝腫大，糖尿病と皮膚色素沈着が三主徴であるが，甲状腺，下垂体などの内分泌機能低下，関節痛，心不全，肝発癌を伴うことがある．血清フェリチンやトランスフェリン飽和度の上昇，肝鉄含量，遺伝子検査，CT，MRIによる鉄沈着度評価により診断する．瀉血と鉄制限食が基本的な治療であるが，貧血や心不全症例では鉄キレート剤（デスフェラール®，エクジェイド®）を使用する．

急性肝不全

　肝炎ウイルス，自己免疫，薬物，循環障害，癌の浸潤などにより，広範な肝壊死と肝機能低下が急激に生じ，黄疸，腹水，肝性脳症，出血傾向を呈する症候群である．肝不全は発症から症候が出現するまでの期間と昏睡度により分類されている（❷）．

　本邦での成因はウイルス性が多く，組織学的に肝炎像を呈し劇症肝炎とよばれている．一方，欧米では肝炎像を認めない症例を含めて急性肝不全と診断するために，2011年にわが国の診断基準が設定され，広く使われるようになった．

　免疫抑制薬や抗癌剤によるHBVの再活性化も，急性肝不全，遅発性肝不全の成因で死亡率が高いために，「免疫抑制・化学療法により発症するB型肝

❷a 症状の出現時期による肝不全の分類

	発症〜症候出現の期間
急性肝不全	8週以内
遅発性肝不全（LOHF）	8週以降6か月以内
慢性肝不全	6か月以降

❷b 昏睡度による急性肝不全*の分類

昏睡型	昏睡Ⅱ度以上
急性型	肝性脳症が初発症状より10日以内に出現
亜急性型	肝性脳症が初発症状より11日〜8週までに出現
非昏睡型	昏睡Ⅰ度以下

*急性肝不全：PT 40%以下あるいはINR 1.5以上

炎に対する診療ガイドライン」に準拠した再活性化の予防が重要である.

▌▌肝硬変と合併症

本邦の患者数は40〜50万人と推定されており，肝癌非合併の肝硬変での死亡数は年間約1.7万人で，そのうち70%は男性である. 成因別ではB型・C型肝炎ウイルス感染が約7割を占めるが，最近は非B非C肝硬変が増加している. その成因として，アルコール，NASH，自己免疫性肝炎，胆汁うっ滞（PBC，原発性硬化性胆管炎〈PSC〉，胆道閉鎖症），Wilson病，Budd-Chiari症候群などがあげられる.

肝硬変の基本病態は肝細胞機能不全と，線維化に基づく門脈圧亢進症であり，非代償性になると自覚症状（全身倦怠感，易疲労感，腹部膨満感，こむら返りなど）や合併症が出現する. 肝細胞機能不全による合併症としては肝性脳症，腹水，浮腫，低栄養，サルコペニア，肝腎症候群などが，門脈圧亢進症によるものとしては食道・胃静脈瘤や脾機能亢進症，腹水などがあげられる.

▌▌腫瘍性病変

腫瘍性病変は悪性腫瘍と良性腫瘍に，悪性腫瘍は原発性肝癌と転移性肝癌に分類される.

悪性肝腫瘍

原発性肝癌

原発性肝癌の約95%は肝細胞癌（HCC）であり，

肝内胆管癌が4%強を占め，その他として混合型肝癌，肝内胆管癌が含まれる.

肝細胞癌

肝細胞癌（hepatocellular carcinoma：HCC）の多くは慢性肝疾患から発症し，肝硬変では発生頻度は上昇する. 死亡者のなかでHBV陽性やHCV陽性がそれぞれ15%前後，60%強である. 死亡数は2002年をピークに減少しており，その理由として，ウイルス性肝炎の制御，肝炎ウイルスキャリアの減少，サーベイランスの普及があげられる. 近年は非B非C型が増加しており，アルコール性肝疾患のほかにNAFLDの関与が示唆される.

肝内胆管癌

肝内胆管癌（intrahepatic cholangiocarcinoma：ICC）あるいは胆管細胞癌は，胆管上皮に似た，あるいはそれに由来する細胞から成る上皮性悪性腫瘍である. 肝炎ウイルス，肝内結石症，原発性硬化性胆管炎，先天性胆道拡張症，肝吸虫症，トロトラストなどとの関連が報告されている.

混合型肝癌

単一腫瘍内にHCCとICCへ明瞭に分化した両成分が混ざり合っている. ICC成分は腺癌であり粘液産生を伴う. 予後はHCCより不良で，ICCと同等である.

細胆管細胞癌

肝幹/前駆細胞の性格をもつ腫瘍で，肉眼的にはICCに類似するが，約半数に基礎疾患として慢性肝疾患を有する.

粘液嚢胞腺癌

従来から胆管嚢胞腺癌（biliary cystadenocarcinoma）とよばれており，胆管壁に卵巣様間質を認める. 画像検査では多房性嚢胞として描出され，CA19-9が高値となることが多い.

fibrolamellar carcinoma

WHO分類ではHCCのfibrolamellar variantとされている. 本邦ではまれで，北米や欧州に比較的多く，原発性肝癌の0.5〜9.0%を占める.

転移性肝癌

頻度は原発性肝癌より高く，ほとんどの悪性腫瘍は肝へ転移する可能性がある. 肝は転移部位として

はリンパ節に次いで多く，原発巣は乳癌，大腸直腸癌，胃癌の順に多い．

良性肝腫瘍

肝血管腫

最も多い間葉系腫瘍で，30〜50歳代の女性（男女比1：3）に多く，0.4〜20％の発生頻度である．脈管の奇形や拡張により増大した先天性の過誤腫である．

巨大血管腫では，腫瘍内での凝固因子の消費により，低フィブリノゲン血症，フィブリン分解物の上昇，血小板減少を認め，DICを惹起するKasabach-Merritt症候群を呈することがある．腹部症状の原因となる場合や破裂や出血の危険性がある場合は切除が，Kasabach-Merritt症候群を呈する例を含めた切除不能の巨大血管腫に対しては，肝移植が考慮される．

肝細胞腺腫

正常肝に発生する上皮性肝腫瘍である．20〜40歳代の若年女性に多くみられ，右葉に多く，70〜80％は単結節である．経口避妊薬や蛋白同化ステロイド，糖原病Ⅰ型，Ⅲ型が関連する．悪性化，出血，破裂のリスクのため，腫瘍径の大きいものは切除の適応となる．

限局性結節性過形成

限局性結節性過形成（focal nodular hyperplasia：FNH）は，門脈域内の血管形成異常に起因し正常肝に生じる過形成性病変で，血管腫に次いで2番目に多い．80〜90％は女性で，20〜50歳に多い．症状を有する場合やHCCとの鑑別が困難な場合は，切除の適応となる．

肝血管筋脂肪腫

血管周囲の類上皮性細胞由来の腫瘍（perivascular epitheroid cell tumor〈PEComa〉）の一つで，脂肪組織，類上皮性平滑筋，壁の厚い脈管によって構成される．男女比は1：2〜5で，50〜60歳代に多く正常肝に発生する．

（佐々木 裕）

● 参考文献

1）日本消化器病学会編. NAFLD/NASH診療ガイドライン2014. 南江堂；2014.

2）厚生労働省難治性疾患政策事業「難治性の肝・胆道疾患に関する調査研究」班. 自己免疫性肝炎（AIH）診療ガイドライン（2016年）. 2017.

3）厚生労働省難治性疾患政策事業「難治性の肝・胆道疾患に関する調査研究」班. 原発性胆汁性胆管炎（PBC）診療ガイドライン（2017年）. 2017.

4）持田智. 急性肝不全：概念，診断基準とわが国における実態. 日本消化器病学会雑誌 2015；112：813-21.

5）日本消化器病学会編. 肝硬変診療ガイドライン2015. 改訂第2版. 南江堂；2015.

6）日本肝癌研究会. 第189回全国原発性肝癌追跡調査報告.

● プリンシプルシリーズ参照

3『ここまできた肝臓病診療』「疾患概念」●p.2〜49／「疫学」●p.50（山下真未，田中純子）

Ⅱ章｜疾患概念と疫学

膵・胆道疾患

Expert Advice

❶ わが国では人口の高齢化により，膵疾患や胆道疾患，とくに腫瘍性病変が近年急速に増加している．

❷ 膵臓と胆道は発生学的および解剖学的に密接に関連している．また膵臓は，神経，血管，リンパ管の集まる後腹膜腔に位置することを理解することが，各種疾患の病態把握に重要である．

❸ 膵癌および胆道癌は悪性度が高く，早期発見が難しいため，全悪性腫瘍のなかでもとくに予後の悪い癌腫である．

❹ 膵管内乳頭粘液性腫瘍（IPMN）は，超音波検査などによってとらえられる機会が増えている嚢胞性腫瘍であるが，通常型膵癌の危険因子とも考えられている．

❺ 自己免疫性膵炎の患者数が急速に増加しており，ステロイドが著効するため，とくに限局型の自己免疫性膵炎は，膵癌との鑑別診断が重要である．

II章 疾患概念と疫学

膵疾患

炎症性疾患

急性膵炎

膵臓の急性炎症であり，膵内・膵外に漏出した活性化膵酵素による膵臓と周囲臓器の自己消化が病態と考えられている．膵浮腫を主体とする間質性浮腫性膵炎と膵実質壊死を伴う壊死性膵炎に分類される．重症度によって軽症と重症に分類する．循環器，呼吸器，腎臓などの持続する臓器不全を伴うものが重症膵炎であり，致命率が高い．

2011年1年間の急性膵炎受療患者数は63,080人と推定されており，最近，患者数が急増している．軽症例が全体の80％，重症例は19.7％であり，致命率はそれぞれ0.8％，10.1％であった．成因は，アルコール性が42％，胆石性が25.7％，特発性が18.6％である．

慢性膵炎

膵臓の慢性炎症であり，炎症の持続，再燃の繰り返しによって膵実質が破壊され，厚い線維組織に置き換わる．進行すると膵実質の脱落により，膵内外分泌不全による消化吸収障害や糖尿病を発症する．約70％が膵管内に膵石を形成し，膵石症とよばれる．

2011年1年間の慢性膵炎受療患者数は66,980人と推定されており，受療患者数，新規受療患者数とも緩やかに増加傾向を示している．男女比は4.6：1で男性に多い．成因は，アルコールが67.5％，特発性が20.0％であり，男性ではアルコール性が75.7％，特発性が13.4％だったが，女性ではアルコール性29.5％，特発性51.0％と成因に明らかな性差がみられる．

自己免疫性膵炎

なんらかの自己免疫機序を背景として発症すると考えられる膵炎である．組織学的にLPSP（lympho-plasmacytic sclerosing pancreatitis）で定義される1型と，IDCP/GEL（idiopathic duct-centric chronic pancreatitis/granulocytic epithelial lesion）で定義される2型に分類される．1型は血清IgG4上昇と多彩な膵外病変の合併，障害臓器における顕著なIgG4陽性形質細胞の浸潤を特徴とし，自己免疫性膵炎自体はIgG4関連疾患の膵病変と考えられている．1型，2型ともに膵臓のびまん性腫大が典型例であるが，限局性腫大を示すものが17.7％にみられ，膵癌との鑑別が重要である．

本疾患への認知度の高まりとともに，患者数は急激に増加しており，2011年1年間の年間受療患者数は5,745人と推定された．本邦の自己免疫性膵炎の大多数は1型である．男女比は2.9：1で，60歳以降の高齢男性に多い特徴を有する．

腫瘍性疾患

膵癌

一般的に通常型膵癌をさし，組織学的には膵管上皮が発生母地と考えられる浸潤性膵管癌のことである．浸潤性膵管癌の94.3％と大部分を占めるのが管状腺癌で，2.0％が乳頭腺癌，1.1％が低分化腺癌，その他まれな癌として腺扁平上皮癌，粘液癌，退形成癌がある．

平成25（2013）年の人口動態統計によれば，膵癌罹患者数は32,257人，死亡者数は30,648人であり，罹患者数と死亡者数がほぼ同数を示す，きわめて致命率の高い悪性腫瘍である．50歳以降に増加がみられ，平均年齢は男性63.9歳，女性65.9歳，男女比は1.54：1であり，人口の高齢化により罹患数は男女とも近年急速に増加する傾向を示す．膵頭部癌が61.2％，膵体部癌が19.5％，膵尾部癌は8.0％である．

IPMN/MCN

膵管内乳頭粘液性腫瘍（IPMN）

膵管内乳頭粘液性腫瘍（intraductal papillary mucinous neoplasm：IPMN）は，1982年に大橋らにより初めて報告された膵臓の特異な腫瘍であり，adenoma-carcinoma sequenceを特徴とする多段階発癌形式を示す．膵管上皮の腫瘍性変化により大量の粘液を産生・分泌し，分枝膵管の囊胞状拡張や主膵管の著明な拡張，乳頭開口部開大と大量の粘液排出を特徴とする．

主膵管がびまん性または部分的に6mm以上に拡張するものを主膵管型，主膵管と交通する5mmを超える分枝膵管の拡張を分枝型，両方の特徴を有するものを混合型に分類する．主膵管型の悪性頻度は61.6％であり，分枝型の25.5％に比べて悪性度が高

い. 分枝型 IPMN には年率 0.4〜1.1% の割合で膵の別の部位に通常型膵癌が発生するとされる.

膵粘液性嚢胞腫瘍（MCN）

膵粘液性嚢胞腫瘍（mucinous cystic neoplasm：MCN）は単房性の嚢胞性腫瘍で，嚢胞壁を覆う上皮の腫瘍性変化により粘液産生が亢進し，嚢胞腔内に粘液を分泌する. 嚢胞壁を覆う間質には特徴的な卵巣様間質（ovarian-like stroma：OS）が存在するのが病理学的特徴で，IPMN との鑑別点となる.

ほとんどすべてが女性に生じ，平均年齢は56歳，発生部位は46.2%が膵尾部，26.0%が膵体部であり，膵頭部はまれである. IPMN と異なり，MCN の大多数は主膵管との交通はなく，交通がみられるのは18%とされる.

膵神経内分泌腫瘍（PNEN）

膵神経内分泌腫瘍（pancreatic neuroendocrine neoplasia：PNEN）は，膵臓に分布するホルモン，ペプチドを産生する神経内分泌細胞から生じる腫瘍である. ホルモン特有の症状を有し，血中ホルモンが高値を示すものを機能性，免疫染色や mRNA レベルでホルモンの発現がみられても無症候性で血中ホルモン値が正常のものを非機能性に分類する.

2010年1年間の PNEN の年間受療患者数は3,379人で，機能性が32.7%，非機能性が67.2%であった. 機能性 PNEN ではインスリノーマが20.9%と最も多く，ガストリノーマが8.2%，グルカゴノーマ3.2%，VIP（vasoactive intestinal polypeptide）オーマ0.6%，ソマトスタチノーマ0.3%である. WHO 2010分類による NET G3，すなわち神経内分泌癌（neuroendocrine carcinoma：NEC）の比率は，機能性で2.1%，非機能性では10.1%と悪性度が高い.

胆道疾患

胆石症

胆石とは胆汁成分から生成された結石であり，胆石が胆道に存在することにより引き起こされるさまざまな病態を胆石症とよぶ. 胆石が存在する部位により，胆嚢結石症，総胆管結石症，肝内結石症に分類される. 胆石の成分からコレステロール結石と色素石（黒色石，ビリルビンカルシウム石）に分類さ

れ，コレステロール結石は脂質代謝異常を背景に胆嚢内に形成され，色素石はビリルビン代謝異常を背景として黒色石は胆嚢内に，ビリルビンカルシウム石は胆管内に形成される.

日本人成人の胆石保有率は約10%と推定され，胆嚢結石が78.8%，総胆管結石が19.7%，肝内結石は1.5%である. 胆嚢結石の男女比は1：1.5で女性に多く，40歳代から保有率が上昇する.

胆道炎

胆道の急性炎症で，炎症の場により急性胆管炎と急性胆嚢炎に分けられる. 急性胆管炎の発生には，胆管内の細菌の著明な増加，胆管内圧の上昇による細菌またはエンドトキシンの血流内への逆流が不可欠の要素となる. 臓器障害をきたし，全身管理を要するものを重症，臓器障害の危険性があり，緊急ないし早期の胆道ドレナージを要するものを中等症，保存的治療が可能なものを軽症とする.

急性胆嚢炎は多くの場合，胆石によって発症する. 胆管炎と同様，重症，中等症，軽症に分類する. 無症状あるいは軽症の胆石保有者における有症状化率は年率1〜3%と推定されている. 重症例の頻度は，急性胆管炎11.6%，急性胆嚢炎1.2〜6.0%とされる.

胆道癌

胆道の被覆上皮細胞を発生母地とする悪性腫瘍である. 発生部位により胆嚢癌，胆管癌，十二指腸乳頭部癌に分類される. 胆嚢癌は胆嚢および胆嚢管から発生する癌，胆管癌は肝外胆管に原発する癌腫であり，十二指腸乳頭部癌は，主膵管と総胆管が十二指腸壁を貫いて走行し，内腔へ開口する部分に生じるものをさす.

2013年度の胆嚢・胆道の悪性新生物による死亡数は18,225人（男性8,929人，女性9,296人）であり，悪性新生物による死亡数では第6位だった. 人口の高齢化によって胆嚢癌，胆管癌の罹患数は急速に増加しているが，年齢調整罹患率は1999年以降，男女とも低下傾向にある. 胆嚢癌・胆管癌の5年相対生存率は約20%であり，すべての癌のなかで，膵癌に次いで低い.

過形成性疾患

胆嚢コレステロールポリープ

　非腫瘍性・非上皮性病変の一つで，粘膜上皮下にコレステロールエステルを貪食した組織球（泡沫細胞）が蓄積し，粘膜がポリープ状に隆起したものである．

　人間ドックでの検出率は3.2%とされ，30〜40歳に多く，男女比は1:1である．

胆嚢腺筋腫症

　Rokitansky-Aschoff洞の増生を主体とし，筋層の肥厚や粘膜上皮の過形成を伴う良性増殖性病変である．良性病変であり，症状がなければ治療の対象とならないが，まれに胆嚢癌の合併が報告されている．

（下瀬川　徹）

● **参考文献**
1) 小俣政男，千葉勉監，下瀬川徹ほか編．専門医のための消化器病学．第2版．医学書院；2013.
2) 急性膵炎診療ガイドライン2015改訂出版委員会編．急性膵炎診療ガイドライン2015．金原出版；2015.
3) 国際膵臓学会ワーキンググループ．IPMN/MCN国際診療ガイドライン2012版．医学書院；2012.
4) JNETS膵・消化管神経内分泌腫瘍診療ガイドライン作成委員会編．膵・消化管神経内分泌腫瘍（NET）診療ガイドライン2015年．第1版．金原出版；2015.
5) 日本消化器病学会編．胆石症診療ガイドライン2016．改訂第2版．南江堂；2016.
6) 急性胆管炎・胆嚢炎診療ガイドライン改訂出版委員会．TG13新基準掲載―急性胆管炎・胆嚢炎診療ガイドライン2013．第2版．医学図書出版；2014.

● **プリンシプルシリーズ参照**
　4『膵・胆道疾患診療の最前線』「膵疾患の疾患概念」p.2〜40／「胆道疾患の疾患概念」p.41〜56／「疫学」☞p.57（清水敦史，岡田健一，山上裕機）

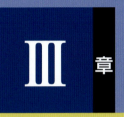

病態生理

食道，食道胃接合部の運動生理

Expert Advice

1. 食道，食道胃接合部の運動は，口腔内から胃への食物のスムーズな輸送に重要で，運動障害はつかえ感や嚥下障害の原因となりうる．
2. 食道胃接合部には下部食道括約筋が存在し，ふだん収縮することで胃から食道への逆流を防止する役目を果たし，嚥下とほぼ同時に弛緩することで食物を食道から胃へ通過させる．
3. 近年，高解像度内圧検査の登場により，今まで見えていなかった食道，食道胃接合部の運動の詳細な評価が可能になった．

食道の神経支配

食道蠕動には交感神経と副交感神経が関与しているが，主に副交感神経（迷走神経）によるコントロールで，交感神経の及ぼす影響は小さい．

食道は上部1/3（頸部〜胸部上部食道）が横紋筋，下部2/3（胸部中部〜腹部食道）が平滑筋で構成されているが，それぞれ神経支配は異なっている．横紋筋と平滑筋の境界はおよそ気管分岐部の高さに一致し，同部位には横紋筋と平滑筋が混在する．

食道上部1/3（横紋筋領域）：延髄の疑核から出た下位運動ニューロン（迷走神経）が食道横紋筋に接合し，運動神経終板よりアセチルコリンを放出することで筋収縮を引き起こす．

食道下部2/3（平滑筋領域）：興奮系と抑制系の2つの異なる経路でコントロールされている．興奮系は延髄の迷走神経背側核（dorsal motor nucleus of vagus：DMN）頭側から出た節前線維（迷走神経）がAuerbach神経叢の興奮性ニューロン（節後線維）と接合し，神経末端からアセチルコリンやsubstance Pを放出することで平滑筋を収縮させる．一方，抑制系はDMN尾側より出た節前線維が神経叢の抑制性ニューロンと接合し，一酸化窒素（nitric oxide：NO）や血管作動性腸管ペプチド（vasoactive intestinal peptide：VIP）を放出し平滑筋を弛緩させる．

下部食道括約筋（lower esophageal sphincter：LES）：食道下端に存在する2〜4cmの高圧帯であり，肥厚した輪状筋に相当する．平滑筋であるLESも食道体部の平滑筋と同様の神経支配を受けているが，食道や胃の感覚受容器からの入力も受けている．

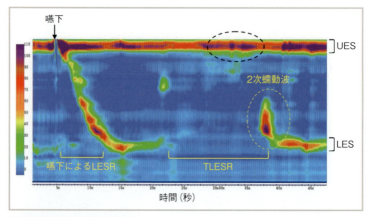

❶ 高解像度食道内圧検査
1次蠕動波（左）と2次蠕動波（右）を認める．TLESR後に2次蠕動波を認め，嚥下やUESの弛緩を伴わない（黒破線）．

食道の蠕動（❶）

　食道の蠕動は1次蠕動波と2次蠕動波に分類される．1次蠕動波は嚥下によって生じる蠕動である．2次蠕動波は胃食道逆流などで食道内に残存した食塊（bolus）による食道の伸展に対する局所的な反射であり，咽頭収縮，上部食道括約筋（upper esophageal sphincter：UES）の弛緩を伴わずに起こる．食道の伸展が局所の感覚受容器を刺激し，拡張の口側を収縮，肛門側を弛緩させ，この収縮（2次蠕動波）が肛門側へと進み bolus を胃内へ送る．

嚥下による食道蠕動（1次蠕動波）のメカニズム

　bolus を嚥下すると，まず DMN の抑制性経路が活性化され，嚥下時に進行中の蠕動や LES も含め食道全体が瞬時に弛緩する（deglutitive inhibition）．続いて食道上部から弛緩が終了していくと同時に興奮性経路の活性化による収縮が起こり，食道下部へと連続して蠕動運動となる．

　興奮性ニューロンは食道上部ほど，抑制性ニューロンは下部ほど多く存在する．この分布の違いによって，食道下部でより長く deglutitive inhibition が持続し，蠕動速度を決定している．

食道胃接合部の運動

　通常 LES は収縮しているが嚥下後2秒以内に弛緩し，約10秒程度 LES 圧は胃内圧と同程度まで低下した後，再度収縮する．また，食道の部分的な伸展が生じた場合（2次蠕動波など）にも反射的に弛緩する．食道アカラシアではこのような嚥下による LES 弛緩が起こらず，通過障害が出現する．

　一過性 LES 弛緩（**transient lower esophageal sphincter relaxation：TLESR**）：食道蠕動を伴わない LES 弛緩で，胃壁の伸展などによる刺激によって中枢神経を介した経路で起こり，ガスの排出（belching）に必要な生理的機構である．TLESR は胃食道逆流症（gastroesophageal reflux disease：GERD）の主な原因の一つであるが，すべての TLESR に逆流が伴うわけではない．

（沢田明也，藤原靖弘）

◉ **参考文献**
1) Mashimo H. Physiology of esophageal motility. GI Motility online. 2006. http://www.nature.com/gimo/contents/pt1/full/gimo3.html（accessed 2016-02-15）
2) Pandolfino JE, et al. Achalasia：a systematic review. JAMA 2015；313：1841-52.
3) Mittal RK, Balaban DH. The esophagogastric junction. N Engl J Med 1997；336：924-32.

◉ **プリンシプルシリーズ参照**
1 『食道・胃・十二指腸の診療アップデート』「食道，胃食道接合部の運動生理」 ➡p.34（沢田明也，藤原靖弘）

Ⅲ章｜病態生理
▶ **上部消化管疾患**

胃・十二指腸の運動生理

Expert Advice
❶ 胃・十二指腸運動は，神経性因子と液性因子によって制御されている．
❷ 消化管運動は，外来性の自律神経系と内在性の腸管神経による二重支配を受けている．
❸ 胃の収縮運動パターンは，空腹期と食後期で異なる．食後期の胃の運動は，貯留，撹拌，排出に分けられる．
❹ 食物摂取により分泌された消化管ホルモンは，胃運動を抑制するように働く．

消化管の神経性因子

　消化管は，腸管神経系と自律神経系である交感神経系と副交感神経系からの支配を受けており，両者の相互作用により運動，分泌，吸収，血流調節を行っている．腸管神経系とは，一般に粘膜下層に存在する粘膜下神経叢と輪走筋と縦走筋の間に存在する筋層間神経叢の総称である．自律神経系は腸管神経系と中枢神経系の間を介在しており，食道から横行結腸までの副交感神経系は迷走神経であり，胃腸管の運動と分泌を促進するように働く．反対に，交感神経系は消化管機能を抑制する方向に働く[1]．

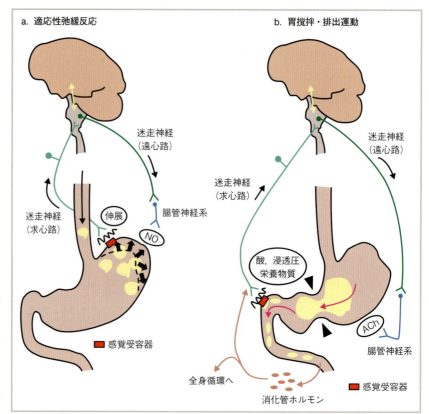

❷ 胃・十二指腸運動（食後期）
a：胃内に食物が入ると，伸展刺激が中枢へ伝わり，胃は弛緩する．
b：胃内で撹拌・消化された食物は十二指腸へ排出され，消化管ホルモンにより胃排出運動は抑制される．

消化管の液性因子

胃運動を促進するホルモンとしてはグレリン，セロトニンなどがあり，抑制するホルモンとして gastric inhibitory peptide（GIP）や glucagon-like peptide-1（GLP-1），コレシストキニン（CCK），polypeptide YY（PYY）などが代表的である（消化管ホルモン ☞p.42）．

胃運動

空腹期運動

空腹期においても胃前庭部は収縮運動が行われており，その生理的意義は空腹期に腸管内に残った内容物を肛門側へと移動させること，つまり腸管内をクリーニングするためと考えられており（indigestive housekeeper），この収縮運動は胃内分泌細胞から分泌されるグレリンによって調節されている．

食後期運動

胃の運動は主に①食事で摂取した食物を貯留する（貯留機能〈accommodation〉），②食物を小さく砕いて胃液と混和させ消化する（撹拌），③胃内容物を幽門から十二指腸へと排出するという3つの機能から成る．

貯留機能

食事摂取により胃内へ食物が入ると，胃壁の伸展刺激が機械受容体を活性化し，迷走-迷走神経反射により平滑筋弛緩作用のある一酸化窒素が放出され胃底部の弛緩反応が起こる．一連の動作により，胃内圧を上げず胃内容量を増加させ，食物を貯留することができる（❷a）．

撹拌・排出運動

胃体部から1分間に約3回の蠕動波が発生し，幽門へと向かってゆっくり伝播していく．幽門部に近づくにつれて，蠕動収縮は強くなり，食物は胃液と混和・撹拌され，乳び状になり，十二指腸へと排出される．

胃から十二指腸への排出は，小腸での消化処理能力を超えないように，種々の栄養成分の十二指腸内

流入が刺激となり，十二指腸・空腸からの神経性および消化管ホルモンによるネガティブフィードバックにより制御されている．一般的に十二指腸壁伸展刺激やオリゴペプチドはガストリン分泌を，十二指腸のpH低下や高張液刺激はセクレチン分泌を，グルコースはGIPやGLP-1，脂質はCCK，GIP，PYY分泌を刺激し，これらのホルモンが迷走神経求心線維終末または血流を介して全身性に作用することにより，胃前庭部収縮の抑制や幽門括約筋収縮が引き起こされ，胃排出を抑制するのである（**❷b**）．

（藤川佳子，富永和作，荒川哲男）

◉参考文献
1) Goyal RK, Hirano I. The enteric nervous system. N Engl J Med 1996；334：1106-15.
2) Farré R, Tack J. Food and symptom generation in functional gastrointestinal disorders：physiological aspects. Am J Gastroenterol 2013；108：698-706.
3) Bern RM, Levy MN, eds. 板東武彦，小山省三監訳．カラー基本生理学．西村書店；2003. p.299-313.

◉プリンシプルシリーズ参照
1『食道・胃・十二指腸の診療アップデート』「胃・十二指腸の運動生理」 ☛p.38（藤川佳子，富永和作，荒川哲男）

Ⅲ章 | 病態生理
▶ **上部消化管疾患**

胃酸分泌調節機構

Expert Advice

❶ 胃酸は胃底腺領域に存在する壁細胞から分泌される．

❷ 壁細胞には，酸分泌を担うH^+,K^+-ATPase（プロトンポンプ），ヒスタミンH_2受容体，CCK2受容体，ムスカリンM_3受容体が存在する．

❸ 各受容体は，それぞれヒスタミン，ガストリン，アセチルコリンの刺激によってプロトンポンプを活性化し，酸分泌を促す．

❹ H_2受容体拮抗薬，プロトンポンプ阻害薬（PPI），カリウムイオン競合型アシッドブロッカー（P-CAB）は壁細胞をターゲットにした酸分泌抑制薬である．

胃底腺を構成する細胞の一つである壁細胞にはH^+,K^+-ATPase（プロトンポンプ）が存在し，ヒスタミンやガストリンによる刺激を受けて酸分泌を行う．胃酸は蛋白の分解を行うペプシンの活性化に必須であり，酸性環境下（pH 4未満）でペプシンは活性化される．また，胃酸は鉄やビタミンB_{12}，カルシウムの吸収に重要であり，細菌の殺菌作用などの役割も果たしている．

胃の機能解剖

胃底腺と幽門腺

胃は機能的に胃底腺領域と幽門腺領域に分けられる．胃底腺領域の特徴は酸分泌を行う壁細胞を含むことであり，胃の約8割を占める（底部・体部）．幽門腺領域の特徴はガストリンを分泌するG細胞を含むことであり，胃の2割を占める（前庭部）．壁細胞は95%が胃底腺粘膜に，5%は幽門腺粘膜に存在する．その他，胃底腺粘膜には，主細胞（ペプシノーゲン分泌）やECL細胞（ヒスタミン分泌），D細胞（ソマトスタチン分泌）が存在する．

壁細胞

壁細胞の管腔側膜に存在するH^+,K^+-ATPase（プロトンポンプ）が酸分泌を担っており，刺激を受けると約pH 1の塩酸を分泌する．壁細胞にはヒスタミンH_2受容体，CCK2受容体，ムスカリンM_3受容体の3種類の受容体が存在し，酸分泌刺激にかかわる．

胃酸の分泌調節

酸分泌機序

基礎酸分泌状態（空腹時）では，H^+,K^+-ATPaseの大部分は細胞質内の細管小胞内に存在し，酸分泌にかかわっていない．頂端膜に存在するH^+,K^+-ATPaseのみが酸分泌に関与する[1]．摂食などによって酸分泌刺激を受けると，壁細胞は劇的な形態

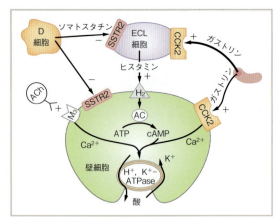

❸ 壁細胞の構造と酸分泌調節機序
(Schubert ML, et al. Gastric secretion. Sleisenger & Fordtran's Gastrointestinal and Liver Disease. 10th ed. Saunders Elsevier ; 2015. p. 839-55[2] より引用)

変化を生じる．細胞内の細管小胞が互いに癒合し，頂端膜とつながることで細管小胞の H^+, K^+-ATPase が駆動し，大量の塩酸が分泌される．刺激がなくなると，休止期の状態に戻る．

胃酸分泌の刺激（❸）

酸分泌の刺激は，①ECL 細胞から遊離されるヒスタミン，②G 細胞から分泌されるガストリン，③節後腸ニューロンより放出されるアセチルコリンによってなされる[2]．

ガストリン

ガストリンは胃幽門前庭部のG細胞で産生される消化管ホルモンである．ガストリンの受容体であるCCK2受容体は壁細胞とECL細胞に存在する．胃の伸展刺激，嗅覚刺激，胃内pH上昇，ペプチドの存在などによって分泌されたガストリンは血行性に壁細胞の受容体に結合して直接，酸分泌を促進する．また，ECL細胞はガストリンの刺激により，ヒスタミンを放出して，壁細胞のヒスタミン H_2 受容体を介して，H^+, K^+-ATPase を刺激する．

Helicobacter pylori 感染による胃粘膜萎縮やプロトンポンプ阻害薬（proton pump inhibitor：PPI）などの酸分泌抑制薬投与により胃内のpHが上昇すると，ガストリン分泌が亢進され，血中ガストリン値は上昇する．

胃酸分泌の抑制

ソマトスタチン

D 細胞から分泌される消化管ホルモンであり，胃内のpHの低下によって誘導され，酸分泌の主要な抑制因子として作用している．

胃では，D 細胞は標的細胞（壁細胞，ECL 細胞，G 細胞）に対して直接的あるいはパラクライン的な機序によって，ソマトスタチン受容体2型（SSTR2）を介して抑制的に酸分泌をコントロールする．

酸分泌抑制薬

H_2 受容体拮抗薬，PPI，カリウムイオン競合型アシッドブロッカー（potassium-competitive acid blocker：P-CAB）は壁細胞をターゲットにした酸分泌抑制薬であり，投与により酸分泌を強力に抑制する．薬剤間で酸分泌抑制効果に差があり，P-CABであるボノプラザンは，現時点で最も強力な酸分泌抑制薬である[3]．

〈石村典久〉

参考文献

1) 酒井秀紀ほか．酸分泌活動に伴うプロトンポンプとイオン輸送体との共役．Progress in Medicine 2015；35：1259-63．
2) Schubert ML, et al. Gastric secretion. Sleisenger & Fordtran's Gastrointestinal and Liver Disease. 10th ed. Saunders Elsevier；2015. p.839-55．
3) Sakurai Y, et al. Acid-inhibitory effects of vonoprazan 20 mg compared with esomeprazole 20 mg or rabeprazole 10 mg in healthy adult male subjects：a randomised open-label cross-over study. Aliment Pharmacol Ther 2015；42：719-30．

プリンシプルシリーズ参照

1 『食道・胃・十二指腸の診療アップデート』「胃酸分泌調節機構」 p.43（石村典久）

Ⅲ章｜病態生理
▶ 上部消化管疾患

上腹部症状の原因臓器としての十二指腸

Expert Advice

❶ 十二指腸の知覚過敏はディスペプシア症状の発現に関与している．

❷ 機能性ディスペプシア（FD）患者では，酸や脂質に対する十二指腸の知覚過敏がある．

❸ FD患者の十二指腸には，好酸球や肥満細胞の浸潤が多い傾向にある．

上腹部症状は，ディスペプシア症状とよばれ，食道，胃，十二指腸に由来する胸やけ，胃のもたれ，心窩部痛などがあげられる．実臨床では，器質的疾患を認めないにもかかわらず慢性的にこのディスペプシア症状を訴える患者をよく経験する．このような病態は現在，機能性ディスペプシア（functional dyspepsia：FD）とよばれ，機能性消化管障害の国際的な診断基準であるRome Ⅳ基準により「つらいと感じる食後のもたれ感，つらいと感じる早期飽満感，つらいと感じる心窩部痛，つらいと感じる心窩部灼熱感などの消化器症状を訴えるが，原因となる器質的疾患が見当たらない疾患」と定義されている[1]．

このディスペプシア症状の原因としては，末梢における胃十二指腸の運動機能障害や知覚過敏が考えられており，FD患者の40%には知覚過敏があるといわれている．ではこの知覚異常は，どこでどのように発生しているのであろうか．症状発現の起源として胃や十二指腸が考えられ，最近の研究で十二指腸の微細変化が，知覚過敏や症状発現に関与していることが明らかとなってきた．

十二指腸知覚

十二指腸の知覚は内臓知覚で表現されるが，内視鏡下に粘膜を生検しても痛みを感じることはない．

すなわち，粘膜内に痛覚・触覚はない．

消化管知覚を司る知覚神経は，粘膜下層以下の深部に存在し，内在性知覚神経と外来性知覚神経がある．外来性知覚神経は迷走神経と脊髄神経から成り，消化管知覚は体性知覚と大きく異なり，迷走神経系と脊髄神経系の二重支配を受けている．

十二指腸に由来する症状発現

健常者

健常者における十二指腸への酸注入の検討から，十二指腸の酸度と胃排出能遅延に相関があることが知られている．十二指腸への酸や脂質の注入によって胃拡張刺激に対する知覚過敏が発生し，上腹部膨満感や不快感などの症状が誘発される．長時間の十二指腸への酸曝露によって，健常者においてもディスペプシア症状が誘導される．

酸

十二指腸内に酸を注入することで種々の上腹部症状がFDではより強く発生することが報告されており[2]，FD患者では，十二指腸の酸に対する知覚過敏が示唆される．FD患者では十二指腸内への酸注入後のクリアランスが低下しており，クリアランスの低下と十二指腸の酸度上昇に関連があると考えられる．

FD患者の酸分泌能は正常であるが，嘔気の強いFD患者では，日中・食後に十二指腸での酸曝露が上昇し，症状も強い．FDでは十二指腸への酸曝露そのものが症状発現にかかわっているというよりは，十二指腸の酸が胃適応性弛緩反応障害などを増強している可能性がある．

脂質

FD患者では，食後に症状が増悪し，脂肪の多い食事によってより増悪することが知られている．またFD患者では脂肪が用量依存性に嘔気や膨満感などの症状を増悪させる．CCK-A阻害薬の前投与により，十二指腸への脂質投与後の胃拡張刺激に対する胃の知覚過敏は改善する．

微細炎症

FDでは十二指腸で好酸球，肥満細胞の増多を認

める[3]．感染後 FD ではマクロファージ，肥満細胞の上昇が報告されている．FD では十二指腸粘膜のバリア機能にかかわる蛋白の変化も報告されている[3]．

（大島忠之，三輪洋人）

●参考文献

1) Stanghellini V, et al. Grastroduodenal disorders. Gastroenterology 2016；150：1380-92.
2) Ishii M, et al. Evaluation of duodenal hypersensitivity induced by duodenal acidification using transnasal endoscopy. J Gastroenterol Hepatol 2010；25：913-8.
3) Vanheel H, et al. Impaired duodenal mucosal integrity and low-grade inflammation in functional dyspepsia. Gut 2014；63：262-71.

●プリンシプルシリーズ参照

1『食道・胃・十二指腸の診療アップデート』「上腹部症状の原因臓器としての十二指腸」 ☞p.47（大島忠之，三輪洋人）

Ⅲ章｜病態生理
▶上部消化管疾患

消化管ホルモン

Expert Advice

❶ 消化管ホルモンは消化管粘膜の内分泌細胞で合成・分泌され，消化管および膵内・外分泌機能の調節に関与する．

❷ 主な消化管ホルモンの産生・分泌部位は，胃（ガストリン，グレリン），十二指腸・空腸（CCK，セクレチン），回腸・結腸（GLP-1，GLP-2，PYY）である．

主な消化管ホルモンの分泌と機能（❹）

ガストリン

ガストリン（gastrin）は 17 個のアミノ酸から成り，胃幽門部の G 細胞において合成される．食物刺激は迷走神経を介してガストリンを分泌させるが，胃壁の伸展や蛋白質分解産物，pH 上昇などもガストリン分泌を刺激する．主な作用は胃酸分泌の刺激であり，壁細胞へ直接作用するほか，ECL（enterochromaffin-like）細胞からのヒスタミン分泌を介する間接作用もある．その他，消化管粘膜の増殖促進作用を有する．

グレリン

グレリン（ghrelin）は 28 個のアミノ酸から成り，N 末端より 3 番目のセリンがオクタン酸修飾されている．主に胃体部の X/A-like 細胞で産生される．主な作用は成長ホルモン（GH）分泌の促進と摂食亢進であるが，その他の作用として体重増加，交感神経抑制，抗炎症などがある．末梢で産生される唯一の摂食促進物質であり，視床下部弓状核のニューロペプチド Y（NPY）およびアグーチ関連蛋白質（AgRP）ニューロンに摂食シグナルを伝える．

モチリン

モチリン（motilin）は 22 個のアミノ酸から成り，上部小腸の M 細胞で産生される．腸管の空腹期強収縮と同期して，約 100 分間ごとに周期的に分泌される．

コレシストキニン

コレシストキニン（cholecystokinin：CCK）は近位小腸の I 細胞で合成され，十二指腸内の脂肪，アミノ酸・ペプチドにより分泌が亢進する．主な作用は，膵外分泌促進と胆嚢収縮であるが，その他，胃排出低下や満腹感をもたらす作用もある．

セクレチン

セクレチン（secretin）は 27 個のアミノ酸から成り，十二指腸，近位空腸の S 細胞で合成される．十二指腸の pH 低下により分泌され，膵，胆からの重炭酸イオン分泌を促進する．

GIP

GIP（glucose-dependent insulinotropic polypeptide）は 42 個のアミノ酸から成り，十二指腸，上部小腸の K 細胞において産生される．主な作用はインスリン分泌増強（インクレチン作用）であるが，ほかに胃酸分泌抑制，ガストリン分泌抑制，脂肪蓄積などの作用もある．

GLP-1

GLP-1（glucagon-like peptide-1）は，遠位小

❹ 主な消化管ホルモンの分泌と機能

消化管ホルモン	産生細胞	局在	分泌刺激	主な生理機能	その他の機能
ガストリン	G 細胞	胃幽門部	迷走神経（GRP） 胃壁伸展 pH 上昇 アミノ酸，ペプチド	胃酸分泌 ↑	消化管粘膜増殖 ↑
グレリン	X/A-like 細胞	胃体部	絶食	摂食 ↑ GH 分泌 ↑	脂肪蓄積 副交感（迷走）神経刺激 抗炎症
モチリン	M 細胞	十二指腸，空腸	不明	空腹期強収縮	
CCK	I 細胞	十二指腸，空腸	脂肪 アミノ酸，ペプチド	胆嚢収縮 膵酵素分泌 ↑	摂食 ↓ 胃排出 ↓
セクレチン	S 細胞	十二指腸，空腸	pH 低下	膵・胆重炭酸分泌 ↑	胃酸分泌 ↓
GIP	K 細胞	十二指腸，空腸	栄養素（とくに脂肪）	インスリン分泌 ↑	脂肪蓄積 胃酸分泌 ↓（薬理量） 胃運動 ↓（薬理量）
GLP-1	L 細胞	回腸，結腸	栄養素 （糖質，蛋白質）	インスリン分泌 ↑ 摂食 ↓	グルカゴン分泌 ↓ 胃排出 ↓ 膵 β 細胞増殖 ↑ 膵 β 細胞アポトーシス ↓
GLP-2	L 細胞	回腸，結腸	栄養素 （糖質，蛋白質）	腸粘膜増殖 ↑	消化管運動 ↑ 消化管血流 ↑ 小腸吸収能 ↑ 腸バリア機能 ↑
PYY	L 細胞	回腸，結腸	栄養素（とくに脂肪）	摂食 ↓	消化管運動 ↓ 胃酸分泌 ↓ 膵外分泌 ↓
ソマトスタチン	D 細胞	胃，腸，膵	酸	内・外分泌 ↓	消化管運動 ↓

腸，大腸の L 細胞において，プログルカゴンから GLP-2 などとともに産生される．主な作用はインスリン分泌の促進である（インクレチン作用）．その他の作用として，膵 β 細胞保護・増殖促進，グルカゴン分泌抑制，胃排出抑制，食欲抑制などがある．

GLP-2

GLP-2（glucagon-like peptide-2）はプログルカゴンの C 末端 33 個のアミノ酸から成り，GLP-1 などとともに L 細胞において産生される．主な作用は小腸粘膜上皮の増殖促進であり，その他，小腸における栄養素の吸収促進，小腸粘膜保護，粘膜バリア機能改善などの作用をもつ．

PYY

PYY（peptide tyrosine-tyrosine）は回腸および結腸の L 細胞で産生され，食物の消化・吸収に応じて分泌される．摂食抑制作用に加え，胃酸および膵外分泌抑制，消化管運動抑制などの作用をもつ．

ソマトスタチン

ソマトスタチン（somatostatin：SS）はアミノ酸 14 個から成る SS14 と 28 個から成る SS28 がある．膵・胃・腸の D 細胞および神経線維に存在し，インスリン，グルカゴンなどの内分泌や胃・膵などの外分泌を強力に抑制する．

（武田宏司）

◉ 参考文献
1) Podolsky DK, et al, eds. Yamada's Textbook of Gastroenterology. 6th ed. Wiley-Blackwell；2016.
2) Melmed S, et al, eds. Williams Textbook of Endocrinology. 13th ed. Elsevier；2015.
3) 武田宏司．消化管ホルモン．浅香正博編．消化器病学—基礎と臨床．西村書店；2013．p.133-8.

◉ プリンシプルシリーズ参照
1 『食道・胃・十二指腸の診療アップデート』「消化管ホルモン」 ☛p.50（武田宏司）

III章｜病態整理
上部消化管疾患

上部消化管傷害を起こす薬剤

Expert Advice

❶ 胃潰瘍と十二指腸潰瘍の原因の第一は *Helicobacter pylori* 感染であるが，次に薬剤がある．
❷ 上部消化管傷害を起こす薬剤には，アスピリンをはじめとするNSAIDs，ビスホスホネート，ダビガトラン，副腎皮質ステロイドがある．
❸ アスピリンなどNSAIDsは，COX-1を介する間接的な機序と局所の直接的な機序によって消化管粘膜傷害を引き起こす．
❹ ビスホスホネート，ダビガトランは直接的な機序で消化管粘膜傷害を引き起こし，食道粘膜への傷害が主である．
❺ 副腎皮質ステロイドをアスピリン/NSAIDsなどと併用する場合には注意が必要である．

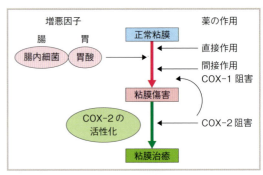

❺ アスピリン/NSAIDs 粘膜傷害の発症と治癒

上部消化管傷害の原因

　上部消化管傷害の主なものは，食道，胃，十二指腸におけるびらん，潰瘍であり，それに伴う合併症として出血がある．内視鏡では白苔の大きさが3mm以下をびらん，それ以上を潰瘍と診断する．

　原因は感染性，薬剤性，ガストリン産生腫瘍，二次性（Crohn病など），特発性に分類され，胃潰瘍の70％と十二指腸潰瘍の90％の原因は *H. pylori* 感染で，残りの多くが非ステロイド性抗炎症薬（NSAIDs）である．精神的ストレスは増悪因子になるが，直接的な原因にはならない．上部消化管傷害を引き起こす薬剤の傷害機序には，COXを介した間接機序と局所的な直接機序がある．NSAIDs潰瘍では難治化や出血などの合併症を起こしやすい．

アスピリン/NSAIDs

　アスピリンなどのNSAIDsは，COX-1を介する間接的な機序と局所の直接的な機序によって消化管粘膜傷害を引き起こす．また，粘膜治癒にはCOX-2の誘導が必要であるが，アスピリン/NSAIDsはCOX-2も同時に阻害するために治癒も遅延する．すなわち，NSAIDsの消化管粘膜傷害は病変の誘発とその病変の治癒阻害から成る（❺）．傷害の増悪因子は，胃・十二指腸では酸，小腸・大腸では腸内細菌叢である．

　COX-1は胃粘膜などでhouse keeping酵素として恒常的に発現しているが，COX-2は炎症や発癌などの刺激によって誘導される酵素である．NSAIDsにはアスピリン，非選択的NSAIDs，COX-2選択的阻害薬（Coxib）などがあるが，これらはCOX-2とCOX-1に対する阻害作用の強さに違いがあるので，NDAIDsとして一律に扱うことは避けるべきである．COX-2阻害は炎症によって惹起されたプロスタグランジン（PG）の生合成を低下させて抗炎症作用を発揮する．一方，COX-1阻害は，消化管粘膜防御機能としての内因性PG産生を低下させ，消化管粘膜傷害が引き起こされる．

　胃液中の非イオン化アスピリン/NSAIDsは細胞透過性を有して被蓋上皮細胞内に取り込まれる．細胞内で非イオン化アスピリン/NSAIDsはイオン化されて細胞内に蓄積され，細胞壊死（ネクローシス），アポトーシス，透過性亢進により粘膜傷害が引き起こされる．アスピリン/NSAIDsの消化管粘膜

傷害は多彩で，食道から直腸まで全消化管に起こる．食道では症状の増悪や逆流性食道炎の発症が報告されている．胃・十二指腸潰瘍やびらんの発生頻度は，内視鏡的検討によれば胃潰瘍は10〜15%程度，十二指腸潰瘍は3%程度とされ，びらんは服用を継続した状態での観察では約50%に認められる．

アスピリン/NSAIDsによる上部消化管出血の発生頻度は，欧米やわが国の報告では約1%で，胃・十二指腸潰瘍の10%に合併し，消化管出血を起こす場合でも無症状の割合が高い．アスピリン/NSAIDsの服用中は潰瘍発症のリスクは継続するが，とくにNSAIDsでは投与3か月以内の発生リスクが高い．

アスピリン/NSAIDs潰瘍の危険因子として，高齢者，潰瘍の既往，副腎皮質ステロイド薬の併用，高用量NSAIDsやアスピリンとの併用など2種類以上のNSAIDs使用者，抗凝固作用のある薬剤の併用，重篤な全身疾患を有する者があげられている．

その他

ビスホスホネート

ビスホスホネートは胃粘膜表面のリン脂質（ホスファチジルコリン）と構造が類似しているため，粘膜表面のホスファチジルコリンと置換して，直接的に粘膜防御機能を破壊する．食道粘膜のびらんや潰瘍が主で，胃病変を起こすこともあり，発生頻度は

2〜10%で，NSAIDsとの併用でリスクが2倍になる．

食道狭窄またはアカラシア（食道弛緩不能症）などの食道通過を遅延させる障害のある患者や，服薬上の注意を遵守できない患者には注意が必要である．

ダビガトラン

嚥下した薬剤が食道内に停滞して溶解すると，内部に含まれる酒石酸が食道粘膜に直接的な傷害を起こし，食道潰瘍や剝離性食道炎を引き起こす．

副腎皮質ステロイド

副腎皮質ステロイド単独投与であれば消化性潰瘍発症のリスクを高めない．副腎皮質ステロイドのCOX-2抑制作用のため，アスピリン/NSAIDs併用時には傷害リスクが高まる．

（加藤元嗣，久保公利，間部克裕）

●■ 参考文献
1）胃潰瘍ガイドラインの適用と評価に関する研究班編. EBMに基づく胃潰瘍診療ガイドラインQ & A. じほう；2008.
2）日本消化器病学会編. 消化性潰瘍診療ガイドライン. 南江堂；2009.
3）日本消化器病学会編. 消化性潰瘍診療ガイドライン2015. 改訂第2版. 南江堂；2015.
●■ プリンシプルシリーズ参照
1『食道・胃・十二指腸の診療アップデート』「上部消化管傷害を起こす薬剤」 ☞p.54（加藤元嗣，久保公利，間部克裕）

炎症性腸疾患の病態

Expert Advice

❶ 炎症性腸疾患（IBD）は，潰瘍性大腸炎（UC）とCrohn病（CD）をさす．
❷ 発症原因は不明であるが，遺伝的素因や環境因子を背景として，腸内細菌や食事抗原に対する免疫学的異常をきたして発症すると考えられている．
❸ IBDの患者数は急激に増加しており，潰瘍性大腸炎は16万人，Crohn病は4万人を超えている．
❹ IBDでは腸内細菌叢の変化（dysbiosis）が認められる．
❺ IBDの発症には，腸管免疫機構の恒常性の破綻が考えられている．

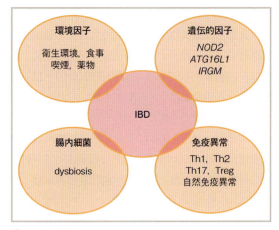

❶ IBDの病因
IBDは，環境因子，遺伝的素因を背景として，免疫学的異常をきたして発症すると考えられている多因子疾患である．

潰瘍性大腸炎（ulcerative colitis：UC）とCrohn病（Crohn disease：CD）に代表される炎症性腸疾患（inflammatory bowel disease：IBD）は，再燃と寛解を繰り返す慢性の腸管炎症である．その原因はいまだ不明であるが，さまざまな研究成果によって，遺伝的素因や環境因子を背景として，腸内細菌や食事抗原などに対する過剰な免疫応答が誘導され発症すると考えられている（❶）．本項では，IBD発症の要因と考えられている遺伝的因子，環境因子，免疫異常について概説する．

遺伝的因子

全ゲノム相関解析によって，IBDの感受性遺伝子が多数報告されている．現在まで，163遺伝子が認められており，潰瘍性大腸炎とCrohn病に共通する感受性遺伝子は110遺伝子，Crohn病に特異的な感受性遺伝子は30遺伝子，潰瘍性大腸炎に特異的な感受性遺伝子は23遺伝子報告されている．これらのなかで，自然免疫機構に関与する遺伝子の異常が指摘されている[1]．

NOD様受容体である*NOD2*は，グラム陰性菌・陽性菌の細胞壁成分ペプチドグリカンの分解産物MDP（muramyl dipeptide）に対する受容体をコードする遺伝子であり，*NOD2*欠損によって細菌排除が障害され炎症増悪が起こるため，Crohn病の病態において重要であると考えられている．しかし，日本人を含むアジア人種ではこららの多型を認めておらず，人種間で感受性分布が異なることが示唆されている．

環境因子（❷）

腸内細菌

ヒトの消化管には，約1,000種類，10^{14}個の細菌が存在している．これらは腸内細菌叢あるいは腸内フローラとよばれている．近年の腸内細菌叢の解析から，IBDをはじめとした各種疾患の腸内細菌叢の異常が指摘されるようになった．この腸内細菌叢の細菌種のバランス異常は"dysbiosis"とよばれている．このdysbiosisがIBDの病態に関与していると考えられている．

食事

日本では，1980年代からIBD患者数が急速に増加している．日本人の遺伝的背景に大きな変化はないため，この増加は，IBDの発症に食生活の欧米化

❷ IBD発症リスクと環境因子

環境因子		UC	CD
喫煙		低下	増加
虫垂切除		低下	—
薬物	経口避妊薬	—	増加
	NSAIDs	増加	増加
	抗菌薬	増加？	増加
食物	脂肪，多価脂肪酸，動物性蛋白	増加	増加
	野菜，繊維	低下	—
	果物	—	低下
ストレス		増加？	増加？

近年の急激なIBDの増加には，環境因子が深く関与していることが示唆されている．

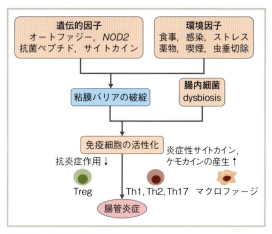

❸ IBDの炎症惹起機構
遺伝的因子，環境因子によって腸管粘膜バリア機構が障害され，腸内細菌や食事抗原が腸管壁を通過し，免疫細胞が活性化され，腸管炎症が惹起され，持続する．

などの環境因子が重要であることを示唆している．IBDの発症には，多価不飽和脂肪酸，ω-6系脂肪酸や動物性蛋白の摂取でリスクが上昇し，野菜，果物や食物繊維の摂取でリスクが低下することが報告されている．しかし，これらは機序を含めて明確に証明されておらず，基礎的な検討や，前向きのコホート研究での解析が必要である．

喫煙

潰瘍性大腸炎では喫煙によって発症リスクが低下し，逆にCrohn病では喫煙によって発症リスクが上昇すると報告されており，潰瘍性大腸炎とCrohn病では喫煙との関連は大きく異なっている[2]．喫煙とIBD発症リスクとを関連づける機序は明らかではないが，ニコチンが関与していることが示唆されている．

虫垂切除

虫垂切除でも，潰瘍性大腸炎とCrohn病でその関連が大きく異なっている[3]．虫垂切除は潰瘍性大腸炎の発症リスクを低下させると多くの研究で報告されている．これに対して，虫垂切除はCrohn病のリスクを増加させるとされる．虫垂切除後1年目に発症リスクが増加するが，5年以上経過するとCrohn病の発症リスクには影響しないとされている．

薬物

非ステロイド性抗炎症薬（NSAIDs）は，使用量が多く，長期使用であると，潰瘍性大腸炎とCrohn病の発症リスクおよび再燃リスクを上昇させると報告されている[4]．また経口避妊薬はCrohn病のリスクの上昇が報告されている[5]．抗菌薬の使用と小児のIBDの発症との相関が報告されている．とくに，小児期における嫌気性菌に対する抗菌薬の使用が，腸内細菌叢に影響し，炎症を促進するとされている．

免疫異常 ❸

腸管粘膜には，腸管の恒常性を維持するためにさまざまな免疫担当細胞が存在している．自然免疫系の細胞と獲得免疫系の細胞の大きく2つのタイプの細胞に分類される．自然免疫系の細胞には，マクロファージや樹状細胞，NK細胞がある．獲得免疫系の細胞にはT細胞やB細胞が存在する．その他，少数ではあるが，γδT細胞やNKT細胞も存在する．最近，自然免疫にかかわるILCs（innate lymphoid cells）とよばれる細胞も報告されている．

これらの免疫担当細胞によって保たれている恒常性の破綻がIBDの病態に関与していると考えられている．これらのなかで，$CD4^+$ T細胞は重要な役割を果たしている．ナイーブ$CD4^+$ T細胞はTh1細胞とTh2細胞に分化し，Th1細胞はIFN-γを，Th2細胞はL-4，IL-5やIL-13を産生する．Crohn病はTh1細胞，潰瘍性大腸炎はTh2細胞を中心とした病態が主体であると考えられてきたが[6]，最近，この"Th1/Th2バランス"仮説だけでは説明できないと

Ⅲ章 病態生理／下部消化管疾患

されており，Th1，Th2 細胞に加え，IL-17 を産生する Th17 細胞集団が IBD の病態に関与しているとされている．

これらの炎症惹起性 CD4[+] T 細胞に対して，Foxp3 分子陽性の制御性 T 細胞（Treg）が存在する．Treg は腸内細菌や食事抗原に対する異常な免疫応答を抑制し，抗炎症性サイトカインを産生し，Th1 や Th17 細胞などの機能を抑制して，腸管の恒常性維持に寄与している．

まとめ

IBD はさまざまな因子が関与する多因子疾患と考えられている．ただ，抗 TNF-α 抗体に対する反応性が潰瘍性大腸炎と Crohn 病で異なることなどから，各疾患の病態には異なった背景が存在すると考えられる．

（西田淳史，安藤　朗）

● 参考文献

1) Jostins L, et al. Host-microbe interactions have shaped the genetic architecture of inflammatory bowel disease. Nature 2012；491：119-24.
2) Ananthakrishnan AN. Epidemiology and risk factors for IBD. Nat Rev Gastroenterol Hepatol 2015；12：205-17.
3) Koutroubakis IE, et al. Role of appendicitis and appendectomy in the pathogenesis of ulcerative colitis：a critical review. Inflamm Bowel Dis 2002；8：277-86.
4) Ananthakrishnan AN, et al. Aspirin, nonsteroidal anti-inflammatory drug use, and risk for Crohn disease and ulcerative colitis：a cohort study. Ann Intern Med 2012；156：350-9.
5) Khalili H, et al. Oral contraceptives, reproductive factors and risk of inflammatory bowel disease. Gut 2013；62：1153-9.
6) Kaser A, et al. Inflammatory bowel disease. Annu Rev Immunol 2010；28：573-621.

● プリンシプルシリーズ参照

2 『腸疾患診療の現在』「炎症性腸疾患の病態」 ☞p.25（西田淳史，安藤　朗）

Ⅲ章｜病態生理
▶ 下部消化管疾患

過敏性腸症候群の病態

Expert Advice

❶ 過敏性腸症候群（IBS）の病態には，心理的要因（ストレス）と内臓知覚過敏の相互作用（脳腸相関）が深く関与する．また一部には遺伝的要因がかかわっている．
❷ 脳腸相関は，ストレス刺激による遠心性の腸管運動異常が誘発され，腸管知覚過敏によって引き起こされる腹痛や腹部不快が求心性に心理的不安を増強することで形成される．
❸ 感染後過敏性腸症候群（PI-IBS）や下痢型 IBS の病態に，炎症や免疫異常が関与することがわかってきた．
❹ 病態に，腸内細菌の関与が指摘されている．

過敏性腸症候群（irritable bowel syndrome：IBS）は，反復する腹痛と便通異常を伴う器質的疾患を認めない機能性疾患である．病態にはいわゆる脳腸相関が深く関与するが，近年，炎症や免疫異常の関与が指摘されている．

脳腸相関からみた病態（❹）

ストレスによって視床下部から副腎皮質刺激ホルモン放出ホルモン（CRH）が分泌され，腸クロム親和性細胞（enterochromaffin cell：EC 細胞）からセロトニン（5-HT）を遊離させる．5-HT は腸管神経叢の $5-HT_4$ 受容体を刺激しアセチルコリン遊離を介して腸管運動の異常をきたす．一方，CRH は肥満細胞からの 5-HT 遊離や炎症性メディエーター産生を介して内臓知覚過敏を誘発する．このように，ストレスからの遠心性経路による腸管運動異常，内臓知覚過敏による求心性経路による心理的異常の増悪が複雑に絡み合い IBS の病態形成にかかわっている．これらの病態に関与する遺伝的要因としては，

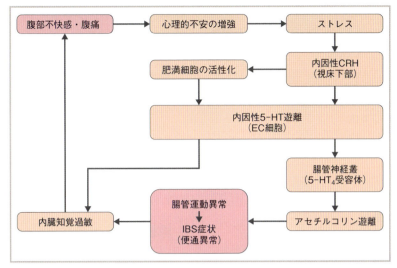

❹ 過敏性腸症候群（IBS）の病態における中枢と腸管局所の相互作用と心理的異常

下痢や便秘の診断には，便の形状をみることが重要である．
便の形状を分類する指標として，「ブリストル便形状スケール」がある．このスケールでは，便の形状を1～7の7つのタイプに分類している．
タイプ1：硬くてコロコロした兎糞状の排便困難な便．
タイプ2：ソーセージ状ではあるが硬い便．
タイプ3：表面にひび割れのあるソーセージ状の便．
タイプ4：表面がなめらかで軟らかいソーセージ状，あるいは蛇のようなとぐろを巻く便．
タイプ5：はっきりとしたしわのある軟らかい半分固形の容易に排便できる便．
タイプ6：境界がほぐれて，ふにゃふにゃの不定形の小片便，泥状の便．
タイプ7：水様で，固形物を含まない液体状の便．
普通便はタイプ4であり，便秘になるとタイプ1，2となり，下痢になるとタイプ6，7となる．

5-HT$_{3A}$受容体やセロトニントランスポーターや遺伝子，ミトコンドリアDNA遺伝子の関与が示唆されている．

腸管感染症・免疫異常の関与

感染後過敏性腸症候群（PI-IBS）

1990年代後半に，サルモネラやカンピロバクターなどによる急性胃腸炎を発症後に，一部の患者でIBSが発症することが報告された．その後の研究成果によって，これらのIBS群は感染後過敏性腸症候群（post-infectious IBS：PI-IBS）として認識されるようになった．PI-IBSの発症率は約10～20％程度であり，発症のリスク因子は若年，女性，胃腸炎が重症で罹患期間が長い，不安やうつ傾向などがある[1]．

IBSにおける炎症・免疫異常

PI-IBSの病態研究をきっかけとして，一部のIBS患者における炎症や免疫異常が明らかとなった．
PI-IBS患者の腸管粘膜では，マクロファージやT細胞の浸潤，肥満細胞の増加，EC細胞の過形成が認められ，同時に組織中のIL-1βやIFN-γなどの炎症惹起にかかわるサイトカイン産生が増加している．またIL-10などの抑制性サイトカインの産生が減少していることが報告され，同部位でセロトニンや種々のニューロペプチドの産生増加も認められる[2]．また，IBS患者（とくに下痢型）の血清中に抗flagellin抗体が存在すること，PI-IBSや下痢型IBS患者の末梢血単核球がLPS刺激に対して高い応答性を示すことなどが報告されている．

PI-IBSの発症リスクに関与する遺伝子としては，IL-6，CDH-1（cadherin-1），Toll-like receptor（TLR）-9が候補として同定されている．

〈石原俊治〉

Ⅲ章 病態生理／下部消化管疾患

●参考文献
1) Spiller R, et al. Guidelines on the irritable bowel syndrome：mechanisms and practical management. Gut 2007；56：1770-98.
2) Ishihara S, et al. Pathogenesis of irritable bowel syndrome：review regarding associated infection and immune activation. Digestion 2013；87：204-11.

●プリンシプルシリーズ参照
2 『腸疾患診療の現在』「過敏性腸症候群の病態」☞p.35（石原俊治）

❺ 吸収不良症候群の診断基準

① 下痢，脂肪便，体重減少，るいそう，貧血，無力倦怠感，腹部膨満感，浮腫，消化管出血などの症状がみられることが多い．
② 血清総蛋白，アルブミン濃度，総コレステロール値，および血清鉄などの栄養指標の低下を示すことが多い．血清総蛋白（6.0 g/dL 以下），あるいは血清総コレステロール（120 mg/dL 以下），が低栄養の指標となる．
③ 消化吸収試験で異常がある．試験には，糞便中脂肪，D-キシロース吸収試験，膵外分泌機能試験，乳糖負荷試験などがある．

Ⅲ章｜病態生理
▶ **下部消化管疾患**

吸収不良症候群の病態

Expert Advice

❶ 吸収不良症候群の初期症状は軽微なため，機能性胃腸症などと見過ごされて，成長障害や骨粗鬆症をきたすことがある．乳糖不耐症以外は，術後，慢性膵炎，炎症性腸疾患などの基礎疾患がある場合が大部分で，経過観察中に栄養評価や免疫機能の評価を取り入れると，早期発見に有用な場合がある．

❷ 消化・吸収・輸送のどの過程で障害されて栄養素が欠乏しているのか，原因と程度を把握することが診断と治療のポイントである．

吸収不良症候群とは，炭水化物（糖質），蛋白質，脂質，ビタミン，ミネラルの栄養素が，消化・吸収される過程で障害された結果，栄養素欠乏による症状（浮腫，貧血，成長障害など）と，未消化分が糞便中に排泄されることによる下痢・腹痛などの症状を呈する疾患の総称である．

栄養素の消化・吸収には，消化管以外に肝臓，胆道，膵臓も関与し，消化液，消化酵素の欠損や吸収面積の減少のほか，消化管の環境変化（消化管運動障害による通過時間の変化や腸内細菌の関与）も消化・吸収不良の原因となる．原因疾患としてわが国で頻度が高いのは，慢性膵炎や膵切除後，胃腸管切除後，Crohn 病，乳糖不耐症がある．

診断

食事を摂取しているにもかかわらず，欠乏症状がみられる場合，本症候群を疑う．

診断基準では，① 症状，② 低栄養の指標，③ 消化吸収試験の 3 項目があげられている（❺）．

栄養素のうち蛋白質は，消化・吸収の過程で何重にも代償機構が働き，単独での消化吸収不良をきたしにくい．吸収面積が減少してほかの栄養素の欠乏も伴っていることが多い．実際，栄養欠乏の指標である低蛋白血症とコレステロール低値の両方を呈する症例は，吸収不良症候群と診断された症例の20％以下とされる．頻度が高い欠乏栄養素・症状は，脂肪および脂溶性ビタミンの欠乏による脂肪性下痢・皮膚炎，糖類分解異常による腹部膨満感などである．

ほかの栄養素の低下を伴わないアルブミンや免疫グロブリン（とくにIGG）低値は，消化管からの漏出による蛋白漏出性胃腸症が疑われる．主に腸管の毛細血管とリンパ管の微小循環のうっ滞を背景に，低分子蛋白が漏出する異なる病態である．

診断へのプロセス，代表的な疾患の病態（❻）

まず，消化障害なのか吸収障害なのかを大きく鑑別し，次に，どの栄養素の消化吸収障害なのかを消化吸収試験や画像検査を組み合わせて鑑別し，原疾患の診断をする．

腸内環境の異常：腸内細菌は，通常は酵素の活性化や発酵などを担っているが，解剖学的変化や運動障害によって，腸内容物がうっ滞すると異常増殖

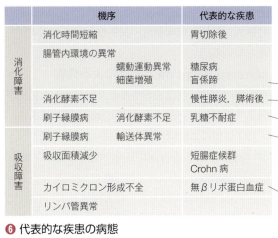

❻ 代表的な疾患の病態

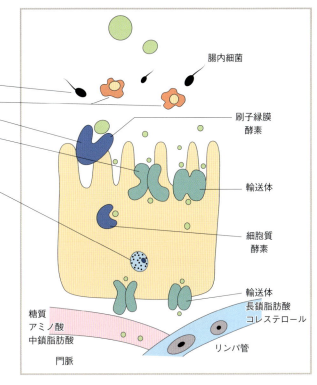

し，糖質・ビタミン B_{12} などの栄養素を消費するほか，胆汁酸を脱抱合して脂肪・脂溶性ビタミンの消化障害をきたす．

消化管管腔内の消化障害：胃切除後のエマルジョン形成不全，膵外分泌の低下などにより，脂肪の消化障害が起こる．

刷子縁膜病：乳糖分解酵素は小腸細胞の刷子縁にあり，離乳期以降，徐々に活性が低下する．乳糖不耐症では，未消化の糖類は浸透圧を高めて腸管に水分を誘導し，水様性下痢をきたし，結腸で腸内細菌によって発酵されて（ガス発生），腹部膨満，腹痛の原因となる．

炎症性腸疾患：吸収実行面積の減少による吸収不良と，腸間膜リンパ節に及ぶ炎症によりリンパ流が停滞して，腸炎症粘膜から大量の蛋白漏出を合併することがある．

（渡辺知佳子，三浦総一郎）

● 参考文献
1) 細田四郎．消化吸収障害の診断基準案作成．厚生省特定疾患消化吸収障害調査研究班　昭和60年度業績集．1986．p.22-4．
2) 三浦総一郎．蛋白漏出性胃腸症．島田 馨ほか編．内科書．改訂第6版．中山書店；2002．p.1782-5．
3) 三浦総一郎．吸収不良症候群．戸田剛太郎ほか編．消化器疾患最新の治療'97-'98．南江堂；1997．p.177．

● プリンシプルシリーズ参照
2『腸疾患診療の現在』「吸収不良症候群の病態（蛋白漏出性胃腸症）」☞p.30（渡辺知佳子，三浦総一郎）

III章｜病態生理
▶下部消化管疾患

大腸癌の発癌メカニズム

Expert Advice
❶ 大腸癌の発症には，複数の遺伝的要因と環境要因の相互作用が関与している．
❷ 大腸癌は散発性，遺伝性，家族性の3種類に分類でき，散発性大腸癌が多くを占める．
❸ 癌化には複数の遺伝子にさまざまな変異が蓄積していくことで，悪性度が進行していく．
❹ 家族性大腸腺腫症やLynch症候群といった遺伝性疾患は特定の生殖細胞突然変異が基礎となっている一方，散発性大腸癌は複数の体細胞突然変異が蓄積することによって多段階的に進展する．

大腸癌の成因

大腸癌発症の危険因子として，主に環境因子と遺伝的因子があげられる．大腸癌発症には主として，①散発性，②遺伝性，③家族性の3種が関連している．

散発性大腸癌：家族歴のない散発性大腸癌は全大腸癌のおよそ70％を占めるとされ，50歳を超えると年齢とともに発症率も上昇する．食事や環境因子も発症に関与している．

遺伝性大腸癌：遺伝性大腸癌は全体の10％以下である．このうち，大腸ポリープが主症状として発現するか否かで細分類を行う．大腸ポリープが発現する疾患として家族性大腸腺腫症（familial adenomatous polyposis：FAP），MUTYH関連ポリポーシス（MUTYH-associated polyposis：MAP）が，過誤腫性ポリープが多発する疾患としてPeutz-Jeghers症候群，若年性ポリポーシスがあげられる．大腸ポリポーシスが発現しないものとしてLynch症候群があげられる．

家族性大腸癌：家族性大腸癌は全体の25％程度を占める．明らかな大腸癌の家族歴を有するが，その発現様式は上述した遺伝性大腸癌のどのタイプとも一致しない．大腸癌家系を有する個人は大腸癌発症のリスクが高いが，そのリスクは遺伝性大腸癌ほど高くはないという特徴がある．

大腸癌発癌の分子生物学的機序

大腸癌は特定の遺伝子の変化により生じる．遺伝子変異は，受精時もしくは受精前に発現する生殖細胞突然変異と，後天的に生じる体細胞突然変異に分類され，生殖細胞突然変異に関しては，遺伝性疾患として親から子に伝達される特徴がある．

adenoma-carcinoma sequence による発癌

1990年にFearonとVogelsteinが，複数の遺伝子変異によって腸管上皮の腫瘍化が引き起こされるとするadenoma-carcinoma sequenceに対応する多段階発癌モデルを提唱した[1,2]．Vogelsteinモデルによれば，複数の遺伝子変異の蓄積が腫瘍の生物学的な特徴を決定づけるとしている（❼）[3]．複数の遺伝子変異に加えて，DNAメチル化異常や，遺伝子の再構成，増幅，過剰発現，欠失などが癌の形成に関連している．

serrated polyp pathway による発癌

大腸の鋸歯状構造を有するポリープから大腸癌が発生する経路（serrated polyp pathway）である．WHO分類によれば，鋸歯状病変は過形成性ポリープ（hyperplastic polyp：HP），鋸歯状腺腫（traditional serrated adenoma：TSA），sessile serrated adenoma/polyp（SSA/P）に大別される．TSAの分子異常として，*K-ras*もしくは*BRAF*変異，CIMP（CpG island methylation phenotype）を認める．SSA/Pは初期変異として*BRAF*変異を認め，CIMPが高度になると増殖能を増し，最終的には*MLH1*のメチル化によりMSI（microsatellite instability）を獲得し，発癌に至ると考えられている．

家族性大腸腺腫症による発癌

家族性大腸腺腫症（familial adenomatous polyposis：FAP）は，*APC*遺伝子の生殖細胞系列変異を原因とし，大腸の多発性腺腫を主徴とする常染色体優性遺伝性の症候群である．*APC*遺伝子は5番染色体長腕に位置し，FAPにおいては*APC*遺伝子の欠失，挿入といったさまざまな異常が認められる．*APC*変異を伴うFAP患者の最大30％が明らかな家族歴を有さず，新生発端者の可能性もあるため注意が必要である．FAP患者では*APC*遺伝子の2つのアレルのうち，一方は生殖細胞系列変異により不活化されており（1st hit），もう一方の健常対立遺伝子も突然変異やDNAメチル化異常により不活化される（2nd hit）ことで腺腫が発生する．*APC*機能が低下することで*β*-カテニン量が増加し，腫瘍形成が促進され，さらに発癌に関連する遺伝子変異を受け癌化すると考えられている（❽）[4]．

Lynch 症候群による発癌

Lynch症候群は，ミスマッチ修復遺伝子の生殖細胞系列変異を原因とする常染色体優性遺伝性疾患である．40～60歳の比較的若年者に好発し，大腸癌以外にも多彩な悪性腫瘍が発生する．ミスマッチ修復遺伝子である*MSH2*と*MLH1*の変異が全体の約90％とされる．Lynch症候群では，ミスマッチ修復

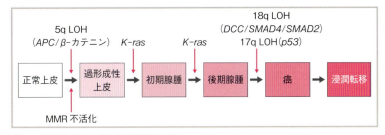

❼ 多段階発癌モデルと遺伝子変化
APC遺伝子変異，MMR遺伝子の不活化が大腸癌発生初期に起こり，K-ras変異，DCC/SMAD4/SMAD2変異，p53変異を経て癌化に至る．
(Lynch JP, et al. The genetic pathogenesis of colorectal cancer. Hematol Oncol Clin North Am 2002；16：775-810[3]より引用)

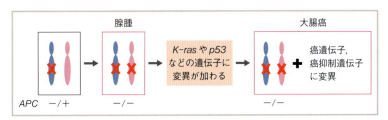

❽ 家族性大腸腺腫症における癌化のメカニズム
家族性大腸腺腫症患者では，すべての細胞でAPC遺伝子の片方の対立遺伝子に突然変異を有している．もう片方の健常対立遺伝子の不活化が起こると腺腫病変が発生する．癌化にはさらなる遺伝子変異が必要である．APC＋：野生株，APC－：変異株．
(大腸癌研究会編．遺伝性大腸癌診療ガイドライン2012年版．金原出版；2012[4]より一部省略して引用)

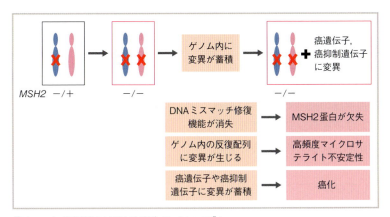

❾ Lynch症候群における癌化のメカニズム
Lynch症候群ではミスマッチ修復遺伝子（図ではMSH2）の片方のアレルに生殖細胞系列変異があり，もう一方のアレルに後天的異常が加わるとミスマッチ修復機構が損なわれる．MSH2＋：野生株，MSH2－：変異株．
(大腸癌研究会編．遺伝性大腸癌診療ガイドライン2012年版．金原出版；2012[4]より一部省略して引用)

機構に関与しているいずれかの遺伝子の片方のアレルに生殖細胞系列変異があり，もう一方の健常アレルに後天的異常が加わると，ミスマッチ修復機構が損なわれる．それによって，腫瘍制御システムやDNA損傷修復反応，アポトーシスなどにかかわる遺伝子に変異が誘発され，最終的に癌化すると考えられている（❾）[4]．

（山内康平，岩切龍一）

Ⅲ章 病態生理／下部消化管疾患

●参考文献
1) Fearon ER, et al. A genetic model for colorectal tumorigenesis. Cell 1990；61：759-67.
2) Vogelstein B, et al. Genetic alterations during colorectal-tumor development. N Engl J Med 1988；319：525-32.
3) Lynch JP, et al. The genetic pathogenesis of colorectal cancer. Hematol Oncol Clin North Am 2002；16：775-810.
4) 大腸癌研究会編. 遺伝性大腸癌診療ガイドライン 2012年版. 金原出版；2012.

●プリンシプルシリーズ参照
2 『腸疾患診療の現在』「大腸癌の発癌メカニズム」 ☞p.39
（山内康平，岩切龍一）

Ⅲ章｜病態生理
▶ 下部消化管疾患

炎症性腸疾患における発癌メカニズム

Expert Advice

❶ 炎症性腸疾患（潰瘍性大腸炎，Crohn 病）における腸管粘膜の炎症が発癌の発生母地となり，炎症から dysplasia を経て発癌する（dysplasia-carcinoma sequence）.

❷ 炎症に伴い，非腫瘍部の段階ですでに TP53 変異や MSI や CpG アイランドのメチル化，マイクロ RNA の変化などが早期に生じ発癌に関与する.

❸ 炎症性発癌においては早期に TP53 変異が生じ，散発性大腸癌にみられる APC 遺伝子変異や KRAS 変異の関与は少ない.

❹ 炎症性発癌の形態は平坦で境界不明瞭なことが多く，色素内視鏡などによるサーベイランス法は病変の早期発見により効果的である.

❺ 発癌高リスク群に対する適切なサーベイランスが病変の早期発見と早期治療のために重要である.

潰瘍性大腸炎や Crohn 病に代表される炎症性腸疾患は，主に若年で発症し腸管の慢性炎症性変化を伴う疾患である. 潰瘍性大腸炎は主に大腸の粘膜を傷害してびらんや潰瘍を形成するびまん性非特異的炎症性疾患である. 一方，Crohn 病は小腸・大腸を中心に浮腫や潰瘍，狭窄，瘻孔などを生じる肉芽腫性炎症性疾患である. ともに粘膜の慢性炎症性変化を背景に，高率に大腸癌を発症することが知られている[1].

炎症性発癌

炎症性発癌のメカニズムとして，炎症に伴う酸化ストレスなどにより非腫瘍粘膜の DNA への損傷が生じ，発癌遺伝子の活性化や発癌抑制遺伝子の抑制などを通して "field effect" が蓄積し，前癌病変である dysplasia を経て発癌に至る "dysplasia-carcinoma sequence" が提唱されている[2]. これは，粘膜の慢性炎症に伴い，TP53 変異や microsatellite instability（MSI）や CpG アイランドのメチル化，マイクロ RNA の変化など多くの変化が早期に起こり，dysplasia を生じ，low-grade dysplasia から high-grade dysplasia を経て発癌に至ると考える発癌モデルである（❿）. このモデルでは遺伝子配列に変異を導入する活性をもつ酵素群の一つである AID（activation-induced cytidine deaminase）の関与も考えられており，慢性炎症で上皮細胞へ発現誘導された AID による DNA への変異導入が発癌に関与する可能性が指摘されている[3]. 散発性大腸癌では APC 遺伝子変異や KRAS 変異が早期に生じ，腺腫を経て発癌する（adenoma-carcinoma sequence）と考えられているのに対し，炎症性発癌においては早期に TP53 変異が生じ，APC 遺伝子変異や KRAS 変異の関与は少ないという違いがある[4].

これら非腫瘍部における早期の分子遺伝学的変化を，今後発癌のバイオマーカーとして確認することが可能になれば，炎症性発癌の高リスク群の選別が可能になり，より効果的なサーベイランスを行うことができると期待される.

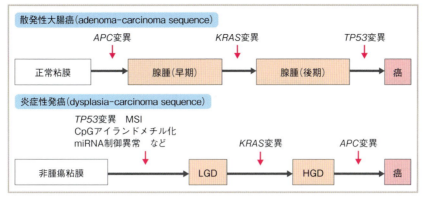

❿ adenoma-carcinoma sequence と dysplasia-carcinoma sequence の比較
LGD：low-grade dysplasia, HGD：high-grade dysplasia, MSI：microsatellite instability, miRNA：micro RNA.

サーベイランス

　炎症に伴う dysplasia や大腸癌は散発性大腸癌と比較し，平坦で境界不明瞭な形態を呈することが多く，通常の内視鏡観察では視認困難な場合も少なくない．これに対し，インジゴカルミンを用いた色素内視鏡などによるサーベイランス法は病変の早期発見により効果的である．また近年，本邦の専門施設で行われた多施設共同ランダム化比較試験では，狙撃生検の腫瘍発見率はランダム生検のそれと比較してほぼ同等であった[5]．潰瘍性大腸炎の発癌率に関してわれわれの施設における 36 年のサーベイランスコホートにおいては，累積浸潤癌発生率は 10 年で 0.7％，20 年で 3.2％，30 年で 5.2％であった[6]．

　今後は，炎症性腸疾患における発癌の分子遺伝学的背景をより明らかにし，前癌状態の非腫瘍粘膜から発癌高リスク群を選別し，適切な内視鏡サーベイランスによって病変の早期発見と早期治療につなげることが，さらなる治療成績の向上につながるものと考えられる．

（品川貴秀，畑　啓介，渡邉聡明）

● 参考文献

1) Beaugerie L, Itzkowitz SH. Cancers complicating inflammatory bowel disease. N Engl J Med 2015；327：1441-52.
2) Watanabe T, et al. Gene expression signature and the prediction of ulcerative colitis-associated colorectal cancer by DNA microarray. Clin Cancer Res 2007；13（2 Pt 1）：415-20.
3) Endo Y, et al. Activation-induced cytidine deaminase links between inflammation and the development of colitis-associated colorectal cancers. Gastroenterology 2008；135：889-98, 98. e1-3.
4) Robles AI, et al. Whole-exome sequencing analyses of inflammatory bowel disease-associated colorectal cancers. Gastroenterology 2016；150：931-43.
5) Watanabe T, et al. Comparison of targeted vs random biopsies for surveillance of ulcerative colitis-associated colorectal cancer. Gastroenterology 2016；151：1122-30.
6) Kishikawa J, et al. Results of a 36-year surveillance program for ulcerative colitis-associated neoplasia in the Japanese population. Dig Endosc 2017．[Epub ahead of print]

● プリンシプルシリーズ参照
　2 『腸疾患診療の現在』「炎症性腸疾患における発癌メカニズム」☞ p.44（品川貴秀，畑　啓介，渡邉聡明）

III章｜病態生理
▶ 下部消化管疾患

大腸憩室疾患の病態

Expert Advice
❶ 食物繊維の摂取低下により，大腸憩室炎，大腸憩室出血などの大腸憩室疾患が増加している．
❷ 本邦では右側型大腸憩室炎が多かったが，近年は穿孔や膿瘍形成などにより重症化しやすい左側型大腸憩室炎が増加している．
❸ 大腸憩室出血は下部消化管出血の原因として最も頻度が高く，低用量アスピリン製剤を含むNSAIDsの使用増加が一因となっている．

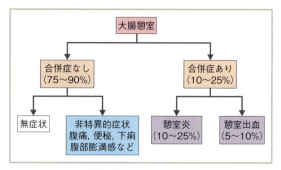

⓫ 大腸憩室の自然経過
大腸憩室患者の多くは，合併症なく無症状のままで一生を終えるとされている．一部は合併症がなくても，腹痛，便秘，下痢，腹部膨満感などの非特異的症状を呈するが，この頻度は不明である．大腸憩室患者の10～25％に合併症を認め，憩室炎と憩室出血がその代表的なものである．

大腸憩室とは，大腸壁の一部が漿膜側に向かって嚢状に突出した状態をいう．このほとんどは後天性の仮性憩室で，大腸粘膜が固有筋層の抵抗の小さい血管貫通部から壁外に脱出・陥入し，腸管周囲の脂肪組織に接する構造をとっている．

大腸憩室は通常無症状であるが，便秘，下痢，腹部膨満感，腹痛などの腸管の機能異常に関する非特異的症状を起こすことがある．大腸憩室に合併する疾患を総称して大腸憩室疾患とよび，その代表的なものとして大腸憩室炎と大腸憩室出血がある（⓫）[1]．

大腸憩室炎

病態
大腸憩室炎は大腸憩室の合併症として最も頻度の高い疾患であり，本邦でも食生活の欧米化に伴い増加傾向にある．発症メカニズムは十分に判明していないが，憩室内に糞便や残渣物が貯留し，粘液分泌などにより憩室内圧が高まることが病態形成に関与していることが多い[2]．

憩室炎の多くは憩室の先端部に発生し，炎症は容易に漿膜下層に波及し，最終的には穿孔をきたす．比較的高頻度に膿瘍を形成するが，そのほとんどは軽症から中等症であり，限局した膿瘍形成にとどまる．この炎症が周囲臓器へ広がった場合には瘻孔形成や閉塞をきたすことがある．また周囲臓器に接していない場合は，腹腔内へ遊離穿孔を生じ，腹膜炎をきたす．

本邦では右側型大腸憩室炎が大半であったが，近年，欧米と同様にS状結腸を中心とする左側型大腸憩室炎が増えている．左側型大腸憩室炎は右側型に比し，膿瘍形成や穿孔などによる重症例が多い．これは，S状結腸が結腸のなかで最も細く，腸管内圧が上昇しやすいためである[3]．

症状
ほぼ全例に腹痛を認める．初期は限局しているが，炎症が腹膜まで波及した場合には反跳痛などの腹膜刺激症状を伴うものとなり，発熱などもみられる．膀胱付近に炎症が波及すると，排尿困難や頻尿などの泌尿器科的症状を訴えることもある．

大腸憩室出血

病態
大腸憩室出血は，下部消化管出血の原因として最も頻度が高い．大腸憩室出血は増加傾向にあり，これは，大腸憩室の発生頻度が増加しているだけでなく，脳血管障害や循環器疾患，整形外科疾患などに対する低用量アスピリン製剤を含むNSAIDsの使用量が増加していることも一因となっている．

大腸憩室は結腸ひもの両脇の血管貫通部に好発し，この部位の動脈が腸管内圧の上昇や糞石などの

機械的刺激で損傷を受けることにより腸管内腔へ出血する.

症状

前駆症状なく突然の血便（鮮血便）で発症することが多い．憩室出血の既往をもつ再発症例が多く，まれに憩室炎を合併することもある.

（木村雅子，高山哲治）

● 参考文献
1) Parra-Blanco A. Colonic diverticular disease：pathophysiology and clinical picture. Digestion 2006；73（Suppl 1）：47-57.
2) 江頭由太郎ほか．大腸憩室疾患の病理．胃と腸 2012；47：1072-82.
3) 鳥越敏明ほか．非外傷性大腸穿孔35例の臨床的検討．日本臨床外科医学会雑誌 1991；52：2421-7.

● プリンシプルシリーズ参照
2『腸疾患診療の現在』「大腸憩室疾患の病態」 ☞p.47（木村雅子，六車直樹，高山哲治）

Ⅲ章│病態生理
▶ 下部消化管疾患

急性腸管虚血の病態

Expert Advice

❶ 腸粘膜は代謝率が高く，多くの血液を必要とする臓器であるため，血流低下が起きると重篤な障害を受ける.

❷ 腸管は外界と接している臓器であり，上皮バリア機能が障害されると体外物質や細菌などが短時間で腸管壁内へと侵入し，病状が急速に悪化する.

❸ 腸間膜動脈閉塞症は急激に血流障害をきたすため，突然の腹部激痛で発症する.

❹ 腸間膜静脈閉塞症や非閉塞性腸管虚血症は徐々に血行障害が進行するため，軽度の腹痛や嘔気・嘔吐で発症する場合が多い.

❺ 死亡率は50%以上と高い.

疾患概要と病態生理

腸管虚血は腸管の血流障害に起因する疾患の総称である．急性腹症の約1%にみられるが，死亡率は50%以上[1]と高く，早期診断が非常に重要である．腸管組織は代謝率が高く心拍出量の約1/4が供給されており，血流低下が起きると重篤な障害を受ける．虚血によりバリア機能が障害されると，腸管内の体外物質や腸内細菌が短時間で大量に腸管壁内へと侵入し，血管作動性メディエーターが放出され多臓器不全となる.

血管の閉塞に起因する腸間膜動脈閉塞症，腸間膜静脈閉塞症と，非閉塞性腸管虚血症に分類され，それぞれ虚血腸管の部位や臨床経過に特徴がある（⑫）[2].

発生機序別の臨床所見

腸間膜動脈閉塞症

腸間膜動脈の閉塞による腸管の血行障害で，塞栓症と血栓症がある．突然の激しい腹痛で発症し，症状は持続性，進行性である．初期には腹膜刺激症状がないものの，症状発現10〜12時間後には腸管壊死が起こる.

血液検査，腹部単純X線検査で特異的な異常はない．代謝性アシドーシスの出現は病状の悪化を反映している．腹部造影CTの特徴は，動脈血栓による陰影欠損とその末梢側腸管の造影不良で，腸管壊死をきたすと腸管壁は菲薄化し，腸管気腫や門脈ガス，腹水を認める．超音波検査の特徴は，動脈血栓による閉塞所見，腸管壁の肥厚や浮腫，腸蠕動の消失で，腸管壊死をきたすと腸管気腫や腹水を認める．選択的腸間膜動脈造影にて閉塞を証明すれば診断はほぼ確実である.

腸間膜静脈閉塞症

腸間膜静脈の血栓に起因する血液のうっ滞による腸管障害である．軽度の腹痛にて発症，嘔気・嘔吐を伴う．腸管虚血が進むと腹膜刺激症状が出現する．数日から10日間にわたって徐々に進行する場合もある.

初期には血液検査，腹部単純X線検査で特異的な異常はない．腹部造影CTの特徴は，門脈や腸間膜

⓬ 急性腸管虚血を生じる疾患の分類と特徴

	腸間膜動脈閉塞症	上腸間膜静脈閉塞症	非閉塞性腸管虚血症
腸管虚血中の頻度	50％以上	約25％	約20％
臨床症状	腹部激痛 嘔吐・嘔気 下痢・下血 発熱 ショック 下肢しびれ感（塞栓症の場合）	腹痛 嘔気・嘔吐 下痢・下血 食欲不振	腹痛 嘔気・嘔吐 腹部膨満感 下痢・下血 食欲不振 発熱
他覚所見	腹部圧痛	乏しい	しばしば腹部圧痛
基礎疾患	心疾患 高血圧 動脈硬化 腹部大動脈瘤	血液凝固異常 外傷・開腹術による腸管癒着 悪性腫瘍などによる圧排 門脈圧亢進症 大腸憩室炎	心疾患 高血圧 糖尿病 動脈硬化 脳血管障害 ジギタリス中毒 熱傷 人工透析

静脈とその分枝の拡張，静脈内血栓による陰影欠損，腸管の広範囲にわたる壁肥厚，腸間膜の濃度上昇である．超音波検査の特徴は，腸間膜静脈の血栓，腸管壁の肥厚，腸間膜の層状描出，腹水である．選択的上腸間膜動脈造影にて静脈相の欠如，静脈内血栓像があれば診断はほぼ確実となる．大腸内視鏡検査でびまん性の浮腫状粘膜を認める．病態を悪化させる可能性があるので慎重に行う．

非閉塞性腸管虚血症[3]

腸間膜動静脈に器質的な閉塞がない腸管の血行障害である．血管の攣縮が原因とされ，非連続的に腸管の虚血性変化や壊死が認められる．初期には腹痛を訴えるが，部位，性質はさまざまである．腹部膨満感や下痢，下血，嘔吐で発症する場合もある．緩慢な経過をたどり，腸管壊死をきたすと急激に腹膜刺激症状が出現する．

血液検査，腹部単純Ｘ線検査では特異的な異常はない．腹部血管造影の特徴は，上腸間膜動脈起始部の狭小化，不整像，アーケードの攣縮，腸管壁内血管の造影不良，大動脈への逆流がみられる．腹部造影CT（MDCT）でも血管造影と同様の所見を認める．大腸内視鏡検査では暗赤色調の粘膜，浮腫や潰瘍を認めるが，腸管内圧の上昇により病態を悪化させる可能性があるので慎重に行う．

（藤谷幹浩）

● **参考文献**

1) 古川　顕ほか．血栓，塞栓を原因として発症する腸管虚血：上腸間膜動脈閉塞症と門脈・上腸間膜静脈血栓症．血栓と循環 2007；15：280-5.
2) Marston A. Vascular Disease of the Gut：Pathophysiology, recognition and management. Edward Arnold；1986. p.64-83.
3) 鈴木修司ほか．委員会報告：日本腹部救急医学会プロジェクト委員会NOMIワーキンググループ　非閉塞性腸管虚血（non-occlusive mesenteric ischemia：NOMI）の診断と治療．日本腹部救急医学会雑誌 2015；35：177-85.

● **プリンシプルシリーズ参照**

2 『腸疾患診療の現在』「急性腸管虚血の病態」 ☞p.50（藤谷幹浩）

Ⅲ章｜病態生理
▶ 下部消化管疾患

腸管感染症の病態

Expert Advice

❶ 腸管感染症は市中感染下痢症，旅行者下痢症，院内・施設内感染症，抗菌薬関連下痢症，日和見感染症，性感染症などに分類される．

❷ 腸管感染症における下痢は非炎症性下痢と炎症性下痢に大別される．

❸ 下痢は消化管における水分の吸収低下や分泌亢進によって生じ，さまざまなイオン輸送機構，水輸送蛋白，tight junction 機能の障害，腸管の炎症，吸収面積の減少など多くの要因がかかわっている．

病原体と感染経路

　腸管感染症の病原体はさまざまであるが，多くが細菌性とウイルス性である．腸管感染症の多くが糞口感染によって成立する．汚染された食品や水を経口摂取する場合と，患者や無症候性保因者の排泄物を介して感染する場合がある．

発生様式

　市中感染下痢症，旅行者下痢症，院内・施設内感染症，抗菌薬関連下痢症，日和見感染症，性感染症などに分類される[1]．

市中感染下痢症：食中毒と散発性下痢症が含まれる．細菌性ではカンピロバクター，サルモネラ，下痢原性大腸菌が多く，ウイルス性ではノロウイルスとロタウイルスが多い．通年で発生するが，細菌性は夏季に，ウイルス性は冬季に増加する．

旅行者下痢症：ほとんどが感染性であり，細菌性が約8割，寄生虫とウイルス性がそれぞれ約1割を占める．

抗菌薬関連下痢症：最も重要な病原体は *Clos-tridium difficile* であり，近年欧米で強毒株の拡大とともに難治例が重大問題となっている．

日和見感染症：高齢者，HIV 感染，さまざまな基礎疾患による易感染宿主では，感染の重篤化やサイトメガロウイルスなどの日和見感染をきたしやすい．

性感染症：赤痢アメーバ症，クラミジア直腸炎，直腸梅毒などがある．

症状

　下痢，血便，腹痛，嘔吐，発熱が主であるが，全身症状を伴う場合や無症状の場合もある．下痢は非炎症性下痢と炎症性下痢に大別される[2]．

非炎症性下痢：エンテロトキシンを産生する病原体（コレラ菌，ロタウイルスなど）や粘膜に接着する病原体（ジアルジア，クリプトスポリジウムなど），ノロウイルスなどが原因となり，小腸が主な病変部位である．腹痛，悪心・嘔吐は軽度で，発熱はないことが多い．

炎症性下痢：サイトトキシンや病原体の侵入による組織傷害，炎症反応によって生じ，回腸終末部から大腸が主な病変部位である．組織侵入性のある病原体は血性下痢や腹痛，発熱をきたすことが多い．組織侵入性のない病原体では血性下痢は少なく発熱も軽度である．

宿主側の防御因子

　病原体に対して胃酸は殺菌的に作用しコレラ菌などに対して有効である．小腸では腸管蠕動や粘液分泌も感染に対して防御的に働き，Paneth（パネート）細胞は抗菌ペプチドである defensin を産生している．大腸では腸内細菌叢が病原体に対して毒性を有する短鎖脂肪酸などを産生している．全身性あるいは局所の免疫機構も感受性に影響する．

病原体の接着と組織への侵入

　純粋な毒素型を除き，感染成立には病原体が付着因子を介して腸管表面に接着する必要がある．粘膜表面に接着した状態で毒素を産生する細菌にはコレラ菌，さまざまな下痢原性大腸菌，*C. difficile* などがある．組織侵入性の細菌には赤痢菌，サルモネラ，

カンピロバクター，エルシニアなどがある．

下痢の発現機序

　下痢は消化管における水分の吸収低下や分泌亢進によって生じるが，さまざまなイオン輸送機構，水輸送蛋白，tight junction 機能の障害，腸管の炎症，吸収面積の減少など多くの要因がかかわる[3]．

　エンテロトキシンは，上皮細胞内で cAMP，cGMP，細胞内カルシウムのいずれかを増加させ，細胞傷害や炎症反応をきたすことなく下痢をきたす．ノロウイルス，ジアルジアなどは，小腸上皮における刷子縁の減少や微絨毛の消失による吸収面積

減少により下痢をきたすと考えられている．

（清水誠治）

● 参考文献
1) 大川清孝，清水誠治編．腸管感染症 A to Z．第2版．医学書院；2012．
2) Navaneethan U, Gianella RA. Mechanism of infectious diarrhea. Nat Clin Pract Gastroenterol Hepatol 2008；5：637-47.
3) Hodges K, Gill R. Infectious diarrhea：cellular and molecular mechanisms. Gut Microbes 2010；1：4-21.

● プリンシプルシリーズ参照
2『腸疾患診療の現在』「腸管感染症の病態」☛p.54（清水誠治）

Ⅲ章｜病態生理
▶ 肝疾患

ウイルス性肝炎の発症メカニズム（慢性化，劇症化の機序）

Expert Advice

❶ 肝炎ウイルスによる直接の肝細胞障害性はないか，あってもごく軽度である．

❷ 肝障害は，免疫応答による感染肝細胞の排除により生じる．

❸ 肝炎ウイルスが排除されるためには，適切な免疫応答が起こる必要がある．

❹ 持続感染の成立機序はウイルスによって異なるが，ウイルス側の変異および免疫応答の減弱によって引き起こされる．

❺ 劇症肝炎はウイルス要因と過剰な免疫応答が関与すると考えられている．

ウイルス性肝炎発症メカニズム

肝炎ウイルスによる肝障害（肝炎）には，ウイルスの増殖によってもたらされる感染細胞死と，感染細胞に対する宿主免疫応答による肝細胞障害の2つの機序が考えられる．

A〜E型肝炎ウイルス感染時に肝障害（肝炎）を伴う症例においては，肝障害に先行してウイルス増殖のピークが認められることからも，肝障害の主体は，宿主免疫応答による感染肝細胞，および正常肝細胞の排除であると考えらえる．

ウイルスが肝臓に感染すると，まず樹状細胞，natural killer（NK）細胞，Kupffer 細胞（マクロファージ），単球が担当する「自然免疫」応答がウイルス排除に作用し，引き続いて樹状細胞などの抗原提示細胞により誘導された抗原特異的CD4$^+$ T細胞（ヘルパー T 細胞），CD8$^+$ T 細胞（細胞障害性 T 細胞〈cytotoxic T lymphocyte：CTL〉），B 細胞が担当する肝細胞障害，サイトカイン産生，抗体産生などの「獲得免疫」応答により，最終的なウイルス感染細胞排除およびウイルス排除をもたらすと考えられている．

慢性化（持続感染）

成人において A 型肝炎ウイルス（HAV）は一過性の肝炎を惹起するのみであるが，B 型肝炎ウイルス（HBV），C 型肝炎ウイルス（HCV），D 型肝炎ウイルス（HDV）感染における慢性化率は，それぞれ HBV 5%（genotype A では8%），HCV 70%，HDV は HBV との共感染（coinfection）で5%，重感染（superinfection）で80%である．

E 型肝炎ウイルス（HEV）は一過性感染と考えられていたが，近年，肝移植後など免疫抑制患者においては持続感染する場合があると報告されている．持続感染の成立機序はウイルスによって異なるが，いずれの場合もウイルス側要因（エスケープ変異；宿主免疫に認識されないようにウイルスが遺伝子変異を起こすこと）もしくは宿主要因（免疫応答の減弱など）によって引き起こされる．

劇症化

劇症肝炎はいずれの肝炎ウイルス感染によっても発症する可能性がある．ウイルス要因と過剰な宿主免疫応答と免疫寛容機構の破綻から発症すると考えられている．

A 型劇症肝炎

劇症化をきたす症例の背景因子として，高ウイルス量であること，罹患年齢が高い（50歳以上）ことが報告されている．

B 型劇症肝炎

肝炎ウイルスによる劇症化の80%を占める．急性肝炎からの劇症化とキャリアからの急性増悪に大別される．急性肝炎からの劇症化の成因は，HBV 変異株による急激なウイルス増殖とそれに対する過剰な免疫応答と考えられている．救命率は約50%と報告されている．一方，キャリアからの急性増悪は特異的なウイルス変異の報告はなく，その契機や関連因子に関しては明らかではない．ウイルス増殖と肝炎が持続し救命率は約15%である．

既往感染者（HBc 抗体陽性かつ/または HBs 抗体

陽性症例）が免疫抑制薬や抗癌剤，分子標的薬などの治療を受けると，免疫抑制により急激な HBV DNA 量の増加が起こり，重症肝炎，劇症肝炎を発症する場合がある（既往感染の再活性化・*de novo* 肝炎 ☞p.65）.

E 型劇症肝炎

4 つの遺伝子型（genotype 1〜4）のうち，genotype 4 が劇症化しやすいと報告されている.

（由雄祥代，考藤達哉）

◉参考文献

1) Ferrari C. HBV and the immune response. Liver Int 2015；35 Suppl 1：121-8.
2) Yoshio S, et al. Host-virus interaction in hepatitis B and hepatitis C infection. J Gastroenterol 2016；51：409-20.
3) Debing Y, et al. Update on hepatitis E virology：implications for clinical practice. J Hepatol 2016, pii：S0168-8278（16）30011-3. doi：10.1016/j.jhep.2016.02.045.[Epub ahead of print]

◉プリンシプルシリーズ参照

3『ここまできた肝臓病診療』「ウイルス性肝炎の発症メカニズム（初感染，慢性化，劇症化）」☞p.55（由雄祥代，考藤達哉）

Ⅲ章｜病態生理

▶ 肝疾患

ウイルス性肝炎の感染様式，臨床像

Expert Advice

❶ B 型肝炎ウイルス（HBV）は，免疫が未熟な乳幼児期に感染すると，慢性化率は 90% であり，一方，免疫応答が十分な成人に感染すると慢性化率は 5〜8% である.

❷ B 型慢性肝炎とは，「6 か月以上継続して，血液検査にて肝障害，ウイルスの持続感染を認めている状態」であり，肝炎を発症していないウイルス保持者は HBV キャリアとよばれている.

❸ B 型慢性肝炎は，免疫寛容期（無症候性キャリア），免疫活性化期（肝炎期），非活動性キャリア，HBe 抗原陰性慢性肝炎に分けられる.

❹ C 型肝炎ウイルスは，免疫正常な成人に感染しても 70% が慢性化する. 急性肝炎を起こす症例は 20〜30% であり，無症状のまま慢性化する症例も多く存在する.

❺ D 型肝炎ウイルスの複製には HBV の共存が必要であり，HBV 持続感染者への重複感染では 90% が慢性化し，肝硬変・肝癌発症率も非常に高い.

❻ HEV 感染は免疫抑制状態にある場合に慢性化することが近年明らかになった.

ウイルス性肝炎

ウイルス性肝炎を発症するウイルスとしては，肝臓に特異的に感染し，肝臓で複製増殖する肝炎ウイルス（HAV，HBV，HCV，HDV，HEV）（❶）[1] と，その他のウイルスとして，Epstein-Barr ウイルス（EBV），サイトメガロウイルス（CMV），単純ヘルペスウイルス（HSV）1・2，水痘・帯状ヘルペスウイルス（VZV），ヒトヘルペスウイルス（HHV）6・7・8，ヒトパルボウイルス B19，アデノウイルス，デングウイルス（❷）があげられる.

肝炎ウイルスの感染様式と臨床症状

肝炎ウイルス（HAV，HBV，HCV，HDV，HEV）の特徴，および肝炎ウイルスによる肝炎の感染経路，臨床症状を ❶ に示す.

A 型肝炎ウイルス（HAV）

経口感染（貝類，とくに牡蠣の生食）し，2〜6 週間の潜伏期の後，発熱を 70% に伴い発症する（HBV，HCV は発熱を伴う症例は 20%）. 一過性感染であり慢性化しない. 低率であるが劇症化例も存在する.

肝外病変（急性腎不全，赤芽球癆など〈❶〉）を合併する可能性があるため慎重に経過を観察する必要がある.

❶ 肝炎ウイルス

	HAV	HBV	HCV	HDV	HEV
発見	1973	1965（HBsAg） 1970（HBV 粒子）	1989	1977（デルタ抗原） 1986（HDV クローニング）	1983（ウイルス粒子） 1990（HEV クローニング）
ゲノム	一本鎖 RNA	DNA	一本鎖 RNA	一本鎖 RNA	一本鎖 RNA
大きさ	28 nm	42 nm	60 nm	40 nm	30 nm
エンベロープ	なし	あり	あり	あり	なし
遺伝子型	I～III 型	A～J 型	1a, b～6a, b 型（日本に多いのは 1a, 1b, 2a, 2b）	1～8	1～4
変異率	高	低	高	高	高
半減期	不明	2～3 日	3 時間	不明	不明
粒子産生	不明	10^{10}～10^{12}粒子/日	10^{12}粒子/日	不明	不明
世界の罹患人口	150 万人	3 億 5 千万人	1 億 7 千万人	2 千万人	1,400 万人
感染経路	経口	血液，体液	血液，体液	血液，体液	経口，（血液*） genotype 3,4：人獣共通感染症
臨床症状	一過性	慢性化 成人：genotype A 8% 　　　genotype B，C 5% 乳幼児期：90%＜	慢性化　60～80%	慢性化 HBV/HDV 同時感染：2% HBV/HDV 重複感染：90%	一過性 　免疫不全患者で慢性化
肝外病変	急性腎不全，赤芽球癆，再生不良性貧血，溶血性貧血，特発性血小板減少症，ウイルス関連血球貪食症候群，髄膜炎，Guillain-Barré 症候群，心筋障害，膵炎，胸膜炎	HBV 腎症（膜性腎症）	リンパ増殖性疾患，腎疾患（クリオグロブリン血症），自己免疫疾患，代謝性疾患，皮膚疾患（扁平苔癬）		中枢神経症状，筋炎，クリオグロブリン血症
ワクチン	あり	あり	なし	あり（HBV と同じ）	あり（中国のみ）
治療	なし	インターフェロン 核酸アナログ	DAA Peg-IFNα/リバビリン	インターフェロン	なし

*HEV：輸血後肝炎が HEV-3 陽性の血漿成分で起こることが報告された.

（Park SH, Rehermann B. Immune responses to HCV and other hepatitis viruses. Immunity 2014；40：13-24[1]）をもとに作成）

B 型肝炎ウイルス（HBV）

　HBV は感染者の血液，体液（唾液，精液など）を介して感染する．母親からの出産時の感染を垂直感染，家族内や日常生活，性行為，針刺し事故，輸血による感染などを水平感染とよぶ.

　B 型慢性肝炎とは，「6 か月以上継続して，血液検査にて肝障害，ウイルスの持続感染を認めている状態」と定義されており，肝炎を発症していないウイルス保持者は HBV キャリアとよばれている.

　免疫が未熟な乳幼児期に感染すると，慢性化率は90%であり，一方，免疫応答が十分である成人に感染すると慢性化率は5%（genotype A は8%）である．慢性肝炎症例では，年率2%で肝硬変へ進展し，肝硬変例は年率4%で肝癌を発症する.

　慢性肝炎：4 つの病態（免疫寛容期，免疫活性化期，非活動性キャリア，HBe 抗原陰性慢性肝炎）がある．乳児期に HBV が感染した場合，高 HBV DNA 量にもかかわらず肝機能正常の状態（免疫寛容期）が約 20～40 年続く．その後，年率約 10～20%の患者が肝炎を発症し（免疫活性化期），HBe 抗原

Ⅲ章 病態生理／肝疾患

❷ 肝炎ウイルス以外のウイルス

	EBV	CMV	HSV	パルボウイルス B19	デングウイルス
感染様式	唾液, 体液	唾液, 尿, 体液	接触感染, 唾液, 体液	飛沫感染 母子感染	蚊
潜伏期	30〜50 日	20〜60 日	2〜14 日	7〜10 日	3〜7 日
臨床症状	発熱 全身倦怠感 咽頭痛, 偽膜性扁桃炎 頸部リンパ節腫脹 脾腫, 肝腫大 発疹 免疫不全者において重症化	発熱 咽頭痛 全身倦怠感	潜伏感染する 70%不顕性感染 再活性化され症状が現れる 劇症化しやすい	小児期：発熱, 紅斑 成人期：関節痛	発熱 頭痛, 眼窩痛 関節痛, 発疹 出血 再感染で重症化
合併症	伝染性単核球症 血球貪食症候群	妊婦（先天性サイトメガロ感染症） 免疫不全者における再活性化		伝染性紅斑 血球貪食症候群 再生不良性貧血 リンパ増殖性疾患	脳炎, 心筋炎 腎不全 血球貪食症候群
ワクチン	なし	なし	なし	なし	開発中
治療	なし	重症例にガンシクロビル	アシクロビル バラシクロビル ファムシクロビル ビダラビン	なし	輸液 出血時輸血

を消失，HBe 抗体を獲得する（セロコンバージョン）．免疫寛容から免疫活性化へ転じる機序に関しては不明な点が多い．

慢性肝炎の急性増悪：無症候性キャリア（immune tolerant）からの急性増悪，非活動性キャリア（inactive carrier）からのウイルス活性化に大別される．前者は，20 歳前後に免疫応答が十分に発達することにより引き起こされ，ウイルス排除につながる可能性がある．後者は肝障害に先行してウイルス複製が亢進するが，発症機序は不明である．

C 型肝炎ウイルス（HCV）

慢性化：免疫正常な成人に感染しても 70%が慢性化する．急性肝炎を起こす症例は 20〜30%であり，無症状のまま慢性化する症例も多く存在する．慢性化症例では免疫細胞全般の機能低下が認められる．

肝外病変：リンパ増殖性疾患，腎疾患（クリオグロブリン血症），自己免疫疾患，代謝性疾患，皮膚疾患（扁平苔癬など）があげられる（❶）．

D 型肝炎ウイルス（HDV）

感染者の血液や体液を介して感染する．

HBV との同時感染（coinfection）では，2〜5%の慢性化率であるが，HBV キャリアへの重複感染

（superinfection）では 90%が慢性化し，慢性化症例のうち，感染 1〜2 年で 15%，感染 5〜10 年で 70〜80%が肝硬変に至る．肝癌発生のリスクも HBV 単独感染と比較し，5 年で 3.2 倍である．

E 型肝炎ウイルス（HEV）

genotpe 1, 2 は汚染水を介した糞口感染により伝播し，ヒトだけに感染する．一方，genotype 3, 4 は人獣共通感染症であり，ブタ，イノシシ，シカの生肉から経口感染する．一過性感染であり慢性化しないとされてきたが，免疫抑制状態で genotype 3, 4 の感染が慢性化することが複数報告された．

その他

特徴を ❷ にまとめる．これらのウイルスは肝障害のほかに，さまざまな全身症状を引き起こす．

（由雄祥代，考藤達哉）

◉ 参考文献

1) Park SH, Rehermann B. Immune responses to HCV and other hepatitis viruses. Immunity 2014；40：13-24.
2) Götte M, Feld JJ. Direct-acting antiviral agents for hepatitis C：structural and mechanistic insights. Nat Rev Gastroenterol Hepatol 2016；13：338-51.
3) Tong S, Revil P. Overview of hepatitis B viral replication and genetic variability. J Hepatol 2016；64：S4-

16.

●プリンシプルシリーズ参照
3 『ここまできた肝臓病診療』「ウイルス性肝炎の感染様式，臨床像」 p.61（由雄祥代，考藤達哉）

Ⅲ章│病態生理
▶ 肝疾患

B 型肝炎の再活性化・de novo 肝炎

Expert Advice

❶ B 型肝炎ウイルス（HBV）再活性化による肝炎は劇症化しやすく，死亡率が高い．また肝障害・肝炎が起こってから抗ウイルス薬を開始しても，間に合わない．

❷ HBs 抗原陽性例に加えて，HBs 抗原陰性例の一部（HBc 抗体陽性 and/or HBs 抗体陽性：既往感染例）においても HBV 再活性化が起こりうる．

❸ HBs 抗原陽性例は核酸アナログの予防投与を行う．

❹ HBV 既往感染例は HBV DNA モニタリングを行い，定量された時点で核酸アナログを投与する．

B 型肝炎ウイルス（HBV）の再活性化は，がん化学療法・免疫抑制療法後の合併症として，一部の症例においては劇症肝炎に至り，致死的な経過をたどることが報告されている．従来，HBs 抗原陽性例において多数報告されてきたが，抗 CD20 モノクローナル抗体であるリツキシマブをはじめとする分子標的治療薬の導入によって，HBs 抗原陰性例からの再活性化（de novo B 型肝炎）が報告されるようになった[1]．また，近年リツキシマブ以外の新規分子標的治療薬においても de novo B 型肝炎の報告があることを考慮すると，実臨床における HBV 再活性化のリスク評価およびその対策は大きく変化する可能性がある．

2009 年 1 月，厚生労働省研究班により「免疫抑制・化学療法により発症する B 型肝炎対策ガイドライン」が発表され，2011 年 9 月に改訂された．2013 年 5 月，日本肝臓学会 B 型肝炎診療ガイドラインとして発表され，2017 年に一部修正されている（❸）[2]．

がん化学療法・免疫抑制療法における HBV 再活性化対策のポイント

本邦のガイドラインにおいて，がん化学療法・免疫抑制療法前のスクリーニング検査として HBs 抗原，HBc 抗体，HBs 抗体の重要性が明記されている（❸）．具体的には，まず HBs 抗原検査を行い，陰性であった場合には，HBc 抗体および HBs 抗体を測定する．いずれかが陽性であった場合には，HBV 既往感染あるいは occult HBV 感染を鑑別するために HBV DNA 定量検査を行う．HBs 抗原陰性例のうち，HBV DNA 陽性の場合は "occult HBV 感染" と判定し，HBs 抗原陽性と同様に HBV 再活性化対策を行う必要がある．なお，いずれの検査においても感度の高い検査方法（HBs 抗原：CLIA 法，HBV DNA 定量検査：リアルタイム PCR 法）で行うことが望ましい．

すでに化学療法が施行されている例においては，HBc 抗体および HBs 抗体の力価が低下している場合があり，HBV 既往感染の判定が難しくなることに留意すべきである．また，HBs 抗体単独陽性例で，かつ HBV ワクチン接種歴が明らかな場合には HBV 再活性化リスクはないと判断し，通常の対応とする．

HBV 再活性化対策

HBs 抗原陽性例に対する核酸アナログの予防投与

治療前スクリーニング検査による HBs 抗原陽性例においては，がん化学療法開始前，できるだけ早期に核酸アナログの予防投与を開始する（❸）．ステロイド単独投与に際しても，HBs 抗原の有無は必ず確認すべきである．核酸アナログは抗ウイルス作用および耐性株出現率の観点からエンテカビルもしくはテノホビルが第 1 選択肢と考えられる．

HBs 抗原陽性例においては，すでに肝障害を呈し

Ⅲ章 病態生理／肝疾患

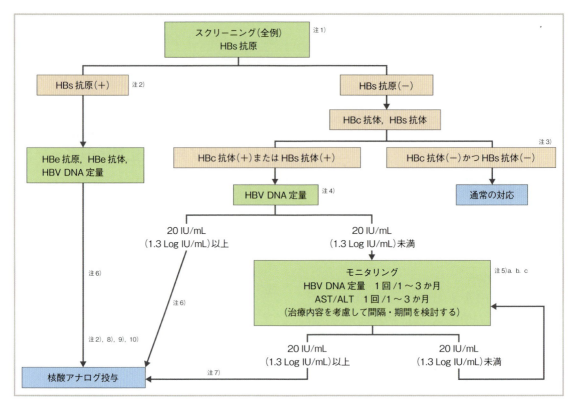

❸ 免疫抑制・化学療法により発症するB型肝炎対策ガイドライン

補足：血液悪性疾患に対する強力な化学療法中あるいは終了後に，HBs抗原陽性あるいはHBs抗原陰性例の一部においてHBV再活性化によりB型肝炎が発症し，その中には劇症化する症例があり，注意が必要である．また，血液悪性疾患または固形癌に対する通常の化学療法およびリウマチ性疾患・膠原病などの自己免疫疾患に対する免疫抑制療法においてもHBV再活性化のリスクを考慮して対応する必要がある．通常の化学療法および抑制療法においては，HBV再活性化，肝炎の発症，劇症化の頻度は明らかでなく，ガイドラインに関するエビデンスは十分ではない．また，核酸アナログ投与による劇症化予防効果を完全に保証するものではない．

注1) 免疫抑制・化学療法前に，HBVキャリアおよび既往感染者をスクリーニングする．まずHBs抗原を測定して，HBVキャリアかどうか確認する．HBs抗原陰性の場合には，HBc抗体およびHBs抗体を測定して，既往感染者かどうか確認する．HBs抗原・HBc抗体およびHBs抗体の測定は，高感度の測定法を用いて検査することが望ましい．また，HBs抗体単独陽性（HBs抗原陰性かつHBc抗体陰性）例においても，HBV再活性化は報告されており，ワクチン接種歴が明らかである場合を除き，ガイドラインに従った対応が望ましい．

注2) HBs抗原陽性例は肝臓専門医にコンサルトすること．また，すべての症例において核酸アナログの投与開始ならびに終了にあたって肝臓専門医にコンサルトするのが望ましい．

注3) 初回化学療法開始時にHBc抗体，HBs抗体未測定の再治療例および既に免疫抑制療法が開始されている例では，抗体価が低下している場合があり，HBV DNA定量検査などによる精査が望ましい．

注4) 既往感染者の場合は，リアルタイムPCR法によりHBV DNAをスクリーニングする．

注5)
  a. リツキシマブ（±ステロイド），フルダラビンを用いる化学療法および造血幹細胞移植：既往感染者からのHBV再活性化の高リスクであり，注意が必要である．治療中および治療終了後少なくとも12か月の間，HBV DNAを月1回モニタリングする．造血幹細胞移植例は，移植後長期間のモニタリングが必要である．
  b. 通常の化学療法および免疫作用を有する分子標的治療薬を併用する場合：頻度は少ないながら，HBV再活性化のリスクがある．HBV DNA量のモニタリングは1〜3か月ごとを目安とし，治療内容を考慮して間隔および期間を検討する．血液悪性疾患においては慎重な対応が望ましい．
  c. 副腎皮質ステロイド薬，免疫抑制薬，免疫抑制作用あるいは免疫修飾作用を有する分子標的治療薬による免疫抑制療法：HBV再活性化のリスクがある．免疫抑制療法では，治療開始後および治療内容の変更後（中止を含む）少なくとも6か月間は，月1回のHBV DNA量のモニタリングが望ましい．なお，6か月以降は3か月ごとのHBV DNA量測定を推奨するが，治療内容に応じて高感度HBs抗原測定（感度0.005 IU/mL）で代用することを考慮する．

注6) 免疫抑制・化学療法を開始する前に，できるだけ早期に核酸アナログ投与を開始する．ことに，ウイルス量が多いHBs抗原陽性例においては，核酸アナログ予防投与中であっても劇症肝炎による死亡例が報告されており，免疫抑制・化学療法を開始する前にウイルス量を低下させておくことが望ましい．

注7) 免疫抑制・化学療法中あるいは治療終了後に，HBV DNA量が20 IU/mL（1.3 Log IU/mL）以上になった時点で直ちに核酸アナログ投与を開始する（20 IU/mL未満陽性の場合は，別のポイントでの再検査を推奨する）．また，高感度HBs抗原モニタリングにおいて1 IU/mL未満陽性（低値陽性）の場合は，HBV DNAを追加測定して20 IU/mL以上であることを確認した上で核酸アナログ投与を開始する．免疫抑制・化学療法中の場合，免疫抑制薬や免疫抑制作用のある抗腫瘍薬は直ちに投与を中止するのではなく，対応を肝臓専門医と相談する．

注8) 核酸アナログは薬剤耐性の少ないETV，TDF，TAFの使用を推奨する．

注9) 下記の①か②の条件を満たす場合には核酸アナログ投与の終了が可能であるが，その決定については肝臓専門医と相談した上で行う．①スクリーニング時にHBs抗原陽性だった症例では，B型慢性肝炎における核酸アナログ投与終了基準を満たしていること．②スクリーニング時にHBc抗体陽性またはHBs抗体陽性だった症例では，(1) 免疫抑制・化学療法終了後，少なくとも12か月間は投与を継続すること．(2) この継続期間中にALT（GPT）が正常化していること（ただしHBV以外にALT異常の原因がある場合は除く）．(3) この継続期間中にHBV DNAが持続陰性化していること．(4) HBs抗原およびHBコア関連抗原も持続陰性化することが望ましい．

注10) 核酸アナログ投与終了後少なくとも12か月間は，HBV DNAモニタリングを含めて厳重に経過観察する．経過観察方法は各核酸アナログの使用上の注意に基づく．経過観察中にHBV DNA量が20 IU/mL（1.3 Log IU/mL）以上になった時点で直ちに投与を再開する．

（日本肝臓学会肝炎診療ガイドライン作成委員会編．B型肝炎治療ガイドライン（第3版），2017[2]より引用）

ている症例や肝硬変・肝癌を合併している症例も含まれており，肝臓専門医にコンサルトすることが望ましい．また，核酸アナログの予防投与期間に関するエビデンスは限られているが，がん化学療法・免疫抑制療法の少なくとも1～2週間前から開始し（高HBV DNA量の症例ではできるだけ早期に開始することが望ましい），がん化学療法・免疫抑制療法中および終了後少なくとも12か月間は継続する．

核酸アナログ投与中はHBV DNA定量検査による効果判定を行うのは当然であるが，核酸アナログ予防投与終了後においてもHBV DNAモニタリングを行うことにより，再活性化する症例を見逃さないことが重要である[3]．

HBV既往感染例におけるHBV DNAモニタリングによるpreemptive antiviral therapy

治療前スクリーニング検査によるHBs抗原陰性例のうち，HBc抗体陽性あるいはHBs抗体陽性例（両方陽性を含む）においては，定期的な（1～3か月に1回）のHBV DNA定量検査を行い，HBV DNA定量検査において20 IU/mL（1.3 log IU/mL）以上になった時点で，核酸アナログの投与を開始する（preemptive antiviral therapy）．ただし，造血器腫瘍に対する化学療法においては，原則として"月1回"のHBV DNAモニタリングが推奨される．

再活性化リスクの低い症例に対するHBV DNAモニタリングの頻度

リウマチ疾患に対する生物製剤・免疫抑制療法や固形がんに対する全身化学療法のように比較的再活性化リスクの低い症例に対して，HBV DNAモニタリングをどのような頻度で，どれくらいの期間行うべきかというクリニカルクエスチョンに対して，明確な回答がないのが現状であるが，最新のガイドライン[2]では，リウマチ性疾患・膠原病に対する免疫抑制療法に対しては，「HBV再活性化の頻度が低い6か月以降は，3か月ごとのHBV DNA量測定を推奨するが，治療内容に応じて高感度HBs抗原測定（感度0.005 IU/mL）で代用することを考慮する」としている．実際にリウマチ性疾患・膠原病では免疫抑制療法を継続している限り免疫抑制状態にあり，HBV DNA量が上昇しても肝炎は起こりにくいこ

とが報告されており，安価・簡便で，迅速測定が可能な高感度HBs抗原検査が導入できれば，HBV DNA量測定に比べて効果的なモニタリングが実現可能となることが期待される．

まとめ

近い将来，医療現場においては，新規分子標的治療薬の導入に伴い，がん化学療法・免疫抑制療法後のHBV再活性化リスクが変化する可能性がある．「免疫抑制・化学療法により発症するB型肝炎対策ガイドライン」に基づき，あらかじめリスクを評価し，そのリスクに応じた対策を立てることでHBV再活性化予防が十分に期待できる．

（田中靖人）

● 参考文献

1) Hui CK, et al. Kinetics and risk of de novo hepatitis B infection in HBsAg-negative patients undergoing cytotoxic chemotherapy. Gastroenterology 2006；131：59-68.
2) 日本肝臓学会肝炎診療ガイドライン作成委員会編. B型肝炎治療ガイドライン（第3版）. 2017. http://www.jsh.or.jp/medical/guidelines/jsh_guidlines/hepatitis_b
3) Kusumoto S, et al. Reactivation of hepatitis B virus following systemic chemotherapy for malignant lymphoma. Int J Hematol 2009；90：13-23.

● プリンシプルシリーズ参照

3『ここまできた肝臓病診療』「B型肝炎再活性化, de novo 肝炎」☞p.67（田中靖人）

Ⅲ章｜病態生理／肝疾患

Ⅲ章｜病態生理
▶肝疾患

肝発癌のメカニズム

Expert Advice

❶ 本邦では，多くが HBV，HCV 感染による慢性肝疾患を背景に発症するが，近年，肝炎ウイルス感染を認めない非B非C肝癌が増加傾向にある．

❷ 遺伝子変異を有する癌細胞と，異常な微小環境細胞によって悪性腫瘍を形成すると考えられる．

❸ 遺伝子変異パターンはきわめて多様である．

❹ 肝癌細胞の多様性，幹細胞性が肝癌の悪性度，術後の再発や生存率にかかわる可能性がある．

　肝細胞癌は年間約75万人が罹患する世界第2位の癌死亡原因である．多くがB型肝炎ウイルス（HBV），C型肝炎ウイルス（HCV）感染を背景に発症する．一方，肥満や非アルコール性脂肪肝炎（non-alcoholic steatohepatitis：NASH）など，明らかな肝炎ウイルス感染を伴わない肝癌が近年本邦で増加傾向にあり，欧米においても発症率の増加が報告されている．

　発癌メカニズムとしては，肝炎ウイルス感染に伴うウイルスゲノムのインテグレーション，ウイルス蛋白による細胞増殖やアポトーシスシグナルに加え，繰り返す壊死，炎症，再生を背景にさまざまな遺伝子蛋白の異常が細胞に蓄積し，周囲の微小環境細胞にさまざまなシグナル伝達異常が加わることで，前癌病変から高分化肝癌，進行肝癌へ進行すると考えられている（❹）[1]．分子生物学技術の発達に伴い，肝細胞癌の個体間での多様性（inter-individual heterogeneity）が明らかになり，生物学的悪性度や薬剤感受性との関連について解析が進められている．さらに同一個体内，同一結節内における腫瘍細胞の多様性も報告されており，薬剤抵抗性や遠隔転移にかかわる可能性が示されている．また，発癌を促進する要因としての遺伝素因や腸内細菌叢の関与も報告されている．

肝癌の遺伝子異常

　本邦の HBV 関連肝細胞癌，HCV 関連肝細胞癌，非B非C肝細胞癌，混合型肝癌，肝内胆管癌のゲノム解析の結果が提示された[2]．

　肝細胞癌で最も高頻度に認められる遺伝子変異は，ヒトテロメラーゼ逆転写酵素（TERT）をコードするプロモーター領域の変異であり，約60%の肝癌で認められることが示された．この変異は HCV 関連肝細胞癌でより多く認められる一方，HBV 関連肝細胞癌では低頻度であり，HBV 関連肝細胞癌では *HBx* 遺伝子の挿入など別の要因で TERT の活性化が生じている可能性が示唆されている．

　遺伝子そのものの変異については，肝細胞癌では *TP53*，*ARID1A*，*CTNNB1*，*MTDH*，*AXIN1*，*CDKN2A*，*ARID2*，*CHD1L*，*ALB* などの遺伝子変異，増幅が起こっていることが明らかになった[2,3]．これらは細胞周期やゲノムの安定化，Wnt シグナル，核内の核蛋白複合体の再構築，酸化ストレスにかかわる遺伝子であり，肝細胞癌でもほかの癌種と同様に特定のシグナル伝達系に集中して遺伝子変異が起こっている可能性が示唆される．

　他方，同定された遺伝子変異の多くは患者の1%以下でしか認められない低頻度の遺伝子変異であることも判明し，多くの肝細胞癌の発癌を一元的に説明できる共通した遺伝子変異は TERT プロモーターを除きほぼ認められないことが明らかになった．

肝癌の遺伝子発現異常と分子分類

　網羅的遺伝子発現解析を用いてわれわれは，これまでに肝細胞癌における幹細胞性が悪性度や薬剤感受性にかかわる可能性を報告してきた（❺）[1]．肝幹細胞マーカーである EpCAM と AFP が発現している肝幹細胞様肝細胞癌（HpSC-HCC，EpCAM⁺AFP⁺）では，脈管浸潤傾向が強く外科切除術後の全生存率が低い．さらに HpSC-HCC では浸潤傾向

68

肝発癌のメカニズム

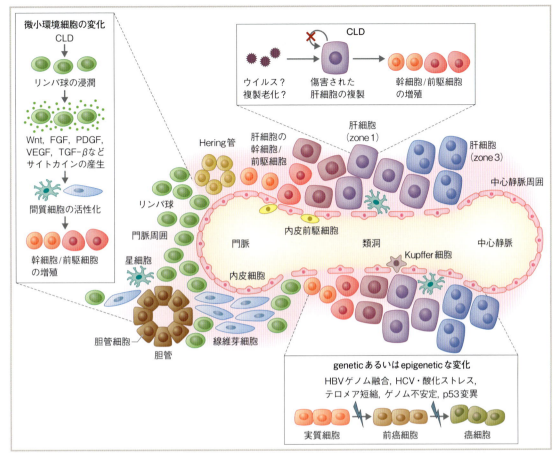

❹ 肝発癌過程の多様性にかかわる要因
肝発癌過程においては，繰り返す壊死，炎症，再生を背景に肝細胞の複製が亢進し，幹細胞の増加と遺伝子変異の蓄積，微小環境細胞の活性化が生じる．CLD：慢性肝疾患．
(Yamashita T, Wang XW. Cancer stem cells in the development of liver cancer. J Clin Invest 2013 ; 123 : 1911-8[1]) より引用)

の強い EpCAM 陽性癌幹細胞が認められ，脈管浸潤や抗癌剤抵抗性にかかわることが明らかになった．

肝炎ウイルス感染以外の肝発癌リスク要因

従来から，肝細胞癌リスクは高齢，男性，線維化進行例，肥満，NASH 例で高くなることが示唆されている．高齢や線維化進行例では肝細胞そのもののターンオーバー回数が多かったことが示唆されるため，遺伝子変異の蓄積がより起こりやすい状況にあったと考えられる．男性については，なぜ肝発癌リスクの上昇が生じるのかは不明な部分が多い．NASH については，そのリスク遺伝子として PNPLA3 遺伝子の単一遺伝子多型（SNP）が報告

されており，本邦，海外から多くの報告が，この遺伝子多型が NASH のみならず肝細胞癌の発癌リスクであることを示唆している．

本邦から肝発癌にかかわる遺伝子多型のゲノムワイド関連解析が行われ，MICA，DEPDC5 SNP の関与が報告された．肝臓はさまざまな代謝や毒物が直接腸管から運び込まれる臓器であり，腸内細菌叢からのエンドトキシン，デオキシコール酸の流入と肝発癌との関連がマウス発癌モデルで示唆されている．

ウイルス感染症に関しては，最近 Zucman-Rossi らは adeno-associated virus 2（AAV2）のゲノムが若年発症の非B非C肝癌で認められることを報告し，本邦でも肝癌ゲノムへの組み込みが1％に生じ

69

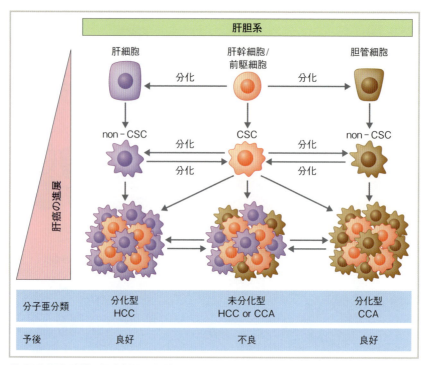

❺ 肝癌細胞形質と細胞起源,細胞の可塑性

肝癌の幹細胞性,自己複製プログラムや可塑性プログラムの活性化は悪性形質にかかわる可能性がある.HCC:肝細胞癌,CCA:胆管癌,CSC:癌幹細胞.
(Yamashita T, Wang XW. Cancer stem cells in the development of liver cancer. J Clin Invest 2013;123:1911-8[1]より引用)

ていることが示された[2].

(山下太郎,金子周一)

● 参考文献

1) Yamashita T, Wang XW. Cancer stem cells in the development of liver cancer. J Clin Invest 2013;123:1911-8.
2) Fujimoto A, et al. Whole-genome mutational landscape and characterization of noncoding and structural mutations in liver cancer. Nat Genet 2016;48:500-9.
3) Shibata T, Aburatani H. Exploration of liver cancer genomes. Nat Rev Gastroenterol Hepatol 2014;11:340-9.

● プリンシプルシリーズ参照

3 『ここまできた肝臓病診療』「肝発癌のメカニズム」☞p.73
(山下太郎,金子周一)

Ⅲ章｜病態生理
▶ 肝疾患

門脈圧亢進症の病態と合併症

Expert Advice

❶ 門脈圧亢進には,肝内血管抵抗による流出障害の増大と門脈系への流入血流量の増加が関与する.
❷ 肝硬変における肝内血管抵抗の増大は,肝線維化と類洞の弛緩性低下が関与する.
❸ 肝硬変では,末梢血管抵抗低下,動脈圧低下,循環血漿量増加,心拍出量増加を特徴とする全身性のhyperdynamic circulationが認められ,門脈圧亢進の病態形成に関与する.

概念

門脈圧亢進症とは，門脈系血流の循環障害と循環亢進状態による門脈血流の増加により門脈圧が亢進する状態であり，それにより生じる種々の病的異常を総称する症候群である．門脈圧亢進症をきたす主な基礎疾患は，①肝硬変，②特発性門脈圧亢進症，③肝外門脈閉塞症，④Budd-Chiari症候群の4つであり，そのうち肝硬変が最多であり，全体の約80%を占める．その他の原因としては，日本住血吸虫症，先天性肝線維症，肝内外動静(門)脈短絡，中心静脈閉塞症，結節性再生性過形成，うっ血肝，胆道閉塞症などがある[1]．

病態

肝硬変における門脈圧亢進の病態形成には，肝内血管抵抗の増大による流出障害（outflow block）と循環亢進状態（hyperdynamic state）に伴う門脈系への流入動脈血の増加（increased flow）の2つの要因の関与が考えられている（❻）[2,3]．

肝内血管抵抗の増大

肝内血管抵抗の増大の最大の要因は，肝線維化による小葉構造の改築と再生結節による肝内血管構造の構造的異常であるが，類洞の弛緩性低下も関与している．

肝星細胞は慢性的な肝障害を受けることで，活性化肝星細胞に形質転換し，TFG-βなどのサイトカインに反応して過剰な細胞外マトリックスの産生を行う．その結果，再生結節を取り囲む線維性隔壁が形成され，その隔壁内に存在する動脈枝は拡張し，動脈床が増加する一方，再生結節による肝静脈枝の圧排や血管構築の改変，動脈-門脈シャント，類洞

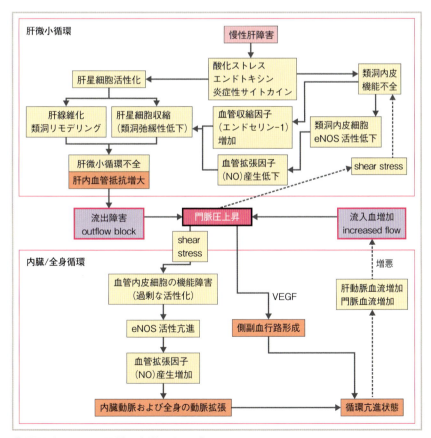

❻ 肝硬変における門脈圧亢進メカニズム
（山口将平，橋爪　誠．特集　ウイルス性肝硬変診療の進歩　肝循環動態（門脈圧亢進症）　病態生理．肝胆膵 2007；54：17-25[2]を参考に作成）

内皮の有窓性の消失による毛細血管化（類洞リモデリング）などにより門脈圧は亢進する.

一方で，肝星細胞は血管弛緩作用をもつ一酸化窒素（nitric oxide：NO）や血管収縮作用をもつエンドセリン-1（ET-1）やトロンボキサンA（TXA）などに反応して類洞の収縮や弛緩調節を行っている．

肝硬変では，内皮細胞の機能低下に伴うeNOSの活性低下によりNOの肝内での産生は低下し，ET-1とTXAの産生は亢進するため，類洞の弛緩性が低下し，肝内血管抵抗は増大する．

全身の循環亢進状態

肝硬変では，末梢血管抵抗低下，動脈圧低下，循環血漿量増加，心拍出量増加を特徴とする全身の循環亢進状態（hyperdynamic circulation）がみられ，NO，プロスタサイクリン（PGI_2），一酸化炭素（CO），グルカゴン，アドレノメジュリンなどの血管拡張性の体液性因子や自律神経などが関与する．

全身の循環亢進状態は，内臓系血管と末梢血管の拡張に起因し，NOの産生増加が関与している．血管拡張および循環血漿量増加に伴う循環亢進状態は，shear stressによるeNOSの活性を通じてさらなるNO産生を引き起こし，循環亢進状態をさらに悪化させる．末梢血管抵抗の減少は心拍出量増加により代償され，全身血管拡張による相対的な体液量の低下は，腎臓でのレニン-アンジオテンシン系によるナトリウム，水分の保持により代償される．しかし，病期が進行すれば，代償不全を起こし，肝腎症候群などの臓器障害を引き起こす．

門脈系領域の循環亢進状態

全身循環亢進状態に伴い，門脈領域への血液の流入が増加する．左胃動脈，短胃動脈，固有食道動脈などが流入する下部食道・胃噴門部領域では，消化管の粘膜下層における動静脈吻合が認められ，局所における循環亢進状態（hyperdynamic state）を呈し，静脈瘤が発生する．また，拡張した脾動静脈の屈曲蛇行，門脈血流の遠肝性や両方向性への変化など門脈血行動態の変化が認められる．

合併症

門脈圧亢進状態が持続すると，臨床的に食道胃静

脈瘤，脾腫・脾機能亢進症，腹水貯留，肝性脳症，門脈圧亢進症性胃症，腹壁皮下静脈の怒張，手掌紅斑，くも状血管腫，下肢浮腫，黄疸，出血傾向などさまざまな症候が出現する[1]．

食道胃静脈瘤：食道胃静脈瘤は門脈圧亢進に伴う遠肝性の側副血行路として発達する．徐々に増大し，最終的には破裂して致死的な消化管出血（吐血や下血）をきたす．また，十二指腸，小腸，結腸，直腸，胆嚢，胆管などにもまれに静脈瘤が発生する（異所性静脈瘤）．

脾腫・脾機能亢進症：脾腫大の程度はさまざまであるが，通常500 gを超える著明な脾腫を巨脾とよぶ．脾臓での血球成分抑留と破壊亢進により末梢血中の血球数が減少した状態がみられ，脾機能亢進症とよばれる．

腹水：腹水は，門脈圧亢進のみでは発生せず，低アルブミン血症やリンパ漏出，尿細管でのナトリウム再吸収亢進などが関与して発生する．腹水は単純性腹水と複雑性腹水に分類され，複雑性腹水には，塩分制限や利尿薬投与に反応しない難治性腹水，特発性細菌性腹膜炎などがある．

肝性脳症：肝性脳症は，アンモニアなどの中間代謝産物を含む門脈血が短絡路を介して大循環へ直接流出して生じるシャント脳症と肝不全による脳症に大別される．一般にシャント脳症は症状が反復し，肝不全による脳症は持続してみられる．肝硬変では両者が関与して発生する．便秘や過食，消化管出血，脱水などが契機になる．

肝腎症候群：肝硬変末期に生じる腎血流不全による機能的腎不全である．臨床経過により2つに分類され，I型は2週間以内に血清クレアチニン値が倍増かつ2.5 mg/dL以上を示す急性腎不全であり，II型は難治性腹水を主症状とし，血清クレアチニン値が1.5～2.5 mg/dLの間で比較的慢性に推移するものとされる．平均生存期間はI型が数週間，II型が数か月である．

（瀬川　誠，坂井田 功）

● 参考文献
1）日本門脈圧亢進症学会編．門脈圧亢進症取扱い規約．第

3版. 金原出版；2013.
2）山口将平, 橋爪　誠. 特集 ウイルス性肝硬変診療の進歩 肝循環動態（門脈圧亢進症） 病能生理. 肝胆膵 2007；54：17-25.
3）橋爪　誠, 赤星朋比古. 特集 門脈圧亢進症の制御—病態研究と治療の進展 概念, 機序, 診断 門脈圧亢進症はなぜ起こるのか？ 肝胆膵 2016；72：185-90.
● プリンシプルシリーズ参照
  3 『ここまできた肝臓病診療』「門脈圧亢進症の病態」 ☞ p.79
    （瀬川　誠, 坂井田 功）

Ⅲ章｜病態生理
▶ 肝疾患

インスリン抵抗性

Expert Advice

❶ 脂肪肝のある患者では HbA1c が正常でも, インスリン抵抗性を示すことが多い. そのため, 空腹時血糖と HbA1c の測定だけでは不十分で, 空腹時インスリンの測定が必要である.

❷ 経口ブドウ糖負荷試験は, 脂肪肝患者が前糖尿病状態にあるかを評価するうえできわめて有用な検査である.

❸ インスリン抵抗性を示す脂肪肝患者は, すでに NASH もしくは今後 NASH に進展する可能性が高く, 慎重な経過観察が必要である.

❹ NASH の患者は心血管障害を起こすことが多く, 肝臓以外の臓器からの発癌も多い. したがって肝臓だけではなく, 全身をフォローする必要がある.

　インスリン抵抗性とは, 血中のインスリンがそれぞれの臓器に作用しにくくなることを意味している. インスリン抵抗性の機序はさまざまに提案されているが, いずれも最終的に細胞内のインスリンシグナル経路が阻害されるという点は共通している. インスリン抵抗性がいわゆるメタボリックシンドロームの諸疾患の基盤となっていることが明らかに

なってきており, その重要性が注目されている.

慢性肝疾患（NAFLD, NASH）とインスリン抵抗性

　さまざまな臓器でインスリン抵抗性が生じるが, 肝臓のインスリン抵抗性は糖尿病や脂質異常症の非常に重要な原因となっている. ウイルス性慢性肝炎が肝臓のインスリン抵抗性に影響を与えていることは多くの報告から明らかになっている.

　現在, 慢性肝疾患の原因として重要性を増しているのが非アルコール性脂肪性肝疾患（nonalcoholic fatty liver disease：NAFLD）, 非アルコール性脂肪肝炎（nonalcoholic steatohepatitis：NASH）とよばれる疾患群である. NAFLD, NASH の患者は肝臓の問題が重要なのはもちろんだが, 糖尿病, 脂質異常症, 高血圧の罹患率が高く, 心血管障害を起こすことも非常に多い. また, 肝臓以外の臓器に癌ができることも非常に多く, NASH 患者の死因は心血管障害と肝臓以外の癌が第1位と第2位を占めている[1,2]. その原因は肝臓のインスリン抵抗性と考えられる. 肝臓のインスリン抵抗性とは肝細胞のなかにインスリンからの信号が伝わりにくくなることで, その結果, 肝臓のブドウ糖産生を抑制するために大量のインスリンが必要になると考えられる. NASH 患者の膵臓は常に大量のインスリンを産生しなくてはならず, 最終的に膵臓が疲弊し, インスリン分泌が低下したときに糖尿病を発症すると考えられる. こうして生じた高インスリン血症が, 肝臓以外での発癌についても関与している可能性が指摘されている. 実際, NAFLD 患者では HbA1c が正常範囲であっても, 空腹時のインスリンを測定すると異常高値を示すことがきわめて多い.

　NAFLD における病理所見での脂肪量が肝臓のインスリン抵抗性と相関しているとの報告は多数ある. ただ, 肝臓に脂肪が蓄積するような患者は, 当然, 肥満していることが多い. 肥満している患者ではそもそも全身のインスリン抵抗性が高くなっている. したがって, 必ずしも肝脂肪が肝臓のインスリン抵抗性を引き起こしているとは限らず, 肝臓のインスリン抵抗性が肝脂肪の蓄積を引き起こしている

Ⅲ章 病態生理／肝疾患

可能性も考えなくてはならず，さらなる研究の蓄積が必要である．

末梢組織とのかかわりも注目されている．空腹時血糖の上昇を認めない場合であっても，ほとんどのNAFLD患者は経口ブドウ糖負荷試験で耐糖能異常を示す．このことは，NAFLD患者では肝臓だけでなく末梢組織でもインスリン抵抗性が生じていることを意味している．肥満の病態においては，脂肪組織から分泌されるホルモンであるアディポカインの分泌パターンに変化がみられ，この連関に関与している可能性が指摘されている．

これまでの知見から，ひとたび肝臓でインスリン抵抗性が誘導されると，それがほかのインスリン標的臓器にも波及し，骨格筋などにおいてもインスリン作用が減弱する．そして，それがさらに肝臓でのインスリン抵抗性を増悪させる，という悪循環に陥ると考えられている．

(榎奥健一郎，小池和彦)

●**参考文献**

1) Matteoni CA, et al. Nonalcoholic fatty liver disease：a spectrum of clinical and pathological severity. Gastroenterology 1999；116：1413-9.
2) Dam-Larsen S, et al. Final results of a long-term, clinical follow-up in fatty liver patients. Scand J Gastroenterol 2009；44：1236-43.

●**プリンシプルシリーズ参照**

3 『ここまできた肝臓病診療』「インスリン抵抗性」☞p.85
(榎奥健一郎，小池和彦)

Ⅲ章｜病態生理
▶**肝疾患**

肝線維化の機序

Expert Advice

❶ 星細胞の活性化（静止型から活性型への形質転換）が肝線維化の進行における中心的イベントである．

❷ 慢性肝障害では星細胞が持続活性化し，組織にⅠ型コラーゲンが蓄積し，肝線維化の進行へとつながる．

❸ 慢性肝疾患における肝線維化は可逆的であり，原因に対する治療介入によって肝線維化は改善しうる．

肝線維化は，ウイルス性肝炎，アルコール性肝障害，自己免疫性肝炎や非アルコール性脂肪肝炎（non-alcoholic steatohepatitis：NASH）など種々の病因に対する生体防御の結果として生じる病態である．長期間にわたる肝障害では肝細胞の脱落・壊死と再生が慢性的に繰り返され，壊死局所では炎症反応に関与する細胞群が局所に集簇して，一過性にⅠ型コラーゲンを主とする細胞外マトリックス（extracellular matrix：ECM）物質が産生され，蓄積していく．肝障害が軽度である場合や早期に病因が除去された場合，残存肝細胞が再生・増殖し，コラーゲンが分解されたり，線維産生細胞がアポトーシスに陥ることで組織は復元する．しかし，肝障害が重度である場合や長年にわたり持続する場合は，肝細胞の破壊と再生のバランスが崩壊し，壊死組織に線維化が惹起される．

細胞外マトリックス物質の源

肝実質の病態におけるコラーゲン産生の責任細胞は活性化した星細胞であると考えられている．類洞に存在する星細胞は肝細胞側のDisse腔に配置し，細胞体から延びる枝状の突起で類洞内皮細胞を包囲し，一方で肝細胞とも接している．

星細胞の主な機能は，正常肝ではビタミンAを肝細胞から受け取り貯蔵することである．また，エンドセリンや一酸化窒素などの血管作働性メディエーターへの曝露に応じて収縮・弛緩することにより，類洞の微小循環を調節する．

肝臓が障害を受けると，星細胞は活性化してその機能や形態を劇的に変化させ，筋線維芽細胞様の細胞に変化する．このような活性型星細胞では貯蔵ビタミンAが減少・消失し，収縮能が増強し，Ⅰ型コラーゲンを主体とするECM物質を過剰に産生する

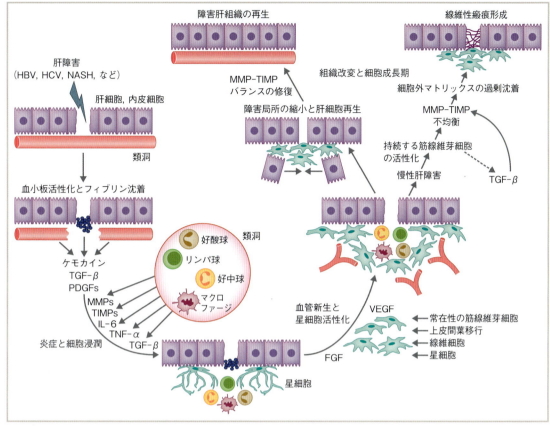

❼ 肝線維化の進行および治癒過程
(河田則文. 肝線維化と星細胞. Surgery Frontier 2013；20：312-5[3]より引用)

星細胞活性化の機序

　肝障害刺激によって肝細胞が壊死・脱落すると，障害肝細胞・類洞内皮細胞・血小板からケモカイン，transforming growth factor-β（TGF-β），platelet-derived growth factors（PDGFs）などの各種メディエーターが産生され，これに呼応した末梢血中の種々の血球がインターロイキン1（interleukin-1：IL-1），IL-6，IL-8，tumor necrosis factor-α（TNF-α）や matrix metalloproteinases（MMPs）などの生理活性物質を産生しながら炎症部位に集積する．類洞に存在する星細胞も活性化され，TGF-βの産生を介したコラーゲン・VEGFの産生，tissue inhibitor of matrix metalloproteinases（TIMPs）の分泌を行う．
　炎症が一過性の場合は血管新生を伴いながら肝細胞が再生し，組織修復が行われるが，慢性的な障害が持続すると，星細胞は持続的に活性化し，MMPsとTIMPsの不均衡[★1]が生じて，組織にⅠ型コラーゲンが蓄積していく（❼）[3]．

肝線維化の可逆性

　近年はウイルス性肝炎に対する治療が劇的に進歩し，ウイルスの排除・抑制による肝実質の炎症のコントロールに伴って，線維化も改善することが報告されている．また，自己免疫性，アルコール性，代謝性などその他の成因による慢性肝疾患でも，原因

★1　マトリックス分解酵素と組織メタロプロテアーゼ阻害因子
マトリックス分解酵素（matrix metalloproteinases：MMPs）は，コラーゲンを含むECM物質を分解する働きを有する．一方，MMPsの活性はこれに結合する組織メタロプロテアーゼ阻害因子（tissue inhibitor of metalloproteinases：TIMPs）によって調節されている[1,2]．

に対する治療介入により線維化が改善するとの報告がある[4].

　肝線維化は活性化星細胞から産生されたECMの過剰蓄積の結果であることから，星細胞の活性化抑制によるECM産生の制御とECM分解の促進が肝線維化治療に有効であると考えられる．こうした理論に基づき，ECMの産生・分解のメカニズムに関与する因子を標的とした肝線維化制御の試みが活発に研究されている．

（小田桐直志，河田則文）

● 参考文献
1) 元山宏行ほか. 肝線維化の機序とその制御. 医学のあゆみ 2012；240：699-704.
2) 高原照美. 線維化のMechanism―細胞外マトリックス分解の機序解明. 肝胆膵 2008；57：193-203.
3) 河田則文. 肝線維化と星細胞. Surgery Frontier 2013；20：312-5.
4) Lee YA, et al. Pathobiology of liver fibrosis：a translational success story. Gut 2015；64：830-41.

● プリンシプルシリーズ参照
3『ここまできた肝臓病診療』「肝線維化」→p.90（小田桐直志，河田則文）

Ⅲ章｜病態生理

▶ **肝疾患**

細胞死と病態

Expert Advice
❶ 細胞死は形態学的にアポトーシス，オートファジー細胞死，ネクローシスに分類される．
❷ 肝細胞アポトーシスはウイルス性肝炎，脂肪肝炎など種々の肝疾患で観察される．
❸ 肝細胞アポトーシスの持続は線維化や発癌の十分条件である．
❹ 腫瘍の増大にはアポトーシス耐性が必要である．

細胞死の種類

　一般に細胞死は①アポトーシス，②オートファジー細胞死，③ネクローシスの3つに形態学的に分類される[1]．アポトーシスは核の凝縮と細胞の収縮・断片化により特徴づけられる細胞死であり，オートファジーはライソゾームによる細胞内小器官の分解，ネクローシスは細胞の膨化を伴う．

慢性肝疾患とアポトーシス

　アポトーシスはウイルス性肝炎，脂肪肝炎，アルコール性肝障害などの慢性肝疾患において共通にみられる細胞死の形態である．遺伝子改変マウスを用いた解析から，肝細胞アポトーシスの持続が血清ALT値の上昇を起こすこと[2]，また慢性肝疾患患者に対するカスパーゼ阻害薬の投与により有意に血清ALT値が低下すること[3]が報告されている．

　C型肝炎をはじめとしたウイルス性肝炎では免疫細胞による肝細胞障害が起こる．免疫細胞に発現するFasリガンドあるいはTRAILは肝細胞のデスレセプターを活性化する．デスレセプターの活性化によりカスパーゼは活性化されるが，この過程はミトコンドリア経路を介してさらに増幅される．脂肪肝炎においては，脂肪酸の蓄積がアポトーシスのミトコンドリア経路を活性化することが知られている．アポトーシス抑制性のBcl-2関連分子（Bcl-xLやMcl-1）はミトコンドリアの外膜にあって，アポトーシスのミトコンドリア経路を抑制する分子である．

　肝細胞特異的にBcl-xLやMcl-1をノックアウトすると，血清ALT値が高値を持続し，肝臓内では肝細胞アポトーシス像を散在性に認めるようになる[4]．このようなマウスの肝臓では，小葉中心性に微細な線維化が進行し1年齢以降になると高率に肝腫瘍を形成する[5]．アポトーシスを起こしている肝臓では炎症性サイトカインの産生や酸化ストレスの上昇がみられ，N-acetyl cysteine（NAC）の投与は酸化ストレスを軽減させ，肝腫瘍の発生を低下させる[6]．肝細胞アポトーシスの持続はミトコンドリアからの活性酸素種（ROS）産生を介して，酸化的

DNA傷害を惹起すると考えられる．以上のことは，臓器の炎症，この場合はアポトーシスの持続が，発癌の十分条件であることを示している．種々の慢性肝疾患においては，肝炎の鎮静化が病態の進展制御に重要である．

肝癌におけるアポトーシス耐性

Hanahan ら[7]は癌を特徴づける形質として6つの生物学的事象をあげているが，そのなかで細胞死に対する抵抗性は癌が進展するうえで必須であると述べている．古典的には癌の主要な原因は癌遺伝子の過剰発現であり，これらの多くは細胞周期に関連する，あるいはこれを促進する遺伝子であり，細胞に無秩序な増殖能を付与する．しかし，このような無秩序な増殖は一般に細胞死を引き起こし，このことが重要な癌抑制機構になっている．

肝癌ではアポトーシス抑制性 Bcl-2 関連分子である Bcl-xL が高発現しており，p53 が誘導する細胞死を強力に抑制している[8]．また，Bcl-xL と構造・機能が類似した分子として Mcl-1 があるが，肝癌では Mcl-1 も高発現していることが知られている[9]．このようなアポトーシス抑制性 Bcl-2 関連分子の発現増強により固形腫瘍の増大が引き起こされることが，ヌードマウスにおける誘導発現的 xenograft モデルで証明されている[10]．Bcl-xL や Mcl-1 の発現増強は肝癌細胞の生存にとって重要であり，癌の進展に直結した分子イベントである．

最近，このような Bcl-2 ファミリー分子を標的とした薬剤が多く開発されている．Bcl-2 阻害薬は癌の細胞死抵抗性を解除し，抗癌剤として期待できる薬剤であるが，多くの癌は複数のアポトーシス抑制性 Bcl-2 ファミリーを高発現している可能性があり，腫瘍に応じて適切な薬剤の組み合わせを検討することが必要である．

肝疾患におけるアポトーシスの二面性

アポトーシスは多細胞生物が不必要な細胞を除去するためのシステムであり，癌細胞が増殖し進展するためには，この細胞死からの回避機構の存在が必要である．一方，臓器の実質細胞の細胞死は臓器不全につながるイベントであるが，肝臓のように再生能が高い臓器では細胞死と再生が長期にわたって共存する．このような過程が慢性肝疾患であり，アポトーシスは癌の発生と進展に関して二面性をもっているといえる．

（竹原徹郎）

◉参考文献

1) Clarke PG. Developmental cell death : morphological diversity and multiple mechanisms. Anat Embryol（Berl）1990 ; 181 : 195-213.

2) Takehara T, et al. Hepatocyte-specific disruption of Bcl-xL leads to continuous hepatocyte apoptosis and liver fibrotic responses. Gastroenterology 2004 ; 127 : 1189-97.

3) Pockros PJ, et al. Oral IDN-6556, an antiapoptotic caspase inhibitor, may lower aminotransferase activity in patients with chronic hepatitis C. Hepatology 2007 ; 46 : 324-9.

4) Hikita H, et al. Mcl-1 and Bcl-xL cooperatively maintain integrity of hepatocytes in developing and adult murine liver. Hepatology 2009 ; 50 : 1217-26.

5) Hikita H, et al. Bak deficiency inhibits liver carcinogenesis : a causal link between apoptosis and carcinogenesis. J Hepatol 2012 ; 57 : 92-100.

6) Hikita H, et al. Activation of the mitochondrial apoptotic pathway produces reactive oxygen species and oxidative damage in hepatocytes that contribute to liver tumorigenesis. Cancer Prev Res（Phila）2015 ; 8 : 693-701.

7) Hanahan D, Weinberg RA. Hallmarks of cancer : the next generation. Cell 2011 ; 144 : 646-74.

8) Takehara T, et al. Expression and role of Bcl-xL in human hepatocellular carcinomas. Hepatology 2001 ; 34 : 55-61.

9) Sieghart W, et al. Mcl-1 overexpression in hepatocellular carcinoma : a potential target for antisense therapy. J Hepatol 2006 ; 44 : 151-7.

10) Hikita H, et al. The Bcl-xL inhibitor, ABT-737, efficiently induces apoptosis and suppresses growth of hepatoma cells in combination with sorafenib. Hepatology 2010 ; 52 : 1310-21.

◉プリンシプルシリーズ参照

3『ここまできた肝臓病診療』「細胞死と病態」 ◆p.96（竹原徹郎）

Ⅲ章｜病態生理
▶ 膵・胆道疾患

膵炎の発症機序

Expert Advice

❶ 膵腺房細胞内におけるトリプシノーゲンの異所性活性化をトリガーとして，連鎖的にさまざまなプロテアーゼが活性化し自己消化に至ることが，膵炎の主たる発症機構と考えられている．

❷ 遺伝子異常や過剰な膵外分泌刺激などによりトリプシンの活性化と防御機構のバランスが崩れると膵炎発症につながる．

❸ 小胞体ストレスやオートファジー不全など，新たな膵炎発症機構が明らかとなっている．

❹ 臨床的にアルコール性膵炎が成立するためには，飲酒に加えて喫煙などの環境要因および遺伝的要因が必要と考えられている．

膵炎発症のトリガーは，膵腺房細胞内でのトリプシノーゲンの異所性活性化とされる．さらに小胞体ストレスやオートファジー不全など，膵腺房細胞のホメオスタシス維持機構の障害が，新たな膵炎発症機構として注目されている．

トリプシノーゲンの異所性活性化

膵炎発症のトリガーは，膵腺房細胞内でのトリプシノーゲンの異所性活性化とされる．生体内にはトリプシノーゲンの異所性活性化，さらに活性化したトリプシンを介するほかの消化酵素の活性化による自己消化から膵臓を守るための防御機構が存在する．

膵分泌性トリプシンインヒビター（PSTI，SPINK1）はトリプシンと結合してその活性を抑制する（❶）．また，トリプシン自身やキモトリプシンC（CTRC）といったプロテアーゼが，トリプシンやトリプシノーゲンを分解（自己分解）して不活化することで，過剰なトリプシン活性化の持続を防

ぐ[1]．遺伝子異常や膵管閉塞，過剰な膵外分泌刺激などによるトリプシンの過剰な活性化や防御機構不全が起こると，トリプシン活性化と自己防御機構とのバランスが崩れる．その結果，トリプシノーゲンの異所性活性化をトリガーとして，連鎖的にさまざまなプロテアーゼが活性化し自己消化すなわち膵炎が起こる．

小胞体ストレス

消化酵素を大量に産生する膵腺房細胞では，小胞体内における過剰な蛋白質合成や異常蛋白質の蓄積の結果，小胞体ストレスに曝されやすい．消化酵素カルボキシペプチダーゼA1（*CPA1*）遺伝子の機能喪失型変異は若年性膵炎と関連するが，遺伝子変異により生成された変性CPA1蛋白質は，正常に折りたたまれた高次構造をとることができず，分泌が障害される．この結果，異常蛋白質の蓄積による小胞体ストレスを惹起し，膵炎を発症すると考えられている[2]．

オートファジー不全

オートファジーとは，二重膜構造のオートファゴソームが細胞質の一部や細胞内小器官を取り囲み，リソソームと融合することで内容物をリソソーム酵素により分解する系である．膵腺房細胞内にも恒常的オートファジー機構が存在し，細胞内蛋白質の品質管理，クリアランス機構を担う．

膵炎の際に膵腺房細胞内はオートファジー不全の状態にあり，選択的基質であるp62や長寿命蛋白質の蓄積，巨大な空胞（オートリソソーム）出現がみられる[3]．オートファジー不全は，腺房細胞に空胞化をきたすだけでなくトリプシンの異常な活性化にもかかわっているとされ，膵炎発症のメカニズムとして注目されている．

アルコール性膵炎の発症機序

アルコールによる膵炎発症機序として，いくつかの説が提唱されてきたが確立されていない．

代表的な仮説としては，

① エタノールおよびその代謝産物であるアセトア

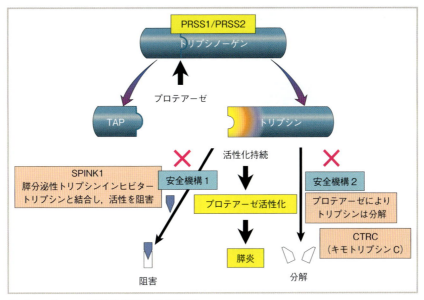

❶ トリプシンの活性化機構と防御機構

ルデヒド，非酸化的代謝産物である脂肪酸エチルエステルなどが，直接膵腺房細胞に作用して，細胞内シグナル伝達や細胞内代謝，細胞膜，小器官の恒常性などを障害するというアルコール毒性説
② 慢性飲酒が膵液中のラクトフェリンなどの蛋白を増加させ，蛋白栓や膵石によって膵液の流出障害・うっ滞と上流膵管内圧の上昇をもたらし，炎症と膵実質の破壊が生じて膵炎に至るという蛋白塞栓説
③ 飲酒により発生したフリーラジカルが膵腺房細胞膜の脂質過酸化を起こし，膵組織を破壊，膵炎に至るという活性酸素・過酸化脂質産生説
④ 常習的飲酒により膵腺房細胞内において不活性化型で貯蔵されている膵酵素が活性化されて膵炎が起こるという細胞内膵酵素活性化説
⑤ 飲酒によって生じる脂質異常症が膵リパーゼを活性化し，産生された遊離脂肪酸が膵内の毛細血管や腺房細胞を障害して膵炎を起こすという脂質代謝障害説
などがある[4]．

種々の動物モデルにおいて，エタノール単独投与では膵炎を惹起できないが，エタノール負荷にほかの刺激が加わった場合には，膵障害が顕在化しう る．臨床的にアルコール性膵炎が成立するためには，飲酒に加えて喫煙などの環境要因および遺伝的要因が必要であり，大酒家の一部のみに膵炎を発症する理由と考えられている．

（正宗　淳）

● 参考文献
1) 正宗　淳ほか．慢性膵炎．下瀬川徹ほか編，専門医のための消化器病学．第2版．医学書院；2013．p.593-601．
2) Witt H, et al. Variants in CPA1 are strongly associated with early onset chronic pancreatitis. Nat Genet 2013；45：1216-20．
3) Gukovsky I, et al. Inflammation, autophagy, and obesity：common features in the pathogenesis of pancreatitis and pancreatic cancer. Gastroenterology 2013；144：1199-209．
4) 正宗　淳ほか．アルコールと膵炎．日本消化器病学会雑誌 2012；109：1526-34．

● プリンシプルシリーズ参照
4 『膵・胆道疾患診療の最前線』「膵炎の発症機序」☛p.63
（正宗　淳）

Ⅲ章│病態生理
▶ 膵・胆道疾患

膵外分泌不全の病態

Expert Advice

❶ 膵外分泌不全とは，摂取した栄養素を消化するために十分な膵酵素が分泌されない状態である．

❷ 臨床症状として腹部不快や排便異常，体重減少，栄養障害を認める．

❸ 脂肪，蛋白質，炭水化物に加えて，脂溶性ビタミンや微量金属の消化吸収障害が生じるほか，膵性糖尿病を合併することがある．

❹ 膵消化酵素補充療法およびインスリン補充療法（膵性糖尿病を合併する場合）を行い，食事量（とくに脂肪摂取量），酵素活性，酵素量，投与タイミングを考慮し，栄養状態の改善や異常排便の改善，血糖コントロール（HbA1c など）を指標に治療効果を判定する．

▐▌ 原因，病態

膵外分泌不全（pancreatic exocrine insufficiency：PEI）は，摂取した栄養素を消化するために必要な十分量の膵酵素を分泌できなくなった状態である．1日脂肪摂取量40〜60 g を摂取した状態で糞便中脂肪排泄量が1日5 g 以上の場合に脂肪便とし，この脂肪便が膵外分泌機能低下を原因とする場合，PEI と診断する[1]．脂肪便は肝・胆道系疾患，小腸疾患でも生じるので，これらの疾患の除外が必要である．

主な原因疾患・病態としては非代償期慢性膵炎，囊胞性線維症，膵癌，膵臓の手術後が多く，まれに自己免疫性膵炎や膵ヘモクロマトーシスにも認められる．

これらの疾患・病態によって膵実質の脱落，線維化，膵実質量の減少が生じると，膵液の分泌が減少

し，膵酵素不足と重炭酸塩不足による小腸内 pH 上昇がもたらされる．その結果，これらの作用の複合的欠失により，各種栄養素の消化吸収障害，胆汁酸の沈殿と排泄の増加が生じる．とくに，脂肪の吸収は，リパーゼ作用と十二指腸内 pH，胆汁酸の界面活性効果の微妙なバランスで行われているため，脂肪消化吸収への影響が最も大きい．大腸内へ消化されなかった食物が流入することで，浸透圧性下痢や腸内細菌の発酵反応による腸内ガスの増加も生じる．

▐▌ 症状，検査

症状

食後の腹部不快や排便異常があるが，腹部不快の性状は膵炎発作と異なる．

消化吸収不良が長期化すると，摂取総エネルギー供給の減少をもたらし，体重減少が出現する．脂肪吸収障害のため脂溶性ビタミン（ビタミン A，D，E，K）の欠乏が生じる[2]．水溶性ビタミンや微量金属の欠乏も生じるが，多くは潜在的である．飲酒を継続し，食事摂取が不規則である場合は，栄養障害が増強し，ビタミン B_1 や葉酸欠乏も生じやすい．

診断

脂肪便と膵疾患の存在（膵疾患以外の疾患の除外）で行う．海外では便中エラスターゼ1測定が行われているが，本邦の保険適用はない．

脂肪便の診断には，バランススタディによる糞便中脂肪量測定が必要であるが，実施可能な施設は少なく，もっぱら肉眼的診断による．光沢があり酸性臭の強い，量の多い便であることが多く，排便回数の多さも参考になる．水様下痢は少なく，泥状便や空気を多く含む固形便であることが多い．

基質を安定同位体 ^{13}C でラベルして，膵酵素で分解されたのちに呼気中に排泄される $^{13}CO_2$ を測定する呼気検査があり，脂肪便とよく相関し，膵外分泌機能不全診断の感度・特異度も良好であるが，保険適用はない．

本邦で現在保険適用のある唯一の膵機能検査である BT–PABA 試験は，腎機能や残尿などの影響を受けやすく，脂肪便との相関も弱いことより，これを用いての PEI の診断は慎重に行わなければならな

い.

治療

　栄養障害が生じる前の早期に PEI を診断し，膵酵素補充療法（pancreatic enzyme replacement therapy：PERT）を開始することが必要である．PERT は，摂取した栄養素を消化するために，不足している膵酵素を経口的に補充する治療法である．大量投与または高力価の酵素薬が使用される[3]．食事量（とくに脂肪摂取量），酵素活性，酵素量，投与タイミングを考慮することが重要である．さらに経口的に服用するため，胃酸での酵素活性の失活に注意が必要である．朝食，昼食，夕食のほかに，間食するときもその食事量（脂肪量）に応じて補充する．消化酵素は摂取する食事と胃や小腸内での十分な混和が必要であることから，食直前，食事中，食直後に分散服用することが望ましい．胃酸での失活を防ぐため食事中，食直後に多めに服用するとよい．PERT 導入後に低血糖が少なくなる一方で，消化吸収の改善による血糖コントロールの悪化が生じることもある．

　PERT 導入後に臨床症状（とくに体重と糞便性状）が改善しない場合は，消化酵素量を増加させる，高力価膵酵素薬を使用するなどのほかに，H_2受容体拮抗薬やプロトンポンプ阻害薬などで胃酸分泌を抑制し，膵酵素の失活防止を試みる[3]．これらの併用でも臨床症状（とくに体重と糞便性状）が改善しない場合は，ほかの原因の消化吸収障害の合併を再検討し，症状が強くやむをえない場合は食事脂肪の制限と中鎖脂肪酸（MCT）を多く含む経腸栄養剤の使用を検討する．特定の栄養素不足が推定される場合は，直接不足栄養素を補充する場合もあるが，PERT 導入後の数か月で，通常の食事摂取で改善する．

　臨床的な治療効果の指標としては糞便性状と体重増加が重要であるが，血清アルブミンや rapid turnover protein などの血中栄養指標も利用する．定期的に栄養アセスメントと治療方針の確認・検討を行うことが重要である．

（丹藤雄介，中村光男）

● 参考文献
1) Nakamura T. et al. Study on pancreatic insufficiency （chronic pancreatitis） and steatorrhea in Japanese patients with low fat intake. Digestion 1999；60 （Suppl 1）：93-6.
2) 丹藤雄介ほか．慢性膵炎患者の栄養アセスメント．消化と吸収 1997；20：136-9.
3) 日本消化器病学会編．慢性膵炎診療ガイドライン．改訂第 2 版．南江堂；2015.

● プリンシプルシリーズ参照
4 『膵・胆道疾患診療の最前線』「膵外分泌不全の病態」☞p.68（丹藤雄介）

Ⅲ章｜病態生理
▶ 膵・胆道疾患

膵性糖尿病の病態

Expert Advice

❶ 膵性糖尿病とは，膵外分泌疾患，膵切除に伴い発症または増悪した糖尿病をいう．

❷ 膵性糖尿病の病態は，膵内分泌不全に加えて，膵外分泌不全も合併しているため，血糖コントロールや栄養状態が不安定である．

❸ 膵性糖尿病症例は，一次性糖尿病とは異なる臨床的特徴を示す．

膵性糖尿病の定義

　膵臓は，消化吸収・糖代謝調節機構における中心的な臓器であり，大きく 2 つの機能単位に分けることができる．一つは，アミラーゼ，リパーゼ，トリプシンに代表される多彩な消化酵素群を腺房細胞で産生し，導管細胞を経由して，十二指腸内に分泌する膵外分泌機能がある．もう一つは，膵 Langerhans 島からインスリン（β細胞），グルカゴン（α細胞）に代表される血糖調節ホルモンを産生・分泌する膵内分泌機能がある．

　膵炎，膵腫瘍などの膵疾患や外科的膵切除後の状態は，程度の差こそあれ，膵内・外分泌機能に障害をきたしており，その結果として多くの症例で糖尿

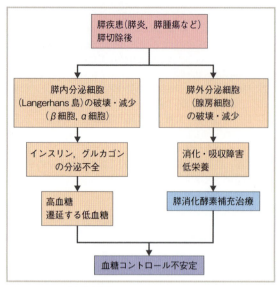

❷ 膵性糖尿病の病態

❸ 膵性糖尿病の臨床的特徴

- やせ型が多い.
- インスリン治療を必要とする症例が多い.
- 低血糖を惹起しやすい.
- 初期にはインスリン抵抗性を示すが,膵障害の進行に伴いインスリン感受性となる.
- グルカゴン分泌不全によりケトン体産生が抑制されるため,ケトアシドーシスが起こりにくい.
- 膵外分泌機能不全による消化吸収障害を合併する.
- 糖尿病性細小血管合併症の頻度は一次性糖尿病と同等である.
- 脂質異常症の合併が少ない.

病の発症を認める[1-3].このような膵疾患に伴って出現,増悪した糖尿病は,膵性糖尿病と呼称され,一次性糖尿病とは異なった病態を示す.

日本糖尿病学会「糖尿病の分類と診断基準に関する委員会報告」では,膵性糖尿病は「膵炎,膵外傷,膵摘出術,腫瘍,ヘモクロマトーシスといった膵外分泌疾患に伴う糖尿病」として分類されている[4].厳密には,膵疾患の発症,膵切除後にはじめて出現した糖尿病を膵性糖尿病と定義するが,一次性糖尿病,または耐糖能異常が先行していても,明らかに膵疾患に伴って悪化したものも含めて,膵性糖尿病ととらえることができる.

膵性糖尿病の病態 ❷

膵性糖尿病は,その背景に慢性膵炎,膵腫瘍などの膵疾患や膵切除後といった病態が存在するため,膵内・外分泌機能低下を伴っている.膵内分泌細胞(膵Langerhans島)の破壊や減少のため,膵β細胞からのインスリン分泌不全に加えて,α細胞からのグルカゴンの分泌不全も合併している.インスリンおよびグルカゴン分泌不全から,1日のうちでも高血糖と低血糖を繰り返すなど血糖値の変動が大きく,さらに低血糖が容易に遷延化するといった現象がみられ,血糖コントロールにしばしば難渋する.

膵性糖尿病症例は,膵外分泌細胞の破壊・減少も伴っているため,消化吸収障害による低栄養状態を合併していることが多い.このことは,血糖コントロールをさらに不安定にする要因ともなっている.

膵性糖尿病の主要な臨床症状は,一次性糖尿病と同様に,口渇感,多尿,倦怠感などの糖毒性による症状を示す.膵性糖尿病の臨床的特徴(❸)は,その背景に存在する膵内外分泌機能不全に基づいた病態の結果であり,膵性糖尿病の血糖コントロールおよび栄養管理を複雑にする要因となっている[5].

(河邉　顕,伊藤鉄英)

● 参考文献

1) Kawabe K, et al. The current managements of pancreatic diabetes in Japan. Clin J Gastroenterol 2009；2：1-8.
2) Ito T, et al. Pancreatic diabetes in a follow-up survey of chronic pancreatitis in Japan. J Gastroenterol 2007；42：291-7.
3) Koizumi M, et al. Pancreatic diabetes in Japan. Pancreas 1998；16：385-91.
4) 日本糖尿病学会糖尿病診断基準検討委員会,糖尿病の分類と診断基準に関する委員会報告.糖尿病 1999；42：385-404.
5) 河邉　顕ほか,膵性糖尿病の強化インスリン治療.胆と膵 2011；32：493-7.

● プリンシプルシリーズ参照
4 『膵・胆道疾患診療の最前線』「膵性糖尿病の病態」●p.73
(河邉　顕,伊藤鉄英)

III章｜病態生理
▶ 膵・胆道疾患

膵・胆道腫瘍の発症機序

Expert Advice

❶ 膵癌，胆道癌の前駆病変として膵上皮内腫瘍性病変（PanIN），胆管上皮内腫瘍性病変（BilIN）があげられている．

❷ PanIN, BilINは多段階的な異型の変化を経て浸潤癌に至ると考えられており，これら異型の変化は分子異常の蓄積を反映しているとみなされている．

❸ 前駆病変からの腫瘍発生機序を明らかにすることにより，膵癌，胆道癌の早期診断・治療法を開発することができる．

膵・胆道癌の発生・進展過程

膵・胆道癌は多段階的な病理学的異型の変化を経て発生・進展し，多段階的な異型の変化は分子異常の蓄積を反映していると考えられている．

膵管癌は膵管上皮の段階的な異型の変化を経て発生すると仮定されており，1層の円柱上皮より成る正常膵管上皮が，細胞丈の増大，細胞密度増加，核腫大を伴う乳頭状増生を呈する低異型度膵上皮内腫瘍性病変（low-grade pancreatic intraepithelial neoplasia：low-grade PanIN）から，核腫大増強，核小体明瞭化，細胞配列不整化，極性喪失を伴う高異型度膵上皮内腫瘍性病変（high-grade PanIN）を経て浸潤性膵管癌になるとされている（❹）[1]．

胆管癌も膵管癌同様，管腔上皮の段階的な異型の変化を経て発生するとされ，胆管上皮の腫瘍性変化は胆管上皮内腫瘍性病変（biliary intraepithelial neoplasia：BilIN）とよばれ，低異型度のBilIN-1から中等度異型度のBilIN-2，高異型度のBilIN-3を経て浸潤癌に至ると仮定されている[2]．

膵・胆道癌における分子異常

膵管癌においては1例あたり平均して60個程度の遺伝子に非同義性変異が認められる[3]．変異が認められる特徴的遺伝子として *KRAS*, *CDKN2A*, *TP53*, *SMAD4* が，クロマチン改変関連遺伝子である *KDM6A*, *KMT2C/MLL3*, *KMT2D/MLL2*, *ARID1A*, *ARID2*, *PBRM1*；DNA二重鎖切断修復関連遺伝子である *BRCA1*, *BRCA2*, *PALB2*, *ATM*；RNA編集遺伝子である *SF3A1*, *SF3B1*, *U2AF1*, *U2AF2*, *RBM6*, *RBM10* が検出されている[3]．膵管癌において *KRAS*, *CDKN2A*, *TP53*, *SMAD4* の異常の頻度はほかの遺伝子に比して突出して高く，これらが膵管癌発生・進展の主たるドライバー遺伝子であると考えられる．

胆管癌では1例あたり平均して35個程度の遺伝子に非同義性変異が認められ，変異が認められる特徴的遺伝子として *KRAS*, *PIK3CA*, *IDH1*, *NRAS*, *GNAS*, *ERBB2*, *TP53*, *ARID1A*, *BAP1*, *ARID2*, *PBRM1*, *APC*, *EPHA2*, *ELF3*, *ATM*, *BRCA2*, *RPL22*, *ACVR2A*, *STK11*, *KMT2C/MLL3*, *NF1*, *KMT2D/MLL2* があげられている[4]．

胆管癌における変異遺伝子は膵癌関連遺伝子と重なるものが多い反面，より多岐にわたっており，胆管癌は膵癌よりも多様な発癌進展過程を有していることが示唆される．

膵管癌では，ほとんどで *KRAS* の機能亢進性変異，*CDKN2A* の機能喪失性異常が認められる．*KRAS*, *CDKN2A* の異常はlow-grade PanINから認められる[5]．

膵管癌の75%程度で *TP53* の異常が，30～50%で *SMAD4* の機能喪失性異常が認められる．*TP53*, *SMAD4* の異常はlow-grade PanINでは認められないがhigh-grade PanINでは50%程度に認められ，PanINの悪性化に関与しているとみなされる[6]．

胆管癌では *KRAS* 変異は18～30%程度に，*CDKN2A* の異常は5%程度に認められる[4]．*TP53* 異常は胆管癌の25%程度，BilIN-3の5%程度に認められ，BilIN-1，-2では認められない[4,7]．胆管癌

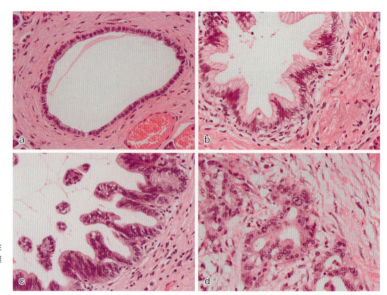

❹ 膵管癌の発生過程
a：正常膵管，b：低異型度膵上皮内腫瘍性病変（low-grade PanIN），c：高異型度膵上皮内腫瘍性病変（high-grade PanIN），d：浸潤性膵管癌．

の10％程度で *SMAD4* 異常が認められる[4]．

　膵管癌におけるクロマチン改変関連遺伝子，DNA二重鎖切断修復関連遺伝子，RNA編集遺伝子の異常はいずれも5〜10％程度で認められる[3]．DNA二重鎖切断修復関連遺伝子に異常を認める癌はマイトマイシンCやシスプラチンなどのDNA二重鎖切断剤，また poly-ADP ribose polymerase 抑制剤に感受性が高い[3]．胆管癌においては *KRAS*，*TP53*，*ARID2* の異常は予後と相関することが示されている[4]．

（古川　徹）

● 参考文献
1) Hruban RH, et al. Progression model for pancreatic cancer. Clin Cancer Res 2000；6：2969-72.
2) Zen Y, et al. Proposal of histological criteria for intraepithelial atypical/proliferative biliary epithelial lesions of the bile duct in hepatolithiasis with respect to cholangiocarcinoma：preliminary report based on interobserver agreement. Pathol Int 2005；55：180-8.
3) Bailey P, et al. Genomic analyses identify molecular subtypes of pancreatic cancer. Nature 2016；531：47-52.
4) Nakamura H, et al. Genomic spectra of biliary tract cancer. Nat Genet 2015；47：1003-10.
5) Kanda M, et al. Presence of somatic mutations in most early-stage pancreatic intraepithelial neoplasia. Gastroenterology 2012；142：730-733 e9.
6) Furukawa T, et al. Distinct progression pathways involving the dysfunction of DUSP6/MKP-3 in pancreatic intraepithelial neoplasia and intraductal papillary-mucinous neoplasms of the pancreas. Mod Pathol 2005；18：1034-42.
7) Sato Y, et al. Histological characterization of biliary intraepithelial neoplasia with respect to pancreatic intraepithelial neoplasia. Int J Hepatol 2014；2014：678260.

● プリンシプルシリーズ参照
4 『膵・胆道疾患診療の最前線』「膵・胆道癌の発症・進展機序」☞p.76（古川　徹）

Ⅲ章｜病態生理
▶ 膵・胆道疾患

胆石の形成機序

Expert Advice
❶ 胆石はその種類（コレステロール石，色素石）により背景病態と形成機序が異なる．
❷ 肥満，生活習慣病（2型糖尿病，血清脂質異常症）の随伴，ライフスタイルの変化（高カロリー・高脂肪の食習慣など）は胆石の形成に影響を与える．

胆汁の生化学・生理学

肝臓では1日に約500〜1,000 mLの胆汁が生成され，毛細胆管に分泌される．これが胆道系の始まりである．胆汁は水，有機物，無機イオンから成る体液である．胆汁の主たる固形成分は，胆汁酸，胆汁色素，コレステロール，リン脂質である．胆嚢は胆汁を貯留し胆汁を濃縮する．胆嚢胆汁は肝胆汁の5〜10倍に濃縮される．

ヒトでは，脂肪を含む食物が十二指腸に達すると，セクレチンとコレシストキニンが分泌され，胆嚢は収縮し，Oddi括約筋は弛緩する．また，セクレチンにより胆管胆汁の分泌は増加する．

コレステロール胆石の生成機序

コレステロール胆石の形成は多段階的，多因子的であり，その形成機序は大別して3つのステップからなる（❺）[1]．

コレステロール過飽和胆汁の生成

胆汁においてコレステロールは，胆汁酸，リン脂質により形成される混合ミセルの様式で胆汁中に溶存している．コレステロール過飽和胆汁は，コレステロールが胆汁酸に対して相対的に過剰な状態となり，コレステロール，胆汁酸，リン脂質の相対的濃度比から算出される溶存可能なコレステロール量の上限を上回る場合に生成される．

コレステロール結晶の析出・成長

コレステロール過飽和胆汁からはコレステロール結晶が析出する．コレステロール胆石の患者では結晶析出に要する時間が短縮しており，さらにその成長も迅速である（コレステロール結晶動態の亢進）．胆汁中にはコレステロール結晶の析出動態に影響を及ぼす促進因子や抑制因子が存在する．

コレステロール結晶の胆石への成長

コレステロール結晶は胆嚢内で肉眼的レベルの結石に成長する．この過程では胆嚢収縮機能の低下が重要である．機能低下は結晶の胆石への成長の過程を促進すると考えられている．

『胆石症診療ガイドライン2016』（改訂第2版）[2]に掲載されている形成因子は5F，すなわちFemale

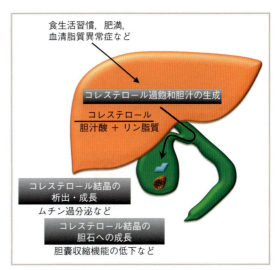

❺ コレステロール胆石の形成機序

（女性），Fair（白人），Fatty（肥満），Forty（40歳代），Fertile（多産），食生活習慣，脂質異常症，急激な体重減少，胆嚢収縮機能，腸管運動機能などである．

ビリルビンカルシウム石の形成機序

ビリルビンカルシウム石の形成機序は，胆汁中の非抱合型ビリルビンとカルシウムの結合による．胆汁に不溶性のビリルビンカルシウムの析出が生じる過程には，ビリルビン骨格のカルボキシル基にカルシウムイオンの結合が起こる．

通常，胆汁中のビリルビンの大部分はグルクロン酸抱合を受けた抱合型ビリルビンとして存在する．抱合型ビリルビンを非抱合型ビリルビンに加水分解する酵素はβ-グルクロニダーゼである．析出したビリルビンカルシウムは酸性ムチンの架橋作用によって凝集し，強固な結石様凝塊が形成され，ビリルビンカルシウム石になる．

（正田純一）

● 参考文献
1) Hay DW, et al. Pathophysiology and pathogenesis of cholesterol gallstone formation. Semi Liver Dis 1990；10：159-70.
2) 日本消化器病学会編．胆石症診療ガイドライン2016．改訂第2版．南江堂；2016.

Ⅲ章 病態生理／膵・胆道疾患

● プリンシプルシリーズ参照
4 『膵・胆道疾患診療の最前線』「胆石の形成機序」 ☛ p.80
（正田純一）

Ⅲ章 | 病態生理
▶ 膵・胆道疾患

胆嚢炎と胆管炎：発症機序，病態，臨床像

Expert Advice
❶ 胆嚢炎と胆管炎はまったく病態が異なる．
❷ 胆嚢炎は胆汁流出障害と胆嚢壁の炎症・虚血の2つに分けられる．
❸ 胆管炎では胆汁うっ滞を背景として発症し，菌血症がベースにあることを理解する．

胆嚢炎

急性胆嚢炎は比較的よく遭遇する腹部救急疾患の一つであり，診断，治療の手順をよく理解しておく必要があり，まずは病態の理解が重要である．

発症機序と病態

胆嚢は肝臓でつくられた胆汁を一時貯留・濃縮させる器官であり，十二指腸を食物が通過するときに収縮して胆汁を振りかける役割を担っている．このような状態において胆嚢炎が発症する機序は主に2つである．一つは胆汁の流出障害で，胆嚢結石の嵌頓，胆管ステントによる胆嚢管閉塞などが主な原因である．閉鎖腔となった胆嚢に細菌感染が起こって急性胆嚢炎が発症するが，細菌の感染経路は腸管内細菌の逆行性感染，bacterial location などが想定されている．もう一つの発症機序は虚血である．動脈硬化，肝細胞癌に対する肝動脈塞栓術などが原因となる．薬剤の流入も原因または増悪要因となりうる．

胆嚢炎における炎症は胆嚢内の胆汁に感染していることのみならず壁そのものが炎症を起こすことを忘れてはならない．胆汁ドレナージでは壁の炎症は直接的には治らないので，少し時間がかかり，壁

ごと除去する目的で切除しないと軽快しない場合もある．壁の炎症が強い場合は壊疽性胆嚢炎とよばれ，穿孔の危険性が高い状態である．一方，胆嚢壁の虚血では，やはりドレナージではよくならないので，保存的に炎症が軽快するのを待たねばならないが，胆嚢摘出を行えば壁ごと切除になるので炎症は治まる．このように病態によって治療が異なることをよく覚えておきたい．

臨床像

自覚症状は右季肋部痛であり，身体所見としては圧痛であり，限局的な腹膜刺激症状を伴うこともある．Murphy 徴候は有名であり，右季肋下に手を当てて，深吸気をさせると痛みが増強するために息が止まる，というものである．これは吸気による横隔膜の下降とともに，肝臓が下方に動き右季肋下に当てた手に当たって痛みが出るという機序である．

炎症に伴い発熱を認め，核の左方移動を伴う白血球の増加を認め，CRP 上昇を伴う．肝胆道系酵素の上昇は伴わない．敗血症に進展していればショックや意識障害を認める．穿孔している場合には汎発性の腹膜炎となる．一方，胆嚢炎には至らない，いわゆる胆石発作も存在する．これらは高脂質食摂取後に胆嚢が大きく収縮するときに胆嚢頸部に結石がはまり込んで症状が出現するものと考えられている．嵌頓が解除されれば症状は軽快して胆嚢炎へは進展しない．

胆管炎

胆管炎も基本的には胆汁うっ滞が存在する．良性では結石がほとんどであり，悪性は胆管炎を起こす頻度が低い．胆管閉塞に対してステントを留置している場合には，ステント閉塞に伴う胆管炎をよく経験する．

発症機序と病態

胆管結石では，乳頭部に結石が嵌頓することにより胆汁うっ滞が起こり，結石嵌頓により乳頭機能不全となり，腸管内の細菌が逆行性に感染して胆管炎となる．悪性胆道閉塞では，徐々に胆管閉塞が進行するが，乳頭機能は最後まで保たれるので胆管炎が少ない．下部胆管で内腔に大きい腫瘍を形成する場

合と乳頭部癌では，乳頭括約筋機能が障害されるの
で逆行性感染が起きる．また，胆汁うっ滞状態では
cholangio-venous reflux により類洞を通して胆汁
が大循環に流入するため黄疸となるが，感染を伴う
場合には菌血症となる．逆行性感染が主で，閉塞が
はっきりしない胆管炎も存在する．胆管空腸吻合術
後，あるいは胆管ステント留置症例である．これら
は発熱だけで，胆道系酵素上昇を欠くか，軽度であ
る．おそらくは一時的な閉塞，あるいは腸管内圧上
昇による胆汁うっ滞が背景にあると思われるが，実
際には閉塞症状を欠くので，はっきりとはわからな
い．

臨床像

　自覚症状は発熱，黄疸，腹痛（右季肋部痛）の

Charcot の 3 徴が有名である．発熱時には菌血症を
反映して悪寒戦慄を伴うことも特徴である．敗血症
となったものを急性閉塞性化膿性胆管炎（acute
obstructive suppurative cholangitis：AOSC）とよ
び，Reynolds の 5 徴（Charcot の 3 徴＋意識障害，
ショック）が特徴的である．臓器障害を伴うものが
重症であり，臓器サポートが必要となる症例もある．

（伊佐山浩通）

●プリンシプルシリーズ参照
4 『膵・胆道疾患診療の最前線』「胆嚢炎と胆管炎：発症機序，病態，臨床像」☛p.84（伊佐山浩通）

IV 章

検査・診断

IV章 | 検査・診断
▶ 検体検査

一般検査

Expert Advice

❶ 検体検査の値は，臨床背景に基づいて判断する［例▶血小板数の低下では，血液疾患や播種性血管内凝固（DIC）の鑑別が必要であるが，肝硬変では線維化の良い指標である[1,2]．プロトロンビン時間は肝臓の急性合成障害の良い指標である[1]が，ワルファリンの治療効果の判定にも有用である］．

❷ 診断（予想）と検査値が解離する場合には，発症前のデータの入手や，再検査を行う［例▶消化管出血の急性期や脱水症の合併では，ヘモグロビン（Hb）が見かけ上，正常のことがあり，十分な輸液後の再評価が必要である］．

❸ 複数の検査項目の増減の方向性が，臨床所見や画像所見と一致しているかを確認する［例▶急性出血か慢性出血かは，赤血球恒数やBUNから推定する．Hbから輸血の判断[3]と治療効果の判定ができる］．

❹ 急性疾患では，重症度の判定項目の検査を見落とさない［例▶急性膵炎は，循環ショック，敗血症，DICの合併により急速に悪化することがある．特異度の高い検査（リパーゼなど）により診断し，24時間以内に重症度の判定を行う[4]］．

❺ 背景にある生活習慣を推定する［例▶喫煙（白血球数），飲酒（γ-GT，中性脂肪，尿酸）や栄養指標（総蛋白，アルブミン，総コレステロール，HbA1c）により生活指導や食事指導の効果を判断できる］．

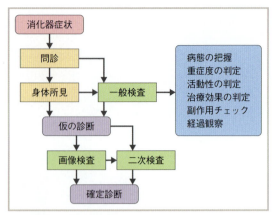

❶ 消化器病診療における一般検査の目的と診断の流れ

❷ 初診時・入院時の主な一般検査

尿検査	蛋白，糖，潜血，ウロビリノーゲン，ビリルビン，ケトン体，pH，比重，（尿沈渣，アミラーゼ，クレアチニン）
血液検査	白血球数，赤血球数，ヘモグロビン，ヘマトクリット，赤血球恒数 血小板数，プロトロンビン時間，赤沈
生化学検査	総蛋白，アルブミン，蛋白分画 血糖（ヘモグロビンA1c），総コレステロール，中性脂肪 総ビリルビン（直接ビリルビン） AST，ALT，LDH，ALP，γ-GT，コリンエステラーゼ，アミラーゼ 尿素窒素，クレアチニン，尿酸，Na，K，Cl，(Ca，Fe，アンモニア)
血清検査	CRP，HBs抗原，HCV抗体，梅毒血清反応
便検査	潜血反応，（便培養，虫卵検査）

（ ）は必要に応じて追加．

一般検査の目的

消化器系の症状を主訴として患者が来院した場合，問診と身体所見に一般検査をもとに，仮の診断をつける（❶）．初診時の検体検査は一次検査（スクリーニング）であり，病態に見合った最小限かつ最適な項目を選択する．X線検査，超音波検査，内視鏡検査，CT・MRIなど画像検査と特異度の高い二次検査により確定診断を得る．

一般検査は，診断以外に，病態の把握，重症度や活動性の判定，治療効果の判定，薬物の副作用チェック，経過観察の目的でも用いられる．

一般検査の項目

消化器病の検体検査には，血液，尿，便，消化液，

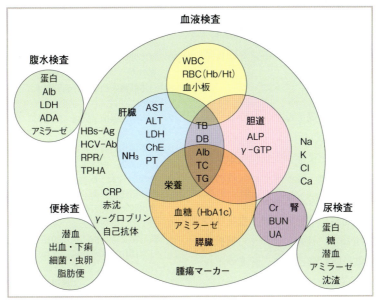

❸ 一般検査による臓器障害の診断

❹ ガイドライン[1-3,4,6-11]における一般検査の選択

臓器	目的	疾患	検査項目
肝臓	診断/治療効果	肝機能	総蛋白（TP），アルブミン（Alb），総ビリルビン（TB），AST，ALT，γ-GT（γ-GTP），γ-グロブリン（γ-Gl），ウイルスマーカー（HBs抗原，HCV抗体）
		肝硬変	血小板数（PLt），TP，Alb，γ-Gl，総コレステロール（TC），ChE
		肝癌	腫瘍マーカー（AFP，PIVKA-II）
	重症度	急性肝炎	TB，直接ビリルビン（DB），Alb，ChE，プロトロンビン時間（PT）
	経過観察	急性肝炎	AST，ALT，TB，PT
		慢性肝炎	AST，ALT，TB，Alb，TC，PLt
	予後	肝硬変	TB，Alb，PT，BUN，PLt，NH₃（肝性脳症）
		NAFLD/NASH	AST，ALT，血糖（HbA1c），PLt，Alb
胆道	診断	胆石症	γ-GT，ALP，TB，ALT，AST，アミラーゼ
		急性胆管炎	TB，ALP，γ-GT，白血球数（WBC），CRP
	重症度	急性胆管炎	WBC，TB，Alb，クレアチニン（Cr），PT，PLt，（血液ガス*）
		急性胆嚢炎	WBC，Cr，PT，PLt，（血液ガス）
膵臓	診断	急性膵炎	アミラーゼ（リパーゼ*，Pアミラーゼ*）
		慢性膵炎	アミラーゼ（リパーゼ*，トリプシノーゲン*）
	重症度	急性膵炎	BUN，Cr，LDH，PLt，Ca，CRP，WBC，（血液ガス*）
消化管	診断	胃・十二指腸潰瘍	ヘモグロビン（Hb：輸血の判定）
		Crohn病	白血球数（WBC），CRP，赤沈，PLt，TP，Alb，TC
	活動性	Crohn病	CRP，赤沈，TP，Alb，TC
	経過観察	Crohn病	CRP，赤沈，Alb，Hb（Ht，RBC）

*：二次検査．

腹水の検査がある．問診や身体所見から，最小限かつ最適な検査を選択する[5]．初診時や入院時には，全身状態の把握と臓器系統別スクリーニングが可能な項目を含める（❷）．

血液検査

個々の血液検査の特異度は高くない．しかし，臨床所見と検査項目の組み合わせにより，一般状態（栄養状態），貧血の有無，感染症（炎症性疾患）の有無，肝・胆道系障害の有無，膵疾患や糖尿病の有無，腎障害の有無などが判断できる（❸）．

採血の間隔や測定項目は，病態の把握，重症度の判定，治療効果の判定など，目的に合わせて選択する（❹）[1-3,4,6-11]．感染予防対策として，肝炎ウイルスの検査を行う．

尿検査

尿試験紙法は迅速に判定できるため，消化器病と腎・泌尿器疾患の鑑別に有用である．尿糖とケトン体は糖尿病やケトアシドーシスの存在を，尿ウロビリノーゲンとビリルビンの異常は肝障害や胆道閉塞の存在を示唆する．尿中アミラーゼ（アミラーゼ・クレアチニンクリアランス比）は，膵疾患とマクロアミラーゼ血症の鑑別に役立つ．

腹水検査

腹部超音波検査で腹水が確認できれば，二次検査として腹水穿刺を行う[2]．腹水は外観（漿液性，血性，膿性，胆汁性，乳び性）および腹水中蛋白濃度により漏出性（≦2.5 g/dL）と滲出性（≧4.0 g/dL）に分類できる．

腹水の蛋白濃度が境界値（2.5～4.0 g/dL）の場合には，血清と腹水のアルブミン濃度差により漏出性（<1.1 g/dL）と滲出性（≧1.1 g/dL）に分類する．腹水中の細胞，LDH，アミラーゼ，ADA，腫瘍マーカーの測定により鑑別診断を行う．

（成瀬　達）

● 参考文献
1) 日本肝臓学会．慢性肝炎診療のためのガイドライン．平成 19 年度．2007．
2) 日本消化器病学会編．肝硬変診療ガイドライン 2015．改訂第 2 版．南江堂；2015．
3) 日本消化器病学会編．消化性潰瘍診療ガイドライン 2015．改訂第 2 版．南江堂；2015．
4) 急性膵炎診療ガイドライン 2015 改訂出版委員会編．急性膵炎診療ガイドライン 2015．第 4 版．金原出版；2015．
5) 日本臨床検査医学会ガイドライン作成委員会編．臨床検査のガイドライン JSLM2015．宇宙堂八木書店；2015．
6) 日本肝臓学会編．肝癌診療ガイドライン 2017 年版．金原出版；2017．
7) 日本消化器病学会編．NAFLD/NASH 診療ガイドライン 2014．南江堂；2014．
8) 日本消化器病学会編．胆石症診療ガイドライン 2016．改訂第 2 版．南江堂；2016．
9) 急性胆管炎・胆囊炎診療ガイドライン改訂出版委員会編．急性胆管炎・胆囊炎診療ガイドライン 2013．医学図書出版；2013．
10) 日本消化器病学会編．慢性膵炎診療ガイドライン 2015．改訂第 2 版．南江堂；2015．
11) 日本消化器病学会編．クローン病診療ガイドライン．南江堂；2010．

● プリンシプルシリーズ参照
1 『食道・胃・十二指腸の診療アップデート』「一般検査と腫瘍マーカー」☛p.73（稲森正彦）
3 『ここまできた肝臓病診療』「一般検査」☛p.116（石川哲也）
4 『膵・胆道疾患診療の最前線』「一般検査と血清膵酵素値」☛p.94（成瀬　達）

Ⅳ章｜検査・診断
▶ **検体検査**

免疫学的検査

Expert Advice
❶ 免疫学的検査は，消化器疾患の診断にも広く活用されている．
❷ 血液や便などでの特異抗原の検出は，サイトメガロウイルス，ロタウイルス，アデノウイルス，腸管出血性大腸菌 O157，クラミジアなどによる消化管感染症の診断に活用されている．
❸ 消化管感染症のなかで，エルシニア，腸管出血性大腸菌，赤痢アメーバ，アニサキスなどは，血清抗体価の測定が診断に用いられる．

検体検査／免疫学的検査

❺ 消化器疾患の診断に用いる主な免疫学的検査

A. 特異抗原・血清抗体	B. 血清自己抗体
特異抗原	抗核抗体
• 血液	抗ミトコンドリア抗体
肝炎ウイルス	抗セントロメア抗体
サイトメガロウイルス（アンチゲネア）	抗平滑筋抗体
• 便	抗肝腎ミクロソーム（LKM）-1 抗体
ヘリコバクター・ピロリ	抗胃壁細胞抗体
ロタウイルス	**C. 血清免疫グロブリン**
アデノウイルス	
腸管出血性大腸菌 O157	IgM
• 直腸擦過診	IgG（IgG1-4）
クラミジア	IgA
血清抗体	IgD
各種ウイルス	IgE
ヘリコバクター・ピロリ	**D. その他**
エルシニア	
腸管出血性大腸菌（LPS 抗体）	薬物リンパ球刺激試験
赤痢アメーバ	可溶性 IL-2 レセプター
アニサキス	インターフェロンγ遊離試験

血液や便の特異抗原や血清抗体価の測定は，消化管感染症の診断に活用されている．血清自己抗体や血清免疫グロブリンの測定は，自己免疫的機序が発病に関与すると考えられる肝・胆道・膵疾患の診断に必須である．また非 Hodgkin リンパ腫の病勢評価には可溶性インターロインキン2レセプターの測定，腸結核の補助的診断にはインターフェロンγ遊離試験が活用されている．

❹ 自己免疫的機序が発病に関与していると考えられる肝疾患や膵疾患の診断には，血清自己抗体や各種免疫グロブリンの測定が必須である．

　免疫学的検査は，消化器疾患に対しても，消化管感染症や肝疾患，膵疾患などの診断に広く活用されている．消化器疾患の診断に用いる免疫学的検査として，消化管感染症の診断に用いる特異抗原・血清抗体検査，肝・胆道・膵疾患の診断に用いる血清自己抗体や血清免疫グロブリン検査などがあげられる（❺）．

　本項では，消化器疾患の診断に用いる場合が多い免疫学的検査について解説する．肝炎ウイルス（☞p.98）やヘリコバクター・ピロリ感染症（☞p.103）の診断に用いる免疫学的検査は，他項を参照されたい．

特異抗原・血清抗体検査

　血液や便での特異抗原の検出や血清抗体検査は，病原微生物（ウイルス，細菌など）による消化管感染症の診断に活用されている．

　特異抗原の検出が診断に有用な消化管感染症として，サイトメガロウイルス（血液），ロタウイルスやアデノウイルス(便)，腸管出血性大腸菌 O157(便)，クラミジア（直腸擦過診）などがあげられる．サイトメガロウイルスアンチゲネア法は，モノクローナル抗体（C7-HRP，C10/C11）を用いて，多核白血球の核内に検出されるサイトメガロウイルス抗原を認識する方法で，ウイルス血症の程度を診断できる．

　血清抗体価の測定が診断に有用な消化管感染症として，エルシニア，腸管出血性大腸菌（LPS 抗体），赤痢アメーバ，アニサキスなどがあげられる．

血清自己抗体や血清免疫グロブリン検査

　血清自己抗体や血清免疫グロブリンの測定は，自己免疫性肝炎，原発性胆汁性胆管炎，原発性硬化性胆管炎，自己免疫性膵炎，自己免疫性胃炎などの診断に不可欠である．

　自己免疫性肝炎は，抗核抗体や抗平滑筋抗体が陽性（Ⅰ型），血清γグロブリン値とくに IgG 値の上

93

昇がみられ，診断基準の主要所見となっている．な
お抗肝腎ミクロソーム（LKM）-1抗体が陽性のⅡ型
は，若年発症で重症化し予後不良であるが，本邦で
はまれである．

原発性胆汁性胆管炎では，抗ミトコンドリア抗体
が約90％の症例で陽性となり，血清IgM値の上昇
も認める場合が多い．原発性硬化性胆管炎では，高
γグロブリン血症がみられ，30〜40％の症例で抗核
抗体が陽性になるが，抗ミトコンドリア抗体や抗平
滑筋抗体は陰性の場合が多い．

自己免疫性膵炎では，高γグロブリン血症，血清
IgG値またはIgG4値の上昇が高頻度にみられ，抗
核抗体やリウマトイド因子が陽性になる場合があ
る．自己免疫性胃炎では，抗胃壁細胞抗体が約90％
の症例で陽性になる．

その他の検査

薬物リンパ球刺激試験（drug-induced lympho-
cyte stimulating test：DLST）は，薬剤に対する遅
延型アレルギー反応を *in vitro* で検査する．薬剤性
の肝障害や胃腸障害の補助的診断法として用いられ
る．

結核感染の補助的診断法として，インターフェロ
ンγ遊離試験（クオンティフェロン® TB と T-ス
ポット®.TB）が保険適用になり，腸結核の診断にも
活用されている．

腸管非Hodgkinリンパ腫の病勢評価に，可溶性イ
ンターロイキン2レセプター（sIL-2R）の測定が有
用である．

（小林清典）

● プリンシプルシリーズ参照
2 『腸疾患診療の現在』「免疫学的検査」 ▶p.74（小林清典）
3 『ここまできた肝臓病診療』「免疫学的検査」 ▶p.114
（石川哲也）
4 『膵・胆道疾患診療の最前線』「免疫検査」▶p.104（川 茂幸）

Ⅳ章｜検査・診断
▶ **検体検査**

消化管ホルモン

Expert Advice

❶ 消化管ホルモンは主として消化管粘膜の内分
泌細胞で産生され，胃酸，膵液，胆汁などの
外分泌，他のホルモン分泌，消化管運動など
の生理機能を調節する．

❷ 消化管ホルモンの測定には RIA，EIA，ELISA
が用いられる．保険診療で認められない項目
が多い．

❸ ホルモン産生腫瘍ではホルモン過剰産生によ
り特徴的な臨床所見を呈する．

❹ ソマトスタチン受容体のシンチグラフィは機
能性神経内分泌腫瘍の診断に有用である．

❺ GLP-1とGIPはインスリン分泌を促進し，イ
ンクレチンとよばれ，糖尿病の治療に用いら
れる．

消化管ホルモンとは，消化管の内分泌細胞で合成
され，血流を介して，あるいはパラクリン，神経伝
達物質として標的臓器に作用してさまざまな生理機
能を調節するホルモンの総称である．主な作用は消
化器臓器の外分泌，内分泌，運動などの生理機能の
調節である（❻）．

コレシストキニン（CCK）

CCK は上部空腸の内分泌細胞（I細胞）で産生さ
れ，血中には CCK-58，-39，-33，-22，-12，-8 の
分子量の CCK が存在し，血中では CCK-58 が主体
である．生物活性を有する最小単位の CCK-8 はガ
ストリンと同じ C 末端構造をとる．作用は，膵酵素
分泌促進，胆汁分泌促進，胆嚢収縮，摂食抑制，胃
排出抑制，インスリン分泌刺激で，アミノ酸，長鎖
脂肪酸によって CCK の分泌が刺激される[1]．

❻ 消化管ホルモンの分泌細胞と機能，疾患との関連

| 消化管ホルモン | 産生臓器 | 測定方法 | 消化器関連の機能 | | 消化器疾患との関連 |
			促進	抑制	
ガストリン	胃幽門前庭部 G 細胞	RIA	胃酸分泌，ペプシン分泌，細胞増殖，膵酵素分泌		ガストリノーマ，幽門前庭部 G 細胞過形成，A 型胃炎
CCK	上部空腸 I 細胞	RIA, EIA, ELISA	膵酵素分泌，胆汁排出，胆嚢収縮	胃排出能	胆石症，急性膵炎，慢性膵炎
セクレチン	十二指腸，上部空腸 S 細胞	RIA	膵液（水，重炭酸）分泌，ソマトスタチン分泌	ガストリン分泌，胃酸分泌，胃排出能	膵外分泌機能試験（セクレチン試験），機能性神経内分泌腫瘍（セクレチン負荷試験）
VIP	中枢神経，末梢神経，膵島	RIA	膵外分泌，胃液・腸液分泌，平滑筋弛緩		WDHA 症候群
PACAP	中枢神経，末梢神経	EIA	膵外分泌，インスリン分泌，腸管運動，ヒスタミン分泌		
グルカゴン	膵島 α 細胞	RIA	糖新生	インスリン分泌，消化管運動，胃排泄	グルカゴノーマ，糖尿病
GLP-1	下部小腸 L 細胞	ELISA	インスリン分泌	摂食，グルカゴン分泌，胃排泄	糖尿病，ダンピング症候群
GIP	十二指腸，上部空腸 K 細胞	ELISA	インスリン分泌，ソマトスタチン分泌	胃酸分泌，腸液分泌	糖尿病
ソマトスタチン	消化管，膵島の D 細胞	RIA, EIA		消化管ホルモン分泌，インスリン分泌，グルカゴン分泌，膵外分泌，胃酸分泌，消化管運動	ソマトスタチノーマ，神経内分泌腫瘍の検査・治療，癌性消化管閉塞の治療
モチリン	腸クロム親和性細胞	RIA, EIA	下部食道括約筋収縮，空腹時消化管運動，胃酸分泌，膵外分泌		自律神経障害を有する糖尿病
グレリン	胃，腸，膵，腎，視床下部	RIA, ELISA	摂食，空腹時消化管運動，胃酸分泌	インスリン分泌	摂食障害，機能性ディスペプシア，悪液質，肥満
PP	膵島 PP 細胞	RIA	胃酸分泌	摂食，胃排泄，膵外分泌	糖尿病，膵性糖尿病
PYY	下部消化管 L 細胞	RIA		摂食	摂食障害，肥満
パンクレアスタチン	膵島，神経細胞	RIA	グルカゴン分泌	インスリン分泌，膵外分泌	
ガラニン	中枢神経系，末梢神経系（腸管神経叢など）	RIA, EIA		胃酸分泌，胃排出能，インスリン分泌，ガストリン分泌	神経因性，炎症性疼痛の治療
レプチン	脂肪細胞	RIA, ELISA	エネルギー消費	摂食	肥満，腸上皮化生，レプチン産生腫瘍（絨毛），神経性食思不振症
アミリン	膵 β 細胞	RIA, EIA		摂食，胃排出，グルカゴン分泌	1 型糖尿病，インスリン依存型 2 型糖尿病
セロトニン	腸クロム親和性細胞	ELISA	平滑筋収縮		カルチノイド症候群，ダンピング症候群，進行性全身強皮症，片頭痛，統合失調症

CCK：cholecystokinin, VIP：vasoactive intestinal polypeptide, PACAP：pituitary adenylate cyclase activating polypeptide, GLP-1：glucagon-like peptide-1, GIP：glucose-dependent insulinotropic polypeptide, PP：pancreatic polypeptide, PYY：peptide YY. RIA：radioimmunoassay, EIA：enzyme immunoassay, ELISA：enzyme-linked immunosorbent assay.

IV章 検査・診断

ガストリン

ガストリンは胃幽門前庭部粘膜に存在するG細胞より血中に分泌され，胃底腺領域の壁細胞上のガストリン/CCK-2受容体に結合し，胃酸分泌，ペプシノーゲン分泌，胃運動を刺激するほか，ECL細胞上の受容体にも作用してヒスタミン分泌を介して胃酸分泌を促進する．

セクレチン

セクレチンは十二指腸から上部空腸にあるセクレチン細胞（S細胞）で産生される．作用は膵液（水，重炭酸）の分泌促進，胃酸分泌抑制，胃排出能抑制，ガストリン分泌抑制である．セクレチン分泌の刺激因子は胃酸で，その他，脂肪，長鎖脂肪酸，オリゴペプチド，アミノ酸，胆汁，plaunotolなどがある[2]．

血管作動性腸管ペプチド（VIP），下垂体アデニル酸シクラーゼ活性化ペプチド（PACAP）

血管作動性腸管ペプチド（vasoactive intestinal peptide：VIP）と下垂体アデニル酸シクラーゼ活性化ペプチド（pituitary adenylate cyclase activating polypeptide：PACAP）は腹腔神経叢に存在し，VIPは平滑筋の弛緩，膵液分泌促進作用を，PACAPはインスリン分泌促進，腸管運動亢進，ヒスタミン分泌促進などの多彩な作用がある．

ソマトスタチン

ソマトスタチン-14と-28が存在し，中枢神経系，末梢神経，消化管粘膜δ細胞，膵臓Langerhans島δ細胞など生体に広く分布する．消化管ホルモン分泌，膵島ホルモン分泌，胃酸分泌，膵液分泌，胆嚢収縮，消化管運動，胃収縮に対する抑制作用がある．

ソマトスタチン受容体（SSTR）はSSTR1～5のサブタイプが存在し，消化管ホルモンや膵島ホルモン分泌抑制にはSSTR2とSSTR5が重要である．

その他のホルモン

GLP-1（glucagon-like peptide-1），GIP（glu-cose-dependent insulinotropic polypeptide）は食事摂取に伴い消化管から分泌され，膵β細胞からのインスリン分泌を促進するインクレチンとよばれる消化管ホルモンである．pancreatic polypeptide（PP）はneuropeptide Y（NPY），peptide Y（PYY）と同様にNPY familyに属し，PPは膵液基礎分泌，食後の膵液量，重炭酸塩分泌，酵素分泌を抑制するほか，胆嚢収縮抑制，食欲抑制作用がある[3]．

（清水京子）

◉参考文献
1) Shiratori K, et al. Role of secretin and cholecystokinin in oleic acid-stimulated pancreatic secretion in rats. Gastroenterol Jpn 1990；25：104-11.
2) Chey WY, Chang TM. Secretin. Historical perspective and current status. Pancreas 2014；43：162-83.
3) Chey WY, et al. Neural hormonal regulation of exocrine pancreatic secretion. Pancreatology 2001；1：320-35.

◉プリンシプルシリーズ参照
1 『食道・胃・十二指腸の診療アップデート』「消化管ホルモン」 ☞p.69（武田宏司）
4 『膵・胆道疾患診療の最前線』「消化管ホルモン，膵ホルモン」 ☞p.99（清水京子）

IV章｜検査・診断

▶ **検体検査**

消化器癌の腫瘍マーカー

Expert Advice

❶ 消化器癌の腫瘍マーカーは早期発見に有用ではないが，再発の発見や予後予測に有効である．
❷ 腫瘍マーカー値の推移は抗癌剤治療に対する反応性の評価にも利用できる．
❸ CA19-9値は糖鎖抗原の合成酵素活性に影響される．
❹ 腫瘍マーカーが上昇する非腫瘍性疾患の存在に留意する．

腫瘍マーカーは癌細胞からの過剰産生・組織破壊

による血液中への逸脱によって値が上昇する．癌の由来臓器によって上昇する腫瘍マーカーは異なるため，どの腫瘍マーカーを測定するかの選択が重要である．また，腫瘍マーカー検査は簡便な検査法であるが早期発見に有用な検査ではなく，癌以外での増加もしばしばみられる．腫瘍マーカーが正常であることは癌を否定する所見ではなく，また上昇していることが必ずしも癌罹患を意味しないことは理解しておく必要がある．

CEA

CEA の正常値は 5.0 ng/mL 以下である．胃癌と大腸癌で上昇することが多いが，膵癌・胆道癌でも上昇がみられる．術後のフォローアップや化学療法施行時に，再発の診断や抗癌剤の有効性確認の指標として用いられる．悪性腫瘍以外では喫煙により上昇がみられる．

癌疑い病名での算定について，診断または転帰が確定するまでに1回に限り可能であり，癌が否定された場合には疑い病名の中止が必要である（ほかの腫瘍マーカーでも同様．また，複数の腫瘍マーカー検査を同時に測定する場合，内容にかかわらず項目数で点数が決定される．4項目を超える場合は点数が上限に達することに留意する）．

CA19-9

CA19-9 の正常値は 37 U/mL 以下である．膵癌・胆道癌に特異性の高いマーカーとして利用されており，手術前後の CA19-9 値は患者予後と関連するとの報告がある[1]．化学療法施行後の効果判定にも有用であり，投与後に値が低下する場合は治療レジメンが奏功している可能性が高い．

CA19-9 はシアリルルイス A 糖鎖抗原であり，その合成にかかわる酵素活性の差により産生がみられない患者が存在する．この場合には CA19-9 値が著明低値（2.0 U/mL 以下）を呈することが多い（ルイス陰性者）．ルイス陰性者では CA19-9 の前駆体である DU-PAN-2（シアリルルイス C 抗原・正常値 150 U/mL 以下）またはシアリルルイス A 抗原・C 抗原の両者を検出する Span-1（正常値 30 U/mL

以下）が代替マーカーとなりうる[2]．

CA19-9 を含めたこれら糖鎖抗原の値は胆汁や膵液がうっ滞する病態で上昇する可能性があり，閉塞性黄疸や肝硬変で上昇がみられる．膵癌・胆道癌によって閉塞性黄疸をきたした症例では，胆道ドレナージを実施した後の CA19-9 値がその後の経過観察の基準となる．

AFP, PIVKA-II

AFP の正常値は 10 ng/mL 以下，PIVKA-II の正常値は 40 mAU/mL 以下である．両者とも肝細胞癌のマーカーとして使用されており，AFP に加えてPIVKA-II の測定を行うことで診断感度が増加するため[3]，組み合わせて測定することが多い．

肝細胞癌のハイリスク群であるウイルス性肝炎，種々の原因による肝硬変患者のサーベイランスにおいて，腹部超音波検査や造影 CT，MRI などの画像検査とともに測定される．手術またはラジオ波焼灼療法，TACE などの治療後フォローアップに際し，再発の検出を目的に測定する．

AFP，PIVKA II 上昇は肝硬変などでみられる．また，PIVKA-II はワルファリン内服によっても影響を受けるため，測定前に患者の服薬内容確認が必要である．

SCC

SCC の正常値は 1.5 ng/mL 以下である．扁平上皮癌において値が増加するため，食道癌のほか肺の扁平上皮癌，子宮頸癌のマーカーとして利用されている．手術後，化学療法・放射線療法後のフォローアップ時に測定する．継続的な増加がみられる場合には画像検査による病変進展の評価が必要である．

（濱田　晋，正宗　淳，下瀬川　徹）

● 参考文献

1) Humphris JL, et al. The prognostic and predictive value of serum CA19.9 in pancreatic cancer. Ann Oncol 2012；23：1713-22.
2) Kawa S, et al. Epitope analysis of SPan-1 and DUPAN-2 using synthesized glycoconjugates sialyl-lact-N-fucopentaose II and sialyllact-N-tetraose.

Pancreas 1994；9：692-7.
3) Ertle JM, et al. A combination of alpha-fetoprotein and des-gamma-carboxy prothrombin is superior in detection of hepatocellular carcinoma. Digestion 2013；87：121-31.

● プリンシプルシリーズ参照
1 『食道・胃・十二指腸の診療アップデート』「一般検査と腫瘍マーカー」☞p.73（稲森正彦）
2 『腸疾患診療の現在』「腫瘍マーカー（大腸癌）」☞p.77（小林清典）
3 『ここまできた肝臓病診療』「腫瘍マーカー」☞p.108（宮明寿光，中尾一彦）
4 『膵・胆道疾患診療の最前線』「腫瘍マーカー」☞p.107（濱田　晋，正宗　淳，下瀬川　徹）

Ⅳ章｜検査・診断
▶ 検体検査

ウイルスマーカー

Expert Advice

❶ A，B，C，D，E 型の 5 種類の肝炎ウイルスが確認されている．
❷ 肝炎ウイルスマーカー測定の目的は，急性肝炎の原因診断，B 型と C 型の持続感染例での病態把握，治療適応や治療中のモニタリング，効果判定などである．
❸ 原因診断，病態診断を行うためには，複数のウイルスマーカーの測定結果の組み合わせで判断をすることが多い．

　A，B，C，D，E 型の 5 種類の肝炎ウイルスマーカーの臨床的意義を ❼ にまとめた．

HAV 関連ウイルスマーカー

　HA 抗体：HAV 感染後に血中に出現し数年間にわたって検出される．過去の HAV 感染の有無を知る目的で測定する．

　IgM-HA 抗体：A 型急性肝炎の診断目的に測定を行う．

HBV 関連ウイルスマーカー

　HBs 抗原：血中 HBs 抗原陽性を確認することが HBV 感染診断の基本となる．HBs 抗原量は，発癌リスクとの関連，インターフェロン治療中のモニタリング，核酸アナログ薬の中止の目安として測定する．

　HBs 抗体：HBs 抗体陽性者は，過去に HBV に感染したが現在は回復した状態（HBc 抗体陽性）と，過去に HBV に感染していないが HB ワクチン投与によって HBs 抗体を獲得した状態（HBc 抗体陰性）の 2 パターンがある．

　HBc 抗体：HBc 抗体陽性例は，現在 HBV に感染している例（HBs 抗原陽性例）と既往感染例（HBs 抗原陰性例）に大別される．HBV 既往感染者では，免疫能が低下することにより，HBV 再増殖に伴う肝炎（*de novo* B 型肝炎）を発症する．

　IgM-HBc 抗体：B 型急性肝炎の診断に用いる．しかし，HBV キャリアの急性増悪例でも低値ながら陽性となる．

　HBe 抗原：HBe 抗原陽性例は，HBV が盛んに増殖していることを意味し，感染力が高いことを示す．

　HBe 抗体：HBe 抗原に対する抗体である．

　HBV DNA 量：B 型慢性肝炎の病態は，血液中 HBV DNA 量の変化と密接に関係する．HBV DNA 量の増加に伴って ALT 値の上昇がみられ，肝炎の悪化がしばしばみられる．

　HBV コア関連抗原：HBs 抗原量と同様に，核酸アナログ薬の中止の目安となる指標となっている．

　HBV 遺伝子型：HBV 遺伝子型は，A〜J タイプに，大きくは 9 種類の HBV 遺伝子型（GtA-GtJ）に分類される．Orito ら[1]によると，わが国の HBV キャリアの HBV 遺伝子型の頻度は GtA 1.7%，GtB 12%，GtC 85%であり，Gt-C が多数を占める．GtA は欧米やアフリカの HBV キャリアに広くみられる HBV 遺伝子型である．

HDV 関連ウイルスマーカー

　HDV は日本ではまれな肝炎である．HDV 感染の診断方法としては HD 抗体，IgM-HD 抗体，HDV

検体検査／ウイルスマーカー

❼ 肝炎ウイルスマーカーの臨床的意義

肝炎ウイルスマーカー		臨床的意義
A型肝炎ウイルス （HAV） 関連ウイルスマーカー	HA抗体	HAVの感染既往
	IgM-HA抗体	A型肝炎
B型肝炎ウイルス （HBV） 関連ウイルスマーカー	HBs抗原	HBVに感染している（通常HBc抗体も陽性） 定量値はHBV活動性の評価に有用
	HBs抗体	HBVの感染既往（多くはHBc抗体も陽性） HBVワクチン接種後
	HBc抗体	HBVの感染既往（多くはHBs抗体も陽性） HBVに感染している（HBs抗原も陽性）
	IgM-HBc抗体	B型急性肝炎（高力価：COI＞10.0） HBVキャリアの急性増悪（低力価：COI＞10.0）
	HBe抗原	HBVの活動性が高い
	HBe抗体	多くはHBVの活動性が低い
	HBV DNA量	HBV量を反映
	HBVコア関連抗原	HBV量を反映 核酸アナログ薬投与下では肝細胞中HBV cccDNA量を反映
	HBV遺伝子型	予後の予測や治療方針の決定（A～H型，J型）
D型肝炎ウイルス （HDV） 関連ウイルスマーカー	HD抗体	HDVの感染既往（HBVの感染既往もあり） HDVに感染している（HBs抗原も陽性）
	HDV RNA	HDVに感染している（HBs抗原も陽性）
C型肝炎ウイルス （HCV） 関連ウイルスマーカー	HCV抗体	HCVの感染既往（HCV RNA陰性 and HCVコア抗原陰性） HCVに感染している（HCV RNA陽性 and/or HCVコア抗原陽性）
	HCV RNA量	HCVに感染している／抗ウイルス療法の効果予測，モニター，効果判定
	HCVコア抗原	HCVに感染している／抗ウイルス療法の効果予測，モニター
	HCV遺伝子型 HCV群別（グルーピング）	抗ウイルス療法の適応（1型，2型ほか）
E型肝炎ウイルス （HEV） 関連ウイルスマーカー	HE抗体	HEVの感染既往（HEV RNA陰性） E型肝炎（HEV RNA and/or IgA-HE抗体陽性）
	IgA（or IgM）-HE抗体	E型肝炎
	HEV RNA	E型肝炎

RNAなどがあるが，国内では現在HD抗体検査試薬がない.

HCV関連ウイルスマーカー

HCV抗体：HCV感染者のスクリーニング法として用いる．過去の感染者でもHCV抗体陽性（低抗体価）となることから，C型肝炎の診断確定のためにはHCV RNAの測定が必要である.

HCV RNA量：real time PCR法（1.2～7.8 log copies/mL）で測定する．抗ウイルス治療終了24時点でHCV RNA陰性の場合にsustained viral response（SVR）と判定する.

HCVコア抗原：HCV粒子中のコア抗原を定量測定する方法で，HCV RNAと同様にウイルス量を反映する.

HCV遺伝子型：HCV遺伝子型は世界で6型以上あるが，国内ではHCV 1型（1a，1b）とHCV 2型（2a，2b）が主な遺伝子型である．抗ウイルス薬の適応はHCV遺伝子型で異なる．HCV遺伝子型に類似した検査として血清学的手法を用いてHCV 1型と2型に群別するHCV群別（グルーピング）があり，保険適用がある.

99

HEV 関連ウイルスマーカー

HE 抗体（IgG, IgM, IgA クラス）：HEV に対する抗体で，IgG，IgM，IgA クラスの抗体がある．E型肝炎の診断には IgA-HE 抗体（保険適用あり）を用いる．

HEV RNA：PCR 法により HEV RNA の検出が可能だが，保険適用はない．

（八橋　弘）

● 参考文献
1) Orito E, et al. Geographic distribution of hepatitis B virus（HBV）genotype in patients with chronic HBV infection in Japan. Hepatology 2001；34：590-4.
● プリンシプルシリーズ参照
3『ここまできた肝臓病診療』「ウイルスマーカー」☞p.104
（八橋　弘）

IV章｜検査・診断
▶ 検体検査

肝線維化マーカー

Expert Advice

❶ 肝線維化診断のゴールドスタンダードは肝生検であるが，侵襲的であり何度も繰り返し行うことは難しい．

❷ 血清の線維化マーカーの測定は，非侵襲的で繰り返して評価することが可能であり，肝線維化の把握や肝生検の適応を決定するうえでも有用な検査である．

❸ 現在臨床で主に用いられる項目としては，III型プロコラーゲン N 末端ペプチド，IV型コラーゲン，IV型コラーゲン 7S，ヒアルロン酸，Mac-2 結合蛋白糖鎖修飾異性体などがある．

肝線維化は動的な現象であり，病態の詳細な把握のためには評価を繰り返す必要がある．現在の肝線維化診断のゴールドスタンダードは肝生検であるが，肝生検は侵襲性やコストの面からも何度も繰り返して行うことは妥当ではなく，またサンプリングエラーの可能性もある．こうした点を補う意味でも，血清の肝線維化マーカーの測定は有用である．

現在，わが国ではIII型プロコラーゲン N 末端ペプチド（procollagen III N-terminal peptide：PIIINP），IV型コラーゲン，IV型コラーゲン 7S，ヒアルロン酸に加えて，2015 年より新たに Mac-2 結合蛋白糖鎖修飾異性体（Mac-2 binding protein glycosylation isomer：M2BPGi）が保険適用となった．これらのマーカーの主な特徴を❽に示す．

III型プロコラーゲン N 末端ペプチド（PIIINP）

基準値 0.3〜0.8 U/mL

コラーゲン産生細胞（線維芽細胞）から産生されるプロコラーゲンは，プロテアーゼにより N 末端・C 末端ペプチドが切断されてコラーゲンとなる．この PIIINP はIII型コラーゲンが切断されたペプチドであり，各臓器から大循環中に移行する．III型コラーゲンの産生量を反映し，活動性の線維増生の指標にはなるが，すでに沈着した線維量の指標にはならない．また，臓器特異性はないため，III型コラーゲンを産生する他臓器の線維化でも変動する[1,2]．

IV型コラーゲン，IV型コラーゲン 7S

基準値
IV型コラーゲン：150 ng/mL 以下（EIA）
IV型コラーゲン 7S：5 ng/mL 以下（RIA）

IV型コラーゲンは基底膜の主要構成成分である．肝線維化の過程で肝類洞の基底膜化が起こり，IV型コラーゲンが産生される．7S は血中でも安定している N 末端の 7S 領域を認識する抗体を用いた測定法である．慢性肝疾患においてその進行とともに値は上昇し，IV型コラーゲンの測定値 200 ng/mL 以上はほぼ肝硬変とみなしてよい[1,2]．

検体検査／便検査

❽ 各種線維化マーカーの特徴

線維化マーカー	基準値	上昇機序	高値を呈する疾患
PⅢNP	0.3〜0.8 U/mL	Ⅲ型コラーゲンの産生増加	急性肝炎, 慢性肝炎, 肝硬変, アルコール性肝障害, 肺線維症, 腎不全, 膠原病など
Ⅳ型コラーゲン	150 ng/mL 以下	類洞の基底膜化によるⅣ型コラーゲンの産生増加	慢性肝炎, 肝硬変, アルコール性肝障害, 糖尿病, 腎不全, 甲状腺機能亢進症, 間質性肺炎, 心筋症, 妊娠など
Ⅳ型コラーゲン7S	5 ng/mL 以下		
ヒアルロン酸	50 ng/mL 以下	星細胞によるヒアルロン酸産生増加 類洞内皮細胞のヒアルロン酸処理能力の低下	慢性肝炎, 肝硬変, 関節リウマチ, 変形性関節症, 悪性中皮腫, 食事・運動, 加齢など
M2BPGi	判定（−）, COI：1.00 未満	Mac-2 結合蛋白の糖鎖構造の変化	慢性肝炎, 肝硬変

■ ヒアルロン酸

基準値 50 ng/mL 以下

　ヒアルロン酸は生体内結合組織に幅広く存在する酸性ムコ多糖類で, 組織の安定性・弾力性の維持や水分の調節に関与している. 組織中で生じたヒアルロン酸はリンパを介して血中に運ばれ, その大部分が肝臓の類洞内皮細胞で受容体を介して分解・異化される. 肝線維化に伴うヒアルロン酸の上昇機序は, 星細胞によるヒアルロン酸産生の増加, 門脈圧亢進によるリンパの体循環流入の増加に加え, 類洞内皮細胞のヒアルロン酸処理能力の低下があげられる. したがって, ヒアルロン酸は類洞内皮機能の指標という側面を併せもった線維化マーカーである[1,2].

■ Mac-2 結合蛋白糖鎖修飾異性体（M2BPGi）

基準値　判定（−）, cut-off index：1.00 未満

　M2BPGi は, 線維化の進展に伴う蛋白質上の糖鎖構造の変化をとらえる新しい種類の線維化マーカーである. Mac-2 結合蛋白は, Mac-2 のリガンドとして知られる分泌性の糖蛋白質であり, 線維化の進展に伴って, 糖鎖構造が変化した異常な異性体（M2BPGi）が増加する. これに特異的に結合するレクチンを用いることで糖鎖構造の変化を検出するもので, 肝生検による組織所見との高い相関が確認さ

れている[3].

（小田桐直志, 河田則文）

◉ 参考文献
1) 村脇義和ほか. 線維化マーカー. 肝胆膵 2010；60：559-67.
2) 森川浩安ほか. 肝炎の進行と線維化マーカー. 診断と治療 2008；96：541-6.
3) Kuno A, et al. A serum "sweetdoughnut" protein facilitates fibrosis evaluation and theraphy assessment in patients with viral hepatitis. Sci Rep 2013；3：1065.

◉ プリンシプルシリーズ参照
3 『ここまできた肝臓病診療』「肝線維化マーカー」🡆p.111
（小田桐直志, 河田則文）

Ⅳ章｜検査・診断
▶ **検体検査**

便検査

Expert Advice

❶ 便潜血反応検査は大腸癌検診として, 侵襲のない, きわめて有用な検査である.

❷ 検査結果を解釈するうえで, その限界について十分な理解が必要である.

101

❸ 便潜血反応検査の結果が陰性であっても，単に患者を安心させるだけでなく，検診を継続する必要性も理解してもらう．

❹ 細菌培養検査をオーダーする前に，可能な限り鑑別診断を絞り込む．

❺ 急性下痢の患者全員に細菌培養検査のオーダーをしない．

❻ 入院患者における細菌培養検査は *Clostridium difficile* 感染症を除くと意義は乏しい．

便潜血反応検査

適応

大腸癌検診として施行され，大腸癌死亡率減少が期待できる．開始年齢は米国などでは50歳，本邦の自治体検診は40歳で開始される．米国などでも，リスク因子（大腸癌家族歴など）があれば，それより若い年齢で開始される．

有症状（腹痛や貧血など）者の原因検索として行うのであれば「検診」ではなく，また大腸癌を疑うのであれば，便潜血反応検査をスキップして大腸内視鏡検査を行う（大腸癌が疑われる患者で便潜血反応検査が陰性であったとしても，大腸癌の検査後確率は決して低いものとはならない）．大腸癌の発病率は年齢が進んでもプラトーにならないことから，年齢だけをもって，大腸癌検診を終了することはできない．

検査方法

かつては guaiac 法（化学法）が行われていたが，感度が著しく低いため，現在は食事制限を必要としない免疫化学法が主流となってきている．採便回数に関しては，感度，特異度のバランスから2日法が勧められる（4,611人の健常者を対象とした Nakama らの研究では，大腸癌を対象とした場合の免疫化学法の感度は，1日法，2日法，3日法それぞれ，56%，83%，89%であり，特異度は97%，96%，94%であった）[1]．

検査の実際

検査を施行する前に，事前に大腸癌のリスクの評価をしておきたい（リスクが高いと判断された場合には，直接，大腸内視鏡検査を勧めてもよい）．リスク因子として評価すべきは，食習慣（肉食や野菜・果物の摂取不足など），肥満，運動（不足），多量飲酒，喫煙，大腸癌およびポリープの家族歴，糖尿病罹患などがある．

検査結果の意味（陽性および陰性）を事前に十分に説明をしておきたい（2日法を採用したとしても，大腸癌患者の5人に1人は結果が陰性になる）．陽性であった場合は大腸内視鏡検査を行う．陰性であったとしても，翌年以降にも繰り返して検査を行う（1回の検査はもちろんだが，「繰り返して行われる一連の検査」として，一括して大腸癌検診ととらえる）．陽性で大腸内視鏡検査を行い，その結果が陰性であった場合，近い将来の大腸癌のリスクはきわめて低いと考えられ，今後，便潜血反応検査を行うことの意義は乏しいと思われる．しかし，大腸内視鏡検査も完璧な検査ではないことも知っておきたい．とくに全処置が不良であった場合には，注意が必要である．

細菌培養検査

適応

急性の下痢症，とくに血便を認める際に適応となる．対象となる感染症として，カンピロバクター感染症，腸チフスを含むサルモネラ感染症，赤痢菌感染症，腸管出血性大腸菌感染症（O157：H7など）がある．軽度の急性下痢症の多くはウイルス感染症であり，培養検査を行う意義は乏しい．一般的に外来患者が対象となり，3日以上入院している患者に対しては，*Clostridium difficile* 腸炎を除くと陽性率はきわめて低い．

追加の培養検査として，チフス菌感染症を疑う場合には，血液培養検査も同時に行う（便培養検査よりも陽性率は高い）．エルシニア感染症では，慢性の経過をとることも多く，臨床的に疑われる場合には細菌検査室にその旨連絡を入れる（通常培地で直接分離ができない場合は，リン酸緩衝液を用いた低温増菌法も行われる）．

検体採取

糞便のみを採取し，尿や水道水などは混入させな

い．専用容器に便を採取し，すみやかに細菌検査室へ提出する．感度は落ちるが，下痢便で採取が困難な場合は直腸スワブを提出する．*C. difficile* 腸炎を疑う場合は，嫌気ポータで検体を採取する．

Clostridium difficile 腸炎の診断

従来からいわれている「抗生物質起因性大腸炎」「偽膜性大腸炎」といった病名は，*C. difficile* 腸炎の臨床像の一部を表しているにすぎない．入院症例での下痢症の鑑別はもちろんのこと，外来患者や抗菌薬使用歴のない患者でも発症しうる．とくに，炎症性腸疾患や免疫抑制治療中の患者，また担癌患者における下痢症では常に疑う必要がある．

EIA（酵素免疫法）を用いた糞便中の毒素 A・B の検出は，検査結果もすみやかに得られ簡便であるが，感度は75％程度と報告されており，決して十分とはいえない．したがって，初回検査が陰性でも，検査を繰り返す必要があると思われる．また，CD 抗原グルタミン酸デヒドロゲナーゼ（GDH）の検出も行われているが，毒素非産生株も検出されるため，その解釈に注意が必要である．毒素検出の感度が十分に高くないことから，分離培養法による *C. difficile* の検出が行われる．ここでも抗原検出法と同様に毒性産生株かどうかは判別できないため，毒素産生性試験を追加する．海外では real-time PCR 法を用いた毒素検出法が行われている．この方法は，毒素 B 遺伝子を標的としており，感度，特異度ともに従来の EIA 法を用いた検査より優れている[2,3]．

（長堀正和）

● 参考文献

1) Nakama H, et al. Colonoscopic evaluation of immuno-chemical fecal occult blood test for detection of colorectal neoplasia. Hepatogastroenterology 1999 46：228-31.
2) Peterson LR, Robicsek A. Does my patient have Clostridium difficile infection? Ann Intern Med 2009；151：176-9.
3) Sunkesula VC, et al. Does empirical Clostridium difficile infection（CDI）therapy result in false-negative CDI diagnostic test results? Clin Infect Dis 2013；57：494-500.

● プリンシプルシリーズ参照

2 『腸疾患治療の現在』「便潜血反応検査」 ☞p.66（長堀正和）／「細菌培養検査」 ☞p.68（長堀正和）

Ⅳ章｜検査・診断
▶ 検体検査

ヘリコバクター・ピロリ感染診断

Expert Advice

❶ 検査は 6 法あるが，各法の長所・短所を十分理解して選択する．

❷ 1 法でゴールドスタンダードとなる検査法はなく，結果が疑問の場合は他法を追加する．

❸ 除菌治療前の検査は感染陽性を知るためであり，除菌治療後の検査は感染陰性を知るためであり，その意義が異なる．

❹ 診断に影響を与える薬剤は，2 週間以上内服を中止して検査を行う．

❺ 除菌判定は，除菌薬服用終了後少なくとも 4 週間，できれば 8 週間後に施行することが望ましい．

本邦では 6 つのヘリコバクター・ピロリ感染診断法が用いられているが，各法の長所・短所を十分理解して選択すべきである．いずれも 1 法のみで100％診断することは不可能であり，複数の検査法を組み合わせることで診断精度を向上させることができる．とくに，除菌治療前の検査，すなわち感染陽性であることを知ることと，除菌治療後の検査，つまり感染陰性であることを知ることとは，その意義が異なることに注意が必要である．

各検査法

検査法は次のように二分される．

❾ *H. pylori* 検査法とその特徴

検査法	内視鏡を用いる	内視鏡を用いない	特徴
培養法	○		• 菌の保存が可能で，薬剤感受性試験が施行される • 特異性に優れる • 判定まで5〜7日と時間を要する
鏡検法	○		• *H. pylori* の感染診断と胃粘膜の組織診断が同時に可能 • coccoid form（球状を呈する *H. pylori*）の診断も可能 • Giemsa染色などの特殊染色が診断精度を高めるために必要
迅速ウレアーゼ試験	○		• 迅速性に優れる • 簡便 • 精度を上げるため，幽門前庭部と胃体中部大彎の2か所からの生検が望ましい
尿素呼気試験		○	• 簡便 • 感度，特異度が高い • 除菌判定に有用
H. pylori 抗体測定法 （血清 or 尿）		○	• 簡便だが，除菌成功後，抗体価の低下に時間を要する（6〜12か月） • 除菌前抗体陽性が除菌後陰性化すれば「除菌成功」を意味する
便中 *H. pylori* 抗原測定		○	• 簡便 • 除菌判定にも有用

内視鏡による生検組織を使用する検査法
① 迅速ウレアーゼ試験　② 鏡検法　③ 培養法

内視鏡による生検組織を必要としない検査法
① 尿素呼気試験　② 抗 *H. pylori* 抗体測定　③ 便中 *H. pylori* 抗原測定

各検査法の長所・短所を❾に示す.

侵襲的な検査法（胃生検材料を用いる方法）

培養法

唯一のピロリ菌の直接的診断法であり，特異性に優れ，菌株の保存やタイピングが行われる. 抗菌薬の感受性試験などが可能である. また，引き続き薬剤感受性試験が可能であるが，実地臨床ではあまり用いられない. 自施設で施行不可能な場合は検査センターに送るが，簡易な輸送培地が市販されている.

鏡検法

生検組織を顕微鏡観察することにより，ピロリ菌を直接確認する検査法である. ピロリ菌の存在のほかに，炎症，萎縮，腸上皮化生などの組織診断が併せて施行される. Giemsa染色，免疫染色などの特殊染色を併用すると診断精度が増す. ピロリ菌は生育環境が悪化すると形態変化を起こし，培養不可，ウレアーゼ活性を示さない coccoid form（球状体）を呈するが，本法で検出可能である.

迅速ウレアーゼ試験

ピロリ菌のウレアーゼ活性により弱アルカリ性のアンモニアが産生されることを利用し，pH指示薬の色調変化からピロリ菌を間接的に検出する方法である. 迅速性に優れ，簡便で精度が高い.

内視鏡検査前に胃粘液除去目的で用いるプロナーゼに炭酸水素ナトリウムを併用した場合は，炭酸水素ナトリウム（アルカリ性）の影響による偽陽性に注意すべきである.

非侵襲的な検査（胃生検材料以外による方法）

尿素呼気試験

自然界に存在する^{13}Cで標識した尿素を内服すると，胃内にピロリ菌が存在する場合は，そのウレアーゼ活性によって標識尿素が標識二酸化炭素とアンモニアに分解される. 標識尿素内服前後で，この呼気中の二酸化炭素に含まれる^{13}Cの増加率を測定し，ピロリ菌の存在を間接的に診断する方法である. 本法は，簡便で感度，特異度ともに高い. 除菌判定にも優れているが，測定値2.5‰から5.0‰の場合は偽陽性の可能性が高く，判定保留として，保険適用ではないが，別法での再検査が望ましい.

抗体測定法

血清や尿中のピロリ菌抗体を測定することにより，感染の有無を診断する方法である. 抗体測定法

検体検査／ヘリコバクター・ピロリ感染診断

対象疾患：胃潰瘍，十二指腸潰瘍，胃 MALT リンパ腫
特発性血小板減少性紫斑病，早期胃癌に対する内視鏡的治療後胃，胃炎

①迅速ウレアーゼ試験
②鏡検法
③培養法
④抗体測定
⑤尿素呼気試験
⑥糞便中抗原測定
①～⑥から１法を用いる．判定が陰性の場合に限りほかの検査法が１つだけ認められている

↓
診断精度を高めるため
さらに以下が保険適用可能

①～⑥の検査を同時に実施した場合，①＋②，④＋⑤，④＋⑥，⑤＋⑥に限り同時算定可

❿ 除菌治療前の感染診断（保険適用の条件）

対象疾患：除菌療法終了後 4～8 週間以上経過した患者

①迅速ウレアーゼ試験
②鏡検法
③培養法
④抗体測定
⑤尿素呼気試験
⑥糞便中抗原測定
①～⑥から１法を用いる．判定が陰性の場合に限りほかの検査法が１つだけ認められている

↓
診断精度を高めるため
さらに以下が保険適用可能

④，⑤，⑥の検査を同時に実施した場合，2 つに限り同時算定可

⓫ 除菌後の感染診断（保険適用の条件）

はプロトンポンプ阻害薬（PPI）や防御因子製剤の影響を受けないので，測定前の休薬を必要としない．しかし，除菌成功後も血清抗体の陰性化に長時間を要するため，除菌判定には適さない．本邦では主に「E プレート」が用いられ，感染陰性は 10 U/mL 未満とされているが，抗体価が 3 U/mL 以上 10 U/mL 未満の例では，20％弱において偽陰性が存在することが明らかとなっている．感染判定においては抗体価（実数）にも留意すべきである．

便中抗原測定法

便中のピロリ菌由来の抗原を検出するもので，直接的に抗原を検出する方法である．診断感度・特異度ともに高い．coccoid form のピロリ菌の検出が可能と報告されている．

除菌治療前検査の留意点

抗菌薬，PPI（ボノプラザンを含む），一部の防御因子増強薬など，ピロリ菌に対する静菌作用を有する薬剤は，感染偽陰性を防ぐため検査前，少なくとも 2 週間以上内服中止することが望ましい．

❿に保険適用による治療前検査のフローチャートを示す．まず，保険適用疾患の確定診断が必要である．胃炎の診断は内視鏡によるとされているので注意されたい．内視鏡によるものは迅速ウレアーゼ試験が，それ以外では抗体測定，尿素呼気試験が適当と筆者は考えている．

除菌判定

除菌判定は，偽陰性，偽陽性を防ぐため除菌治療薬中止後 4 週以降，できれば 8 週以降に行う．

内視鏡生検による検査はサンプリングエラーによる偽陰性の可能性があり，尿素呼気試験または便中抗原測定が適当である．そして，両者を同時に用いるとより精度が高まる．抗体法はその値の解釈が難しいため用いるべきでない．

⓫に保険適用による除菌判定検査のフローチャートを示す．除菌判定では偽陰性が大きな問題である．内視鏡所見などで除菌判定が疑わしい場合は，可能な限り経過観察を行い，再検査することが望ましい．

（高橋信一）

● 参考文献
1) 日本ヘリコバクター学会ガイドライン作成委員会編．*H. pylori* 感染の診断と治療のガイドライン．2016 改訂版．先端医学社；2016．
2) 高橋信一．これでわかるピロリ除菌療法と保険適用．改訂第 5 版．南江堂；2016．
● プリンシプルシリーズ参照
1 『食道・胃・十二指腸の診療アップデート』「ヘリコバクター・ピロリ感染診断」 p.65（高橋信一）

IV章｜検査・診断
▶ 画像検査

超音波検査・肝硬度検査

Expert Advice
❶ 診断のための最初の手段として，非侵襲的検査法である超音波を使う．
❷ 超音波検査を行いながら鑑別診断を行う．
❸ 疾患の超音波画像の成り立ちを理解する．
❹ 肝硬度は肝線維化・発癌リスク予測になりうる．肝硬度が上昇する病態を理解する．

　消化器系の超音波診断は，主にBモード断層法を使用する．経静脈性造影超音波検査の適用は，肝腫瘍診断に限られるが，造影剤は低侵襲で腎障害やヨードアレルギーも問題にならない．わが国で使用できる経静脈性超音波造影剤はペルフルブタンであるが，ペルフルブタンは，血管造影剤として使用された後，肝臓のKupffer細胞に貪食されるため，Kupffer細胞の多寡も反映できる．

　技術では，THI（tissue harmonic imaging）は，組織内部や境界エコーの描出能の向上により病変と正常組織の識別を可能とし，コントラスト分解能に優れる．コンパウンド技術は多方向からの超音波ビームを合成する画像処理で，実質像の均一性が増す（❶）．腫瘍性病変や胆嚢・膵疾患では診断の一助になる．一方，近年超音波を用いて組織硬度を定量的に評価できるエラストグラフィは，最も注目される非侵襲的肝線維化診断法である．

超音波検査の実際

　検査の前処置は緊急時には前処置がなくてもよいが，どのような状況で検査しているか把握して行う．胆嚢検査の場合は空腹時が望ましい．超音波検査は疾患を鑑別診断する目的で行うことが多く，以下に症状別に主な疾患をあげる．

初期診断―部位別，症状別超音波検査
上腹部痛（心疾患は除く）

　胃炎，胃潰瘍，十二指腸潰瘍：一般的に胃壁の肥厚はあまりなく，胃粘膜面が高エコーに描出される．

　胆石，胆嚢炎（無石もある）：胆嚢の腫大，胆嚢壁の肥厚（3 mm以上で壁は全周性に肥厚することが多い）．慢性胆嚢炎に胆石を合併した場合には腫大が軽度のこともある．

　膵炎（急性膵炎・慢性膵炎急性増悪）：膵実質は炎症に伴いエコーレベルが低下する．膵管が拡張（正常：2 mm以下，拡張：3 mm以上），膵石を合併することもある．

　急性肝炎：疝痛ではないが鈍痛を訴えることがある．肝実質は，エコーレベルが低下し脈管が目立つ．胆嚢壁が肥厚することが多い．

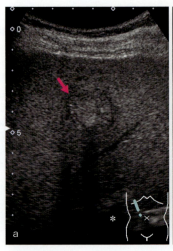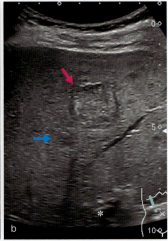

❶ 肝細胞癌の通常のBモード（a）とTHI（b）

a, bともBモードでは境界明瞭な低エコーSOLを認める（→）が，bのTHIでは腫瘍の輪郭血管の走行などが明瞭に描出される．主腫瘍の背側に10 mmの嬢結節を認めるが（→），aの通常モードでは描出されていない．＊は下大静脈であり，bのTHIでは深部であるが描出できる．通常のBモード（a）では描出は不明瞭である．

下腹部痛（局所の疼痛）

虫垂炎：疼痛は右下腹部痛のことが多いが，心窩部や腹部全体の疼痛もある．虫垂内圧が高く，内腔が圧迫により変化しないことが多い．これに比較して回腸末端部は容易に変化する．また虫垂炎の場合，多くは右下腹部付近の腸管の蠕動が低下し腸管の拡張を認める．炎症が高度の場合には，腹水や周囲に膿瘍を形成することもある．膿瘍は不規則な低エコーのことが多い．

付属器炎，卵巣腫瘍茎捻転，子宮外妊娠，卵巣出血：女性の場合には左右下腹部痛のときには必ず疑う．子宮外妊娠は，卵管が98％と多く，疼痛部に一致して，胎嚢（gestational sac）を認めることがある．有茎性の卵巣腫瘍が茎捻転を起こすことがあるが，腫瘍に一致して疼痛を認める．卵巣出血の場合には，腫大した黄体を認めることがある．

急性膀胱炎：膀胱壁が全周性に肥厚する．血尿を伴うことも多い．

大腸癌：初期には疼痛はないが，通過障害をきたしイレウスで初診することもある．疼痛部に一致して apple core 状の腫瘍と周囲の腸管が肥厚し，腫瘍の口側の腸管は拡張肥厚する．

急性腸炎：限局性でないことが多いが，原因により特性がある．

大腸憩室炎：疼痛部に一致した層構造の保たれた腫瘍状の陰影を認める．糞石を認めることもある．日本人は右側結腸が多い．

腹部全体の疼痛・背部痛

イレウス：なんらかの原因で通過障害をきたしている．腸管は液状成分により満たされた状態で拡張し，小腸であれば Kerckring 皺襞，大腸であればハウストラ皺襞が観察される．

血行障害（急性腸間膜動静脈閉塞症，解離性大動脈瘤）：いずれも血流の確認のためドプラによる確認が重要である．

腎結石：尿管結石による通過障害で起こることが多い．水腎症をきたしていることもあり，腎盂尿管移行部，腸骨動脈と尿管の交叉部，尿管膀胱移行部など生理的狭窄部位をとくに観察する．

疾患別診断

胆石

胆石の組成の違いによりエコーパターンが異なるが，一般的には，胆嚢内に強いエコー（strong echo）を認めること，strong echo の音響陰影増強を認め，strong echo は体位変換により移動することは多くの結石に共通する．

純コレステロール石は，ほぼ円形の結石像で結石の前面が強く次第に弱くなり減衰する．混成石は，内層がコレステロール，外層がビリルビンカルシウムのことが多い．結石の前面で強いエコーを生じ，半月状のエコーから音響陰影を認める．混合石は結石の全体がコレステロールとビリルビンカルシウムで構成され結石の形状はさまざまであるが，三角状のものが多い．音響陰影は強い．ビリルビンカルシウム石は無構造，不整型で，結石が小さい場合には音響陰影は弱い．層構造をきたす場合には三角，半月状の強いエコーから音響陰影を生ずる．黒色石は，ビリルビン結石で強い小さな高エコーが集合した像が多い．音響陰影は弱い．

胆泥

胆嚢隆起性病変と鑑別を要する．体位変換により容易に移動しないこともある．腹部を揺すったりし内容物の移動や変形がみられることで診断できる．胃切除後，長期の絶食などにより生ずる．胆嚢癌との鑑別にドプラ検査が有用なこともある．

胆嚢ポリープ

多くは 10 mm 以下のコレステロールポリープである．点状高エコーが集合し桑実状を呈している．胆嚢癌との鑑別は，隆起性病変のサイズ（10 mm 以上），形状（乳頭状，不整隆起），茎が有茎性か無茎，広茎性かなどが参考になる．

肝硬変

左葉が腫大し肝縁が鈍化する．肝の表面は凹凸不整，肝静脈の狭小化が起こる．肝実質エコーは粗糙となり，時に再生結節により腫瘍と鑑別を要することもある．

原因疾患により肝実質エコーは異なることが知られ，B 型肝炎の場合，結節は大きく，C 型肝炎やアルコール性肝炎の場合は結節は小さい．時に腹水の

❷ 肝腫瘍の鑑別診断—B モード所見

主分類	細分類	形状	境界・輪郭	腫瘍辺縁	腫瘍内部	後方エコー	付加所見
肝細胞癌	結節型（2 cm以下）	円形，類円形	やや不明瞭，整	辺縁低エコー帯（頻度少）	エコーレベルはさまざま（mosaic patternを認めることもある）	不変〜時に増強	bright loop
	結節型（2 cmを越える）	円形，類円形	明瞭，整	薄い辺縁低エコー帯（ハロー）	mosaic pattern, nodule in nodule（大きさや分化度により異なる）	増強	外側エコーの増強
	塊状型	不整形	不明瞭		エコーレベルはさまざま		門脈や肝静脈の腫瘍栓を有する場合がある
肝内胆管癌（胆管細胞癌）		不整形	不明瞭		エコーレベルはさまざま血管が腫瘍を貫く		末梢胆管の拡張を認める場合がある．また末梢胆管の拡張のみで腫瘍が描出されない例もある
転移性肝腫瘍		不整形で，小さなものは円形	明瞭，時に不明瞭，不整（あらい凹凸）	厚い辺縁低エコー帯（bull's eye pattern, target pattern）	高エコー，低エコー，中心部に無エコー域，石灰化		cluster sign, strong echo, 全肝で多数の結節が見られることが多い
肝細胞腺腫		円形，類円形	明瞭，整		エコーレベルはさまざま隔壁を認めない		腫瘍内出血は低エコー，脂肪変性は高エコー
肝血管腫		円形，類円形	明瞭，不整（細かい凹凸）	辺縁に高エコー帯を認めることもある（marginal strong echo）	高エコー型，辺縁高エコー型，混在型，低エコー型に分けられる		chameleon sign, wax and wane sign, disappearing sign
限局性結節性過形成（FNH）		不整形	不明瞭		低〜高エコーさまざま，中心部高エコー		

（日本超音波医学会．肝腫瘍の超音波診断基準．Jpn J Med Ultrasonics 2012；39：317-26[1]より引用）

貯留を認め，胆嚢壁が肥厚する．門脈圧亢進が起こると脾腫を合併することが多く，Spleen Index 30以上は，明らかに脾腫と診断できる．門脈圧亢進症（門脈圧 20 cmH$_2$O 以上）の場合には，脾臓と左腎の間に脾腎シャントを形成することがある．

肝硬変のほか，血液疾患，急性肝炎，慢性炎症性疾患などで腫大する．

肝細胞癌（❷，❸）[1]

肝細胞癌は種々分化度のものが混在するためモザイク状（mosaic, nodule in nodule）となり，線維性被膜（halo, 辺縁低エコー帯）を示すことが多い．小型の高分化型肝細胞癌は，脂肪化により高エコーを呈することがある．腫瘍の辺縁低エコー帯（halo）は，転移性肝腫瘍と比較して薄いことが多い．腫瘍の血流は，中分化型肝細胞癌になると周囲から中心に向かってバスケット状に流入するのが一般的であ

る．この時点では，腫瘍内の門脈血流は低下，ないし欠如していることが多い．ソナゾイド®造影超音波検査を追加することにより血流の多寡およびKupffer 相診断を追加することでより確実に診断に迫れる．

また，肝細胞癌の発育過程などを知るうえで，dysplastic nodule や早期肝細胞癌，高分化型肝細胞癌など，いわゆる境界病変から肝癌への発育過程の画像診断による解明は重要であり，超音波造影剤を使用することにより，簡便に動脈血流や門脈血流，さらに Kupffer 細胞の多寡がわかれば，かなり組織診断に迫れると考える．ガドキセト酸二ナトリウム（Gd-EOB-DTPA：EOB MRI）と併用すると，境界病変や早期肝細胞癌の画像診断は組織診断に匹敵し，今後，侵襲的検査が回避できる可能性は高い．

画像検査／超音波検査・肝硬度検査

❸ 肝腫瘍の鑑別診断—ドプラ所見

主分類	細分類	血流の多寡	血管の走行	血流性状	付加所見
肝細胞癌	結節型（2 cm以下）	少ない	時に腫瘍内部および周辺に線状もしくは点状	定常性時に拍動性	血流信号が認められないことが多い
	結節型（2 cmを越える）	多い	バスケットパターン（周辺から中心に向かう）	拍動性時に定常性	A-P shunt や腫瘍塞栓を認めることもある
	塊状型	多い	不整な血管，バスケットパターン	拍動性	門脈内に拍動流を認める場合腫瘍塞栓やA-P shunt の存在を疑う
肝内胆管癌（胆管細胞癌）		少ない	腫瘍周辺に圧排腫瘍内に既存血管の残存	拍動性定常性	腫瘍周辺の一部のみ血流信号を認めることが多いが，内部でも見られる場合がある
転移性肝腫瘍		少ない	腫瘍周辺に圧排腫瘍内に既存血管の残存	拍動性定常性	腫瘍周辺部に血流信号を認めることが多いが，中心部はあまり認めない．原発巣によっては血流が多いことがある
肝細胞腺腫		多い	腫瘍境界から取り囲むように内部に細い血管が流入	拍動性時に定常性	
肝血管腫		少ない	腫瘍辺縁部に点状	定常性時に拍動性	A-P shunt を認めることもある．血流が豊富な場合がある
限局性結節性過形成（FNH）		多い	腫瘍中心部から流入し辺縁に広がるspoke-wheel pattern	拍動性	

（日本超音波医学会．肝腫瘍の超音波診断基準．Jpn J Med Ultrasonics 2012；39：317-26[1]）より引用）

転移性肝癌（❷，❸）

原発巣により転移巣の特徴がある．一般的に腫瘍の血流は肝細胞癌よりも少なく，腫瘍辺縁に認めることが多い．大腸癌からの肝転移は中心壊死，八頭状や結石様の高エコーを呈することがある．bull's eye sign は，転移性肝癌に特徴的な所見で，中心部が高エコー，辺縁低エコー帯は厚い．ソナゾイド®造影超音波検査は，Kupffer 細胞の欠如した転移性肝癌をより明瞭に描出できる．

肝血管腫（❷，❸）

肝の良性腫瘍で最も多い．小さなものの多くは高エコーである．大きくなると種々のエコーパターンをきたす．肝細胞癌との鑑別が必要なことがある．体位変換や呼吸による腫瘍内部エコーの変化をきたすことがあり診断に有用である（カメレオンサイン）．

慢性膵炎

膵石を伴うと高エコーに続く音響陰影を示す．不整な膵管の拡張を認める．仮性膵嚢胞は，膵管の閉塞による膵液のうっ滞により嚢胞状となったものである．実質エコーは粗糙となり，慢性化が進行すると全体的に萎縮する．

膵癌

腫瘍の尾側の膵管が拡張する．膵癌の多くは境界不明瞭な低エコーである．膵鉤部や膵尾部では膵管の拡張を生じにくい．膵癌の予後改善のためには10 mm 以下の腫瘍を発見することが重要である．早期発見には，膵管の拡張が重要な所見と考える．2～3 mm の膵管拡張を認める場合には，精密な超音波検査のほか，超音波内視鏡（endoscopic ultrasonography：EUS）検査も含めた精査が必要である．

腫瘤形成性膵炎との鑑別が必要である場合が多いが，Bモードのみでは鑑別できないことも多い．

肝硬度検査（エラストグラフィ）

エラストグラフィとは，組織に歪みを与えることから起こる組織の変化を「硬さ」として計測し，画像化する技術のことである．歪みを与える方法として strain imaging と shear wave imaging の2つの方法がある（❹）．

2011 年から保険適用になっている FibroScan（Echosens）は，剪断波を肝臓に送り，その伝搬速度を測定し，Young 率より肝臓の硬さを算出する方法である．12 kPa 以上が肝硬変とする報告が多

109

❹ 超音波エラストグラフィの分類

励振法 ＼ 測定物理量	strain imaging	shear wave imaging
用手的加圧（manual compression）	strain elastography	
	RTE（Hitachi）Elastography（GE, Philips, Toshiba, et al）	
音響放射力（ARFI）	ARFI imaging	point shear wave elastography
	VTI（Siemens）	VTQ（S2000, 3000）ElastPQ（iU22, Affinity, EPIQ）SWM（ARIETTA S70, ALOKA ARIETTA 850）
		2D shear wave elastography
		SWE（Aixplorer）SWE（Aplio300, 400, 500, i700, i800, i900）SWE（LOGIQE9, S8）ElastQ（EPIQ）
機械的振動（mechanical impulse）		transient elastography
		FibroScan（Echosens）

（日本超音波医学会ホームページから抜粋）

い[2]．現在では，その他多くの超音波機器にエラストグラフィ機能が付加され日常診療に使用されている．

（飯島尋子）

◉ 参考文献
1）日本超音波医学会. 肝腫瘍の超音波診断基準. Jpn J Med Ultrasonics 2012；39：317-26.
2）Castéra L, et al. Prospective comparison of transient elastography, fibrotest, APRI, and liver biopsy for the assessment of fibrosis in chronic hepatitis C. Gastroenterology 2005；128：343-50.

◉ プリンシプルシリーズ参照
1 『食道・胃・十二指腸の診療アップデート』「超音波診断」☛p.89（畠　二郎）
3 『ここまできた肝臓病診療』「超音波検査・肝硬度検査」☛p.121（飯島尋子）
4 『膵・胆道疾患診療の最前線』「超音波検査」☛p.118（山本健治郎，糸井隆夫）

IV章｜検査・診断
▶ 画像検査

単純 X 線検査

Expert Advice
❶ 消化器疾患診断のために行われるべき有用な画像検査である．
❷ 腹部撮影は立位と臥位の両方を行うことが基本である．
❸ 背臥位正面撮影では必ず恥骨結合を含めて撮影し，立位では横隔膜を含めて撮影する．
❹ 消化管ガスや脂肪によって X 線コントラストをつくっている．
❺ 消化管穿孔とイレウスの診断のみでなく，多くの情報が含まれている．

検査の概要

消化器疾患の診断において，単純 X 線検査は非常に有用な手段である．腹部撮影は立位と臥位の両方を行うが，立位がとれないときは臥位のみ，または左側臥位正面を追加する．臥位では必ず恥骨結合を含めて撮影し，立位では横隔膜を含めるように撮影する．

X 線コントラストは腹腔内では主に消化管ガスによって，後腹膜腔では主に腹膜外脂肪によってつくられている．単純 X 線検査で得られる情報は，消化管穿孔の遊離ガス（free air），腸閉塞の鏡面像（ニボー）のみならず，消化管内ガス像，腸腰筋陰影，腹水，便の停滞，腫瘍および実質臓器陰影，結石や石灰化像，異物の有無などがある．

妊娠の可能性がある場合は撮影しない．

検査所見

消化管内ガスと液体

小腸の拡張は 3 cm 前後を目安にすることが多く，盲腸は 9 cm，ほかの結腸では 6 cm 以上で拡張と判

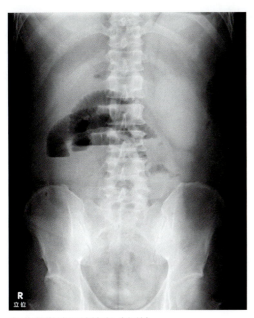

❺ 腹部単純X線検査（立位）
イレウスによるニボー形成を認める（小腸アニサキス症）．

断する．

閉塞性イレウスでは，腸管が完全ないし不完全に癒着し，腫瘍，炎症などによって器質的に閉塞され，近位側の腸管はガスや液体で拡張し，とくに立位で鏡面像（ニボー）が認められる（❺）．絞扼性イレウスになると，蠕動が低下・欠如し，閉塞部より近位側腸管はガスがほとんど入らず液体で充満し（fluid filled ileus），gasless abdomen になりやすい．急性膵炎，急性胆嚢炎，急性虫垂炎などでは，限局性腹膜炎の波及によって，局所的な腸管麻痺によるガス集積像 sentinel loop sign がみられる．また，S状結腸が異常に拡張して腹腔内全体を占め，直腸にはガス像が少ない場合（coffee bean sign），S状結腸軸捻転症を疑い，重症の潰瘍性大腸炎でハウストラが消失して横行結腸が 6 cm 以上に拡張しているときには中毒性巨大結腸症（toxic megacolon）を疑う．

腸管外の異常ガス像

消化管穿孔の場合，立位腹部正面撮影よりも立位胸部撮影のほうが少量の横隔膜下遊離ガス（free air）を検出しやすい．実際は，急性腹症で消化管穿孔などを疑う場合は，緊急 CT で確認する．

肝臓内に空気を認める場合は，胆管気腫症（pneumobilia）もしくは門脈気腫症などを考える．肝内胆管内ガスが胆汁に押し流されて肝門部の太い胆管内にガスが停滞しやすいのに対し，門脈内ガスは門脈血に押し流されてより末梢の門脈内に認められる．

腸腰筋陰影

腸腰筋陰影（psoas line）は，腸腰筋の辺縁が後腹膜腔脂肪層と接しているために認められる．後腹膜の病変（炎症，出血，浮腫，液体，腫瘍など）により psoas line が不明瞭となる所見を psoas sign という．

腹水の有無

側腹線条（flank stripe）と上行結腸とのすき間の幅は通常 0.1〜0.3 cm であるが，腹水が貯留すると幅が広くなる．この間隙が 0.5 cm 以上で側副線条徴候陽性と判断する．側腹線条とは，側腹部に縦走する透過性の高い帯状の陰影で，側腹部の腹横筋膜と壁側腹膜との間に存在する腹膜外脂肪層が投影されたものである．

実質臓器

肝腫大は肋弓下へのはり出し，脾腫は結腸（脾弯曲）の圧排像にて確認できる．腎臓は肝臓に押されているので，右が左より下がっている．

結石，石灰化像

胆石症，慢性膵炎（膵石），虫垂炎（糞石），腎・尿路結石症などの疾患でみられる．

（八島一夫）

● 参考文献
1) 大場 覚. 腹部単純X線読影テキスト. 文光堂；1991.
2) 西野徳之. 実践腹部単純X線診断. 第2版. 中外医学社；2015.

● プリンシプルシリーズ参照
1 『食道・胃・十二指腸の診療アップデート』「単純X線検査と消化管造影検査」 ☞ p.75（八島一夫）

IV章 | 検査・診断
▶ 画像検査

消化管造影検査

Expert Advice

❶ 消化管造影検査は炎症性疾患や腫瘍性疾患に幅広く有用な検査法である．

❷ 消化管造影検査は病変の局在や分布などの客観的評価が可能である．

❸ 内視鏡が通過できない腸管狭窄を有する場合でも深部腸管の評価が可能であるが，高度狭窄例ではバリウムの使用は避ける．

❹ 二重造影法を用いることにより粘膜面の詳細な評価が可能である．

❺ 二重造影法では，粘膜面への良好な造影剤付着，適切な空気量の調節に留意し，情報量の多い画像撮影を心がける．

検査実施方法

上部消化管 X 線造影検査

上部消化管 X 線造影検査では，空気ならびに造影剤を投与する方法として経口法と経管法があるが，ここでは経口法について述べる．

経口法

鎮痙薬を筋注した後，造影剤（通常 150〜240 w/v%の硫酸バリウム製剤）を 150〜200 mL 飲用させ，立位ならびに腹臥位充満像を撮影する．なお，造影剤内服時に食道撮影を行う．

二重造影用発泡剤を内服させ二重造影像を撮影する．空気少量時には，胃角〜前庭部を中心に二重造影像を撮影する．発泡剤を追加内服させ胃を十分に伸展させた後に，前庭部に加えて体部・穹窿部を撮影する．撮影体位の詳細については成書を参照されたい．二重造影像の撮影に際しては，できるだけ十二指腸に造影剤が流出しないよう工夫しながら，繰り返し体位変換を行い，粘膜面への造影剤付着を向上させる．十二指腸との重なりで描出不十分な部位や病変部位は適宜圧迫法を加える．

小腸 X 線造影検査

小腸 X 線造影検査には経口法と経管法があり，経管法はゾンデ法小腸造影検査と逆行性回腸造影検査に分類される（❻）[1-3]．ここでは経口法とゾンデ法小腸造影検査について記載する．

経口法

経口的に飲用させた造影剤の進み具合に応じて間欠的に X 線透視下に病変評価を行い，適宜 X 線撮影を加える検査法である．検査実施に際しては，円滑な検査の進行と不必要な X 線被曝回避に留意する．

病変評価を行う場合，腸索の走行に沿った丹念な用手圧迫と十分な腸索分離が重要であり，病変描出

❻ 小腸 X 線造影検査の比較

| | | 経口法 | 経管法 | |
		経口小腸造影検査	ゾンデ法小腸造影検査	逆行性回腸造影検査
造影剤*	濃度（w/v%）	70〜100	50〜70	50〜100
	量（mL）	200〜250	200〜300	100〜250
空気量（mL）		なし	600〜900	200〜500
利点		・簡便，低侵襲 ・小腸索の分離が容易	・広範な病変の描出が可能 ・小病変の描出能が高い	・骨盤腔内の病変描出が可能 ・内視鏡が通過しない狭窄口側の評価が可能
欠点		・小病変の描出能が低い ・被検者の条件に左右されやすい	・ゾンデ挿入による侵襲 ・描出能が検査医の技量に左右される	・内視鏡挿入による苦痛・侵襲 ・手技が煩雑 ・造影範囲が狭い

*造影剤は通常硫酸バリウム製剤を用いる．

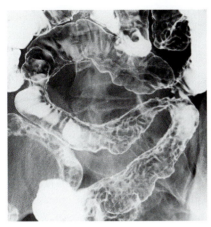 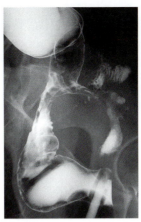 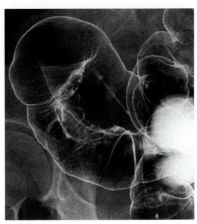

❼ ゾンデ法小腸造影検査
腸間膜付着側優位にみられるCrohn病の縦走潰瘍.

❽ 注腸X線造影検査
Crohn病症例．直腸S状結腸吻合部口側より小腸および腟への瘻孔形成を認める．

❾ 注腸X線造影検査
S状結腸に台形状変形を伴う2型進行癌を認める．

能に直結する．X線撮影は異なる角度からの複数枚撮影を心がける．下部〜終末回腸は背臥位のみならず腹臥位撮影も行う．

ゾンデ法小腸造影検査

逆流防止バルーン付きのゾンデをTreitz靱帯近傍まで挿入する．造影剤をゾンデから注入する．被検者に腹式呼吸をさせ，さらに用手圧迫を加え造影剤を進ませながらX線透視下に観察する．病変があれば充満像，圧迫像を適宜撮影する．

回腸末端まで造影剤が到達してから空気注入を開始する．体位変換を行いながら，可能な限り二重造影になるよう努める．終末回腸まで二重造影が得られたら鎮痙薬を静注し，手早く撮影する．

注腸X線造影検査

本検査法における適切な前処置は病変描出能に直結するため重要である．検査前日の食事変更とBrown変法または等張腸管洗浄液を用いて前処置を行う．

腹臥位頭低位にして経肛門的に挿入したチューブより造影剤（通常70〜110 w/v％の硫酸バリウム製剤）を200〜400 mL注入する．その後，体位変換と空気注入により深部大腸まで造影剤を到達させる．

二重造影像の撮影に際しては，繰り返し体位変換を行い，粘膜面への造影剤付着を向上させるよう努める．空気量も適宜追加しながら適切な二重造影像を撮影する．

画像診断における着目点

炎症性疾患

X線造影検査は病変範囲や分布といった病変全体像の把握に有用である．また腸管浮腫や狭窄の客観的評価も可能である．とくに，腸管狭窄を有する例では，口側腸管の拡張の有無は通過障害判定の指標になる．

二重造影法では，詳細な粘膜病変の評価が可能である．潰瘍性病変を認める場合，部位に加えて，潰瘍の形態，大きさ，深さを評価する．多発性のびらん・潰瘍性病変を認める場合，縦走あるいは輪状といった配列の規則性，腸間膜付着側あるいは対側優位といった偏在性にも着目する（❼）．

X線造影検査では，隣接する腸管や他臓器への瘻孔形成の評価にも有用である（❽）．

腫瘍性疾患

X線造影検査は腫瘍性病変の形態評価だけでなく，隣接する腸管・他臓器への影響などの評価に有用である．また，皺襞集中の有無や病変側面像の硬化所見（❾）を適切に判定することで，上皮性悪性腫瘍の深達度診断が可能である．

〔江﨑幹宏〕

IV章｜検査・診断

● 参考文献
1) 八尾恒良ほか. 診断のための諸検査法―X線検査法. 八尾恒良, 飯田三雄編. 小腸疾患の臨床. 医学書院；2004. p.13-32.
2) 江﨑幹宏. 消化管造影検査. 渡辺 守総編集. 実践！IBD診療. 医学出版；2014. p.48-51.
3) 松嶋 祐, 平井郁仁. 小腸透視. 渡辺 守総編集. 画像で見ぬく消化器疾患 vol.3 小腸. 医学出版；2014. p.38-41.

● プリンシプルシリーズ参照
1 『食道・胃・十二指腸の診療アップデート』「単純X線検査と消化管造影検査」 p.75（八島一夫）
2 『腸疾患診療の現在』「消化管造影検査」 p.99（江﨑幹宏）

IV章｜検査・診断
▶ 画像検査

CT

Expert Advice

❶ CT検査は, 消化器診療に欠かせない検査であるが, 放射線被曝, ヨード造影剤について十分理解する必要がある.

❷ 被検者に対してCTの必要性と必要最低限の被曝で撮影することを説明する.

❸ ヨード造影剤投与が必要な場合は, 副作用が発現する可能性が常にあるため, 現疾患の診断における造影剤の必要性, 造影剤の副作用とその頻度, 副作用が起こったときの対応などを被検者に説明し, さらにこれらを文書化する必要がある.

CT検査は, 消化器診療に欠かせない検査で, 腫瘍, 炎症の存在診断・質的診断に用いられている. 一方, 放射線被曝が問題視され, とくに全身撮影や多時相撮影の頻度が増すことによって被曝による障害が懸念される. またヨード造影剤を投与する機会も多く, 造影剤の副作用も考慮に入れ, 被検者のリスクとベネフィットを考えながら, 検査を依頼するよう努めるべきである.

CT 検査の適応

CTの適応となる疾患は, 肝臓, 胆道, 胆嚢, 膵臓, 脾臓, 消化管の腫瘍や肝膿瘍, 胆嚢結石, 急性・慢性胆嚢炎, 急性・慢性膵炎, 消化管穿孔, 腸閉塞, 上腸間膜動脈血栓, 内臓動脈瘤, 動脈解離, 血管奇形などさまざまである. とくにヨード造影剤を投与することによって腫瘍, 炎症の存在診断のみならず, 質的診断, 広がり, 深達度診断, 重症度診断を行う.

最近では, 大腸癌あるいは前癌状態の腺腫を低侵襲で検出するため, CTコロノグラフィが活用されている. 前処置として検査食, 下剤で残渣を減らし, また食後にガストログラフィンあるいは最近ではCTコロノグラフィ用バリウムを内服することによって残渣を標識する. 検査直前に二酸化炭素を経肛門的に送気した後にCTを撮影し, そのスライスデータをワークステーションに転送して三次元表示し, 仮想注腸像, 内視鏡像（❿）, 展開像を作成することによって大腸の病変を検出する. この検査では6mm以上の小腫瘤の検出において感度78％, 特異度88％, 10mm以上の大きなポリープであれば感度90％, 特異度86％と報告されている[1].

CT 検査による放射線被曝

CTの放射線被曝による発癌リスクは一般的にないとされるが, 不明な点もあり, 必要最低限の被曝で撮影を行うべきである. そのため検査を依頼する側は, まず超音波, MRIといった非侵襲的な検査法を検討し, なるべく撮影範囲を絞って指示し, 検査間隔も十分に考慮すべきである. とくにCTで同等の条件で撮影した場合, 小児の実効線量は成人の2～5倍になるとされ, 十分な注意が必要である. また妊婦へのCT検査の場合, 国際放射線防護委員会（ICRP）では「妊娠中絶をするのに100mGy未満の胎児線量を理由にしてはいけない」と勧告している[2]. しかし, 発癌, 遺伝的影響に関して不明な点もあり, まず超音波, MRIといった非侵襲的な検査法で代用できないか検討すべきである.

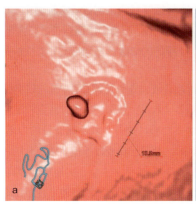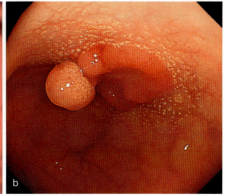

❿ CT コロノグラフィの仮想内視鏡像と下部内視鏡像
80代，女性．主訴：排便後疼痛．CT コロノグラフィの仮想内視鏡（a）にて直腸（Rb）に早期癌（0-Ⅱa+Ⅰsp）を指摘され，下部内視鏡（b）にて確認された．

ヨード造影剤

禁忌

絶対禁忌として，①ヨードまたはヨード造影剤に過敏症の既往歴のある患者，②重篤な甲状腺疾患のある患者があげられる．

原則禁忌として，①一般状態の極度に悪い患者，②気管支喘息のある患者，③マクログロブリン血症の患者，④多発性骨髄腫の患者，⑤褐色細胞腫，およびその疑いのある患者，⑥テタニーのある患者があげられる．

造影剤腎症は，ヨード造影剤投与後，72時間以内に血清クレアチニン値が前値より 0.5 mg/dL 以上または 25% 以上増加した場合と定義されている．慢性腎臓病（eGFR 60 mL/分/1.73 m^{2}未満）は造影剤腎症のリスクファクターとなり，慎重な投与が求められる．慢性腎臓病患者に造影剤投与する際は，とくに eGFR 45 mL/分/1.73 m^{2}未満の患者に対しては造影 CT の前後に生理食塩水または等張性重炭酸ナトリウムの輸液を投与する．また少ない投与量で実施することも検討すべきで，とくに低電圧撮影ではヨードの造影効果が上昇するため，対象によっては造影剤量の減少，被曝線量の低減が可能となる．

妊婦に対する造影剤の使用は原則避けるべきとされている．また授乳婦に対しては，造影剤の乳汁中への移行は非常に少量とされるが，少量であってもアナフィラキシー様反応や甲状腺機能低下を引き起こす可能性があるため，基本的には 2～3 日の断乳期間を設けるほうが望ましいとされている[3]．

造影 CT を行うに際し，注意すべき併用薬剤にビグアナイド系薬剤があり，主に肝ミトコンドリアの細胞膜に結合して酸化的リン酸化を阻害し，乳酸からの糖新生を抑制することにより血糖を下げ，乳酸産生を増加させる．そのためヨード造影剤の投与により一過性に腎機能が低下した場合，ビグアナイド系糖尿病薬の腎排泄が減少し，乳酸アシドーシスを起こす危険性がある．本邦では，ヨード造影剤を用いて検査を行う場合，検査前は本剤の投与を一時的に中止し（ただし，緊急に検査を行う必要がある場合を除く），投与後 48 時間は本剤の投与を再開しないとしている．

副作用

軽症の副作用として嘔気，動悸，頭痛，かゆみ，発疹などがあり，これらの起こる頻度は，約 50 人につき 1 人（約 2%）である．

重症の副作用として呼吸困難，意識障害，血圧低下，ショック，腎機能障害，末梢神経障害による激しい痛みなどがあり，これらの起こる頻度は，約 1,000 人につき 1 人（約 0.1%）である．非常にまれであるが，病状，体質によっては約 10～20 万人につき 1 人の頻度（約 0.0005～0.001%）で死亡する場合がある．

副作用は通常，検査 30 分以内に現れる場合がほとんどであるが，検査終了後 1 時間から数日後にか

ゆみや発疹などが遅発性に起こることもある.

（沼本勲男，松木　充，村上卓道）

◉ 参考文献
1) Johnson CD, et al. Accuracy of CT colonography for detection of large adenomas and cancers. N Engl J Med 2008；359：1207-17.
2) ICRP publication 103. Ann ICRP 2007；37：1-332.
3) Nielsen ST, et al. Excretion of iohexol and metrizoate in human breast milk. Acta Radiol 1987；28：523-6.
◉ プリンシプルシリーズ参照
1 『食道・胃・十二指腸の診療アップデート』「CT」☞p.80 （村上康二）
2 『腸疾患診療の現在』「CT」☞p.103（竹内　健）
3 『ここまできた肝臓病診療』「CT」☞p.132（祖父江慶太郎，鶴崎正勝，村上卓道）
4 『膵・胆道疾患診療の最前線』「CT，MRI」☞p.113（米田憲秀，蒲田敏文）

Ⅳ章｜検査・診断
▶ 画像検査

核医学検査

Expert Advice

❶ 核医学検査は使用薬剤が多種多様であり，疾患特異的，臓器特異的な検査法が多い.

❷ 他の画像診断が施行されたあとの精査目的が多く，実施頻度の低い検査については専門家にコンサルトをして適用を検討する.

❸ 核医学検査は空間分解能が低いため，診断能は不十分なことが多い．CTやMRIなどの形態画像と合わせて判断したほうが診断能は向上する.

❹ 核医学検査は他の画像診断に比べると偽陰性や偽陽性所見が多いため，臨床経過や他の画像所見と合わない場合には総合的に判断する必要がある.

---

❺ 核医学検査における被曝量については使用する薬剤，あるいは臓器ごとに大きく異なるが，平均的には診断用のCTよりも少ない.

超音波検査やX線CTが最初に実施される画像診断とすれば，核医学検査は特定の疾患や臓器を精査するために施行される精査目的の画像診断である（⓫）．核医学検査は多種多様であり，FDG-PETや骨シンチグラフィなど実施頻度の高い検査もあれば，まれな疾患の診断目的で行われる頻度の低い検査もある．多岐にわたる本検査の特徴を理解してうまく使用すれば，正しい病名・病態に最短で到達することが可能となる.

SPECT 検査

肝受容体シンチグラフィ

ヒトの肝細胞表面にはアシアロ糖蛋白に対する受容体が存在し，この受容体は腫瘍細胞にはほとんど存在しない．つまり，アシアロ糖蛋白受容体の定量的評価は機能的肝細胞量を反映することになる．この受容体を特異的に認識する合成糖蛋白に ^{99m}Tc で標識した薬剤が ^{99m}Tc-GSA（^{99m}Tc-DTPA-galactosyl human serum albumin）である．本検査は肝機能を直接画像化することができ，また定量的解析が可能である．このため局所肝機能障害の評価，びまん性肝疾患の重症度評価，肝切除術前における術後肝機能予測などの目的で施行されている.

肝胆道シンチグラフィ

本検査では胆汁排泄性の放射性薬剤である ^{99m}Tc-PMT（^{99m}Tc-N-pyridoxyl-5-methyl tryptophan）を使用する．RIが肝細胞の機能に従って肝実質細胞に取り込まれ，代謝後胆道系に排泄される時間的推移を画像化して，肝細胞機能および胆道系排泄機能を評価する検査である．現在本検査の主な目的は，胆汁うっ滞，乳児黄疸における先天性胆道閉鎖症と乳児肝炎の鑑別（胆道系への胆汁排泄の有無），そして胆汁漏出，胆道の運動機能異常といった胆汁の流れの観察である．小児外科領域で胆道系術後の胆汁流出の状態を確認する目的でも使用される.

画像検査／核医学検査

⓫ 消化器領域の主な核医学検査

検査名	使用薬剤	検査の概要と目的
肝コロイドシンチグラフィ	^{99m}Tc-スズコロイド ^{99m}Tc-フチン酸	・肝細胞（Kupffer細胞）のイメージング ・肝の形態をみる
肝受容体シンチグラフィ	^{99m}Tc-GSA（^{99m}Tc-DTPA-galactosyl human serum albumin）	・肝細胞表面に発現するアシアロ糖蛋白受容体に結合，画像化する ・肝機能の評価
肝胆道シンチグラフィ	^{99m}Tc-PMT（^{99m}Tc-N-pyridoxyl-5-methyl tryptophan）	・肝細胞に取り込まれ胆汁に排泄される ・胆道系の排泄機能評価
Meckel憩室シンチグラフィ	^{99m}TcO$_4$$^-$	・異所性胃粘膜に集積する ・Meckel憩室による下血の診断
出血シンチグラフィ	^{99m}Tc-RBC ^{99m}Tc-HSA（^{99m}Tc-human serum albumin） ^{99m}Tc-DTPA-HSA（^{99m}Tc-DTPA-human serum albumin）	・血管外に漏出したRIを描出 ・消化管出血の診断
蛋白漏出性胃腸症の診断	^{99m}Tc-HSA ^{99m}Tc-DTPA-HSA	・消化管に漏出したRIを描出 ・蛋白漏出性胃腸症の診断
腹腔シンチグラフィ	^{99m}Tc-スズコロイド ^{99m}Tc-MAA（^{99m}Tc-macroaggregated human serum albumin）	・腹腔-胸腔シャントの検出 ・透析時や腹水貯留時にみられる胸水貯留の精査
オクトレオチドシンチグラフィ	^{111}In-オクトレオチド（^{111}In-DTPA-D-Phe-octreotide）	・ソマトスタチン受容体に結合 ・神経内分泌細胞由来の腫瘍イメージング
FDG-PET	^{18}F-FDG	・腫瘍細胞の糖代謝を反映 ・早期胃癌を除くすべての悪性腫瘍における病期診断，再発診断など（治療効果判定を除く）

Meckel憩室シンチグラフィ

Meckel憩室は小児の下血，イレウス，腸重積などの原因として重要で，Meckel憩室の約20〜50%，そして下血を認める小児の50〜91%に異所性胃粘膜が存在する．異所性胃粘膜を描出するMeckel憩室シンチグラフィは高い診断率（81〜95%）があり，臨床的に本疾患が疑われる場合に特異度の高い検査法として実施される．陽性の場合には右下腹部に斑状の高集積像が検出でき，確定診断が可能である．

出血シンチグラフィ

少量の場合には消化管出血の診断は内視鏡でも困難な場合が多い．一方，出血シンチグラムでは毎分0.05 mL程度の少量の出血でも検出可能である．さらに経時的に撮像するために間欠的な出血でも検出でき，小腸・大腸を問わずに撮像できる．欠点としては，空間分解能が悪く，おおよその出血源がわかっても詳細な位置が同定できないことであるが，最近ではSPECT/CTが登場し，以前よりは解剖学的位置を同定しやすくなった．

蛋白漏出性胃腸症の診断

蛋白漏出性胃腸症は低蛋白血症を主徴とする病態であり，消化管粘膜から血漿蛋白，とくにアルブミンが腸管内に漏出して失われることにより生じる症候群である．その病因として種々の疾患が知られており，主にリンパ系の異常を伴う疾患と消化管粘膜の異常を伴う疾患とに分類される．

検査は^{99m}Tc標識ヒト血清アルブミン製剤（^{99m}Tc-HSA，^{99m}Tc-DTPA-HSA）を使用し，静注直後から経時的に6〜8時間後まで30分〜1時間ごとに撮影する．正常例では消化管が描出されることはないが，漏出があると消化管の集積が認められる．さらに経時的に撮像すれば拡散・移動していく様子が確認でき，疾患特異性の高い検査法である．

腹腔シンチグラフィ

腹膜透析中の患者や肝硬変で大量の腹水を認める場合，胸水貯留を合併することがある．一方，腹腔と胸腔に先天的な交通があった場合，腹水貯留による腹圧の上昇により腹水が胸腔に移行することが知

117

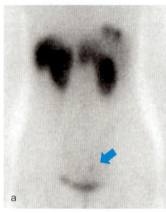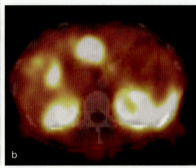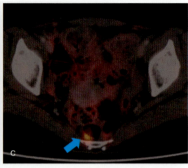

⓬ 多発肝転移で発見されたNETにおける ^{111}In-オクトレオチドシンチグラム
a：オクトレオチドシンチグラム背面像．多発肝転移の他に骨盤内に淡い集積が発見された（➡）．
b：オクトレオチドシンチグラムとCTの融合画像．多発肝転移への集積が明瞭である．
c：骨盤内の淡い集積は直腸の粘膜下腫瘍と診断された（➡）．

られている．つまり腹水と胸水貯留を同時にみた場合，両者が別の原因によるものなのか，それとも単に腹水が胸腔に移行しただけなのかを鑑別する必要がある．このような場合，RIを腹腔内に投与して，シャントがあれば胸水中にRIが拡散し，胸腔が描出されてくることで確定診断が得られる．

オクトレオチドシンチグラフィ（⓬）

^{111}In-オクトレオチド（^{111}In-DTPA-D-Phe-octreotide）はソマトスタチン受容体に結合する放射性医薬品で，この受容体を有する神経内分泌細胞由来の腫瘍イメージング製剤である．2016年に本邦でも保険適用となった．

神経内分泌腫瘍（neuroendocrine tumor：NET）はまれな疾患であるが，発生臓器が多岐にわたる．また悪性の場合には他臓器転移の評価も必要であり，さらにホルモン分泌異常で発症しても，原発巣が不明の場合もある．その場合，全身が評価でき，腫瘍を特異的に画像化するソマトスタチン受容体イメージングの有用性が高い[1]．なお，受容体を多く発現する高分化NETでは良好に集積するが，発現が少ない低分化NETでは本検査の偽陰性率が高くなることが知られている[2]．

FDG-PET検査

検査の注意事項と読影上の注意

FDGはブドウ糖の類似物質であるため，腫瘍や組織の集積には血糖値が影響する．耐糖能異常のある患者では組織-腫瘍コントラストが低下し，腫瘍の検出能が低下するが，検出が不可能になるわけではない．読影の際には偽陰性の可能性が増えることを念頭に入れ，検査の必要性と糖尿病の程度を考慮して検査の適応を決定する．

FDGの集積の強さはしばしばSUV（standardized uptake value）という数字で評価されるが，これは絶対的な定量的数値ではない．撮像時間や使用機器，血糖値などさまざまな要因によって変動するため，異なった施設で撮影したSUV値は基本的に比較できない．

消化器病診断におけるFDG-PET検査の役割

早期胃癌を除くすべての悪性腫瘍に保険適用となったFDG-PETは，いまや消化器腫瘍の診断においても不可欠の検査法である．しかしFDGの集積は腫瘍ごとに差があり有用性も異なるため，詳細は成書を参照されたい．

一般的なPETの役割とは，原発巣の診断というよりも遠隔転移や再発巣の早期発見（⓭），そして治療効果判定である．現在，治療効果判定目的の

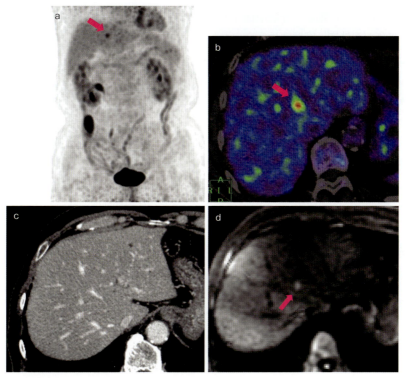

⓭ 虫垂癌の肝転移
a：¹⁸F-FDG/PET MIP 画像．虫垂癌への強い集積のほか，肝臓に点状集積がある（➡）．
b：PET/CT 融合画像でも肝転移は明瞭である（➡）．
c：病期診断の造影 CT では肝転移は検出できなかった．
d：MRI（拡散強調画像）にて肝転移が確認された（➡）．

FDG-PETは保険診療としては認められていないものの，臨床的なエビデンスがさまざまな腫瘍ごとに蓄積されつつある．将来的にはなんらかの制限つきで認められる可能性が残されている．

（村上康二）

● 参考文献
1) 日本神経内分泌腫瘍研究会／膵・消化管神経内分泌腫瘍診療ガイドライン作成委員会編．膵・消化管神経内分泌腫瘍（NET）診療ガイドライン．2015年（第1版）．金原出版；2015．
2) Tomimaru Y, et al. Clinical utility of 2-[(18)F] fluoro-2-deoxy-D-glucose positron emission tomography in predicting World Health Organization grade in pancreatic neuroendocrine tumors. Surgery 2016；157：269-76.

● プリンシプルシリーズ参照
1 『食道・胃・十二指腸の診療アップデート』「PET」☞p.84（村上康二）
2 『腸疾患診療の現在』「PET」☞p.111（坂本 播）
3 『ここまできた肝臓病診療』「核医学検査」☞p.146（甲斐田勇人，石井一成，村上卓道）
4 『膵・胆道疾患診療の最前線』「PET」☞p.139（（村上康二）

Ⅳ章｜検査・診断
▶ 画像検査

MRI：肝疾患

Expert Advice

❶ T1強調画像，T2強調画像，拡散強調画像は肝腫瘍性病変の検出，鑑別診断に有用で，造影剤を使用する必要がないことが利点である．

❷ EOB 造影 MRI は，血流動態，肝細胞機能の両面からの評価が可能で，肝腫瘍性病変の診断に有用である．
❸ EOB 造影 MRI は，肝細胞癌および転移性肝細胞癌の検出において造影 CT よりも優れている．
❹ Gd-EOB-DTPA，Gd-DTPA などのガドリニウム系造影剤使用時には，腎障害を有する患者では腎性全身性線維症に対する注意が必要である．

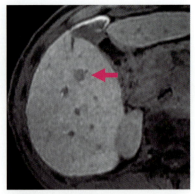

❶ 早期肝細胞癌（11 mm）の EOB 造影 MRI 肝細胞相画像
乏血性で，造影 CT，造影超音波検査では検出できない．
（Kogita S, et al. Gd-EOB-DTPA-enhanced magnetic resonance images of hepatocellular carcinoma：correlation with histological grading and portal blood flow. Eur Radiol 2010；20；2405-13[2]）より引用）

T1 強調画像，T2 強調画像，拡散強調画像

　MRI ではさまざまなシークエンスがあるが，基本となるのは T1 強調画像，T2 強調画像である．水は T1 強調画像で低信号，T2 強調画像で高信号を示すが，肝囊胞では T2 強調画像できわめて高信号となり診断に有用である．肝血管腫でも T2 強調画像で高信号を呈するが，肝囊胞よりも高信号の程度は低い．肝細胞癌の多くで T2 強調画像にて高信号を示すが，肝血管腫よりも信号値は低いことが多い．多くの肝腫瘍性病変は T1 強調画像で肝実質よりも低信号を呈するが，腫瘍内出血や治療後の凝固壊死，腫瘍内の脂肪，金属が沈着した再生結節などが T1 強調画像で高信号を呈する．

　拡散強調画像では早期肝細胞癌の検出感度は低いが，中・低分化型肝細胞癌，胆管細胞癌，転移性肝癌の検出に有用である[1]．

EOB 造影 MRI

　肝細胞特異性 MR 造影剤である Gd-EOB-DTPA（EOB）は，投与量の約 50％が肝細胞に取り込まれた後に胆汁中に排泄され，残りは腎に排泄される．EOB 造影 MRI では，血流診断と肝細胞機能診断の両面から肝腫瘍の診断が可能である[1]．EOB 静注後約 15～20 分の肝細胞相において肝実質が高信号を呈し，肝細胞癌など肝腫瘍では低信号を呈することが多い．肝細胞相における肝実質の濃染程度は高度黄疸例や Child-Pugh C 肝硬変例などでは低下する．

　典型的な中・低分化型肝細胞癌では，造影前 T1 強調画像から低信号を示し，動脈相は比較的淡い高信号になることが多く，多血性肝細胞癌の診断には造影前 T1 強調画像と動脈相を合わせ診断することが重要である．中・低分化型肝細胞癌は肝細胞相では明瞭な低信号を示す．早期肝細胞癌でも 90％以上で肝細胞相において低信号を示し，造影 CT・造影超音波検査のいずれよりも早期肝細胞癌の検出能は高い（❶）[1,2]．dysplastic nodule の一部では EOB 造影 MRI 肝細胞相において淡い低信号を示す[2]．多血性肝細胞癌の診断においても，EOB 造影 MRI では造影 CT よりも高い診断能を有する（❶）[3]．転移性肝細胞癌の検出においても，EOB 造影 MRI は造影 CT よりも優れている．

　C 型・B 型ウイルス性肝硬変などの比較的進行した慢性肝疾患で，1 cm 前後の EOB-MRI 肝細胞相で低信号を示す非濃染結節が発見されることがある．これらの結節は早期肝細胞癌，あるいは dysplastic nodule である可能性が高く，とくに 10～15 mm 大以上，T2 強調画像で高信号，経過中に増大する場合などは，早期肝細胞癌の可能性，多血性肝細胞癌へ移行する可能性が非常に高い．

　Gd-EOB-DTPA，Gd-DTPA などのガドリニウ

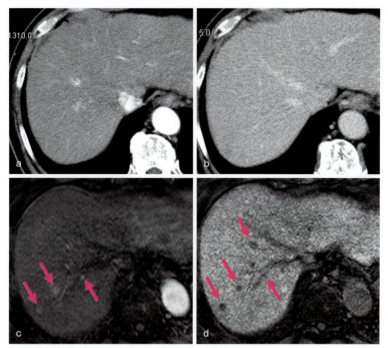

⓯ 肝細胞癌に対するラジオ波焼灼療法後の多発再発
a：造影 CT 動脈相，b：平衡相，c：EOB 造影 MRI 動脈相，d：肝細胞造影相．
造影 CT では検出できないが，EOB 造影 MRI では，多発再発が動脈相，肝細胞相で確認できる．
(Kogita S, et al. Gd-EOB-DTPA-enhanced magnetic resonance images of hepatocellular carcinoma : correlation with histological grading and portal blood flow. Eur Radiol 2010 ; 20 ; 2405-13[2])より引用)

ム造影剤の重篤な副作用として，腎性全身性線維症（nephrogenic systemic fibrosis：NSF）が注目され，腎障害を有する患者では注意が必要である．

SPIO 造影 MRI

超常磁性酸化鉄（super paramagnetic iron oxide：SPIO）は，T2*強調画像や T2 強調画像において肝の信号を低下させる肝特異性造影剤で，肝 Kupffer 細胞に取り込まれる．SPIO 造影 MRI では，Kupffer 細胞を有する肝実質の信号は低下し，Kupffer 細胞を含まない腫瘍の信号が低下しないため，多くの腫瘍は高信号として描出される．EOB 造影 MRI 肝細胞造影相と比較し，早期肝細胞癌の検出において SPIO 造影 MRI が劣ることが明らかになっており，腎不全例を除いては EOB 造影 MRI が用いられている．

専門医へのコンサルト

肝腫瘍性病変の MRI の読影は多くのシークエンスがあることなどから，消化器内科専門医でも困難なことが多い．また肝腫瘍には肝細胞癌をはじめ多くの悪性・良性腫瘍が存在する．たとえば，肝細胞腺腫と肝細胞癌の鑑別は画像診断では困難である．小型の肝血管腫では，血管腫に特徴的な dynamic study で腫瘍辺縁から次第に中心部に向かって造影剤が充満していく遷延性濃染像がみられない場合があり，肝細胞癌との鑑別は難しい．とくに背景肝が正常で肝細胞癌が画像診断にて疑われる場合は，診断は慎重にすべきで，専門医に相談することが望ましい．

（今井康陽）

IV章　検査・診断

●参考文献

1) 今井康陽ほか. 肝細胞癌の画像診断の進歩. 日消誌 2011；108：916-27.
2) Kogita S, et al. Gd-EOB-DTPA-enhanced magnetic resonance images of hepatocellular carcinoma：correlation with histological grading and portal blood flow. Eur Radiol 2010；20：2405-13.
3) Onishi H, et al. Hypervascular hepatocellular carcinomas：detection with gadoxetate disodium-enhanced MR imaging and multiphasic multidetector CT. Eur Radiol 2012；22：845-54.

●プリンシプルシリーズ参照

3 『ここまできた肝臓病診療』 ☞「MRI」p.138（今井康陽）

IV章｜検査・診断

▶ 画像検査

MRI：膵・胆道疾患

Expert Advice

❶ MRIはCTに比してコントラスト分解能が高く，CTよりも病変の検出能に優れる場合がある.

❷ MRIは病変内の脂肪，出血，高蛋白，粘液，線維性間質などの性状評価に適し，それらの検出が診断に寄与する.

❸ MRCPでは膵・胆道疾患の評価のほか，胆道や主膵管の解剖評価においても重要な役割を担う.

❹ 3D-MRCPでは元画像を検討することにより詳細な情報が得られる.

❺ ダイナミックスタディでは腫瘍性病変の検出，浸潤範囲の評価，病変の性状評価に有用である.

機器の進歩により空間分解能が向上し，MRIにおいても膵・胆道の小病変の検出や評価が可能となってきた. MRIはCTに比してコントラスト分解能が高く，病変の検出能が高い場合もある. またMRIでは病変内の性状評価として脂肪，出血，高蛋白，粘液，線維性間質などの評価に適し，それらの検出が

診断に寄与する場合もある. 具体的な膵・胆道疾患では，『画像診断ガイドライン2016年版』によると，胆道閉塞を伴う総胆管結石が疑われる場合，胆嚢胆管結石の存在診断が疑われたときの検査としてはCTよりも推奨グレードは高く位置づけされている. 精査の場合はCT/MRI両検査が必要となることもあり，総合的な評価が求められる[1].

‖ 単純MRI

膵・胆道疾患ではT1強調像，位相コントラスト画像，T2強調像，拡散強調像，MRCPが主に利用される場合が多い.

T1強調像

水や筋肉はT1強調像で低信号を呈する場合が多く，正常膵実質は腺房細胞が蛋白を多く含有しているため，T1強調像で肝臓よりも高信号を呈する. 病変は一般的にT1強調像で低信号を呈する場合が多いが，高信号を呈する場合には特異性の高い信号となり，脂肪，亜急性期の出血，高蛋白，メラニンなどが示唆される. また，膵・胆道疾患においては一部の結石（ビリルビン結石）は高信号を呈するので，高分解能の脂肪抑制3D T1強調像を撮像し評価することが望ましい.

位相コントラスト画像

水と脂肪の足し算の画像である同位相（in phase：IP）像，両者の引き算の画像に相当する逆位相（opposed phase：OP）像を撮像し，併せて評価することで病変内の脂肪含有の評価が可能となる.

T2強調像

脊髄液など水は著明な高信号を呈し，腎や脾臓は高信号，肝や膵は軽度高信号，筋肉は低信号を呈する. 現在は高速スピンエコー法（FSE）法がT2強調撮像法の主流となっている. 病変とのコントラストをつけるため脂肪抑制法を併用する場合も多い. 呼吸停止下で撮像される超高速スピンエコー法によるT2強調像は，囊胞性病変の検出や胆管，主膵管と病変の関係を評価するのに適する. ただし，充実性病変に対しては超高速スピンエコー法では病変のコントラストが不良になることに留意が必要である.

画像検査／MRI：膵・胆道疾患

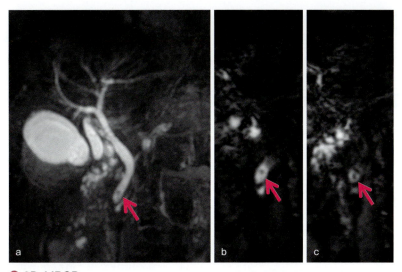

⓰ 3D-MRCP
3D-MRCP の MIP 像（a）では，下部総胆管に小結石を疑う defect 像を認める．MIP 像では結石は 1 個だけに見えるが，元画像を評価すると小さな結石が 2 個確認できる（b，c）．

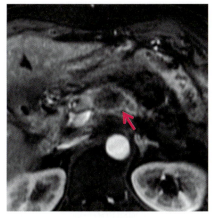

⓱ ダイナミック MRI 早期相（膵癌症例）
ダイナミック MRI 早期相において，膵体部に 25 mm 大の乏血性の不整腫瘤を認める．

拡散強調像

　水分子はブラウン運動しながら拡散する．拡散の強調度は b 値で表し，b 値が小さいときは T2 強調像に近いコントラストになり，1,000 程度の大きな b 値のときは拡散強調像となる．液体のように拡散の大きな状態では低信号になり，病変など拡散が制限された状態では高信号に描出される．拡散の程度を示す見かけの拡散係数（apparent diffusion coefficient：ADC）は，拡散制限がある状態では低信号を呈する．

MRCP

　MRCP（MR cholangiopancreatography）は胆道系，主膵管の評価に適するシーケンスであり，膵・胆道疾患の評価のほか，胆道系主膵管の解剖把握においても重要な役割を担う．MRCP にはシングルスライスの 2D 撮像法とマルチスライスによる 2D もしくは 3D 撮像法がある．3D マルチスライス法では，MIP 画像により胆管の全体像が得られるほか，元画像を検討することにより詳細な情報が得られる．小さな胆道系の結石の場合は MIP 画像のみでは病変を見逃す場合も多く元画像をしっかり評価することが重要である（⓰）．

造影 MRI

　細胞外液に分布する水溶性ガドリニウム（Gd）製剤を使用する．膵・胆道疾患の精査の場合はダイナミックスタディ（動脈優位相，門脈相，平衡相）が施行される場合が多く，腫瘍性病変の検出，浸潤範囲の評価，病変の性状評価に有用である（⓱）．

（米田憲秀，蒲田敏文）

● 参考文献
1）日本医学放射線学会編．画像診断ガイドライン 2016 年版．金原出版；2016．

IV章 検査・診断

● プリンシプルシリーズ参照
4 『膵・胆道疾患診療の最前線』「CT, MRI」 ☞p.113 (米田憲秀, 蒲田敏文)

IV章｜検査・診断
▶ 画像検査

上部消化管の内視鏡検査

Expert Advice
❶ 内視鏡検査の適応・禁忌を的確に把握する.
❷ 適切な前処置が良好な検査につながる.
❸ 通常検査は, 抗血栓薬を休薬せずに行い, 休薬による血栓塞栓症の誘発に配慮する.
❹ 経鼻内視鏡や画像強調観察など内視鏡機器の進歩に伴い, より低侵襲で, 精度の高い検査が可能になっている.

日常診療において上部消化管内視鏡検査は, 口または鼻から内視鏡 (ビデオスコープ) を挿入し, 咽頭・食道・胃・十二指腸を内側から直接的に観察しながら写真を撮影し, フィルムや電子媒体に記録する. また観察下に, 鉗子を用いて生検を行うことにより, 良・悪性などの組織診断を行うことができる.

適応と禁忌

内視鏡検査は, 患者の症状・理学的所見・検査所見などから疑われる疾患を検索するだけでなく, 検診目的で行われることもあり, その適応は広い. 『有効性評価に基づく胃がん検診ガイドライン 2014 年版』では, 胃部 X 線検査以外の対策型検診の方法として, 50 歳以上を対象とした胃内視鏡検査が新たに推奨されている.

内視鏡検査の禁忌としては, 患者の同意が得られない場合やショック状態・消化管穿孔などがある.

検査前処置

通常, 検査前日の午後 9 時以降は絶食であり, 当日朝までは水のみ飲水可能である. 内服薬に関しては, 一部の循環器系・呼吸器系薬剤は内服可能な場合がある. 通常, 咽頭・鼻麻酔にはキシロカイン®を使用し, 胃粘液や気泡除去の目的で, プロナーゼを含むジメチコン水を使用する.

抗血栓薬

2012 年に作成された『抗血栓薬服用者に対する消化器内視鏡診療ガイドライン』では, 抗血栓薬を内服継続することによる消化管出血だけでなく, 休薬による血栓塞栓症の誘発にも配慮されている. 通常消化器内視鏡検査は休薬なく施行可能であり, 内視鏡的粘膜生検はアスピリン, アスピリン以外の抗血小板薬, 抗凝固薬のいずれか 1 剤を服用している場合には休薬なく施行してもよい. ただしワルファリンの場合は, 検査 1 週間以内に測定した PT-INR が通常の治療域であることを確認する必要がある (⓲). 2 剤以上を服用している場合には症例に応じ

⓲ 抗血小板薬, 抗凝固薬の休薬 (単独投与の場合)

内視鏡検査 単独投与	観察	生検	出血低危険度	出血高危険度
アスピリン	◎	○	○	○/3〜5 日休薬
チエノピリジン	◎	○	○	ASA, CLZ 置換/5〜7 日休薬
上記以外の抗血小板薬	◎	○	○	1 日休薬
ワルファリン	◎	○治療域	○治療域	ヘパリン置換
ダビガトラン	◎	○	○	ヘパリン置換

◎：休薬不要, ○：休薬不要で可能, ／：または, ASA：アスピリン, CLZ：シロスタゾール
(藤本一眞ほか. 抗血栓薬服用者に対する消化器内視鏡診療ガイドライン. 日本消化器内視鏡学会雑誌 2012；54：2095 より引用)

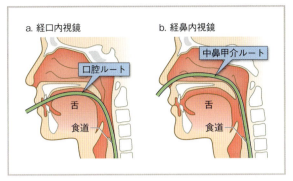

❷1 色素法の種類

コントラスト法	色素が粘膜面の凹部に貯まり，凸部がはじかれることにより微細な所見を明瞭化する方法である．インジゴカルミンが用いられる．
染色法	粘膜上皮が色素液を吸収することにより，その吸収能の差をみることによって，病変の性質や炎症反応の程度を把握するのに利用する．メチレンブルーやトルイジンブルーが用いられる．
色素反応法	色素が特定の環境で特異的に反応する特性を利用した方法である．ルゴールやクリスタルバイオレット，酢酸などが用いられる．

❶9 内視鏡挿入ルート

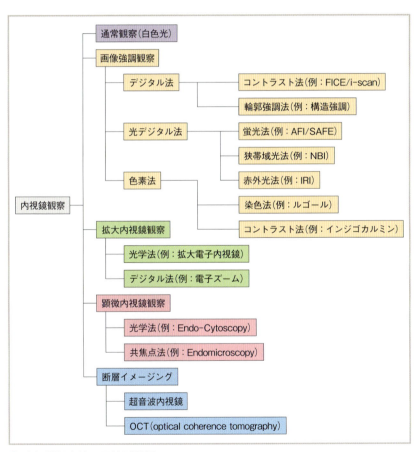

❷0 内視鏡観察法の目的別分類

FICE：Flexible spectral Imaging Color Enhancement, AFI：Auto-Fluorescence Imaging, SAFE：System of Autofluorescence Endoscope, NBI：narrow band imaging, IRI：Infra Red Imaging, Endo-Cytoscopy：超拡大内視鏡, Endomicroscopy：顕微内視鏡

（田尻久雄ほか．内視鏡観察法の分類と定義．日本消化器内視鏡学会雑誌 2009；51：1678[3]）より引用）

IV章　検査・診断

て慎重に対応する.

挿入ルート

経口内視鏡 (⑲a)

　経口内視鏡には直視鏡，側視鏡，斜視鏡の3つのタイプがある．直視鏡では正面にレンズが向いており，一般的に用いられている．側視鏡はスコープの長軸に対して先端の側面にレンズが向いており，主にERCPに用いられ，直視鏡では病変が正面視しにくいような場合に用いられる．斜視鏡は直視鏡の先端部を斜めに切り落とした形であり，その斜面にレンズが備え付けられている．

経鼻内視鏡 (⑲b)

　経鼻内視鏡は径6mm弱の細径スコープを経鼻ルートで挿入し観察する検査法である．経口挿入と異なり舌根部を内視鏡にて圧迫刺激することがないため，嘔吐反射を軽減することができる．また，検査中に患者と会話することができ，緊張緩和にも有用である．

　かつては，スコープの細径化による画質の低下や吸引などに時間を要するなど性能面のデメリットもみられたが，最新の細径スコープでは技術の向上により，経口同等の視野角と，経口に迫る画質が得られるようになった．被検者の受容性が高く，今後，とくに胃癌検診において需要が高まると予想される．

画像強調観察法

　通常の内視鏡観察では診断が困難な病変に対して，粘膜のわずかな形態変化や性質の違いを効果的に強調することで，診断能の向上を図る方法である(⑳)．

　通常用いられる色素法には㉑に示す方法がある．

　また，色素を用いずにボタン一つで画像強調できるのが，NBIやFICEなどのデジタル法または光デジタル法である．これらに拡大内視鏡観察を加えることによって，粘膜の表面構造，血管構造をより詳細に観察することができる．

偶発症

　内視鏡検査は基本的に安全に行うことができる

が，薬剤に対するアレルギー反応や，未熟あるいは強引な内視鏡操作や過度の嘔吐反射などによる出血や裂傷，穿孔などを引き起こすことがある．第5回全国調査報告の結果によると，出血や穿孔などの発生頻度は0.005％であった．

（村尾高久，塩谷昭子）

◉ 参考文献
1) 日本消化器内視鏡学会監，日本消化器内視鏡学会卒後教育委員会責任編．消化器内視鏡ガイドライン．第3版．医学書院；2006.
2) 日本消化器内視鏡学会監，日本消化器内視鏡学会卒後教育委員会責任編．消化器内視鏡ハンドブック．日本メディカルセンター；2012.
3) 田尻久雄，丹羽寛文．内視鏡観察法の分類と定義．Gastroenterological Endoscopy 2009；51：1677-85.
◉ プリンシプルシリーズ参照
1 『食道・胃・十二指腸の診療アップデート』「内視鏡検査」
☞p.93（村尾高久，塩谷昭子）

IV章│検査・診断
▶ 画像検査

胆膵の内視鏡検査

Expert Advice
❶ 胆膵の解剖を理解する．
❷ 後方斜視鏡などの十二指腸鏡操作に慣れる．
❸ 熟練者の指導を受ける．
❹ 重症膵炎などの重篤な偶発症が起きうることを認識する．
❺ 偶発症の対処を実践できるようにする．

　近年，胆膵領域疾患の診断治療には著しい進展があった．横断画像診断ではCTでは1mm以下のスライスによる断層撮影や3D画像が構築できるようになった．またMRI検査では膵胆管の描出が可能となり，ERCPに迫る画像が得られるようになった．内視鏡による胆膵系の検査法ではEUSが一般に使用されるようになり，IDUS（管腔内超音波）も日常診療に用いられている．最近では診断から治療

126

への応用が発展している．

ERCPと関連手技

現在，ERCPは胆膵を中心とした疾患を診断するための検査法であると同時に，幅広い胆膵管にかかわる治療に応用されている．ERCP関連検査手技においては胆膵管の解剖学的知識も必要とされ，さらにほかの内視鏡検査などと比べ，重篤な急性膵炎の偶発症が起こることがある．この検査では主にスコープが側方視の後方斜視鏡を用いることから，一定レベル以上の内視鏡の経験・技術や偶発症への対応能力が求められる．

ERCP

ERCPは十二指腸乳頭から胆膵管に選択的に造影カテーテルにより造影剤を注入し，その充盈像から管腔の閉塞や狭窄，壁不整化や拡張の有無などを読影し診断する．病理診断では，スコープの鉗子チャンネルに生検鉗子や細胞診用のブラシを通し，乳頭口より胆膵管内に挿入し，直接病変部から組織や細胞を得る．主膵管や肝外胆管が中心となるが，膵管分枝や肝内胆管や胆嚢内から検体を採集できる例もある．膵液や胆汁を採集すると，必ずしも病変部に直接到達できなくても細胞を得ることができる（㉒，㉓）．

IDUS（管腔内超音波）

ERCPに引き続き細径の超音波プローブをスコープの鉗子口から経乳頭的に胆管や膵管に進め，内腔から超音波像を得る検査である（㉔）．EUSよりも高周波で精細な画像が得られるが，スキャン深度は浅く，周辺臓器までの診断は難しい．

経口胆道鏡・膵管鏡

太径の十二指腸鏡の鉗子チャンネルから親子方式で細径胆膵管鏡を経乳頭的に内腔に進め，表面の観察を行うものである．多くは乳頭切開後の乳頭から行われるが，膵管内乳頭粘液性腫瘍（IPMN）のように膵管口が開大している場合はそのまま挿入できることもある．直視下に胆膵管の粘膜の観察が可能で生検できるものもある．しかし，細径であることと，胆膵管の屈曲があること，胆汁や膵管内粘液により，必ずしも挿入したすべての範囲に対し明瞭に

㉒ 診断的ERCP

- ERCP
- 胆・膵管生検
- 胆・膵管細胞診
- 胆・膵管IDUS
- 経口胆・膵管鏡

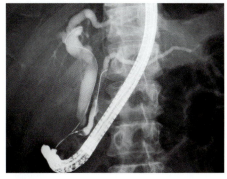

㉓ ERCP
胆膵管が描出されて，両管にガイドワイヤーを留置している．

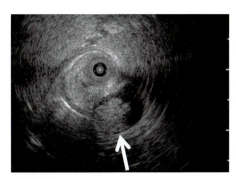

㉔ IDUS
㉓のERCPに引き続き，胆管に挿入したIDUSより膵管を観察．乳頭部癌膵管進展部の6.2mmの隆起が膵管内にみられ，表層進展像はない．

観察できるわけではない．

EUS

胆膵疾患では，体外式腹部超音波検査は負担が少なく非常に優れたスクリーニングの検査手段である．しかし，腹部のガスや脂肪の影響により明瞭な画像が得にくいことがある．この欠点を大幅に補いさらに精細な画像を得るため方法として，内視鏡の先端に超音波の探子を組み込み，消化管のガスや脂肪の影響を受けずに検査できる超音波内視鏡（EUS）が開発された．胆膵のEUS検査では，胃や

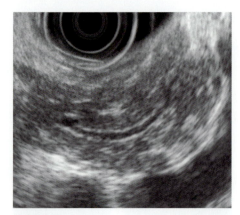

㉕ EUS
早期慢性膵炎の画像所見である nonhoneycombing lobularity, stranding, hyperechoic MPD margin がみられる.

㉖ 診断 EUS
- EUS
- EUS-FNA（組織診断）
- 造影 EUS
- EUS エラストグラフィ

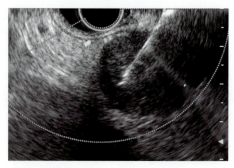

㉗ EUS-FNA
膵尾部癌腫に穿刺針が刺入されている.

十二指腸から高周波数の超音波にて画像を得る．胆道系では十二指腸乳頭から，肝外胆管，胆嚢を診断，3管合流部付近まで描出可能である．周囲臓器との関連も診断可能である．膵臓は膵胆管合流部から尾部まで膵管の走行を確認でき，膵実質のエコー像も同時に検査可能であり，腫瘍の診断や膵炎の早期診断（㉕）にも役立っている．EUS はさらに診断法が発展し（㉖），また治療への応用が進んでいる．

造影 EUS

EUS 機器の開発の進歩により，従来のメカニカルラジアル EUS から電子ラジアル EUS の使用が可能となり，組織内の血流をリアルタイムに観察することができるようになった．また超音波造影剤の進歩により，造影超音波内視鏡検査が可能になり，造影剤を静注後，腫瘍内の血流の分布から乏血性腫瘍か多血性腫瘍かなど鑑別診断が行われている[1].

EUS エラストグラフィ

侵襲なく組織硬度が得られるエラストグラフィという技術が，体外式 US に導入され，乳腺や前立腺，肝臓などの臓器に広く臨床で用いられている．近年，EUS にこの機能が組み込まれ，周囲の硬度差から悪性腫瘍や慢性膵炎などの診断を行う[2]試みが始められている．

EUS-FNA（㉗）

EUS ではラジアル型とコンベックス型の2種類がある．ラジアル型はスコープ軸に直交する 360° の断層像が得られ，消化管周囲の解剖学的理解が比較的容易であり，病変と周囲正常臓器との関係の把握もしやすく診断に応用され普及してきた．一方，コンベックス型はスコープ軸に平行に断層像が得られ，EUS-FNA の技術を応用した処置を行うことができるため，やや遅れたものの急速に用いられるようになった．EUS-FNA は，これまで検体採取が容易ではなかった膵腫瘍や膵・胆道領域のリンパ節腫大などを病理学的に診断することができ，治療方針の決定に重要な役割を果たしている．また近年，診断能を向上させるため，FNA 検体を用いた分子マーカーの検索や遺伝子変異診断も行われており，その有用性が示されている[3]．また，EUS-FNA の技術は，さまざまな部位へのドレナージ，抗癌剤や免疫担当細胞の注入療法などの治療にも応用されており，胆膵疾患の診療では重要な診断と治療を兼ね備えたモダリティとなっている．

（宮川宏之）

参考文献

1) 菅野　敦ほか．膵腫瘍性病変における造影 EUS による鑑別診断．胆と膵 2015；36：691-8．
2) 殿塚亮祐ほか．膵病変に対する EUS—elastography の実際と展望．胆と膵 2015；36：699-705．
3) 重川　稔ほか．胆膵疾患の診断における超音波内視鏡の重要性．癌の臨床 2015；61：117-24．

画像検査／小腸の内視鏡検査

● プリンシプルシリーズ参照
4『膵・胆道疾患診療の最前線』「ERCP」 ☛p.129（宮川宏之）

Ⅳ章｜検査・診断
▶ **画像検査**

小腸の内視鏡検査

Expert Advice

❶ カプセル内視鏡（CE）は低侵襲に全小腸観察が可能である.

❷ バルーン内視鏡（BAE）は詳細観察や処置が可能である.

❸ 小腸内視鏡の前に，単純・造影 CT（できれば dynamic 造影 CT）を行う.

❹ CE は大きな腫瘍を見逃すことがあるため，CT との併用が勧められる.

❺ 消化管狭窄が疑われる患者では，CE の前に，消化管開通性確認用カプセルを用いる.

小腸の解剖学的特徴と内視鏡

小腸は胃と大腸との間を成す長い消化管で，十二指腸，空腸，回腸の 3 つに分けられる. このうち空腸と回腸は，口からも肛門からも遠く，腸間膜につながってはいるものの腹腔内で比較的自由に存在しており，複雑に屈曲した状態で腹腔内に収まっている. この解剖学的特徴により，通常の内視鏡では深部挿入が困難で，操作性も低かった.

今世紀に入ってカプセル内視鏡（capsule endoscopy：CE）とバルーン内視鏡（balloon-assisted endoscopy：BAE）が登場したことで，小腸内視鏡検査は大きく進歩し，両者は標準的な技術として広く普及しつつある.

カプセル内視鏡（CE）

原理

カプセル内視鏡（CE）はイスラエルのギブン・イメージング社（現在はメドトロニック社に統合）が最初に実用化した新たな方式の内視鏡で，直径 11 mm，全長 26 mm のカプセルにカメラと光源，電池，トランスミッターなどが組み込まれている. 当然ながら送気はできないが，ドーム状のレンズによって内腔が確保され，カプセルを嚥下した後，蠕動によって運ばれていく間に撮影した画像は，腰に装着したデータレコーダーに転送される. カプセルの電池は 10～15 時間持続し，高率に全小腸を観察することができる.

蠕動によって運ばれるため，術後再建によりバイパスされた腸管は観察不可能であり，狭窄や腸管蠕動低下による停滞，血性腸液や残渣の貯留も全小腸観察の妨げとなる. また，送気や同一部位にとどまっての詳細観察が不可能なため，粘膜下腫瘍や，大きな腫瘍性病変を見逃すことがある点に注意が必要である.

2018 年時点で本邦にて使用できる小腸 CE は，メドトロニック社の PillCam® SB3，オリンパス社の ENDOCAPSULE EC-S10 の 2 種類がある.

適応

本邦における CE の適応は，「上部及び下部消化管の検査（内視鏡検査を含む）を行っても原因不明の消化管出血（obscure gastrointestinal bleeding：OGIB）を伴う患者」に限られていたが，その後，メドトロニック社の CE では，Crohn 病患者などの消化管狭窄が疑われる患者に関しては，消化管開通性確認用カプセル（PillCam® パテンシーカプセル）による開通性を確認したうえでの使用が可能となり，「小腸疾患が既知もしくは疑われる患者」まで適応拡大された.

一方，オリンパス社の CE では，消化管開通性確認用カプセルとの組み合わせが認められておらず，適応拡大されていない.

禁忌

既知の高度消化管狭窄を有する症例や腸閉塞例，

129

腹部放射線照射歴を有する患者，ペースメーカー植込み患者，嚥下障害患者，妊婦，滞留時にCE回収に同意しない患者などに対するCEは，禁忌ないし慎重に判断する必要がある．

偶発症

CEに特徴的な偶発症として滞留があり，CEが2週間以上排出されない，もしくは内視鏡的，外科的に回収が必要な状態と定義されている．滞留の発生頻度は，OGIB患者で1.4％，Crohn病確診例で7.4％，Crohn病疑診例で6.3％と報告されている．他の偶発症として，誤嚥も報告されており，嚥下障害を有する患者では，内視鏡補助による施行も考慮する．

バルーン内視鏡（BAE）

原理

バルーン内視鏡（BAE）は，先端にバルーンの付いたオーバーチューブと組み合わせることで，腸管をオーバーチューブ上に畳み込んで短縮し，腸管の伸展を抑制することで，高い操作性を保ちつつ深部小腸への到達を可能にした．通常の内視鏡と同様に鉗子口を有するため，色素散布やEUS，生検のほか，止血術，ポリペクトミー，バルーン拡張術などの治療も可能である．

BAEにはスコープ先端にバルーンが付いたダブルバルーン内視鏡（DBE）と，バルーンのないシングルバルーン内視鏡（SBE）がある．基本原理は同じだが，DBEではオーバーチューブを進める際に，スコープ先端のバルーンで腸管を把持することで，スコープが抜けにくくなっている．

BAEで全小腸観察を試みる場合，一方の挿入ルートのみで可能なこともあるが，多くは経口・経肛門の両方の挿入ルートにより全小腸観察を達成する．近年の前向き研究におけるDBEの全小腸観察

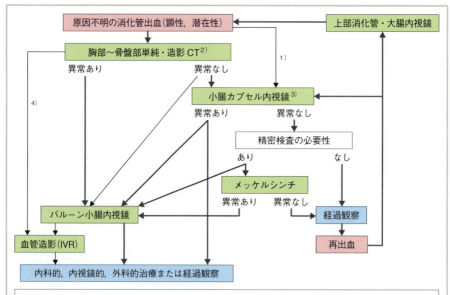

❷⑧ OGIBの診断アルゴリズム
（山本博徳ほか．小腸内視鏡診療ガイドライン．Gastroenterological Endoscopy 2015；57：2685-720[1]）より引用）

画像検査／大腸の内視鏡検査

率は71％と報告されており，DBEとSBEを直接比較した研究ではDBEが有意に高いと報告されている．

適応

BAEは，小腸疾患が疑われる患者の診断目的のほか，既知の小腸疾患の経過観察，内視鏡治療が適応となる．また，通常内視鏡では盲腸到達が困難な患者の大腸内視鏡検査や，術後再建腸管を有する患者のERCPにおいても有用である．

禁忌

通常の上部・下部消化管内視鏡と同様に，消化管穿孔や消化管壁が脆弱な状態，全身状態不良な場合には禁忌となる．

偶発症

穿孔，出血，誤嚥性肺炎，感染，粘膜損傷といった上部・下部消化管内視鏡と同様の偶発症が起こりうるほか，経口BAE特有の偶発症として，急性膵炎がある．経口DBE後膵炎の発症率は多数例の後ろ向き研究で0.3〜0.5％と報告されている．BAE後膵炎は，膵体尾部主体の膵炎が多いことから，十二指腸や膵臓に対する物理的負荷が原因と推測されている．

CEとBAEの使い分け

CEは低侵襲で容易に全小腸観察ができるが，詳細観察や処置は不可能である．一方，BAEは侵襲を伴うが，詳細観察や鉗子口を通じた処置が可能である．CEとBAEは相補的な存在であり，適切に使い分ける必要がある．

小腸疾患が疑われる患者に対する基本戦略は，最初に単純・造影CT（できればdynamic造影CT）を行い，小腸に腫瘍や狭窄，壁肥厚，extravasationなどの異常が認められた場合や，緊急で止血術が必要な場合にはBAEを選択する．CTで異常所見がなければCEを選択し，CE結果をふまえてBAEを行うかどうかや，挿入ルートを判断する．

OGIBの診断アルゴリズム

日本消化器内視鏡学会が中心となり，日本消化器病学会，日本消化管学会，日本カプセル内視鏡学会と共同でまとめた『小腸内視鏡診療ガイドライン』[1]

では，OGIBの診断アルゴリズムが収載されている（28）．

CTとCE，BAEを用いた基本戦略に加えて，状況に応じてIVRやMeckel憩室シンチグラフィを行い，出血源が見つからなかった場合の経過観察中に再出血したときには，小腸以外の出血源を再検索するため，上部・下部消化管内視鏡検査を行うことが推奨されている．

（矢野智則，山本博徳）

◉ **参考文献**
1) 山本博徳ほか．小腸内視鏡診療ガイドライン．Gastroenterological Endoscopy 2015；57：2685-720.

◉ **プリンシプルシリーズ参照**
2 『腸疾患診療の現在』「小腸カプセル内視鏡検査」☞p.89（中村哲也，寺野 彰）／「小腸バルーン内視鏡検査」☞p.94（永山 学，山本博徳）

Ⅳ章｜検査・診断
▶ **画像検査**

大腸の内視鏡検査

Expert Advice

❶ 大腸内視鏡検査の適応や偶発症につき説明し，同意を得る．

❷ 前処置や鎮痛薬を適切に使用し，患者受容性を高める．

❸ 大腸の走行，固定点をイメージし，軸保持短縮による愛護的挿入を心がける．

❹ ループ形成時には，抵抗のない方向へ捻じってゆっくりプル操作を行う．あるいは，フリー感のある部位まで吸引しながら抜去し，トルク・圧迫・体位変換を試みる．

❺ 盲点部位を意識して，見逃しのないよう観察する．

質の高い大腸内視鏡検査を志向するには，①技術，②安全性，③患者受容性，を考える必要があ

131

る．さらに，客観的指標により各項目を評価して精度管理を行うことが大事であろう．挿入技術，観察技術を高めるだけでなく，安全性や患者受容性にも関与する要素として，大腸前処置や前投薬の選択も重要である．

検査前のチェック事項

適応・禁忌と問診

適応は，臨床所見（腹痛，血便，腹部腫瘤など）や検査所見（貧血，便潜血反応陽性，腫瘍マーカーなど）などから大腸疾患を疑う場合である．禁忌は，腹膜炎や消化管穿孔，全身状態不良（ショックなど）の場合である．大腸前処置にあたり，大量の水分を摂取する必要があるため，閉塞や狭窄症状がある場合は，単純X線や腹部CT検査などで，あらかじめ器質性疾患を除外する必要がある．

合併症や内服薬について，よく聞いておく．とくに抗血栓薬内服患者では，休薬の可否・期間に関して，処方医と相談のうえ，ガイドライン[1,2]に準ずることが大事である．

偶発症，患者説明

日本消化器内視鏡学会による2003～2007年までの全国調査報告では，大腸内視鏡検査に関する偶発症の頻度は0.078%で，死亡率は0.00082%であった．患者や家族には，検査の必要性や適応と起こりうる偶発症，内視鏡以外の代替検査の有無などについて十分な説明を行って，同意を得ることが必要である．

前処置

検査当日は，検査4時間前より，ポリエチレングリコール腸管洗浄液（ニフレック®2,000 mL，モビプレップ®1,500 mL）を服用させることが多い．大量内服が困難であると予想される場合，味覚の点でも服用しやすい，クエン酸マグネシウム希釈液（マグコロールP®1,800 mL）やリン酸ナトリウム製剤（ビジクリア®：1回あたり5錠を約200 mLの水やお茶で，15分ごとに，計10回服用する）を使用することもある．

頑固な便秘には，前夜にピコスルファート（ラキソベロン®10 mL）を投与する．当日であれば，微

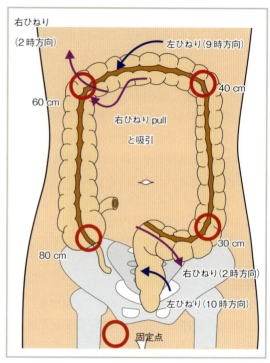

㉙ 固定点を意識した挿入法のコツ
固定されていないS状結腸と横行結腸を伸ばさないように挿入する．
① 直腸（Rb，Ra）は左ひねりで挿入し，RSは右ひねりで越える（RSを伸ばさない）．
② S状結腸が伸びないよう，早めの圧迫を行い，主に右ひねりでS状結腸を通過し，SDJを越えたら，体外にできた捻じれを解除する（フリー感と挿入長の確認）．軸保持短縮ができていれば，肛門縁から30 cmのスコープ長でSDJに達する．
③ 横行結腸中央部を左ひねり（9時方向）で越えた後，吸引しながら，ゆっくりと右にひねりながらプル操作すると，paradoxical movementで肝彎曲部が近づく．さらに右ひねり（2時方向）で肝彎曲部を越える．

温湯500 mLの高圧浣腸を行う．

前投薬

条件としては，①覚醒が早い，②副作用が少ない（呼吸・循環器系の抑制が少ない），③安全域が広い，④拮抗薬がある，などで，検査前よりモニタリングを開始する．鎮痛薬（オピスタン®35 mgやソセゴン®15 mg筋注），鎮痙薬（ブスコパン®5 mgやグルカゴンG®1 mg）を使う．

スコープの選択

軟らかい細径スコープは苦痛が少なく，より安全であるが，ループができやすい．腹部手術の既往者，やせ型の女性，高齢者，憩室が多い人に使用する．

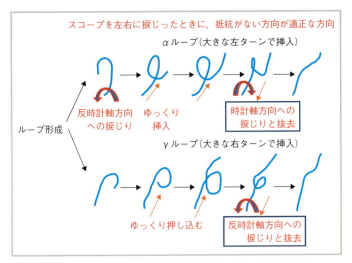

㉚ ループ解除のコツ
時計軸，反時計軸にトルクを加える場合，抵抗があるときは，抵抗のない方向への捻じりとプル操作へ変更するのが基本．吸引操作も多用する．S 状結腸を左トルクで挿入すると α ループができるが，時計軸方向への捻じりでゆっくりプルすると，解除できる場合が多い．

挿入・観察時のチェック事項

（詳細は成書[3,4]などを参照されたい）

基本的な挿入法（㉙）

大腸の解剖，走行，固定点に熟知し，絶えずスコープ先端の位置を把握し，ループができないような挿入を心がける．軸保持短縮を心がけるには，挿入長とスコープのフリー感を絶えず確認し，右手の回転＝トルク（安定したところで，捻じれ解除）と左手の微妙なアップダウンアングルを協調させ，吸引による相対的挿入を利用する．

以下のテクニックが有用である．

① hooking the fold（屈曲部の粘膜ひだを越えて，吸引しながらスコープを引き戻して角度を鈍角にし，ひだをかきわけながら進む）
② right turn shortening（ループをつくった状態から，屈曲部の粘膜ひだを引っかけて右ひねりでプル操作で直線化する）
③ jiggling（スコープを細かく前後に動かして直線化する）

ループと解除の方法（㉚）

できるだけ小さいループで挿入するが，ループができた場合の解除は，フリーな感覚が得られるところまで抜去するのが基本である．時計軸（反時計軸）にトルクを加える場合，抵抗があれば，抵抗のない方向への捻じりと引き抜き操作へ変更する．

体位変換

空気は高位にある腸管へ移動し，腸内容物は低位へ移動すること，空気の移動により高位にある腸管は拡張し，低位にある腸管は虚脱することを利用する．

直腸では，左側臥位，RS（直腸S状部）を越えれば左側臥位（あるいは仰臥位のまま）とすることが多い．SDJ（S状結腸下行結腸境界部），脾彎曲部（ステッキ現象）で挿入困難となった場合や横行結腸遠位でたわむ場合は，右側臥位にすると改善することがある．肝彎曲部では，左側臥位（さらに腹臥位）を試みる．

圧迫，深呼吸（㉛）

できるだけスコープが直線化されている状態で圧迫する．被検者に深呼吸をさせて，腹筋の緊張を緩めてもらうことが重要となる．

SDJ，肝・脾彎曲部では，スコープ先端の屈曲部を手前によせて鈍化し挿入する（指先でやや軽めの圧迫）．深部大腸挿入時のS状結腸のブロックのためには，進展するスコープ中間部をブロックする

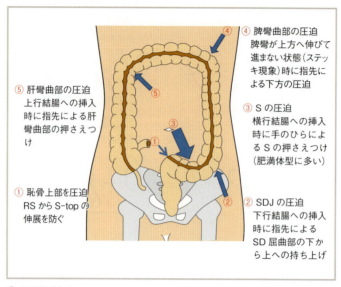

㉛ 用手圧迫のコツ
スコープが直線化されている状態で圧迫するのが基本．スコープ挿入先の屈曲部を鈍化するよう（近づくよう），指先で適所を圧迫する．横行結腸での挿入時に，S状結腸が伸展する場合は，手のひらで広く圧迫する．

（手のひらでやや強めの圧迫）．

観察時のポイント

観察がいちばん肝心であり，まず発見するためには，①色調の変化，②血管網の途絶，③ひだの変形，④隆起・陥凹，などに注意する．評価・観察のためには，①病変の境界・大きさ，②色調，③表面性状，④陥凹の有無，⑤病変周囲粘膜の性状などを調べ，適宜，色素散布を行い，腫瘍性病変の精査のためにはNBI拡大やpit診断を行う．

撮影は，①遠景・近接像，②空気量を変化させて，病変の伸展性を調べて行う．盲点となる部分は，①盲腸，回盲弁の裏側，②肝彎曲，脾彎曲，強い屈曲部の内側，③SDJ，④肛門部周辺，であることを意識する．透明キャップの使用が観察に有用である．

（柏木和弘，緒方晴彦）

● 参考文献
1) 藤元一眞ほか．抗血栓薬服用者に対する消化器内視鏡診療ガイドライン．Gastroenterol Endosc 2012；54：2073-102．
2) 加藤元嗣ほか．抗血栓薬服用者に対する消化器内視鏡診療ガイドライン―直接経口抗凝固薬（DOAC）を含めた抗凝固薬に関する追補 2017．Gastroenterol Endosc 2017；59：1549-58．
3) 岩男　泰，寺井　毅．イラストレイテッド大腸内視鏡図解　挿入法マニュアル　基本と応用のAからZ．ベクトル・コア；2003．
4) 工藤進英．大腸内視鏡挿入法―軸保持短縮法のすべて．医学書院；2012．

● プリンシプルシリーズ参照
2 『腸疾患診療の現在』「大腸内視鏡検査」☞p.84（柏木和弘，緒方晴彦）

Ⅳ章｜検査・診断
▶ 画像検査

超音波内視鏡検査

Expert Advice

❶ 超音波内視鏡（EUS）は，消化管ガスの影響を受けず高い分解能にて，消化管疾患，胆道・膵疾患の超音波観察が可能となる検査法である．

❷ EUS は，主に観察に用いられるラジアル型 EUS と，画像診断に加え超音波内視鏡下穿刺生検（EUS-FNA）など組織採取や治療に用いられるコンベックス型 EUS に分けられ，目的に合わせ使い分ける必要がある．

❸ EUS 画像診断では，ティッシューハーモニック法や造影 EUS，エラストグラフィなど腹部 US のソフトウェアを併用することで質的診断能向上が期待できる．

❹ EUS-FNA はコンベックス型 EUS を用いて行われ，消化管粘膜下腫瘍，膵疾患，胆道疾患の高い診断能が報告されている．

❺ 近年，EUS-FNA の手技を応用した interventional EUS が普及しつつある．

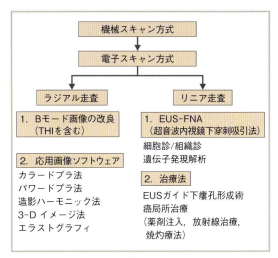

❷ 超音波内視鏡技術の進歩

　超音波内視鏡検査（EUS）はその名のとおり，内視鏡先端に装着された超音波プローブを用い，消化管病変，胆道・膵臓病変の診断を行う「画像診断」モダリティであると同時に，超音波内視鏡下穿刺生検（EUS-FNA）のような「病理学的診断」を行うための手段として消化器疾患の日常診療には欠かせない診断手技となりつつある[1]．近年では EUS-FNA の手技を応用した interventional EUS が盛んに報告され，EUS を用いた胆道ドレナージ術や膵嚢胞ドレナージ術，薬物注入による抗腫瘍療法，静脈瘤治療などにおける有用性が報告されている（❷）．

　EUS の利点は，消化管ガスの影響を受けにくく，周囲臓器を至近距離から詳細な超音波観察が可能となる点にあり，消化管病変や周囲臓器の観察に有用なモダリティである．

　EUS は先端走査部が主にラジアル型（内視鏡の軸に垂直に 360°に超音波画像を描画する）とコンベックス型（内視鏡の鉗子口からのデバイスが超音波断層面に一致する）に分けられ，観察，診断目的に合わせて使い分ける必要がある．

EUS の適応と有用性

消化管病変

　消化管病変における EUS の役割は，主として上皮性腫瘍の壁深達度の推定および消化管粘膜下腫瘍（SMT）に対する超音波診断，EUS-FNA による組織採取として用いられる．胃癌，大腸癌の EUS 観察においては，高い周波数（20 MHz）の細径プローブが主に用いられる．EUS 専用機（ラジアル型，コンベックス型）は大きな病変の壁外進展度診断，周囲リンパ節などの診断に使用される．

　消化管粘膜下腫瘍診断における EUS の役割に関して，『GIST 診療ガイドライン』では，消化管壁構造が描出できるので病変の主座がどこにあるのかの局在診断，内部構造の観察による良・悪性の鑑別に有用とされる．病理組織診断には EUS-FNA が有用であり，採取された検体に免疫組織化学的検索を加えることで消化管間質腫瘍（GIST）の術前診断能が向上するとされている．粘膜下腫瘍診断のフロー

チャートにおいても，腫瘍径 2 cm 以上の SMT に対しては EUS-FNAB が推奨されている[2]．

膵・胆道病変

体外式超音波検査（US）は低い侵襲性でリアルタイムに病変を描出できる利点を有するが，解剖学的位置関係により膵頭部，膵尾部などは周囲消化管のガス，腸管内容物の影響のため描出・評価が困難となる．超音波内視鏡（EUS）はこれらの障害なしに，膵・胆道領域を至近距離から高周波数による高い空間分解能にて観察可能なモダリティとして，画像診断のみならず組織採取，ドレナージなどの interventional EUS へと発展しつつある．

EUS 画像診断の有用性

膵・胆道領域における EUS で消化管外の領域を観察するには，超音波画像に合わせて内視鏡を操作させる必要があり，かつ胃・十二指腸ではスコープに回転や捻じれが加わるため，CT のような体幹に直交した断層像を得ることが難しく，超音波断層像と解剖学的位置関係の把握にかなりの習熟を要することがある．客観的かつ網羅的な観察のためには，胆膵領域の解剖と「標準的描出法」を十分理解したうえで修練を積む必要がある[3,4]．

EUS の膵腫瘍描出能は US，CT や MRI に比べ優れていると報告されている．『膵癌診療ガイドライン』（2016 年版）では，膵癌の診断において pooled sensitivity は 85〜89％，pooled specificity は 95〜98％であった．比較的良好な成績が報告され，カラードプラや造影 EUS，エラストグラフィなどを付加することにより膵腫瘍の質的診断能の向上に有用であると報告されている[5]（㉝，㉞）．

また『エビデンスに基づいた胆道癌診療ガイドライン』において，EUS は肝門部胆管癌の血管浸潤や中下部胆管癌の壁内進展度診断に有用性が高いと報告されている[6]．

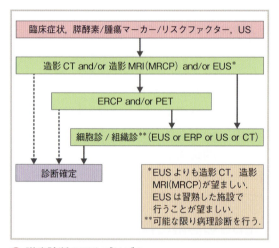

㉝ 膵癌診断のアルゴリズム
（日本膵臓学会膵癌診療ガイドライン改訂委員会編．膵癌診療ガイドライン．2016 年版．金原出版；2016[5] より引用）

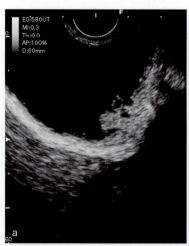 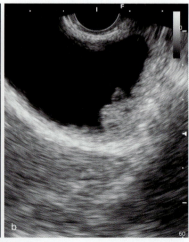

㉞ 胆嚢癌に対する造影超音波内視鏡検査所見
a：B モード画像，b：造影ハーモニックモード画像．血流を認める領域が強調され，胆嚢癌の構造，胆嚢壁の低乳頭状の変化が明瞭に描出されている．

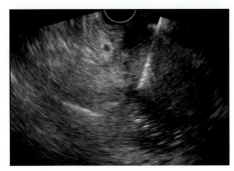

㉟ 膵癌に対する EUS-FNA
膵内の低エコー領域（膵癌）に超音波内視鏡ガイド下に針を穿刺し，組織を採取する．

EUS-FNA の有用性

EUS-FNA は，EUS による存在診断に加え，病理学的な質的診断を付加する方法であり，従来組織採取が困難であった領域を EUS にて高解像度にて描出し，EUS 観察下にリアルタイムに穿刺できる手法である（㉟）．これまでに膵臓，腫大リンパ節，消化管粘膜下腫瘍，縦隔，胆道などの病変に対して，90％を超える組織採取率，良・悪性診断能が報告されている．偶発症も出血や穿孔，感染，急性膵炎などを含め，全体として 2％以下と報告されている．

EUS-FNA の適応は，EUS-FNA で得られた病理学的診断結果が今後の治療方針決定に寄与する場合と考えられており，腫瘍性病変の病理学的診断，炎症性腫瘤と腫瘍性病変の鑑別，癌の進展度診断などに用いられる．

自己免疫性膵炎の診断基準において，膵組織所見は重要な診断項目の一つとされている．十分な組織量の採取（core biopsy）が必要とされている．

EUS ガイド下治療の有用性

EUS は膵・胆道領域における診断のみならず，閉塞性黄疸に対する EUS ガイド下胆道ドレナージ術（EUS-BD），急性膵炎の合併症である膵仮性嚢胞に対するドレナージ術（EUS-PCD），膵癌患者の疼痛緩和を目的とした EUS 下腹腔神経叢融解術（EUS-CPN）や EUS-FNA の手技を応用した膵癌などに対する抗腫瘍療法への応用などが報告されている．これらの治療手技の報告は年々増加してきているものの，現時点では標準化された治療手技ではなく，

今後の症例の蓄積ならびに専用デバイスの開発などによりますます普及することが期待されている．

専門医へのコンサルト

EUS は消化器領域において「準スクリーニング」または「精密検査」に位置づけられる検査法である．EUS を用いた治療方針決定が必要な症例の拾い上げが重要であることはいうまでもない．とくに膵疾患など診断の困難な病変については，患者の腹部症状や糖尿病の急激な悪化などの臨床症状，採血による膵酵素異常，腹部 US や CT における膵管拡張や膵嚢胞，胆管拡張など膵腫瘍を疑う間接所見を見落とすことなく，積極的に EUS による精密検査に進めることが，膵癌の早期診断，予後改善につながることを理解していただきたい．

（大野栄三郎，廣岡芳樹）

● 参考文献
1) Hirooka Y, et al. Contrast-enhanced endoscopic ultrasonography in digestive diseases. J Gastroenterol 2012 ; 47 : 1063-72.
2) 日本癌治療学会，日本胃癌学会，GIST 研究会編. GIST 診療ガイドライン. 2014 年 4 月改訂第 3 版. 金原出版；2014.
3) Inui K, et al. A newly developed electronic 360° radial scanning echoendoscope. Digestive Endoscopy 2004 ; 16 : S240-4.
4) Hirooka Y, et al. Linear and curved-linear (convex) endoscopic ultrasonography : the present situation and roles in the future. Digestive Endoscopy 2001 ; 13 : S49-53.
5) 日本膵臓学会膵癌診療ガイドライン改訂委員会編. 膵癌診療ガイドライン. 2016 年版. 金原出版；2016.
6) 日本肝胆膵外科学会，胆道癌診療ガイドライン作成委員会編. エビデンスに基づいた胆道癌診療ガイドライン. 改訂第 2 版. 医学図書出版；2014.

● プリンシプルシリーズ参照
4『膵・胆道疾患診療の最前線』「超音波内視鏡検査」
☞p.123（大野栄三郎，廣岡芳樹）

IV章｜検査・診断

▶ 画像検査

血管造影検査

Expert Advice

❶ 各種画像診断技術の発達により，血管造影の診断的有用性は低下している．

❷ 肝細胞癌をはじめとした肝腫瘍の診断において，血管造影下CTは高い診断能を有するが，より侵襲の少ない造影ダイナミックCTやGd-EOB-DTPA造影MRIで診断可能である．

❸ 肝細胞癌の診断においてガイドライン上も血管造影下CTの有用性が記載されているが，他の侵襲性の少ない画像診断が優先される．

❹ 膵内分泌腫瘍の局在診断において，血管造影を利用した選択的負荷テストが局在診断に有用な場合がある．

血管造影検査は，とくに肝胆膵領域で以前は腫瘍の良・悪性診断，脈管浸潤診断の目的で盛んに行われてきたが，現在は非侵襲的な画像診断機器の進歩により，脈管浸潤の評価は経静脈性造影ダイナミックCTで，質的診断は造影USやGd-EOB-DTPA造影MRIの組み合わせによって十分可能となっている．そのため特殊な場合を除き，血管造影検査が消化器疾患の診断目的で行われることは少なくなった．

肝臓領域におけるガイドラインに準じた血管造影の位置づけ

肝疾患のなかでも，肝腫瘍，とくに肝癌の診断における画像診断の役割は非常に重要であり，肝癌の描出，鑑別，広がり，治療効果判定，肝機能評価などに利用されている．日本医学放射線学会の『画像診断ガイドライン』[1]では，このなかでもとくに肝癌の描出に関するクリニカルクエスチョン（CQ）が中心になっている．肝癌（ここでは主に肝細胞癌をさ

す）に関連するガイドラインとしては，日本肝臓学会の『肝癌診療ガイドライン』）[2]と，『肝癌診療マニュアル』[3]の2つがよく知られている．『肝癌診療ガイドライン』はその書名のとおりエビデンスに基づく記載がなされ，他のがん種に対するガイドラインに近いものである．

血管造影に関しては，DSAによる肝動脈造影に加えてCT arterial portography（CTAP），CT hepatic arteriography（CTHA）の2種類の血管造影下CTが考案され高い診断能が報告されているが，multi-detector CT（MDCT）や肝特異性造影剤であるGd-EOB-DTPAを使用した造影MRIが臨床応用されるに伴い，被曝や侵襲性の観点から診断目的の血管造影，血管造影下CTは行われなくなってきている．

肝細胞癌は大きく多血性と乏血性に分けられるため，画像診断の方法に関しても多血性と乏血性に分けて考えると理解しやすい．乏血性肝細胞癌の描出に関しては，Gd-EOB-DTPA造影MRIの有用性に関する論文が国内外から多数出ており，その描出能はSPIO造影MRIを上回り，血管造影下CTと同等，もしくはそれ以上とされている[4,5]．

一方，『肝癌診療ガイドライン』において「肝細胞癌の高危険群において，典型的肝細胞癌の診断に診断能が高い検査は何か？」というCQは典型的肝細胞癌つまり多血性肝細胞癌の診断について問うているが，『画像診断ガイドライン』の「古典的（多血性）肝細胞癌の診断に有用な検査法は何か？」というCQと同一と考えられる．CQに対する推奨として，『肝癌診療ガイドライン』は「典型的肝細胞癌の診断のためにはdynamic CT，dynamic MRI，造影超音波検査のいずれか1つが勧められる（グレードA）」．一方，『画像診断ガイドライン』は「ソナゾイド造影超音波，造影ダイナミックCT，EOB・プリモビスト造影MRIはいずれも古典的（多血性）肝細胞癌の診断に有用であり，施行することが推奨される．特にEOB造影MRIの診断能が高い（グレードB）．一方，血管造影（CTAP，CTHA）については診断の目的のみで施行すべきではなく，TACEなどの治療手技と併せて行うべきである（グレード

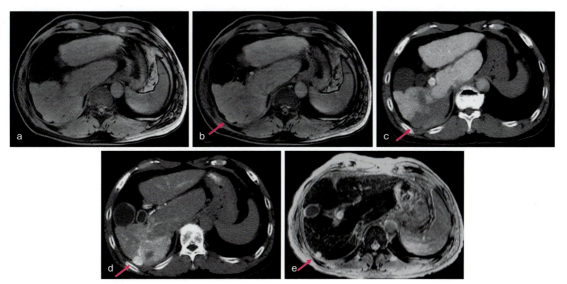

㊱ 肝機能不良例の肝細胞癌（70歳代，男性）
a：Gd-EOB-DTPA 造影前 T1 強調 MRI 画像．
b：総ビリルビンが 2.3 mg/dL と肝機能不良例であり，Gd-EOB-DTPA 造影 20 分後の T1 強調 MRI 画像でも肝実質への造影剤取り込みは不良で，肝細胞癌の存在は不明瞭である．
c，d：CTAP 画像（c）と CTHA 画像（d）を合わせると，肝右葉辺縁に多血性の肝細胞癌が明瞭に診断可能である．
e：SPIO（超常磁性鉄）造影 T2*強調 MRI 画像でも，周囲の肝実質とのコントラストが明瞭で診断可能である．胆汁排泄障害のある肝機能不良例では SPIO が有用な場合がある．

C2）」となっている（㊱）．

膵臓領域におけるガイドラインに準じた血管造影の位置づけ

現在はマルチスライス CT や MRI などの非侵襲的な画像診断機器の進歩により，診断目的の血管造影が行われることはない．

『膵癌診療ガイドライン』[2]でも，膵癌を診断するためには CT（造影が望ましい）や MRI（MRCP）（造影および 3 テスラ以上が望ましい）を行うことが強く進められる（グレード A）とされ，診断困難例においても，CT あるいは MRI（MRCP）で確定診断が得られない場合には，EUS，ERCP のいずれか 1 つを，あるいは組み合わせで用い，必要に応じて PET を加える（グレード B）とされており，血管造影の有用性は現在のガイドライン上には記載すらされていない．

一方，『膵・消化管神経内分泌腫瘍（NET）診療ガイドライン』（日本神経内分泌腫瘍研究会編）[6]においては，「ガストリノーマに対して推奨される検査は何か？」との CQ に対し，「…局在診断のため，US，CT，MRI，EUS，SASI テストが推奨される（グレード A）」とされている．ガストリノーマは微小なものも多く，画像検査で同定困難である微小なガストリノーマの機能性局在診断として，セクレチンを用いる SASI test（selective arterial secretin injection test）が有用であるが，現在本邦ではセクレチンが入手困難なため，カルシウム溶液を用いる SACI test（selective arterial calcium injection test）が行われている[7,8]．選択的にカルシウム溶液を動脈から負荷することにより内分泌腫瘍のホルモン分泌が刺激され，それを肝静脈から採血することにより，腫瘍の局在が大まかに同定可能である．ガストリノーマのほか，インスリノーマの診断においても有用な場合もある．局在診断としては大まかであるが，膵頭十二指腸切除にするか，膵体尾部切除にするかの術前診断に有用な情報となる（㊲）．

（鶴崎正勝，祖父江慶太郎，村上卓道）

● 参考文献
1）日本医学放射線学会編．画像診断ガイドライン．2016 年版．金原出版；2016．

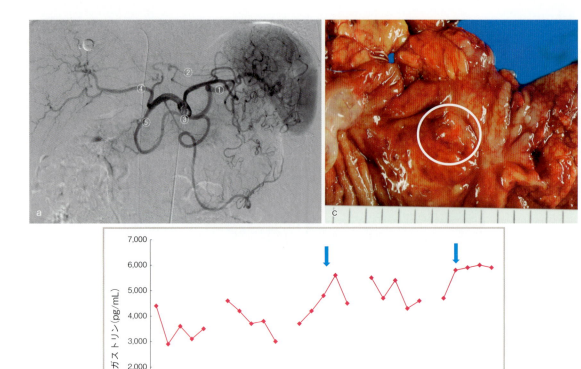

㊲ Zollinger-Ellison 症候群を伴った十二指腸ガストリノーマ（60 歳代，男性）
a：画像上ガストリノーマの局在が不明なため SACI test を施行した．腹腔動脈造影を施行し，①脾動脈遠位，②脾動脈近位，③腹腔動脈（背側膵動脈），④固有肝動脈，⑤胃十二指腸動脈からそれぞれ 0.025 mEq/kg のグルコン酸カルシウムを負荷し，肝静脈から負荷前，30 秒，60 秒，90 秒，120 秒後にガストリンを採血した．
b：腹腔動脈，胃十二指腸動脈からの負荷にて有意なガストリンの上昇を認めたため（⬇），十二指腸または膵頭部に腫瘍が局在することが示唆され，膵頭十二指腸切除術を施行した．
c：切除標本のマクロ像：十二指腸粘膜下に 5 mm 程度の小腫瘍が存在した．

2) 日本肝臓学会編．肝癌診療ガイドライン．2017 年版．金原出版；2017．
3) 日本肝臓学会編．肝癌診療マニュアル．第 2 版．医学書院；2010．
4) Okada M, et al. Comparison of enhancement patterns of histologically confirmed hepatocellular carcinoma between gadoxetate- and ferucarbotran-enhanced magnetic resonance imaging. J Magn Reson Imaging 2010；32：903-13.
5) Kogita S, et al. Gd-EOB-DTPA-enhanced magnetic resonance images of hepatocellular carcinoma：correlation with histological grading and portal blood flow. Eur Radiol 2010；20：2405-13.
6) 日本神経内分泌腫瘍研究会編．膵・消化管神経内分泌腫瘍（NET）診療ガイドライン．金原出版；2015．
7) Imamura M, et al. Usefulness of selective arterial secretin injection test for localization of gastrinoma in the Zollinger-Ellison syndrome. Ann Surg 1987；205：230-9.
8) Imamura M. Recent standardization of treatment strategy for pancreatic neuroendocrine tumors. World J Gastroenterol 2010；16：4519-25.

●プリンシプルシリーズ参照
3 『ここまできた肝臓病診療』「血管造影」▶p.143（鶴崎正勝，祖父江慶太郎，村上卓道）

IV章│検査・診断
▶ 生理学的検査

消化管運動能の検査

Expert Advice

❶ 機能性疾患において客観的に消化管運動能を評価することは，正確な診断・治療方針決定に際してきわめて重要である．

❷ また治療効果判定においても，可能な限り運動能検査の施行により再評価することが望ましい．

❸ 患者が症状を有するため検査を施行した場合，検査施行時にも同様な症状が誘発されたか否かを観察することは重要である．

❹ 近年，呼気試験法がさまざまな消化管検査として応用されてきている．

食道運動機能検査

食道運動障害（achalasia, DES〈diffuse esophageal spasm〉, NE〈nutcracker esophagus〉, NEMD〈nonspecific esophageal motility disorder〉）が昨今注目され，病態を探り診断に至るためには運動機能評価が欠かせない時代となっている．

食道運動機能検査には，食道内圧検査，インピーダンス法，high-resolution manometry（HRM），食道造影，RI 法，24 時間 pH モニタリング，24 時間ビリルビンモニタリングなどがあげられる．

食道内圧検査

食道内圧検査は食道運動障害の客観的評価法として定着してきている[1]．内圧検査により蠕動波高，下部食道括約部圧（lower esophageal sphincter pressure：LESP）を把握することが可能である．

食道内圧検査の一つに infused catheter 法がある．測定は 5 cm（5～7 cm）間隔で数個の側孔を有する受圧面によって，上・中・下各食道の内圧を記録する．LES 部の測定には，Dent らが考案したス

リーブセンサーを固定し連続測定する方法が採用されている．スリーブに乗っている限り静止圧は測定可能である．同法は LES 圧変動を長時間観察できる利点はあるが，食事負荷での評価が困難で，24 時間の把握が非常に難しいといった欠点を有する．

近年，多チャンネル内圧測定が可能となり，より多くの情報を得られるようになってきている．1 cm間隔で 36 個のセンサーを配置した高分解マノメータ（HRM）が開発されている．下咽頭～胃までの測定が可能となった．内圧トポグラフィの導入により[2]，圧を色に変換して表示するため，非常に見やすく判断しやすい．

インピーダンス（電気抵抗）法

電気抵抗の変化による消化管内容物の移動を把握する方法である．多数の電極ペアが存在し，その間の変化を記録することで液体か空気かが判別可能である．また同法のもう一つの利点は嚥下か逆流かを判断することができることである．HRM の多くはインピーダンス測定が可能となっている[2]．

24 時間 pH モニタリング

横軸に時間，縦軸に胃内，食道内 pH が 24 時間記録される．食道への酸逆流の有無を把握することが可能である．酸関連の病態把握や薬剤負荷による評価に使用され保険請求もできる．このモニタリングにインピーダンスを組み合わせた 24 時間インピーダンス，pH モニタリングは，酸逆流・空気，液体逆流とあらゆる逆流に対応できると考えられている．

24 時間ビリルビンモニタリング

横軸に時間，縦軸にビリルビン吸光度が記録される．一定吸光度以上（0.15 以上）で胆汁逆流の把握が可能である．

このようなさまざまな方法により，いつ，何が，どの程度食道に逆流したのかを正確に把握できるようになってきている．機能検査法の充実は「つかえ」「胸痛」などの症状で病態が不鮮明な患者には非常に有用であると思われる．

胃機能検査

胃機能検査の一つとして胃排出機能評価がある．

141

同法には直接法と間接法がある．直接法としては放射線不透過マーカー法，体外式超音波法，RI法，MRI法が，間接法としては呼気試験法，アセトアミノフェン法，スルファメチゾール法があり，おのおのの利点・欠点を把握しながら評価法を選択することが望ましい．また液体食胃排出と固形食胃排出はそもそもその排出機序が異なるので，どういった胃排出機能を評価したいのかで検査法選択や試験内容計画を立案する必要がある．

内臓知覚閾値を知ることも重要である．胃内の内臓知覚を評価する方法としてはバロスタット法がある．同法は胃内にバルーンを留置し膨らませることにより，胃コンプライアンス，内圧変化をコンピュータ制御下で観察する方法である[3]．これにより知覚閾値を把握するとともに弛緩現象も知りうる．バロスタット法は現在内臓知覚過敏・適応性弛緩の標準的評価法である．

われわれもこの方法に近似する方法として，胃内送気胃内圧測定法を提案してきている[4]．同法は上部消化管内視鏡実施時に内視鏡から胃内への送気を行い，同時に胃内圧を観察する方法である．簡易的であり胃緊張度，胃症状出現閾値を簡単に把握することができ，今後応用しうるか検討中である．

ドリンクテストも，内臓知覚・適応性弛緩を把握しうるとされる検査法である．飲用方法はさまざまであるが，水または栄養剤（液体）を飲用負荷し，症状の出現状況・最大飲用量を調べる方法である．機能性ディスペプシアでは誘発される症状が強かったり，最大飲用量が少ないとされている．

胃機能検査の目的は大きく分けて，胃排出機能評価，内臓知覚過敏の把握，適応性弛緩現象の把握がある．各病態把握にいずれの検査が最も有意義かを勘案したうえで検査を計画する必要がある．

消化管通過時間検査

田中ら[5]は，下部消化管機能検査法としてバリウム粒子（X線不透過）を用いて基礎的・臨床的検討を行っている．24時間残存率15%以下を排出機能亢進，72時間残存率11%以上を排出機能低下と診断している．今後，消化管機能異常疾患に対する治療法選択に有用と結論づけている．谷合ら[6]は，イレウスにおける治療方針決定のためX線不透過マーカー（SITZMARKS®；厚さ1 mm，直径4.5 mmのリング状マーカー20個がゼラチンカプセルに入っている）を用いて消化管運動を評価している．近藤ら[7]は，呼気水素測定によって小腸通過時間（口-盲腸通過時間）を測定している．試験食摂取後，呼気を15〜30分ごとに採取し水素を測定する．水素が上昇を始めるまでの時間が小腸通過時間である（食物は大腸に到達して初めて腸内細菌により水素がつくられる）．

また近年，小腸カプセル内視鏡の際に消化管通過時間を同時に測定し，病態との関連性を探る報告が散見される．この通過時間は副次的に得られる結果であるが，非常に有意義である．小腸狭窄などが疑われる場合には，パテンシーカプセルを使用し通過性を判定している（30〜33時間後に肛門より排出するか否かで開通性を判定）．

小腸機能検査（呼気検査法を用いた消化吸収機能検査[8]）

消化吸収機能検査

① 小腸脂肪吸収障害に対する検査法：^{13}C-oleic acid, ^{13}C-octanoic acid, ^{13}C混合脂肪酸を用いた方法で，脂肪酸を^{13}Cでラベル化している．膵消化酵素の影響を受けずに小腸から吸収される．小腸での脂肪吸収能力を把握できる．

② 膵リパーゼ酵素活性の評価：^{13}C-trioctanoin, ^{13}C-triglyceride, ^{13}C-混合中性脂肪を用いた呼気法である．膵酵素で消化されてから小腸で吸収され，呼気となる．

bacterial overgrowth syndromeに対する呼気検査法

① ^{13}C-グリココール酸呼気試験：まずは空腹時に呼気バッグに呼気を採取し，$^{13}CO_2$前値とする．^{13}C-グリココール酸500 mgおよび負荷食を摂取させ，終末呼気採取を8時間まで行う．呼気中$^{13}CO_2$濃度が＋SD以上をbacterial overgrowthとする．

② 呼気中水素ガス濃度：bacterial over growthで

は細菌の発酵で水素ガスが生ずる．この際つくられた水素ガスは吸収され，呼気として排出される．呼気中水素濃度が前値に比し 20 ppm 以上の増加で bacterial over growth と評価される．

(鈴木　剛)

● 参考文献

1) 関口利和．食道運動機能検査．F 消化管運動機能検査．日本臨床 1997；55 増刊号（現代臨床機能検査 下巻）：123-7．
2) 本郷道夫ほか．High-resolution manometry による新しい食道運動機能評価法．日消誌 2012；109：703-9．
3) 福土　審．消化管機能検査．Ⅲ消化器疾患の検査法．日本医師会雑誌 2012；141：S108-10．
4) Suzuki T, et al. Examination of visceral perception and gastric tone by gastric stimulation using air inflation during endoscopy. J Int Med Res 2005；33：160-9．
5) 田中文彦ほか．バリウム粒子を用いた腸管排出機能検査法の開発．その基礎的検討と臨床的有用性．慈恵医大誌 2004；119：63-75．
6) 谷合信彦ほか．X 線不透過マーカーを用いた消化管運動検査．臨床消化器内科 2009；24：1597-602．
7) 近藤孝晴ほか．呼気水素測定の意義．生命健康科学研究所紀要 2012；9：61-4．
8) 長谷川範幸ほか．小腸消化吸収機能検査．Ⅱ小腸の検査法．臨床消化器内科 2013；28：841-8．

● プリンシプルシリーズ参照

1 『食道・胃・十二指腸の診療アップデート』「24 時間食道インピーダンス・pH モニタリング」☞p.107（河村修）/「食道 high resolution manometry」☞p.114（眞部紀明）/「胃排出能検査」☞p.119（鈴木　剛）/「バロスタット検査」☞p.124（大島忠之，三輪洋人）
2 『腸疾患診療の現在』「消化吸収機能検査」☞p.80（東山正明，穂苅量太）

Ⅳ章｜検査・診断
▶ 生理学的検査

消化管知覚過敏の検査

Expert Advice

❶ 消化管知覚は酸灌流試験，電気刺激試験，バロスタット検査などで検討することができる．

❷ バロスタット検査は消化管機能検査の一つで，消化管の伸展性と内臓知覚閾値を測定することができる．また消化管（食道，胃，小腸，結腸，直腸）での知覚・痛覚閾値を検討することができる．

現在，保険診療で消化管の知覚過敏を検討できる検査法はない．消化管内視鏡検査を行うときに疼痛を訴えやすい患者がいることは，内視鏡検査に携わる医療者であれば容易に理解できるが，このような感覚だけでは不確定要素が大きいため，定量的な検査が必要である．これまでにこの知覚異常を定量的に評価する方法がいくつか考案されている．

消化管知覚異常の評価方法

機能性消化管障害では，消化管粘膜を酸や電気で刺激することで知覚・疼痛閾値が低下することが報告されている．試験法は確立されていないが，このような検査は比較的簡便であり，一定の速度で酸注入などができれば検査として行うことは可能である．

定量的に① 消化管の伸展性と② 拡張刺激に対する内臓知覚閾値を測定することができる検査として，バロスタット検査がある．バロスタットの語源は，"バロ"と"スタット"の組み合わせで"圧"を"一定"に保つことによる検査法という意味である．バロスタット検査は，装置が高価で侵襲的な検査であり，研究目的に限られた施設で使用されているのが現状である．

バロスタット装置

コンピュータ制御により空気の流入量を調節することができ，知覚閾値や疼痛閾値を評価することができる（❶）．消化管（食道，胃，小腸，結腸，直腸）での検査が可能で，各臓器の形状が異なるためバルーンも違った形状のものを使用することで，各消化管壁に均等に圧がかかるように工夫されている．バルーン容量を一定の速度で自動的に変化させ，設定された圧を変化させながら，その閾値となる圧や空気量を検討する．

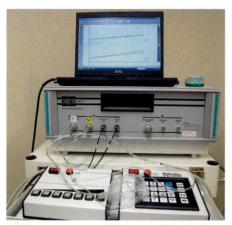

❶ バロスタット装置とバルーン

対象疾患

機能性消化管障害（functional gastrointestinal disorders：FGID）の患者の診断において有用性が報告されている．

① 機能性胸やけ（functional heartburn：FH）/非びらん性胃食道逆流症（non-erosive reflux disease：NERD）：酸や圧刺激に対する過敏性が報告されている[1]．

② 機能性ディスペプシア（functional dyspepsia：FD）：FDでは胃底部が食後に弛緩し，食べたものを一時的に貯留する機能が障害され，食後の胃適応性弛緩反応障害がみられる．この障害は，このバロスタット検査によって初めて指摘できる[2]．

③ 過敏性腸症候群（irritable bowel syndrome：IBS）：IBSでは内臓知覚過敏があるといわれており[3]，この知覚過敏の測定には直腸でのバロスタット検査が有用である．

（大島忠之，三輪洋人）

● 参考文献
1) Nagahara A, et al. Increased esophageal sensitivity to acid and saline in patients with nonerosive gastroesophageal reflux disease. J Clin Gastroenterol 2006；40：891-5.
2) Tack J, et al. Symptoms associated with hypersensitivity to gastric distention in functional dyspepsia. Gastroenterology 2001；121：526-35.
3) Whitehead WE, et al. Tolerance for rectosigmoid distention in irritable bowel syndrome. Gastroenterology 1990；98：1187-92.

● プリンシプルシリーズ参照
1 『食道・胃・十二指腸の診療アップデート』「バロスタット検査」☞p.124（大島忠之，三輪洋人）

Ⅳ章｜検査・診断
▶ 生理学的検査

胃食道逆流を調べる検査

Expert Advice

❶ 24時間食道インピーダンス・pHモニタリング検査は，pHを同時に測定することにより酸なのか酸でないのかを同定でき，非酸逆流もとらえられるのが最大の特徴である．

❷ さらに，逆流内容の物理学的性状を同定できるのも特徴であり，液体，気体，あるいはその混合物であるのかを同定可能である．

❸ 多数の電極ペアが組み込まれ，食道のどの高さまで逆流したのか判定できる．

❹ 24時間食道pHモニタリングと24時間食道インピーダンス・pHモニタリングともに，異常酸逆流があるか（% time pH＜4），非酸逆流を含めた逆流と症状との間に有意な関連があるか（SIあるいはSAP陽性）により評価する．

❺ 両者とも症状の原因の説明が困難なPPI抵抗性GERDおよびNERDの病態解明目的に検査されることが多く，その結果により治療方針を立てることも可能となってくる．

胃食道逆流を調べる検査としては，胃透視やシンチグラフィもあるが，定量的に検査できるのは，24時間食道pHモニタリングと24時間食道インピーダンス・pHモニタリングのみである．pHモニタリングは下部食道括約部（LES）上縁5 cmに留置したpH電極により24時間の酸の胃食道逆流を測定する検査であり，胃食道逆流症（GERD）診断のゴール

ドスタンダードの一つであるが，プロトンポンプ阻害薬（PPI）の普及により本検査の意義も変化してきた[1]．

従来は pH モニタリングが施行されてきたが，インピーダンス・pH モニタリングも普及してきた．インピーダンス・pH モニタリングの特徴は，逆流内容の物理学的性状を同定できる点と，さらに pH も同時に測定できることから，酸なのか酸でないのかをも同定でき，本検査により非酸逆流もとらえられる点が最大の特徴である．

本検査法は，消化管内腔のインピーダンス（電気抵抗）の変化により消化管内容物をとらえ，多チャンネルでそれらを測定することにより内容物の移動をとらえる新しい消化管機能測定法である．本邦では 2007 年より使用可能となり，さらに 2013 年に薬事の認可が下りた．

24 時間食道インピーダンス・pH モニタリングの測定法

市販のインピーダンス pH 測定用プローブ（Sandhill Scientific）は，外径約 2 mm のポリビニル性チューブであり，連続して 2 cm 間隔で装着された長さ 4 mm の円筒形金属電極の各 2 電極間でインピーダンスを測定する．同時に，組み込みこまれている pH 電極により，インピーダンスでとらえられた逆流が酸逆流なのか非酸逆流なのかをも判定できる．通常，LES 上 3, 5, 7, 9, 15, 17 cm のインピーダンスと LES 上 5 cm の pH と LES 下 10 cm の胃内 pH が測定できるプローブを用いる．

データ記録装置は小型で携帯可能な装置（Sleuth あるいは ZepHr, Sandhill Scientific）で，24 時間記録後，データはパーソナルコンピュータにダウンロード後，専用のソフトウェアを用いて解析する．自動解析ソフトが組み込まれているがまだ十分ではなく，目視によるマニュアル解析が必要である．逆流の定義に関しては他書を参照されたい[2,3]．

24 時間食道 pH モニタリング，24 時間食道インピーダンス・pH モニタリングの適応と評価

適応

pH モニタリングおよびインピーダンス・pH モニタリングの適応はともに，逆流と症状とが本当に関連しているかどうかを明らかにしたい場合であり，PPI 抵抗性 GERD および PPI 抵抗性非びらん性胃食道逆流症（NERD）が最もよい適応となる．インピーダンス・pH モニタリングの場合は，NERD に対する逆流防止術の適応決定，胸痛や GERD の食道外合併症の評価[3]なども適応になる．

食道運動障害の除外とインピーダンス pH 測定用プローブの固定位置決定のための食道内圧検査（高解像度内圧検査〈high resolution manometry：HRM〉）後に施行すべきである．

PPI 抵抗性 GERD の場合，PPI 継続投与下にモニタリングを施行すべきか PPI を中止して施行すべきかは議論のあるところである．1 回だけ行うならば，PPI 継続投与下にモニタリングを行うことを推奨する．

データの評価法

通常，酸逆流が多い（異常酸逆流がある）かどうかと，逆流と症状との間に関連があるかどうかで評価する．酸逆流の量の評価では，総測定時間における pH 4 未満になる時間の割合（%time pH<4）で評価するのが一般的である．正常値 4% 未満を正常とすることが多い．

酸逆流と症状との間の関連の評価法としては，symptom index（SI），symptom sensitivity index（SSI），インピーダンスモニタリングにおいては symptom association probability（SAP）もある（❷，❸）．SI は 50% 以上を，SSI は 10% 以上を，SAP は 95% 以上を陽性とする．SI および SSI では逆流が起きてから 5 分以内の症状を逆流と関連ありと判定して解析するのが通常だが，SAP では逆流が起きてから 2 分以内の症状を逆流と関連ありと判定して解析する．通常は SI あるいは SAP を用いて判定するのが一般的である．

- symptom index（SI）

$$\frac{逆流と関連のある症状数}{総症状数} \times 100\,(\%)$$

- symptom-sensitivity index（SSI）

$$\frac{症状と関連ある逆流数}{総逆流数} \times 100\,(\%)$$

❷ symptom index（SI）と symptom sensitivity index（SSI）

SI は 50％以上を，SSI は 10％以上を陽性とする．通常，逆流が起きてから 5 分以内の症状を逆流と関連ありと判定して解析する．

		symptom		
		＋	－	
reflux	＋	S^+R^+	S^-R^+	R^+tot
	－	S^+R^-	S^-R^-	R^-tot
		S^+tot	S^-tot	Total

SAP：$(1.0-p) \times 100\,(\%)$

❸ symptom association probability（SAP）

全記録を 2 分ごとのセクションに分割し，それぞれの 2 分間で逆流の有無，症状の有無で 4 つのカテゴリーに分け，2×2 分割表を作成し χ^2 検定（または Fisher's exact test）を行い，その p 値により図のように計算し，95％以上を陽性とする．逆流が起きてから 2 分以内の症状を逆流と関連ありと判定して解析する．

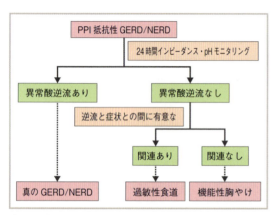

❹ PPI 抵抗性 GERD/NERD に対して 24 時間食道インピーダンス・pH モニタリングを施行した際の診断フローチャート

病態解明に非常に有用であり，その結果により治療方針を立てることも可能となってくるが，24 時間 pH モニタリングの場合は非酸逆流の評価はできない．また，PPI 抵抗性 NERD 患者のなかには，食道運動障害によって症状を訴える患者もおり，食道内圧検査によりこれらを除外することも重要である．

（河村　修）

異常酸逆流がないが逆流と症状との間に有意な関連を認める場合は過敏性食道，有意な関連がない場合は機能性胸やけと診断される（❹）．過敏性食道と診断された場合，酸逆流や弱酸逆流（狭義）で症状が起きている場合は PPI の変更や用法・用量の変更により症状が改善する可能性があり，非酸逆流（狭義）のみで症状が起きている場合はもはや PPI では症状の改善が見込めず，逆流防止術のよい適応となる可能性がある．機能性胸やけと診断された場合は，症状と逆流とは関係ないため PPI の中止を考慮すべきである[4]．

おわりに

以上のように，24 時間 pH モニタリングおよび 24 時間インピーダンス・pH モニタリングは，症状の原因の説明が困難な PPI 抵抗性 GERD・NERD の

● 参考文献

1) 日本消化器病学会編．胃食道逆流症（GERD）診療ガイドライン 2015．改訂第 2 版．南江堂；2015．
2) Sifrim D, et al. Gastro-oesophageal reflux monitoring：review and consensus report on detection and definitions of acid, non-acid, and gas reflux. Gut 2004；53：1024-31.
3) Kawamura O, et al. Increase of weakly acidic gas esophagopharyngeal reflux（EPR）and swallowing-induced acidic/weakly acidic EPR in patients with chronic cough responding to proton pump inhibitors. Neurogastroenterol Motil 2011；23：411-9.
4) Kawamura O, et al. Evaluation of proton pump inhibitor-resistant nonerosive reflux disease by esophageal manometry and 24-hr esophageal impedance and pH monitoring. Digestion 2015；91：19-25.

● プリンシプルシリーズ参照

1『食道・胃・十二指腸の診療アップデート』「24 時間食道インピーダンス・pH モニタリング」 ☞p.107（河村　修）

生理学的検査／消化吸収機能検査

IV章｜検査・診断
▶ 生理学的検査

消化吸収機能検査

Expert Advice

❶ 栄養障害を疑うときは，機能的な面から疾病をとらえる消化吸収機能検査も考慮する．

❷ 栄養素別に想定される障害部位に応じた検査法を選択する．

❸ 消化吸収機能検査は治療方針の決定にも有効となる．

❹ ^{13}C を用いた呼気試験は応用範囲が広く，今後，消化吸収機能検査に期待される．

　各種栄養素の消化・吸収がどの程度障害されているかを機能的な面からとらえる消化吸収機能検査は，病態を多角的に評価でき，また治療方針の決定に有効であるものの，臨床の場での認知度は低く，十分活用されていない．

　患者の多くは慢性的に経過し自覚症状に乏しく，初期の段階では消化吸収異常を疑うことが難しい場合がある．主な症状としては体重減少，下痢，腹痛，貧血，舌炎，口角炎，皮膚炎，末梢神経障害などがあり，消化吸収障害を疑う契機となる．

▎ 脂肪[1-4]

　脂肪の消化吸収には，膵からのリパーゼ，至適pH，胆汁酸・モノグリセリド・脂肪酸による脂肪のミセル化およびその反応の場である十二指腸が必要であり，いずれかに障害が生じると脂肪の吸収が不十分となり，カロリー喪失の原因となる．

糞便中脂肪の染色鏡検

　米粒大の糞便をスライドガラスにとり，Sudan III の95％エタノール飽和溶液と36％酢酸の各1滴を加え混和する．軽く熱した後，カバーガラスを載せ鏡検する．オレンジ色の比較的大きな脂肪滴が1視野（×100）に10個以上みられる場合を異常とす

る．Sudan III 染色法は膵性脂肪便の検出度が低いとの指摘もあるが，簡便なスクリーニングとして有用である．

糞便中脂肪の定量

　常食摂取（約50gの脂肪含有）時の糞便を3日連続採取し，糞便中の脂肪量を van de Kamer 法で測定する．1日糞便中の脂肪が5g以上のときは消化吸収障害があると判定するが，消化障害か吸収障害かの判定は困難である．

膵外分泌機能検査

　保険診療で実施可能な検査はBT-PABA試験である．『慢性膵炎診療ガイドライン2015』（改訂第2版）によれば，「異常低値を複数回認めれば慢性膵炎の診断に有用であり，用いることを推奨する」とあるが，エビデンスの質は低い[5]．BT-PABAは膵から分泌されるαキモトリプシンで分解され，分解産物であるPABA（パラアミノ安息香酸）は小腸から吸収され，尿中に排泄されるPABAを測定することにより膵外分泌機能を推定できる．BT-PABAが500mg含有されているPFDアンプル1管を200mLの水とともに服用させ，1時間後，さらに利尿のためコップ1杯の水を飲用させる．開始後，6時間の全尿量を測定する．

　尿中PABA排泄率（％）
　　＝尿中PABA濃度（μg/mL）×尿量（mL）
　　　×100/服用したPABA量
　　　　　　　　（正常範囲は73.4％以上）

▎ 糖質[1-3]

　小腸の上皮細胞の内腔側には刷子縁膜があり，栄養素が最初に腸粘膜と接する．刷子縁膜には糖質と蛋白質の分解酵素とその担体があり，栄養素は膜消化を受けるが，この酵素が欠損あるいは低下する場合に消化吸収障害が起こる．

乳糖負荷試験

　乳糖20gを10％溶液として飲用後，経時的（0，30，60，120分）に血糖値を測定する．血糖の上昇が10mg/dL以下の場合に異常とする．グルコース10gとガラクトース10gを併用投与し血糖の上昇を確認し，単糖類吸収障害の除外が必要である．ガ

ランターゼ（ラクターゼ製剤）3 g を乳糖 20 g と併用投与し，血糖値の上昇が 10 mg/dL 以上に改善されることを確認する．

D-キシロース吸収試験

単糖であるキシロースは経口投与により消化されることなく空腸で吸収され，約 60% が体内で代謝され，残り 40% が代謝されずに尿中に排泄される．本試験の結果は小腸の機能的吸収面積を示すと考えられる．盲係蹄症候群では細菌の異常増殖によりキシロースが分解されるので異常低値となる．スプルー，アミロイドーシス，小腸切除後，Crohn 病などでも低値となる．

早朝空腹時に排尿後，D-キシロース 25 g を水 250 mL に溶かして飲用させる．2 時間後 250 mL 以上の水を飲ませ，十分な尿量を確保する．D-キシロース溶液を服用後 5 時間まで全尿を集める．患者が下痢や腹痛を訴えている場合には，D-キシロース 5 g 法が勧められる．正常排泄量は 25 g 法では 5～8 g（20～32%），5 g 法では 1.5 g（30%）以上．

蛋白質[1-3]

腸管腔内には多糖類のペプチド分解酵素が存在し，異なる基質特異性をもつため，どれか 1 つの酵素欠損が起ってもほかの酵素が補うため問題にならない．輸送機能についても代償されることから，蛋白吸収障害は腸管吸収面積が絶対的に低下する状況でのみ生ずる．

^{99m}Tc ヒト血清アルブミンシンチグラフィ

血清アルブミンを用いたテクネチウムによる経時的シンチグラフィが，蛋白漏出の可能性と漏出部位を類推するのに有効である．

α アンチトリプシン試験

肝臓で合成される 54 kDa の糖蛋白である α_1 アンチトリプシン（$\alpha_1$antitrypsin：α_1-AT）は主に肝臓で産生され，抗原性をもったまま糞便中に排出される．ただし，pH 3 以下の酸性環境では分解されるので，Ménétrier 病のように胃からの漏出を疑う場合には，プロトンポンプ阻害薬を投与する．

検査法は，糞便を 3 日間採取し，撹拌希釈，遠心分離し，上清 5 μL を用いる．同時に採血し，血清 5 μL を用いる．濃度測定は α_1-AT 抗体を用いた radial immunodiffusion 法で行い，以下の計算式で算出する．

α_1-AT クリアランス（mL/日）
＝糞便量(mL/日)×糞便中 α_1-AT 濃度(mg/mL)÷血清 α_1-AT 濃度（mg/mL）

（13 L/日以上で蛋白漏出）

その他[1-3]

ビタミン B$_{12}$ 吸収試験

ビタミン B$_{12}$（B$_{12}$）吸収試験は Schilling によって報告されたため，Schilling 試験ともよばれ，回腸の吸収能を反映する．ヒト胃液結合型 ^{57}CoB$_{12}$ と遊離型 ^{58}CoB$_{12}$ を同時に投与した後，血漿や肝臓の B$_{12}$ の結合部位を飽和させるために 2 時間以内に多量の非放射性 B$_{12}$ を筋注する．B$_{12}$ が飽和状態では，経口投与された ^{57}CoB$_{12}$ と ^{58}CoB$_{12}$ は腎より尿中に排泄されるので，24 時間に排泄される両 Co を測定し障害部位を推測する．悪性貧血では ^{57}Co が ^{58}Co よりも高値であり，腸管が原因の吸収不良では両値とも低値となる．しかし現在試薬の入手が困難である．

胆汁酸負荷試験

小腸，とくに回腸疾患に伴う吸収異常の評価，盲係蹄症候群による腸内細菌異常増殖が原因となる吸収異常との鑑別に有用とされる．ウルソデオキシコール酸(UDCA)負荷試験が一般的に用いられる．

肝・胆道系の胆汁酸回転が障害されていない場合，血中胆汁酸濃度測定により回腸末端部における胆汁酸吸収機能を推測できる．胆汁酸代謝異常の場合，経口胆汁酸負荷試験を行う．UDCA 300 mg を経口投与後，経時的（0，30，60，90，120 分）に血清胆汁酸濃度を測定し，負荷後の最高胆汁酸濃度が前値より 10 μmol/L 以上の上昇を確認する．

^{13}C 呼気試験

今後応用され普及する可能性のある検査として ^{13}C 呼気試験がある[6]．これは，^{13}C が炭素（^{12}C）の安定同位体であり，人体内の安定同位元素のなかで最も多くの割合を占め，天然存在比率が少ないため，経口投与した ^{13}C 標識化合物が最終的に呼気中に排泄され，呼気中 ^{13}CO$_2$ 存在比が変化することを

応用した検査法である．投与する^{13}C標識化合物の種類，試験食，呼気採取のポイントや評価指数を変えることでさまざまな生体機能を調べることが可能である．臨床応用には胃排出能検査，消化吸収能検査，膵外分泌能検査，肝代謝能検査，腸内環境の評価などがあり，ヘリコバクター・ピロリ検出用に機器が入手しやすく普及が予想される．

（東山正明，穂苅量太）

● 参考文献

1) 中村光男．膵機能検査法への挑戦—膵内外分泌補充療法のために．膵臓 2012；27：1-8.
2) 福田能啓．吸収不良症候群．静脈経腸栄養 2012；27：5-17.
3) 穂苅量太ほか．吸収不良症候群，蛋白漏出性胃腸症．診断と治療 2006；94：823-9.
4) 丹藤雄介ほか．膵炎における膵外分泌機能検査．胆と膵 2014；35：1069-72.
5) 日本消化器学会編．慢性膵炎診療ガイドライン 2015．改訂第2版．南江堂；2015.
6) 中田浩二．新しい診断ツール「^{13}C呼気試験法」による病態評価とその臨床応用．日本医事新報 2012；4581：48-9.

● プリンシプルシリーズ参照

2 『腸疾患診療の現在』「消化吸収機能検査」☞p.80（東山正明，穂苅量太）

Ⅳ章｜検査・診断
▶ **生理学的検査**

膵内分泌機能検査

Expert Advice

❶ 膵性糖尿病では，インスリン分泌反応だけでなく，グルカゴン分泌反応も低下する．

❷ 膵疾患に伴う糖尿病の診断においても，日本糖尿病学会による「空腹時血糖値および75g経口糖負荷試験（OGTT）2時間値の判定基準」が用いられる．

❸ インスリン分泌能はインスリン分泌指数，24時間尿中Cペプチド排泄量，グルカゴン負荷試験などにより評価可能である．

膵性糖尿病の特徴

膵性糖尿病は，β細胞からのインスリン分泌反応の低下だけでなく，α細胞からのグルカゴン分泌反応も低下するため，1型・2型糖尿病とは異なった病態や臨床像を呈する．

膵疾患における糖尿病，膵内分泌機能障害の診断

膵性糖尿病の診断基準は現在まで明確なものはない．膵疾患に伴う糖代謝異常，糖尿病の診断においても，高血糖の確認は不可欠であり，ほかの成因による糖尿病の診断と同様に，日本糖尿病学会による「空腹時血糖値および75g経口糖負荷試験（OGTT）2時間値の判定基準」が用いられる（❺）[1]．「糖尿病型」と判定された場合，別の日に再検査を行い，再び「糖尿病型」が確認されれば糖尿病と診断する．ただし，HbA1cのみの反復検査による診断は不可である．また，血糖値とHbA1cが同一採血で糖尿病型を示すことが確認されれば，初回検査だけでも糖尿病と診断してよい[1]．

インスリン分泌指数：β細胞からのインスリン分

IV章 検査・診断

❺ 空腹時血糖値および 75 g 経口糖負荷試験（OGTT）2 時間値の判定基準

（静脈血漿値，mg/dL，カッコ内は mmol/L）

	正常域	糖尿病域
空腹時値 75 g OGTT 2 時間値	<110（6.1） <140（7.8）	≧126（7.0） ≧200（11.1）
75 g OGTT の判定	両者をみたすものを正常型とする．	いずれかをみたすものを糖尿病型*とする．
	正常型にも糖尿病型にも属さないものを境界型とする．	

*随時血糖値≧200 mg/dL（≧11.1 mmol/L）および HbA1c（NGSP）≧6.5%（HbA1c（JDS）≧6.1%）の場合も糖尿病型とみなす．
（清野　裕ほか．糖尿病の分類と診断基準に関する委員会報告（国際標準化対応版）．糖尿病 2012；55：485-504[1]より引用）

泌には，空腹時の基礎分泌と食物摂取による追加分泌とがある．75 g OGTT で，負荷後 30 分の血中インスリン増加量（Δ血中インスリン〈30 分値−0 分値〉μU/mL）を，血糖値の増加量（Δ血糖値〈30 分値−0 分値〉mg/dL）で除した値を，インスリン分泌指数（insulinogenic index）といい，インスリン追加分泌のうち初期分泌能の指標となる．糖尿病患者ではこの値が 0.4 以下となり，境界型でも 0.4 以下のものは，糖尿病への進展率が高い[2]．

C ペプチド：C ペプチドは，インスリンの前駆体であるプロインスリンが β 細胞内で切断されることにより生じ，インスリンと等モルで分泌され，インスリンに代わるインスリン分泌能の指標となる．空腹時血中 C ペプチド値が 0.5 ng/mL 以下であればインスリン依存状態と考えられる．24 時間尿中 C ペプチド排泄量は，蓄尿が必要であるが信頼性は高いとされ，20 μg/日以下であればインスリン依存状態と考えられる[2]．

グルカゴン負荷試験：内因性インスリン分泌能を評価できる有用な検査であり，ΔC ペプチドを評価することが推奨される．グルカゴン 1 mg 静注前，5 分後（または 6 分後），10 分後の C ペプチドを測定

し，頂値と前値の差（ΔC ペプチド）でインスリン分泌能を評価する．ΔC ペプチドが 4.0 ng/mL 以上は正常，1.5 ng/mL 以下をインスリン分泌能の著しい低下，と判定する[3]．

アルギニン負荷試験：アルギニン負荷により α 細胞からのグルカゴン分泌能の評価が可能であるが，日常診療での実施が一般的でない[3]．

その他：膵疾患に伴う糖代謝異常の診断においても，膵内分泌機能だけでなく，早朝空腹時の血中インスリン値や HOMA-IR によりインスリン抵抗性も評価する[2]．

（菊田和宏）

◉ **参考文献**

1) 清野　裕ほか．糖尿病の分類と診断基準に関する委員会報告（国際標準化対応版）．糖尿病 2012；55：485-504.
2) 日本糖尿病学会編．糖尿病治療ガイド 2014-2015．文光堂；2014.
3) 日本消化器病学会編．慢性膵炎診療ガイドライン 2015.
改訂第 2 版．南江堂；2015.

◉ **プリンシプルシリーズ参照**

4『膵・胆道疾患の最前線』「膵内分泌機能検査」☛p.147
（菊田和宏）

IV章｜検査・診断

細胞診検査

Expert Advice

❶ 2015年発刊の『細胞診ガイドライン』では現在のスタンダードがまとめられている.

❷ 膵液や胆汁の単回細胞診は感度が低率であり, 擦過やチューブを留置した複数回の細胞診が有用な可能性がある.

❸ 腹水細胞診は腫瘍細胞の判定が主な目的であり, 胃癌や大腸癌では予後因子として重要である.

膵胆道系領域の細胞診は, 内視鏡的逆行性胆管膵管造影（endoscopic retrograde cholangiopancreatography：ERCP）で採取された膵液または胆汁を用いて, ほかの画像診断で膵胆道上皮由来の悪性疾患を鑑別する場合に適応となる.

腹水は炎症, 循環障害, 腫瘍などで貯留し, 細胞診では腫瘍細胞の有無を判定する.

2015年に『細胞診ガイドライン』が発刊され[1], 膵液, 胆汁, 腹水に関する検体採取や細胞診の判定法などの標準化に寄与している.

膵液細胞診

膵管の狭窄・拡張, 陰影欠損などを認め, 良・悪性の鑑別が必要な際に施行を検討する. 膵液中の細胞は, 膵酵素の影響で変性を受けやすく, 検体処理法, 診断者の熟練度に成績が左右されやすい. 癌診断の感度は30〜79％, 特異度は91〜100％と報告されている[1].

ERCPに引き続き, 膵管内の目的部位にカテーテルなどを進め, 膵液中の細胞を採取する. 検体の採取方法は, 単回法として吸引細胞診や膵管洗浄液細胞診, 複数回法として4〜5 Frの内視鏡的経鼻膵管ドレナージ（endoscopic nasopancreatic drain-

age：ENPD）チューブを膵管内に留置し, 検体を採取する方法がある. 複数回法による膵液細胞診は膵癌の早期診断における有用性が報告されており, 『膵癌診療ガイドライン』（2016年版）にも記載されている[2].

胆汁細胞診

胆道内の腫瘍性病変, 肝内外胆管の狭窄・拡張, 胆囊壁肥厚などを認め, 良・悪性の鑑別が必要な際に施行を検討する. 貯留・排液胆汁を用いた場合, 検体は変性のため核クロマチンの凝集や濃縮などが強調されやすく, 過大評価に注意が必要である. 胆汁細胞診の感度は6〜48％, 正診率は22〜91％と報告に差がある[1].

採取の方法として, ERCPのほかに経皮経肝胆管ドレナージ（PTCD）, 経皮経肝胆囊ドレナージ（PTGBD）, 内視鏡的経鼻胆管ドレナージ（ENBD）, 内視鏡的経鼻胆囊ドレナージ（ENGBD）がある. 自然剝離細胞診では, ERCPカニューレや各種胆道ドレナージチューブからの吸引・排液から得られる胆汁を用いる. また擦過細胞診では, 胆管狭窄部を小型のブラシで擦過後, 胆汁を吸引し検体を回収する. 擦過細胞診は自然剝離細胞診と比較して細胞の変性が少なく, 感度は30〜88％, 特異度は100％と良好である[1].

腹水細胞診

腹水中に腫瘍細胞が認められると, 進行癌として病期分類され, 胃癌や大腸癌の取扱い規約では予後因子として重要である.

採取は, 腹部超音波ガイド下に経皮的に穿刺・吸引で行う. 腹水中の細胞は変性が起きやすく, 反応性に腫大した中皮細胞や炎症細胞が混在する場合, 腫瘍細胞との鑑別が困難となるため, 検体の迅速な提出・処理, 標本作製が必要不可欠である. 近年, CTなどで指摘不可能な微量腹水症例における超音波内視鏡ガイド下穿刺吸引細胞診の有用性が報告されている[3].

（花田敬士）

Ⅳ章 検査・診断

◉ **参考文献**
1) 日本臨床細胞学会編. 細胞診ガイドライン5 消化器. 2015年版. 金原出版；2015.
2) 日本膵臓学会膵癌診療ガイドライン改訂委員会編. 膵癌診療ガイドライン. 2016年版. 金原出版；2016.

3) 花田敬士ほか. 癌性腹膜炎の診断におけるEUS-FNAの意義. 胆と膵 2010；31：1189-92.

◉ **プリンシプルシリーズ参照**
4 『膵・胆道疾患の最前線』「細胞診検査」☛p.150（花田敬士）

病理診断／消化管：炎症性疾患

Ⅳ章｜検査・診断
▶ 病理診断

消化管：炎症性疾患

Expert Advice

❶ 消化管の炎症性疾患には，病因が判明しているもの（感染症，虚血，変性症，外傷，放射線，薬剤など）と病因が不明なもの（潰瘍性大腸炎，Crohn 病，Behçet 病，単純性潰瘍症など）がある．

❷ 同じ病因あるいは同じ疾患であっても，消化管の部位により頻度や病態が異なるので，病理診断においては部位別の炎症性疾患の臨床的特徴も十分理解しておく必要がある．

❸ 生検診断においては，組織像のみでも確定診断可能な疾患，組織像からある程度類推可能な疾患，組織像は診断に有用でない疾患があるということと，各疾患の診断に必要な組織学的特徴を知っておく必要がある．

消化管の炎症性疾患にはさまざまなものがあるが，本項では代表的あるいは頻度は低いが臨床的に重要なものを列挙し，生検組織診断が有用な疾患については，それらの重要な組織学的特徴を概説する．

食道

食道の炎症性疾患は比較的種類が少なく，逆流性食道炎が最も多い．その他，感染症（カンジダ，ヘルペスウイルス，サイトメガロウイルス），好酸球性食道炎，炎症性腸疾患（Crohn 病や Behçet 病）の食道病変，腐食性食道炎（強酸・強アルカリの誤嚥）などがあげられる．

カンジダは PAS 染色や Grocott 染色で菌体の観察が容易となり診断される．ヘルペスウイルスは扁平上皮細胞の Full 型核内封入体の検出，サイトメガロウイルスは間質の細胞の Cowdory A 型核内封入体の検出により確定診断されるが，免疫染色も有用

である．好酸球性食道炎は上皮内に著明な好酸球浸潤（生検組織にて好酸球が 20 個／高倍率視野以上）を認めることが診断において重要な所見である．ただし，好酸球浸潤は逆流性食道炎などほかの疾患でもみられるので，臨床所見と総合して診断する必要がある．Crohn 病は類上皮細胞肉芽腫の検出が診断において有用な所見であるが，Behçet 病では特徴的組織所見はない．逆流性食道炎によるびらんの修復過程で，腺上皮化生を生じると Barrett 食道（腺癌発生の母地）が発生するが，腺上皮の有無の確認には生検が有用である．

胃

胃における代表的な炎症性疾患として，感染症（ヘリコバクター・ピロリ，アニサキス，梅毒，結核，サイトメガロウイルス），薬剤性（NSAIDs，抗癌剤），化学物質性（腸液逆流，強酸・強アルカリ，アルコール），放射線性，自己免疫性（A 型胃炎），炎症性腸疾患（Crohn 病，潰瘍性大腸炎，Behçet 病）の胃病変，原因不明のもの（リンパ球性胃炎，特発性肉芽腫性胃炎，サルコイドーシス）どがあげられる．

感染症のうち，ヘリコバクター・ピロリは最も頻繁に遭遇し，慢性活動性胃炎のほとんどはこれによるもので，胃癌や悪性リンパ腫の発生の危険因子である．Giemsa 染色や免疫染色にてらせん状桿菌の検出により確定診断される．アニサキス，梅毒，結核は虫体や菌体の検出，サイトメガロウイルスは腺上皮・間質細胞の核内封入体の検出により確定診断される．

抗癌剤により上皮の核が癌に類似した顕著な腫大をきたすことがある．腺管の密な増生がないことや細胞質の泡沫状膨化（変性）が癌との鑑別に有用な所見である．

A 型胃炎では幽門部粘膜は保持され，体部粘膜が萎縮し，通常は高ガストリン血症のため内分泌細胞過形成からカルチノイドの発生をきたす．幽門部と体部からの複数個の生検で萎縮の程度を判定することが診断には有用であり，萎縮した体部粘膜での多数の内分泌細胞微小胞巣の出現も特徴的組織所見で

153

ある.

Crohn 病では，類上皮細胞肉芽腫の検出が診断に最も有用な組織所見であるが，活動性炎症のない粘膜に巣状のリンパ球集簇（focally enhanced gastritis）も有用な所見である．類上皮細胞肉芽腫は，特発性肉芽腫性胃炎やサルコイドーシス，結核でも出現するので，臨床像を加味して鑑別診断を行う必要がある．潰瘍性大腸炎でも胃病変を伴うことがあり，大腸と同様の炎症性変化を示す．

リンパ球性胃炎は，上皮内にリンパ球（T 細胞）が 25 個/100 上皮細胞以上みられ，肥厚性胃炎の像を示す．多くは原因不明であるが，その一部はヘリコバクター・ピロリ感染で起こる．

小腸，大腸

大腸では炎症疾患の種類が多く，代表的なものとして感染症（種々の細菌性，サイトメガロウイルス，寄生虫・原虫），虚血，放射線，薬物（抗生物質，偽膜性腸炎，抗癌剤，NSAIDs），外傷，憩室炎，Crohn病，潰瘍性大腸炎，Behçet 病，単純性潰瘍症，非特異性多発性小腸潰瘍，直腸孤立性潰瘍/粘膜脱症候群などがあげられる．

ブドウ球菌，サルモネラ，腸チフス，腸結核，エルシニア，カンピロバクター，細菌性赤痢の確定診断には原因菌の同定が必須である．寄生虫・原虫感染の代表的なものとして，アニサキス，赤痢アメーバ，日本住血吸虫，ランブル鞭毛虫，戦争イソスポーラなどがあるが，それぞれの虫体が検出されると確定診断される．なお，赤痢アメーバは潰瘍の壊死物質中に存在するので，これを疑った場合は潰瘍縁でなく中央部からの生検採取が推奨される．

虚血による急性期は，粘膜には活動性炎症に乏しいが上皮の破壊（立ち枯れ壊死）と杯細胞減少，間質の好酸性化という特徴的変化を示し生検組織のみでも診断可能であるが，虚血性変化を示す疾患はさまざまなものがあるので，臨床的にはその原因を鑑別する必要がある．抗生物質性急性出血性腸炎や病原性大腸菌性出血性腸炎も粘膜の虚血性変化を示す．

潰瘍性大腸炎では，粘膜のびまん性慢性活動性炎症をきたすが，とくに陰窩底と粘膜筋板間のリンパ球・形質細胞浸潤（basal plasmacytosis）が特徴的で，陰窩深部の破壊により陰窩膿瘍が生じ，その再生機転で陰窩の捻れが生じる．活動性炎症が治まった寛解期においても陰窩の捻れや左側大腸の Paneth 細胞化生などの所見により，過去の潰瘍性大腸炎による持続性の活動性炎症の存在が示唆される．

カンピロバクターなどの細菌性腸炎では，内視鏡的にはびまん性発赤を示し，組織学的にも杯細胞減少や陰窩膿瘍を示すため潰瘍性大腸炎との鑑別が必要となるが，活動性炎症（好中球浸潤や陰窩膿瘍）は粘膜表層部優位で粘膜深部の変化（basal plasmacytosis や陰窩の捻れ）に乏しい点が感染性腸炎に特徴的所見である．

Crohn 病では，通常は非連続性炎症であり，リンパ球集簇巣を伴う壁全層性炎症と非乾酪性類上皮細胞肉芽腫が特徴的組織像である．Crohn 病では，とくに大腸病変でびまん性炎症をきたし，組織像も潰瘍性大腸炎との類似性を示すことがあるので，生検診断においては潰瘍性大腸炎に特徴的所見がみられた場合でも，病理診断としては炎症性腸疾患（inflammatory bowel disease：IBD）として，臨床所見を加味して両者の鑑別を行う必要がある．

非特異性多発性小腸潰瘍は，組織像では特異的なものがなく，臨床所見と潰瘍の形態をもとに診断されてきたが，近年この疾患の原因がプロスタグランジン輸送蛋白を規定する SLCO2A1 遺伝子の変異に起因することが判明し，遺伝子検査により確定診断が可能となった．

粘膜脱症候群では，上皮が再生性変化を伴い延長し，表層部でびらんを間質には線維筋組織の増生（fibromuscular obliteration）を伴うという特徴的像を示すため，生検組織からこの疾患が示唆される．

（八尾隆史）

● 参考文献
1) Shepherd NA, et al. Morson & Dawson's gastrointestinal pathology. 5th ed. Wiley-Blackwell；2013.
2) 田中政則．大腸の炎症性疾患—生検診断のアルゴリズム．病理と臨床 2008；26：781-94.
● プリンシプルシリーズ参照
2 『腸疾患診療の現在』「炎症性腸疾患」 ☞p.120（八尾隆史）

Ⅳ章 | 検査・診断
▶ 病理診断

消化管：腫瘍

Expert Advice

❶ 日本の病理診断における組織分類と病期分類は，癌取扱い規約，WHO分類，UICC TNM分類を用いてなされている．それらは部分的に違いがあり，それぞれ把握しておく必要がある（❶）．

❷ 胃と大腸癌取扱い規約では生検検体がGroup分類され，生検後の方針にかかわる．

❸ 内視鏡摘除検体の分化度，深達度，脈管侵襲や潰瘍瘢痕の判定は摘除後の治療方針にかかわる．

❹ 診断困難例や特殊型腫瘍においては，病理医にコンタクトをとることで，円滑な臨床判断につなげることができる．

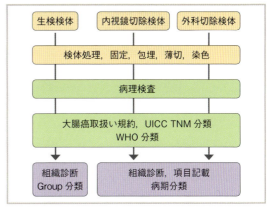

❶ 病理診断過程のフローチャート
患者から切除・生検された検体は，適切な固定，包埋，薄切，染色を行うことで病理診断が可能となる．標準化された病理診断を行うためには標準的な規約や分類が必要不可欠であり，日本では，『大腸癌取扱い規約』，UICC TNM分類，WHO分類が用いられている．それらに基づいて組織診断，記載項目，病期分類，Group分類などの情報が臨床に提供される．

患者から切除・生検された検体は，適切に検体処理，固定，切り出し，包埋，薄切，染色を行うことで病理診断が可能となる．標準化された病理診断を行うためには，標準的な規約や分類が必要不可欠である．日本では1962年の『胃癌取扱い規約』をはじめとして，各臓器の規約が整備され，組織分類と病期分類の標準化に貢献してきた[1]．現在では27種類の悪性腫瘍取扱い規約が出版されている（以下，癌取扱い規約）．一方，国際的な病期分類は1968年にUICC TNM分類の初版が発行され，その後改訂されて現在第7版となっている[2]．国際的な組織分類の標準化も，WHOを中心として1967年にWHO Blue Bookとして発行され，現在第4版となっている[3]．

癌の生検診断

胃癌，大腸癌の生検組織診断にはGroup分類が用いられている．いずれも大まかには，Group 1は正常や非腫瘍性病変や過形成結節など，Group 2は腫瘍性か非腫瘍性か判別が困難な組織，Group 3は腺腫などの良性腫瘍性病変（前駆病変），Group 4は癌が疑われる病変，Group 5は癌となっている．Group 2や4は検体の量や質が不十分な場合と低悪性度腫瘍などで組織像の判定が困難な場合があり，報告書の内容を十分に把握し，場合によっては病理医にコンタクトをとることで原因と臨床対応が明確となることもある．

食道扁平上皮癌は，腫瘍性病変が癌と診断するほどの細胞や構造異型を有さない扁平上皮内腫瘍と扁平上皮癌に分類される．つまり，日本では癌の生検組織診断が細胞および構造異型に重きをおいてなされ，海外の病理医が浸潤を目安に行う診断とは異なる．このことは，早期で異型の強い病変を癌と認識し治療につなげる日本のシステムを支えている一方で，早期病変や生検検体の診断において，海外病理医との不一致が生じる．そのため，消化管臓器の，とくに粘膜固有層内に限局する病変の判定について海外の病理医と情報を共有する際には，Vienna分類が有用である[4]．

近年，生検を含む病理検体を用いて蛋白発現やゲノム解析を行い，治療選択に使用する場合がある．

155

❷ 内視鏡切除で治癒切除や経過観察が可能とされる病変

食道癌	追加治療不要症例	pT1a-EP および pT1a-LPM かつ完全切除された症例
胃癌	治癒切除	2 cm 以下の分化型癌で pT1a, HM0, VM0, ly（−）, v（−）
大腸癌	経過観察症例	垂直断端陰性, 乳頭腺癌, 管状腺癌, 浸潤距離＜1,000 μm, 簇出 Budding Grade 1

詳細は各ガイドラインを参照されたい.

それらの結果は検体の質に左右されるため, 生検を含め病理検体は中性緩衝ホルマリンを用いて1週間以内の固定を行い, 3年以内に検体を使用することが望ましい.

内視鏡摘除検体の病理診断

早期病変の臨床的・病理学的診断と治療方針に関して, 日本は先進的であり, かつ独自のシステムを有する. 食道癌, 胃癌, 大腸癌ガイドラインでは, 内視鏡摘除後の治療方針がそれぞれ明記されている. いずれも内視鏡摘除検体の病理所見から治療方針が決定され, それらの病理所見は癌取扱い規約に明記されている（❷）[5-7].

いずれの癌においても適応拡大に向けた検討が現在も進行中であり, また追加治療に関するエビデンスが十分でない部分もある. そのため, 各ガイドラインの内容を十分に把握して治療方針を決定する必要がある. また, 治療方針にかかわる病理所見は, 深達度などについては適切な固定や切り出しが不可欠であり, 脈管侵襲などでは判定の客観性（一致率）が乏しいものも含まれている. そのため, カンファレンスなどで定期的な情報共有の機会が不可欠と考えられる.

病理医へのコンタクト

病理診断報告書において, はっきりしない診断が届いた場合, 記載されている所見を十分に検討する必要がある. 不明確な報告書は, 大きく分けて検体の量や質による場合と組織像の判定が難しい場合に多くなされる. 組織像の判定が難しい場合は, 腫瘍性か非腫瘍性かの判定と, 良性腫瘍か悪性腫瘍かの判定があり, 報告書だけでは十分に把握できないこともある. このような際には施設病理医にコンタク

トをとり, 直接意見を求めると, 次の臨床判断に有用なことがある.

そのほか, 病理医へのコンタクトが有効な場合として, 特殊型腫瘍の診断があげられる. 特殊型には上皮型のみならず, 専門的な血液系や間葉系などの腫瘍も含まれる. 特殊型で病理医が確定診断に至らないなど, 難渋していると予測される場合には, 施設病理医にコンタクトをとってみるとよい. 現在, 病理診断コンサルテーションシステムが国立がん研究センターや病理学会にあるため, 必要に応じて施設病理医を介してコンサルテーションを依頼することも手段と考える[★1].

いずれにしても, 臨床情報などを十分に共有できるように準備してコンタクトをとると, 相互理解が深まる.

（小嶋基寛, 落合淳志）

● 参考文献

1) 大腸癌研究会編. 大腸癌取扱い規約. 第8版. 金原出版；2013.
2) Sobin LH, et al. International Union Against Cancer：TNM Classification of Malignant Tumors. 7th ed. Wiley-Blackwell；2009.
3) Bosman FT, et al. WHO classification of Tumours of the Digestive System. IARC；2010.
4) Schlemper RJ, et al. The Vienna classification of gastrointestinal epithelial neoplasia. Gut 2000；47：251-5.
5) 日本胃癌学会編. 胃癌治療ガイドライン. 第3版. 金原出版；2010.

★1 診断困難症例や希少癌に遭遇した場合, 病理診断コンサルテーションシステムを利用する手段がある. 病理診断コンサルテーションシステムには国立がん研究センターがん対策情報センター http://ganjoho.jp/med_pro/med_info/consultation01.html や日本病理学会コンサルテーションシステム http://pathology.or.jp/jigyou/consult/consult-guide-2009.html などがあり, 各分野における専門家の意見を求めることができる.

6) 大腸癌研究会編. 大腸癌治療ガイドライン. 医師用 2016 年版. 金原出版；2016.
7) 日本食道学会編. 食道癌診断・治療ガイドライン. 2012 年 4 月版. 金原出版；2012.

◉ **プリンシプルシリーズ参照**
　2 『腸疾患診療の現在』「大腸癌」◀p.115（小嶋基寛, 落合淳志）

Ⅳ章｜検査・診断
▶ **病理診断**

肝胆膵：びまん性疾患

Expert Advice
❶ 肝炎ウイルスの持続感染による慢性肝炎, 肝硬変は, 近年の抗ウイルス薬の進歩により病理学的組織学的にも修復する.
❷ 脂肪性肝炎と脂肪肝の鑑別は病理学的情報が重要であり, 肝細胞の風船状腫脹が脂肪性肝炎にみられ, 脂肪肝との鑑別に役立つ.
❸ 原発性硬化性胆管炎は代表的な硬化性胆管炎であり, 胆管上皮の障害像が高度で, 胆管癌を合併することが少なくない.
❹ IgG4 関連硬化性胆管炎とⅠ型自己免疫性膵炎は, 高率に合併することが知られており, 胆道と膵が共通する IgG4 関連疾患の機序で障害され発生する.

▎びまん性肝疾患

ウイルス性肝炎, 脂肪性肝炎, 胆汁うっ滞, 物質沈着などが代表的である. 種々の成因による慢性のびまん性肝進行性疾患の終末像として肝硬変がある. ブラインド肝生検が主体であり, 腹腔鏡下, エコーガイド下肝生検も行われる.

ウイルス性肝炎

急性肝炎と慢性肝炎があり, いずれも肝細胞を標的とした壊死炎症性疾患で肝細胞の再生像を伴う.

急性肝炎

肝小葉内での巣状壊死（帯状壊死）, 好酸体の出現, リンパ球浸潤, Kupffer 細胞の腫大, 門脈域への炎症性細胞の浸潤が特徴的で, 壊死, 炎症の病変が肝全体に発生し, 壊死が高度の例では広汎性, 亜広汎性肝壊死をきたす. A〜E 型肝炎ウイルス感染で発生するが, 薬剤性肝炎でもみられる. ウイルス性肝炎では, 血清検査法の進歩で, 針肝生検の診断的役割が低下している.

慢性肝炎

門脈域の持続的な炎症, 線維化, 門脈域周辺部の肝細胞の持続的な壊死（インターフェイス肝炎, 免疫介在性の肝細胞障害）を特徴とし, 線維化の進展により, 線維性隔壁や架橋性線維化が出現し, 肝硬変へと進展する. B 型・C 型肝炎ウイルスの持続感染で発生するが, 自己免疫性肝炎でもみられる. 針肝生検では, 慢性肝炎の病期（線維化）（F0, 1, 2, 3, 4）, 活動度（壊死炎症）（A0, 1, 2, 3）の評価が行われる.

脂肪性肝炎

肝小葉中心部の肝細胞への大滴性脂肪沈着, 肝細胞の風船状の腫大（Mallory 体を伴うことあり）, 好中球・リンパ球の浸潤が特徴的であり, さらに肝類洞壁細胞の活性化に伴う肝細胞周囲性の線維化がみられ, 中心静脈の肥厚と肝小葉中心性の線維化, 中心静脈からの線維性隔壁形成があり, 肝小葉の分断と肝小葉構造の改築を伴い肝硬変へと進展する. アルコール性肝障害, あるいは非アルコール性脂肪性肝疾患（NAFLD）の進行型である非アルコール性脂肪性肝炎（NASH）が代表的である. NAFL（非アルコール性脂肪肝）と NASH の鑑別は, 現在, 針肝生検での肝細胞の風船状腫大や線維化の証明が NASH の診断に重要であり（❸）, NASH の活動度（壊死, 脂肪沈着, 腫大など）, 病期（線維化）の評価やアルコール性肝疾患の質的診断を行う.

胆汁うっ滞

肝細胞〜胆管系のどのレベルでも発生する胆汁流の障害と分泌障害であり, 隣接する肝細胞間の毛細胆管内への濃縮胆汁の貯留（胆汁栓）が特徴的な所見である. 肝外性（肝外胆管の閉塞に由来）と肝内

157

Ⅳ章　検査・診断

❸ NAFL（a）と NASH（b）
a：肝細胞に大滴性脂肪沈着をみる.
b：肝細胞の風船状腫大と Mallory 体，炎症性細胞浸潤をみる.

性に分類され，肝内性では薬剤性肝障害が代表的である．肝内小型胆管の障害をきたす原発性胆汁性胆管炎（PBC）（慢性非化膿性破壊性胆管炎を伴う）や肝内外の胆管の狭窄・閉塞を伴う原発性硬化性胆管炎では，胆汁うっ滞が慢性に経過し，肝細胞内に貯留した細胞障害性の胆汁酸や銅などの成分による肝細胞の障害，脱落が発生し，門脈域・門脈域周辺部の線維化，線維性隔壁が進展し，肝小葉の改築，再生結節形成と胆汁性肝硬変へと進展する．PBC では，胆管病変，肝線維化が肝内で不規則に進展することから，サンプリングエラーを少なくするためのスコアリング法（線維化，胆汁うっ滞，胆管消失のスコアによる評価）や腹腔鏡下肝生検も試みられることがある．

物質沈着症

　肝臓は多くの中間代謝に関連しており，代謝障害に関連して，鉄，銅，脂肪などの肝細胞内への貯留が発生する．鉄や銅の慢性の貯留により，ヘモクロマトーシスや Wilson 病をきたす．大滴性の脂肪沈着は NAFLD，アルコール性肝障害や薬剤性肝障害でみられる．

肝硬変

　肝小葉構造の破壊と改築を伴う再生結節の形成，再生結節を取り囲む線維性隔壁形成が特徴的である．合併症として，肝血行動態の異常や肝細胞癌の発生がある．成因の除去や病態の消失により，壊死炎症などの肝細胞障害や線維化が改善することが明らかとなり，肝硬変は可逆性の疾患と考えられている．肝生検での病期診断では，進行期（progression）と修復期（regression）の鑑別が必要となる．

胆道疾患

硬化性胆管炎

　肝内外の胆管を障害する硬化性胆管炎が代表的であり，胆管壁での線維化とリンパ球などの非特異的な炎症性細胞の浸潤が特徴であり，胆管壁の肥厚と内腔の狭小化・拡張を伴う．原因不明の原発性硬化性胆管炎（PSC），IgG4 陽性形質細胞の浸潤を伴う IgG4 関連硬化性胆管炎（病理像は下記の自己免疫性膵炎に類似），さらに胆道閉鎖症，胆管結石や胆道感染などに際して胆管硬化を特徴とする続発性（二次性）硬化性胆管炎がある．PSC では，胆管被覆上皮の障害が高度で，胆管癌を合併する例がある．IgG4 関連硬化性胆管炎では胆道内視鏡下の生検やエコーガイド下の生検で，IgG4 陽性細胞の証明が有用な診断根拠となる．

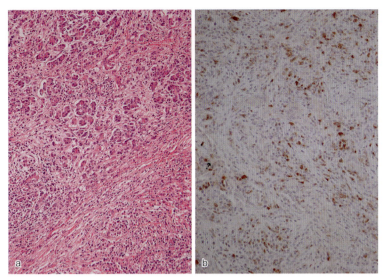

❹ Ⅰ型自己免疫性膵炎
a：高度のリンパ球，形質細胞浸潤，線維化，膵外分泌腺の破壊をみる．
b：多数のIgG4陽性の形質細胞浸潤をみる．IgG4免疫染色．

胆管拡張症，多発性嚢胞

　常染色体優性多発性嚢胞腎では高率に肝内に肝囊胞が発生し，常染色体劣性多発性嚢胞腎では肝内胆管の多発性の拡張を伴う先天性肝線維症（Caroli病合併型）が出現する．進行性肝疾患や常染色体優性多発性嚢胞腎では，胆管周囲付属腺が多発性の嚢状拡張きたす．なお，胆管の閉塞に伴い，二次的に胆管拡張が出現する．

膵疾患

急性膵炎

　急性に発症して膵実質を障害する炎症性疾患であり，膵酵素が膵実質内で活性化され自己消化をきたすことが原因である．病理学的には急性浮腫性膵炎と急性壊死性・急性出血性膵炎があり，周囲に脂肪壊死や仮性嚢胞などを伴う．アルコールの過剰摂取や胆石が引き金となる．

慢性膵炎

　慢性かつ持続的な膵実質障害を特徴とする膵の炎症性疾患で，進行性かつ不可逆性の変化であり，アルコール性と非アルコール性（高カルシウム性，遺伝性，特発性）に分類される．初期には膵実質の破壊と線維化から成る病変が散在性に形成され，進行すると実質の破壊と線維化は次第にびまん性となり，膵は萎縮する．炎症性細胞浸潤は通常は軽度である．膵管は拡張し，内部に蛋白栓や膵石が形成される．

自己免疫性膵炎（AIP）

　AIPにはⅠ型とⅡ型がある．Ⅰ型AIPはIgG4関連硬化性疾患の一部分症として出現し，高度の線維化，リンパ球・形質細胞（とくにIgG4陽性形質）の浸潤，外分泌腺の破壊，閉塞性静脈炎を特徴とし（❹），高率にIgG4関連硬化性胆管炎を合併する．膵は腫大し，膵管は狭窄する．超音波内視鏡下吸引細胞診・組織診（EUS-FNA）がAIPの診断に応用されつつある．

　現在，Ⅱ型AIPは膵管内腔や上皮内に好中球浸潤を伴い（granulocytic epithelial lesion：GEL），わが国ではまれである．

（中沼安二）

● 参考文献
1) 中沼安二編. 肝臓病理テキスト. 改訂第2版. 南江堂；2015.
2) 中沼安二編. 胆道病理テキスト. 南江堂；2015.
3) 中沼安二ほか編. 肝胆膵の実践病理診断. 文光堂；2013.

IV章｜検査・診断

●プリンシプルシリーズ参照
　3『ここまできた肝臓病診療』「びまん性疾患」☞p.158（中沼安二）

IV章｜検査・診断
▶ 病理診断

肝胆膵：腫瘍

Expert Advice

❶ 早期肝細胞癌は，小結節境界不明瞭型の肉眼型を示し，組織学的には高分化型肝細胞癌から構成され，周囲肝細胞索を置換するように増殖し，間質浸潤がみられる．

❷ 胆管・膵管の前癌および初期癌病変を，胆管は BilIN-1〜3，膵管は low-grade と high-grade PanIN に分類している．BilIN-3 と high-grade PanIN は上皮内癌である．

❸ 肝内の胆管内乳頭状腫瘍と胆道内乳頭状腫瘍は，膵の膵管内乳頭粘液性腫瘍の類似病変であり，異型度により良性から悪性まで種々の病変がある．

❹ 肝内胆管・胆道と膵の粘液性嚢胞腫瘍は，異型度により良性から悪性まで種々の病変があるが，いずれも上皮下に卵巣様間質を有するものが多い．

❺ 免疫染色は，肝胆膵の種々の腫瘍の鑑別診断に有用である．

わが国では，肝，胆道，膵の悪性腫瘍の分類には，『臨床・病理 原発性肝癌取扱い規約』[1]（❺），『臨床・病理 胆道癌取扱い規約』[2]（❻），『膵癌取扱い規約』[3]（❼）が一般的に使用されている．国際的にはWHO分類が使用されており，2010年に出版されたWHO Classification of Tumours of the Digestive System（WHO分類2010）には肝胆膵腫瘍すべての分類が収載されている[4]．

---

❺ 原発性肝悪性腫瘍の分類

1. 肝細胞癌
2. 肝内胆管癌（胆管細胞癌）
3. 細胆管細胞癌（細胆管癌）
4. 粘液嚢胞腺癌[a]（粘液嚢胞性腫瘍 mucinous cystic neoplasm with high-grade intraepithelial neoplasia or an associated invasive carcinoma）
5. 混合型肝癌
6. 肝芽腫
7. 未分化癌
8. その他[b]

a）良性病変は，粘液嚢胞腺腫（MCN with low- or intermediate-grade intraepithelial neoplasia）である．
b）その他には肉腫をはじめ肝臓に原発するまれな悪性腫瘍がこれに含まれる．

（日本肝癌研究会編．臨床・病理　原発性肝癌取扱い規約．第6版．金原出版：2015[1]より引用）

---

❻ 胆道癌の組織型分類

a. 腺癌
　1）乳頭腺癌
　2）管状腺癌
　　i．高分化型
　　ii．中分化型
　3）低分化腺癌
　　i．充実型
　　ii．非充実型
　4）粘液癌
　5）印環細胞癌
b. 腺扁平上皮癌
c. 扁平上皮癌
d. 未分化癌
e. 絨毛癌
f. 癌肉腫
g. AFP産生腺癌
h. 神経内分泌腫瘍
　1）神経内分泌腫瘍（NET）
　　i．NETG1（carcinoid）
　　ii．NET G2
　2）神経内分泌癌（NEC）
　　i．Large cell NEC
　　ii．Small cell NEC
　3）混合型腺神経内分泌癌
　4）杯細胞カルチノイド
　5）管状カルチノイド
i. 粘液嚢胞性腫瘍（MCN）
j. 分類不能腫瘍

（日本肝胆膵外科学会編．臨床・病理 胆道癌取扱い規約．第6版．金原出版：2013[2]より引用）

肝細胞癌の病理診断

肉眼的特徴

　小結節境界不明瞭型は早期肝細胞癌であり，単純結節型，単純結節周囲増殖型，多結節癒合型，浸潤型は進行癌である．

組織学的特徴

　早期肝細胞癌は高分化型肝細胞癌から構成され，しばしば脂肪化を伴う．少数の門脈域の残存を認め，癌細胞が門脈域に浸潤する像（間質浸潤〈stromal invasion〉）を認める．癌細胞は，周囲肝組織との境界部では隣接する肝細胞索を置換するように増殖する（置換性増殖）．

　進行肝細胞癌の多くは中〜低分化型肝細胞癌組織

病理診断／肝胆膵：腫瘍

❼ 膵腫瘍の組織型分類

【1】上皮性腫瘍
A. 外分泌腫瘍
1. 漿液性腫瘍 SNs
a) 漿液性嚢胞腺腫 SCA
b) 漿液性嚢胞腺癌 SCC
2. 粘液性嚢胞腫瘍 MCNs
a) 粘液嚢胞腺腫 MCA
b) 粘液性嚢胞腺癌, 非浸潤性 MCC, noninvasive
c) 粘液性嚢胞腺癌, 浸潤性 MCC, invasive
3. 膵管内腫瘍
a) 膵管内乳頭粘液性腫瘍 IPMNs
1) 膵管内乳頭粘液性腺腫 IPMA
2) 膵管内乳頭粘液性腺癌, 非浸潤性 IPMC, noninvasive
3) 膵管内乳頭粘液性腺癌, 浸潤性 IPMC, invasive
b) 膵管内管状乳頭腫瘍 ITPNs
1) 膵管内管状乳頭腺癌, 非浸潤性
2) 膵管内管状乳頭腺癌, 浸潤性
c) 膵上皮内腫瘍性病変 PanIN
1) 低異型度膵上皮内腫瘍性病変 Low-grade PanIN*
2) 高異型度膵上皮内腫瘍性病変 High-grade PanIN*
4. 浸潤性膵管癌 IDCs
a) 腺癌
ⅰ. 高分化型
ⅱ. 中分化型
ⅲ. 低分化型
b) 腺扁平上皮癌
c) 粘液癌
d) 退形成癌
ⅰ. 多形細胞型退形成癌
ⅱ. 紡錘細胞型退形成癌
ⅲ. 破骨型多核巨細胞を伴う退形成癌
5. 腺房細胞腫瘍 ACNs
a) 腺房細胞腺腫 ACA
b) 腺房細胞癌 ACC
B. 神経内分泌腫瘍
1. 神経内分泌腫瘍（NETs, G1, G2）
2. 神経内分泌癌（NEC）
C. 併存腫瘍
D. 分化方向の不明な上皮性腫瘍
1. Solid-pseudopapillary neoplasm
2. 膵芽腫
3. 未分化癌
E. 分類不能
F. その他

【2】非上皮性腫瘍
各当該規約などで規定.
（血管腫, リンパ管腫, 平滑筋肉腫, 悪性線維組織球腫, 悪性リンパ腫, 傍神経節腫, その他）

*Low-grade PanIN は,『膵癌取扱い規約』第6版の PanIN-1 or -2 に相当し, High-grade PanIN は, PanIN-3 に相当する.
（日本膵臓学会編. 膵癌取扱い規約. 第7版. 金原出版；2016[3]より引用）

で構成され, 内部に門脈域はみられない. 発達した動脈性異常血管（unpaired artery）を多数認め, 画像診断で多血性の腫瘍として描出される.

早期肝細胞癌の鑑別疾患

高度異型結節（high-grade dysplastic nodule：HGDN）は癌か否かの判定が困難な境界病変あるいは前癌病変である. 早期肝細胞癌との重要な鑑別点としては, HGDN では間質浸潤は認めない.

超音波ガイド下肝腫瘍生検による肝細胞癌の病理診断

診断には腫瘍部と非腫瘍部との比較が可能な組織標本が採取されていることが重要で, 明らかな異型があれば肝細胞癌と診断できる.

早期肝細胞癌が疑われる症例では, 標本内に明らかな高分化肝細胞癌の組織所見がみられ置換性増殖がみられたら診断可能である. また, HSP70, GPC-3, GS の免疫染色も補助診断になりうる. 高分化肝細胞癌の組織所見が不明瞭な場合, 高度異型結節との鑑別はしばしば困難である.

肝細胞癌の鑑別疾患の病理診断

肝内胆管癌は, 肉眼的には腫瘤形成型, 胆管浸潤型, 胆管内発育型に分類される. また, 発生部位により肝門型と末梢型に分類される. 組織学的には多くは腺癌であり, 粘液染色陽性である.

細胆管癌は, 被膜形成を伴わない白色充実性分葉状腫瘍で, 組織学的には粘液産生を伴わない異型に乏しい小型腺管が, 豊富な線維性間質を伴いシカの角状に増殖する腫瘍である. 増殖先端部では腫瘍細胞は肝細胞索と連続している. 免疫染色では EMA が管腔の内腔面に陽性となる.

肝の嚢胞性腫瘍性病変は, 膵の嚢胞性病変に準じて, 胆管内乳頭状腫瘍（intraductal papillary neoplasm of the bile duct：IPNB）と粘液性囊胞腫瘍（mucinous cystic neoplasm：MCN）に大別されている．いずれも，粘液産生が認められ，上皮の異型度に従い腺腫，境界悪性，腺癌に分類される．MCNは胆管と交通を欠くことが多く，上皮下囊胞壁に卵巣様間質が存在することがIPNBとの鑑別に重要である．卵巣様間質では，プロゲステロン受容体とエストロゲン受容体が核に，α-インヒビンが細胞質に陽性となる．

混合型肝癌は単一腫瘍内に肝細胞癌と胆管細胞癌の両成分が混ざり合っている腫瘍と定義されているが，両者の中間の形態・免疫学的形質を有する腫瘍成分も含まれることがある．

肝細胞癌とほかの癌腫との鑑別診断には肝細胞分化マーカーのHepPar1やArginase-1が有用である．胆管細胞癌と大腸腺癌の肝転移との鑑別において，大腸癌の転移ではKeratin(K)7(−)/K20(＋)/CDX2(＋)だが，胆管細胞癌ではK7(＋)/K20(−)/CDX2(−)となることが多い．

▌胆道癌の病理診断

分類と肉眼・組織学的特徴

胆道癌は発生部位からは，肝外胆管（肝門部領域胆管，遠位胆管）癌，胆囊癌，乳頭部癌の3つに分類され，それぞれ異なる臨床病理学的特徴を呈する．肉眼的に肝外胆管癌と胆囊癌は乳頭型，結節型，平坦型に，乳頭部癌は腫瘤型，混在型，潰瘍型に分類される．

胆道癌の前癌病変と初期癌病変

胆道内乳頭状腫瘍は，肉眼的に同定される乳頭状腫瘍性病変であり病変部胆管は拡張する．肝外胆管内乳頭状腫瘍（IPNB）と胆囊内乳頭状腫瘍（intracystic papillary neoplasm〈ICPN〉of the gallbladder に分けられる．肝内胆管に発生するIPNBと同様の概念で，良性病変から浸潤癌までの種々の病変がある．

胆管内上皮内腫瘍は顕微鏡下で同定される胆管上皮の腫瘍性病変であり，平坦型あるいは微小乳頭状の形態を示し，異型度によりBilIN-1，BilIN-2，BilIN-3に分類される．BilIN-3は上皮内癌相当である．肝内胆管においても同様の概念がある．

▌膵癌の病理診断

分類と肉眼・組織学的特徴

膵腫瘍は，膵管上皮細胞由来（全体の90％），腺房細胞由来，神経内分泌細胞由来，分化方向の不明な腫瘍（solid-pseudopapillary neoplasm〈SPN〉など），非上皮性腫瘍に大きく分けられる（❼）．肉眼的に潜在型，結節型，浸潤型，囊胞型，膵管拡張型，混合型，分類不能型に分けられる．膵管上皮細胞由来の腫瘍の80～90％は浸潤性膵管癌（腺癌）である．

膵MCNは囊胞内に粘液をいれた腫瘍であり，上皮下囊胞壁内に卵巣様間質を有するものが多い．膵管内乳頭粘液性腫瘍（intraductal papillary mucinous neoplasm：IPMN）は，粘液貯留による膵管拡張を特徴とする膵管上皮性腫瘍である．両者とも，異型度により腺腫と腺癌（非浸潤癌，微小浸潤，浸潤癌）に分類される．

膵管内管状乳頭腫瘍（intraductal tubulopapillary neoplasm：ITPN）は，IPMN同様に膵管の拡張を特徴とするが，IPMNと異なり粘液産生がみられず，非浸潤性と浸潤性の腺癌に分類される．

膵上皮内腫瘍性病変PanINは，膵管の拡張に乏しい膵管内に限局する病変で，組織学的には膵管上皮の平坦～低乳頭増殖である．異型が上皮内癌に至らない低異型度low-grade PanINと上皮内癌相当の高異型度high-grade PanINに分類される．

腺房細胞腫瘍は腺房細胞の形態に類似した膵外分泌酵素を含む腫瘍で，ほとんどが癌である．粘液は陰性である．膵腺房細胞癌はトリプシンやBcl-10などが陽性である．

SPNは，充実部と出血壊死性の囊胞部分がみられ，組織学的には充実性～偽乳頭状に増殖する腫瘍細胞を認める．大部分は良性腫瘍であるが，悪性例の報告もある．β-カテニンが核と細胞質に陽性，CD10も陽性である．

神経内分泌腫瘍では chromogranin A や synaptophysin が陽性である.

（矢野博久，中島　収）

● 参考文献
1）日本肝癌研究会編. 臨床・病理　原発性肝癌取扱い規約.
　第6版. 金原出版；2015.
2）日本肝胆膵外科学会編. 臨床・病理 胆道癌取扱い規約.
　第6版. 金原出版；2013.
3）日本膵臓学会編. 膵癌取扱い規約. 第7版. 金原出版；
　2016.
4）Bosman FT, et al. WHO Classification of Tumours of
　the Digestive System. 4th ed. IARC Press；2010.

● プリンシプルシリーズ参照
3『ここまできた肝臓病診療』腫瘍性病変」☛p.162（矢野
　博久，中島　収）

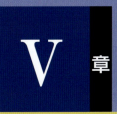

治療法総論

Ⅴ章│治療法総論
▶ 上部消化管疾患／薬物療法

胃酸分泌抑制薬

Expert Advice

❶ 上部消化管疾患における粘膜傷害の最大の攻撃因子は胃酸であり，胃酸分泌抑制が上部消化管疾患の治療の中心である．

❷ 主な胃酸分泌抑制薬として，プロトンポンプ阻害薬（PPI），カリウムイオン競合型アシッドブロッカー（P-CAB），ヒスタミン2受容体拮抗薬（H₂RA）が臨床応用されている（❶）．

❸ PPIは，壁細胞における胃酸分泌機序の最終段階にある H^+/K^+-ATPase（プロトンポンプ）に非可逆的に結合して不活化することにより胃酸分泌を強力に抑制する．

❹ P-CABは，壁細胞のプロトンポンプのカリウムチャンネルを競合的に可逆的に結合し，カリウムイオンと水素イオンの交換を阻害して胃酸分泌を抑制する．

❺ H₂RAは壁細胞のH₂受容体を競合的に阻害して胃酸分泌を抑制する．

‖ プロトンポンプ阻害薬（PPI）

　本邦で用いられているPPI（proton pump inhibitor）は，オメプラゾール，ランソプラゾール，ラベプラゾール，エソメプラゾールの4種類である．適応は，胃潰瘍，十二指腸潰瘍，胃食道逆流症（GERD），*Helicobacter pylori* 除菌の補助，NSAIDs/低用量アスピリン潰瘍の再発予防である．PPIが胃酸関連疾患に対して第1選択薬であるのは，H₂RAよりもその酸分泌抑制効果で優れているからである．

　PPIは，壁細胞における胃酸分泌機序の最終段階にある H^+/K^+-ATPase（プロトンポンプ）に非可逆的に結合して不活化することにより胃酸分泌を強

力に抑制する（❷）．PPIは活性化したプロトンポンプのみを不活化するため，静止状態であったプロトンポンプは阻害しない．したがって，夜間よりも食事によりプロトンポンプが活性されている日中で胃酸分泌抑制が優れている．

　PPIの強力な胃酸分泌作用によって，アゾール系の抗真菌薬（イトラコナゾールなど），テトラサイクリンやセファロスポリン系抗生物質，ジピリダモールはその吸収が低下する．逆に，SU薬やジギタリスなどは胃酸による破壊から逃れるため，血中濃度が上昇する．❸に，胃酸分泌抑制によって吸収が影響される薬物例を示す．

PPIとP450による代謝

　PPIは主に肝のP450の一つであるCYP2C19で代謝される．CYP2C19には遺伝的に決定された活性の個体差が存在するためPPIの血中動態，その胃酸分泌抑制効果，さらにはPPIによるGERD治療効果や *H. pylori* の除菌療法にも影響する．よって常用量のPPIで効果が不十分な場合にはPPI増量が効果的なことがある．

　❹に，オメプラゾール（OPZ）20 mg内服時の血中オメプラゾール濃度と胃内pHの推移をCYP2C19遺伝子多型別に示す．CYP2C19の rapid metabolizer（RM）では，血中のオメプラゾール濃度は低く，5〜6時間で血中から消失するのに対し，poor metabolizer（PM）では最高血中濃度も高く，長く血中に存在する[1]．こうした血中濃度の違いは胃酸分泌抑制作用に影響し，胃内pHもRM群で低く，PM群で高くなる．intermediate metabolizer（IM）群は，全体としてはRM群とPM群の中間に位置するが，実際は個々のばらつきが大きい．CYP2C19遺伝子多型に基づく胃酸分泌抑制効果の違いは逆流性食道炎の治癒率や，維持療法中の再発率の個体差，さらに *H. pylori* の除菌率に影響し，RM群での治療効果はPM群と比較して低い[2,3]．

　PPIはP450を介する薬物間相互作用を引き起こすことが知られている[4]．ワルファリンとの相互作用が知られているが，近年ではクロピドグレルとの相互作用が話題を集めている．クロピドグレルはCYP2C19で活性化されるために，PPIとの併用で

❶ 主な胃酸分泌抑制薬

	プロトンポンプ阻害薬	カリウムイオン競合型アシッドブロッカー	H₂受容体拮抗薬
主な薬物名	オメプラゾール ランソプラゾール ラベプラゾール エソメプラゾール	ボノプラザン	シメチジン ラニチジン ファモチジン ニザチジン ロキサチジン ラフチジン
作用機序	壁細胞のプロトンポンプのαサブユニットに非可逆的に結合（S-S結合）	壁細胞のプロトンポンプのカリウムチャネルを競合的に阻害	壁細胞のヒスタミン2（H₂）受容体を競合的に阻害
主な適応症	逆流性食道炎，消化性潰瘍，H. pylori 除菌の補助，ほか	逆流性食道炎，消化性潰瘍，H. pylori 除菌の補助，ほか	逆流性食道炎，消化性潰瘍，慢性胃炎，ほか
特徴	・最大効果発現に3〜4日間かかる ・CYP2C19遺伝子多型の影響を受ける．	・投与初日から高い胃酸分泌抑制効果	・効果発現が早い ・トレランスがある
主な代謝経路	肝のCYP2C19が主に関与	CYP3A4，CYP2C19，その他代謝	主に腎排泄 ラフチジンは肝代謝（CYP3A4，206）
薬物間相互作用	・胃酸分泌抑制による影響 ・P450を介する相互作用（ワルファリン，クロピドグレル）	・胃酸分泌抑制による影響 ・P450に対する阻害作用を有するが臨床的意義は不明	・胃酸分泌抑制による影響 ・P450を介する相互作用（シメチジン） ・腎尿細管での競合

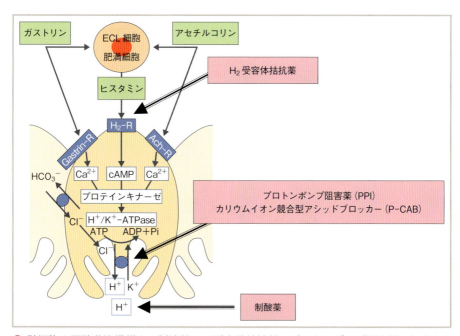

❷ 壁細胞の胃酸分泌機構と，制酸薬，H₂受容体拮抗薬，プロトンポンプ阻害薬，カリウムイオン競合型アシッドブロッカーの作用部位

❸ 胃酸分泌抑制によって吸収が影響される薬物

増加	・ジギタリス ・スルホニルウレア　ほか
低下	・ケトコナゾール，イトラコナゾール ・ジピリダモール（ペルサンチン®） ・テトラサイクリン ・セファロスポリン系抗生物質：セフジトレンピボキシル（メイアクト MS®），セフポドキシム（バナン®），セフロキシム（オラセフ®） ・ゲフィチニブ，エルロチニブ ・ドンペリドン ・レジパスビル/ソホスブビル ・アタザナビル　ほか

活性化が低下し，効果が低下するというものである[5]．

カリウムイオン競合型アシッドブロッカー（P-CAB）

2015年より本邦にて新しい胃酸分泌抑制薬としてP-CAB（potassium competitive acid blocker）であるボノプラザンフマル酸塩（ボノプラザン）が臨床応用された．ボノプラザンはこれまでのPPIと異なり，壁細胞のプロトンポンプのカリウムチャネ

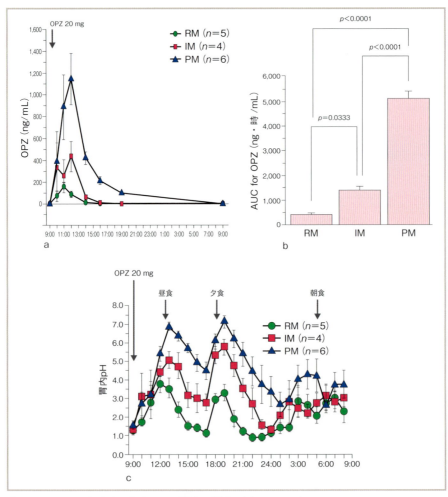

❹ OPZ 20 mg 内服時の血中 OPZ 濃度の推移（a），AUC（area under the plasma concentration-time curve）（b），および胃内 pH の推移（c）と CYP2C19 遺伝子多型群
OPZ 内服時の血中濃度は CYP2C19 のタイプ別で有意に異なる．
RM：rapid metabolizer of CYP2C19（＊1/＊1），IM：intermediate metabolizer of CYP2C19（＊1/＊2 or ＊1/＊3），PM：poor metabolizer of CYP2C19（＊2/＊2，＊2/＊3，or ＊3/＊3）．
（Furuta T, et al. CYP2C19 genotype status and effect of omeprazole on intragastric pH in humans. Clin Pharmacol Ther 1999；65：552-61[1]より一部改変）

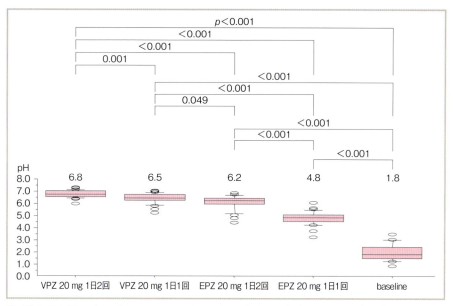

⑤ ボノプラザン（VPZ）20 mg　1日1回もしくは2回投与，エソメプラゾール（EPZ）20 mg　1日1回もしくは2回投与での24時間胃内 pH の比較（$n=$ 各28）
（Kagami T, et al. Potent acid inhibition by vonoprazan in comparison with esomeprazole, with reference to CYP2C19 genotype. Aliment Pharmacol Ther 2016；43：1048-59[8]）より引用）

ルを競合的に可逆的に結合し，カリウムイオンと水素イオンの交換を阻害して胃酸分泌を抑制する[6]．ランソプラゾールとの比較において，プロトンポンプの阻害活性は pH 6.5 では 400 倍高い[7]．ボノプラザン内服時の胃内 pH モニタリングの研究でも，PPI を上回る胃酸分泌抑制作用が示されている[8,9]．

エソメプラゾールとボノプラザンの胃酸分泌抑制作用の直接比較の結果を⑤に示す．ボノプラザンの胃酸分泌抑制効果はエソメプラゾールを上回っている．これは，ボノプラザンによる逆流性食道炎や H. pylori の除菌率が PPI を上回った事実に通じていると考えられる[10,11]．

代謝は主に CYP3A4 であり，CYP2C19 も一部関与する．非常に力価が高い薬物であり，胃酸分泌抑制作用における CYP2C19 遺伝子多型による影響は認めていない．

胃酸分泌抑制が併用薬の吸収に影響を与えることに関しては，PPI と同様である．なお，ボノプラザンは，非びらん性胃食道逆流症（NERD）に対する適応は有していない．

ヒスタミン H_2 受容体拮抗薬（H_2RA）

H_2RA（histamine 2 receptor antagonist）は PPI よりも先に臨床応用され，治療成績も良いため，PPI が臨床応用されても，臨床現場でよく使われている．投与期間に保険診療上の制限がないことも関与している．

本邦ではファモチジン，ラニチジン，ニザチジン，ロキサチジン，ラフチジン，シメチジンの6種類の H_2RA が臨床応用されているが，特性が多少異なる．適応疾患は，胃潰瘍，十二指腸潰瘍，吻合部潰瘍，上部消化管出血，逆流性食道炎，Zollinger-Ellison 症候群，急性胃炎，慢性胃炎の急性増悪期などである．

H_2RA は，壁細胞の H_2 受容体を競合的に阻害して胃酸分泌を抑制する（❷）．H_2RA は使用経過に従い，壁細胞上の H_2 受容体の数が増えてしまい，徐々に酸分泌抑制効果が減弱する（トレランス）．一方で，急に内服を中止すると一過性に胃酸分泌が亢進することがあり，これはリバウンド現象といわれ，潰瘍が再発しやすい．中止後1〜5日続くといわれ

ている.

H2RA のうち，シメチジンは P450 などの薬物代謝酵素を阻害して併用薬の血中濃度を上昇されることが知られており，併用薬には注意が必要である．また，腎障害の患者では投与量を減ずるか投与間隔をあける必要がある．

胃酸分泌抑制薬の長期投与の問題点

PPI は，逆流性食道炎や NSAIDs 潰瘍の再発予防目的で長期投与される場合がある．長期の胃酸分泌抑制は種々の有害事象を引き起こす可能性が示唆されてきている[12]．P450 を介したり胃酸分泌抑制に伴う併用薬の動態への影響のみならず，胃酸分泌抑制により食物からの栄養素の溶出能低下に伴い，カルシウム吸収低下による骨折リスクの増加，鉄吸収低下による鉄欠乏性貧血，ビタミン B_{12} 欠乏が報告されている．

胃酸分泌抑制は胃酸による殺菌作用を低下させ，市中肺炎，腸管感染のリスクが増加する．また，酸分泌抑制に伴う高ガストリン血症の持続は，胃ポリープ，胃癌，胃カルチノイド，大腸癌のリスクを増加させるとされている．機序は十分に解明されていないが，collagenous colitis の報告も散見され，低マグネシウム血症が報告されている．

日常的に実感することは少ないが，添付文書に記載されている項目もあり，長期投与が必要な症例では注意すべきである．P-CAB での報告はないが，機序を考えればリスクはPPI同様に留意すべきであろう．

胃酸分泌抑制薬は種類によって作用機序，代謝経路，強さが異なり，特性をよく理解して使い分けることが肝要である．

（古田隆久）

◉参考文献

1) Furuta T, et al. CYP2C19 genotype status and effect of omeprazole on intragastric pH in humans. Clin Pharmacol Ther 1999；65：552-61.
2) Furuta T, et al. Effect of cytochrome P4502C19 genotypic differences on cure rates for gastroesophageal reflux disease by lansoprazole. Clin Pharmacol Ther

2002；72：453-60.
3) Furuta T, et al. CYP2C19 genotype is associated with symptomatic recurrence of GERD during maintenance therapy with low-dose lansoprazole. Eur J Clin Pharmacol 2009；65：693-8.
4) Stedman CA, Barclay ML. Review article：comparison of the pharmacokinetics, acid suppression and efficacy of proton pump inhibitors. Aliment Pharmacol Ther 2000；14：963-78.
5) Ho PM, et al. Risk of adverse outcomes associated with concomitant use of clopidogrel and proton pump inhibitors following acute coronary syndrome. JAMA 2009；301：937-44.
6) Shin JM, et al. Characterization of a novel potassium-competitive acid blocker of the gastric H, K-ATPase, 1-[5-（2-fluorophenyl）-1-（pyridin-3-ylsulfonyl）-1H-pyrrol-3-yl]-N-methylmethanamin e monofumarate （TAK-438）. J Pharmacol Exp Ther 2011；339：412-20.
7) Hori Y, et al. 1-[5-（2-Fluorophenyl）-1-（pyridin-3-ylsulfonyl）-1H-pyrrol-3-yl]-N-methylmethanamin e monofumarate （TAK-438）, a novel and potent potassium-competitive acid blocker for the treatment of acid-related diseases. J Pharmacol Exp Ther 2010；335：231-8.
8) Kagami T, et al. Potent acid inhibition by vonoprazan in comparison with esomeprazole, with reference to CYP2C19 genotype. Aliment Pharmacol Ther 2016；43：1048-59.
9) Sakurai Y, et al. Acid-inhibitory effects of vonoprazan 20 mg compared with esomeprazole 20 mg or rabeprazole 10 mg in healthy adult male subjects：a randomised open-label cross-over study. Aliment Pharmacol Ther 2015；42：719-30.
10) Ashida K, et al. Randomised clinical trial：vonoprazan, a novel potassium-competitive acid blocker, vs. lansoprazole for the healing of erosive oesophagitis. Aliment Pharmacol Ther 2016；43：240-51.
11) Suzuki S, et al. The Efficacy and Tolerability of a Triple Therapy Containing a Potassium-Competitive Acid Blocker Compared With a 7-Day PPI-Based Low-Dose Clarithromycin Triple Therapy. Am J Gastroenterol 2016；111：949-56.
12) 藤原靖弘．改訂 GERD 診療ガイドライン：PPI 長期投与のリスクとベネフィットを徹底検証する．CLINICIAN 2015；54：912-6.

◉プリンシプルシリーズ参照

1『食道・胃・十二指腸の診療アップデート』「酸中和薬とヒスタミン H_2 受容体拮抗薬」☛p.136（有沢富康）／「プロトンポンプ阻害薬」☛p.140（杉本光繁）／「カリウムイオン競合型胃酸分泌抑制薬」☛p.147（木下芳一）

V章｜治療法総論
▶ 上部消化管疾患／薬物療法

消化管運動機能改善薬

Expert Advice

❶ 消化管運動機能改善薬の適応となる疾患として，逆流性食道炎，機能性ディスペプシア，過敏性腸症候群，またこれらの疾患のオーバーラップがあげられ，症状は多彩で治療に難渋することが多い．

❷ 消化管運動機能改善薬による直接の作用に加えて，プラセボ効果も期待される．

❸ 薬物療法とともに，食生活，生活習慣の改善を指導することが，症状の改善に有用である．

❹ 薬物治療により症状が改善した場合は，漫然と投与を継続する必要はなく，薬物投与の中止を検討する．

消化管運動は中枢の交感神経および副交感神経，末梢の腸管壁内神経系により調整されている．消化管運動機能改善薬は，これらの神経に作用し，消化管の運動機能を改善するとともに，内臓知覚過敏の改善をもたらす薬剤の総称で，異なる作用機序をもつ薬剤が複数種類ある．

消化管運動機能改善薬が処方される上部消化管疾患としては，機能性ディスペプシア（functional dyspepsia：FD）や，抗腫瘍薬の使用に伴う消化管運動障害などが想定される．実際の診療では，心窩部痛や胃もたれなどの症状を有する患者に，いわゆる慢性胃炎の診断で，消化管運動機能改善薬が投与されることが多い．

特徴と作用機序（❻）

ドパミン D_2 受容体拮抗薬

ドパミン D_2 受容体への結合拮抗作用を有し，アセチルコリンの遊離を促進し，消化管運動を活発にする．胃の神経叢に発現しているドパミン D_2 受容体への作用を主体とするが，腸管神経叢の受容体にも作用し，腸管運動も促進する．また，CTZ（chemoreceptor trigger zone）でのドパミン D_2 受容体を阻害し，制吐作用をもたらす．

アセチルコリン作動薬

消化管の平滑筋にあるアセチルコリン受容体に直接作用し，消化管運動，消化液分泌を促進する．気管支喘息，胃潰瘍，Parkinson 病の患者などに対しては症状を悪化させる可能性があるため，使用は禁忌である．

オピオイド作動薬

消化管運動をコントロールする Auerbach 神経叢に存在するオピオイド受容体に作用する．オピオイド κ 受容体を刺激し，同時にオピオイド μ 受容体に拮抗的に作用し消化管運動を正常化する．すなわち，消化管運動低下時は μ 受容体に結合し運動促進作用をもたらし，消化管運動亢進時は κ 受容体に作用し抑制的に作用する．

セロトニン 5-HT$_4$ 受容体作動薬

セロトニン 5-HT$_4$ 受容体に特異的に作用し，アセチルコリンの遊離を促進し，胃排泄能を活性化する．この受容体は腸管にも存在するため，腸管運動

❻ わが国で主に用いられる消化管運動機能改善薬

ドパミン D_2 受容体拮抗薬	メトクロプラミド（プリンペラン®），ドンペリドン（ナウゼリン®），イトプリド（ガナトン®），スルピリド（ドグマチール®）
アセチルコリン作動薬	アクラトニウム（アボビス®）
オピオイド作動薬	トリメブチン（セレキノン®）
セロトニン 5-HT$_4$ 受容体作動薬	モサプリドクエン酸塩（ガスモチン®）
アセチルコリンエステラーゼ阻害薬	アコチアミド（アコファイド®）
漢方薬	六君子湯，半夏瀉心湯，安中散

V章 治療法総論／上部消化管疾患

も促進する作用をもつ．ドパミンD$_2$受容体への影響はないため，中枢神経系の副作用は，ほとんどみられない．

アセチルコリンエステラーゼ阻害薬

アセチルコリンエステラーゼ阻害作用によりアセチルコリンの作用を高め，胃前庭部および胃体部のアセチルコリンによる収縮を活発し，胃運動，胃排泄能を改善する．

FDに対して唯一，保険適用となっている薬剤である．なお，この薬剤の使用にあたっては，前もって上部消化管内視鏡検査などにより，悪性疾患を含む器質的疾患を除外する必要がある．

漢方薬

消化管運動改善薬として漢方薬の有用性が認められている．六君子湯は，一酸化窒素（NO）を増加させ，また末梢のセロトニン受容体である5-HT$_{2B}$受容体や中枢のセロトニン受容体である5-HT$_{2C}$受容体に拮抗作用を示し，食欲亢進，消化管運動の改善をもたらす．

（久保田英嗣，城　卓志）

◉ **参考文献**
1）浦部晶夫ほか編．今日の治療薬 2015．南江堂；2015．
2）日本消化器病学会編．機能性消化管疾患診療ガイドライン―機能性ディスペプシア 2014．南江堂；2014．

◉ **プリンシプルシリーズ参照**
1『食道・胃・十二指腸の診療アップデート』「消化管運動機能改善薬」 ▸p.153（神谷　武，城　卓志）

V章｜治療法総論
▶ **上部消化管疾患／薬物療法**

胃・食道癌治療薬

Expert Advice

❶ 胃癌の術後補助化学療法にはS-1の1年間投与またはカペシタビン＋オキサリプラチンの6か月間投与が推奨される．

❷ 切除不能・再発胃癌ではHER2の発現の有無に応じて一次治療を検討する．

❸ 切除不能・再発胃癌の二次治療において，分子標的薬ラムシルマブが，三次治療以降でニボルマブが生存期間の延長を示した．

❹ 切除可能なStageⅡ〜Ⅲ胸部食道癌では術前補助化学療法が標準治療である．

❺ 切除不能・再発食道癌では，化学療法と放射線療法の併用あるいはそれぞれ単独で用いて行われる．

化学療法の適応として病理診断が確認されていること，performance status（PS）0〜2，主要臓器機能が保たれていることが原則である．胃癌は腺癌，食道癌では扁平上皮癌が大部分を占めるように組織型に違いがあるが，両者における薬物療法のkey drugはフッ化ピリミジン系薬剤とプラチナ製剤である．胃癌治療ガイドラインが2018年1月に改訂された．「推奨されるレジメン」だけでなく，「推奨されるレジメン」が適切でない場合を想定した治療オプションとして「条件付きで推奨されるレジメン」（以降，「条件付きレジメン」）が記載されている．

▎胃癌

術後補助化学療法

胃癌StageⅡでは根治手術後の術後補助療法として，術後1年間のS-1療法が推奨される[1]．StageⅢA以上では1年間のS-1療法か6か月間のカペシタビン（Cape）＋オキサリプラチン（L-OHP）併用療法（CapeOx）またはS-1＋L-OHP併用療法（SOX）が推奨される[1]．これらレジメンの使い分けにおいて明確な基準はないのが現状である．

切除不能進行・再発胃癌の一次治療

一次治療開始前に腫瘍組織をHER2検査に提出することが勧められる．HER2 score 3またHER2 score 2かつFISH陽性の場合はHER2陽性胃癌として，それ以外はHER2陰性胃癌として化学療法を選択する．

HER2陽性胃癌

分子標的薬トラスツズマブ上乗せによる生存期間

の延長が示され，Cape＋シスプラチン（CDDP）＋トラスツズマブまたはS-1＋CDDP＋トラスツズマブが勧められる[1]．「条件付きレジメン」として，腹膜播種によるイレウスなどでCapeやS-1の内服が困難な場合は5-フルオロウラシル（5-FU）＋CDDP＋トラスツズマブが，腎障害・PS不良・高齢などの理由でCDDPの投与が難しい場合はL-OHPへの置き換えが推奨されている[1]．

HER2陰性胃癌

S-1＋CDDP，Cape＋CDDP，SOX，CapeOx，5-FU＋レボホリナート（LV）＋L-OHP療法（FOLFOX）が推奨される[1]．「条件付きレジメン」としてはS-1単独療法，S-1＋ドセタキセル（DTX）併用療法，5-FU/LVや5-FU＋CDDP併用療法があげられる[1]．

L-OHPは，CDDPよりも消化器毒性が軽度なことや大量輸液が必要なく外来点滴が可能であるため，実臨床ではSOXまたはCapeOXの使用が増えている．また，後期高齢者などプラチナ製剤の併用が難しいときはS-1単独療法も選択されることが多い．

切除不能進行・再発胃癌の二次治療以降

VEGFR-2を標的としたラムシルマブ（RAM）が，パクリタキセル（PTX）との併用療法および単独療法において生存期間の延長を示した．標準治療はRAM＋PTX併用療法である[1]．RAMはVEGF阻害薬のベバシズマブと同様に消化管穿孔のリスクを上げることが示唆されているため，胃原発巣に深い潰瘍を有する場合や高度腹膜播種症例に関しては慎重に適応を検討する必要がある．

「条件付きレジメン」としてRAMの併用が難しい場合にはPTX単独（weekly），nab-PTX（weekly），イリノテカン単独，DTX単独が，アルコール不耐やヒマシ油アレルギーでPTXが使用できない場合はRAM＋nab-PTX併用療法が，高齢，全身状態不良などで殺細胞薬が使えない場合はRAM単剤療法などの使用が想定される．三次治療以降では抗PD-1抗体のニボルマブによる生存期間の延長が示された．三次治療以降ではフッ化ピリミジン系，プラチナ系，タキサン系，イリノテカン，RAM，ニボルマ

ブの6剤を使い切る治療戦略を考慮し，二次治療までで使用していない薬剤を選択する．

食道癌

どのステージおいても，内視鏡切除も含めた手術療法，放射線療法，化学療法を組み合わせた集学的治療の検討が必要であるため，専門機関での治療が必要である．

術前補助化学療法

T4症例を除く切除可能なStageⅡ～Ⅲ胸部食道癌を対象とした術後5-FU＋CDDP（FP療法）と術前FP療法との比較試験（JCOG9907）が行われ，全生存期間において術前FP群が有意に良好であった．術前にFP療法を2コース行ってからの手術が標準治療である[2]．

切除不能進行・再発食道癌

遠隔転移を有さないT4食道癌や，遠隔転移が頸部や鎖骨上リンパ節転移（M1Lym）を有するなどで切除不能な場合でも，一括照射が可能な場合は根治的化学放射線療法（CRT）が行われることが多い．

遠隔転移を有する症例や術後再発症例では標準治療が存在しないため，個々の症例で化学療法，食道通過障害の制御目的の放射線療法，CRTが検討される．いずれの化学療法にもFPが汎用される．FP耐性となった場合はPTX単剤療法やDTX単剤療法が行われることが多い．

おわりに

癌薬物療法を行う際は，投与量・投与スケジュールだけでなく，副作用とその対策に関する十分な知識が必要である．実臨床では標準用法用量を尊重して用いることを念頭におきながら，個々の患者の状態に応じて適切な減量と休薬が重要となる．

（成毛大輔，古瀬純司）

● 参考文献

1) 日本胃癌学会編．胃癌治療ガイドライン医師用2018年1月改訂第5版．金原出版；2018.
2) 日本食道学会編．食道癌診断・治療ガイドライン2012年4月版．金原出版；2012.

● プリンシプルシリーズ参照
1 『食道・胃・十二指腸の診療アップデート』「抗癌剤」
➡p.165（岡野尚弘，長島文夫，古瀬純司）

V章｜治療法総論
▶ 上部消化管疾患／内視鏡治療

内視鏡的止血術

Expert Advice
❶ 上部消化管出血が疑われる患者に対する緊急内視鏡は24時間以内に行う．
❷ 内視鏡検査を施行する前に，輸液や輸血によりバイタルサインの安定化を優先する．
❸ 出血性消化性潰瘍の内視鏡的止血の適応は活動性出血または非出血性露出血管である．
❹ 初回止血率は90％前後で，再出血を10％近くに認める．
❺ 内視鏡的止血が困難な場合は，interventional radiology（IVR）あるいは外科手術を行う．

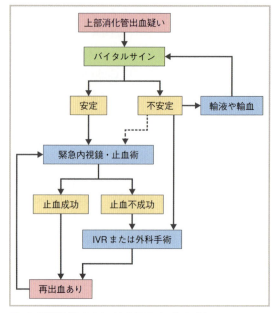

❼ 上部消化管出血に対するアルゴリズム

❽ 改変Forrest分類

I	活動性出血
	a 噴出性出血
	b 湧出性出血
II	出血の痕跡を認める潰瘍
	a 非出血性露出血管
	b 血餅付着
	c 黒色潰瘍底
III	きれいな潰瘍底

（日本消化器病学会編．消化性潰瘍診療ガイドライン2015．改訂第2版．南江堂；2015[1]；Kohler B, et al. Upper GI bleeding : value and consequences of emergency endoscopy and endoscopic treatment. Hepatogastroenterology 1991；38：198-200[3] より引用）

　日本消化器病学会より『消化性潰瘍診療ガイドライン2015』（改訂第2版）[1]，また，日本消化器内視鏡学会より『非静脈瘤性上部消化管出血における内視鏡診療ガイドライン』[2]がそれぞれ2015年に刊行されており，本項ではこれらを参照して，非静脈瘤性上部消化管出血に対する内視鏡的止血術について述べる．内視鏡的止血術を要する場合には専門医にコンサルトが必要である．

　吐血や黒色便，経鼻胃管からの出血，BUN／クレアチニン比30以上といった上部消化管出血の疑われる患者に対して，緊急内視鏡を24時間以内に施行する．内視鏡的止血術は初回止血や再出血の予防が良好であり，緊急手術への移行や死亡率を減少させる．しかし，バイタルサインが不安定な場合には内視鏡検査を施行する前に，輸液や輸血によりバイタルサインの安定化を優先する（❼）．ただし，過剰な濃厚赤血球輸血は，再出血や死亡のリスクを高め

る可能性があり，避けるべきである．
　内視鏡的止血術の適応となるのは，出血性消化性潰瘍では改変Forrest分類（❽）[1,3]の活動性出血と非出血性露出血管である．ほかには湧出性出血をきたす血管性病変などがある．

種類と特徴

　内視鏡的止血法は局注法，機械的止血法，熱凝固法，薬剤散布法に分かれ（❾），これらを単独あるいは組み合わせて止血する．薬剤散布法を除いていずれの方法でも初回止血率は90％前後である．再出血

❾ 内視鏡的止血法

局注法	・純エタノール ・高張 Na エピネフリン（HSE） ・エピネフリン ・ポリドカノール
機械的止血法	・クリップ止血法
熱凝固法	・高周波凝固 ・アルゴンプラズマ凝固（APC） ・ヒータープローブ ・マイクロ波 ・NdYAG レーザー
薬剤散布法	・トロンビン ・アルギン酸ナトリウム ・フィブリノゲン

率はエピネフリン局注法では 12～30% との報告が多いが，ほかは 2～10% である．

局注法

エタノール局注法

純エタノールは強力な脱水・固定作用により出血血管を収縮させ，血管内皮細胞を傷害して血栓が形成される．出血血管の周囲に 0.1～0.2 mL ずつ浅く局注する．簡便で安価であるが，局注後の組織壊死による穿孔を回避するため，局注総量は 3 mL を超えないようにする．

高張食塩水エピネフリン局注法（HSE）

高張食塩水エピネフリン局注法（hypertonic saline epinephrine solution：HSE）❿は，エピネフリンの血管収縮作用と高張食塩水による物理化学的な組織の膨化，血管壁のフィブリノイド変性，血栓形成により止血する．数 mL ずつ 4～5 か所局注する．エピネフリンを用いた薬剤局注療法単独では再出血率が高いため，ほかの内視鏡的止血法を追加することが推奨される．

機械的止血法

クリップ止血法 ⓫

血管を直接把持するが，接線方向や線維化が高度

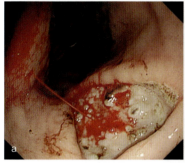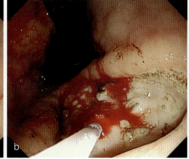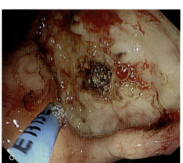

❿ 高張食塩水エピネフリン局注法（HSE）
a：噴出性出血を伴う胃潰瘍を認めた．
b：高張食塩水エピネフリンを局注して止血した．
c：アルゴンプラズマ凝固を追加した．

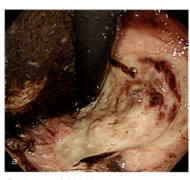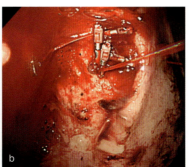

⓫ クリップ止血法
a：露出血管を伴う胃潰瘍を認める．
b：クリップ止血を施行していたところ，噴出性出血をきたした．

な潰瘍の止血には難渋することもある.

熱凝固法

高周波凝固法

高周波止血鉗子を用いたソフト凝固法では,把持や通電の仕方によっては深部への影響が強くなり遅発性穿孔の危険が高くなることに注意する.

アルゴンプラズマ凝固法（⑩c）

イオン化されたアルゴンガスを放出するのと同時に,高周波電流を放電することによりプラズマビームを発生させて止血する非接触型熱凝固法である.出力の調整は可能であるが,凝固層が浅い.広範囲のびまん性出血に対する止血に有用である.

ヒータープローブ法

接触型熱凝固法で,1回の止血能力は強力ではなく,通電を繰り返す必要がある.

薬剤散布法

びまん性出血,ほかの内視鏡的止血術の併用療法として用いられる.

内視鏡的止血後の管理

薬剤療法

内視鏡的止血後の再出血予防には,プロトンポンプ阻害薬（PPI）やH_2受容体拮抗薬（H_2RA）を使用する.

second-look 内視鏡

再出血の危険因子を有する症例に限り有効とされる.再出血の危険因子として,不安定な循環動態,高度貧血（Hb<8 g/dL）,活動性出血（Forrest Ⅰa/Ⅰb）,2 cm以上の大きな潰瘍,吐血,2 mm以上の露出血管が報告されている.非出血性露出血管（ForrestⅡa）では,白色調,突出型,潰瘍辺縁に存在するものが再出血の危険が高いとされる.

内視鏡的止血困難例

内視鏡的止血困難例や再出血を繰り返す場合にはIVRあるいは外科手術を行う.IVRを行える施設は限られているが,外科手術に比べて低侵襲である.しかし,必ずしも永久止血が得られるとは限らないため,外科手術も念頭におく.

（今枝博之）

◉ 参考文献
1) 日本消化器病学会編.消化性潰瘍診療ガイドライン2015.改訂第2版.南江堂；2015.
2) 藤城光弘ほか.非静脈瘤性上部消化管出血における内視鏡診療ガイドライン.Gastroenterol Endosc 2015；57：1648-66.
3) Kohler B, et al. Upper GI bleeding：value and consequences of emergency endoscopy and endoscopic treatment. Hepatogastroenterology 1991；38：198-200.

◉ プリンシプルシリーズ参照
1 『食道・胃・十二指腸の診療アップデート』「内視鏡的止血」 p.182（川島耕作）

Ⅴ章｜治療法総論
▶ **上部消化管疾患／内視鏡治療**

内視鏡的切除術

Expert Advice

❶ 適応は絶対適応病変と適応拡大病変に分類され,適応拡大病変は現状では臨床研究的としての位置づけである.

❷ 術前評価による組織型,病変の進展および深達度から適応を決定する.

❸ 最終的な根治度は,一括切除された切除標本による組織学的評価が必須である.

❹ 偶発症の危険性を常に念頭におき,患者・家族に十分な説明を行う.

治療法選択のアルゴリズム

『胃癌治療ガイドライン』では,胃癌に対する手術,内視鏡的切除,化学療法のそれぞれに関して,治療法の定義,および推奨される治療法と適応が示された.治療法選択のために,臨床診断に沿ったアルゴリズムも掲載された（ p.281⑯）.

種類

①EMR（endoscopic mucosal resection）：胃の粘膜病変を挙上して鋼線のスネアをかけ,高周波に

より焼灼切除する.

② ESD（endoscopic submucosal dissection）：高周波ナイフを用いて病巣周囲の粘膜を切開し，さらに粘膜下層を剥離して切除する.

適応

基本的考え方
① 早期癌と診断された時点で，内視鏡治療もしくは外科治療を行うことが推奨される.
② リンパ節転移の可能性がきわめて低い（1%未満）.
③ 病巣が一括切除できる大きさと部位にある.

適応病変
絶対適応病変

①EMR/ESD
- 2 cm 以下の潰瘍（UL）（−）の分化型肉眼的粘膜内癌（cT1a）

②ESD
- 2 cm を超える UL（−）の分化型 cT1a
- 3 cm 以下の UL（＋）の分化型 cT1a

適応拡大病変

リンパ節転移の可能性がきわめて低いが，長期予後に関するエビデンスに乏しい病変.

- 2 cm 以下の UL（−）の未分化型（低分化腺癌，印環細胞癌，粘液癌）cT1a

適応拡大 ESD は，現時点で長期予後に関するエビデンスが乏しいため，JCOG1009/1010 の結果が待たれるところである.

相対適応病変

外科手術を選択しにくい状況で，内視鏡的切除により治癒する可能性がある病変.標準治療は外科的胃切除であること，リンパ節転移の危険性を十分に説明のうえ，患者の理解と同意が得られた場合のみ施行する.

遺残再発病変に対する適応

初回の EMR/ESD 時の病変が適応内で，その後に粘膜内癌で局所再発した病変は適応拡大として取り扱うことが可能である.しかし，再 ESD に関する明確なエビデンスはないため，臨床研究として行うことが望ましい.

術前診断

適応を決定するための診断

組織型，大きさ，深達度，潰瘍合併の有無を診断する必要がある.組織型は，原則として内視鏡的鉗子生検法による病理組織診断を行う.深達度は通常内視鏡観察により行い，インジゴカルミン色素散布法を併用することが推奨されている.さらに超音波内視鏡検査が補助診断として有用な場合がある.

切除範囲を決定するための診断

色素散布法を併用した通常内視鏡観察を用いる.

補助診断法として，equipment-based image enhanced endoscopy（IEE）を併用した拡大内視鏡観察が有用なことがある.しかし，病変の進展境界が不明瞭な場合は，step by step biopsy（通常 4 点）に頼らざるをえないこともある.

EMR/ESD 後の治療方針
（●p. 282⑰）

治癒切除の場合

1 年 1〜2 回の定期内視鏡検査が望ましい.*Helicobacter pylori* 陽性者では，除菌を行うことが推奨されている.除菌後も異時性多発胃癌の発生には留意が必要である.

適応拡大治癒切除または 3 cm 以下の分化型 pT1b（SM1）の場合

1 年 1〜2 回の定期内視鏡検査に加え，腹部超音波，CT 検査などで転移の有無を調べることが望ましい.

非治癒切除の場合

外科切除を選択する.

分化型の一括切除で側方断端陽性または分割切除のみが非治癒切除因子であった場合，転移リスクは低い.この場合は患者へのインフォームドコンセントの後，再 ESD，追加外科切除，焼灼法，慎重な経過観察も選択肢となる.

EMR/ESD の偶発症

代表的な偶発症として出血と穿孔がある.留意すべき合併症に狭窄，肺炎，空気塞栓の報告がある.

177

Ⅴ章 治療法総論／上部消化管疾患

術中出血の対応

術中出血は軽微な出血を含めると必発である. ESD 中の出血に対しては, 止血術後に切除の妨げにならない止血鉗子による凝固止血法が望ましい. 状況によってはクリップ法, 局注法も選択肢である.

後出血の予防

切除後の潰瘍面に残存する血管に対して適切な予防処置を行う. EMR/ESD 後は消化性潰瘍に準じて, プロトンポンプ阻害薬あるいは H_2 受容体拮抗薬の投与を行う.

穿孔の対応

EMR/ESD 中に穿孔した場合は, まず内視鏡的クリップ閉鎖を試みる. クリップ閉鎖に成功した場合は絶飲食のうえ, 経鼻胃管挿入し, 抗菌薬投与などによる保存的加療を行う.

穿孔が閉鎖できなかった場合, 閉鎖できても腹膜炎の所見が疑われる際には外科医にコンサルトし, 手術適応を検討する.

専門医へのコンサルト

以下の場合には専門医への紹介が望ましい.
① 患者がセカンドオピニオンを求めた場合.
② ガイドラインに記載されている臨床研究としての治療法が選択肢となる場合.
③ 施行医あるいは施設として安全に治療を遂行できる可能性が低い場合（病変部位や施行医の技術的限界など）.

（西山　竜, 後藤田卓志）

●参考文献
1) 日本胃癌学会編. 胃癌取扱い規約. 第15版. 金原出版；2017.
2) 日本胃癌学会編. 胃癌治療ガイドライン医師用. 2018年1月改訂. 第5版. 金原出版；2018.
3) 小野裕之ほか. 胃がんに対する ESD/EMR ガイドライン. Gastroenterol Endosc 2014；56：309-23.
●プリンシプルシリーズ参照
1『食道・胃・十二指腸の診療アップデート』「内視鏡的切除術」 ➡p.174（池原久朝, 後藤田卓志）

Ⅴ章｜治療法総論
▶ **上部消化管疾患／内視鏡治療**

食道・胃静脈瘤治療

Expert Advice

❶ 食道・胃静脈瘤は, 静脈瘤に血液を送りこむ供血路と流出する排血路により構成され, 主な供血路は左胃静脈系と短胃静脈系（後胃静脈, 短胃静脈）である. また排血路の違いによって, 発生する食道・胃静脈瘤の形態は異なり（⑫）治療法も異なる.

❷ 食道・胃静脈瘤において内視鏡治療は必須の治療法であるものの, 静脈瘤の形態や治療時期（緊急または待期・予防）, そして肝予備能によって治療法は大きく異なるため, ほかの治療法も念頭において対応すべきである.

食道・胃静脈瘤の発生機序

食道・胃静脈瘤は, 門脈系の血管がいずれかの原因で閉塞ないし狭窄し, 門脈圧が上昇することによって発生する. 一般に, 門脈圧は直接的に測定できないため, 肝静脈にカテーテルを挿入しバルーンを膨らますことによって測定される肝静脈楔入圧によって代用されるが, 最近ではバルーンを膨らます前の自由肝静脈圧を差し引いた肝静脈圧較差（hepatic venous pressure gradient：HVPG）を用いることが多い. HVPG の正常値は 6 mmHg 未満であり, 10 mmHg 以上が門脈圧亢進症と定義される[1].

門脈圧が亢進した状況においては, 門脈血の一部は肝臓を介さずに大循環系へと戻ろうとする. この際に発生してくる血管が側副血行路であり, 食道・胃静脈瘤へ血液を送りこむ血管は供血路とよばれており, 未治療症例の場合, その多くが左胃静脈であるとされている[2]. この左胃静脈は胃小彎側を通り噴門部付近から食道において食道胃噴門部静脈瘤を

内視鏡治療／食道・胃静脈瘤治療

⓬ 食道・胃静脈瘤内視鏡所見記載基準

	食道静脈瘤	胃静脈瘤
占拠部位 location（L）	Ls：上部食道まで認められる Lm：中部食道まで認められる Li：下部食道にのみに限局	Lg-C：噴門部に限局 Lg-cf：噴門部から穹窿部に連なる Lg-f：穹窿部に限局 （注）胃体部にみられるものはLg-b，幽門前庭部にみられるものはLg-aと記載
形態 form（F）	F0：治療後に静脈瘤が認められなくなったもの F1：直線的で比較的細い静脈瘤 F2：連珠状の中等度の静脈瘤 F3：結節状あるいは腫瘤状の太い静脈瘤	食道静脈瘤の記載方法に準じる
	（注）治療後の経過中に red vein，blue vein が認められても静脈瘤の形態をなしていないものは F0 とする	
色調 color（C）	Cw：白色静脈瘤 Cb：青色静脈瘤	食道静脈瘤の記載方法に準じる
	（注）①紫色・赤紫色に見える場合は violet（v）を付記して Cbv と記載してもよい ②血栓化された静脈瘤は Cw-Th，Cb-Th と付記する	
発赤所見 red color sign（RC）	RC にはミミズ腫れ red wale marking（RWM），チェリーレッドスポット cherry red spot（CRS），血マメ hematocystic spot（HCS）の 3 つがある	
	RC0：全く認められないもの RC1：限局性に少数認められるもの RC2：RC1 と RC3 の間 RC3：全周性に多数認められるもの （注）①telangiectasia がある場合は Te を付記する ②RC の内容（RWM，CRS，HCS）は RC の後に（ ）を付けて付記する ③F0 であっても発赤所見が認められるものは，RC1〜3 で表現する	RC0：全く認められないもの RC1：RWM，CRS，HCS のいずれかを認める
出血所見 bleeding sign（BS）	出血中の所見 　湧出性出血　gushing bleeding 　噴出性出血　spurting bleeding 　滲出性出血　oozing bleeding 止血後間もない時期の出血 　赤色栓　red plug 　白色栓　white plug	食道静脈瘤の記載方法に準じる
粘膜所見 mucosal finding（MF）	びらん erosion（E）：認めれば E を付記する 潰瘍 ulcer（Ul）：認めれば Ul を付記する 瘢痕 scar（S）：認めれば S を付記する	食道静脈瘤の記載方法に準じる

（日本門脈圧亢進症学会編．門脈圧亢進症取扱い規約．第 3 版．金原出版：2013 より引用）

形成する（⓭）．

　内視鏡画像においては，胃噴門部小彎から食道胃接合部を経て食道内に連続する（⓮）．さらに静脈瘤は食道周囲に存在する傍食道静脈と交通を保ちつつ，奇静脈を経て大循環系へ流出する．一方で噴門部後壁から穹窿部大彎に孤立性に存在する静脈瘤（⓯）は，短胃静脈系から供血され静脈瘤を形成したのち，腎静脈との短絡路を形成しつつ大循環系へ流

出する（⓰）．

食道・胃静脈瘤の治療戦略

　食道静脈瘤と胃噴門部静脈瘤は同様の機序によって発生し治療法も同じであるため，食道胃噴門部静脈瘤と表記されることが多い．

　食道胃噴門部静脈瘤の緊急止血は Sengstaken-Blakemore（S-B）チューブによる圧迫止血または

179

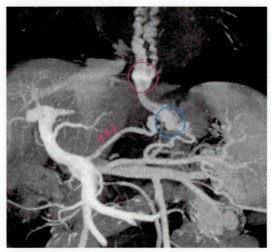

⓭ 食道胃噴門部静脈瘤の 3D-CT 画像
左胃静脈（➡）は胃小彎側を通り，噴門部付近から食道において食道胃噴門部静脈瘤を形成している．
○：食道静脈瘤　○：胃静脈瘤．

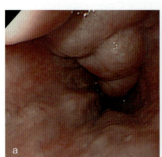 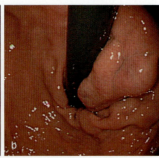 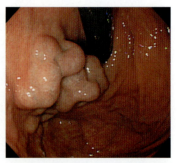

⓮ 食道噴門部静脈瘤の内視鏡画像（LmF2CbRC-Lg-c）
F2 形態の静脈瘤が，胃噴門部小彎（a）から食道胃接合部を経て食道内（b）に連続する．

⓯ 胃穹窿部静脈瘤の内視鏡画像（Lg-fF3RC-）
F3 形態の静脈瘤が，胃穹窿部大彎後壁に存在する．このタイプの静脈瘤には食道静脈瘤を合併しないことが多い．

内視鏡的食道静脈瘤結紮術（endoscopic variceal ligation：EVL）か内視鏡的食道静脈瘤硬化療法（endoscopic injectional sclerotherapy：EIS）による内視鏡的止血術が有効とされ，待期・予防的治療法は肝予備能によって異なり，EIS（⓱）または EVL が治療法の第 1 選択肢である（詳細な治療戦略は p.298 ㉛を参照）．

一方で胃穹窿部静脈瘤（孤立性静脈瘤）は，その血行動態の違いから食道胃噴門部静脈瘤とは大きく異なる．緊急止血時はαシアノアクリレートを用いた内視鏡的止血術または S-B チューブによる圧迫止血が有効である．待期・予防的治療においては，肝予備能や胃腎シャントの径によって p.298 ㉜のようになっている．高度の肝機能障害がある場合には，αシアノアクリレートを用いた内視鏡単独治療が行われることが多い．高度の肝機能障害がなく閉塞可能な排血路（胃腎シャントなど）が存在する場合には，バルーン閉塞下逆行性経静脈的塞栓術（B-RTO）（⓲）が有効である．一方，B-RTO の単独治療が行えない症例においては，内視鏡治療の併用や Hassab 手術が選択される場合がある．

このように食道・胃静脈瘤において内視鏡治療は

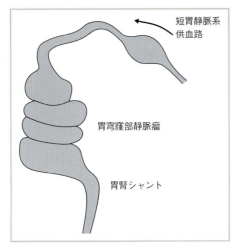

⓰ 胃穹窿部静脈瘤の血行動態
短胃静脈系から供血され静脈瘤を形成したのち，腎静脈との短絡路を形成しつつ大循環系へ流出する．

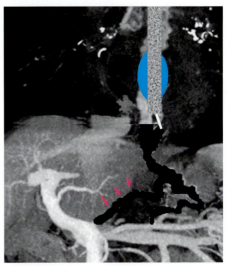

⓱ 内視鏡的食道静脈瘤硬化療法（EIS）
硬化剤はバルーンによってブロックされているため，遠肝性（上行性）に流出することなく，求肝性に左胃静脈（➡）と後胃静脈へと流れた．

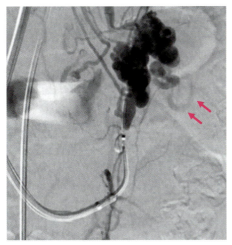

⓲ バルーン閉塞下逆行性経静脈的閉塞術
（B-RTO）（⓯と同一症例）
胃腎シャントをバルーンにて閉塞した状態からの造影において，胃静脈瘤が造影され供血路の一部（➡）が描出されている．この胃静脈瘤は B-RTO の単独治療で完治し得た．

必須の治療法であるものの，静脈瘤の形態や治療時期（緊急または待期・予防）そして肝予備能によって大きく異なり，ほかの治療法も念頭において対応すべきである．

専門医へのコンサルト

食道・胃静脈瘤は，多くの場合において肝硬変症が基礎疾患となって発生することが多いため，肝硬変症の患者が吐血または下血を主訴に来院した場合には，食道・胃静脈瘤出血を念頭において診療を進めるべきである．

貧血が進行しており緊急内視鏡が考慮される場合には，内視鏡専門医へコンサルトすることが求められる．患者のバイタルが安定していない状況下や，止血器具や蘇生物品がない施設での内視鏡検査は絶対に行ってはならない．

（日高　央，國分茂博）

● 参考文献
1) Garcia-Tsao G, et al. Portal hypertension and variceal bleeding: unresolved issues. Summary of an American Association for the study of liver diseases and European Association for the study of the liver single-topic conference. Hepatology 2008; 47: 1764-72.
2) 國分茂博ほか編．高瀬靖広監．静脈瘤治療のための門脈血行アトラス．医学書院；1999．
3) 小原勝敏ほか．食道・胃静脈瘤内視鏡治療ガイドライン．日本消化器内視鏡学会監．消化器内視鏡ガイドライン．第3版．医学書院；2006, p.215-33.

● プリンシプルシリーズ参照
3『ここまできた肝臓病診療』「胃食道静脈瘤，汎血球減少症」➡ p.368（國分茂博）

V章｜治療法総論
▶ 上部消化管疾患／内視鏡治療

胃瘻造設術

Expert Advice

❶ PEG（経皮内視鏡的胃瘻造設術）は，内視鏡を用いて胃にカテーテルを留置する方法である．

❷ PEG の適応となる状態，また絶対的・相対的禁忌となる状態を理解することが重要である．

❸ PEG の適応を決定する場合は，個人の尊厳などの倫理面を考慮する．

❹ 造設方法は，Pull 法，Introducer 変法の 2 つが選択されることが多い．

❺ PEG は比較的安全な処置であるが，偶発症の発生に十分に注意する必要がある．

PEG は，内視鏡を用いて胃にカテーテルを留置する方法である．手技の簡便性，摂食嚥下障害を呈する高齢者の増加もあり，本邦でも急速に普及を遂げてきたが，いくつかの問題点も指摘されている．

PEG の適応と禁忌

PEG は，生命予後が 1 か月以上見込まれ，正常な消化管機能を有し，4 週間以上の経腸栄養を行う患者が対象となる[1,2]．『消化器内視鏡ガイドライン』[1]では，PEG の適応は，経腸栄養のアクセス，誤嚥性肺炎を繰り返す例，腸管狭窄の場合の減圧治療などとされている（⓳）．

PEG の絶対的・相対的禁忌を⓴に示す[2]．相対的禁忌の症例では，適切な対策を講じれば PEG が施行可能な場合もあるが，CT 検査などで危険性の評価を行ったうえで慎重な PEG 造設を行う必要がある．

PEG 適応を決定する場合，患者の健全な判断能力の有無，発症前の意思表示の有無，患者が PEG を望んでいたかなどの倫理面を考慮する必要がある．

PEG の造設方法

造設方法は，Pull/Push 法，Introducer 法があり，さらに Introducer 法を改良した Introducer 変法が開発されている．胃瘻カテーテルの種類は，バンパー型とバルーン型，外部の形状はチューブ型とボ

⓳ PEG の適応

1. 経腸栄養のアクセス
   - 脳血管障害，認知症などのため，自発的に摂食不能・困難
   - 神経・筋疾患などのため，嚥下不能・困難
   - 頭部・顔面外傷のため摂食不能・困難
   - 咽喉頭，食道，胃噴門部狭窄
   - 食道穿孔
   - 長期間経管栄養を必要とする Crohn 病

2. 誤嚥性肺炎を繰り返す
   - 摂食できるが誤嚥を繰り返す
   - 経鼻胃管留置に伴う誤嚥

3. 減圧治療
   - 幽門狭窄
   - 上部小腸狭窄

4. その他の特殊治療

（鈴木　裕ほか．経皮内視鏡的胃瘻造設術ガイドライン．日本消化器内視鏡学会監．消化器内視鏡ガイドライン．第 3 版．医学書院；2006．p.310-23[1]より引用）

⓴ PEG の絶対的禁忌と相対的禁忌

1. 絶対的禁忌	• 通常の内視鏡検査の絶対禁忌 • 内視鏡が通過不可能な咽頭・食道狭窄 • 胃前壁を腹壁に近接できない状況 • 補正できない出血傾向 • 消化管閉塞（減圧ドレナージ目的以外の場合）
2. 相対的禁忌	• 大量の腹水貯留 • 極度の肥満 • 著明な肝腫大 • 横隔膜ヘルニア • 出血傾向 • 門脈圧亢進 • 妊娠 • 腹膜透析 • 癌性腹膜炎 • 全身状態不良 • 胃の腫瘍性病変や急性胃粘膜病変 • 胃手術，その他の上腹部手術の既往 • 非協力的な患者・家族

（鈴木　裕ほか．経皮内視鏡的胃瘻造設術ガイドライン．日本消化器内視鏡学会監．消化器内視鏡ガイドライン．第 3 版．医学書院；2006．p.310-23[1]より引用）

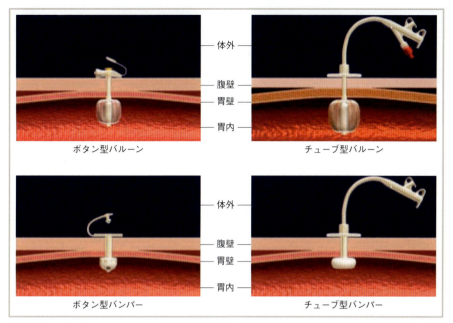

㉑ 胃瘻カテーテルの種類
(PDN〈Patient Doctors Network〉http://www.peg.or.jp/eiyou/peg/about.html より引用)

タン型に分けられる（㉑）．

　Pull法は，腹壁から挿入したガイドワイヤーを口から外に出し，ガイドワイヤーと胃瘻カテーテルを結んだ後，術者が胃瘻カテーテルを腹壁外に引き出す方法である．

　Introducer変法は，胃壁固定を行った後，エラスター針を穿刺しガイドワイヤーに沿ってダイレーターで瘻孔を拡張し，一期的に太いバンパー・ボタン型のカテーテルを留置する方法である．カテーテルが口腔・咽頭を通過しないため創部感染の発生率が低く，頭頸部癌，食道癌などの基礎疾患がある場合でも造設可能である．

　9割を超える症例が造設可能であるが，出血，他臓器（大腸，肝臓など）誤穿刺，誤嚥性肺炎，鎮静薬による循環・呼吸抑制などの偶発症に注意が必要である．

PEG造設後の管理

　術後の管理において，事故（自己）抜去，瘻孔感染，腹膜炎，周囲皮膚炎，カテーテルトラブル（バンパー埋没症候群等）などに注意が必要である．定期的にPEG交換を行う必要があり，バンパー型は4～6か月ごと，バルーン型は1～2か月ごとが目安である．

（川島耕作）

● 参考文献
1) 鈴木　裕ほか．経皮内視鏡的胃瘻造設術ガイドライン．日本消化器内視鏡学会監．消化器内視鏡ガイドライン．第3版．医学書院；2006．p.310-23.
2) Kirby DF, et al. American Gastroenterological Association technical review on tube feeding for enteral nutrition. Gastroenterology 1995；108：1282-301.

● プリンシプルシリーズ参照
1 『食道・胃・十二指腸の診療アップデート』「内視鏡的胃瘻造設」☞p.187（川島耕作）

V章｜治療法総論
▶ 上部消化管疾患／外科治療

開腹手術，腹腔鏡下手術

Expert Advice

❶ 上部消化器疾患のうち，外科治療の対象となる疾患の大部分は癌であり，外科手術の基本は，原発巣の切除，リンパ節郭清，再建である．

❷ 上部消化器疾患に対する外科手術は内視鏡外科手術が増加している．

❸ 開胸・開腹手術と内視鏡外科手術はアプローチ方法の違いであって，手術で行うことは変わりない．

❹ 上部消化管疾患の手術は食事に強い影響を与えることが多いため，術後長期に栄養障害，貧血や骨障害などに注意が必要である．

上部消化器疾患のうち，外科治療の対象となる疾患の大部分は癌である．ほかにも GIST（gastrointestinal stromal tumor）や平滑筋腫を含む粘膜下腫瘍，穿孔を伴った消化性潰瘍，特発性食道破裂，アカラシアや内科治療に反応しない逆流性食道炎を伴った胃食道逆流症などがある．従来これらの疾患に対する外科治療は胸壁や腹壁を大きく切開する開胸あるいは開腹手術で治療が行われてきたが，最近では内視鏡外科手術が多く行われるようになってきている．

上部消化器癌の手術

上部消化器に発生する癌（食道癌，胃癌，十二指腸癌）の手術の基本は，腫瘍を含めた罹患臓器の切除とリンパ節郭清，再建である．

原発巣の切除

消化管に発生した癌に対する手術の場合，リンパ節は罹患臓器を支配する血管に沿って存在するので，リンパ節を系統的に摘出するため（リンパ節郭清），支配血管を処理して，その血管に沿うリンパ節を脂肪組織と一塊に摘出する（en bloc リンパ節郭清）．したがって，病変部のみならず罹患臓器を大きく切除することが一般的である．

リンパ節郭清

消化管に発生した癌は高頻度にリンパ節転移を起こす．しかし原発巣周囲のリンパ節（所属リンパ節）までの転移であれば，原発巣と同時にリンパ節を摘出することにより治癒する可能性がある．

消化管に発生した癌の場合，進行度に応じて摘出すべきリンパ節がガイドラインである程度決められており，術前の画像診断で明らかな転移所見がなくとも，通常はこの決められた範囲のリンパ節郭清を行う．このことを予防的リンパ節郭清とよぶ．

再建

原発巣の切除によって消化管の連続性が失われたあとは，食事摂取を可能とするために消化管をつなぎ直して消化管の連続性を回復しなければならない．そのために，さまざまな方法で残った消化管同士を縫い合わせる（縫合）．この操作を再建とよぶ．再建方法は切除臓器あるいは同じ臓器であっても切除部位によって異なる．再建を行う際は術後のことも考慮したうえで再建方法を選択することがきわめて重要である．再建方法に関しては治療法各論を参照していただきたい．

癌以外の腫瘍性病変の手術

上部消化管に発生する癌以外の腫瘍として手術の対象となる頻度の高いものは GIST である．胃に最も多く，食道や十二指腸にも発生する．悪性腫瘍であるが，癌と異なりリンパ節転移の頻度がきわめて低いことから，予防的リンパ節郭清が行われることはない．したがって，広範な臓器切除は不要で，腫瘍を含めた局所切除が一般的に行われる．

食道に発生する粘膜下腫瘍としては平滑筋腫の頻度が高いが，これに対しても局所切除や核出術などが行われている．以前は上部消化管（主に胃）に発生する悪性リンパ腫も外科手術の対象であったが，現在では薬物療法が奏功するため，手術が行われることはほとんどなく，時に薬物治療などによる穿孔例に対して手術が行われる程度である．

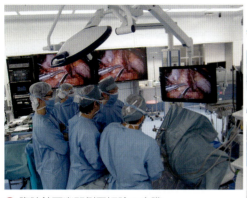
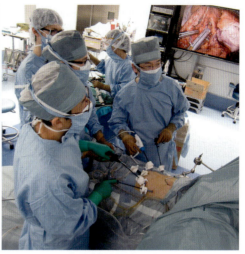

㉒ 腹腔鏡下幽門側胃切除の実際
腹壁に5〜10 mm程度の切開を5か所おき，モニターに映し出される腹腔内の映像を見ながら，手術道具を挿入して手術を行う．

その他の上部消化器疾患の手術

腫瘍以外で手術対象となるのは特発性食道破裂，胃・十二指腸潰瘍穿孔，アカラシア，胃食道逆流症などがある．これらの疾患の治療の詳細に関しては治療法各論を参照していただきたい．

手術のアプローチ

上部消化器疾患に対して手術を行う場合のアプローチ方法は，対象臓器の部位により従来は開胸あるいは開腹で行われていた．一方，最近では内視鏡外科手術が多く行われるようになってきている．

開胸・開腹手術

胸壁あるいは腹壁を大きく切開して行う手術方法であり，従来から多く行われている手術法である．十分に大きな切開をおくことにより対象臓器を直視下に手術操作が行える．また，術者・助手は直接自分の手を使うことができるので，習熟すれば非常に細かな手術操作を行うことができるようになる．

しかし，手術の間は胸腔内や腹腔内の臓器が長時間外界にさらされるため，それらの臓器にダメージを与えてしまう．結果として術後の回復には一定期間を必要とするし，高齢者などでは回復にきわめて長い期間がかかることもありうる．また，大きな切開創には腹腔内や胸腔内の臓器が癒着するため，とくに腹部手術の術後には腸閉塞が発生するなどの危険性がある．

内視鏡外科手術

胸腔や腹腔に専用のカメラを挿入し，胸腔や腹腔内に二酸化炭素を入れて操作空間をつくり，その映像をテレビモニターに映し出す．さらに5〜10 mm程度の切開を数か所おき，そこから長い手術器具を挿入し，テレビモニターを見ながら手術器具を操作して行う手術である（㉒）．

内視鏡外科手術の利点は，手術創がきわめて小さく体壁破壊が少ないことである．結果として，術後の創痛や癒着が少ないといわれている．また，腹腔鏡（あるいは胸腔鏡）を術野近くまで挿入して，手術部位を拡大して観察しながら手術操作を行うため，より細かな手術操作が可能で，そのため出血量も明らかに少ないことが報告されている．また臓器が手術中に外界に長時間さらされることもないため，臓器が受けるダメージも少ない．その結果，体にかかる負担が少なく（低侵襲），術後の回復が従来の開胸手術や開腹手術と比較して早いといわれている．一方で，低侵襲性は明らかであっても，術後の長期成績に関しては今後の検討が必要である．

胃癌においては，『胃癌治療ガイドライン』[1]ではステージⅠで幽門側胃切除が対象となる症例では腹腔鏡下手術が開腹手術と同様に治療の選択肢となった．『内視鏡外科診療ガイドライン2014年版』[2]でも推奨度B（行うよう勧められる）となっている．

185

食道癌に対しては，内視鏡外科手術が推奨されるエビデンスは今のところない．一方で『内視鏡外科診療ガイドライン 2014 年版』では，良性疾患であるアカラシアや胃食道逆流症に対しては推奨度 A（行うよう強く勧められる），消化性潰瘍穿孔では推奨度 B と内視鏡外科手術が推奨されている．

術後合併症

開胸・開腹手術であれ内視鏡外科手術であれ，術後にさまざまな合併症が起こる可能性がある．各手術術式により起こりうる合併症の種類や頻度は異なるものの，いったん合併症が起これば，時には生命にかかわる状態になることもあり，常に念頭におく必要がある．また，とくに上部消化管の手術は食事に強く影響を与えるので，術後長期にわたって栄養障害，貧血，骨障害などの発生に十分な注意が必要である．

（齊藤博昭）

◉ **参考文献**
1) 日本胃癌学会編．胃癌治療ガイドライン医師用．2018 年 1 月改訂．第 5 版．金原出版；2018．
2) 日本内視鏡外科学会編．技術認定取得者のための内視鏡外科診療ガイドライン 2014 年版．ワイリー・パブリッシング・ジャパン；2014．
◉ **プリンシプルシリーズ参照**
  1 『食道・胃・十二指腸の診療アップデート』「外科手術」☛p.196（齊藤博昭）

炎症性腸疾患治療薬

V章 | 治療法総論
▶下部消化管疾患／薬物療法

Expert Advice

❶ 病態を正しく把握し，病型・重症度に応じた治療薬の選択が重要である．

❷ 寛解導入療法と寛解維持療法では治療薬が少し違うが，同じ薬を用量を変えて使用する場合もある．

❸ 潰瘍性大腸炎とCrohn病では治療法が少し異なる．

❹ 薬物療法が奏功しない場合は，潰瘍性大腸炎では大腸全摘術，Crohn病では膿瘍，狭窄，瘻孔などに対して手術が必要となることもある．

❺ 長期にわたる管理が必要で，家族や看護師・薬剤師などの医療スタッフとのチーム医療が大切である．

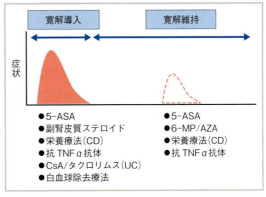

❶ 炎症性腸疾患治療の原則
CD：Crohn病，UC：潰瘍性大腸炎．

❷ 炎症性腸疾患に対する代表的治療法

治療法	寛解導入	寛解維持
SASP，5-ASA	○	○
副腎皮質ホルモン	◎	△
成分栄養療法*	○	○
6-MP，AZA	○	◎
白血球除去療法	○	△
抗TNFα抗体	◎	◎
抗IL12/23*	◎	◎
CsA/タクロリムス**	◎	△
バルーン拡張術*	◎	×
手術	◎	×(◎**)

◎：効果著明，○：有効，△：やや有効，×：不適．
*Crohn病のみ，**潰瘍性大腸炎のみ．

炎症性腸疾患（inflammatory bowel disease：IBD）である潰瘍性大腸炎やCrohn病は，両疾患で少し病態が異なるため治療も異なってくる．炎症の部位や程度を考慮し，また，❶に示すように，活動期の寛解導入を目的とした治療なのか，寛解を維持する治療なのかなどにより，適切な治療を行うことが肝要となる．しかしこのことが，炎症性腸疾患の治療をより難しくさせている．❷に，現在適用されている治療法をまとめたが，ここでの薬剤はわが国で現在保険適用のあるものにほぼ限定した．

5-アミノサリチル酸製剤

5-アミノサリチル酸（5-aminosalicylic acid：5-ASA）製剤は，炎症性腸疾患の基本薬となっている．寛解導入・寛解維持ともに有用であり，腸粘膜局所で直接抗炎症作用を示すと考えられている．したがって，粘膜内の濃度が高いほど効果は高く，経口剤では，病変局所粘膜にいかに効率よく5-ASAを到達させるかの工夫がなされ，坐剤や注腸剤なども開発されている．副作用も少なく安全な薬剤であり，アレルギーのないほとんどの患者に投与される．

わが国で保険適用のある5-ASA薬として，サラゾスルファピリジン（SASP）とメサラジンがある．SASPは，スルファサラジン（SP）と5-ASAがアゾ結合した薬剤で，大腸の腸内細菌叢により分解されて効力を発揮する．したがって，5-ASAは大腸中心に到達するが，SPによる副作用が出現することがあり，有効性のある5-ASAの作用のみをもつメサラジンが開発された．日本では，ペンタサ®とアサコール®の2つのメサラジンが認可されており，2016年末から大腸に特異的といわれるMMX-5-

ASA であるリアルダ® が海外から遅れて販売された.

潰瘍性大腸炎では，基本薬として経口剤を使用し，適宜坐剤や注腸剤を併用する．経口剤は寛解導入・寛解維持ともに汎用される．5-ASA 坐剤/注腸剤は，とくに軽度〜中等度の遠位型大腸炎（proctitis：直腸炎型，proctosigmoiditis：S 状結腸直腸炎型）の場合，その併用が有効であるが，全大腸炎型や左側大腸炎型でも遠位大腸の炎症をとれば，テネスムスや便回数増加・下血などの症状の改善につながる．ただし，排便回数の多い症例では，注腸が刺激となり排便が誘発され，注腸療法が十分に効果を発揮しない場合がある.

また，5-ASA 薬の寛解維持効果についても多くの研究で証明されており，アドヒアランスが重要視されている．5-ASA 坐剤/注腸剤も寛解維持に有効で，症状に合わせて適宜使用することも多い.

一方，Crohn 病活動期の寛解導入に SASP や 5-ASA 剤を用いることは，比較的高いエビデンスがある．しかし，最近は生物学的製剤が使用されることが多く，生物学的製剤やステロイドと比較しても効果が弱いため，不要であるという専門家も多い．寛解維持に対しても，無作為比較試験で 5-ASA 剤の有効性が十分に証明されておらず，生物学的製剤などで寛解維持されている場合は不要と考える医師も多い.

2016 年 11 月に出版された『炎症性腸疾患（IBD）診療ガイドライン 2016』[1] でも，「5-ASA 製剤には活動期 UC の寛解導入に有効であり，寛解期 UC の再燃予防効果も認められる」と記され，さらに「5-ASA 製剤の CD に対する効果は UC に対する効果より概して低く，活動期 CD に対しては活動性を抑制する効果はあるものの，寛解維持の有効性は証明されていない」「5-ASA 製剤による UC の発癌予防効果は確定的でない」と記載されている.

副腎皮質ステロイド

副腎皮質ステロイド（corticosteroids）は強力な炎症抑制作用と免疫反応抑制作用を併せ持ち，潰瘍性大腸炎でも Crohn 病でも活動期治療の中心となっている[2].

潰瘍性大腸炎では，5-ASA 製剤だけではコントロールできない中等症や重症例で，内服または静脈投与が行われる．多くの患者で，これらを適切に使用することで，良好な経過をたどるが，一部に抵抗性のものもあり，かつステロイドの長期使用で種々の副作用があるため，患者の病態を把握して，できるだけ漸減を図っていく必要がある.

通常，プレドニゾロンが使用されてきたが，プレドニゾロンは寛解導入には有効ではあるが，寛解維持効果はなく長期的な改善は望めない．しかも，プレドニゾロンの大量または長期投与は，骨粗鬆症や糖尿病などの重大な合併症を引き起こす．これらのことから，寛解維持を目的としてプレドニゾロンの投与を行うべきではない.

合併症を引き起こすリスクがプレドニゾロンよりも少ないステロイドとして，ブデソニド経口剤が欧米では用いられている．ブデソニドは消化管から吸収された後，肝臓を通過するとそのほとんどが不活化されるため，全身的な副作用が軽減される．日本でも 2017 年から使用可能となった.

注腸剤にはステロネマ® とプレドネマ® があり，ともに遠位大腸病変に有効で，大腸では吸収が少ないので副作用は少ないが，長期使用ではステロイドの副作用も無視できない．欧米ではブデソニドの注腸剤が使用されており，日本でも 2016 年末より使用可能となった．最近，小腸では溶けずに通過し，大腸を中心に溶けるブデソニドの徐放性腸溶剤も開発され，血中のコルチゾールレベルを抑制せずに局所の炎症を抑制する局所作用型ステロイドとして注目されている.

活動期の Crohn 病に対しては，プレドニゾロン 40〜60 mg/日から開始し，約 2 週間ごとに症状をみながら漸減していく，という使い方が，日本に限らず欧米でも標準的である．しかし，近年は経口ブデソニドが汎用されており，日本でも回盲部中心の病変に有効な Entocort®（ゼンタコート®）が発売され，使用が可能となった．ところが，生物学的製剤である抗 TNFα 抗体[3]のめざましい有効性と長期効果や，さらには肛門病変などの外瘻にも有効なこ

とから，副腎皮質ステロイドに先行して生物学的製剤を使用する傾向も出てきた．

『炎症性腸疾患（IBD）診療ガイドライン 2016』[1]では，「副腎皮質ステロイドは強力な抗炎症作用を有し，UC および CD の寛解導入に有用である」と記されている．さらに，「副腎皮質ステロイドに寛解維持効果はなく長期投与による副作用もあり，寛解維持に用いるべきではない」とされている．

免疫調節薬

6-メルカプトプリン（6-MP）とアザチオプリン（AZA）は免疫調節薬とよばれ，潰瘍性大腸炎でも Crohn 病でも，免疫抑制作用が弱く，作用発現がゆっくりであるため寛解導入療法としてはあまり用いられず，寛解維持療法として汎用されている．効果発現までに 2〜3 か月を要することもあり，免疫抑制薬による寛解導入後の寛解維持療法またはステロイド依存性症例のステロイドの減量・離脱・寛解維持を目的として用いる．また，抗 TNFα 抗体製剤と併用して用いることも多い．

免疫抑制薬投与後の寛解維持として投与する場合には，両剤を併用した後，免疫調節薬の効果発現を待って免疫抑制薬を中止する．その後は，免疫調節薬単剤もしくは 5-ASA 製剤との併用で維持療法を行う．ステロイド依存性症例でも，ステロイド投与中から免疫調節薬投与を開始する．また，生物学的製剤との併用療法は薬剤への抗体産生を抑制して効果減弱を防止するなど，効果を高めると考えられている．

通常は AZA 50 mg または 6-MP 30 mg を初期投与量として白血球減少などの副作用に注意しながら漸増する．日本では，欧米と比較して NUDT15 の遺伝子異常がある人が多く，白血球減少や脱毛などの副作用が起こりやすいので，注意する必要がある．

副作用としては，投与量と無関係に発現する発熱，発疹，倦怠感，嘔気，膵炎，下痢などが認められる．投与量依存性に発現する副作用には，骨髄抑制，肝障害，脱毛，感染症などがある．副作用は投与開始後，数週間以内に生じることが多いため，その間は白血球数を中心とした経過観察が欠かせな

い．ただし，長期間経てから生じることもあるため，注意が必要となる．

妊娠に関しては，投与群と非投与群で催奇形性などに有意差がなかったとする報告もあり，妊娠可能年齢の女性に対する投与に際しては，患者と相談のうえで決定しているのが現状である．

免疫抑制薬

シクロスポリン静注[4]，タクロリムス内服[5]の 2 種類があるが，潰瘍性大腸炎にのみ用いられる．シクロスポリン静注は保険適用とはなっていないが，実臨床でも使用されている．中等症から重症のステロイド依存性もしくはステロイド抵抗性の症例に対して，寛解導入療法のみに適応となっている．

いずれも T 細胞機能の抑制によって免疫抑制作用をきたすため，感染症に対する注意が必要となる．また，血中濃度が毒性域に達すると腎機能障害を生じることがあるため，血中トラフ濃度を適宜確認する必要がある．

タクロリムスは 2009 年 7 月に潰瘍性大腸炎に保険適用となった薬剤で，シクロスポリンと基本的に同様の作用機序を有する．投与開始後 2 週間は血中トラフ濃度を 10〜15 ng/mL を目標として内服量の調整を行い，その後は 5〜10 ng/mL を目標として内服量調整を行う．早い段階で目標トラフ濃度に上昇させることが病勢改善に重要である．原則として 3 か月間で投与中止となる．

副作用は，いずれも腎障害，肝障害，高血圧，中枢神経症状，頭痛，手指振戦，歯肉炎などがある．

生物学的製剤（抗 TNFα 抗体製剤）

炎症性サイトカインである TNFα に対する抗体製剤が近年開発され，Crohn 病患者に使用可能となっている．現在本邦で使用可能な抗 TNFα 抗体製剤はインフリキシマブ（レミケード®），アダリムマブ（ヒュミラ®），ゴリムマブ（シンポニー®）である．

インフリキシマブは TNFα に対するキメラ抗体であり，75% がヒト，25% がマウス由来の抗体製剤である．投与は 0 週，2 週間後，6 週間後の 3 回の

点滴を行い，治療効果があった症例は2か月ごとの維持投与を行う．

副作用は抗体製剤による投与時反応（infusion reaction；顔面紅潮，掻痒感，呼吸困難など）や感染症，肝機能障害などに注意する．投与時反応については，投与前の抗ヒスタミン薬やステロイド薬の使用により予防できる場合がある．また感染症，とくに結核や帯状疱疹などウイルス感染にも注意する必要がある．

ヒト型の抗TNFα抗体であるアダリムマブは，マウス由来の成分が含まれていないことから，投与時反応が少ないと考えられている．アダリムマブは2週ごとの皮下注射が原則である．近年，完全ヒト型であるゴリムマブも発売されたが，潰瘍性大腸炎のみの適応である．

抗TNFα抗体製剤は，潰瘍性大腸炎ではステロイド抵抗・依存例に用いられ，Crohn病では5-ASA製剤，ステロイド，免疫調節薬や栄養療法を行っても効果が認められない中等症〜重症の患者にも用いられる．さらに，痔瘻などの肛門病変の治療に対しても用いられる．また抗TNFα抗体製剤は，同剤で寛解導入された症例の維持療法として汎用されている．最近では，術後の再発予防に有効である可能性が示唆されている．

Crohn病に対して，2017年に抗IL 12/23抗体であるウステキヌマブ（ステラーラ®）が発売され，寛解導入および維持に用いられている．抗TNFα抗体の無効例や効果減弱例に対しても用いられる．

治療の原則は，ガイドライン[1]に準拠するが，上述した薬剤のほかにもさまざまな工夫がなされており，多くの患者が通常の生活を送れるようになってきた．新薬が多く開発されており，今後も上記の薬剤が無効や十分効かない場合に用いられるであろうが，根本治療にはまだ遠い感がある．

（日比紀文）

● 参考文献
1) 日本消化器病学会編．炎症性腸疾患（IBD）診療ガイドライン2016．南江堂；2016．
2) Faubion WA, et al. The natural history of corticosteroid therapy for inflammatory bowel disease : a popu-lation-based study. Gastroenterology 2001；121, 255-60.
3) Targan SR, et al. A short-term study of chimeric monoclonal antibody cA2 to tumor necrosis factor α for Crohn's disease. N Engl J Med 1997；337；1029-35.
4) Lichtiger S, et al. Cyclosporine in severe ulcerative colitis refractory to steroid therapy. N Engl J Med 1994；330；1841-5.
5) Ogata H, et al. A randomised dose finding study of oral tacrolimus（FK506）therapy in refractory ulcerative colitis. Gut 2006；55；1255-62.

● プリンシプルシリーズ参照
2 『腸疾患診療の現在』「アミノサリチル酸製剤，副腎皮質ステロイド」☞p.126（日比紀文）／免疫調整薬，免疫抑制薬 ☞p.130（仲瀬裕志）／生物学製剤（抗TNFα抗体製剤）☞p.135（松本主之）

V章｜治療法総論

▶ **下部消化管疾患／薬物療法**

機能性消化管疾患治療薬

Expert Advice

❶ 高分子重合体は下痢にも便秘にも有効な薬剤で過敏性腸症候群（IBS）治療の基本薬である．

❷ 消化管運動調節薬は腸管蠕動の亢進あるいは抑制を誘発することでIBS治療に有効性を発揮する．

❸ $5-HT_3$受容体選択的拮抗薬であるラモセトロンは下痢型IBSに有効である．

❹ 粘膜上皮機能変容薬であるルビプロストンは便秘型IBSに有効である．

❺ IBSに有効な薬剤がガイドライン上に示されているが，IBS治療に保険適用がない薬剤も多く，注意が必要である．

過敏性腸症候群（IBS）の薬物治療

機能性消化管疾患の代表である過敏性腸症候群（irritable bowel syndrome：IBS）の薬物治療につ

薬物療法／機能性消化管疾患治療薬

❸ 機能性消化管疾患（IBS）に用いられる治療薬

分類		薬剤	有効性	保険適用（IBS）
高分子重合体		ポリカルボフィルカルシウム（ポリフル®，コロネル®）	下痢，便秘，腹痛	あり
消化管運動調節薬		トリメブチンマレイン酸塩（セレキノン®）		あり
		ドンペリドン（ナウゼリン®）	腹部症状の改善	
		イトプリド（ガナトン®）	便秘	
セロトニン受容体	（5-HT₄）作動薬	モサプリド（ガスモチン®）	便秘	あり
	（5-HT₃）阻害薬	ラモセトロン（イリボー®）		
抗コリン薬		ブチルスコポラミン（ブスコパン®）	腹痛	
		メペンゾラート臭化物（トランコロン®）	下痢，腹痛	あり
		チキジウム臭化物（チアトン®）	下痢，腹痛	あり
粘膜上皮機能変容薬		ルビプロストン（アミティーザ®）		
止痢薬		ロペラミド塩酸塩（ロペミン®）	下痢	
		ベルベリン塩化物水和物（キョウベリン®）	下痢	
		タンニン酸アルブミン（タンナルビン®）	下痢	
下剤	（塩類下剤）	酸化マグネシウム	便秘	
	（刺激性下剤）	センノシド系	便秘	
		ピコスルファートナトリウム	便秘	
漢方薬		各種	腹部症状の改善	
抗うつ薬		三環系抗うつ薬	腹部症状の改善	
		選択的セロトニン再取り込み阻害薬	腹部症状の改善	
抗不安薬		ベンゾジアゼピン系薬剤など	腹部症状の改善	

（古田賢司ほか．佐々木大輔編．過敏性腸症候群─脳と腸の対話を求めて．中山書店：2006．p.108[2]をもとに作成）

いて，『機能性消化管疾患診療ガイドライン2014─過敏性腸症候群（IBS）』[1]に基づいて概説する（❸）[2]．薬物治療に際しては，Rome IV基準で規定されているIBSの優勢症状を把握することがポイントである[3]．

高分子重合体〔エビデンスレベルA〕

ポリカルボフィルカルシウムは，水溶性と非水溶性食物繊維の両方の性質を有しており，腸管内の水分保持と内容物輸送促進作用がある．本剤は下痢にも便秘にも有効性であり，IBS治療の基本的薬剤として位置づけられている．

消化管運動調節薬〔エビデンスレベルB〕

トリメブチンマレイン酸塩（セレキノン®）はオピオイドμ，κ受容体を介して腸管運動を抑制する．また，内臓知覚の求心路にも作用し，内臓痛を軽減させる．下痢型IBSに有効である．保険適用はない．

ドパミンD_2受容体拮抗薬であるドンペリドン（ナ

ウゼリン®）やメトクロプラミド（プリンペラン®），ドパミンD_2受容体拮抗薬とコリンエステラーゼ阻害の両作用を有するイトプリド（ガナトン®）は，腸管運動を亢進させる薬剤である．

セロトニン（5-HT）受容体を標的とした薬剤〔エビデンスレベルA〕

セロトニン（5-hydroxytryptamine：5-HT₃）受容体選択的拮抗薬であるラモセトロン（イリボー®）は下痢型IBSに有効である．モサプリド（ガスモチン®）は5-HT₄受容体作動薬で腸管運動を亢進させる．

抗コリン薬〔エビデンスレベルB〕

ブチルスコポラミン（ブスコパン®），メペンゾラート臭化物（トランコロン®），チキジウム臭化物（チアトン®）は，下痢の改善や腹痛に有効である．

粘膜上皮機能変容薬〔エビデンスレベルB〕

ルビプロストン（アミティーザ®）は腸管粘膜上

191

V章 治療法総論／下部消化管疾患

の ClC-2 クロライドイオンチャネルを活性化し，小腸腸管内腔への Cl⁻ 輸送により浸透圧を生じさせ腸液の分泌を促進する．その結果，便の水分含有量が増え柔軟化，腸管内輸送が促され，便秘が改善する．

止痢薬，下剤〔エビデンスレベル D〕

止痢薬としては，ロペラミド塩酸塩（ロペミン®），ベルベリン塩化物水和物（キョウベリン®），タンニン酸アルブミン（タンナルビン®）などが，下剤としては，酸化マグネシウムを代表とする塩類下剤，センノシド系，ピコスルファートナトリウムを代表とする刺激性下剤などが本邦では用いられている．

漢方薬

本邦で使用されている漢方薬の英文 RCT（randomized control trial）はない．Herbal medicine の RCT の報告がいくつかあり，有効性を示す報告がある．

抗うつ薬〔エビデンスレベル A〕，抗不安薬〔エビデンスレベル C〕

三環系抗うつ薬，選択的セロトニン再取り込み阻害薬（SSRI）は，プラセボに比し有意に IBS の腹痛や症状スコアを改善する．IBS では不安が効率に合併し増悪因子になっていることから，不安軽減は症状軽減に寄与することが考えられ，抗不安薬の使用が提案されている．

（石原俊治）

● 参考文献

1) 日本消化器病学会編．機能性消化管疾患診療ガイドライン 2014—過敏性腸症候群（IBS）．南江堂；2014．p.52-104．
2) 古田賢司ほか．佐々木大輔編．過敏性腸症候群—脳と腸の対話を求めて．中山書店；2006．p.108．
3) Laey BE, et al. Bowel disorders. Gastroenterology 2016；150：1393-407．

● プリンシプルシリーズ参照

2 『腸疾患診療の現在』「過敏性腸症候群」 ☞p.265（石原俊治）

V章｜治療法総論
▶ **下部消化管疾患／薬物療法**

大腸癌治療薬

Expert Advice

❶ 一次治療前に RAS 検査を行う．
❷ L-OHP 使用時は神経障害に留意する．
❸ CPT-11 はイレウスや高度腹水で使用不可．

現在，大腸癌に認可されている薬剤は 5-フルオロウラシル（5-FU）とそのプロドラッグ（カペシタビン〈ゼローダ®〉，テガフールウラシル〈ユーエフティ®〉，5'DFUR〈フルツロン®〉，S1〈TS-1®〉），ロイコボリン（アイソボリン®，ユーゼル®），オキサリプラチン（L-OHP：エルプラット®），イリノテカン塩酸塩水和物（CPT-11；トポテシン®），TAS-102（ロンサーフ®），分子標的薬としてベバシズマブ（BV；アバスチン®），セツキシマブ（Cmab；アービタックス®），パニツムマブ（Pmab；ベクティビックス®），ラムシルマブ（サイラムザ®），アフリベルセプト（ザルトラップ®），レゴラフェニブ（スチバーガ®）がある．単剤で用いられる場合もあるが，基本的には多剤併用で用いる．

併用療法のレジメンを ❹ に示す．

補助療法

補助療法の対象は『大腸癌取扱い規約』（第 8 版）の stage Ⅲ である．使用する薬剤はユーエフティ®＋ユーゼル®，ゼローダ®，5-FU/LV の 5-FU 系薬剤を 6 か月間投与する．また，5-FU/LV に L-OHP を加えた FOLFOX やゼローダ＋L-OHP（XELOX）の適応もある．stage Ⅱ に関してはガイドライン上有用性は確立しておらず，一律に行うことは推奨されていない．

一方，米国臨床腫瘍学会（ASCO）や欧州臨床腫瘍学会（ESMO）のガイドラインでは，再発高リスク群の絞り込みがされており，T4 症例や，高度脈

薬物療法／大腸癌治療薬

❹ 大腸癌併用療法のレジメン

レジメン名	薬剤名	投与量	投与経路	投与時間	スケジュール	
mFOLFOX6（m6）	オキサリプラチン	85 mg/m²	IV	2 時間	day 1	2 週間ごと
	レボホリナート	200 mg/m²	IV	2 時間	day 1	2 週間ごと
	5-FU bolus	400 mg/m²	IV	15 分以内	day 1	2 週間ごと
	5-FU ci	2,400 mg/m²	IV	46 時間	day 1～2	2 週間ごと
mFOLFOX6＋Bevacizumab（m6 は上記参照）	ベバシズマブ	5 mg/kg	IV	1.5 時間	day 1	2 週間ごと
mFOLFOX6＋Panitumumab（m6 は上記参照）	パニツムマブ	6 mg/kg	IV	1 時間	day 1	2 週間ごと
mFOLFOX6＋Cetuximab（m6 は上記参照）	セツキシマブ（初回）	400 mg/m²	IV	2 時間	day 1	毎週
	セツキシマブ（2 回目以降）	250 mg/m²	IV	1 時間	day 1	毎週
CapeOX	オキサリプラチン	130 mg/m²	IV	2 時間	day 1	3 週間ごと
	カペシタビン	2,000 mg/m²	PO	分 2	day 1～14	3 週間ごと
CapeOX＋Bevacizumab	オキサリプラチン	130 mg/m²	IV	2 時間	day 1	3 週間ごと
	カペシタビン	2,000 mg/m²	PO	分 2	day 1～14	3 週間ごと
	ベバシズマブ	7.5 mg/kg	IV	1.5 時間	day 1	3 週間ごと
FOLFIRI	イリノテカン	150 mg/m²	IV	1.5 時間	day 1	2 週間ごと
	レボホリナート	200 mg/m²	IV	2 時間	day 1	2 週間ごと
	5-FU bolus	400 mg/m²	IV	15 分以内	day 1	2 週間ごと
	5-FU ci	2,400 mg/m²	IV	46 時間	day 1～2	2 週間ごと
FOLFIRI＋Bevacizumab（FOLFIRI は上記参照）	ベバシズマブ	5 mg/kg	IV	1.5 時間	day 1	2 週間ごと
FOLFIRI＋Cetuximab（FOLFIRI は上記参照）	セツキシマブ（初回）	400 mg/m²	IV	2 時間	day 1	毎週
	セツキシマブ（2 回目以降）	250 mg/m²	IV	1 時間	day 1	毎週
FOLFIRI＋Panitumumab（FOLFIRI は上記参照）	パニツムマブ	6 mg/kg	IV	1 時間	day 1	2 週間ごと
FOLFIRI＋Ramucirumab	ラムシルマブ	8 mg/kg	IV	1 時間	day 1	2 週間ごと
IRIS	イリノテカン	125 mg/m²	IV	1.5 時間	day 1, day 15	4 週間ごと
	S-1	80～120 mg	PO	分 2	day 1～14	4 週間ごと
FOLFOXIRI	イリノテカン	165 mg/m²	IV	1.5 時間	day 1	2 週間ごと
	オキサリプラチン	85 mg/m²	IV	2 時間	day 1	2 週間ごと
	レボホリナート	200 mg/m²	IV	2 時間	day 1	2 週間ごと
	5-FU ci	3,000 mg/m²	IV	46 時間	day 1～2	2 週間ごと
Cetuximab	セツキシマブ（初回）	400 mg/m²	IV	2 時間	day 1	毎週
	セツキシマブ（2 回目以降）	250 mg/m²	IV	1 時間	day 1	毎週
Cetuximab＋irinotecan	セツキシマブ（初回）	400 mg/m²	IV	2 時間	day 1	毎週
	セツキシマブ（2 回目以降）	250 mg/m²	IV	1 時間	day 1	毎週
	イリノテカン	150 mg/m²	IV	1.5 時間	day 1	3 週間ごと
Panitumumab	パニツムマブ	6 mg/kg	IV	1 時間	day 1	2 週間ごと
Regorafenib	レゴラフェニブ	160 mg	PO	分 1	day 1～21	4 週ごと

IV：静注，PO：経口，ci：持続静注.

強力な治療が適応となる患者

＜一次治療＞　＜二次治療＞　＜三次治療＞　＜四次治療＞　＜五次治療＞

FOLFOX/CapeOX/SOX＋Bmab

→ FOLFIRI/IRIS/IRI＋Bmab or FOLFIRI＋Rmab → IRI＋Cmab/Pmab or Cmab/Pmab
→ regorafenib or 対症療法 → TAS-102 or 対症療法
→ TAS-102 or 対症療法 → regorafenib or 対症療法

→ FOLFIRI/IRI＋Cmab/Pmab
→ regorafenib or 対症療法 → TAS-102 or 対症療法
→ TAS-102 or 対症療法 → regorafenib or 対症療法

FOLFIRI＋Bmab

→ FOLFOX/CapeOX/SOX＋Bmab → IRI＋Cmab/Pmab or Cmab/Pmab
→ regorafenib or 対症療法 → TAS-102 or 対症療法
→ TAS-102 or 対症療法 → regorafenib or 対症療法

→ FOLFOX＋Cmab/Pmab
→ regorafenib or 対症療法 → TAS-102 or 対症療法
→ TAS-102 or 対症療法 → regorafenib or 対症療法

FOLFOX＋Cmab/Pmab

→ FOLFIRI/IRIS/IRI＋Bmab or FOLFIRI＋Rmab
→ regorafenib or 対症療法 → TAS-102 or 対症療法
→ TAS-102 or 対症療法 → regorafenib or 対症療法

FOLFIRI＋Cmab/Pmab

→ FOLFOX/CapeOX/SOX＋Bmab
→ regorafenib or 対症療法 → TAS-102 or 対症療法
→ TAS-102 or 対症療法 → regorafenib or 対症療法

FOLFOXIRI or FOLFOXIRI＋Bmab

→ IRI＋Cmab/Pmab or Cmab/Pmab
→ regorafenib or 対症療法 → TAS-102 or 対症療法
→ TAS-102 or 対症療法 → regorafenib or 対症療法

FL/Cape/UFT＋LV/S-1＋Bmab or Cmab/Pmab

→ 上記『強力な治療が適応となる患者』の一次治療の中から最適と判断されるレジメンを選択する.
→ 上記『強力な治療が適応となる患者』の二次治療の中から最適と判断されるレジメンを選択する.
→ 上記『強力な治療が適応となる患者』の三次治療以降の中から最適と判断されるレジメンを選択する.

❺ 切除不能進行再発大腸癌に対する化学療法のアルゴリズム

（大腸癌研究会編．大腸癌治療ガイドライン 医師用 2016 年版．金原出版：2016 より引用）

管侵襲症例，術前腸閉塞症例，郭清不十分例，術中穿孔例などが対象となる．

高度進行再発癌

切除不能大腸癌に対する化学療法は，延命・緩和的な目的と切除可能まで縮小させる目的がある．『大腸癌治療ガイドライン医師用 2016 年版』のアルゴリズムを❺ に示す．分子標的薬を単剤で初回治療することは基本的にはない．

Cmab，Pmab は RAS 遺伝子の変異がある場合は使用することができないため，必ず治療開始前に RAS 解析を行っておく．

BV は遺伝子変異に関係なく使用可能であるが，高血圧や出血，蛋白尿，穿孔など重篤な有害事象もあり，使用前に心血管合併症や消化性潰瘍の有無などを把握しておく．BV に関しては一次治療終了後の二次治療にも継続して使用することで一定の効果が得られる BV beyond PD（BBP）が証明されており，抗癌剤変更後の使用も考慮する．

Cmab，Pmab では，痤瘡様皮疹が高度になる場合があり，保湿剤や弱～強ステロイド製剤を適時使用する．また L-OHP も無計画に続けると高度の神経障害により日常動作に支障をきたすため，一般的には一定間隔で L-OHP を抜いて治療する．疼痛を伴う神経障害に関してはデュロキセチン（サインバルタ®）が有用とされている．

CPT-11 はイレウス症例や高度腹水の症例には使用しない．早期の有害事象では腹痛や発汗，下痢，盗汗などのコリン作動性反応をしばしば認め，抗コリン薬の投与が有用である．投与後期には代謝物 SN38 による下痢を認め，これに対しては半夏瀉心湯が効果的である．

レゴラフェニブは肝障害に注意する．本薬剤による手足皮膚反応は，水疱形成型で早期の休薬が効果的である．

TAS-102 は骨髄抑制が比較的高度であるため注意する．

（松岡　宏）

● プリンシプルシリーズ参照
2 『腸疾患診療の現在』「全身化学療法（大腸癌）」☞p.141（植竹宏之，石川敏昭）

Ⅴ章｜治療法総論
▶ **下部消化管疾患／内視鏡治療**

内視鏡的切除術

Expert Advice
❶ 内視鏡的切除術の原則として，悪性腫瘍（早期癌）は詳細な病理学的検索が必要なため，完全一括切除が必須である．ただし，明らかな良性病変に対しては分割切除も容認されている．
❷ ESD の適応病変は早期癌または早期癌の疑いが高く，一括切除が必要な病変である．
❸ 通常，ポリペクトミーは径 20 mm 以下のポリープが適応となる．
❹ 大きなポリープで広基性の病変は EMR が選択される．

大腸の局在病変の内視鏡的摘除手技には以下のようなものがあり，病変の大きさ，組織学的特徴，癌であれば深達度などの術前評価によって適切な使い分けを行う[1,2]．

内視鏡的摘除手技

hot biopsy

専用の鉗子を用いて病変を把持し，高周波電流によって病変を焼灼する．鉗子内に保持されている組織は焼灼されないので回収して病理組織検査に提出する．径5 mm 以下の腺腫性ポリープが適応である．

ポリペクトミー

ポリペクトミー（polypectomy）は，スネア（❻）を用いて病変の基部を絞扼し，高周波電流によって病変を切除する手技である．一般に径 20 mm 程度までのポリープが適応となる．広基性病変は穿孔を

195

❻ 各種スネア
大きさ，形状，硬さにさまざまなものがあり，病変および状況に応じて使い分ける．

> **TIPS** **ESD，EMR の定義**
>
> スネアを併用せず最後まで剥離を完遂したものを「狭義の ESD」と定義する．
> ESD 用ナイフあるいはスネア先端を用いて病変周囲切開後，粘膜下層の剥離をまったく行わずにスネアリングを施行する手技を「pre-cutting EMR」と定義する．
> ESD 専用ナイフあるいはスネア先端を用いて病変周囲切開後，粘膜下層の剥離操作を行った後にスネアリングを施行する手技を「hybrid ESD」と定義する．

避けるために EMR を行うことを推奨する．
　最近，小病変に対して高周波電流を使用せずにポリペクトミーを行う手技（cold polypectomy）が普及しはじめている．

内視鏡的粘膜切除術（EMR）

　内視鏡的粘膜切除術（endoscopic mucosal resection：EMR）は，広基性病変や表面型病変に対し粘膜下層に生理食塩水を局注して病変を膨隆させ，かつ，病変と筋層の距離を十分確保してポリペクトミーの要領で病変を切除する手技である．スネアサイズの限界から，一括切除できるのは径 20 mm 程度までの病変で，それより大きな病変は分割切除になる．

内視鏡的粘膜下層剥離術（ESD）

　内視鏡的粘膜下層剥離術（endoscopic submucosal disection：ESD）は，専用のナイフ（）を使用して，ヒアルロン酸ナトリウム溶液を粘膜下層に局注し，病変周囲粘膜を切開後，同部から粘膜下層を剥離して病変を摘除する手技である．病変の大きさや形態にかかわらず，一括切除が可能である．

組織破壊療法

　大腸の局在病変をアルゴンプラズマ凝固や高周波電流で焼灼する方法であるが，不確実であること，病理組織学的検索ができないため，本邦では一般的でない．

（田中信治）

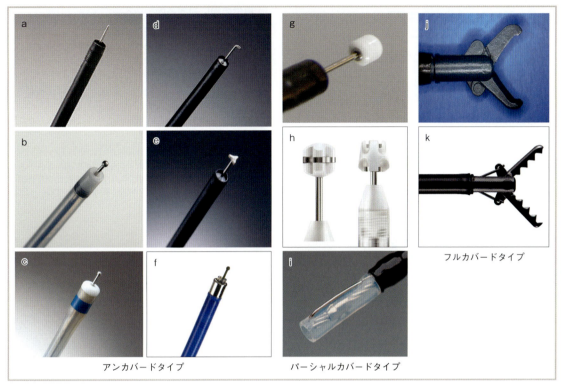

フルカバードタイプ

アンカバードタイプ　　パーシャルカバードタイプ

❼ 各種大腸 ESD 専用ナイフ
a：針状ナイフ，b：Flush ナイフ，c：Dual ナイフ，d：Hook ナイフ，e：三角ナイフ，f：B ナイフ，g：IT ナイフ-nano，h：SAFE ナイフ，i：ムコゼクトーム，j：SB ナイフ Jr，k：Clutch cutter.

● 参考文献
1) Tanaka S, et al.(JGES Guideline)Colorectal endoscopic submucosal dissection/endoscopic mucosal resection guidelines. Dig Endosc 2015；27：417-34.
2) 田中信治ほか. 外科治療　内視鏡切除—ポリペクトミー，EMR，ESD. 消化器外科 2005；28；826-33.
● プリンシプルシリーズ参照
2 『腸疾患診療の現在』「内視鏡的切除術（EMR と ESD の棲み分けを中心に）」☛p.153（田中信治）

V章｜治療法総論
▶ 下部消化管疾患／内視鏡治療

バルーン拡張術

Expert Advice

❶ 内視鏡的バルーン拡張術（EBD）は，消化管狭窄に対する低侵襲かつ有用な方法である．
❷ 消化管狭窄解除法としては，EBD のほかに外科手術やステント留置術などがあり，症例に応じて最適な治療法を選択することが必要である．
❸ EBD の適応は疾患や個々の症例の状態に応じて決定するが，瘻孔，膿瘍，腹膜炎などの合併症を有する症例では推奨されない．

❹ 最も回避すべき合併症は穿孔であるが，適応外病変への施行，スコープやカテーテルの無理な挿入およびバルーンの急速な加圧がその主な原因である．

❺ Crohn病（CD）では頻回の手術を回避するための治療としてEBDの意義は高い．

対象疾患と適応

　内視鏡的狭窄解除法（拡張術とステント療法）の対象疾患は多岐にわたる[1]．悪性腫瘍に伴う腸管狭窄においては，外科手術や化学療法によって根治が見込めない症例に行われることが多い．食事摂取などQOLの向上がどれくらい患者に寄与するかを，生命予後も考慮に入れ，内視鏡的バルーン拡張術（endoscopic balloon dilation：EBD）やステント挿入の可否を判断する必要がある．良性疾患に対しては，狭窄症状の改善とともに，手術回避を目的としてEBDが行われることが多い（❽）[1]．

　良性・悪性疾患に限らず，活動性潰瘍や瘻孔，膿瘍の合併例，腹腔内，縦隔内の治癒していない縫合不全を伴う吻合部狭窄などはEBDの適応外である．

EBD手技の方法と手順[2,3]

　EBDを施行する前に最も重要なことは，狭窄の個数，程度，長さなどをX線造影検査，CT，MRI，内視鏡検査などの画像所見できちんと把握し，適応基準を満たす腸管狭窄か否かを判断し，さらには症状に関与している責任病変の同定を行うことである．

　下部消化管に対して行う際には，大腸内視鏡検査に準じた前処置が必要である．腸閉塞などで前処置が行えない，あるいは前処置不良の状況では技術的にEBDが困難となることも少なくない．こうした場合には，穿孔などの合併症のリスクが増すことや合併症が生じた後の難治化を考え，状況に応じてEBDを中止する必要がある．

　拡張バルーンには，OTW（over-the-wire）バルーンとTTS（through-the-scope）バルーンがあり，使い分けが可能であるが，通常は内視鏡で直視下に施行できる利点もあり，TTSバルーンが汎用

❽ 良性疾患に対する内視鏡的狭窄拡張術の適応

適応	狭窄にもとづく経口摂取障害 術後狭窄に伴う縫合不全合併例 下部消化管閉塞によるイレウスないし亜イレウス 炎症性腸疾患の治療後進行した瘢痕による高度狭窄
適応外	細型内視鏡が通過する程度の狭窄 高度に屈曲した狭窄 長い狭窄 瘻孔合併例 炎症や潰瘍を合併している狭窄

（松井敏幸ほか．消化管狭窄に対する内視鏡的拡張術とステント挿入療法ガイドライン．日本消化器内視鏡卒後教育委員会編．消化器内視鏡ガイドライン．第3版．医学書院；2006．p.234-46[1]より引用）

される．CRE™（controlled radial expansion）を用いると，加圧時の気圧（通常は1〜8気圧）をモニターし，拡張径をコントロールできる．

　実際のEBDは，狭窄部観察→ガストログラフィンでの造影→バルーン挿入→バルーン拡張→狭窄部観察の手順で行う．径が小さなバルーンよりも大きなバルーンのほうがかかる圧が大きくなり，狭窄部のノッチが小さい状態であるほど狭窄部にかかる圧は大きくなる．このような原理から，穿孔を防止するためには，高度狭窄には細径のバルーンを選択すること，またとくに拡張初期にゆっくりと加圧することが重要である．

　患者の疼痛は最大拡張圧の指標となり，安全性の観点からも慎重に確認する必要があるため，鎮静はconscious sedationにとどめることが重要である．

治療成績と経過

　炎症性疾患のなかでは，CDの大腸もしくは回腸-結腸吻合部が最もEBDの対象となる狭窄を呈しやすく，施行頻度が高い．多数例の報告も多く，その短期成功率は，60〜95％と高く，低侵襲の狭窄解除法として有用である[4]．

　CDの下部消化管狭窄に対するEBDでは，炎症再燃を起因とする再狭窄が問題となる．いったんEBDが成功しても，再施行となる症例や外科手術に至る症例も少なくない[5]．こうした再狭窄を予防するためには，抗TNF-α抗体など効果的な内科治療による病勢コントロールが重要である[6]．

近年，とくに本邦ではバルーン内視鏡（balloon endoscopy：BE）が普及しており，BEを用いたEBDが小腸狭窄に対して行われている[7,8]．BEを用いれば悪性腫瘍の狭窄に対しては，ほかの消化管と同様にステント挿入も可能である[9]．炎症性疾患としては，CD，腸結核，NSAIDs起因性小腸病変，非特異性多発性小腸潰瘍症などがあげられ，これら良性疾患による狭窄は，BEを用いたEBDの良い適応と考えられる．

CDの小腸狭窄に対する短期的な成功率は，70〜90％程度と報告されている[4]．長期観察例の報告は少ないが，手術回避率は3年で70％とほぼ良好である[7]．穿孔率は0〜10％であり，安全性に関しても従来行われていた大腸狭窄に対するEBDとほぼ同等である[4]．

▌▌専門医へのコンサルト

EBDそのものは難しい内視鏡手技ではない．しかし，適応外病変，高度の癒着や屈曲を伴う病変にむやみに行うと，穿孔のリスクが高まる．穿孔は外科手術を要することが多く，低侵襲治療としてのメリットを損なうばかりでなく，致死的な病態を招く可能性もある．

CDの多発狭窄や潰瘍合併病変など，EBDの施行をためらうような症例や経験に乏しい病変の場合には，専門医へのコンサルトが必要である．

（平井郁仁）

● 参考文献

1) 松井敏幸ほか．消化管狭窄に対する内視鏡的拡張術とステント挿入療法ガイドライン．日本消化器内視鏡卒後教育委員会編．消化器内視鏡ガイドライン．第3版．医学書院；2006．p.234-46.
2) 平井郁仁ほか．狭窄に対する内視鏡治療—拡張術．治療学 2008；42：994-8.
3) 斉田芳久ほか．大腸狭窄治療．日本消化器内視鏡学会監修．日本消化器内視鏡学会卒後教育委員会責任編集．消化器内視鏡ハンドブック．日本メディカルセンター；2010．p.375-8.
4) 平井郁仁ほか．クローン病腸管狭窄に対する内視鏡的拡張術．日消誌 2012；109：386-92.
5) Atreja A, et al. Safety and efficacy of endoscopic dilation for primary and anastomotic Crohn's disease strictures. J Crohns Colitis 2014；8：392-400.

6) Bharadwaj S, et al. Therapeutic armamentarium for structuring Crohn's disease：medical versus endoscopic versus surgical approaches. Inflamm Bowel Dis 2015；21：2194-213.
7) Hirai F, et al. Long-term outcome of endoscopic balloon dilation for small bowel strictures in patients with Crohn's disease. Dig Endosc 2014；26：545-51.
8) Ohmiya N, et al. Small-bowel obstruction：diagnostic comparison between double-balloon endoscopy and fluoroscopic enteroclysis, and the outcome of enteroscopic treatment. Gastrointest Endosc 2009；69：84-93.
9) May A, et al. Endoscopic interventions in the small bowel using double balloon enteroscopy：feasibility and limitations. Am J Gasroenterol 2007；102：527-35.

● プリンシプルシリーズ参照

2 『腸疾患診療の現在』「バルーン拡張術」☞p.166（平井郁仁）

V章│治療法総論
▶ 下部消化管疾患／内視鏡治療

ステント留置術

Expert Advice

❶ 悪性大腸狭窄に対する大腸ステント留置術は有効な治療となりうるが，その実施に際しては，内視鏡操作だけでなく，ガイドワイヤー操作などの透視下処置にも習熟して初めて，安全な留置が可能となる．

❷ 適応を判断する際には，大腸ステント留置の目的を明確にして，留置後の治療選択肢に与える影響も考慮する必要がある．

❸ 大腸ステント留置術は腸管穿孔を含めた重篤な合併症の可能性のある処置であるため，内科と外科の緊密な連携のうえで実施されるべき処置である．

❹ 大腸癌による狭窄に対して，ステント留置を行った後に化学療法を行う際には，抗VEGF抗体治療薬であるアバスチン®の併用は避けるべきである．

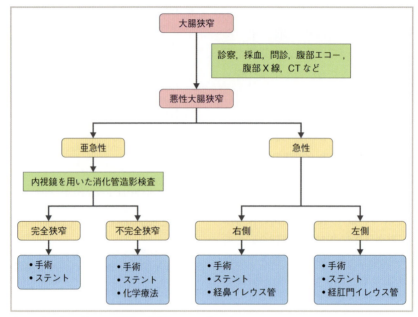

❾ 大腸狭窄に対する診断，治療のアルゴリズム（東京大学医学部附属病院）

　1991年以降，欧米では下部消化管狭窄に対する治療選択肢の一つとして，大腸ステント留置術が積極的に行われており，ガイドライン[1]にその適応などについて詳述されている．本邦でも2006年の『消化器内視鏡ガイドライン』（第3版）[2]に記載があったものの，保険収載されることなく，2012年1月にようやく悪性下部消化管狭窄による大腸閉塞に対するステント留置術が保険適用となった．

　大腸ステント留置術は，手術前の腸管減圧（bridge to surgery：BTS）や緩和的外科治療が困難な患者の腸管減圧のための姑息的治療（palliative therapy：PAL）を目的として行われる．

対象と適応

　海外では良性大腸狭窄もステント留置の適応となっているが，本邦では悪性大腸狭窄のみとなっている．大腸狭窄の原因疾患は，大腸癌，胃癌，膵癌，胆道系悪性腫瘍，尿路系悪性腫瘍，婦人科系悪性腫瘍などがあげられる．

　ステント留置の前提として，問題となっている狭窄が患者の臨床症状の原因となっており，その狭窄を解除することで，臨床症状の改善が望めることが

❿ ステント挿入・留置のコツ

① 鉗子孔の大きなスコープ（＞3.7 mm）で，CO_2送気システム（OLYMPUS UCRなど）や先端キャップを使用する．
② 内視鏡，X線透視を積極的に併用する．
③ 留置前の狭窄部位のバルーン拡張やブジーは，穿孔のリスクであり行わない．
④ 狭窄部の突破には，カテーテル，ガイドワイヤーを使用する．
⑤ 正面視が困難な場合には，むりをせずにスコープの変更，カテーテルの変更などを考慮する．

重要である．

　適応外症例としては，穿孔もしくは穿通症例，長大または複雑な閉塞，瘻孔（経腟，経膀胱），肛門縁に近い下部直腸の閉塞，良性狭窄（Crohn病，憩室炎，放射線，術後など）があげられる．当院における診断から治療までのアルゴリズムを❾に示す．留置可否の判断に際しては，常に外科医師とも連携して行っている．

挿入・留置のコツ

　ステント挿入・留置のコツを❿に示す．検査室では，患者は左側臥位で検査を開始し，内視鏡画面と透視画面を同一の視野に収められるような配置をとる．

現在，保険にて認可されているステントは2種類あり，素材はともにニッケル-チタンの合金であるニチノール製で，これはスチール製と比較して軟らかく，現在ではこのような腸管追従性が高いステントが主流となっている．

本手技は腸管穿孔などを含めた重篤な合併症を伴う手技であり，留置法については一定のかたちが必要であると考えられ，日本消化器内視鏡学会附置研究会をもとに組織された大腸ステント安全手技研究会（http://colon-stent.com/）が掲げる「大腸ステント安全留置のためのミニガイドライン」も参照されたい．

成績，偶発症とその対策

大腸ステント留置成功率は約9割を超え，留置できればほぼ全例で良好な減圧が可能であり，留置時の偶発症は，穿孔3.7〜4%，ステント逸脱10〜12%である[3,4]．

BTS目的留置では，留置群での緊急手術群に比較して，入院期間の短縮，術後死亡，術後合併症および人工肛門の造設率を有意に減少させると報告されているが，大腸癌におけるBTS目的での大腸ステント留置に関しては，欧米のガイドラインでは積極的には推奨されないとされており[1]，今後の検証が必要な状況である．

ステント留置後の化学療法

昨今の化学療法の進歩により，ステント留置後の症例にも化学療法を施行する機会が多くなっている．ステント留置後化学療法では，VEGF抗体治療薬であるアバスチン® を併用することは穿孔のリスクを高める（12.5% vs 7.0%）との報告[5]があり，ステントとアバスチン® の併用については慎重な対応が必要である．

おわりに

大腸ステント留置術は本邦に導入されて間もないが，その有用性を考慮すると，今後の悪性大腸狭窄診療にとって，非常に重要な治療になることが予想される．本治療では，ガイドラインの作成や学会などでの討議などによる留置手技の均てん化が必要である．

（吉田俊太郎，藤城光弘，小池和彦）

◉参考文献
1) van Hooft JE, et al. Self-expandable metal stents for obstructing colonic and extracolonic cancer：European Society of Gastrointestinal Endoscopy（ESGE）Clinical Guideline. Endoscopy 2014；46：990-1053.
2) 日本消化器内視鏡学会監，日本消化器内視鏡学会卒後教育委員会編．消化器内視鏡ガイドライン．第3版．医学書院；2006.
3) Khot UP, et al. Systematic review of the efficacy and safety of colorectal stents. Br J Surg 2002；89：1096-102.
4) Sebastian S, et al. Pooled analysis of the efficacy and safety of self-expanding metal stenting in malignant colorectal obstruction. Am J Gastroenterol 2004；99：2051-7.
5) van Halsema EE, et al. Perforation in colorectal stenting：a meta-analysis and a search for risk factors. Gastrointest Endosc 2014；79：970-82. e7；quiz 983. e2, 983 e5.

◉プリンシプルシリーズ参照
2 『腸疾患診療の現在』「大腸癌に対する緩和治療」 ☛p.208
（福重哲志）

V章｜治療法総論
▶ 下部消化管疾患／特殊治療

白血球除去療法

Expert Advice

❶ 炎症性腸疾患（IBD）の治療で主に使用されている白血球系細胞除去療法（CAP）は，白血球除去療法（LCAP）と顆粒球・単球除去療法（GMA）の2種類である．

❷ 主に中等症以上のステロイド抵抗性または依存性の左側大腸炎型・全大腸炎型の潰瘍性大腸炎（UC）に対する寛解導入療法として推奨されている．

❸ Crohn 病（CD）では，大腸病変を有し既存治療が適応困難，あるいは抵抗性を示す活動期症例に GMA のみが保険承認されている．

❹ UC，CD ともに週における治療回数の制限がなくなり，とくに疾患活動性の高い症例には週2回で行うことが推奨されている．

❺ 高齢者や小児に対しても安全性が高い治療である．

　白血球系細胞除去療法（cytapheresis：CAP）は，澤田らが初めて潰瘍性大腸炎（UC）に対してその有効性を証明し[1]，保険認可を獲得した本邦発の治療である．2000 年に顆粒球・単球吸着療法（granulocytapheresis：GMA）が，2001 年に白血球除去療法（leukocytapheresis：LCAP）が UC 患者に保険認可された．そして 2004 年，福田らが既存治療に抵抗する活動期 Crohn 病（CD）患者を対象とした多施設共同研究で GMA の有効性を報告し[2]，2009 年難治性 CD に対して GMA が保険認可された．

CAP の種類と特徴

GMA

　GMA は，日本抗体研究所（現 JIMRO）が開発した単球・顆粒球吸着カラム（アダカラム®）を用い

て，選択的に単球・顆粒球を吸着除去する方法である．カラム内には直径 2〜3 mm の酢酸セルロース製ビーズが充填されており，このビーズにより約 60％の単球と顆粒球が細胞表面にある Fc 受容体および補体受容体を介して選択的に吸着される．血流速度は 30 mL で 60 分処理が至適とされている．免疫学的な作用機序としては，顆粒球の接着因子発現の低下，TNF-α や IL-1β の産生能の抑制作用が報告されている．

LCAP

　LCAP は旭化成クラレメディカル社のセルソーバ EX® を使用して単球，顆粒球，リンパ球，血小板を吸着除去する方法である．カラム内には繊維径 0.8〜2.8 μm のポリエチレンテレフタレート製の不織布が入っており，約 100％の単球・顆粒球，40〜60％のリンパ球と血小板が吸着される．血流速度は 40〜50 mL で 60 分処理が至適とされている．免疫学的効果はサイトカインバランスの是正（炎症性サイトカイン産生能の低下），血小板凝集能の改善，組織修復効果が報告されている．

UC に対する CAP

　平成 28 年度の治療指針では，ステロイド抵抗例の場合は中等症で重症度が高くない症例に推奨されている．また治療中に増悪する症例や無効と判断した症例は，ほかの治療法や手術への変更を検討する．ステロイド依存例の場合は免疫調節薬の効果不十分または不耐例で活動期に適応を考慮するとされている（☞ p.305 ❸）[3]．

　施行方法は，原則 1 クール計 10 回とし，劇症では計 11 回までが保険適用で，通常週 1 回行う．施行方法については 2009 年に桜庭らが多施設の前向き研究で intensive GMA 療法の早期寛解導入効果が証明され[4]，LCAP でも 2014 年に活動期 UC 患者 847 例を対象とした前向き調査で，intensive 療法の有効性（臨床的有効性と粘膜治癒，早期寛解導入）が報告された[5]．治療指針では，症状が強い症例などに対して週 2 回で行うことを推奨している[3]．

CD に対する CAP

　平成 28 年度の治療指針では，栄養療法および既存の薬物療法が無効または適用できない場合で，大腸の病変に起因する明らかな臨床症状が残る中等症～重症の症例に対する寛解導入を目的として GMA が推奨されている[3]．

　GMA は栄養療法，ステロイド，免疫調節薬や抗 TNF-α 抗体製剤などによる治療で寛解導入が困難な症例に対して実施されているが，現在も症例経験の途上にあり，難治性 CD 治療における位置づけはいまだ確立していない．しかし 2016 年 4 月より，CD に対しても UC と同様に，週における治療の施行回数の制限が解除されたことで今後，さらに適応が拡大すると思われる．

（横山陽子，中村志郎）

● 参考文献

1) Sawada K, et al. Leukocytapheresis therapy, performed with leukocyte removal filter, for inflammatory bowel disease. J Gastroenterol 1995；30：322-9.
2) Fukuda Y, et al. Adsorptive granulocyte and monocyte apheresis for refractory Crohn's disease：an open multicenter prospective study. J Gastroenterol 2004；39：1158-64.
3) 平成 28 年度改訂版 潰瘍性大腸炎・クローン病 診断基準・治療指針．厚生労働科学研究費補助金難治性疾患等政策研究事業「難治性炎症性腸管障害に関する調査研究」（鈴木班）平成 28 年度分担研究報告書別冊．2017. http://www.ibdjapan.org/pdf/doc01.pdf
4) Sakuraba A, et al. An open-label prospective randomized multicenter study shows very rapid remission of ulcerative colitis by intensive granulocyte and monocyte adsorptive apheresis as compared with routine weekly treatment. Am J Gastroenterol 2009；104：2990-5.
5) Yokoyama Y, et al. A large-scale, prospective, observational study of Leukocytapheresis for ulcerative colitis：treatment outcomes of 847 patients I clinical practice. JCC 2014；8：981-91.

● プリンシプルシリーズ参照

2 『腸疾患診療の現在』「白血球除去療法」 ➡ p.170（横山陽子，中村志郎）

V章│治療法総論
▶ **下部消化管疾患／外科治療**

開腹手術，腹腔鏡下手術

Expert Advice

❶ 腸疾患に対する腹腔鏡下手術は，近年急速に普及している．

❷ 盲腸，上行結腸，S 状結腸，直腸 S 状部の癌は cStage にかかわらず，腹腔鏡下手術の良い適応である．

❸ 横行・下行結腸，上部・下部直腸の進行癌に対する腹腔鏡下手術の適応は慎重に決定する．

❹ 大腸癌の術式選択は病変部位別に選択し，リンパ節郭清度は cT，cN により決定する．

❺ Crohn 病や虫垂炎，大腸憩室炎など良性疾患に対しても，腹腔鏡下手術は有用である．

　腸疾患に対する腹腔鏡下手術は，1990 年代前半に本邦に導入され，安全性と低侵襲性から近年急速に普及している．

　第 12 回日本内視鏡外科学会のアンケート調査[1]によると，腸疾患に対する腹腔鏡下手術は，2013 年度で，良性疾患に対して 11,862 例，悪性疾患に対して 20,728 例に施行された．とくに大腸癌に対する腹腔鏡下手術は，その安全性や長期成績について，これまでに本邦を含め海外の臨床試験から多数報告されており，腸管蠕動の回復や入院期間の短縮など，短期成績の優越性や，合併症発生率，再発率，生存率に関する同等性が示されてきた．

　同アンケート調査によると，腹腔鏡下手術は 2013 年度の大腸癌手術全体の 57.2%（20,336/35,536）に施行され，進行癌が 71.4%（14,524/20,336）を占めていた．

⓫ 結腸癌に対する術式選択

腫瘍占居部位	術式
盲腸	回盲部切除術
上行結腸	結腸右半切除術
横行結腸（肝彎曲部寄り）	結腸右半切除術
横行結腸（中央）	結腸部分切除術（横行結腸）
横行結腸（脾彎曲部寄り）	結腸左半切除術
下行結腸	結腸左半切除術
S状結腸	S状結腸切除術

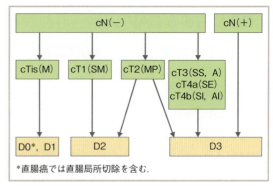

⓬ 大腸癌に対するリンパ節郭清度
（大腸癌研究会編．大腸癌診療ガイドライン医師用2016年版．金原出版：2016[2]より引用）

結腸癌に対する外科治療

術式選択

結腸癌切除の基本は，腸管と領域リンパ節を含む腸間膜の一括切除である．腸管切離線は，腫瘍縁あるいは腫瘍への支配動脈から十分な距離を確保して決定される．病変部位別に術式を選択し（⓫），リンパ節郭清度はcNとcTによって決定する（⓬）[2]．

腹腔鏡下手術

盲腸，上行結腸，S状結腸の癌は，cStageにかかわらず腹腔鏡下手術の良い適応である．切除可能病変であれば，腹腔鏡下手術の習熟度に応じて腹腔鏡下に腸管切除およびリンパ節郭清を行う．

横行・下行結腸癌は血管走行の解剖学的多様性や高度な技術を要する脾彎曲部授動の必要性から，腹腔鏡下手術の難易度が高いため，『技術認定取得者のための内視鏡外科診療ガイドライン』（2014年版）では，「術者の習熟度に応じて慎重に適応を決定すべき」とある[3]．

肝・肺転移合併例では，転移巣が切除可能であれば，原発巣切除後に転移巣切除を考慮する．肝転移は安全な同時切除も可能であるが，肺転移では異時切除が一般的である．転移巣が切除不能でも，原発巣による出血や狭窄症状がある場合は原発巣切除の適応がある．

エビデンス

海外の大規模臨床試験の結果，進行結腸癌に対する腹腔鏡下手術は開腹手術に比べ，短期成績は良好であり，長期成績では腹腔鏡下手術の非劣性が証明された[4-6]．また国内のランダム化比較試験（randomized controlled trial：RCT）（JCOG0404）においても，良好な短期成績と同等の長期成績が示されている[7]．

一方，結腸癌のうち，解剖学的多様性や手技的困難性から，横行結腸癌や下行結腸癌は臨床試験から除外されていることが課題としてあげられ，術式の定型化や普及のためには，今後臨床試験による安全性の確認が必要と考えられる．

術後合併症

術後出血：術後早期の合併症として重要である．腹腔ドレーン排液の性状や貧血進行の有無に注意する．

感染症：ほかの消化器領域に比べ，手術部位感染（surgical site infection：SSI）に対する予防が必要である．当科では手術開始時と術中3時間ごとに第2世代セフェム系抗菌薬を使用している．

腸閉塞：胃管やイレウス管による減圧治療で保存的に軽快することがほとんどであるが，絞扼性イレウスが疑われる場合は，速やかに造影CTを行い緊急手術を考慮する．

縫合不全：直腸癌手術に比べ，結腸癌術後の縫合不全発生は少ない．発生した場合は，腹腔洗浄ドレナージ・人工肛門造設術を行う．炎症が限局化していれば，ドレナージのみで保存的に経過をみることも可能である．

⓭ 直腸癌に対する術式選択

吻合ライン	術式	肛門温存
腹膜反転部より口側	高位前方切除術	温存
腹膜反転部より肛門側〜肛門挙筋付着部上縁（肛門管上縁）	低位前方切除術超低位前方切除術	温存
肛門管内	括約筋間直腸切除術	温存
永久式人工肛門（吻合なし）	腹会陰式直腸切断術	非温存

直腸癌に対する外科治療

術式選択

　直腸癌切除の原則は，TME（total mesorectal excision）または TSME（tumor-specific mesorectal excision）である．腸管切離線は腫瘍縁から十分な距離を確保して決定される．腸管切離線（＝吻合ライン）の高さにより術式が選択され（⓭），リンパ節郭清度は結腸癌に準ずる（⓬）[2]．

　側方リンパ節郭清は，腫瘍下縁が腹膜反転部より肛門側にあり，深達度が cT3 以深の場合に適応となる[2]．

腹腔鏡下手術

　直腸S状部癌に対する腹腔鏡下手術は，結腸癌同様に多数の臨床試験から良好な短期・長期成績が示されており，cStage を問わず進行癌においても適応がある．

　上部・下部直腸癌に対する腹腔鏡下手術のエビデンスは直腸S状部癌とは多少異なる．cStage 0／Ⅰの直腸癌に対する腹腔鏡下手術は本邦での技術的安全性が確認されており[8]，良い適応とされる．一方，cStage Ⅱ以上の進行直腸癌に対しては，『大腸癌診療ガイドライン医師用 2016 年版』では，「習熟度に応じて十分なインフォームド・コンセントのもとに適応を決定する」とある[2]．

エビデンス

　海外からの報告では，進行癌においても，上部・下部直腸癌に対する腹腔鏡下手術は，開腹手術と比較し局所再発率や長期成績に差はないとされる[9]．

　本邦では 2013 年に cStage 0／Ⅰ直腸癌に対する安全性が報告され[8]，直腸癌に対しても腹腔鏡下手術

が許容されるようになった．

　術前化学放射線療法（neoadjuvant chemoradiotherapy：NCRT）後の腹腔鏡下手術における安全性や長期成績は海外からすでに報告され[10]，本邦においても進行下部直腸癌に対する集学的治療の一つとして徐々に普及しつつある．

合併症

　縫合不全：直腸癌術後の縫合不全は少なからず認められる．低位吻合の場合には，手術時に一時的な回腸人工肛門を造設する．

　排便機能障害：頻便，便失禁，便意促迫などが起こる．とくに低位吻合の場合に多い．

　排尿・性機能障害：自律神経損傷により排尿障害や性機能障害（勃起・射精障害）が生じることがある．

　術後出血，感染症，腸閉塞：前述の「結腸癌の術後合併症」に準ずる．

潰瘍性大腸炎に対する外科治療

手術適応

　「絶対的適応」は癌化以外では緊急手術症例であり，劇症型，穿孔，中毒性巨大結腸症，大出血，重症型や劇症型で内科治療無効例である．「相対的適応」には内科的治療難治例や狭窄，瘻孔形成，発育障害など，QOL の低下が著しい症例が含まれる．

腹腔鏡下手術

　潰瘍性大腸炎に対する腹腔鏡下手術と開腹手術を比較した RCT は少なく，腹腔鏡下手術の短期成績や長期成績については不明確であり，一部の施設においてのみ施行されているのが現状である．

　患者が若年層に多く，整容性が優れる点を含め，腹腔鏡下手術の潜在的利点は魅力的であり，今後のデータ蓄積が望まれる．

Crohn 病に対する外科治療

手術適応

　「絶対的適応」は，消化管穿孔，大量出血，重症腸炎，腸閉塞，中毒性巨大結腸症などの生命に危険が及ぶ状態であり，これらに対し，絶対的手術適応として緊急手術が行われる．

「相対的適応」は炎症，狭窄，瘻孔・膿瘍形成，あるいは難治性の肛門病変などである．

腹腔鏡下手術

　Crohn 病には，線維化による狭窄をきたす非穿孔型のほか，瘻孔，膿瘍，穿孔をきたす穿孔型があるが，腹腔鏡下手術は一般に，初回手術の非穿孔型で回盲部限局性病変に対し良い適応とされる[2]．穿孔型で疾患活動性が高い場合や再手術例に対しては慎重に適応を決定する．

　Crohn 病に対する腹腔鏡下手術は，出血量・創感染の減少や在院日数の短縮といった良好な短期成績が報告されている．また長期成績においては，腸閉塞や腹壁瘢痕ヘルニアなどの術後合併症の軽減を認めるが，再発・再燃による再手術は開腹手術と同等とされる[11]．

大腸憩室炎に対する外科治療

手術適応

　穿孔や汎発性腹膜炎を伴った急性腹症は緊急手術の適応となる．限局性腹膜炎や膿瘍では抗菌薬投与と CT ガイド下ドレナージにより保存的治療を行う．炎症を繰り返すもの，一般に 2 回以上の憩室炎症状がみられたら，保存的治療後の待機手術をすべきとされる．

腹腔鏡下手術

　開腹手術と腹腔鏡下手術の比較で，腹腔鏡下手術において，術後疼痛の軽減や在院日数の短縮，また創感染や腸閉塞などの術後合併症を軽減させるといった良好な短期成績が報告されており[12]，腹腔鏡下手術は良い適応とされる[2]．膿瘍や瘻孔などの合併症を有する場合は，習熟度に応じて慎重に適応を決定する．

（三浦啓寿，山梨高広，渡邊昌彦）

● 参考文献
1) 内視鏡外科手術に関するアンケート調査第12回集計結果

報告．日内視鏡外会誌 2014；19：541-6.
2) 大腸癌研究会編．大腸癌診療ガイドライン医師用2016年版．金原出版；2016.
3) 日本内視鏡外科学会編．技術認定取得者のための内視鏡外科診療ガイドライン．2014年版（第2版）．WILEY；2014.
4) Jayne DG, et al. Five-year follow-up of the Medical Research Council CLASICC trial of laparoscopically assisted versus open surgery for colorectal cancer. Br J Surg 2010；97：1638-45.
5) Colon Cancer Laparoscopic or Open Resection Study Group, Buunen M, et al. Survival after laparoscopic surgery versus open surgery for colon cancer：long-term outcomes of a randomised clinical trial. Lancet Oncol 2009；10：44-52.
6) Fleshman J, et al. Laparoscopic colectomy for cancer is not inferior to open surgery based on 5-year data from the COST Study Group trial. Ann Surg 2007；246：655-62；discussion 662-4.
7) Inomata M, et al. A randomized controlled trial to evaluate laparoscopic versus open complete mesocolic excision（CME）for stageⅡ，Ⅲ colorectal cancer（CRC）：first efficacy results from Japan Clinical Oncology Group Study JCOG0404. J Clin Oncol 2015；33（Suppl 3；abstr 656）.
8) Yamamoto S, et al. Laparoscopic surgery for stage 0/Ⅰ rectal carcinoma：short-term outcomes of a single-arm phaseⅡ trial. Ann Surg 2013；258：283-8.
9) Bonjer HJ, et al. A randomized trial of laparoscopic versus open surgery for rectal cancer. N Engl J Med 2015；372：1324-32.
10) Jeong SY, et al. Open versus laparoscopic surgery for mid-rectal or low-rectal cancer after neoadjuvant chemoradiotherapy（COREAN trial）：survival outcomes of an open-label, non-inferiority, randomised controlled trial. Lancet Oncol 2014；15：767-74.
11) Tan JJ, et al. Laparoscopic surgery for Crohn's disease：a meta-analysis. Dis Colon Rectum 2007；50：576-85.
12) Gervaz P, et al. A prospective, randomized, single-blind comparison of laparoscopic versus open sigmoid colectomy for diverticulitis. Ann Surg 2010；252：3-8.

◉ プリンシプルシリーズ参照
2『腸疾患診療の現在』「大腸癌」 ☞p.191（前田耕太郎，小出欣和，勝野秀稔）／「炎症性腸疾患」☞p.195（杉田　昭，小金井一隆，辰巳健志）／「腹腔鏡下手術」☞p.201（山梨高広，渡邊昌彦）

V章｜治療法総論
▶ 肝疾患／薬物療法

肝炎治療薬

Expert Advice

❶ B型慢性肝疾患（慢性肝炎，肝硬変など）治療には，核酸アナログ製剤やインターフェロン製剤を年齢や病態により使い分ける．

❷ B型慢性肝疾患に対する核酸アナログ治療は，長期間の継続的な投与が必要である．

❸ C型慢性肝疾患に対する抗ウイルス療法の治療効果は，DAAs の登場により飛躍的に進歩した．

❹ C型慢性肝疾患治療には，インターフェロンベースの治療とインターフェロンフリーの治療がある．

❺ C型慢性肝疾患に対するインターフェロンフリー治療は，慢性肝炎だけでなく，代償性肝硬変（Child-Pugh grade A）に対しても使用可能である．

核酸アナログ製剤

　B型肝炎ウイルス（HBV）は，ヒト肝細胞に感染すると，ウイルスゲノムを核内へと輸送する．その輸送過程において，ウイルスゲノムは不完全二本鎖から完全二本鎖 DNA となり，さらに核内でヒストンなどの宿主因子と結合し，cccDNA（covalently closed circular DNA）となる．この cccDNA 遺伝子を鋳型としてウイルスを構成する蛋白質やウイルス遺伝子が複製され，細胞内で粒子を形成しながら，細胞外へと放出されることになる．

　核酸アナログ製剤は，このウイルス増殖過程において，核酸と競合し，DNA 合成や逆転写反応を強力に阻害することで，HBV の増殖を抑制する．その結果，細胞での HBV 産生が抑制されるともに，肝炎が鎮静化する．現在，4種類の核酸アナログ製剤

が保険適用となっており，薬剤耐性ウイルスの出現頻度が低く，腎機能障害などの副作用の少ないエンテカビル（ETV；バラクルード®）やテノホビルジソプロキシルフマル酸塩（TDF；テノゼット®），テノホビルアラフェナミドフマル酸塩（TAF；ベムリディ®）が主に使用されている（☞p.346❸）．

　核酸アナログ療法は，HBV の増殖を強力に抑制することが可能であり，継続治療により，ほとんどの症例において血清 HBV DNA 量を検出限界以下まで低下させることが可能である[1]．しかし，核酸アナログ製剤の作用機序からもわかるように，感染肝細胞からの HBV 完全排除はきわめて困難であり，治療中断により HBV が再増殖するため[2]，継続的な投与を行う必要がある．一方，薬剤を長期使用する際には，薬剤耐性ウイルスの出現や副作用出現に注意が必要であり，これらを早期に発見するためには，肝機能検査だけでなく，HBV DNA 量や血清クレアチニン値，血清リン値を定期的にモニタリングすることが重要である．

インターフェロン（IFN）治療

　IFN 治療は，生体内の免疫応答を活性化することで，ウイルス排除をめざす薬剤であり，B型・C型慢性肝疾患いずれにおいても保険適用となっているが，それぞれ使用法が異なる．

B型慢性肝疾患

　B型慢性肝疾患に対する IFN 治療は，1987 年より保険適用となっていたが，治療期間が短く，HBe 抗原陽性のB型慢性活動性肝炎のみを対象としていたため，十分な治療効果が得られない症例も多く存在した．

　2011 年にペグインターフェロン（Peg-IFNα2a；ペガシス®）製剤の使用が可能となり，HBe 抗原の有無に関係なく，48 週間の治療が可能となった．その結果，HBs 抗原が低下・陰性化する症例が散見されるようになったことから，日本肝臓学会の『B型肝炎治療ガイドライン』（第3版）に示されている長期目標（HBs 抗原消失）達成に向けて，導入時期や導入方法（核酸アナログとの併用の可否等）が検討されている．

C型慢性肝疾患

C型慢性肝疾患に対するIFN治療は，1992年より開始され，リバビリン（RBV；レベトール®，コペガス®）やPeg-IFN（ペグイントロン®，ペガシス®）の登場とともにHCV genotype 1型感染例に対するウイルス排除率（SVR率：sustained virological response）は5割前後まで向上した．

さらに，2011年以降，直接ウイルス蛋白の機能を阻害するDAAs（direct acting antiviral agents）が開発され，RBV，Peg-IFNにDAA（テラプレビル〈テラビック®〉，シメプレビル〈ソブリアード®〉，バニプレビル〈バニヘップ®〉）を加えた3剤併用療法が行われるようになり，SVR率も80%以上まで向上した．〔現在，テラプレビル，バニプレビルは製造販売が中止されるに至っている．〕

しかし，3剤併用療法では，IFNによる副作用に加え，RBVやDAA併用に伴う高度な溶血性貧血，皮膚障害，腎機能障害といった副作用が出現し，またIFN不適格例，IFN不耐例が存在したことから，IFN治療を使用しない抗ウイルス療法（IFNフリー治療）の開発が進められるようになった．

C型慢性肝疾患に対するIFNフリー治療

DAAsは，C型肝炎ウイルス（HCV）が産生する蛋白質に直接作用し，ウイルスの増殖を強力に抑制する薬剤である．HCVは約10種類のウイルス蛋白を産生する．蛋白質の切断作用（プロテアーゼ）をもつNS3/4A蛋白，ウイルスのゲノム合成の際にRNAを捕まえる機能をもつNS5A蛋白，RNAポリメラーゼの機能をもつNS5B蛋白の3種類の蛋白を標的としたDAAsが開発されてきた．

DAAsは，IFNに比して副作用が少なく，非常に強力なHCV増殖抑制効果を示すことから，開発当初は単独投与による完全排除も期待されたが，早期に薬剤耐性ウイルスが出現したことから[3]，開発当初はPeg-IFNとRBVの併用療法にadd-onする形で使用されることとなり，NS3/4A蛋白阻害薬＋RBV＋Peg-IFNの3剤併用療法として保険適用となった．

しかし，さまざまな理由でIFNベースの治療法が行えない症例が存在することから，IFNフリー治療への期待が高まり，標的蛋白の異なる2または3種類のDAAsを組み合わせた治療が開発されることとなった．その結果，これまでにHCV genotype 1型に対し6種類（ダクラタスビル〈ダクルインザ®〉＋アスナプレビル〈スンベプラ®〉，ソホスブビル/レジパスビル〈ハーボニー®配合錠〉，パリタプレビル/オムビタスビル/リトナビル〈ヴィキラックス®配合錠〉，エルバスビル（エレルサ®）＋グラゾプレビル（グラジナ®），ダクラタスビル/アスナプレビル/ベクラブビル〈ジメンシー®配合錠〉，グレカプレビル/ピブレンタスビル〈マヴィレット®配合錠〉），HCV genotype 2型に対し2種類（ソホスブビル〈ソバルディ®〉＋RBV，グレカプレビル/ピブレンタスビル〈マヴィレット®配合錠〉）のIFNフリー治療が保険適用となっており，いずれの治療法も副作用が少なく，非常に高いSVR率（80%以上）が期待できることから，現在の治療ガイドラインでは第1選択として位置づけられている（☞p.348❹）．

さらに，IFNベースでの治療法では，慢性肝炎に限られていた治療対象も拡大され，代償性肝硬変（Child-Pugh grade A）も治療対象として加わったことから（☞p.352❼），これまで治療をあきらめてきたような症例も含め，広く治療が行われるようになっており，今後は，HCV関連肝発癌の発生率低下も期待されている．

その他の肝疾患治療薬

肝疾患の状態によっては，肝炎の鎮静化（ALTの正常化）をめざした肝庇護療法が選択される場合もあり，ウルソデオキシコール酸（ウルソ®）やグリチルリチン製剤（強力ネオミノファーゲンシー®）が用いられる．

（柘植雅貴，茶山一彰）

◉参考文献

1) Ono A, et al. Long-term continuous entecavir therapy in nucleos(t)ide-naive chronic hepatitis B patients. J Hepatol 2012；57：508-14.

2) Matsumoto A, et al. Combination of hepatitis B viral

antigens and DNA for prediction of relapse after discontinuation of nucleos(t)ide analogs in patients with chronic hepatitis B. Hepatol Res 2012；42：139-49.
3) Sarrazin C, et al. Dynamic hepatitis C virus genotypic and phenotypic changes in patients treated with the protease inhibitor telaprevir. Gastroenterology 2007；132：1767-77.

◉ プリンシプルシリーズ参照
3 『ここまできた肝臓病診療』「インターフェロン療法」☛p.174（平松直樹）／「核酸アナログ製剤」☛p.179（黒崎雅之）／「DAA療法」☛p.183（須田剛生，川岸直樹，坂本直哉）

Ｖ章｜治療法総論
▶ **肝疾患／薬物療法**

肝不全治療薬

Expert Advice

❶ 肝性腹水，浮腫に対しては，スピロノラクトン，フロセミド，トルバプタンなどの利尿薬を使用する．
❷ 肝性脳症に対しては，非吸収性合成二糖類，腸管非吸収性抗菌薬，分岐鎖アミノ酸（BCAA）製剤を組み合わせて用いる．
❸ 慢性肝疾患に伴う中枢性の搔痒感に対しては，ナルフラフィン塩酸塩が適応となる．

肝硬変は慢性肝疾患の終末像であり，その病期は肝不全症状の有無により①代償性肝硬変，②非代償性肝硬変の2つに分類することができる．代償期は腹水や浮腫，肝性脳症，黄疸などの肝予備能低下，門脈圧亢進症による症状がいずれもみられない場合をさし，それらの肝不全症状が1つでもみられる場合は非代償期と定義される．

肝性腹水，浮腫に対する薬物療法

安静，塩分制限，水分制限を行っても改善のない症候性腹水に対しては，利尿薬を用いた治療を行う．

抗アルドステロン薬（スピロノラクトン）

肝硬変では二次性アルドステロン症を呈し，カリ

ウム喪失傾向にあるため，カリウム保持性のスピロノラクトン（アルダクトンA®）が第1選択とされている．作用は穏やかで効果発現までに3～4日を要するが，50～90％の症例に有効である．

ループ利尿薬（フロセミド）

抗アルドステロン薬を25～100 mg投与して，効果がなければフロセミド（ラシックス®）を併用する．フロセミド投与に際しては，低ナトリウム血症，低カリウム血症や腎障害の出現に留意する．

日本での利尿薬使用量の上限は確定していないが，スピロノラクトン100 mg，フロセミド80 mgを上限とするのが一般的である．

バソプレシンV₂受容体拮抗薬（トルバプタン）

トルバプタン（サムスカ®）は，腎集合管でのバソプレシンによる水再吸収を阻害し，電解質排泄の増加を伴わず水分のみを排泄する作用を示す．日本では，2010年より心不全における体液貯留を適応症として販売しており，2013年から「ループ利尿薬等の他の利尿薬で効果不十分な肝硬変における体液貯留」の保険適用を取得した．投与上限量は7.5 mg/日であり，3.75 mg/日の用量でも有効であることが多施設共同RCTの結果として報告されている[1]．その強力な水利尿効果から肝硬変患者のunderfilling状態を助長する可能性があり，入院下で投与開始または再開する必要がある．

原則として水分摂取制限は加えず，口渇感を感じない，あるいはそれに反応できない患者，無尿の患者，体液量が減少している患者，直ちに血清ナトリウム値を上げなくてはならない患者などには本剤を用いてはならない．

肝性脳症に対する薬物療法

肝性脳症の原因として，①肝の解毒作用の低下に伴い，蛋白質に含まれる窒素の代謝産物であるアンモニアなどの毒性物質が血液脳関門を通過して大脳機能の障害を引き起こすこと，②アミノ酸インバランスにより偽性神経伝達物質が血中で増えること，などがあげられる．このため，アンモニア生成の抑制やアミノ酸インバランスの是正を目的とした薬物療法を組み合わせて行う．

非吸収性合成二糖類（ラクツロース製剤，ラクチトール製剤）

合成二糖類は腸内細菌により分解され酸を生成し，腸内の酸性度を高める作用をもつ．それにより腸管でのアンモニア産生・吸収が抑制され，血液中のアンモニアが減少する．またラクツロースの緩下作用は便秘の改善にもつながる．

一般に内服で使用するが，重度の脳症である場合はラクツロースの高圧浣腸で大腸洗浄を行うこともある．

腸管非吸収性抗菌薬（リファキシミン，カナマイシン，ポリミキシン）

腸管非吸収性抗菌薬は腸管でアンモニア産生能の高い嫌気性菌増殖を抑制し，肝性脳症のパラメータを改善することが知られている．

リファミキシンは，日本での薬価収載が「肝性脳症」の効能効果で2016年11月になされており，『肝硬変診療ガイドライン2015』（日本消化器病学会編）においても保険収載時には肝性脳症治療薬としての使用が提案されている[2]．

分岐鎖アミノ酸（BCAA）製剤

肝性脳症の意識障害に対しては，肝不全用特殊組成アミノ酸輸液（BCAA輸液製剤）が有効である．アミノ酸インバランスを補正するような組成をもったアミノ酸輸液で，製品としてはアミノレバン® 点滴静注，モリヘパミン® 輸液がある．これらの覚醒効果は背景肝の重症度に左右され，Child分類でGrade A・Bであれば90%以上で覚醒が得られる．一方，Grade Cでは覚醒効果は50%程度である．また慢性期の維持療法としては，BCAA製剤の長期経口投与が推奨されている．

一般に食事摂取良好な患者では経口BCAA製剤（リーバクト® 顆粒，ゼリー）を，食事摂取不良な患者ではカロリーやビタミン，ミネラルをBCAAに付加した肝不全経腸栄養剤（アミノレバンEN®，ヘパンED®）を使用する．

その他

亜鉛，カルニチン（エルカルチン®）については，いずれも短〜中期間の投与で有効性を支持する報告例があるものの，システマティックレビューはほとんど存在しない．いずれも補充療法に伴う大きな副作用が報告されていないことから，『肝硬変診療ガイドライン2015』（日本消化器病学会編）においては，これらの欠乏症を伴う肝性脳症症例に投与を検討することは適当であるとしている．

消化管出血，門脈圧亢進症に対する薬物療法

β遮断薬（プロプラノロール，ナドロールなど）

β遮断薬は，β_1受容体阻害による心拍出量の減少と，β_2受容体阻害およびα交感神経作用による腹部内臓血管の収縮，門脈血流量の減少により門脈圧低下をもたらす．β遮断薬の単独投与は，食道静脈瘤の一次出血予防に有用である．また食道静脈瘤出血例の再出血予防には内視鏡的治療との併用が有用であり，再出血率や死亡率を低下させる．さらにβ遮断薬のなかではプロプラノロールが，門脈圧亢進症性胃症（portal hypertensive gastropathy：PHG）患者の門脈圧を下げ，増加していた胃血流量を減少させることが知られている．

なお，食道静脈瘤およびPHGに対するβ遮断薬の保険適用はない．

一硝酸イソソルビド

一硝酸イソソルビドは肝内でNOを増加させて，肝内血管抵抗を下げる．β遮断薬に併用すると，食道静脈瘤の初回出血や再出血の予防効果が向上する．また，併用療法の再出血防止効果は内視鏡的静脈瘤結紮術（endoscopic variceal ligation：EVL）と同等か優れているとされている．

なお，食道静脈瘤に対する一硝酸イソソルビドの保険適用はない．

慢性肝疾患に伴う搔痒感に対する薬物療法（ナルフラフィン塩酸塩）

慢性肝疾患患者では，オピオイドμ受容体とオピオイドκ受容体のバランスが崩れることで中枢性の搔痒感[3]をきたし，睡眠障害などからQOLが低下する例も少なくない．海外では原発性胆汁性胆管炎（primary biliary cholangitis：PBC）患者では69%，C型慢性肝疾患患者では2.5〜20%の搔痒発現率が

報告されている．このようなかゆみには抗アレルギー薬，保湿剤，ステロイド外用剤といった既存の治療では効果が十分に得られにくい．

一方，ナルフラフィン塩酸塩（レミッチ®）はオピオイドκ受容体に作用することでかゆみ抑制系を優位にする効果があり，2009年より血液透析患者における搔痒症に対して用いられてきた．慢性肝疾患患者における搔痒症については，2015年に追加承認され使用可能となった．用量は2.5μg/日から開始し，5μg/日まで増量可能である．しかし重度の肝障害のある患者については血中濃度が上昇するおそれがあり，慎重投与が必要となる．また眠気，めまいなどの副作用に留意する必要がある．

肝庇護療法（ウルソデオキシコール酸，グリチルリチン）

B型肝硬変やC型肝硬変において，ウルソデオキシコール酸やグリチルリチンを用いた肝庇護療法により肝線維化の進行が抑制されるとの明らかなエビデンスはない．しかし，C型肝硬変においてはALT値の低下や発癌抑制の効果が報告されている．また原発性胆汁性胆管炎では，ウルソデオキシコール酸の投与により移植への移行率が有意に低くなることが知られている．

（瀬戸山博子，佐々木 裕）

● 参考文献
1) Sakaida I, et al. Tolvaptan for improvement of hepatic edeme：a phase 3, multicenter, randomized, double-blind, placebo-controlled trial. Hepatol Res 2014；44：73-82.
2) 日本消化器病学会編．肝硬変診療ガイドライン2015．改訂第2版．南江堂；2015.
3) 東田千尋．肝障害のかゆみとオピオイド．医学のあゆみ2001；197：616-7.

● プリンシプルシリーズ参照
3 『ここまできた肝臓病診療』「利尿薬」☞p.199（高村昌昭，寺井崇二）/「抗酸化療法を含めた肝庇護療法」☞p.203（原 裕一，日野啓輔）/「分岐鎖アミノ酸製剤」☞p.289（瀬戸山博子，佐々木 裕）/「肝性脳症」☞p.301（遠藤龍人，滝川康裕）

V章｜治療法総論
▶ **肝疾患／薬物療法**

肝癌治療薬

Expert Advice
❶ 肝細胞癌の治療は専門性が高く，肝細胞癌を疑った場合にはすみやかに肝臓専門医に相談すべきである．
❷ 肝細胞癌については，肝切除，ラジオ波焼灼療法や肝動脈化学塞栓療法など局所療法が有効であるが，脈管浸潤症例，遠隔転移をきたした場合には化学療法が選択される．
❸ 化学療法には，肝動脈より抗癌剤を注入する動注化学療法と，経口分子標的薬による全身化学療法がある．
❹ 肝細胞癌に対する薬物療法を行う際には，肝機能低下や汎血球減少に留意する必要がある．

肝細胞癌の治療は，肝機能，腫瘍数，サイズにより治療方法が決定される（☞p.369⑮）．肝切除やラジオ波焼灼療法は根治性が高く，腫瘍数が少ない場合やサイズが小さい場合に選択される．一方，多発性の場合には肝動脈化学塞栓療法が選択される．しかし，門脈腫瘍栓などの脈管浸潤や肝外転移をきたした場合にはこれらの治療法は不適であり，薬物療法が選択される[1]．

化学療法には，肝動脈より抗癌剤を注入する動注化学療法と，分子標的薬を用いた全身化学療法がある．

動注化学療法

動注化学療法は，少量の抗癌剤を直接肝臓に注入することで，局所の抗癌剤濃度を高め，全身に流出する抗癌剤の量を減らすことで効果を最大にし，副作用を軽減するために考案された治療方法である．その方法には，単回でカテーテルを挿入し，抗癌剤注入を行う方法と，リザーバーシステムを用いた持

❶ 各薬剤の標的分子

分子標的薬	血管新生抑制		腫瘍微小環境改善		腫瘍増殖抑制			
	VEGFR	TIE2	FGFR	PDGFR	RAF	KIT	RET	VEGFR
ソラフェニブ	●			●	●			●
レゴラフェニブ	●	●	●		●	●	●	●
レンバチニブ	●		●	●		●	●	●

*IC$_{50}$値をもとに筆者作成.

続注入などがある.

シスプラチン（CDDP）肝動注化学療法

Seldinger 法を用いてカテーテルを挿入し，シスプラチン 65 mg/m^2 を 20〜40 分かけて動注する. 効果をみながら 4〜6 週ごとに繰り返す.

低用量シスプラチン・フルオロウラシル肝動注化学療法（low-dose FP）

リザーバーシステムを用いて行われる治療で，汎用されるレジメンである. 低用量のシスプラチンを modulator として用いて，フルオロウラシルを持続肝動注する. 比較的局所制御に優れており，とくに門脈浸潤例に対して効果が高い[2].

全身化学療法（分子標的治療）

ソラフェニブ

ソラフェニブ[3]は腫瘍増殖にかかわるキナーゼ（CRAF，BRAF）と血管新生にかかわるキナーゼ（VEGFR），腫瘍微小環境にかかわるキナーゼ（PDGFR）などを阻害する経口マルチキナーゼ阻害薬である（❶）. 2009 年 5 月に「切除不能の肝細胞癌」に対して保険適用となった.『肝癌診療ガイドライン』（2017 年版）では，Child-Pugh 分類 A の切除不能肝細胞癌に対する全身化学療法にはソラフェニブが推奨されている[1]. ソラフェニブは，1 回 2 錠（200 mg/錠）1 日 2 回を連日経口投与する.

副作用のほとんどは投与開始 1 か月以内に生じるため，投与開始 1 か月は毎週の診療，問題なければ 2 か月目からは 2 週間に 1 回の診療を行う. 通常，入院導入は不要である. 治療効果判定は，4〜6 週ごとに造影 CT あるいは造影 MRI において行う. また腫瘍マーカーも定期的に測定する.

副作用は，従来の殺細胞性抗癌剤とは大きく異な

り，手足症候群（hand foot skin reaction），多形紅斑，薬疹などの皮膚症状，高血圧，下痢，嗄声などがある. また重篤なものとして間質性肺炎，肝不全などがある.

レゴラフェニブ

レゴラフェニブ[4]は，血管新生にかかわるキナーゼ（VEGFR1-3，TIE2），腫瘍微小環境にかかわるキナーゼ（PDGFRβ，FGFR），腫瘍形成にかかわるキナーゼ（KIT，RET，RAF-1，BRAF）を阻害する経口マルチキナーゼ阻害薬である（❶）. ソラフェニブと比較して強い腫瘍増殖抑制作用を有する. ソラフェニブ不応患者を対象に行われたプラセボ対照治験において有意な生存期間延長効果を示し，2017 年 6 月に「癌化学療法で増悪した切除不能な肝細胞癌」すなわちソラフェニブに対する二次治療薬として適応拡大された.

ソラフェニブと構造式が酷似しており，副作用プロファイルも同様であるためソラフェニブによる副作用で中止を余儀なくされた症例に対しては投与不可である. ソラフェニブ投与にて画像的に増悪を認め，かつソラフェニブに忍容性のある（ソラフェニブが 1 日 400 mg，20 日以上内服可能であった）症例で，Child-Pugh A，performance status 0〜1 の症例が対象となる. レゴラフェニブは 1 日 1 回 4 錠（40 mg/錠）を 3 週間内服し，1 週間休薬する. ひとたび肝機能障害を起こした場合は重篤化することがあるため，最初の 2 クールは毎週の採血フォローによる厳重なモニタリングが必要である. 治療効果判定は，4 週ごとに造影 CT あるいは造影 MRI において行う. また腫瘍マーカーも定期的に測定する.

レンバチニブ

レンバチニブ[5]は腫瘍血管新生および腫瘍増殖な

どにかかわる血管内皮増殖因子·受容体（VEGFR1-3）と腫瘍微小環境形成にかかわる線維芽細胞増殖因子·受容体（FGFR1-4），血小板由来増殖因子·受容体（PDGFRα），腫瘍増殖にかかわる幹細胞因子·受容体（KIT），rearranged during transfection 癌原遺伝子（RET）などの受容体チロシンキナーゼを阻害するマルチキナーゼ阻害薬である（❶）．ソラフェニブと比較する第3相試験（非劣性試験）の結果，レンバチニブは生存期間においてソラフェニブに対して非劣性を示した．2018年3月に「切除不能な肝細胞癌」に対して適応拡大された．レンバチニブは体重別で投与量が規定されており，体重60 kg 以上では1日1回3カプセル（4 mg／カプセル），体重60 kg 未満では1日1回2カプセルを連日内服する．治療効果判定は，4～6週ごとに造影CT あるいは造影MRI において行う．また腫瘍マーカーも定期的に測定する．

副作用としてはソラフェニブと比べて，手足症候群や下痢などの自覚症状は比較的少ないが，高血圧，蛋白尿に注意が必要である．

肝細胞癌に対する薬物療法は，進行例あるいは標準治療で不応の症例に対して行われるため，必然的に肝機能が悪化していることが多い．動注化学療法，分子標的治療ともに，その治療の特性を十分に理解し，全身状態はもちろんのこと，肝機能と腫瘍状態をよく勘案して選択する必要がある．

（上嶋一臣，工藤正俊）

● 参考文献

1) 日本肝臓学会編．肝癌診療ガイドライン．2017年版．金原出版；2017．
2) Ueshima K, et al. Phase I／II study of sorafenib in combination with hepatic arterial infusion chemotherapy using low-dose cisplatin and 5-fluorouracil. Liver Cancer 2015；4：263-73. Epub 2016/01/07.
3) Llovet JM, et al. Sorafenib in advanced hepatocellular carcinoma. N Engl J Med 2008；359：378-90.
4) Bruix J, et al. Regorafenib for patients with hepatocellular carcinoma who progressed on sorafenib treatment（RESORCE）：a randomised, double-blind, placebo-controlled, phase 3 trial. Lancet 2017；389（10064）：56-66.

5) Kudo M, et al. Lenvatinib versus sorafenib in first-line treatment of patients with unresectable hepatocellular carcinoma：a randomised phase 3 non-inferiority trial. Lancet 2018；391（10126）：1163-73.

● プリンシプルシリーズ参照

3 『ここまできた肝臓病診療』「分子標的薬」☛p.189（上嶋一臣，工藤正俊）／「化学療法（TAI，TACE，HAIC）」☛p.194（池田健次）

Ⅴ章｜治療法総論

▶ 肝疾患／特殊治療

BRTO, PTO, TIPS, PSE, 脾摘

Expert Advice

❶ BRTO は，胃腎シャントを伴う孤立性胃静脈瘤や性腺静脈へのシャントを伴う肝性脳症，異所性消化管静脈瘤に対する本邦発の画期的な IVR である．

❷ PTO は，最も精密な門脈血行動態の解析に優れる PTP による供血路塞栓術である．

❸ TIPS は，難治性の腹水·食道噴門部静脈瘤に対する肝移植前の最後の IVR である．

❹ PSE は，肝硬変合併症治療時の汎血球減少症に対し2年間効果を持続する治療法である．

❺ 脾摘は，特発性門脈圧亢進症などの汎血球減少症における第1選択である．

‖ BRTO

BRTO（balloon occluded retrograde transvenous obliteration；バルーン閉塞下逆行性経静脈的塞栓術）は数少ない本邦発（1991）の手技[1]である．カテーテル的硬化療法ともよばれる[2]．2015年度に厚労科研医師主導治験が前向きで行われ，2016年3月に治験終了．2017年薬事認可され，2018年2月保険適用となった．

血行動態的条件：門脈-大循環シャント（portosystemic shunt）を有する病態．

適応：孤立性胃静脈瘤，肝性脳症，異所性静脈瘤

（十二指腸・直腸静脈瘤），時に人工肛門周囲にできる静脈瘤（stomal varices）など．主病因が排血路巨大シャントにあり，バルーン閉塞下塞栓が可能で，その効果により形態や臨床症状の改善が見込まれる病態．

禁忌：低アルブミン血症（3 g/dL 未満）を伴う腹水合併例．血小板3万/μL 未満．

副作用：硬化剤5%EO による溶血に伴う血尿，まれに急性腎不全．

実際の治療適応

孤立性胃静脈瘤（Lg-f，Lg-cf）

食道静脈瘤を伴わず排血路である胃腎シャントの経路で胃内腔に突出する孤立性の胃穹窿部静脈瘤（Lg-f）もしくは噴門穹窿部静脈瘤（Lg-cf）が適応となる．通常の食道胃噴門部静脈瘤（Lg-c）は供血路から形成されるため適応とはならない．

胃静脈瘤破裂は，Lg-c，f ともヒストアクリル（NBCA）などによる内視鏡的硬化療法（CA-EIS）で緊急止血し，MD-CT や MRA で胃腎シャントが存在すればBRTO が待機・予防的適応となる．

手技の手順：経頸静脈的あるいは経大腿静脈的に排血路である胃腎シャントに逆行性にカテーテルを挿入，バルーン閉塞下に胃静脈瘤を造影し，硬化剤（5%EO）で塞栓する．胃腎シャント例主体だが，時に左横隔膜下静脈シャント単独例（4.3%）もある．筆者らの考案したカテーテル留置法による翌日再造影で，治療効果を判定．本法により内視鏡的に3か月後，胃穹窿部静脈瘤全体が劇的に消失する．

BRTO 最大の利点は，内視鏡的硬化療法（EIS）や Hassab 手術と異なり，胃静脈瘤と周囲血行路を一括した治療が可能であり，標的胃静脈瘤の再発はみられない．

9か月後の食道静脈瘤の出現（24%）は，EIS にて対処可能である．留意すべきは腹水の既往例で，アルブミンは治療前後とも3 g/dL を保つべきである．新規腹水の出現頻度は6か月で1.6%である．

肝性脳症

①誘因の除去：消化管出血の止血と便秘，感染症，脱水，電解質異常，②合成二糖類・難吸収性抗菌薬の内服，③分岐鎖アミノ酸製剤の点滴静注で改善しない難治例で，造影CT にて門脈-大循環シャントを認めれば，IVR によるシャント閉塞が肝性脳症にきわめて有効である[3]．

しかしその門脈血行動態は，脾腎シャント（spleno-renal shunt：SRS）を中心に，腸間膜静脈-下大静脈シャント（mesocaval shunt），性腺静脈（gonadal vein），Retzius 静脈など複雑であり，かなり高度な術者が必要である．しかし翌日には高アンモニア血症の低下，肝性脳症の改善が得られ，効果は即効性である．Fischer 比も低下し，頻回の分岐鎖アミノ酸製剤の点滴から離脱できる例が多い．

異所性静脈瘤

十二指腸静脈瘤や直腸静脈瘤など食道・胃以外の消化管静脈瘤で，血行動態が判明すれば，BRTO の適応となる症例が存在する．供血路・排血路双方の塞栓が必要な症例では，PTO[4] ＋BRTO，TIO（transileocolic obliteration）＋BRTO，すなわちDBOE（dual balloon occluded embolotherapy）[5]を行う．

その他

① stomal varices 周囲からの肉眼的出血に対し，直接結紮や直視下硬化剤注入（DIS）を行ってもなお止血困難な肝硬変例では，BRTO が有効である．

② ICG-R15＞30%で切除不能となった肝細胞癌例では，胃腎シャントやほかの major shunt を探索し，BRTO を行い肝切除の適応とするストラテジーもある．

PTO

門脈血行動態の解析において，最も明瞭な画像が得られる直接門脈造影（percutaneous transhepatic portography：PTP）下に，食道胃噴門部静脈瘤などを供血路側から塞栓する手技をPTO（percutaneous transhepatic portographic obliteration；経皮経肝門脈造影下塞栓術）と称する[4]．巨木型食道静脈瘤など供血路に入りにくいEIS 症例に対し行う．また十二指腸や直腸などの異所性静脈瘤や肝性脳症では，供血路塞栓であるPTO と排血路塞栓であるBRTO を同時に行う（DBOE）[5]．

禁忌：腹水保有例や著明な萎縮肝，血小板３万/μL 以下.

副作用：直接経肝的穿刺による肝表出血・肝被膜下出血，腹腔内出血，胆管出血，biloma 形成.

硬化剤：エタノールに始まり，現在は5%EO. 肝性脳症では coil embolization が主体となる.

外科サイドでは，20年以上前から肝癌切除前に残肝容積の増大を目的に，肝内門脈塞栓術が PTP-E という呼称で行われてきた[6]. さらに東北大学の岩崎らは，この応用として EO による肝内門脈硬化療法と TACE を合わせ，内科的な"兵糧攻め"療法として肝切除に近い成績を示した.

TIPS

TIPS（transjugular intrahepatic porto-systemic shunting；経頸静脈的肝静脈–門脈短絡術）は，"門脈圧亢進症を元から治す"という観点から，外科的に行われてきた porto-caval shunting を，経皮的な IVR により門脈圧の減圧を図る目的で施行される[7]. 欧米では，肝移植までの暫定処置として，最終的治療法（IVR）として発展した.

適応：難治性腹水. ほかの治療法で難渋した食道胃噴門部静脈瘤，とくに両者における門脈血栓合併例.

禁忌：穿刺・経路に要治療肝癌を有する症例. 器質化した陳旧性門脈血栓保有例.

副作用：①肝性脳症（3週後30%）—分岐鎖アミノ酸製剤（BCAA）の投与や stent in stent で内腔（シャント径）を狭めて対応する.

②ステント内再閉塞は6か月後40%—TIPS ルート内バルーン拡張（血管形成術）にて，ステント内発達した自己内皮細胞との融合を図る. 以後の開存率は良好である.

効果：経頸静脈的に肝静脈から直接肝内門脈へカテーテルを挿入し，メタリックステントを留置すれば，その場で門脈圧は低下し，左胃静脈など供血路の造影も消失する. 高度な萎縮肝や大量腹水例でも出血なく可能である.

課題：長期的にはプロトロンビン時間など肝予備能低下など検討の余地があり，本手技の適応にはよ

り慎重な対応を要する. 本邦では2016年4月に先進医療を外れた.

PSE

脾機能亢進症に対する治療は従来，外科的脾摘術のみであったが，現在では血小板減少例では PSE（partial splenic arterial embolization；部分的脾動脈塞栓術）が行われている. 本法では門脈圧低下の意義に加え，トロンボポエチン（TPO）の増加が幼若巨核芽球の増生を促し，血小板の増加が得られる. その結果2年後で，前値に比し2倍の血小板上昇が得られ，アルブミンやプロトロンビン時間などの有意な上昇も認められる.

本法は，DAA 治療開始前のインターフェロン治療時，血小板低下のみがその適応の妨げとなっていた C 型慢性肝炎に施行され，その完遂に貢献した.

2015年発売された TPO 受容体作動薬（ムルプレタ®）は，血小板5万/μL 以下の例で，輸血をせず，一時的に血小板を増加させて観血的手技の施行を可能としたが，持続は21日間であり，複数回治療を要する例では PSE を選択するという，その棲み分けが可能となった.

脾摘

従来，門脈圧亢進症における食道噴門部静脈瘤において，EIS 出現以前は，食道離断術＋脾摘や Hassab 術が治療の中心であった. 現在でも血小板のみならず白血球低下を伴う脾機能亢進症に基づく汎血球減少症に対しては，PSE では不十分であり，脾摘術が第１選択となる.

IPH（特発性門脈圧亢進症）や IPT（特発性血小板減少症）などは長期効果が望め，外科的脾摘出術の良い適応である. 近年は腹腔鏡下あるいは hand assist による脾摘が増えている.

（國分茂博）

● 参考文献

1）金川博史ほか. バルーン下逆行性経静脈的塞栓術（B-RTO）による胃静脈瘤治療. 肝臓 1991；32：442.

2）Ninoi T, et al. TIPS versus transcatheter sclerotherapy for gastric varices. AJR 2004；183：369-76.

V章 治療法総論／肝疾患

3) 森脇久隆. 肝性脳症の治療体系. 日消誌 2007；104：352-6.
4) 國分茂博. 経皮経肝門脈的門脈塞栓術（PTO）. 日本肝臓学会編. 肝臓専門医テキスト. 南江堂；2016. p.454-7.
5) 森田 穣. B-RTO, DBOE—肝細胞癌合併食道・胃静脈瘤に対する IVR による閉鎖術式. 医学のあゆみ 1996；176：477-81.
6) 木下博明ほか. 肝細胞癌に対する術前経皮経肝門脈塞栓術とその意義. 日消外会誌 1985；18：2329-35.
7) 金沢秀典. 経頸静脈的肝内門脈-大循環シャント術（TIPS）. 日本肝臓学会編. 肝臓専門医テキスト. 南江堂；2016. p.457-9.

● プリンシプルシリーズ参照
3 『ここまできた肝臓病診療』「脾臓摘出術，部分的脾動脈塞栓術（PSE）」☞p.239（吉田 寛）／「BRTO, PTO, TIPS」☞p.244（國分茂博）

V章｜治療法総論
▶ 肝疾患／特殊治療

RFA, TACE

Expert Advice

❶ 肝癌に対する熱凝固治療は外科切除より低侵襲で，ラジオ波焼灼療法，マイクロ波凝固療法として複数のデバイスが使用可能である.

❷ ラジオ波治療では，画像シミュレーション技術などによる安全な治療がめざされるとともに，経カテーテル治療併用による効果向上の努力もなされている.

❸ 肝動脈化学塞栓療法（TACE）は，多発の「中期肝癌」に広く適応症例を有しているが，一部の患者では外科切除・ラジオ波治療といった根治的治療が可能であることを認識すべきである.

❹ TACE には，一般的な conventional TACE のほか，バルーン閉塞下 TACE（B-TACE），マイクロスフィアを使用する DEB-TACE などがあり，適応選択とテクニックについての検討がなされている.

悪性腫瘍に対する治療としては，一般的に外科切除，放射線療法，化学療法が三本柱といわれるが，肝細胞癌の種々の特性から，これら以外に経皮的局所治療と経動脈的なカテーテル治療という特殊治療が可能である. これらの治療は，三本柱の代替というよりも，大きな肝癌治療の主流となっている.

経皮的（穿刺）局所療法

肝癌に対する内科的な経皮的局所治療としては，ラジオ波焼灼療法（radiofrequency ablation：RFA），マイクロ波凝固療法（microwave coagulation therapy：MCT），エタノール局注療法（percutaneous ethanol injection：PEI）が保険診療で認可されている. 最近では収束超音波治療（high intensity focused ultrasound：HIFU），冷凍凝固療法，irreversible electroporation（IRE；不可逆的電気穿孔治療）などが高度先進医療，非保険診療として一部で応用されはじめている.

適応

肝癌診療ガイドライン[1]によると，穿刺局所療法の良い適応は，Child-Pugh 分類 A あるいは B の良好な肝機能で，腫瘍径 3 cm 以下・腫瘍数 3 個以下である. ガイドライン上は穿刺局所療法は肝切除に次ぐセカンドラインの治療に位置づけられている. 種々のデータ・報告より，RFA の成績は PEI より良好である[2,3].

これまでに RFA と外科切除についての無作為化比較試験が 4 編報告されている[4-7]. それらによると，3 編では外科切除が有意に良好な治療効果が得られているが，1 編では治療効果に有意差がなかった. Child-Pugh 分類 A，単発，2 cm 以下の肝癌の治療に限ると，RFA の治療効果が良好という結果も得られており，肝切除・RFA の治療方法選択に関して，両者を第 1 選択としてよいかどうかの結論はついていない. わが国では多施設共同研究での無作為化試験 SURF Study が施行され，本邦のエビデンスとしての試験結果が待たれる.

ラジオ波凝固療法（RFA）とその種類

RFA は AM ラジオに近い周波数の電磁波（460〜480 kHz）を用いて，組織をジュール加熱することで腫瘍を壊死に陥らせる. RFA 機器のうち，わが国

で使用可能なものは，①Cool-tip RF System（コヴィディエン社），②RFAシステム（旧名RTC, Boston-Scientific社），③CelonPower（オリンパス社），④VIVA RFAシステム（メディコス・ヒラタ社），⑤Volta（センチュリー・メディカル社）の5種類である．RFAシステムは電極先端から10〜12本の弧状の金属hookが出る構造であるが，Cool-tip, CelonPOWER, VIVA, Voltaは直線上の電極を使用する（❷）．すべて組織インピーダンスでモニターしながら焼灼する方式であり，最大出力も150〜200 W程度の相違がある．

内科的根治治療の代表格であるRFAは，2013年よりバイポーラの新規デバイス（CelonPOWER：オリンパス社）の参入があった．他の4機種（Cool-tip, RFAシステム, VIVA, Volta）は，肝とは離れた他部位に対極板を貼付し，肝癌「中央部」に穿刺した電極との間に電磁波電流を流すことで電極周囲を丸く焼くデバイスであった．すなわち，電流を流す2つの電極のうちの1つの電極の役割を穿刺電極が果たす形となっており，これらはすべてモノポーラ型RFAと総称されている．

CelonPOWERでは，肝癌を焼灼するために穿刺する1本の針の遠位部と近位部に2個の電極が絶縁部分を挟んで配置されている．バイポーラ電極の有用性はこれを複数本使用する「マルチポーラ・モード」で大きくなると考えられる．その一つが，腫瘍に触れず腫瘍を取り囲むように複数本の電極を穿刺することで治療が可能なnon touch ablation[1,2]であり，大型の焼灼範囲とともに腫瘍に触れないために再発や播種が少ないことが期待できる．腫瘍が手前側肝表面に露出して存在する場合にもnon touch ablationは有用で，出血・播種の危険なく焼灼が行える．さらに，大型の焼灼域を得るために必要な時間は，他のモノポーラ・デバイスすべてより大幅に短時間ですむ．

最近になってわが国に導入されたVIVA RFAシステムは，基本的に従来のCool-tip型ラジオ波と同様の構造であるが，電極部が可変性の絶縁カバーを動かすことで電極長を調節する構造になっており，同一セッションで大きさの違う多発性腫瘍を効率的

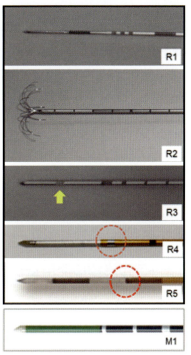

❷ わが国で使用可能なラジオ波焼灼療法（R1〜R5），マイクロ波凝固療法（M1）の電極針
R1：コヴィディエン社のCool-tip電極，R2：RFAシステムのLeVeen針，R3：CelonPOWERの3 cm針，R4：VIVAの可変型電極，R5：Voltaの可変型電極），M1：コヴィディエン社のEmprint．

に焼灼できるデバイスとなっている．この機器とほぼ同様で，直針・内部冷却式・電極長可変型のVoltaシステムが，新規参入のRFA機器として使用可能となっている．

最近では，3Dエコー画像を基本として，穿刺深度の正確な把握，穿刺ルートや焼灼形状のシミュレーションなどが行える装置が開発されており，治療困難症例の治療，安全な穿刺治療のアシスト，RFA手技の教育など，多面的なRFA治療の工夫が進むと考えられる．高齢者，肝予備能低下症例，全身合併症併存例など，肝切除が行えない症例でのRFAの適応は今後も増加すると考えられる．

マイクロ波凝固療法（MCT）

マイクロ波凝固療法は，周波数2,450 MHzの波長のきわめて短い電磁波を用いて組織を誘電加熱し，腫瘍を壊死に陥らせる治療である．腫瘍内部に電流

を流して加熱するRFAは抵抗加熱によるものであり，物理的機序の異なる方法での腫瘍焼灼治療である．1990年代にわが国で使用されていた当初のタイプは，16 G電極の先端約1 cmの部分に絶縁体があり，この末梢側と中枢側で電磁波電圧をかけるもので，直径が15 mm程度しか焼灼できず，複数回穿刺による治療の必要なことが多かった．

2017年より使用可能となった新規のマイクロ波焼灼デバイスEmprint（コヴィディエン社）は電極針内部に冷却水を灌流することにより，直径3 cmもしくはそれ以上の球形の焼灼域を得られるものである（❷，M1）．

経カテーテル治療に使用する抗癌剤

肝癌に対する抗癌剤の選択に関して，多くの知見が報告されるようになった．2000年以降，肝動脈動注療法，TACEに使用される薬剤としてアントラサイクリン系と白金系薬剤の比較論文が多数出されている．抗腫瘍効果や無再発生存率では，多くのretrospectiveな研究論文では白金系薬剤の優位を示しているが，少数例での無作為化比較試験では差がないとするものもある．

2010年より保険認可された肝動注用白金製剤ミリプラチンは，リピオドール®との親和性が高く，当初から高い抗腫瘍効果が期待されて登場した．日本で開発された薬剤で，海外では承認されておらず，研究はもっぱら国内に限られている．臨床論文は2011年から報告が始まり，前回他部位に他薬剤で行ったTACEの効果が良好であった症例での奏効率が高かったこと，副作用が少ない薬剤であること，早期の肝癌で効きやすいこと，多孔性ゼラチン粒塞栓を併用することが安全で有効であること，加温して投与すると効果が向上すること，多発性肝癌で有用であることなどが明らかとなってきている．

肝癌に対する肝動脈化学塞栓療法（TACE）

肝動脈化学塞栓療法（transcatheter arterial chemoembolization：TACE）は，外科切除やRFAなどの根治的療法が困難な肝細胞癌が適応で，3 cm以上の大型肝癌，3個以上の多発肝癌などに行われる．肝癌による門脈本幹閉塞がある場合には禁忌である．

TACEによる腫瘍の壊死効果は，大きさ，動脈依存性など腫瘍の性質に依存するほか，抗癌剤の種類，薬剤注入の方法，塞栓物質（多孔性ゼラチン粒か合成樹脂ビーズか）など治療手技・方法に大きく依存する．TACEの効果判定は，腫瘍縮小から壊死率の範囲が評価され，ダイナミックCTか造影MRIで行われる．

原理と実際

肝臓は肝硬変になっていても動脈・門脈の2血流の支配を受けているのに対し，進行した肝細胞癌は肝動脈のみの血流に依存していることを利用して，肝動脈末梢部を経カテーテル的に塞栓することで肝細胞癌のみを壊死に陥らせることをめざす治療である．TACEは肝細胞癌に特有な治療法で，原発性肝癌である胆管細胞癌や転移性肝癌での治療効果は劣る．

TACEの際には，油性造影剤リピオドール®を併用することが多いが，肝癌組織に停留する性質を利用した抗癌剤（エピアドリアマイシン，シスプラチン，ミリプラチンなど）の効果を増強するほか，血洞経由での門脈流入・門脈塞栓を介して塞栓効果を高めることを目的としている．2014年よりマイクロスフィア（ビーズ）製材が使用可能となり，抗癌剤徐放効果，末梢肝動脈の強い塞栓効果などを利用した治療が選択可能となった．

具体的な方法

担癌区域（肝癌の存在する区域）・亜区域までカテーテルを挿入し，これより抗癌剤，脂溶性造影剤（リピオドール®）懸濁液を動注した後，多孔性ゼラチン粒（ジェルパート®）により塞栓する．肝両葉に腫瘍が存在する場合には，固有肝動脈からTACEを行うこともあるが，腫瘍の栄養血管を同定し末梢動脈までカテーテルを挿入して，抗癌剤＋リピオドール®懸濁液を強く注入した後に塞栓を行う（亜）区域性Lp-TACEの治療効果は高く，腫瘍の完全壊死も期待できる．

2014年に認可されたマイクロスフィア（ディー

シービーズ®，ヘパスフィア®）を用いる場合には，アントラサイクリン系薬剤やシスプラチンをマイクロスフィア内に適切に含浸させ，徐放効果とともに末梢肝動脈を十分に詰めるように緩徐な塞栓を行う．抗癌剤徐放効果を期待するビーズ注入は drug eluting bead-TACE（DEB-TACE）とよばれる．

わが国では 2012 年ころより，balloon-occluded TACE（B-TACE）が広く行われるようになった．これは，マイクロバルーンカテーテルを使用して，肝動脈に挿入したカテーテルの末梢血流を途絶することによる血流変化・圧変化を利用して行う TACE である．バルーン閉塞により末梢肝動脈の血圧が低下すると，肝癌部位における動脈-末梢部の圧較差は非腫瘍部の動脈-末梢部の圧較差よりも相対的に大きくなり，リピオドール®・抗癌剤混合液が肝癌に多く流入するようになる．さらに，バルーン閉塞の部位から近位側に抗癌剤が逆流しないため，リピオドール®・抗癌剤を強く圧入することも可能となり，限局的には強力な TACE が可能となる．

> 治療例 1（通常の TACE，小型少数で限局した腫瘍）：担癌亜区域動脈まで挿入した μg/L カテーテルより，エピルビシン 40 mg＋リピオドール® 3 mL，その後，多孔性ゼラチン粒で塞栓．
>
> 治療例 2（両葉多発，進行肝障害，門脈末梢部腫瘍塞栓合併例）：アイエーコール® 100 mg（70 mL 溶解液），リピオドール® 4 mL を少量ずつ交互に肝動注．
>
> 治療例 3（両葉多発，進行肝障害，門脈末梢部腫瘍塞栓合併例）：加温したミリプラチン 120 mg＋リピオドール® 6 mL 懸濁液を担癌区域動脈に動注．
>
> 治療例 4（5 cm 以上の大型腫瘍を含む右葉多発性肝癌）：ヘパスフィア®（サイズ 50〜100 μm）1 バイアル＋エピルビシン 50 mg を含浸させたものを右肝動脈から適当量注入．
>
> 治療例 5（5 cm 以上の大型腫瘍を含む右葉多発性肝癌）：ディーシービーズ®（サイズ 100〜300 μm）1 バイアル＋エピルビシン 50 mg を含浸させたものを右肝動脈から適当量注入．

現状と将来

わが国では，比較的小型で少数の肝癌に対して，

区域性に抗癌剤混和リピオドール® を強く注入した後に多孔性ゼラチン粒で塞栓する「肝梗塞をめざす」準根治目的の TACE が広く行われている．しかし肝両葉に多数が撒布する肝癌では，抗癌剤動注の後に全肝に多孔性ゼラチン粒で広く浅く塞栓する「抗癌剤効果」期待の TACE が行われることも多い．

さらに，「抗癌剤効果」期待の方法に関しては，各種ビーズ製剤が開発され，その抗癌剤徐放効果や良好な末梢動脈塞栓効果により使用されるようになった．これらビーズ製剤やミリプラチン（リピオドール® 動注製剤）をどのような場面で TACE に活用していくべきかの検討が必要と考えられ，肝梗塞期待，「抗癌剤効果」期待のほか，これらの drug-delivery に重点をおいた経カテーテル治療が行われる頻度が増してくるものと考えられる．

（池田健次）

◉ 参考文献

1) 日本肝臓学会編．肝癌診療ガイドライン．2017 年版．金原出版；2017.

2) Shiina S, et al. A randomized controlled trial of radiofrequency ablation with ethanol injection for small hepatocellular carcinoma. Gastroenterology 2005；129：122-30.

3) Brunello F, et al. Radiofrequency ablation versus ethanol injection for early hepatocellular carcinoma：a randomized controlled trial. Scand J Gastroenterol 2008；43：727-35.

4) Chen MS, et al. A prospective randomized trial comparing percutaneous local ablative therapy and partial hepatectomy for small hepatocellular carcinoma. Ann Surg 2006；243：321-8.

5) Huang J, et al. A randomized trial comparing radiofrequency ablation and surgical resection for HCC conforming to the Milan criteria. Ann Surg 2010；252：903-12.

6) Feng K, et al. A randomized controlled trial of radiofrequency ablation and surgical resection in the treatment of small hepatocellular carcinoma. J Hepatol 2012；57：794-802.

7) Fang Y, et al. Comparison of long-term effectiveness and complications of radiofrequency ablation with hepatectomy for small hepatocellular carcinoma. J Gastroenterol Hepatol 2014；29：193-200.

◉ プリンシプルシリーズ参照

3 『ここまできた肝臓病診療』「化学療法（TAI，TACE，HAIC）」☞p.194（池田健次）／「肝細胞癌の内科的治療」☞p.337（池田健次）

V章｜治療法総論
▶ 肝疾患／特殊治療

血漿交換，瀉血療法

Expert Advice

❶ 血漿交換（PE）は，劇症肝炎など昏睡型急性肝不全に対する人工肝補助療法の一つであるが，大量の新鮮凍結血漿による電解質異常などをきたすため，血液濾過透析（HDF）を併用することが一般的である．

❷ 最近，HDF の進歩によって肝性脳症の覚醒率が向上し，PE は補助的な治療法になりつつある．

❸ 瀉血療法は，酸化ストレスの原因となる肝臓の鉄過剰沈着を改善する治療法である．C 型慢性肝炎の病態進展と肝発癌抑制効果が報告されており，ALT 高値だが抗ウイルス療法が実施できない症例が対象となる．

血漿交換

血漿交換（plasma exchange：PE）は，血漿分離膜を用いて，患者血液を血球成分と血漿成分に分離し，分離した血漿成分の代わりに新鮮凍結血漿などの置換液を補充する治療法である．血漿成分として病因物質（蛋白結合物質や免疫複合体などの高分子物質など）を非選択的に除去することが可能である．劇症肝炎を含む急性肝不全における人工肝補助療法の一環として行われることが多く，肝性脳症の原因物質の除去に加え，不足している凝固因子などの補充を目的として実施される．PE は単独で生存期間を延長することが報告されているが，救命率を改善するというエビデンスは得られていない．

厚生労働省「難治性の肝・胆道疾患に関する調査研究」班による 2014 年の全国集計によると，急性肝不全および遅発性肝不全に対する血漿交換の実施率は，非昏睡型では 9.8％であるが，昏睡型では急性型 73.5％，亜急性型 82.1％，遅発性肝不全（LOHF）60.0％と高率で，昏睡型の急性肝不全に対する内科的治療の中心となっている[1]．

近年，PE を長時間（6〜8 時間）かけて行う slow plasma exchange や 24 時間持続で行う continuous plasma exchange も実施されている．一方，PE では大量の新鮮凍結血漿による電解質異常や代謝性アルカローシス，水分の不均衡といった事象が起こりうるため，水・電解質異常を是正する意味でも血液濾過透析（hemodiafiltration：HDF）を併用することが一般的である．最近，高流量 HDF（high-flow HDF）や on-line HDF による肝性脳症の覚醒率が向上し[2]，血漿交換は補助的な治療法となりつつある．

瀉血療法

生体内の鉄の大部分はヘム鉄として利用されているが，残りの大部分（全体の約 1/3）は肝細胞や肝網内系細胞に貯蔵される．過剰な鉄イオンは過酸化水素水と反応し，ヒドロキシラジカルを産生して酸化ストレスの原因となる．慢性肝疾患において肝への鉄沈着が増加する機序は明らかにされていないが，C 型慢性肝炎や非アルコール性脂肪肝では高頻度に鉄の過剰沈着が認められ，病態の増悪因子とされている．

C 型慢性肝炎に対する瀉血療法の有効性は 1994 年に Hayashi らによって報告され[3]，『慢性肝炎・肝硬変の診療ガイド 2016』[4]においても補助的な治療法として推奨されている．具体的には，血清フェリチン値の目標を 20 ng/mL に設定し，1〜2 週ごとに 200〜400 mL の瀉血を行う．ヘモグロビン値が 9〜10 g/dL 以下になった場合には，造血能の回復を待つために瀉血を中止する．以降は ALT 値，フェリチン値，ヘモグロビン値を参考に適宜瀉血療法を追加する．なお，瀉血療法中には鉄制限食を併用することも重要である．

瀉血療法の対象は，AST・ALT 値が異常を示すにもかかわらず抗ウイルス療法が実施できない患者であり，瀉血療法を継続することで ALT の改善だけでなく，病態進展および肝発癌の抑制が期待でき

る．一方，近年のインターフェロンフリー治療の進歩により，抗ウイルス療法の対象外となる患者はきわめて限られるのが実状である．

（森内昭博，井戸章雄）

● **参考文献**
1) 持田　智ほか．我が国における急性肝不全および遅発性肝不全（LOHF）の実態（2014年）．厚生労働科学研究費補助金（難治性疾患克服研究事業）「難治性の肝・胆道疾患に関する調査研究」平成27年度総括・分担研究報告書．2016．p.116-35.
2) Arata S, et al. Treatment of hepatic encephalopathy by on-line hemodiafiltration：a case series study. BMC Emerg Med 2010；10：10.
3) Hayashi H, et al. Improvement of serum aminotransferase levels after phlebotomy in patients with chronic active hepatitis C and excess hepatic iron. Am J Gastroenterol 1994；89：986-8.
4) 日本肝臓学会編．慢性肝炎・肝硬変の診療ガイド2016．文光堂；2016.

● **プリンシプルシリーズ参照**
3『ここまできた肝臓病診療』「瀉血療法」☞p.219（宮西浩嗣，加藤淳二）/「血漿交換，血液濾過透析」☞p.223（森内昭博，井戸章雄）

Ⅴ章│治療法総論
▶ **肝疾患／外科手術**

肝切除術

Expert Advice
❶ 病状と肝予備能をふまえ，肝切除の術式を決定する．
❷ 肝切除を安全に行うためには術前管理が重要である．
❸ 残存予定肝の容積が小さい場合には門脈塞栓術などの処置を行う．
❹ 肝切除の質を高めるため，術前シミュレーションや造影超音波，インドシアニングリーン（ICG）蛍光法などの技術が利用されている．
❺ 腹腔鏡下肝切除の適応は徐々に拡大されているが，難易度の高い術式は慎重に導入する．

対象疾患

肝切除の対象となる疾患は，肝細胞癌，肝内胆管癌，転移性肝癌などの悪性腫瘍が多い．良性腫瘍では，腹痛などをきたす有症状のものや悪性腫瘍との鑑別が困難なものでは肝切除が行われることがある．

肝予備能の評価

肝切除がほかの臓器の切除と異なる点は，肝予備能が手術適応ならびに術式決定において重要な役割をもつことである．ウイルス性肝炎やアルコール性肝障害などにより肝予備能が低下するにつれ，安全に切除できる肝容積は小さくなる．

本邦の多くの施設では，術前にICG検査を行い，切除可能肝容積を決めている．1987年に公表され広く使用されるようになった幕内基準では，腹水の有無，血清総ビリルビン値，ICG 15分停滞率の3因子をもとに手術の可否，選択可能術式を規定している（**3**）[1].

肝切除の術前管理

慢性肝炎を有する場合には，AST/ALT値が100 IU/Lを上回る症例においてグリチルリチン・グリシン・システイン配合剤（強力ネオミノファーゲンシー®）の投与を行っている．慢性肝疾患を有する症例では，食道静脈瘤の有無を上部消化管内視鏡検査で確認し，F2以上もしくはRC sign陽性のものは事前に内視鏡的静脈瘤結紮術を行っている．また，併存疾患を有する症例やハイリスク症例では，事前にリスク評価・併存疾患のコントロールを行っておく．

具体的には，糖尿病を有する症例では術1週間前から入院とし，尿糖が陰性になるように血糖コントロールを行っている．右開胸が必要な症例，呼吸機能低下例では，術後の呼吸器合併症予防のため積極的に呼吸訓練を行っている．高齢者や日常生活動作（activity of daily living：ADL）低下例では，必要に応じて術前から理学療法を行っておく．

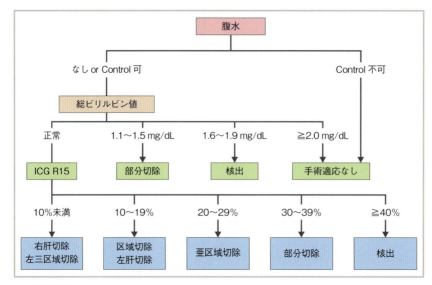

❸ 幕内基準
(Makuuchi M, et al. Surgery for small liver cancers. Surg Oncol 1993 ; 9 : 298-304[1])より引用)

肝切除成績向上のための工夫

門脈塞栓術

門脈塞栓術は，肝切除予定部位の門脈枝を塞栓することにより萎縮させ，非塞栓部すなわち残肝予定部位の代償性肥大を得ることにより，肝切除の安全性を増すことを目的とした処置である．

東京大学肝胆膵外科では，ICG 15 分停滞率が 10％未満の患者では予定残肝容積が全肝の 40％未満のときに門脈塞栓術を適用し，ICG 15 分停滞率が 10～20％の患者では，予定残肝容積が 50％未満のときに門脈塞栓術を術前に適用している．

現在は主に局所麻酔下・エコーガイド下に経皮経肝的門脈塞栓術を行っている．門脈右枝を塞栓すると約 2 週間後には右肝の容積が全肝容積の約 10％減少し，左肝の容積が全肝容積の約 10％増加することが知られている[2]．

肝シミュレーション

画像処理ソフトを用いて造影 CT の画像をもとに行う肝切除手術のシミュレーションは，2000 年ごろより臨床応用が始まった．

当科では，2004 年 2 月から肝画像シミュレーションソフト（OVA：Organ Volume Analysis；日立メディコ社）を，2008 年 7 月以降はより操作が簡便なシミュレーションソフト（Synapse Vincent；富士フイルム）を導入・使用している．これらの登場により予想切除肝容量，門脈や静脈分枝の支配領域とその容積が正確かつ簡便に計算できるようになった（❹）．これらのシミュレーション画像は腫瘍と脈管の立体的関係や予定術式ごとの肝離断面を術前に把握するうえでも非常に有用である．

このような肝シミュレーションソフトを用いた技術は，2008 年に先進医療として認可され（肝切除手術における画像支援ナビゲーション），2012 年に保険収載された．

術中造影超音波

2007 年に第 2 世代超音波造影剤であるペルフルブタン（ソナゾイド®，GE Healthcare）が日本で発売され，術中使用が始まった．

術中造影超音波の用途は主に，①術中に発見された新たな結節の鑑別診断，②通常の術中超音波では指摘できない新たな腫瘍の発見，③腫瘍と周囲構造物との位置関係の把握，の 3 つである．①は病変の造影パターンをもとに良・悪性の判断に役立てることができる．②，③に関しては Kupffer 相で観察することにより，病変のより詳細な観察が可能となる（❺）[3]．

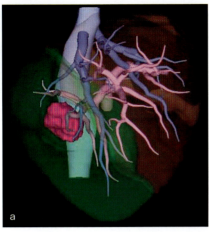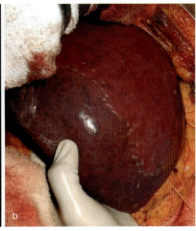

❹ B型慢性肝炎に伴う肝細胞癌に対する肝後区域切除
a：肝シミュレーションソフトで作成した脈管解剖と腫瘍．肝S6/7に位置する直径35 mmの肝細胞癌．緑色で示された肝後区域は438 mL（全肝の31.6％）と計算された．
b：肝後区域動脈・門脈を結紮切離後に阻血域の境界をマーキングした術中写真．

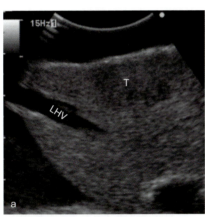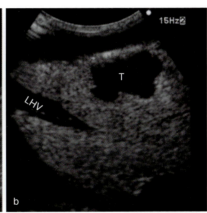

❺ 転移性肝癌の術中造影超音波
a：Bモードの画像．腫瘍（T）の境界は不明瞭で左肝静脈（LHV）と近接しているようにみえる．
b：造影剤に特化したハーモニック画像．造影剤静注15分後のKupffer相では腫瘍の境界が明瞭に描出され，腫瘍は左肝静脈から離れていることがわかる．
（Takahashi M, et al. Contrast-enhanced intraoperative ultrasonography using perfluorobutane microbubbles for the enumeration of colorectal liver metastases. Br J Surg 2012；99：1271-7[3]）より引用）

ICG蛍光法

ICGが近赤外光照射下に蛍光を発する性質を利用し，①蛍光胆道造影，②肝腫瘍の術中イメージング，③肝区域染色，などに用いられている．

①は，ICGが胆汁中に排泄される性質を利用し静注して行う方法と，直接胆管内に注入する方法がある．

②は，分化度の高い肝細胞癌組織ではICGの胆汁排泄が遅れること，腫瘍周囲の肝実質に胆汁排出遅延が起きること，などの性質を利用し腫瘍を発光させる方法である（❻）[4]．

③は，超音波ガイド下に門脈枝を穿刺しICGを注入する．従来の色素注入法に比べ，長時間より明瞭に区域境界を同定することが可能となった[5]．

低侵襲外科治療への取り組み —腹腔鏡下肝切除

腹腔鏡下肝切除術は，当初は先進医療として一部

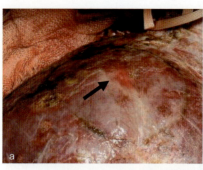 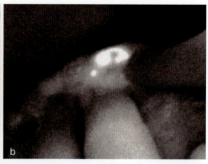

❻ ICG 蛍光法を用いた大腸癌肝転移の同定
a：肉眼所見．矢印の部位に腫瘍が存在しているが，一見しただけではわからない．
b：ICG が発する蛍光が赤外観察カメラで画像化することにより，腫瘍の周囲にリング状に滞留する ICG が描出されている．

（Ishizawa T, et al. Real-time identification of liver cancers by using indocyanine green fluorescent imaging. Cancer 2009；115：2491-504[4]）より引用）

施設で実施されるのみであったが，2008 年 8 月には高度医療の承認を受け，2010 年 4 月には肝部分切除と肝外側区域切除が，さらに 2016 年 4 月には亜区域切除，1 区域切除（外側区域切除を除く），2 区域切除および 3 区域切除以上のものが保険収載された．腹腔鏡下肝切除の適応は徐々に拡大される傾向にあるが，難易度の高い術式は慎重に導入する必要がある．

（市田晃彦，長谷川　潔，國土典宏）

●参考文献
1) Makuuchi M, et al. Surgery for small liver cancers. Surg Oncol 1993；9：298-304.
2) Nagino M, et al. Changes in hepatic lobe volume in biliary tract cancer patients after right portal vein embolization. Hepatology 1995；21：434-9.
3) Takahashi M, et al. Contrast-enhanced intraoperative ultrasonography using perfluorobutane microbubbles for the enumeration of colorectal liver metastases. Br J Surg 2012；99：1271-7.
4) Ishizawa T, et al. Real-time identification of liver cancers by using indocyanine green fluorescent imaging. Cancer 2009；115：2491-504.
5) 石沢武彰, 齋浦明夫.【肝胆膵イメージング：画像が映す分子病理】肝疾患　ICG 蛍光イメージングの分子メカニズムと臨床応用. 肝・胆・膵 2015；70：567-72.

●プリンシプルシリーズ参照
3『ここまできた肝臓病診療』「肝切除術」▶p.207（市田晃彦，長谷川　潔，國土典宏）

V章｜治療法総論
▶ 肝疾患／外科手術

肝移植

Expert Advice
❶ 肝移植は，末期肝疾患，先天性代謝疾患，劇症肝不全，肝細胞癌患者の根本的治療手段で，保険診療である．
❷ 日本では生体肝移植がいまだ主流であるが，脳死肝移植と生体肝移植の術後成績は同等である．
❸ 血液型不適合移植における抗体性拒絶反応はほぼ制御可能となり，1 年生存率は 80％である．
❹ B 型肝炎に対する肝移植は，抗 HBV グロブリンと核酸アナログ製剤の併用療法により移植成績が非常に良好となった．
❺ C 型肝炎に対する肝移植は，直接作用型抗ウイルス薬（DAA）の開発により治療成績の向上が期待されている．

欧米では脳死肝移植が活発に行われているが，本邦では脳死移植の普及は遅れ，生体肝移植が発展してきた．肝臓は再生能力が高いことから，生体ド

外科手術／肝移植

ナーからの部分肝提供が成り立つ. 健常人の犠牲を伴う生体肝移植よりも脳死肝移植のほうが望ましいという見解がある一方で, 計画的に条件の良いグラフトを移植できることは, 生体肝移植の有利な点である.

肝移植の適応疾患とタイミング

肝移植の適応

肝臓は生命の維持に必須の臓器であり, その機能不全に陥った患者を救うには肝移植が唯一の治療手段である. 肝移植の適応となるのは, 内科的・外科的なほかの治療によって代償することのできない肝臓全体の機能低下 (肝不全), あるいは肝臓の一部の働きが欠けているために生命や生活の質が危険にさらされる疾患 (代謝性疾患など), および肝細胞癌である. 肝移植の保険適用となる疾患を ❼ に示す.

上記の適応疾患で肝不全指標が進行した状態では, 担当医は肝移植のオプション提示を行うべきである.

肝移植のタイミング

肝不全を表す客観的な肝不全状態の指標として, Child-Pugh 分類, Model for End-stage Liver Disease (MELD) スコアが用いられる.

Child-Pugh 分類は肝硬変の重症度を表す指標として広く用いられており, 一般に Grade B 後半, ま

たは C に相当する場合に肝移植の適応となる.

MELD スコアは, 総ビリルビン値, PT-INR, 血清クレアチニン値から算出され, 短期間での肝硬変患者の予後予測として用いられている 〔3.8×log^e (bilirubin [mg/dL]) + 11.2×log^e (INR) + 9.6×log^e (creatinine [mg/dL]) + 6.4× (etiology : 0 if cholestatic or alcoholic, 1 otherwise)〕. 14点以下では肝移植の利益が少なく, 逆に高すぎると移植後の成績が悪化することから, 15点から肝移植を考慮することが望ましい[1].

肝細胞癌に対する肝移植

『肝癌診療ガイドライン』(2017 年版) における肝細胞癌治療アルゴリズムでは, 肝障害度 C でミラノ基準を満たす症例が肝移植の適応になる (☞p.369 ⓯). ミラノ基準とは, 肝外病変や脈管侵襲がなく, 単発では腫瘍径 5 cm 以下, 多発では 3 個以内で腫瘍径 3 cm 以下, を満たす肝細胞癌であり, 保険適用もこれに基づいている[2].

本邦における肝細胞癌に対する肝移植の 5 年生存率は 60〜80% である.

脳死肝移植と生体肝移植

肝移植は臓器提供のあり方により, 脳死ドナーからの脳死肝移植と生体ドナーからの生体肝移植に分けられる. 脳死臓器提供が欧米と比較して少ない本邦では, 生体肝移植が中心に発展してきた. 2010 年改正臓器移植法が施行されてからは脳死臓器提供数が増加し, 2015 年には 57 例の脳死肝移植が行われたが, 依然として生体肝移植が中心である.

脳死肝移植では多くの場合, 全肝 (もしくは分割肝) 移植であることや, 緊急手術として行われることなどの特徴がある. 一方で, 生体肝移植では計画的に手術が行えるため, 最も安全な時期に, 条件の良いグラフトを移植できるという有利な点がある. 生体肝移植により発展してきた本邦での脳死肝移植と生体肝移植の術後成績は同等である[3].

脳死肝移植

脳死移植の認定施設でインフォームドコンセントを行い, 施設の適応委員会で承認後に, 日本肝臓学会の脳死肝移植適応評価委員会で適応の有無と緊急

❼ 肝移植の適応疾患

1. 肝移植治療がその必要性, 安全性, 及び効果において他の治療よりも優位であると判断される場合とする.

- 劇症肝炎 (劇症肝不全, 遅発性肝不全を含む)
- 胆道閉鎖症
- 先天性肝・胆道疾患
- 先天性代謝異常症
- バッド・キアリ症候群
- 原発性胆汁性肝硬変
- 原発性硬化性胆管炎
- 二次性胆汁性肝硬変
- 進行性肝内胆汁うっ滞
- ウイルス性肝硬変
- その他の肝硬変
- 移植肝不全
- 肝細胞癌
- 肝芽腫
- その他の肝腫瘍
- 多発性肝嚢胞
- 肝移植の他に治療法がないすべての疾患

2. 以下の疾患または状態を伴わないこととする.
- 制御不能の肝胆道系以外の活動性感染症
- 制御不能の肝胆道系以外の悪性腫瘍
- 肝移植治療の安全性の大きな妨げとなる他臓器疾患

(日本移植学会. 生体肝移植ガイドライン. 2008 より引用)

度が審査される．緊急度はChild-Pugh分類とMELDスコアに基づいて点数化され，日本臓器移植ネットワークに登録され，臓器提供があると緊急度の高い順に選定される．

2014年肝移植症例登録報告によれば，生体肝移植463例に対し，脳死肝移植数は45例と少なく，最も緊急度の高い急性肝不全を中心に行われている[3]．

生体肝移植

生体肝移植には健常者からの臓器提供が必要であり，これはドナー本人にとっては医学的に適応がないにもかかわらず行われる手術である．したがって生体肝移植を考える際には，身体的，精神的，そして社会的な側面でドナーの健康と安全性に最大限の配慮が必要で，かつドナーの心理的な満足度も勘案される．

生体肝移植は1つの肝臓を2人で分け合う治療手段であり，左右のバランスとレシピエントの体格とのバランスが両者の安全性を左右する．ドナーの安全性からみると，相対的に大きな右葉グラフト提供は当然負担が大きいと考えられ，正常肝で残肝率30〜35％を確保することが必須と考えられている．レシピエント側からみたグラフトサイズの指標には複数あるが，代表的なものにグラフト重量/レシピエント体重（GRWR）やグラフト体積/レシピエント標準肝体積（GV/SLV）がある．一般的にGRWR 0.7〜0.8以上，GV/SLV 30以上が必要とされる．

血液型不適合移植

生体適合ドナーがいない場合には血液型不適合移植が考慮されるが，異なる血液型ドナーの臓器を移植すると強い抗体性拒絶反応（antibody mediated rejection：AMR）を惹起する．移植後早期の抗原抗体反応による脈管内皮炎に続くさまざまな循環障害がAMRの本態であり，術前からの抗Bリンパ球療法と血漿交換，術後の内皮炎予防と感染予防が重要である．

肝持続注入療法と抗CD20抗体（リツキシマブ）の組み合わせでほぼAMRは制御可能となり，2014年肝移植症例登録報告によると，成人間不適合移植成績は，血液型一致や適合に比べ劣るものの1年生存率は80％と良好であった[3]．

肝移植後の治療

B型肝炎に対する抗ウイルス療法

B型肝炎・肝硬変に対する肝移植では，高率にB型肝炎ウイルスの再感染をきたす．しかし，現在では抗B型肝炎ウイルスグロブリン（HBIG）と核酸アナログ製剤の併用療法によるB型肝炎再発予防により，ほぼ完全制御が実現し，移植成績は非常に良好となっている[4]．

C型肝炎に対する抗ウイルス療法

C型肝炎・肝硬変に対する肝移植では，肝移植後もほぼ全例でグラフト再感染をきたし再発する．免疫抑制下にあって急激なウイルスの増殖と肝線維化を引き起こすため，移植後の抗ウイルス療法が重要である．

HCV直接作用型抗ウイルス薬（DAA）の出現により，肝移植後の抗HCV治療に対する治療は急速に変化しつつある．NS3/4プロテアー阻害薬のアスナプレビルとNS5A阻害薬のダクラタスビルによる経口2剤併用療法はインターフェロンフリー治療であり，上述の有害事象や慢性拒絶を誘発しない可能性が期待される[5]．

（小林　剛，大段秀樹）

●参考文献
1) Merion RM, et al. The survival benefit of liver transplantation. Am J Transplant 2005；5：307-13.
2) Mazzaferro V, et al. Liver transplantation for the treatment of small hepatocellular carcinomas in patients with cirrhosis. N Engl J Med 1996；334：693-9.
3) 日本肝移植研究会. 肝移植症例登録報告. 移植 2015；50：156-69.
4) Katz LH, et al. Prevention of recurrent hepatitis B virus infection after liver transplantation：hepatitis B immunoglobulin, antiviral drugs, or both? Systematic review and meta-analysis. Transpl Infect Dis 2010；12：292-308.
5) Ueda Y, Uemoto S. Interferon-free therapy for hepatitis C in liver transplant recipients. Transplantation 2016；100：54-60.

●プリンシプルシリーズ参照
3『ここまできた肝臓病診療』「肝移植」→p.227（小林　剛，大段秀樹）

V章｜治療法総論
▶膵・胆道疾患／薬物療法

胆石治療薬

Expert Advice

❶ 胆石症のなかでも胆嚢結石症は薬物療法にて溶解・消失が期待できるものがある.

❷ 現在，ウルソデオキシコール酸（UDCA）による経口胆石溶解療法が臨床の場で広く用いられており，その適応となるのは，胆嚢生理機能が保たれた非石灰化純コレステロール結石である.

❸ UDCA の投与量は 8 mg/kg/日以上の内服が推奨され，一般的には 600 mg/日の投与が行われる.

❹ 薬物療法の有用性と限界を理解し，その臨床的な位置づけを再認識することが望まれる.

胆石症のなかには薬物療法により溶解・消失が期待できる症例があるため，胆嚢結石症の治療においては，薬物療法の可能性も視野に入れ治療方針を立てることが望まれる. 本項では，胆石症のなかでも薬物療法の対象となりうる胆嚢結石症について解説する.

治療薬の作用

経口胆石溶解療法は胆汁酸を補充し，胆汁中コレステロール飽和度を低下させ結石を溶解させるものであるが，使用される胆汁酸製剤であるケノデオキシコール酸（CDCA）とウルソデオキシコール酸（UDCA）では作用機序が異なる. CDCA は胆汁中でのミセルの形でコレステロールを溶存するのに対し，UDCA ではミセル形成能は弱くベジクルや液晶を形成してコレステロールを溶存する[1]など，両胆汁酸製剤のさまざまな薬理作用の違いが報告されている.

❶ 経口胆石溶解療法の適応

1. 胆石径
   1) 2 cm 以下が望ましい
2. 超音波所見（土屋分類）
   1) Ⅰa 型，Ⅰb 型
   2) 充満型，堆積型の一部，浮遊型
3. 非石灰化所見
   1) 腹部単純 X 線撮影にて X 線透過性
   2) 腹部 X 線 CT にて胆石の CT 値 100 HU 以下
4. 排泄性胆道造影所見
   1) 胆嚢の造影が良好で収縮が良好な症例
   2) 浮遊結石が望ましい

胆石溶解療法の実際

経口胆石溶解療法の適応となるのは，胆嚢生理機能（胆汁濃縮能や胆嚢収縮能）が保たれた非石灰化純コレステロール結石である. このような症例は全胆嚢胆石中 10% 以下と考えられている. したがって，本療法の有効率を上げるため，適応症例を画像所見から選別することが求められる. 一般的には，腹部超音波検査によりコレステロール結石の特徴を示し，X 線 CT にて石灰化を認めず，排泄性胆嚢造影で胆嚢がよく造影される胆嚢結石症例が該当する（❶）.

胆石溶解剤として CDCA と UDCA があげられるが，両薬剤の有効率の優劣については一定の見解を得ない. また，CDCA と UDCA の薬理作用が異なることから，併用療法についての検討も多く報告されているが，臨床的な優位性は確立されていない. CDCA は下痢の出現を比較的高頻度に認め，さらに一過性の肝機能障害や血清脂質値に影響を及ぼすことがあるため，一般臨床において使用される頻度は減少した.

UDCA の投与量に関しては，胆石溶解効果の検討から 8 mg/kg/日以上の内服が推奨され，一般的には 600 mg/日の投与が行われる. わが国では，UDCA による胆石消失率はおよそ 20～40% である.

胆石の溶解には比較的長期間を要す（数か月～数年）ため，患者の服薬アドヒアランスの維持に努める必要がある. 治療期間の短縮を期待して，体外衝撃波破砕療法を併用することも可能である. 治療開始半年を目安に腹部超音波検査により溶解効果を確認し，治療継続の是非を検討する.

根治療法後の再発とその予防

UDCA と CDCA による完全溶解後の再発率は，報告により異なるが，およそ 15〜30％で，治療終了後数年以内に再発する場合が多い．Hood らの報告[2]によると，胆石溶解療法により完全溶解に至った 82 人を 5 年間追跡調査した結果，低用量 UDCA（治療量の 1/3）の維持療法は統計学的には有意でないものの，胆石の再発を抑制する傾向にあった．

胆汁酸製剤の内服を中止して 1〜4 週で胆汁は再びコレステロール過飽和状態に戻ることを勘案すると，胆石溶解後も UDCA 200〜300 mg/日の維持療法を数年間行うことが推奨される．

（山本隆一，田妻　進）

● 参考文献
1) Igimi H, Carey MC. Cholesterol gallstone dissolution in bile : dissolution kinetics of crystalline (anhydrate and monohydrate) cholesterol with chenodeoxycholate, ursodeoxycholate, and their glycine and taurine conjugates. J Lipid Res 1981 ; 22 : 254-70.
2) Hood KA, et al. Gall stone recurrence and its prevention : the British/Belgian Gall Stone Study Group's post-dissolution trial. Gut 1993 ; 34 : 1277-88.

● プリンシプルシリーズ参照
4『膵・胆道疾患診療の最前線』「胆石治療薬」 ☜ p.178（菅野啓司，田妻　進）

V章 | 治療法総論
▶ 膵・胆道疾患／薬物療法

胆道炎治療薬

Expert Advice

❶ 急性胆管炎・胆嚢炎の治療では，『急性胆管炎・胆嚢炎診療ガイドライン 2013』に基づいて抗菌薬が選択される．

❷ 急性胆管炎・胆嚢炎の治療では，市中感染と医療関連感染に分けて抗菌薬が選択される．

❸ 待機的 ERCP では，一般的な腸内細菌による感染を想定し予防的抗菌薬が投与される．

病態

急性胆管炎

急性胆管炎は，総胆管結石や悪性胆道狭窄，硬化性胆管炎などの良性胆道狭窄により胆道が閉塞をきたし，胆汁中の細菌感染が引き起こされ発症する．

胆管炎は，胆管内に増殖した細菌やエンドトキシンが，上昇した胆管内圧により血管内に移行しやすい状況にあるため，胆道ドレナージと抗菌薬投与を行う必要がある．急性胆管炎は『急性胆管炎・胆嚢炎診療ガイドライン 2013』（Tokyo guideline 13：TG13）[1]に基づいて重症度判定を行い，胆道狭窄の診断と胆道ドレナージの緊急性が判断されると同時に抗菌薬が投与される．

急性胆嚢炎

急性胆嚢炎の原因のほとんどが，胆嚢結石による胆嚢管閉塞による．結石が嵌頓することにより胆嚢管を閉塞し，胆嚢内胆汁のうっ滞が起こり，胆嚢粘膜障害から炎症性サイトカインの活性化や胆汁感染をきたし発症に至る．

胆嚢炎の治療では，入院，絶食のうえ，十分な補液投与を行いながら重症度判定が行われる．重症度に合わせて全身管理を行い，早期の胆嚢摘出術や，経皮的もしくは経乳頭的な胆嚢ドレナージが行われると同時に抗菌薬投与が開始される．

抗菌薬

急性胆管炎・胆嚢炎は，胆道感染が背景にあるため，抗菌薬の投与が必須である．❷に急性胆管炎・胆嚢炎で投与が推奨される抗菌薬の一覧を示す．

初期に投与される抗菌薬は，胆管結石などが原因で来院する市中感染か，手術や内視鏡的逆行性胆管膵管造影（endoscopic retrograde cholangio-pancreatogrphy：ERCP）が原因で発症する医療関連感染かを見極め，重症度に応じて決定される．その後，原因微生物の感受性から，最適な抗菌薬へと変更することが重要である．

市中感染では，大腸菌，*Klebsiella* spp.，緑膿菌などのグラム陰性菌が中心であり，グラム陽性菌の頻度は少ない．一方，医療関連感染としての急性胆

薬物療法／胆道炎治療薬

❷ 急性胆管炎・胆囊炎の推奨抗菌薬

重症度		市中感染			医療関連感染
		Grade I	Grade II	Grade III	
抗菌薬	ペニシリン系を基本として	スルバクタム・アンピシリン（ユナシンS®）＋アミノ配糖体薬	タゾバクタム・ピペラシリン（ゾシン®）	タゾバクタム・ピペラシリン（ゾシン®）	タゾバクタム・ピペラシリン（ゾシン®）
	セファロスポリン系を基本として	セファゾリン（セファメジン®）or セフォチアム（パンスポリン®）or セフォタキシム（クラフォラン®）or セフトリアキソン（ロセフィン®）or cefuroxime ±メトロニダゾール（フラジール®）セフメタゾール（セフメタゾン®）or フロモキセフ（フルマリン®）スルバクタム・セフォペラゾン（スルペラゾン®）	セフトリアキソン（ロセフィン®）or セフォタキシム（クラフォラン®）or セフェピム（マキシピーム®）or セフゾプラム（ファーストシン®）or セフタジジム（モダシン®）±メトロニダゾール（フラジール®）スルバクタム・セフォペラゾン（スルペラゾン®）	セフェピム（マキシピーム®）or セフタジジム（モダシン®）or セフゾプラム（ファーストシン®）±メトロニダゾール（フラジール®）	セフェピム（マキシピーム®）or セフタジジム（モダシン®）or セフゾプラム（ファーストシン®）±メトロニダゾール（フラジール®）
	カルバペネム系を基本として	Ertapenem	Ertapenem	イミペネム・シラスタチン（チエナム®）or メロペネム（メロペン®）or ドリペネム（フィニバックス®）	イミペネム・シラスタチン（チエナム®）or メロペネム（メロペン®）or ドリペネム（フィニバックス®）
	モノバクタム系を基本として	推奨なし	推奨なし	アズトレオナム（アザクタム®）±メトロニダゾール（フラジール®）	アズトレオナム（アザクタム®）±メトロニダゾール（フラジール®）
	ニューキノロン系を基本として	シプロフロキサシン（シプロキサン®）or レボフロキサシン（クラビット®）or パズフロキサシン（パシル®）±メトロニダゾール（フラジール®）モキシフロキサシン（アベロックス®）	シプロフロキサシン（シプロキサン®）or レボフロキサシン（クラビット®）or パズフロキサシン（パシル®）±メトロニダゾール（フラジール®）モキシフロキサシン（アベロックス®）		

Ertapenem は日本未発売.
（急性胆管炎・胆囊炎診療ガイドライン改訂出版委員会編. 急性胆管炎・胆囊炎診療ガイドライン 2013. 第2版. 医学図書出版：2013[1]）より引用）

管炎では，グラム陰性菌のほか，緑膿菌，多剤耐性グラム陰性菌，腸球菌，グラム陽性菌も念頭に幅広く対応する必要がある．さらに，近年問題となっている新しいβラクタマーゼに関連した腸内細菌科の耐性菌に対する対応も念頭におく必要がある．extended spectrum beta lactamase（ESBL）産生大腸菌や *Klebsiella* spp. はカルバペネム系抗菌薬に対する高度耐性株を認めることから，注意を要する．

TG13では，待機的ERCPの予防的抗菌薬につい

ても記載が加えられた．ERCPの予防的抗菌薬に関しては，抗菌薬により胆管炎の予防効果はないとするメタ解析[2]が報告されている一方，予防的抗菌薬はERCP後の菌血症，胆管炎，膵炎の発症率を低下させるとのCochrane review[3]の報告もあり，結論が出ていない．今後，比較研究などで必要性を明らかにする必要はあるが，原則として一般的な腸内細菌の感染を想定した抗菌薬の投与が望ましい．TG13では，ERCPの際に胆道狭窄を認めた場合の抗菌薬が提示されており（❸），これらを参考に総合

229

V章 治療法総論／膵・胆道疾患

❸ ERCP の予防的抗菌薬

抗菌薬の種類	抗菌薬
セファロスポリン系	セファゾリン（セファメジン®） セフメタゾール（セフメタゾン®） フロモキセフ（フルマリン®）
ペニシリン系	ピペラシリン（ペントシリン®） タゾバクタム・ピペラシリン（ゾシン®）

（急性胆管炎・胆嚢炎診療ガイドライン改訂出版委員会編．急性胆管炎・胆嚢炎診療ガイドライン 2013．第 2 版．医学図書出版；2013[1]）より引用）

的に抗菌薬の必要性を判断する．

（菅野　敦，正宗　淳，下瀬川　徹）

◉参考文献

1) 急性胆管炎・胆嚢炎診療ガイドライン改訂出版委員会編．急性胆管炎・胆嚢炎診療ガイドライン 2013．第 2 版．医学図書出版；2013.
2) Bai Y, et al. Prophylactic antibiotics cannot prevent endoscopic retrograde cholangiopancreatography-induced cholangitis：a meta-analysis. Pancreas 2009；38：126-30.
3) Brand M, et al. Antibiotic prophylaxis for patients undergoing elective endoscopic retrograde cholangio-pancreatography. Cochrane Database Syst Rev 2010；10：CD007345.

◉プリンシプルシリーズ参照

4『膵・胆道疾患診療の最前線』「抗菌薬」 ➡p.182（菅野　敦，正宗　淳，下瀬川　徹）

V章｜治療法総論
▶ **膵・胆道疾患／薬物療法**

膵炎治療薬

Expert Advice

❶ 急性膵炎に対しては，発症早期より十分な鎮痛が必要である．
❷ 急性膵炎に対する抗菌薬は，重症例・壊死性膵炎・胆道感染症合併例に予防的投与するが，抗真菌薬の予防的投与は行わない．
❸ 急性膵炎に対するヒスタミン H_2 受容体拮抗薬やプロトンポンプ阻害薬には有効性はなく，消化管出血のリスクなどがなければ使用しない．
❹ 慢性膵炎の疼痛対策としては，非ステロイド性抗炎症薬（NSAIDs）を用い，無効な場合にはトラマドール塩酸塩の投与を考慮してもよい．成分栄養剤にも慢性膵炎の腹痛対策に有効性が期待されている．
❺ 慢性膵炎に膵外分泌機能不全を合併した場合は，高力価の消化酵素薬を投与する．

膵炎は急性膵炎と慢性膵炎に大別され，異なった病態である．

急性膵炎とは「膵臓の急性炎症で，他の隣接する臓器や遠隔臓器にも影響を及ぼし得るもの」と定義されており，大半の症例は 6 か月以内に回復する[1]．

慢性膵炎は膵の持続的な炎症やその遺残により生じ，多くは非可逆性である．進行すると膵外分泌・内分泌機能の低下を伴う[2]．

急性膵炎の薬物療法

鎮痛

急性膵炎の発症早期より，十分な鎮痛コントロールが必要である．メタ解析の結果においても，鎮痛薬の使用は診断や治療の妨げにならないことが示されている[1]．

ブプレノルフィン（初回投与 0.3 mg 静注後，2.4 mg/日持続静注），ペンタゾシン（30 mg 静注 6 時間ごと）の有効性を示す報告（RCT）がある[1]．

予防的抗菌薬

急性膵炎は本来無菌的に発症するが，膵・膵周囲の感染により予後が不良となることから，予防的抗菌薬投与の是非が問われる．急性膵炎の大半を占める軽症例に対しては，感染性合併症の発生率・死亡率は低く，予防的抗菌薬は必要ない．

重症例や壊死性膵炎に対する予防的抗菌薬投与は，発症早期（発症後 72 時間以内）の投与により生命予後を改善する可能性がある．通常は広域スペクトラムの抗菌薬を投与する．急性胆管炎・胆嚢炎を

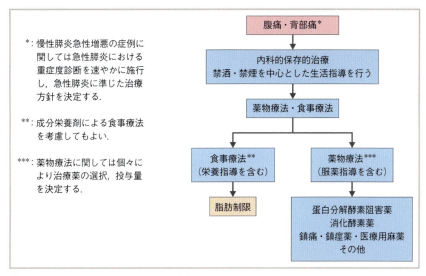

❹ 慢性膵炎の内科的保存的治療のフローチャート
(日本消化器病学会編．慢性膵炎診療ガイドライン 2015．改訂第 2 版．南江堂；2015[5]より抜粋)

合併すれば通常は抗菌薬を投与する[3]．

予防的抗真菌薬

急性膵炎において，膵への真菌感染は 5～68.5% と報告に幅がある．急性膵炎症例を対象とした予防的抗真菌薬投与の大規模RCTは現在までみられず，予防的抗真菌薬投与による急性膵炎の病態改善効果は明らかにされていない．日常的な抗真菌薬の予防的投与は推奨されない[1]．

急性膵炎において検出される真菌の大部分はカンジダである．『日本医真菌学会侵襲性カンジダ症の診断・治療ガイドライン Executive summary 集』でも，救急・集中治療領域での予防的抗真菌薬投与は行わないとしている[4]．

蛋白分解酵素阻害薬の経静脈投与

急性膵炎の発症メカニズムは，膵内トリプシン活性化による自己消化が主因と考えられている．蛋白分解酵素阻害薬により膵内トリプシン活性を阻害すれば，膵病変を進展阻止させることが期待できる．

しかし，急性膵炎に対する，蛋白分解酵素阻害薬（ガベキサートメシル酸塩）の経静脈投与による生命予後や合併症発生に対する明らかな改善効果は証明されていない．重症例に対する大量持続点滴投与の効果については，さらなる検討が必要である[1]．

ヒスタミン H_2 受容体拮抗薬

ヒスタミン H_2 受容体拮抗薬（シメチジン）でのRCTでは，急性膵炎に対する直接的な有効性は認められない．膵炎合併症発生率は改善せず，疼痛の持続期間を増悪させるおそれがあるため，消化管出血のリスクなどがなければ使用すべきではない[1]．急性膵炎に対するプロトンポンプ阻害薬のRCTはない（2018 年 2 月現在）．

慢性膵炎の薬物療法

経口蛋白分解酵素阻害薬

現在わが国において，慢性膵炎治療に使用可能な経口蛋白分解酵素薬はカモスタットメシル酸塩のみである．わが国で創薬されたカモスタットメシル酸塩は，主に疼痛とアミラーゼ低下に有効性を認める本邦報告例が数件ある（600 mg/日×2～6 週）．カモスタットメシル酸塩は慢性膵炎における急性症状の寛解に保険適用がある．

消化酵素薬

簡便に膵外分泌機能不全を診断する方法がないことが問題であるが，脂肪便と体重減少を伴う場合には，高力価の消化酵素薬を投与する．わが国で現在投与可能な高力価消化酵素薬腸溶性製剤はリパクレオン®のみである．

腹痛対策として消化酵素薬が有効であるかについては結論が得られていない．腹痛に消化酵素薬の大量投与あるいは高力価消化酵素薬を使用することが提案されている[5]．

鎮痛・鎮痙薬・医療用麻薬

慢性膵炎の腹痛には，NSAIDs の内服または坐薬を用いることが提案されている．トラマドール塩酸塩（弱オピオイド）やトラマドール塩酸塩/アセトアミノフェン配合剤は非癌性慢性疼痛に適応症をもち，NSAIDs が無効な場合には投与を考慮してもよい[5]．

成分栄養剤

2014 年にわが国の多施設研究疫学調査から，成分栄養剤（エレンタール®）が有痛性慢性膵炎の除痛と栄養改善に有効である報告がなされ[6]，慢性膵炎の腹痛対策として食事療法に有効なオプションとして『慢性膵炎診療ガイドライン 2015』に取り上げられた[5]（❹）．エレンタール®は，膵疾患の栄養管理に対して保険適用を有している．

（阪上順一）

● 参考文献

1) 急性膵炎診療ガイドライン 2015 改訂出版委員会編．急性膵炎診療ガイドライン 2015．第 4 版．金原出版；2015．
2) 厚生労働省難治性疾患に関する調査研究班，日本膵臓学会，日本消化器病学会．慢性膵炎臨床診断基準 2009．膵臓 2009；24：645-6．
3) 急性胆管炎・胆嚢炎診療ガイドライン改訂出版委員会編．急性胆管炎・胆嚢炎診療ガイドライン 2013．第 2 版．医学図書出版；2013．
4) 日本医真菌学会侵襲性カンジダ症の診断・治療ガイドライン作成委員会編．日本医真菌学会侵襲性カンジダ症の診断・治療ガイドライン Executive summary 集．Medical Mycology Journal 2013；54：147-251．
5) 日本消化器病学会編．慢性膵炎診療ガイドライン 2015．改訂第 2 版．南江堂；2015．
6) Kataoka K, et al. Effects of oral ingestion of the elemental diet in patients with painful chronic pancreatitis in the real-life setting in Japan. Pancreas 2014；43：451-7．

● プリンシプルシリーズ参照

❹『膵・胆道疾患診療の最前線』「膵炎治療薬」 ➡p.166（阪上順一）

V章｜治療法総論
▶ 膵・胆道疾患／薬物療法

膵内外分泌不全
治療薬

Expert Advice

❶ 症候，検査所見から総合的に膵外分泌機能不全を診断し，適切な量の酵素補充を行う．

❷ 膵外分泌不全に対する消化酵素補充にはパンクレリパーゼが第 1 選択薬である．

❸ 胃酸分泌抑制薬の併用は消化酵素薬の効果向上に役立つ．

❹ 膵性糖尿病における強化インスリン療法は血糖コントロールの改善，低血糖の予防に有効である．

❺ 膵性糖尿病では，十分な消化酵素薬補充を行ったうえでインスリン量を調節する．

慢性膵炎，膵腫瘍，膵切除後などの膵疾患による膵機能が障害された状態では，消化酵素分泌障害に栄養障害を呈する，いわゆる膵外分泌不全とインスリン分泌障害による糖尿病を呈する膵内分泌不全を認める．

膵外分泌不全に対する治療薬

消化酵素補充療法

脂肪便と体重減少を伴う慢性膵炎患者には高力価の消化酵素薬による治療を行うことが推奨されている．加えて，低アルブミン・低コレステロール血症，血中膵酵素異常低値といった消化酵素分泌不全を示唆する検査所見を認めた場合にも，消化酵素薬投与を考慮する．BT-PABA 試験での排泄率低下の程度は，消化酵素薬の投与量調節の参考となる．

消化酵素補充の第 1 選択は 2011 年に保険承認された高力価の腸溶性パンクレアチン製剤であるパンクレリパーゼ（リパクレオン®）である．これは膵疾患による腹痛軽減効果に優れる従来の消化酵素含有薬（ベリチーム®，エクセラーゼ®）と比較し高力

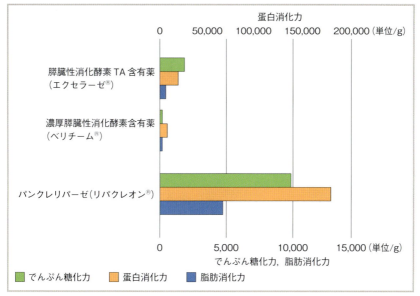

❺ エクセラーゼ®，ベリチーム®，リパクレオン®の日本薬局方消化力試験結果
脂肪・蛋白・炭水化物に対するいずれの消化力試験においても，パンクレリパーゼ製剤はほかの薬剤と比較して有意差をもって高い力価を示した．
(伊藤鉄英ほか．パンクレリパーゼ製剤とパンクレアチン成分含有剤の力価・臭いの比較検討．臨床と研究 2012；89：407-11[3] より改変)

価であり（❺），少量内服で十分な消化酵素補充を可能にし，栄養状態や排便異常改善への有用性が示された．

胃酸分泌抑制薬

膵外分泌機能不全では，膵液アルカリ化および膵酵素分泌の低下により十二指腸上部空腸の pH 低下が生じる．胃酸分泌抑制薬投与により，胃十二指腸内 pH を上昇させることで消化酵素薬の効果の向上が期待できる．

脂肪便を伴う慢性膵炎患者で消化酵素薬が効果不十分な場合に，胃酸分泌抑制薬である H_2 受容体拮抗薬やプロトンポンプ阻害薬（PPI）の併用が推奨される．

膵内分泌不全（膵性糖尿病）に対する治療薬

インスリン分泌能の評価が残存している患者については経口血糖降下薬投与も有効である．ただし，インクレチン関連薬（DPP-4 阻害薬，GLP-1）は膵炎や膵悪性腫瘍発症リスクが否定できないため，ベネフィットがリスクを上回ると判断される場合に限り使用すべきである．

真の膵性糖尿病の病態は膵 Langerhans 島細胞破壊によるインスリン分泌不全であるため，インスリン治療が基本となる．24時間尿中 C ペプチド排泄量が 10 μg/日以下，グルカゴン負荷試験において ΔCPR が 1.5 ng/mL 以下はインスリン治療の適応である．

インスリンに加えてグルカゴン分泌も障害され，血糖が不安定で低血糖を生じやすい膵性糖尿病の治療は，基礎インスリンと追加インスリンから成り立つ生理的なインスリン分泌に模倣した強化インスリン療法が望ましい．

治療の際に重要なことは，十分な消化酵素薬内服により栄養状態の改善を図ったうえでインスリン投与量を調節することである．

〔三木正美，伊藤鉄英〕

● 参考文献
1) 日本消化器病学会編．慢性膵炎診療ガイドライン 2015．改訂第 2 版．南江堂：2015．
2) 特集 膵外分泌機能不全と膵酵素補充療法の進歩．胆と膵 2016；37（2）．

V章 治療法総論／膵・胆道疾患

3) 伊藤鉄英ほか. パンクレリパーゼ製剤とパンクレアチン成分含有剤の力価・臭いの比較検討. 臨床と研究 2012；89：407-11.
●プリンシプルシリーズ参照
4『膵・胆道疾患診療の最前線』「膵消化酵素補充療法」 ●p.171（石黒　洋）/「膵性糖尿病治療薬」●p.175（河邉顕，伊藤鉄英）

V章｜治療法総論
▶ 膵・胆道疾患／薬物療法

膵・胆道癌治療薬

Expert Advice

❶ 膵・胆道癌治療薬として用いられるものは各種抗癌薬であり，臨床試験で有効性が示されたものがガイドラインで推奨されている．

❷ 膵癌では，日本膵臓学会による『膵癌診療ガイドライン2016』（2016年版）があり，グレードAとして推奨されているレジメンは，切除不能進行癌に対しては，FOLFIRINOX（オキサリプラチン，イリノテカン，フルオロウラシル，レボホリナート），ゲムシタビン＋ナブパクリタキセル，ゲムシタビン，ゲムシタビン＋エルロチニブ，S-1があり，術後補助化学療法としてはS-1がある．

❸ 胆道癌では日本肝胆膵外科学会による『胆道癌診療ガイドライン』（改訂第2版）があり，切除不能進行癌に対しては推奨度1としてゲムシタビン＋シスプラチンが推奨されている．

各レジメンの具体的な使用方法については，本書Ⅵ章「治療法各論」参照（膵癌●p.405，胆嚢癌●p.429，胆管癌●p.431）．

白金製剤

DNAのプリン塩基と共有結合し，DNA複製を阻害する．

シスプラチン（ブリプラチン®，ランダ®）

主な副作用としては，消化器症状，倦怠感，腎障害，骨髄抑制がある．腎障害のため大量輸液が必要なこと，高度催吐性リスクに分類される特徴があるが，胆道癌では1回25 mg/m²の分割投与が用いられるため，輸液量は1,000 mL程度，制吐薬は中等度催吐性リスクに準じて5-HT₃受容体拮抗薬＋デキサメタゾンの2剤併用で行われることが多い．

オキサリプラチン（エルプラット®）

シスプラチンに比し腎障害は軽度であるが，末梢神経障害の頻度が高い．末梢神経障害は低温曝露で誘発悪化するため，これを避ける．その他，重篤な過敏反応に注意が必要であり，投与数時間後や複数回投与後の発現もあるため十分な観察を要する．

代謝拮抗薬

フルオロウラシル（5-FU®）

ピリミジン拮抗薬としてDNA合成を阻害する．還元型葉酸を併用すると抗腫瘍効果が増強する性質を利用してレボホリナート（アイソボリン®）が併用される．肝で代謝され，呼気および腎より排泄される．頻度の高い副作用としては，消化器症状，倦怠感，骨髄抑制，口内炎などがある．

S-1（ティーエスワン®）

フルオロウラシルのプロドラッグであるテガフールに，ギメラシルとオテラシルを配合した経口薬である．ギメラシルは，フルオロウラシルを分解するジヒドロピリミジンデヒドロゲナーゼ（DPD）を阻害して抗腫瘍効果を増強する．また，オテラシルはフルオロウラシルを活性化するオロテートホスホリボシルトランスフェラーゼ（OPRT）を消化管上皮で阻害することで消化管毒性を軽減する．肝代謝，胆汁排泄であるが，ギメラシルは腎排泄であるため，腎障害のある患者では適切な減量が必要である．

主な副作用としては，下痢などの消化器症状，倦怠感，骨髄抑制，口内炎，色素沈着などがある．

ゲムシタビン（ジェムザール®）

シチジン誘導体としてDNA合成を阻害する．30分の点滴静注で用いられるが，60分以上では副作用が増強する．主な副作用としては骨髄抑制，消化器

症状, 肝障害, 倦怠感, 皮疹などがあり, 重篤な副作用としては間質性肺炎に注意が必要である.

トポイソメラーゼ阻害薬

イリノテカン（トポテシン®, カンプト®）

主に活性代謝産物である SN38 によるトポイソメラーゼ I 阻害により DNA 合成阻害をきたす. 肝代謝, 胆汁排泄であり, 肝障害時には減量を要する. また, 腸閉塞のある患者では禁忌である. SN38 は UGT1A1 によるグルクロン酸抱合を受けて排泄されるが, UGT1A1 には遺伝子多型が存在し, *6, *28 いずれかのホモ接合体または複合ヘテロ接合体を有する患者では副作用が増加するため注意が必要である.

主な副作用に骨髄抑制や下痢があるが, 下痢については早発性のものはコリン作動性, 遅発性のものは SN38 による粘膜障害の機序が考えられている.

微小管作用抗癌薬

ナブパクリタキセル（アブラキサン®）

パクリタキセルはチュブリンの脱重合を阻害し細胞分裂を阻害する. 本剤はパクリタキセルにアルブミンを結合させたナノ粒子製剤である. 過敏反応予防の前投薬が不要, 投与時間の短縮などのメリットがある. 肝代謝, 胆汁排泄される. 副作用としては末梢神経障害の頻度が高く, 適切な減量休薬が必要である.

分子標的薬

エルロチニブ（タルセバ®）

EGFR のチロシンキナーゼ活性を阻害し抗腫瘍効果を示す. 膵癌ではゲムシタビンに対し, 上乗せによる延命効果が示されたが, その差はわずかであった. 一方で, 副作用としては皮膚障害, 消化器症状, 肝障害などがみられ, 重篤な副作用としては間質性肺炎があり, とくにゲムシタビンとの併用では注意を要する.

（大場彬博, 上野秀樹, 奥坂拓志）

◉ 参考文献
1) 日本膵臓学会膵癌診療ガイドライン改訂委員会編. 膵癌診療ガイドライン. 2016 年版. 金原出版；2016.
2) 日本肝胆膵外科学会, 胆道癌診療ガイドライン作成委員会編. エビデンスに基づいた胆道癌診療ガイドライン. 改訂第 2 版. 医学図書出版；2014.
◉ プリンシプルシリーズ参照
4 『膵・胆道疾患診療の最前線』「抗癌剤」 ➡ p.187（古瀬純司）

> V章｜治療法総論
> ▶ 膵・胆道疾患／内視鏡治療

乳頭切開術（EST），バルーン拡張術（EPBD）

Expert Advice

❶ EST は多くの胆道内視鏡下の診断, 治療に用いられる手技であり, ERCP 関連手技の基本に位置する.

❷ ガイドワイヤー誘導式の EST ナイフ（スフィンクテロトーム）を用いて胆管へのアクセスルートを確保した状態で切開を開始し, 切開範囲を中切開にとどめるのが安全である.

❸ EPBD の適応は, 出血傾向例, 憩室内乳頭, 消化管再建術既往の総胆管結石例であるが, 胆嚢からの落下結石も乳頭括約筋の機能温存の観点から適応となる.

❹ バルーン拡張は下部胆管径を超えないことが重要であり, X 線で確認しながらゆっくり拡張していく.

❺ EPBD は EST に比べ手技は容易であるが, 開口部は大きく開放されないため, 結石除去が難しくなることを認識しておく.

内視鏡的乳頭括約筋切開術（endoscopic sphincterotomy：EST）と内視鏡的乳頭バルーン拡張術（endoscopic papillary balloon dilation：EPBD）は, ERCP に引き続いて施行される治療関連手技に際し, 乳頭開口部を切開もしくは拡張する手技である.

235

❻ EST の適応

治療	・総胆管結石〜肝内結石症の結石除去術，胆管ドレナージ術 ・良・悪性胆管狭窄症，乳頭部腫瘍の胆管ドレナージ術 ・良性乳頭部狭窄症の狭窄解除 ・急性胆嚢炎の胆嚢ドレナージ術
診断	・経乳頭的胆管生検 ・非露出腫瘤型乳頭部癌の生検 ・経口的胆管内視鏡検査 ・胆管内超音波検査

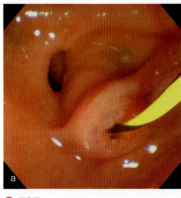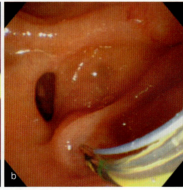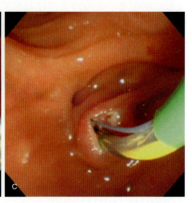

❼ EST
a：ガイドワイヤー誘導式スフィンクテロトームを胆管内に誘導.
b：11 時から 12 時方向に切開を開始.
c：はちまきひだを少し越えた中切開にとどめる.

EST に関しては，2015 年に『EST 診療ガイドライン』[1]（以下，ガイドライン）が発行されているほか，2012 年の『消化器内視鏡ハンドブック』[2]（以下，ハンドブック）にて EST と EPBD が取り上げられている．

EST

適応，禁忌

EST は，総胆管結石に対する標準的治療として行われるほか，各種胆道内視鏡下の診断や治療に際して適応がある（❻）．

EST の禁忌は，出血傾向を有する例，抗血栓薬内服中の例，胆石性膵炎の一部を除く急性膵炎例などである．抗血栓薬内服中の症例については，『抗血栓薬服用者に対する消化器内視鏡診療ガイドライン』[3]において EST は出血高危険度の手技とされており，原則的にガイドラインに基づいた対処が望ましい．

手技

EST 用のナイフ（スフィンクテロトーム）を経乳頭的に胆管に挿入し，高周波電流で乳頭部胆管を共通管を含め切開する（❼）．スフィンクテロトームにはガイドワイヤー誘導の有無，先端長，ナイフ長などにより種々のものがあるが，胆管へのアクセスルートの観点から，ガイドワイヤー誘導式スフィンクテロトームの使用が推奨される．

切開方向は，11 時から 12 時が推奨され，切開範囲としては出血や穿孔を避けるため口側隆起上縁を越えないようにする．

偶発症

EST の早期偶発症の発生頻度は 3〜11.8％であり，出血，穿孔，膵炎，胆道炎などがある．出血には術中出血と後出血があるが，いずれも内視鏡的止血術が第 1 選択であり，止血法にはエピネフリン加生理食塩水散布や氷水散布，バルーン圧迫法，HSE 局注，ヒートプローブ，argon plasma coagulation

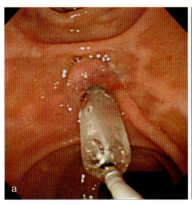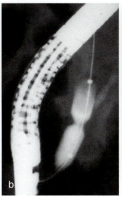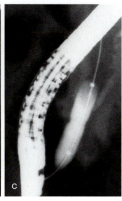

❽ EPBD
a：ガイドワイヤーに沿わせてバルーンを胆管内に誘導．
b：希釈した造影剤でゆっくり拡張し，バルーンの中央でノッチを確認する．
c：ノッチが消失もしくは消失直前で拡張をやめ，15秒間の維持後，すみやかに解除する．

（APC），クリップ法がある．

ERCP後膵炎に関する治療，予防については『ERCP後膵炎ガイドライン2015』[4]を参照されたい．

EPBD

適応，禁忌

EPBDの適応は，総胆管結石を中心として，出血傾向を呈する例，憩室内乳頭，消化管再建術既往例などであり，急性膵炎既往や乳頭機能障害が疑われる例など術後膵炎の高危険群にはESTを選択する．

手技

通常，拡張時径8 mmの拡張バルーンをガイドワイヤー下に胆管内へ挿入し，2～3倍に希釈した造影剤により，できるだけゆっくり拡張し，乳頭括約筋によるバルーン中央のノッチが消失したところ（2～4気圧程度）で15秒間維持後，ただちに解除する（❽）．胆管が細い場合，穿孔の危険性を考慮して拡張時径6 mmや4 mmのバルーンを使用するか，ノッチが消失する前に解除するのが安全である．

偶発症

EPBDの偶発症としては，出血，穿孔は少ないが，術後膵炎の発生頻度が4.8～15.4％とESTに比べ高い．

（真口宏介）

参考文献

1) 良沢昭銘ほか．日本消化器内視鏡学会．EST診療ガイドライン．Gastroenterol Endosc 2015；57：2723-59.
2) 向井秀一ほか．ESTとEPBD．日本消化器内視鏡学会監．消化器内視鏡ハンドブック．日本メディカルセンター；2012. p.419-26.
3) 加藤元嗣ほか．抗血栓薬服用者に対する消化器内視鏡診療ガイドライン―直接経口抗凝固薬（DOAC）を含めた抗凝固薬に関する追補2017．Gastroenterol Endosc 2017；59：1547-58.
4) 厚生労働省難治性膵疾患調査班・日本膵臓学会編．ERCP後膵炎ガイドライン2015．膵臓 2015；30：541-84.

プリンシプルシリーズ参照

4『膵・胆道疾患診療の最前線』「内視鏡的乳頭括約筋切開術（EST），バルーン拡張術（EPBD）」 ☞p.194（真口宏介）

V章｜治療法総論
▶ 膵・胆道疾患／内視鏡治療

ステント留置術

Expert Advice

❶ 目的に合ったステントを選択する．
❷ 太さ，長さはX線で測定して決める．
❸ ステントの開存期間はステントにより異なる．

チューブステントとメタリックステント

ステント留置術の本来の意味には，狭い部位にステント留置を行うのみで，拡張する意味は含まれていない．胆管ステントにはチューブステントとメタリックステントがある．しかし，膵管ステントとして使われているものの大部分はチューブステントである．ERCP後膵炎を予防するために膵管ステントを留置することが行われている．

チューブステントは交換が可能であり，安価であるが，管腔が狭いため胆泥により3〜5か月で閉塞することがよくある．長期間留置する場合には交換が必要になる．それらを考慮してチューブステントはテフロン，ポリウレタン，ポリエチレンなどの数種類の材料でできている．形状的にはストレート型，ピッグテイル型に大別される．さらにストレート型にはアムステルダム型，タンネンバウム型がある．太さは7，8.5，10，11.5 Frの種類があり，長さとして5〜15 cmのものがそろえられている．

メタリックステントは金属の網目構造でできており，カバーがかかっていないノンカバーのメタリックステントとポリウレタンなどの膜でカバーされているカバーメタリックステントがある．網目構造の種類にもさまざまなものがあり，製作方法から編み込み型やレーザーカット型に分けられる．太さは6，8，10 mmの種類がある．

ノンカバーメタリックステントは，合流する胆管枝が狭窄している場合第1選択となる．網目構造の隙間からの腫瘍の増殖を防ぐにはカバーメタリックステントを用いる．これは，中下部胆管狭窄を生ずる膵管癌や胆管癌などに用いられることが多い．網目構造の形態，網目の大きさはさまざまであり，編み込み型メタリックステントの場合，展開するとステントの短縮が生ずる可能性があり，注意が必要である．

各メタリックステントには胆管屈曲部への追従性に差があり，直線化する力が強いステントは胆管を屈曲させる場合がある．ステントの長さを決める場合は，狭窄範囲を超えるものを選ぶべきである．とくにステントの下端が下部胆管になる場合には，乳頭から出すように留置する．

ステント留置のコツと注意点

ステント留置は，胆管造影像で，狭窄範囲，乳頭から狭窄部までの距離，狭窄部上流胆管の状態をみて決める．狭窄部を越えて上流にガイドワイヤーを挿入する．8 Fr以上のメタリックステントやチューブステントを挿入する場合，膵管口を圧迫して膵炎を起こす可能性があるためEST（内視鏡的乳頭括約筋切開術）を追加しておく．

乳頭から胆管内に挿入していく際には，デリバリーやプッシャチューブの操作だけではなく，内視鏡のアングル操作や鉗子起上装置を併用することも多い．

内視鏡と乳頭の距離が遠すぎるとステントの挿入が難しくなるため，挿入時には内視鏡を乳頭に近接させる．チューブステント先端が狭窄部を越えてステント下端が乳頭部に達したら，デリバリーからステントをリリースし留置する．メタリックステントはステントの特性をふまえ，少し長めのものを選ぶ．ステントの位置を確認し，デリバリーの外筒をゆっくり抜きながらデリバリーの内筒を固定し，外筒を抜きながら展開する．

（峯　徹哉）

◉**参考文献**
1) 日本消化器内視鏡学会監．消化器内視鏡ハンドブック．改訂第2版．胆道ドレナージ．日本メディカルセンター：2017．p.484-94．
◉**プリンシプルシリーズ参照**
4『膵・胆道疾患診療の最前線』「ステント留置術」 ➡p.202
（峯　徹哉）

V章 治療法総論
▶ 膵・胆道疾患／内視鏡治療

内視鏡手術（膵囊胞ドレナージ，ネクロセクトミー）

Expert Advice

❶ 内視鏡的ドレナージの適応となるのは，有症状の膵仮性囊胞と壊死性膵炎の経過中に合併しうる感染性膵壊死（walled-off necrosis：WON）である.

❷ 症状が軽く全身状態が安定している膵仮性囊胞は保存的治療を優先してもよいが，治療方針の判断については専門医にコンサルトする.

❸ ドレナージの方法には，経乳頭的ドレナージと経消化管的ドレナージがある.

❹ 感染性 WON に対しては，まず内視鏡的ドレナージを行い，効果不十分であれば内視鏡的ネクロセクトミーが選択される（step-up アプローチ）.

膵仮性囊胞，WON の定義

2012 年に改訂されたアトランタ分類において，急性膵炎は壊死を伴わない間質性浮腫性膵炎と壊死を伴う壊死性膵炎とに二分され，その経過中にみられる局所合併症である限局性液体貯留は，もとの膵炎および発症からの経過時間によって分類された．すなわち，間質性浮腫性膵炎の経過中に合併し，4 週以上経過した壊死を伴わないものは仮性囊胞，壊死性膵炎の経過中に合併し，4 週以上経過して壊死が液状化・被包化された状態になったものを walled-off necrosis（WON）と定義した[1].

近年，膵・膵周囲の液体貯留に対する内視鏡的ドレナージが，盛んに行われているが，対象となるのは，慢性・急性膵炎の経過中に形成される仮性囊胞と重症急性膵炎（壊死性膵炎）の経過中に形成される WON である.

また，感染性 WON に対しては，内視鏡的ドレナージに加えて，さらに内視鏡的な壊死組織除去術（ネクロセクトミー）も行われている.

内視鏡的ドレナージ

適応，禁忌

有症状の仮性囊胞や WON が適応となる．具体的には，感染の合併，囊胞増大による腹痛，囊胞の圧排に伴う消化管・胆道通過障害などを有する症例が内視鏡的ドレナージの適応となる[1-3].

一方，症状が軽く，全身状態が安定している仮性囊胞については，絶食による膵の安静や抗菌薬投与といった保存的治療で，まずは経過をみてもよいが[2]，ドレナージのタイミングを逃して重篤な状態に陥らないように，治療方針の判断については専門医にコンサルトする.

内視鏡的ドレナージは，経乳頭的ドレナージ（❾a）と経消化管的ドレナージ（❾b）に大別される[1-3].

一般的に，囊胞と主膵管との交通が明らかな場合は，経乳頭的ドレナージの適応であり，それ以外は経消化管的ドレナージの適応となる.

禁忌は，内視鏡処置に耐えられないと判断される全身状態不良例であり，また経乳頭的ドレナージでは内視鏡的乳頭到達不能例，経消化管的ドレナージでは DIC（播種性血管内凝固症候群）や基礎疾患，抗血栓療法などにより出血傾向を有する例も適応外となる.

方法

経乳頭的ドレナージ

内視鏡的逆行性胆道膵管造影（ERCP）手技によって十二指腸乳頭からドレナージチューブを膵管内に挿入・留置する.

一時的なドレナージとして，外瘻である経鼻膵管ドレナージチューブを留置する場合（endoscopic nasopancreatic drainage：ENPD）と中・長期間のドレナージを目的として，内瘻である膵管ステントを留置する場合（endoscopic pancreatic stenting：EPS）がある.

経消化管的ドレナージ

胃あるいは十二指腸内腔から囊胞を穿刺し，ドレナージチューブを挿入する．囊胞による消化管の圧

239

❾ 膵仮性囊胞に対する内視鏡的ドレナージ
経乳頭的ドレナージ（a）と経消化管的ドレナージ（b）がある．
a：経乳頭的に主膵管狭窄部を越えて囊胞内に経鼻膵管ドレナージチューブが留置されている．
b：経胃的に囊胞内に2本のステントが留置されている．

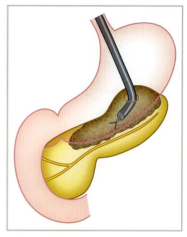

❿ 内視鏡的ネクロセクトミー
経消化管的に内視鏡を壊死腔に挿入し，壊死組織を除去する．

排が内視鏡的に明らかな場合（消化管壁が膨隆している場合）は，内視鏡直視下での穿刺・ドレナージも可能であるが，超音波画像下に介在血管を避けて安全かつ確実に囊胞を穿刺できる超音波内視鏡下ドレナージが現在では主流となっている[3]．

超音波内視鏡下ドレナージでは，超音波内視鏡下吸引生検（endoscopic ultrasound-guided fine needle aspiration：EUS-FNA）針で経消化管的に囊胞を穿刺後，瘻孔を拡張してドレナージチューブを挿入・留置する．

留置するドレナージチューブは，内視鏡的経鼻胆道ドレナージ（endoscopic nasobiliary drainage：ENBD）用の外瘻チューブかプラスチック製の胆管ステントを用いる（❾b）．

WONに対しては，複数の内瘻ステントに加えて外瘻も留置し，生理食塩水による囊胞内の洗浄を繰り返し行う．

治療成績

仮性囊胞に対する経乳頭的ドレナージの手技成功率は66〜100％とされ，短期有効率58〜88％，再発率0〜12％と報告されている[4]．

仮性囊胞に対する経消化管的ドレナージの短期・長期成績は，それぞれ83〜95％，62〜100％と比較的良好である．なお，手技成功率は，内視鏡直視下ドレナージ（33〜72％）よりも超音波内視鏡下ドレナージ（94〜100％）のほうが高く，出血などの重篤な偶発症の発生も少ないとされている[4]．

感染性WONに対しては，内視鏡的ドレナージのみでの治療奏効率は35〜56％と報告されている[1,4]．

偶発症

経乳頭的ドレナージの偶発症発生率は0〜15％で，急性膵炎，出血，囊胞内感染などが報告されている[4]．経消化管的ドレナージの偶発症発生率は4.0〜28.8％で，出血，囊胞感染，穿孔，ステント迷入・逸脱などが報告されている[4]．

内視鏡的ネクロセクトミー

適応

有症状のWON，とくに感染性WONが主な適応である[1,4]．

感染性WONに対する治療方針としては，低侵襲な経皮的あるいは内視鏡的経消化管的ドレナージをまず行い，改善が得られない場合に内視鏡的ネクロセクトミーを追加するstep-upアプローチが世界中で広く受け入れられている[1,4]．したがって，内視鏡的ネクロセクトミーの適応は，内視鏡的ドレナージによる治療効果不十分例である．

なお，本手技はまだ日本では保険収載されておら

ず，重篤な偶発症も多いため，専門施設において EUS や ERCP に熟練した内視鏡医が行うべきである．

方法

経消化管的ドレナージが留置されている消化管瘻孔を，内視鏡的に直径 12〜20 mm の大口径バルーンで拡張したのち，内視鏡を壊死腔内に挿入して，生理食塩水で壊死腔内を洗浄しながら，壊死組織をスネア，把持鉗子，バスケットカテーテルなどで取り除いていく（❿）．

治療成績

WON に対する内視鏡的ネクロセクトミーの治療奏効率は 75〜91％と報告されているが，感染性 WON に限ると 75〜80％程度である[4]．長期予後については，治療後経過観察期間 17〜43 か月で，再発率は 7〜16％と報告されている[4]．

偶発症

偶発症発生率は 14〜33％，死亡率 5.8〜11％，偶発症としては出血，穿孔，空気塞栓，感染などが報告されている[4]．

（安田一朗）

● 参考文献

1) 急性膵炎診療ガイドライン 2015 改訂出版委員会編．急性膵炎診療ガイドライン．第 4 版．金原出版；2015.
2) 日本消化器病学会編．慢性膵炎診療ガイドライン 2015．改訂第 2 版．南江堂；2015.
3) 山口武人ほか．膵管・仮性膵囊胞ドレナージ．日本消化器内視鏡学会卒後教育委員会編．消化器内視鏡ハンドブック．日本メディカルセンター；2012．p.437-48.
4) 厚生労働科学研究費補助金難治性疾患克服研究事業難治性膵疾患に関する調査研究班．膵炎局所合併症（膵仮性囊胞，感染性被包化壊死等）に対する診断・治療コンセンサス．膵臓 2014；29：775-818.

● プリンシプルシリーズ参照

4 『膵・胆道疾患診療の最前線』「内視鏡手術（膵囊胞ドレナージ，ネクロセクトミー）」☞ p.211（安田一朗）

V章 | 治療法総論
▶ **膵・胆道疾患／特殊治療**

ESWL

Expert Advice

❶ ESWL（体外衝撃波結石破砕療法）は，胆石や膵石を衝撃波で細かく破砕して除去する治療法である．
❷ 胆囊結石では直径 2 cm 以下，1 個の純コレステロール石が最もよい適応である．
❸ 膵石では疼痛を有し，主膵管内に存在する結石が適応となる．
❹ コレステロール胆石の結石消失率は 63〜90％，膵石の消失率（内視鏡併用）は 76〜100％である．
❺ 胆囊結石の再発率は 54〜60％，膵石の再発率は約 20〜30％である．

ESWL（extracorporeal shockwave lithotripsy；体外衝撃波結石破砕療法）は，X 線透視あるいは超音波で焦点を合わせ，胆石や膵石を破砕して除去する治療法である．

適応，禁忌

適応

胆囊結石

直径 2 cm 以下，1 個の純コレステロール石（CT 値 50 HU 未満，特徴的なエコー像）が最もよい適応である．症状を呈するコレステロール胆石で，直径 3 cm 以下，3 個以下であれば適応である．

総胆管結石

内視鏡的結石除去術で，バスケットカテーテルによる把持困難な巨大結石や胆囊管に嵌頓した結石などが適応である．

膵石

疼痛を繰り返す症例で主膵管内に存在する結石が適応で，膵頭部の嵌頓結石が最もよい適応である．

241

V章 治療法総論／膵・胆道疾患

また，膵外分泌機能が保たれている，CT で膵萎縮を認めない症例も適応である．

分枝内結石や膵尾部に結石が存在し，内視鏡による排石が困難な症例は適応ではない．

禁忌

妊娠，腹部大動脈瘤，出血傾向，不整脈，心臓ペースメーカーの装着者は禁忌である．

治療後の効果判定

破砕の効果判定は，胆嚢結石では腹部超音波検査で，総胆管結石は ERCP や経鼻胆管ドレナージカテーテルによる胆管造影で行う．

膵石では，腹部単純 X 線撮影（圧迫像），CT，ERCP などで行う．膵石で，ESWL で破砕されても排石しない場合，内視鏡的に除去する．

治療成績

胆嚢結石

胆嚢結石ではウルソデオキシコール酸 600 mg/日を経口投与すると消失率が上がる．コレステロール胆石の結石消失率は 63〜90％である．

総胆管結石

胆管結石の消失率は 80％以上と報告されている．

膵石

アルコール性膵炎では禁酒が最も重要であり，禁酒が絶対条件である．内視鏡治療を併用すると結石消失率は 76〜100％と報告されている．

偶発症

皮下出血，排石痛，血尿，急性胆嚢炎，急性胆管炎，急性膵炎，肝被膜下血腫，肝機能障害などがある．

ESWL 後に結石を再発することがあり，結石再発率は胆嚢結石で 54〜60％，膵石で 20〜30％と報告されている．

（乾　和郎，山本智支，三好広尚）

●参考文献
1）日本消化器病学会編．胆石症診療ガイドライン 2016．改訂第 2 版．南江堂；2016.

2）五十嵐良典ほか．エキスパートに学ぶ　胆管結石症に対する内視鏡治療．胆道 2010；24：30-4.
3）乾　和郎ほか．膵石症の内視鏡治療ガイドライン 2014．膵臓 2014；29：121-48.
●プリンシプルシリーズ参照
4 『膵・胆道疾患診療の最前線』「体外衝撃波結石破砕療法（ESWL）」 ☞p.198（乾　和郎，山本智支，三好広尚）

V章｜治療法総論
▶ 膵・胆道疾患／外科治療

開腹手術，腹腔鏡下手術

Expert Advice

❶ 良性の胆膵疾患に対する腹腔鏡下手術は，低侵襲で安全に行われている．
❷「術者が得意な術式を選択する」のが原則である．
❸ 悪性の胆膵疾患に対する手術は，原則，開腹手術で行われる．

胆膵疾患においても，外科治療は欠くことができない重要な治療法の一つである．また近年の外科学の進歩に伴い，術前・術後管理がより緻密になり安全性が向上し，腹腔鏡下手術などに代表される低侵襲治療が発達したことから，疼痛の軽減のみならず，入院期間の短縮や合併症発症率の低下などがもたらされている．その一方で，腹腔鏡下手術の問題点が明らかになってきた．医療安全面や倫理性から，外科医として技術面をマスターするだけではなく，医療安全管理者としても，これらの新規技術を導入するためにはきちんとしたステップをふむ必要がある．

本項では，胆膵の良性疾患および悪性疾患に対する外科治療の基本的なスタンスを解説するとともに，開腹手術で行われるべきか，あるいは腹腔鏡下手術が望ましいかを含め，外科手術適応についてガイドラインに沿って解説する．

外科治療／開腹手術，腹腔鏡下手術

⓫ 胆膵の良性疾患に対する主な外科治療

- 胆嚢結石あるいは胆嚢ポリープに対する胆嚢切除術
- 総胆管結石に対する総胆管結石除去術
- 良性膵腫瘍に対する膵切除術
- 慢性膵炎に対する手術（Frey 手術など）

⓬ 胆膵の悪性疾患に対する外科治療

- 膵癌に対する膵切除術（膵頭十二指腸切除術，膵体尾部切除術など）
- 遠位胆管癌に対する手術（膵頭十二指腸切除など）
- 肝門部（領域）胆管癌に対する手術（右肝切除＋尾状葉切除＋胆管切除術など）
- 胆嚢癌に対する手術（胆嚢摘出術＋胆管切除＋肝部分切除など）

良性疾患

胆膵の良性疾患に対する主な外科治療は⓫に示すものがある．

胆嚢摘出術は比較的難易度が低い手術であると認識されており，卒後 3 年目や 4 年目レジデントなどの初学者が行う手術である．しかし急性胆嚢炎を合併し炎症が高度な場合や胆嚢癌が疑われる場合などは，その適応決定と手技は格段に難しくなることを念頭において治療に当たらなければならない．

胆嚢結石，総胆管結石

胆嚢結石に対する開腹胆嚢摘出術と腹腔鏡下胆嚢摘出術とを比較すると，死亡率や合併症発症率はほぼ同等であり，入院期間は腹腔鏡下手術が有意に短いため，腹腔鏡下手術の経験が豊富な施設においては，これが第 1 選択になると『胆石症診療ガイドライン 2016』には記載されている[1]．また急性胆嚢炎であっても，経験数が豊富で習熟した高度の技術を有する外科チームであれば，難易度が高い急性胆嚢炎症例に対しても腹腔鏡下手術は許容され第 1 選択になると記載されている．しかし，どちらも「術者が得意な術式を選択する」という原則があることを忘れてはならない．

また，総胆管結石に対する腹腔鏡下手術には，胆管切開法あるいは経胆嚢管法があり，どちらも低侵襲でかつ胆嚢摘出術をも一期的に行えるという点で優れているが，多くの病院に普及している手術とはいえず，この点が課題である．

腹腔鏡下膵切除術の保険適用と登録制度

膵臓の良性疾患や低悪性度腫瘍に対する腹腔鏡下膵体尾部切除術あるいは腹腔鏡下膵部分切除（核出術）は，2012 年より保険適用になり，徐々に手術数が増加し，2016 年には腹腔鏡下膵頭十二指腸切除も保険適用となった．熟練した術者が常勤するハイボ

リュームセンターでは，インスリノーマのような悪性度が低い腫瘍に対して，腹腔鏡下膵切除術が行われるようになりつつある[2]．認定施設基準はきわめて高いため，すべての施設で行われる手術ではない．

基準を満たした施設で行うことはもちろんであるが，腹腔鏡下手術の安全性と透明性を担保するための全例前向き登録が，NCD（National Clinical Database）および膵臓内視鏡外科研究会において開始されており，腹腔鏡下膵切除術を行う際には登録することも必須である．

悪性疾患

胆膵の悪性疾患に対する外科治療は⓬に示すものがある．

悪性疾患に対する外科切除は，腹腔鏡下手術は基本的には認められておらず，原則は開腹手術である．

膵癌

膵癌の外科治療戦略は近年大きく変化している．膵癌は，従来のステージ分類に加えて，2016 年に出版された『膵癌取扱い規約』第 7 版[3]および『膵癌診療ガイドライン』2016 年版[4]から，「切除可能性分類」が定義されるようになった．すなわち，切除可能膵癌［R］，切除境界膵癌［BR］，切除不能膵癌［UR］であり，この分類に沿って治療法が立案される．

切除可能膵癌［R］に対しては基本的には手術が行われるが，術前治療の上乗せ効果の有無を明らかにするために，現在前向き比較臨床試験（Prep-02/JSAP-05）が行われており，その結果が待たれている．また切除境界膵癌［BR］は，腫瘍が主たる脈管に近接あるいは接触しており，通常の切除術を行っても非治癒切除となる可能性が高いため，術前治療

243

が一般的となりつつある．現在まで大規模なランダム化比較臨床研究は行われていないが，術前放射線化学療法や術前化学療法により，比較的良好な治療成績が報告されている[5]．

膵癌の外科手術では，手術例数の多いハイボリュームセンターでの治療成績が良好なことから，ガイドラインにおいても推奨されている[3]．これは外科医の技術や知識のみではなく，放射線診断，インターベンション治療，術後管理，看護・栄養などの多領域での優位性が反映されたものと考える．

胆道癌

胆道癌に関しても，外科切除術は治癒切除が行えれば良好な予後が期待できることから，積極的な外科治療が行われることが多い．肝転移，肺転移，骨転移，腹膜播種，遠隔リンパ節転移は，切除を行わないことが『胆道癌診療ガイドライン』に推奨されているが[6]，局所進展により切除可能か否かについては明らかなコンセンサスはなく，施設ごとの基準による．

積極的な切除術は，切除率を向上させ，その結果から治療成績向上が予測されるが，その一方で，胆道癌の手術は，肝臓と膵臓という実質臓器を切除しなければならず，かつ胆道再建術が不可避であるために手術の難易度は高い．最近の報告によると，左三区域切除，右三区域切除，肝切除＋膵頭十二指腸切除術，右肝切除などの侵襲度が高い手術では周術期死亡率が高いことが報告されており[7]，手術適応に関しては慎重であるべきという意見も多い．さらなる治療成績の向上の鍵は，やはり術前治療ではないかと考えられている．

(海野倫明)

●参考文献

1) 日本消化器病学会編. 胆石症診療ガイドライン 2016. 改訂第 2 版. 南江堂；2016.
2) 日本神経内分泌腫瘍研究会. 膵・消化管神経内分泌腫瘍（NET）診療ガイドライン. 2013. http://jnets.umin.jp/pdf/guideline001_1s.pdf
3) 日本膵臓学会編. 膵癌取扱い規約. 第 7 版. 金原出版；2016.
4) 日本膵臓学会膵癌診療ガイドライン改訂委員会編. 膵癌診療ガイドライン. 2016 年版. 金原出版；2016.
5) Sahora K, et al. NeoGemOx：gemcitabine and oxaliplatin as neoadjuvant treatment for locally advanced, nonmetastasized pancreatic cancer. Surgery 2011；149：311-320. doi：10.1016/j.surg.2010.07.048.
6) 日本肝胆膵外科学会胆道癌診療ガイドライン作成委員会編. エビデンスに基づいた胆道癌診療ガイドライン. 改訂第 2 版. 医学図書出版；2014.
7) Otsubo T, et al. Safety-related outcomes of the Japanese Society of Hepato-Biliary-Pancreatic Surgery board certification system for expert surgeons. J Hepatobiliary Pancreat Sci 2017；24：252-61. doi：10.1002/jhbp.444.

●プリンシプルシリーズ参照

4 『膵・胆道疾患診療の最前線』「外科手術」☛p.205（海野倫明）

V章｜治療法総論
▶ その他

放射線療法

Expert Advice
❶ 食道癌の根治を目的に化学放射線療法が行われることがある.
❷ 肝癌の局所制御を目的に定位放射線治療や陽子線治療が行われる.
❸ 膵癌の予後延長や疼痛緩和を目的に化学放射線療法が行われる.
❹ 各癌の原発病変の増悪に対する症状や遠隔転移による症状の緩和に放射線療法は有効である.
❺ 肺, 心臓, 肝臓, 腎臓, 脊髄などの危険臓器の被曝線量に注意が必要である.

消化器癌に放射線照射を行う際に十分配慮されなければならない点として, ①呼吸や蠕動に伴う臓器移動と②周囲臓器の耐容線量があげられる. 動体追跡のためのマーカーや器具, 4DCT の開発によって臓器の動きや腫瘍の動きが把握できるようになり, そして定位放射線治療や強度変調放射線治療といった高精度放射線治療や陽子線治療の発展により危険臓器とよばれる周囲臓器の被曝線量をある程度制御することも可能になり, 消化器癌への放射線治療は変化しつつある.

食道癌

根治的放射線療法[1]
T1-4N0-3M0 および鎖骨上窩リンパ節転移（M1）までの局所進行例, 術後局所リンパ節再発や術後残存腫瘍が適応となる. 化学療法（5-FU, CDDP）との併用が標準である.
放射線照射は, 腫瘍部位とリンパ節予防領域を含めて 40 Gy/20 回照射後, 照射範囲を腫瘍にマージンを付けた領域に縮小するとともに, 脊髄への照射を避けるため斜入照射など工夫し, 20 Gy/10 回を追加する（❶）. 海外では 50.4 Gy/28 回が標準線量とされているが, 併用する化学療法の用量にもよる.
副作用として, 食道炎や胸膜炎による胸水貯留, 胸椎圧迫骨折, 脊髄炎, 甲状腺機能低下症のほか, 肺炎や心臓障害（心膜炎など）など致命的となるものもある.

緩和的放射線療法
嚥下困難を緩和させるため, 腫瘍部位に限局して短期間の放射線療法を施行する.

胃癌

原発病変による出血や狭窄, 疼痛などの緩和のために放射線療法は有効である[2].

肝癌

局所制御を目的に, 定位放射線治療や粒子線治療が用いられるようになった. 5 cm 以下の原発性肝癌であれば, 定位放射線治療で 30〜50 Gy/3〜6 回を照射する. それ以上大きい場合には陽子線治療のよい適応であり, 66〜74 GyE（Gy equivalent）/10〜37 回を照射する[3].
80〜90% の局所制御率を得ることができるが, 肝障害をきたし致死的になることもあり, 肝機能不良の場合には注意が必要である.

膵・胆道癌

局所進行切除不能な膵・胆道癌に対し化学放射線療法が適応となる. 50 Gy/25 回程度が照射されることが多い[3]. 局所進行膵癌の疼痛などに対しても緩和的放射線療法は有効である. しかし脊髄, 腎臓, 肝臓, 十二指腸への照射線量に注意する.

大腸癌

直腸癌の術後の再発抑制, 術前の腫瘍量減量や肛門温存を目的とした補助療法, 切除不能進行再発大腸癌の症状緩和を目的とした緩和的放射線療法がある.

❶ 食道癌放射線治療の照射野と線量分布図
前後対向2門照射（a）で開始し，途中で照射野を縮小するとともに脊髄を照射野から外すよう斜入2門照射（b）で照射した．

遠隔転移

いかなる消化器癌においても，骨転移や脳転移などで症状が出現した場合には，緩和的放射線療法の適応となる．

（吉村亮一）

● 参考文献
1) 日本食道学会編. 食道癌診療ガイドライン. 2017年版. 金原出版；2017.
2) Hashimoto K, et al. Palliative radiation therapy for hemorrhage of unresectable gastric cancer：a single institute experience. J Cancer Res Clin Oncol 2009；135：1117-23.
3) 日本放射線腫瘍学会編. 放射線治療計画ガイドライン. 2016年版. 金原出版；2016.

● プリンシプルシリーズ参照
1 『食道・胃・十二指腸の診療アップデート』「食道扁平上皮癌」 ☞p.249（小熊潤也，小澤壮治）
2 『腸疾患診療の現在』「放射線療法」 ☞p.187（吉村亮一）
3 『ここまできた肝臓病診療』「放射線療法」 ☞p.215（大屋夏生）

V章｜治療法総論

▶ その他

緩和医療

Expert Advice

❶ 患者が一人の人間として抱える苦痛に目を向ける．すなわち身体的苦痛，精神的苦痛，社会的苦痛，スピリチュアルペインを評価し対処する．
❷ 患者・家族に十分な情報を与えて自己決定を支援する．
❸ 病態に応じた医療用麻薬の使用に習熟する．
❹ 痛みの治療では，放射線治療医，ペインクリニック医への相談をためらわない．
❺ 患者・家族を支えるためには多職種でのチーム医療が不可欠である．

緩和医療を行ううえで大切なことは，患者を一人

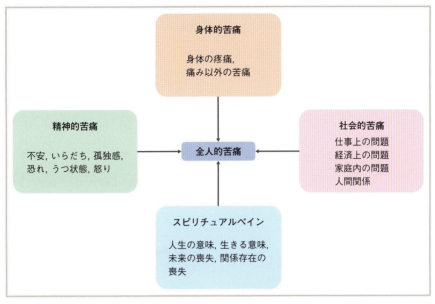

❷ 全人的苦痛
身体的苦痛のみならず，一人の人間として抱える苦痛（全人的苦痛）に目を向ける必要がある．

の丸ごとの人間としてとらえ，その患者が抱える苦痛をしっかりと評価し援助することである（❷）．患者が人間として尊厳をもち生活できるように支援する．一人の患者・家族を理解し支えるためには，医師，看護師，薬剤師，栄養士，理学療法士，ソーシャルワーカーなどのチームによる力が重要である．

食べるということは，人間が生きるために必要であると同時に，生きる楽しみを与えてくれるものである．消化器癌は進行するとこの楽しみを奪う．消化器癌は神経叢浸潤や骨転移で辛い痛みを引き起こす．消化管は口から肛門まで一本の管であり，消化器癌はこの管を容易に閉塞し腸閉塞を起こす．

消化器癌による痛みと治療

癌による痛み

侵害受容器が刺激されて生じる侵害受容性疼痛と痛覚を伝える神経の直接的な損傷や，これらの神経の疾患に起因する神経障害性疼痛に分けられる．

癌の痛みは，WHO方式癌疼痛治療法[1]に基づいた方法で70〜90%の痛みは緩和できるといわれている[2]．言い換えれば，10〜30%の痛みは治療に難渋する場合があるということである．治療に難渋する痛みは，神経障害性疼痛，骨転移痛あるいは両者

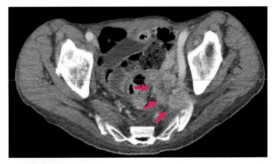

❸ 直腸癌術後再発（64歳男性）
骨盤内再発（→）により大腿神経も障害され大腿前面から下腿内側にかけての激痛を訴えた．

の混合した痛みであることが多い．

消化器癌による神経障害性疼痛には腹腔神経叢浸潤，腰仙骨神経叢浸潤（❸），脊椎転移に伴う脊髄圧迫，神経根障害，化学療法に伴う末梢神経障害性疼痛などがある．

神経障害性疼痛の治療

NSAIDsに加え，電気が走るような痛みにはCaチャネル$\alpha_2\delta$リガンドであるリリカ®やガバペン®，締め付けられる，しびれて痛むなどの異常感覚を伴う症状には三環系抗うつ薬であるトリプタノール®，ノリトレン®や，セロトニン，ノルアドレナリン再取り込み阻害薬であるサインバルタ®などの鎮

痛補助薬を，オキシコンチン®，メサペイン® などの
オピオイドと併用する．

放射線治療や腹腔神経叢ブロックなどの適応につ
いて，放射線治療医，ペインクリニック医への相談
をためらわない．

骨転移痛の治療

鎮痛薬，ゾメタ®，ランマーク® などの薬物療法，
放射線治療，理学療法，装具療法，神経ブロック療
法などを組み合わせ，集学的に治療する．

腸閉塞の診断，治療

腸閉塞の診断

排便・排ガスの停止，嘔気，嘔吐，腹痛などの臨
床症状に加え，立位腹部 X 線写真での鏡面像，腹部
エコー検査での腸管内容貯留所見，CT などから診
断する．

腸閉塞の治療

手術療法：2 か月以上の予後が見込まれ単一の閉
塞部の症例では手術も考慮される．

ステント療法：内視鏡を用いて自己拡張型金属ス
テントを留置する方法は，手術のリスクが高い症例
でも有用な方法である[3]．食道，十二指腸，大腸の
ステントがある．

ドレナージ療法：手術やステント療法の適応にな
らない場合に，嘔吐をはじめとした症状緩和目的で
経鼻胃管を挿入する場合がある．長期間の留置は苦
痛をもたらすため胃瘻造設が行われる場合も多い．

薬物療法：手術やステント療法の適応がない場合
には薬物を用いて症状緩和に努める．制吐薬（プリ
ンペラン®，セレネース® など），消化管分泌抑制薬
（サンドスタチン®），副腎皮質ホルモン（リンデロ
ン® など），鎮痛薬（モルヒネ，フェンタニルなど）
を組み合わせて用いる．

(福重哲志)

●参考文献
1) 世界保健機構編，武田文和訳．癌の痛みからの解放―
WHO 方式癌疼痛治療法．第 2 版．金原出版；1996.
2) Azevedo São Leão Ferreira K, et al. The WHO analge-
sic ladder for cancer pain control, twenty years of
use. How much pain relief does one get from using it?

Support Care Cancer 2006；14：1086-93.
3) Meisner S, et al. Self-expandable metal stents for
relieving malignant colorectal obstruction：short-
term safety and efficacy within 30 days of stent pro-
cedure in 447 patients. Gastrointest Endosc 2011；
74：876-84.

◉ **プリンシプルシリーズ参照**
2 『腸疾患診療の現在』「大腸癌に対する緩和治療」 ☛p.208
（福重哲志）

Ⅴ章｜治療法総論
▶ **その他**

ワクチン療法

Expert Advice
❶ A 型肝炎ワクチンは開発途上国に滞在する場
合に接種が推奨される．
❷ B 型肝炎ワクチンは 2016 年 10 月から 0 歳児
を対象とした定期接種が開始された．
❸ 定期接種と母子感染防止それぞれの接種時
期・接種法を知っておく必要がある．
❹ 医療従事者は，B 型肝炎ワクチンの接種を受
けた際の抗体価を自ら把握しておく必要があ
る．

ワクチン療法としては，がんワクチン，CTL ワク
チンを含めさまざまなワクチンがある．ロタウイル
スなど小児の消化器感染症に対するワクチンもあ
る．本項では，成人の肝炎対策として日常臨床で行
われる A 型肝炎ワクチン（HA ワクチン），B 型肝
炎ワクチン（HB ワクチン）について解説する．

A 型肝炎ワクチン（HA ワクチン）

A 型肝炎は経口感染する疾患であるが，弱毒生ワ
クチンの開発の安全性が確立されなかったこともあ
り，培養細胞株を精製してホルマリン処理した不活
化ワクチンが現在用いられている．現在日本で用い
られている HA ワクチンは凍結乾燥品であり，長期
保存の目的で使われるチメロサールやアルミニウム

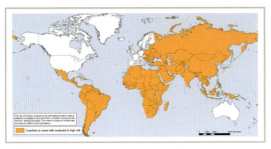

❹ A型肝炎にかかるリスクの高い地域
(WHOのウェブサイトより)

ゲルは含まれておらず，安全性の高いワクチンである．

10歳以上の健康者を対象に実施された臨床試験の結果によれば，HAワクチンを2～4週間隔で2回接種後の抗体陽転率は100％で，6か月後に3回目の接種をするとさらに上昇した．国内臨床試験の結果，重篤な有害事象は認められなかった．

これを受けて，2～4週間間隔で2回0.5 μgのワクチン接種（筋肉内もしくは皮下）を行い，さらに初回から24週後に追加接種を行うことが標準用法となった．また，16歳未満の小児（主に1歳以上）へも臨床試験が行われ，重篤な有害事象はなかったことから，2013年から成人と同じ用法・用量で接種が可能となった．

A型肝炎ウイルス（HAV）の高浸淫国としてWHOは❹に示す国をあげている．こうした国に滞在する場合はHAワクチンの接種をあらかじめ受けることが望ましい．このほかの対象者としては，福祉施設勤務者，慢性肝疾患感染者などをあげることができる．

B型肝炎ワクチン（HBワクチン）

HBワクチンは当初HBs抗体単独陽性者の血漿から製造されていたが，現在は酵母にB型肝炎ウイルス（HBV）のS遺伝子領域を発現させた組換えワクチンが用いられている．用量は成人が0.5 μg，小児が0.25 μgである．本邦では遺伝子型A，Cのウイルスをもとにしたワクチンがつくられている．遺伝子型Cをもとにしたワクチンは小児用のバイアルがあるが，チメロサールが微量に含まれている．

HBVは感染力が強く，血液のみならずHBe抗原陽性者の体液には感染性のあるウイルスが含まれる．したがって，ウイルスキャリアの血液・体液に触れる可能性のある人はすべてHBワクチンの接種対象である．

2016年10月からHBワクチンの定期接種が開始された．2014年4月1日以降に生まれた0歳児が対象であり，生後2，3，7～8か月目の3回接種を行う．これに対して，母子感染予防に関しては生後0（可能な限り24時間以内），1，6か月の3回接種に加え，初回にはB型肝炎免疫グロブリン（HBIG）の接種を行う．

0歳時の接種であればほぼ全員がHBs抗体陽性となるが，加齢とともに抗体獲得率，抗体価は低下する．20歳代に接種を受けた場合，約10％は抗体が陽転しない．したがって，医療従事者が接種を受けた場合，3回接種1～2か月後の抗体価を高感度の方法（CLIA法など）で測定し，記録を残しておく必要がある．抗体が陰性（10 mIU/mL未満）の場合，さらに3回の接種を追加し，抗体が陽転しない場合は曝露後予防を行う（曝露後すみやかにHBIGを接種）することをCDC（米国疾病予防管理センター）は推奨している．

ワクチン接種により抗体陽性となっても抗体価は徐々に低下する．抗体陰性となった場合の追加接種をCDCは推奨していない．これは，一度HBs抗体陽性となった例からのB型肝炎の発症は非常に少ないからであるが，感染そのものは起きることが証明されている．今後，追加接種に関してはさらに議論を重ねる必要がある．

(四柳　宏)

● プリンシプルシリーズ参照
3 『ここまできた肝臓病診療』「肝炎ワクチン」 ☛p.254（四柳　宏）

VI 章

治療法各論

VI章 | 治療法各論／上部消化管疾患

VI章 | 治療法各論
▶ 上部消化管疾患／機能性疾患

GERD

Expert Advice

❶ GERD 治療は，生活習慣の改善，薬物療法，手術療法に大別されるが，薬物療法が中心となる．

❷ GERD に対する薬物療法の第1選択はプロトンポンプ阻害薬（PPI）である．

❸ PPI 抵抗性 GERD には，PPI の増量やモサプリド，六君子湯の併用を試みる．

❹ PPI は安全性の高い薬剤であるが，長期投与に関しては注意深い観察が必要である．

❺ PPI よりも強力な酸分泌抑制作用をもつ新規薬剤ボノプラザンは，重症のびらん性 GERD に対して有用と考えられる．

GERD（gastroesophageal reflux disease；胃食道逆流症）の治療の目的は，症状のコントロールと QOL の改善，および出血，狭窄，癌化などの合併症の予防である．治療の基本は，酸性の胃内容物が食道内に逆流・停滞する病態を改善させることであり，治療法として大きく，①生活習慣の改善，②薬物療法，③手術療法に分けられる．日本消化器病学会が作成した『胃食道逆流症（GERD）診療ガイドライン 2015』（改訂第2版）に示されている治療のフローチャートを❶に示す[1]．

生活習慣の改善

過食や高脂肪食の摂取は下部食道括約筋（lower esophageal sphincter：LES）圧を低下させ，胃食道逆流を増悪させる要因となることから，バランスの良い食生活は治療の基本である．肥満，飲酒，喫煙，カルシウム拮抗薬などの内服も LES 圧を低下させ，GERD の増悪因子となることがある．また，食直後の臥位や長時間の前屈姿勢，コルセットの使用

などもGERDの原因となることがあり，生活習慣を聴取し，改善すべき点について指導を行う．

夜間に胃食道逆流が生じやすい重症の逆流性食道炎例では，就寝時に上半身を少し挙上するよう指導する．

ただし，生活習慣の改善のみでは十分な症状の改善が期待できず，治療の主体は薬物療法である．

薬物療法

用いられる薬剤

胃酸分泌抑制薬が薬物治療の中心として用いられる．逆流性食道炎に対しては，胃内の pH を4以上に上げることが治癒の至適条件とされている[2]．

ヒスタミン H_2 受容体拮抗薬は，夜間の酸分泌は良好に抑制するが，日中の酸分泌抑制効果が弱く，連用によって効果が減弱するという欠点がある．一方，プロトンポンプ阻害薬（proton pump inhibitor：PPI）は，夜間のみならず食事刺激による日中の酸分泌も強力に抑制することが可能であり，GERD 治療の中心的な薬剤として用いられている．現在使用可能な PPI はオメプラゾール，ランソプラゾール，ラベプラゾール，エソメプラゾールの4種類である．

2015 年に PPI よりも強力な胃酸分泌抑制作用をもつカリウムイオン競合型アシッドブロッカー（potassium-competitive acid blocker：P-CAB）であるボノプラザンが発売され，逆流性食道炎に対して保険適用となった．ただし，上記ガイドライン作成時点では，GERD に対するボノプラザンの有効性に関する論文は発表されていなかったため，ボノプラザンに関する記載はない．今後の臨床データの蓄積により，GRED 治療におけるボノプラザンの位置づけが決められていくことになる．

初期治療

びらん性 GERD の初期治療において，PPI はヒスタミン H_2 受容体拮抗薬や消化管運動機能改善薬などの他剤と比較して，優れた症状改善効果と粘膜傷害の再発抑制効果を認め，費用対効果にも優れていることから，PPI を第1選択とすることが推奨されている．

機能性疾患／GERD

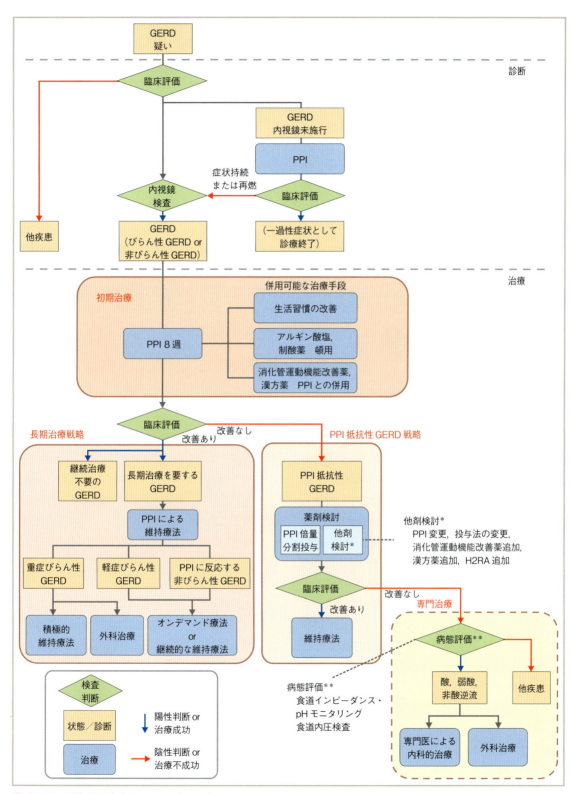

❶ GERDの診断と治療のフローチャート
(日本消化器病学会編. 胃食道逆流症 (GERD) 診療ガイドライン 2015. 改訂第2版. 南江堂；2015[1]) より引用)

初期治療ではPPIを8週間投与し，効果を判定する．軽症のびらん性GERDにおいては，PPI常用量の1日1回の投与で9割以上の症例で粘膜傷害の治癒および症状の消失が可能であるが，重症例では内視鏡的治癒率は8割程度に低下する．

一方，非びらん性GERDに対しては，PPI半量で4週間投与を行うが，びらん性GERDに比して，治療効果は不十分なことが多い．非びらん性GERDには，酸以外の胃食道逆流や食道知覚過敏，心理的要因などさまざまな病態が包括されていることが要因と考えられている．

GERDの初期治療の際，PPIに併用可能な薬剤として，アルギン酸塩や制酸薬の頓用および消化管運動機能改善薬，漢方薬があげられている．

PPI 抵抗性 GERD の治療

PPI標準量で治療を行っても改善がみられない場合，PPI抵抗性GERDと診断される．PPIの代謝に関与する薬物代謝酵素CYP2C19の遺伝子多型がPPIの効果に個人差をもたらす要因の一つと考えられている．

PPI抵抗性のびらん性GERDに対しては，ラベプラゾールの倍量（20 mg/日，2分割投与）を8週間投与が可能であり，重度の粘膜傷害の場合は40 mg/日，2分割投与を8週間行う．ただし，投与する際は，内視鏡検査で逆流性食道炎が治癒していないことを確認する必要がある．その他，PPIの種類の変更やモサプリド，六君子湯の追加投与，就寝時のヒスタミンH_2受容体拮抗薬の追加投与が提案されている．ボノプラザンはPPIよりも強力な酸分泌抑制効果をもち，CYP2C19の遺伝子多型にも影響を受けないことから，重症のびらん性GERDに対しての有効性が期待されている．

これらの治療を行っても治療効果が十分でない場合は，専門施設において24時間食道pHインピーダンスモニタリングや食道内圧検査を行い，逆流内容物の性状（液体，気体，液体と気体の混合）およびpH（酸，弱酸，非酸）の評価や食道運動障害の有無を確認することによって，手術療法も含めて治療方針を再検討する．

維持療法

GERDの維持療法についても，PPIが最も効果が高く，費用対効果に優れていることから，PPIが第1選択として推奨されている．とくに重症のびらん性GERDでは，維持療法を行わないと，ほぼ確実に再発することから，積極的に維持療法を行うことが勧められている．

PPIの用量について，常用量は半量と比較して再発抑制効果が有意に高いことが示されている．軽症のびらん性GERDの一部では，オンデマンド療法で症状のコントロールが可能な場合があり，必要に応じた最小限の用量・用法の使用でコントロールを行う．

PPIは安全性の高い薬であるが，長期使用に関しては副作用の出現に注意しながら，慎重な経過観察が必要である[3]．

手術療法

手術療法は，内視鏡的あるいは外科的に胃酸の食道内への逆流防止を目的に行われる．若年者でPPI抵抗性GERD症例や長期的なPPIの維持療法を必要とする症例が手術適応と考えられる．

施行に際しては，24時間pHインピーダンスモニタリングを行い，逆流と症状との相関を確認することが望ましい．

内視鏡的方法では，胃食道接合部の胃側粘膜を縫縮する縫合法，食道下部〜噴門部の粘膜を焼灼あるいは切除してヘルニア部を肥厚・狭小化させる焼灼法などがあるが，長期的な有効性については十分なエビデンスがない．外科的には腹腔鏡下の噴門形成術（Nissen法，Toupet法）が行われる．術後合併症としては，通過障害などがあるが，長期経過での有効性も示されている．

合併症に対する治療

重症のびらん性GERDでは，出血や狭窄をきたすことがある．狭窄により，食事の通過障害をきたしている例では，内視鏡的バルーン拡張術を行う．

GERD症状の罹病期間が長期になるほど食道腺癌の発癌リスクが上昇することが示されており，

GERD症状の頻度・期間が独立したリスク因子であることが報告されている．PPIによる発癌抑制効果については，相反する結果が示されているが，最近のメタアナリシスでは発癌を71%抑制するという結果が示されており，米国のBarrett食道の診療ガイドラインでは，Barrett食道患者には1日1回のPPI投与が推奨されている（注：日本ではBarrett食道に対するPPIの保険適用はない）．

（石村典久）

● 参考文献

1) 日本消化器病学会編．胃食道逆流症（GERD）ガイドライン2015．改訂第2版．南江堂；2015．
2) Bell NJ, et al. Appropriate acid suppression for the management of gastro-oesophageal reflux disease. Digestion 1992；51 Suppl 1：59-67.
3) Reimer C. Safety of long-term PPI therapy. Best Pract Res Clin Gastroenterol 2013；27：443-54.

● プリンシプルシリーズ参照

1『食道・胃・十二指腸の診療アップデート』「胃食道逆流症（GERD）とその合併症」 ☛p.2（永原章仁）／「胃食道逆流症（GERD）」 ☛p.210（石村典久）

Ⅵ章｜治療法各論
▶ 上部消化管疾患／機能性疾患

機能性ディスペプシア

Expert Advice

❶ ディスペプシア（dyspepsia）とは，胃の痛みや胃もたれなどの心窩部を中心とした上腹部症状のことをいい，機能性ディスペプシア（functional dyspepsia：FD）はディスペプシア症状の原因となる器質的異常のない，症状を主体とした疾患である．

❷ FDが日常診療ではきわめて一般的な疾患であるにもかかわらず，血液検査や画像検査で客観的な診断指標がなく，これまで確定診断に苦慮していた．

❸ このような背景のもと，2013年に「機能性ディスペプシア」が保険病名となり，さらに2014年4月に『機能性消化管疾患診療ガイドライン2014―機能性ディスペプシア（FD）』[1]が発刊されたことで，概念から治療までの一連の治療指針が示された．

診療ガイドラインにおける診断と治療のフローチャート（❷）[1]に沿って概説する．

▌ 問診，内視鏡検査

慢性的なディスペプシア患者が受診した際，まずは問診，身体所見，採血を行い，胃癌などの悪性疾患を含む器質的疾患を否定することが重要である．もし問診で器質的疾患を示唆する警告徴候（原因が特定できない体重減少，再発性の嘔吐，出血徴候，嚥下困難，高齢者と規定している）を認める場合には，内視鏡検査が必要となる．一方で警告徴候を認めない場合には，内視鏡検査を最初の段階で行うか，もしくは内視鏡検査がすぐに行えないとき，実臨床では早く症状の軽減をめざした治療を優先する必要もあることから，いったん「FD疑い」として初期治療を先行してもよいとされる．

現在の保険診療では，仮病名での投薬はできないが，本来はまず患者の現在の症状を取り除くため投薬が先行することも許容されるべきであろう．その場合は，必ず4週を目処に治療に対する効果判定を行い，症状が持続または再燃する場合には，専門医で内視鏡検査を実施することが推奨されている．

▌ FDと *H. pylori* 感染

内視鏡検査で器質的疾患が除外されれば，次に胃炎の有無を検索し，胃炎がある場合にはヘリコバクター・ピロリ（*H. pylori*）感染の有無を確認する．*H. pylori* 感染は胃癌や胃潰瘍の原因として明らかであることから，その有無に関しては消化器科専門医だけでなく，一般内科でも検索すべきものである．

FD患者の *H. pylori* 陽性者に対する除菌治療に関しては，メタ解析では *H. pylori* 陽性FD患者のうち除菌によりディスペプシア症状が改善するのは

VI章 治療法各論／上部消化管疾患

慢性的な
ディスペプシア
症状患者

問診・身体所見・採血

検査
判断 | 状態/診断 | 治療 | ↓陽性判断or治療成功 | →陰性判断or治療不成功

注1
警告徴候 なし

あり

機能性ディスペプシア疑い 注2
説明と保証/食事・生活指導 注3

症状不変
または再燃

初期治療 注4　4週を 注5
目処とする

症状の原因となる
所見なし

内視鏡検査

症状の原因となる
所見あり

胃炎の所見のある場合　症状の原因となる
所見なし

HP
診断　陰性

他の画像診断

陽性

症状の原因となる
所見あり

HP 注6
除菌　症状不変

他疾患

症状改善

（除菌治療
抵抗性FD）

注10

他疾患

HP関連
ディスペプシア　症状再燃

注1：警告徴候とは以下の症状をいう．
　〇原因が特定できない体重減少
　〇再発性の嘔吐
　〇出血徴候
　〇嚥下困難
　〇高齢者
　またNSAIDs，低用量アスピリンの使用者は
　機能性ディスペプシア患者には含めない．
注2：内視鏡検査を行わない場合には機能性ディ
　スペプシアの診断がつけられないため，「機能性
　ディスペプシア疑い」患者として治療を開始し
　てもよいが，4週を目途に治療し効果のないと
　きには内視鏡検査を行う．

機能性ディスペプシア
説明と保証/食事・生活指導

初期治療

二次治療

症状
不変 注7

治療抵抗性FD

他疾患
の検索　注8

消化管機能検査・
心理社会的
因子の評価

注9

専門治療

注3：説明と保証
　患者に機能性ディスペプシアが，
　上部消化管の機能的変調によって
　起こっている病態であり，生命予後
　に影響する病態の可能性が低いこ
　とを説明する．主治医が患者の愁
　訴を医学的対応が必要な病態とし
　て受け止めたこと，愁訴に対して治
　療方針が立てられることを説明する
　ことで，患者との適切な治療的関
　係を構築する．内視鏡検査前の状
　態にあっては，器質的疾患の確実
　な除外には内視鏡検査が必要であ
　ることを説明する．
注4：二次治療の薬剤も状況に応じて使
　用してもよい．ここでは推奨の強さ
　1（使用することを推奨する）のもの を
　初期治療に，それ以外を二次治療
　とし，使用してもよい薬剤とした．
注5：これまでの機能性ディスペプシアの
　治療効果を調べた研究では効果判
　定を4週としている研究が多く，ま
　た治療効果が不十分で治療法を
　再考する時期として多くの専門家が
　4週間程度を目安としていることから
　4週を目途とした．
注6：H. pylori 除菌効果の判定時期に
　ついては十分なコンセンサスは得ら
　れていない．
注7：H. pylori 未検のとき H. pylori 診
　断へ戻る．
注8：H. pylori 除菌治療，初期・二次
　治療で効果がなかった患者をいう．
注9：心療内科的治療（自律訓練法，
　認知行動療法，催眠療法など）
　などが含まれる．
注10：H. pylori 除菌治療を施行したあ
　と，6～12か月経過しても症状が
　消失または改善している場合は
　HP関連ディスペプシア（H.
　pylori associated dyspepsia）
　という．

❷ 機能性ディスペプシア診断と治療のフローチャート（全体像簡略版）
（日本消化器病学会編．機能性消化管疾患診療ガイドライン 2014―機能性ディスペプシア（FD）．南江堂：2014[1)] より引用）

14人に1人と報告されており，その効果は必ずしも大きいものではない．しかし，除菌治療は癌や潰瘍の予防を目的とした社会的適応の側面も大きいため，FD患者で H. pylori 陽性の場合は，まず除菌治療を行うのがよいと考えられる．さらに H. pylori 除菌治療を施行したあと，6～12か月経過して症状が消失・改善した場合には HP関連ディスペプシアという新しい概念が提唱されており，この場合，今後はFDとは分けて分類されていくと思われる．

食事・生活指導

H. pylori 陰性もしくは H. pylori 除菌治療後でもディスペプシア症状が残っている場合，食事・生活指導を行うことは重要である．喫煙，過度なアルコール摂取，高脂肪食の摂取，不眠などの生活習慣はFD症状に関与する傾向があることが報告されている．睡眠を十分にとり生活を規則正しく送ることも自律神経の安定のためにも有用であり，FD診療においては，この点もふまえて問診を行い指導すべき項目であると考える．

薬物治療

酸分泌抑制薬，消化管運動改善薬

FD診療においては，薬物治療が中心になってくるが，そのなかでもとくに酸分泌抑制薬であるプロトンポンプインヒビター（PPI）とヒスタミン H_2 受容体拮抗薬（H_2RA）は，FDの初期薬物治療の主体である．これまでのFDに対する治療薬に関してさ

まざまな治療法が試されてきており，そのなかで酸分泌抑制薬である PPI と H_2RA は，臨床試験でもプラセボと比べ症状改善効果があり，その有効性が確認されている[2].

また一方で，消化管運動改善薬も同様に症状改善効果が示されている．消化管運動機能改善薬には，ドパミン D_2 受容体拮抗作用を有するイトプリド，メトクロプラミド，ドンペリドン，$5-HT_4$ 受容体拮抗作用を示すモサプリドがあり，最近ではアセチルコリンエステラーゼ阻害薬と M_1/M_2 ムスカリン受容体阻害作用の両方を有するアコチアミドが開発され，世界に先駆けて本邦で FD に保険適用となっている．アコチアミドは，胃排出障害を改善することで食後の胃もたれ感と早期膨満感を中心としたディスペプシア症状を有意に改善することが，質の高い大規模臨床試験でその有用性が示されており[3]，実臨床での効果が期待されている．

以上により FD の初期治療として，酸分泌抑制薬と消化管運動機能改善薬の使用が推奨され，ガイドラインのフローチャートでも FD にまず使うべき薬剤として記載されている．

抗不安薬，漢方薬

酸分泌抑制薬と消化管運動機能改善薬を使用しても効果がない場合，FD の二次治療として抗不安薬や漢方薬の一部も有効であり使用することがガイドラインで提案されている．

わが国では $5-HT_{1A}$ 受容体活性化薬で抗不安薬であるタンドスピロンを用いた試験があり，上腹部不快感，痛みがプラセボとの比較において改善することが報告されている[4]．また，漢方薬である六君子湯は，運動不全症状を有する FD 患者に対して上腹部症状の改善効果が示されている．

認知行動療法，自律訓練法，催眠療法など

上記薬物による治療でも症状が改善しない場合には，認知行動療法，自律訓練法，催眠療法などがあり，効果が期待される．しかし，現在のところこれらの方法に関しては，いずれも小規模な試験があるのみで，FD に対する十分なエビデンスがあるとはいいがたく，今後の無作為対照試験によるその有用性の検討が待たれる．

説明と保証

慢性的な上腹部愁訴があり警告徴候がみられない患者においては，悪性腫瘍の発見率は全症例中 0.3％とわずかであることが報告されている．したがって，ディスペプシア症状を訴える患者に対し，生命予後に影響する可能性は低いこと，さらにその訴えに対し医学的に対応していくという説明と保証を行うことにより，余分な不安を取り除くことが重要となってくる．

FD 患者は不安が強いことが知られており，この説明と保証を行うことは，FD 診療おいて良好な医師患者関係を構築するうえできわめて重要である．

専門医に紹介するタイミング

実際には薬物治療でも症状が治まらない場合には専門医へコンサルトすることとなる．FD の病態に関する生理学的な種々の検査を行うことができ，一部の専門施設では，実際の胃の運動そのものを腹部エコー検査やシンチグラフィー検査で視覚的に観察評価することなども行われている．また，心理テストや心身学的なアプローチが必要な場合の対応も重要であろう．

専門医にコンサルトするにしても，腹部症状発現の機序についての豊富な知識をもっておくことは FD 患者の診療に役立つものと考える．

おわりに

FD の病態には，胃の適応性弛緩不全や胃排出能障害，胃・十二指腸知覚過敏やストレスに対する過剰応答の関与，そしてその要因として胃酸分泌異常，*H. pylori* 感染，遺伝的素因，心理社会的因子など多くの要因がかかわっていることが明らかとなってきている[5]．しかし，その病態生理の全貌はいまだ不明な部分も多く，そのため FD 診療においては PPI や prokinetics による薬物治療の効果も十分とはいえない．

FD の治療目標は，自覚症状の改善および消失，QOL の向上であることから，FD 患者の不安を少しでも取り除くこと，また生活習慣に対する指導を通

VI章 治療法各論／上部消化管疾患

して自律神経機能を高めること，さらに良好な医師患者関係を築くこともFD診療においてきわめて重要であると思われる．

ガイドラインには薬の使い方については詳しく記載されているが，そのことばかりに目を奪われることなく，ガイドラインの根底に流れるその精神を汲み取り診療に当たることが必要であると考える．

（近藤　隆，三輪洋人）

● 参考文献

1) 日本消化器病学会編. 機能性消化管疾患診療ガイドライン2014—機能性ディスペプシア（FD）. 南江堂；2014.
2) Veldhuyzen van Zanten SJ, et al. A randomized trial comparing omeprazole, ranitidine, cisapride, or placebo in helicobacter pylori negative, primary care patients with dyspepsia：the CADET-HN Study. Am J Gastroenterol 2005；100：1477-88.
3) Matsueda K, et al. A placebo-controlled trial of acotiamide for meal-related symptoms of functional dyspepsia. Gut 2012；61：821-8.
4) Miwa H, et al. Efficacy of the 5-HT1A agonist tandospirone citrate in improving symptoms of patients with functional dyspepsia：a randomized controlled trial. Am J Gastroenterol 2009；104：2779-87.
5) Miwa H. Why dyspepsia can occur without organic disease：pathogenesis and management of functional dyspepsia. J Gastroenterol 2012；47：862-71.

● プリンシプルシリーズ参照

1 『食道・胃・十二指腸の診療アップデート』「機能性消化管疾患（NERDと機能性胸やけ，機能性ディスペプシア〈FD〉）」 ☞p.13（近藤　隆，三輪洋人）/「機能性ディスペプシア」 ☞p.216（大島忠之，三輪洋人）

VI章｜治療法各論
▶ 上部消化管疾患／機能性疾患

アカラシア

Expert Advice

❶ アカラシアの病態の本質は，下部食道括約筋（LES）弛緩不全である．

❷ 食道拡張を認めないアカラシア患者では，長期に診断が行われず放置されている場合がある．つかえ感を有する患者では，常にアカラシアの存在を念頭におき診療を行うことが重要である．

❸ アカラシアの治療ではLES圧を低下させ，重力により食物の通過をスムーズにすることが治療の主体となる．

❹ 治療法は年齢，治療の侵襲性，患者の希望などを考慮し選択する．40歳以上の患者では，バルーン拡張術により80%以上が寛解状態となる．

❺ 近年，経口内視鏡的筋層切開術（POEM）が開発され，有効性の高さから注目されている．

アカラシアの病態の本質は下部食道括約筋（lower esophageal sphincter：LES）弛緩不全であるが，弛緩不全自体を改善させる治療法はない．そのため，LES圧を低下させ重力により液体，固形物が食道内から胃内に少しでも多く通過できるようにすることに主眼がおかれ，内視鏡的バルーン拡張術，外科的手術および経口内視鏡的筋層切開術（per-oral endoscopic myotomy：POEM）などが行われる．

内視鏡的バルーン拡張術

30mmもしくは35mmのバルーンダイレーターを用いて食道胃接合部を物理的に拡張し，LES圧の低下を図る治療法である．74〜90%が寛解となる[1]．当科での治療成績は年齢により異なり，30歳未満の患者では有効例は認めないが，40歳以上では80%以上が有効である[2]ことから，40歳以上の患者ではよい適応となる．

拡張圧，拡張時間，1コースの拡張回数は施設間で異なり一定の基準はないものの，術中の疼痛や食道穿孔などの合併症を避けるためには，最大5psi（pounds per square inch）程度の低圧でゆっくりと加圧することが望ましい．

機能性疾患／びまん性食道痙攣症

腹腔鏡下筋層切開術＋噴門形成術（Heller-Dor 手術）

食道胃接合部の筋層を切開し LES 圧を下げる Heller 手術に食道噴門部への逆流防止術を加えた Heller-Dor 手術が主流となっている．バルーン拡張術の効果に乏しい 30 歳未満の若年者では，最初から外科的治療が選択される．若年者以外ではバルーン拡張術で効果不十分な場合や無効例，食道癌合併例，本人が希望した場合などが対象となる．

POEM

近年，井上らにより開発された POEM は，あらゆるタイプのアカラシア患者に有効であるとともに，腹腔鏡下筋層切開術に比べ長い距離の筋層切開が可能であることから，つかえ感のみならず胸痛を有するアカラシア患者に対しても有効であると報告され，同治療法への期待が高まっている[3]．2012 年 7 月に厚生労働省より先進医療の承認を受けている．

その他の治療法

ボツリヌストキシン局注療法は，ボツリヌス毒素を LES 部に局注することで LES 部平滑筋の収縮を抑制し，通過障害の改善を図る治療法である．効果の持続時間は 6 か月程度と短く，治療を繰り返し行わなくてはならない．本邦での保険適用はない．

薬物治療としては，LES 圧低下作用のある Ca 拮抗薬，亜硝酸薬が使用される．具体的には，ニフェジピン（アダラート®），硝酸イソソルビドの食前投与が行われる．いずれもアカラシアの治療薬としての保険適用はない．

（岩切勝彦，竹之内菜菜）

参考文献
1) Richter JE, Boeckxstaens G. Management of achalasia：surgery or pneumatic dilation. Gut 2011；60：869-76.
2) Tanaka Y, et al. Predictors of a better outcome of pneumatic dilatation in patients with primary achalasia. J Gastroenterol 2012；45：153-8.
3) 井上晴洋ほか．食道アカラシアに対する新しい内視鏡的根治術 POEM．日消誌 2012；109：728-31.

プリンシプルシリーズ参照
1 『食道・胃・十二指腸の診療アップデート』「アカラシア」
☞p.220（川見典之，岩切勝彦）

VI章｜治療法各論

▶ **上部消化管疾患／機能性疾患**

びまん性食道痙攣症

Expert Advice

❶ 胸痛を訴える患者では心臓血管系疾患の除外が不可欠であるが，非心臓性胸痛が疑われたらびまん性食道痙攣などの食道運動障害を考慮する．

❷ 食道造影検査が食道運動評価に有用であり，上部消化管内視鏡検査時に異常収縮を認めることもある．

❸ 確定診断には食道内圧検査が必要であり，近年では高解像度内圧検査を用いたシカゴ分類により，体系的に食道運動障害を診断できるようになっている．

❹ 薬物療法としては，カルシウム拮抗薬や硝酸薬などの平滑筋弛緩作用のある薬剤が用いられる．

❺ 薬物療法が奏功しない症例では，外科的に筋層切開術が行われることもある．また，近年食道アカラシアに対して開発された経口内視鏡的筋層切開術（POEM）が有効であったとの報告もある．

疾患概念

食道運動の異常を呈する疾患であり，症状は嚥下困難や胸痛である．とくに，非心臓性胸痛（non-cardiac chest pain：NCCP）の原因として胃食道逆流症とともに考慮するべき疾患である．病因は明らかではないが，胃食道逆流が関連している症例や好酸球性食道炎に伴って認められることがある．

259

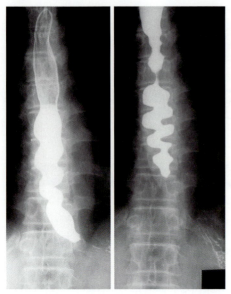

❸ 食道造影で認められたコークスクリュー様所見
(日本食道疾患研究会編．食道疾患レアケース・アトラス．医学書院；1999．p.92，93[3])より引用)

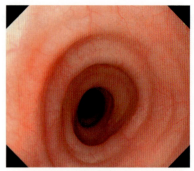

❹ 上部消化管内視鏡検査時に認められたコークスクリュー様所見
(栗林志行ほか．食道運動異常の内視鏡診断．日本消化器内視鏡学会雑誌 2016；57：2503-12[1])より引用)

診断

食道運動の評価としては食道造影検査が簡便で有用であり，コークスクリュー様の所見（❸）が認められることがある．また，本邦では器質的疾患の除外目的に上部消化管内視鏡検査が行われることが多く，内視鏡検査時にコークスクリュー様の所見（❹）や食道の強収縮が認められることもある[1])．

確定診断には食道内圧検査による食道運動評価が必須であり，本疾患が疑われる場合には専門医へのコンサルトが必要である．食道内圧検査では近年，高解像度内圧検査（high resolution manometry：HRM）が開発され，より詳細に食道運動を評価できるようになっている．食道運動障害の診断にはHRMを用いたシカゴ分類が提唱され，従来の分類に比べてより体系的に診断できるようになった．

2016年3月に『食道運動障害診療指針』が発刊されており，びまん性食道痙攣を含む食道運動障害全般について詳細に解説されている[2])．

治療

アカラシア以外の食道運動障害についての標準療法はない．

薬物療法としては保険外使用であるが，平滑筋弛緩作用のあるカルシウム拮抗薬や硝酸薬，ホスホジエステラーゼ5阻害薬などが用いられている．また，疼痛コントロール目的に三環系抗うつ薬や選択的セロトニン再取り込み阻害薬（SSRI），セロトニン・ノルアドレナリン再取り込み阻害薬（SNRI）などが使用されることもある．

こうした薬物療法が奏功しない場合には，外科的手術による筋層切開術が行われる．近年，食道アカラシアに対して内視鏡的筋層切開術（per-oral endoscopic myotomy：POEM）が開発され注目されているが，びまん性食道痙攣に対する有用性も報告されている．

（栗林志行，保坂浩子，草野元康）

● 参考文献
1) 栗林志行ほか．食道運動異常の内視鏡診断．日本消化器内視鏡学会雑誌 2016；57：2503-12．
2) 日本消化管学会編．食道運動障害診療指針．南江堂；2016．
3) 日本食道疾患研究会編．食道疾患レアケース・アトラス．医学書院；1999．p.92，93．

● プリンシプルシリーズ参照
1 『食道・胃・十二指腸の診療アップデート』「その他の食道運動異常症」☞p.226（栗林志行，保坂浩子，草野元康）

炎症／ヘリコバクター・ピロリ感染胃炎

VI章｜治療法各論
▶ 上部消化管疾患／炎症

ヘリコバクター・ピロリ感染胃炎

Expert Advice
❶ 胃癌のほとんどはピロリ感染胃炎から発生する.
❷ クラリスロマイシン耐性が一次除菌率に影響する.
❸ ボノプラザンを含む除菌治療は90%の成功率である.
❹ 除菌により, 炎症は速やかに改善する.
❺ 除菌後も胃癌リスクは継続する.

組織学的に炎症を認める胃炎のほとんどがヘリコバクター・ピロリ感染胃炎 (*Helicobacter pylori* 感染胃炎) であり, 根本的な治療は除菌治療となる. 診断・治療は『*H. pylori* 感染症の診断と治療ガイドライン』2016改訂版[1]に準ずる. 原則的にすべての *H. pylori* 感染胃炎は除菌治療の適応となる. ただし, *H. pylori* の診断・治療の前に内視鏡による胃炎の確認が必須となっている. 治療には耐性菌, 副作用, 除菌判定時期などの問題点があるので慎重に行う.

症状と検査所見

H. pylori 感染胃炎では上腹部症状 (胃の痛みやもたれ) を伴うことがあるが, *H. pylori* 除菌により改善するのは, そのうち10%程度とされている. 内視鏡検査により, 萎縮や腸上皮化生などの粘膜所見から *H. pylori* 感染胃炎を診断する. 詳細は胃炎の京都分類[2]を参考にされたい. 内視鏡により, *H. pylori* の感染状態もほぼ診断可能である.

H. pylori 感染の検査法としては, 生検組織から菌自体を分離培養する細菌学的診断, 病理組織学的診断, 菌体の有するウレアーゼ活性を指標とした rapid urease test がある. 非侵襲的検査法としては, 尿素呼気試験 (UBT), 血清抗体診断法, 尿中抗体診断法, 糞便中の *H. pylori* 特異抗原測定法がある. このうち, UBT は胃内全体に存在する *H. pylori* を反映しており, 高価だが簡便で感度特異度の高い検査で, 除菌判定に適している. 近年, 血清抗体法では, 陰性者のなかに胃癌リスクの高い過去の感染や除菌後症例が含まれることが指摘されており, 注意を要する.

H. pylori 除菌治療

一次除菌

3剤併用療法を1週間行う. 具体的には, プロトンポンプ阻害薬 (PPI) (ラベプラゾール, イソメプラゾールなど) または新しい酸分泌抑制薬ボノプラザンに, アモキシシリン (AMPC) とクラリスロマイシン (CAM) を併用する. 飲み忘れの少ないパック製剤もある.

近年のわが国における一次除菌率は, 70%台にとどまっており[3], 除菌率を低下させる主な原因として CAM 耐性菌の増加が指摘されている[4]. また, 日本ヘリコバクター学会による2016年改訂版『*H. pylori* 感染の診断と治療のガイドライン』[1]では, 従来の PPI を用いた除菌療法の比較検討において, それぞれの PPI による除菌率には差がないと明記されている.

ボノプラザンによる除菌率に関しては, 従来の PPI であるランソプラゾールとともに国内第Ⅲ相試験[5]で検討された. ピロリ陽性の胃潰瘍瘢痕または十二指腸潰瘍瘢痕患者を対象としたランダム化試験において, ランソプラゾール, AMPC, CAM による3剤併用療法では75.9%の除菌率を示し, 一方のボノプラザン, AMPC, CAM による3剤併用療法では92.6%であり, ボノプラザンのランソプラゾールに対する非劣性が認められた (❺). この試験では, CAM 耐性株を有する患者での一次除菌率も確認しており, ランソプラゾール3剤併用療法では40.0%という結果に対し, ボノプラザン3剤併用療法では82.0%と高い除菌率を示した.

二次除菌

上記による一次除菌 (PPI/AC 療法) が不成功の場合は, これに代わる治療として, クラリスロマイ

261

❺ ボノプラザンを用いた除菌治療成績

(Murakami K, et al. Vonoprazan, a novel potassium-competitive acid blocker, as a component of first-line and second-line triple therapy for Helicobacter pylori eradication：a phase Ⅲ, randomised, double-blind study. Gut 2016；65：1439-46[5] より引用)

シンをメトロニダゾールに替えた二次除菌（PPI/AM療法）が保険適用になる．一次除菌と同様にパック製剤がある．

ボノプラザンを用いた治験[5]において，除菌失敗例を対象とし，CAMをメトロニダゾールに置き換えて二次除菌を行ったところ，失敗例は50例中1例，98.0％という高い除菌率を示した．

非典型例や偶発症への対応

内視鏡的に慢性胃炎と診断されても，除菌後の症例もあり，必ず，H. pylori の感染診断が必要である．逆に，内視鏡的には萎縮が軽く，H. pylori 未感染と間違う症例もある．除菌治療の年齢制限はとくにないが，高齢者では除菌薬の副作用に注意が必要である．抗血栓薬やNSAIDs服用予定の患者では，投与前に除菌治療を行っておくことにより，消化性潰瘍の予防になる．

抗菌薬を1週間続けるため副作用が多い．下痢・軟便が10〜30％，異味症・皮疹が2〜5％，出血性腸炎や重篤な皮疹もまれに認める．また，ペニシリンアレルギーの問診は必須である．

除菌後フォローの問題点

除菌により胃粘膜の炎症が改善し，胃癌のリスクが軽減するが，未感染者と比較すると胃癌リスクが

はるかに高いのでフォローが必要である．

除菌成功後の問題点として，除菌治療後に一時的に胃食道逆流症（GERD）が出現もしくは増悪することがあるが，このことは除菌治療によるメリットの妨げにはならない．除菌成功後に，肥満やコレステロール上昇など生活習慣病の出現が報告されているため，除菌成功後も患者の生活指導が大切である．除菌後の再感染率は年1％以下である．

組織学的胃炎が改善しても，上腹部症状は改善しない症例が多く存在し，機能性ディスペプシアと診断される．

（村上和成）

●参考文献

1) 日本ヘリコバクター学会ガイドライン作成委員会編. *H. pylori* 感染の診断と治療のガイドライン. 2016改訂版. 先端医学社：2016.

2) 春間 賢ほか. 胃炎の京都分類. 日本メディカルセンター：2014.

3) Nishida T, et al. Comparative study of esomeprazole and lansoprazole in triple therapy for eradication of Helicobacter pylori in Japan. World J Gastroenterol 2014；20：4362-9.

4) 沖本忠義ほか. ピロリ菌除菌製剤. 日本臨床 2015；73：1169-74.

5) Murakami K, et al. Vonoprazan, a novel potassium-competitive acid blocker, as a component of first-line and second-line triple therapy for Helicobacter pylori eradication：a phase Ⅲ, randomised, double-blind

study. Gut 2016；65：1439-46. doi：10.1136/gutjnl-2015-311304.［Epub ahead of print］
◉ プリンシプルシリーズ参照
1 『食道・胃・十二指腸の診療アップデート』「ヘリコバクター・ピロリ感染胃炎」→p.230（村上和成）

VI章｜治療法各論
▶ 上部消化管疾患／炎症

胃潰瘍・十二指腸潰瘍

Expert Advice
❶ 適切な薬物療法により，治療と予防がほぼ可能な疾患である．
❷ 出血性消化性潰瘍のうち活動性出血例と非出血性露出血管例が内視鏡的止血治療のよい適応である．
❸ *H. pylori* 除菌は胃潰瘍・十二指腸潰瘍の治癒を促進する．また，消化性潰瘍の再発予防には，*H. pylori* 除菌が有効である．
❹ NSAIDs 潰瘍の治療では NSAIDs を中止し，抗潰瘍薬を投与する．NSAIDs の中止が不可能ならば，PPI あるいは PG 製剤を投与する．
❺ 潰瘍既往歴のある患者の NSAIDs 潰瘍の予防には，PPI，PG 製剤が有効である．
❻ 低用量アスピリン（LDA）は可能な限り休薬せずに，LDA 潰瘍を PPI で治療する．

消化性潰瘍の病因，リスク

胃底腺粘膜から分泌される胃酸・ペプシンの消化作用により生じる胃・十二指腸の粘膜よりも深い良性の壁欠損である胃潰瘍・十二指腸潰瘍を消化性潰瘍と総称している．病因は，攻撃因子（胃酸，ペプシンなど）と防御因子（胃粘液，血流など）の不均衡，ヘリコバクター・ピロリ（*H. pylori*）感染，NSAIDs（非ステロイド性抗炎症薬），ストレスなどさまざまな要因が絡み合って発症する．

消化性潰瘍の二大病因である NSAIDs と *H. pylori* に関して，海外のメタアナリシスでの胃潰瘍のリスクは NSAIDs（−）/*H. pylori*（−）のリスクを 1 とすると，オッズ比は *H. pylori*（＋）では 18.1，NSAIDs（＋）では 19.4，NSAIDs（＋）/*H. pylori*（＋）では 61.1 と相乗的に増大する．上部消化管出血のリスクは *H. pylori*（＋）では 1.79，NSAIDs（＋）では 4.85，NSAIDs（＋）/*H. pylori*（＋）では 6.13 であった[1]．日本のケースコントロール研究でも，上部消化管出血のリスクは *H. pylori*（＋）では 5.4，NSAIDs（＋）では 4.1，NSAIDs（＋）/*H. pylori*（＋）では 10.4 であり[2]，NSAIDs と *H. pylori* は相加的に上部消化管出血のリスクを高める．

本邦の消化性潰瘍診療においては，いち早く 2003 年からガイドライン作成が進められ，最新のものとして『消化性潰瘍診療ガイドライン 2015 改訂第 2 版』が発刊され，診療の標準化が図られている[3]．ガイドラインにおける診療全体のフローチャートを ❻ に示す．

合併症治療

消化性潰瘍の治療として，まず出血，穿孔，狭窄という合併症の有無の確認がスタートとなる．出血性潰瘍に対しては内視鏡的治療を施行し，活動性出血例と非出血性露出血管例が適応となる．

穿孔については，24 時間以内で空腹時の発症，重篤な合併症がなく全身状態が安定し，腹膜刺激症状が上腹部に限局し腹水貯留が少ない場合などは，内科的治療が適応となる場合がある．内科が行う保存的治療として，絶飲食，補液，経鼻胃管留置，抗菌薬およびヒスタミン H_2 受容体拮抗薬（H_2RA）またはプロトンポンプ阻害薬（PPI）の経静脈投与を行う．しかし，70 歳を超える高齢者では外科手術が優先される．また，内科的治療を行い，24 時間を経過しても臨床所見，画像所見が改善しない場合には外科的治療を実施する．

狭窄症例は近年きわめてまれになっている．内視鏡的拡張術を試み，改善がみられなければ外科手術を実施することになる．

Ⅵ章 治療法各論／上部消化管疾患

❻ 消化性潰瘍診療フローチャート

IVR：interventional radiology, NSAIDs：非ステロイド性抗炎症薬, PPI：プロトンポンプ阻害薬, PG：プロスタグランジン,
H2RA：ヒスタミン H_2 受容体拮抗薬, LDA：低用量アスピリン

（日本消化器病学会編. 消化性潰瘍診療ガイドライン 2015. 改訂第2版. 南江堂；2015[3]より引用）

264

H. pylori 除菌治療

合併症がない場合，また合併症の対応がすめば，通常の潰瘍治療に移る．通常治療として，まず，H. pylori 陽性者については除菌治療を行う（除菌治療 ☞p.261）．保険収載されている本邦の H. pylori 除菌治療では，まず PPI，アモキシシリンおよびクラリスロマイシンの組み合わせで行う一次除菌が行われ，一次除菌が不成功に終わった場合には PPI，アモキシシリンおよびメトロニダゾールを用いた二次除菌治療が行われる．

一次・二次除菌にても除菌不成功の場合には，抗菌薬の種類や量，投与期間を変えた三次あるいは四次除菌（保険外，自費診療）が行われることもある．

除菌治療において胃酸分泌を十分に抑制することは重要なことであるが，最近，新たな PPI であるボノプラザン（タケキャブ®）が登場し，その強力な酸分泌抑制効果により除菌治療で高い除菌成功率が報告されている．とくに，クラリスロマイシン耐性菌においても除菌効果を示しており，今後の除菌治療率向上が期待される．

非除菌治療

薬剤アレルギーなどで H. pylori 除菌治療の適応のない例，H. pylori 除菌不成功例，H. pylori 陰性例に対しては，非除菌治療を行う．

消化性潰瘍診療ガイドラインに基づいた潰瘍の初期治療において，第 1 選択薬は PPI である（PPI を使用できない場合には H_2RA）．従来から本邦で頻用されてきた防御因子増強薬に関するエビデンスは少ない．

除菌治療によらない消化性潰瘍治療において，維持療法は初期治療後の再発を抑制するのに有効な治療法であり，潰瘍治療後も PPI の長期投与あるいは H_2RA，一部の防御因子増強薬が選択される．なお維持療法として十二指腸潰瘍に PPI を投与することは保険適応外である．

NSAIDs 潰瘍治療

最近，H. pylori 感染率の低下に加え，高齢化社会を反映し，脳血管障害，心血管疾患，整形外科疾患などに対する低用量アスピリン（LDA）を含めた NSAIDs 服用者が増加しており，NSAIDs 潰瘍治療は臨床上重要な位置を占めてきている．NSAIDs は発熱，疼痛，炎症などを引き起こすプロスタグランジン（PG）合成酵素であるシクロオキシゲナーゼ（COX）を阻害してその薬効を発揮する．NSAIDs による PG の減少が粘膜防御機構の破綻を引き起こし，粘膜傷害や潰瘍発生の成因となる．

NSAIDs 潰瘍に対する治療や再発予防（二次予防）のための治療においては PPI 製剤が保険適用となっており，臨床現場でも使用されてきているが，多くの診療科に関わることであり，まだまだガイドライン遵守が広がっていないのが現状である．

NSAIDs 潰瘍のリスク因子として，出血性潰瘍既往歴，消化性潰瘍既往歴，高用量 NSAIDs や NSAIDs の併用，抗凝固薬・抗血小板薬や糖質ステロイド，ビスホスホネートの併用，高齢者，重篤な合併症を有することなどがあげられる．治療の原則は，H.pylori 感染の有無にかかわらず NSAIDs を中止して，潰瘍治療を行うことであり，H. pylori 感染が陽性であれば，除菌療法を勧めることがガイドラインに記載されている．その初期治療において NSAIDs の継続投与は禁忌であり，NSAIDs の中止と酸分泌抑制薬の投与が原則である．NSAIDs の中止が不可能であれば，PPI あるいは PG 製剤を投与する．また NSAIDs 潰瘍の再発予防（二次予防）には PPI，PG，あるいは高用量の H_2RA を投与する．

おわりに

胃潰瘍・十二指腸潰瘍の治療は，H. pylori 除菌治療と強力な酸分泌抑制薬により，大きく改善された．しかし，高齢化社会を反映し，脳血管障害，心血管疾患，整形外科疾患など，多くの疾患を抱えるケースが増え，単なる潰瘍治療にとどまらず，全身管理が重要になってきている．したがって，消化器内科，循環器内科，整形外科などが十分な連携をとり，対応することが必要である（Cardio-GI Linkage, Neuro-GI Linkage）．

NSAIDs 潰瘍の一次予防治療として，抗潰瘍薬を

投与することの重要性は広く認識されてきているが，いまだ本邦では保険適用となっていない点は今後の改善すべき大きな問題である．

（梅垣英次，東　健）

◉ 参考文献
1) Huang JQ, et al. Role of Helicobacter pylori infection and non-steroidal anti-inflammatory drugs in peptic ulcer disease：a meta-analysis. Lancet 2002；359：14-22.
2) Sakamoto C, et al. Case-control study on the association of upper gastrointestinal bleeding and nonsteroidal anti-inflammatory drugs in Japan. Eur J Clin Pharmacol 2006；65：765-72.
3) 日本消化器病学会編．消化性潰瘍診療ガイドライン 2015．改訂第2版．南江堂；2015.

◉ プリンシプルシリーズ参照
1 『食道・胃・十二指腸の診療アップデート』「胃・十二指腸潰瘍」☛p.9（村上和成）／「胃潰瘍・十二指腸潰瘍」☛p.233（東　健）

Ⅵ章｜治療法各論
▶ **上部消化管疾患／炎症**

自己免疫性胃炎

Expert Advice

❶ 自己免疫性胃炎は，自己免疫機序により胃底腺粘膜領域に萎縮性胃炎を起こすまれな疾患である．

❷ 胃神経内分泌腫瘍，胃癌のスクリーニングが最重要であり，適切にフォローアップを行う．

❸ 胃酸および内因子の分泌低下によるビタミン B_{12} や鉄吸収障害に関しては，適宜，補充療法を行う．

疾患概念，疫学，症状，診断

自己免疫性胃炎は，臨床的にA型胃炎と同義で，抗壁細胞抗体などの自己免疫機序により胃底腺粘膜領域を中心に炎症，萎縮性変化をきたし，高度の低酸となる結果，高ガストリン血症を起こすことが特徴である．日本人における有病率は低く，人口10万人に対し3～4人（0.003％）とされている．

本疾患を疑う所見は悪性貧血，胃カルチノイド，逆萎縮パターンの存在である．日本人に多いヘリコバクター・ピロリ（*H. pylori*）感染胃炎では通常，前庭部の萎縮から始まり体部に広がるのに対して，自己免疫性胃炎では逆に胃底腺領域である胃体部に強い萎縮性変化を認め，前庭部の萎縮が弱い（❼）．粘膜傷害が高度となり，悪性貧血を生じるまでは通常，自覚症状をきたすことはないとされる．

確定診断は高ガストリン血症，抗壁細胞抗体（保険適用外），抗内因子抗体（保険適用外）で確認する．また，高度萎縮を反映し，ペプシノゲン（PG）法によるPGⅠ/Ⅱ比は著明に低下する．

本疾患は壁細胞の破壊に伴う胃酸および内因子の分泌が低下するとともに，ビタミン B_{12} の吸収障害（悪性貧血），鉄の吸収障害を生じる．ほかの自己免疫疾患の合併としては，1型糖尿病や自己免疫性甲状腺炎を多く認める．さらに，胃神経内分泌腫瘍，胃癌との関連についても指摘されている．

治療

本疾患に対する根本的な治療法はいまだ確立されていない．

自己免疫性胃炎によって生じるビタミン B_{12}，鉄吸収障害に対して，適宜補充療法を行うことが基本である．胃神経内分泌腫瘍，胃癌のスクリーニングは最重要事項で，6～12か月ごとの内視鏡的フォローアップが望ましい（❽）．また，本疾患を診断した際には，糖尿病，甲状腺のスクリーニングも併せて行いたい．

（森　英毅，鈴木秀和）

◉ 参考文献
1) 丸山保彦ほか．A型胃炎の診断．胃と腸 2016；51：77-86.
2) 加納康彦ほか．悪性貧血・自己免疫性胃炎．炎症と免疫 1998；6：151-7.

◉ プリンシプルシリーズ参照
1 『食道・胃・十二指腸の診療アップデート』「自己免疫性

炎症／好酸球性食道炎・胃腸炎

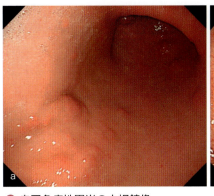
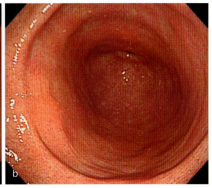

❼ 自己免疫性胃炎の内視鏡像
a：胃体部に強い萎縮を認め，ポリープを多数認める．
b：前庭部の萎縮はむしろ軽度であり，稜線状発赤を認める．

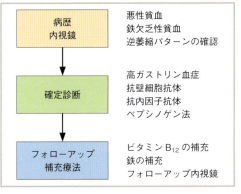

❽ 自己免疫性胃炎の診断・治療フローチャート

胃炎」 ☞p.238（森　英毅，鈴木秀和）

❷ 好酸球性食道炎の診断は，嚥下障害，つかえ感などの食道機能障害に起因する症状を有し，かつ，食道粘膜の生検で上皮内に好酸球数 20/HPF 以上の好酸球浸潤を認めることが必須である．

❸ 好酸球性胃腸炎の診断は，嘔吐，腹痛，下痢などの腹部症状を有し，胃，小腸，大腸の生検で好酸球主体の炎症細胞浸潤を認めるか，腹水を合併する症例では，腹水中に多数の好酸球を認めた場合になされる．

❹ 食道に好酸球浸潤を認めた場合，まずはプロトンポンプ阻害薬（PPI）投与により反応性をみる．PPI に反応しない好酸球性食道炎に対しては，ステロイド薬の局所治療が試みられ，高い有効性が示されている．

❺ 好酸球性胃腸炎では，ステロイド薬の全身投与が有効であるが，慢性の経過をたどり，ステロイド薬の長期使用が必要となる例が多い．

好酸球性消化管疾患として，好酸球の浸潤部位によって好酸球性食道炎（eosinophilic esophagitis：EoE），好酸球性胃腸炎（eosinophilic gastroenteritis：EGE）に区別される．EoE，EGE ともに，アレルギー疾患の合併が多く，食事療法の有効性から，病因として食物抗原に対するアレルギー反応の関与が想定されており，ステロイド薬が奏功するなどの共通点を有する．

VI章｜治療法各論
▶ 上部消化管疾患／炎症

好酸球性食道炎・胃腸炎

Expert Advice

❶ 好酸球性食道炎，好酸球性胃腸炎ともに，アレルギー疾患の合併が多く，食事療法の有効性から，病因として食物抗原に対するアレルギー反応の関与が想定されている．

好酸球性食道炎（EoE）

病態，疫学

EoEは，食道に限局した好酸球浸潤を主体とする慢性炎症性疾患で，長期経過で食道壁の線維化による食道狭窄をきたす．20年前ごろから報告され始めた新しい疾患概念であるが，近年，欧米を中心に発症率の増加が指摘されており注目されている．

現在，EoEは欧米の白人で発症率が高く，日本を含めたアジアでは低いとされている．好発年齢は，小児期，成人例では30〜40歳台で，性別では男女比は3：1で男性に好発する．

食道の好酸球浸潤の多くは，嚥下された食物抗原に対するアレルギー反応によって惹起されるとされ，実際に，特定の品目を除く食事療法が治療に効果がある．約半数の症例で，気管支喘息，アトピー性皮膚炎，アレルギー性鼻炎などのほかのアレルギー性疾患の既往を有する．

診断

本邦における診断基準は，嚥下障害，つかえ感などの食道機能障害に起因する症状を有し，かつ，食道粘膜の生検で上皮内に好酸球数20/HPF以上の浸潤を認めることが必須である．特徴的な内視鏡所見として，縦走溝，輪状溝，白斑（⑨）などがあり，大多数の症例で食道になんらかの所見を認める．こうした所見を認めた場合，生検にて好酸球浸潤の有無・程度を評価する必要がある．

血液検査では，末梢血好酸球増加数十％の症例でみられ，血中総IgEの増加が半数以上の症例でみられる．

治療（⑩）

PPI投与による反応性

欧米では，つかえ感などの食道機能障害を有する食道好酸球浸潤のうち，プロトンポンプ阻害薬（PPI）の投与によって病状が改善するものをPPI-responsive esophageal eosinophilia（PPI-REE）として，改善しないもののみをEoEと診断されていた．しかし，欧米においても最新のガイドラインでは，PPI-REEという病名は使用されなくなり，EoEの一部では，PPI治療に反応すると認識されてい

る．実際に，PPI投与により，半数近くの症例で，症状・好酸球浸潤は改善することが知られている．

ステロイド局所療法

PPI抵抗性の食道好酸球浸潤（EoE）に対しては，ステロイド薬の局所療法が試みられ，70〜90％の高い奏功率が得られる．局所療法では，ステロイド薬を嚥下にて食道局所に運ぶことで，ステロイド薬の総投与量が大幅に削減され，その結果，ステロイド薬による全身性の副作用はほとんど報告されていない．ただし，EoEに対する局所療法として使用されるステロイド薬としては，現在，保険認可されたものはないことに留意する必要がある．

ステロイド局所療法の実際として，気管支喘息に用いられる吸入ステロイド薬であるプロピオン酸フルチカゾン（フルタイド®），またはブデソニド（パルミコート®）が報告されている．

ステロイド全身投与

ステロイド局所療法無効例に対しては，ステロイド薬の全身投与が試みられるが，副作用の頻度が高いため，限定的に使用すべきとされている．

食事療法

食事療法としては，アミノ酸から成る成分栄養食，またはいくつかの品目を除いた食事（例：大豆，卵，牛乳，小麦，ナッツ類，魚介類の6種除去）が推奨されている．とくに，ステロイド薬の成長への副作用が懸念される小児では，積極的に試みられ，70〜90％の高い奏功率が報告されている．ただし，実施方法の煩雑さから，本邦においては，とくに成人例では食事療法はほとんど普及していないのが現状である．

治療経過

治療目標として，症状の寛解のみならず，組織学的に食道好酸球浸潤の改善を確認することが望まれる．症状は治療効果の判定の指標として有用であるが，必ずしも組織学的変化に一致しないことに留意する必要がある．

EoEの長期経過に関しては，いまだ不明な点が多いが，EoEは慢性疾患であり，治療中断による再発が高頻度でみられる．慢性の食道好酸球浸潤によって食道の線維性狭窄に至る例も報告されており，長

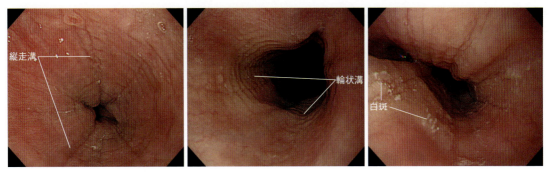

❾ 好酸球性食道炎の内視鏡所見

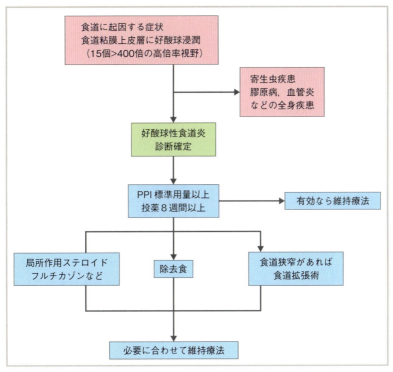

❿ 好酸球性食道炎の治療
（木下芳一先生よりご提供）

期にわたる維持療法の必要性が指摘されている．

EoE の慢性炎症により，食道の線維性狭窄をきたした症例では，内視鏡的バルーン拡張術が有効である．

好酸球性胃腸炎（EGE）

疫学，病態

好酸球が消化管（胃，腸管）に浸潤している病態が EGE とされ，時に食道まで好酸球浸潤が広がる例もある．胃，次いで十二指腸に多くみられる．発症頻度はまれとされ，大規模な調査はなされておらず，その実態は不明で，臨床研究も進んでいない．男女比では若干の男性優位で，好発年齢は 30～50 歳であるが，小児から 70 歳までの広い範囲でみられる．

原因は不明であるが，全身性の好酸球増多，およびステロイド薬に対する反応性から，なんらかの過敏性反応の関与が考えられている．約半数の症例で，気管支喘息，アトピー性皮膚炎などのアレル

Ⅵ章 治療法各論／上部消化管疾患

ギー関連疾患を有する.

診断

　本邦での診断基準では，嘔吐，腹痛，下痢などの腹部症状を有し，胃，小腸，大腸の生検で好酸球主体の炎症細胞浸潤を認めるか，腹水を合併する症例では，腹水中に多数の好酸球を認めた場合にEGEと診断される．ただし，ほかの好酸球の腸管浸潤をきたす疾患，とくに寄生虫感染症，セリアック病を除外する必要があり，糞便検査は必須である．

　内視鏡所見としては，腸管壁の発赤・浮腫といった非特異的所見のみであり，生検による病理検査が必須である．EGEの診断基準における粘膜内好酸球の程度に関して，本邦のガイドラインでは，20/HPF以上とされているが，明確な国際的なコンセンサスは得られていない．

　検査成績では，末梢血中の好酸球増多，IgEの増加を多数（70%）の症例で認め，本症を疑うきっかけとなることが多い．CT検査も有用で，約70%の症例で，腸管壁の肥厚を認める．

治療，治療経過

　疾患頻度が低いため，厳密なRCTなどは行われていないが，ステロイド薬の全身投与が有効であり，初回治療においては，ほぼ全例で反応性がみられる．ステロイド薬の用量としては，プレドニン0.5～1.0 mg/kgの投与で，比較的短期間（2～14日）で効果がみられる．

　EGEの長期経過に関しては不明な点が多いが，半数以上の症例では慢性の経過をたどり，ステロイド薬の長期使用が必要となる．EGEの長期の維持療法として，とくに小児においては食事療法の有効性が示されている．

（飯島克則）

● 参考文献

1) Straumann A, et al. Update on basic and clinical aspects of eosinophilic oesophagitis. Gut 2014；63：1355-63.
2) Glenn T, et al. Eosinophilic esophagitis. N Engl J Med 2015；373：1640-8.
3) Dellon ES, et al. ACG clinical guideline：evidenced based approach to the diagnosis and management of esophageal eosinophilia and eosinophilic esophagitis

（EoE）. Am J Gastroenterol 2013；108：679-92.

● プリンシプルシリーズ参照

1 『食道・胃・十二指腸の診療アップデート』「好酸球性消化管疾患」●→p.24（飯島克則）／「好酸球性食道炎と胃炎」●→p.240（飯島克則）

Ⅵ章｜治療法各論
▶ 上部消化管疾患／炎症

感染性食道炎

Expert Advice

❶ 健常人にも発症するが，多くは免疫不全状態の宿主に日和見感染として発症する．

❷ 日常診療で遭遇する機会は少ないが，原因病原体により特徴的な内視鏡所見や生検に適した部位を知っていることが診断への近道となる．

❸ カンジダ性食道炎は水洗されない厚みのある白苔が特徴であり，生検は白苔付着部の粘膜から行う．

❹ サイトメガロウイルス食道炎は白苔を伴わない打ち抜き潰瘍が特徴で，生検は潰瘍底から行う必要がある．

❺ ヘルペス食道炎は潰瘍周囲がやや隆起した，いわゆる「火山口様」所見が特徴で，生検は潰瘍辺縁上皮から行う．

　感染性食道炎は，真菌性，ウイルス性，細菌性に分類される．健常人にも発症するが，多くは免疫不全状態の宿主に日和見感染として発症し，カンジダ性食道炎以外は日常診療において遭遇する機会は少ない．それぞれの原因病原体に特徴的な内視鏡所見および生検に適した部位があることを知っていることが，診断への近道となる．

真菌感染症

　感染性食道炎のうち，最も高頻度にみられるものが食道カンジダ症であり，健常人にも発症し，その

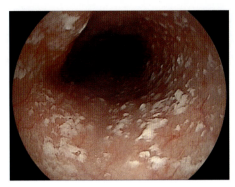

⓫ カンジダ食道炎
白色の厚みのある白苔が付着しており，粘膜はやや浮腫状となっている．内視鏡のみで診断は容易である．

頻度は1％前後と報告されている．カンジダは常在菌であり，通常は病原性を有しておらず，日和見感染として発症するほかに，アカラシアや強皮症など食道蠕動機能が低下した状態や逆流性食道炎も発症の原因となる[1]．さらにプロトンポンプ阻害薬（PPI）の長期使用例や喘息治療の吸入ステロイド薬使用中にも発症するとの報告もあり，注意が必要である．

確定診断は，生検組織のカンジダ芽胞や仮性菌糸を証明することでなされるが，内視鏡にて，食道壁に付着する水洗では除去できない厚みのある白苔（⓫）として認識できればほぼ診断可能である[2]．

基礎疾患がなく，無症状の場合は経過観察のみでよいが，症状を有する場合は抗真菌薬投与による治療が必要である．

ウイルス感染症

サイトメガロウイルス（CMV）食道炎

一般的には潜伏感染していたウイルスが，免疫不全状態で再活性化することにより発症する．内視鏡的には潰瘍辺縁が急激に落ち込む打ち抜き潰瘍であり，潰瘍が深いわりに白苔を伴わないのが特徴である．

確定診断は，生検組織内の核内封入体の証明やCMV免疫染色によってなされる．CMVは潰瘍底の線維芽細胞や血管内皮細胞に感染しているため，生検は潰瘍底から行うことが必要である[3]．

治療はガンシクロビルの投与が第1選択であり，症状や内視鏡所見によって投与期間の調整を行う．

ヘルペス（HSV）食道炎

三叉神経節に潜伏感染している単純ヘルペスウイルス（HSV）が免疫不全状態で再活性化され，唾液中に排泄されることで食道粘膜に感染して発症すると考えられている．内視鏡像の特徴は，境界明瞭の小型の潰瘍で，潰瘍周囲がやや隆起した，いわゆる「火山口様」として観察され，潰瘍辺縁は白濁した粘膜上皮で縁取られている．

確定診断は，生検にて扁平上皮細胞に腫大，多核化がみられ，これらの細胞内にすりガラス状と称される核内封入体を認めることでなされる．生検部位は潰瘍辺縁上皮が適している[3]．

治療はアシクロビルの投与を行うが，2～3週間の投与を必要とすることが多い．

細菌感染症

細菌性食道炎の頻度は非常にまれであり，多くの場合は魚骨などの食道異物や内視鏡による粘膜損傷などが引き金となって発症し，その内視鏡所見はさまざまである．症状が進行して食道膿瘍や食道蜂窩織炎に進展した場合には，高熱や激しい胸痛を生じることもある．

診断は生検材料の培養同定によって行い，治療は感受性のある抗菌薬投与を行うが，内視鏡的な切開ドレナージや外科手術が必要となる場合もある．

（駒澤慶憲）

● 参考文献
1) 添田仁一ほか．2．真菌感染症 1）カンジダ感染症．胃と腸 2002；37：385-8．
2) 駒澤慶憲．食道カンジダ症．木下芳一ほか編．経鼻内視鏡検査のためのアトラス．南江堂；2011．p.78-9．
3) 二村 聡ほか．感染性食道炎の病理形態学的特徴．胃と腸 2011；46：1167-77．

● プリンシプルシリーズ参照
1 『食道・胃・十二指腸の診療アップデート』「感染性食道炎」 ☞p.245（駒澤慶憲）

VI章 治療法各論／上部消化管疾患

VI章｜治療法各論
▶ **上部消化管疾患／腫瘍**

食道扁平上皮癌

Expert Advice

❶ 内視鏡的切除には内視鏡的粘膜切除術（EMR）と内視鏡的粘膜下層剥離術（ESD）があるが，正確な組織学的診断および局所再発予防の観点から，可能なかぎり一括切除ができる方法を選択する．

❷ 外科治療は，腫瘍の占居部位によって術式が大きく変わるため，正確な術前診断が重要で，さらに各術式の特徴を十分把握したうえで選択する必要がある．

❸ 近年，内視鏡的手術（胸腔鏡・腹腔鏡下手術）の有効性が報告されているが，長期成績については未確定であり，現在進行中の臨床試験の結果が待たれる．

❹ 化学療法は従来法である CF 療法にドセタキセルを加えた DCF 療法の治療効果が注目されている．

❺ 化学放射線療法は非外科治療の中心であるが，治療後の遺残・再発に対してはサルベージ治療なども考慮する．

食道は頸部，胸部，腹部と解剖学的に広い範囲に存在する臓器であり，周辺臓器も癌の占居部位によって異なる．よって食道扁平上皮癌に対する治療は，癌の占居部位，進行度，患者の全身状態などにより治療方針はさまざまで，複数の選択肢が存在する．治療法のなかには数多くの経験と科学的根拠に裏づけされ，すでに日常臨床に定着したものと，歴史が浅くエビデンスに乏しいものの，臨床研究の段階にあり普及しつつあるものがある．さらに食道扁平上皮癌は，放射線治療の感受性が比較的高く，腺癌が中心となるほかの消化器癌と比べて，放射線治療を含めた集学的治療の重要性が高い．

食道扁平上皮癌の治療方針は，『食道癌診断・治療ガイドライン』[1]に記載された食道癌治療のアルゴリズム（⑫）に従い，個々の症例に応じて決定する必要があるが，実際に内視鏡的治療，外科治療，集学的治療の実施は専門性が高いため，数多くの経験と専門的知識，技能が要求される．

▍内視鏡的治療

概要

内視鏡的治療の大部分は内視鏡的切除（endoscopic resection：ER）であり，ER には病変粘膜を吸引し，スネアで通電して切除する内視鏡的粘膜切除術（endoscopic mucosal resection：EMR）と各種専用デバイスを用いて広範囲な表在病変の一括切除が可能な内視鏡的粘膜下層剥離術（endoscopic submucosal dissection：ESD）がある．より正確な組織診断および局所再発のリスクの観点から，一括切除が望ましい．

その他の内視鏡的治療としては，光線力学療法やアルゴンプラズマ凝固法などがある．

適応

壁深達度が粘膜層（T1a）のうち，EP（粘膜上皮），LPM（粘膜固有層）病変はリンパ節転移はきわめてまれであり，ER により十分に根治性が得られるため絶対的適応である．

壁深達度が粘膜筋板に達したもの（T1a-MM），粘膜下層にわずかに浸潤するもの（T1b-SM1；ER 標本上では粘膜筋板から $200\,\mu m$ まで）では，手技的には ER が可能であるが，リンパ節転移の可能性があるため相対的適応となる．

粘膜下層に深く浸潤したもの（T1b-SM2, 3）では 50％程度のリンパ節転移率があるため，表在癌であっても進行癌に準じた治療を行う．

追加治療

壁深達度が T1a-MM においては，脈管侵襲陽性または垂直断端陽性の場合，外科治療，化学放射線療法などの追加治療を考慮する．側方切離断端のみ陽性の場合は慎重な経過観察を行う．T1b-SM の場合は，脈管侵襲の有無，垂直断端陽性の有無によらず追加治療を考慮する．

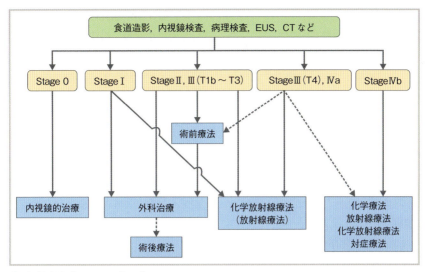

⓬ 食道癌治療のアルゴリズム
EUS：超音波内視鏡検査
（日本食道学会編．食道癌診断・治療ガイドライン．2012年版．金原出版；2012[1]）より引用）

外科治療

頸部食道癌

切除

　喉頭，気管腫瘍浸潤がなく，腫瘍口側が食道入口部より下方にとどまる症例は喉頭温存手術の適応となる．また，腫瘍の進展が喉頭，気管，下咽頭に及ぶ症例は咽頭喉頭食道切除術が適応となる．

　本術式は術後に発声機能が失われるため，根治性とQOLとのバランスを十分に考慮する必要がある．いずれの術式も腫瘍が胸部食道に及んでいる場合などは胸部食道を合併切除することがある．

リンパ節郭清

　『食道癌取扱い規約』（第11版）で規定された頸部リンパ節・胸部リンパ節のうち，反回神経周囲リンパ節（106rec）・胸部上部食道傍リンパ節（105）は可及的に郭清する．

再建方法

　頸部操作のみによる切除では遊離腸管移植が一般的な再建であるが，胃管再建を行う場合もある．胸部食道を合併切除する場合は，胃または腸を用いて再建するが，口側への距離が不十分な場合は遊離空腸移植を付加することもある．

胸部食道癌

切除

　胸部食道癌は頸・胸・腹の広範囲にリンパ節転移がみられることが多く，縦隔のリンパ節を十分に郭清する必要から，右開胸を行い，リンパ節郭清とともに胸腹部食道は全摘し，頸部，胸部，腹部の3領域のリンパ節を含めた切除範囲とすることが一般的である．

　現時点では研究段階であるが，内視鏡下手術を行う施設が増加している．出血量の減少，術後の疼痛軽減および肺活量の回復が早いなどの利点が報告されているが[2]，長期成績については未確定であり，現在開胸手術とのランダム化比較試験（JCOG1409）が進行中である．

リンパ節郭清

　胸部食道癌では頸部から腹部まで広範にリンパ節転移がみられるが，癌腫の占居部位や大きさ，深達度などによって，リンパ節転移の分布や転移率に差がみられるので，個々の症例に応じて，各種画像検査によって術前評価し郭清範囲を決定する．通常は頸部，胸部，腹部にわたる3領域リンパ節郭清が一般的であるが，胸部下部食道癌における頸部リンパ節郭清については今後さらなる検討が必要である．

VI章 治療法各論／上部消化管疾患

再建方法

胸壁前，胸骨後，後縦隔（胸腔内を含む）の3経路がある．それぞれに一長一短があるが，実際には，進行度，安全性，術後の嚥下機能，美容面，再建臓器の異時性癌発生のリスクなどを考慮して個々に判断されている．

再建臓器としては胃が最も多く用いられ，その他結腸や空腸などが用いられる．

化学療法

進行・再発食道癌

遠隔転移を有する症例や根治的治療後の遠隔再発症例に対しては唯一の治療法である．従来からフルオロウラシル（5-FU）とシスプラチンの2剤併用（CF療法）が最も汎用されているが，明らかな生存延長は証明されていない．

二次治療としてはドセタキセルを用いる場合が多く，さらに近年では上記3剤の併用療法（DCF療法）が注目され，従来のCF療法とのランダム化比較試験が進行中である（JCOG1314）．

術前補助化学療法

切除可能なStage II・III胸部食道扁平上皮癌を対象として，CF療法による術前化学療法（neoadjuvant chemotherapy：NAC）と術後化学療法を比較したランダム化比較試験JCOG9907では，術前化学療法群で全生存期間が有意に改善した．この結果を受けて，現在は切除可能なStage II・III胸部食道癌に対するCFによる術前化学療法＋根治手術が標準治療と位置づけられている．さらなる治療成績向上のため，現在，従来のCF療法よりさらに強力なDCF療法および術前化学放射線療法との3群でのランダム化比較試験（JCOG1109）が進行中である．

化学放射線療法

根治的化学放射線療法

食道扁平上皮癌において化学放射線療法（chemoradiotherapy：CRT）は，放射線単独療法に比べて有意に生存率を向上させることが比較試験で証明されており，非外科治療における標準的治療の位置づけである．わが国においては，5-FUとシスプラチ

ンによる化学療法に放射線治療を50〜60 Gy同時に行う治療法が最も汎用されている．

サルベージ治療

根治的化学放射線療法後の局所遺残や再発例に対しては，内視鏡的治療や外科治療によるサルベージ（救済）治療が一部の施設で試みられているが，治療の適応基準や治療法の選択などは十分な評価がなされていない．さらに，手技の難易度が高いこと，術後合併症のリスクが高いことから，適応や方法を十分検討したうえで，経験豊富な施設での施行が望ましい．

（小熊潤也，小澤壮治）

◉ **参考文献**

1) 日本食道学会編．食道癌診断・治療ガイドライン．2012年4月版．金原出版；2012.
2) Ozawa S, et al. Thoracoscopic esophagectomy while in a prone position for esophageal cancer：a proceeding anterior approach method. Surg Endosc 2013；27：40-7.
3) Herskovic A, et al. Combined chemotherapy and radiotherapy compared with radiotherapy alone in patients with cancer of the esophagus. N Engl J Med 1992；326：1593-8.
4) 日本食道学会編．食道癌診療ガイドライン．2017年版．金原出版；2017.

◉ **プリンシプルシリーズ参照**

1『食道・胃・十二指腸の診療アップデート』「食道扁平上皮癌」 ☞ p.249（小熊潤也，小澤壮治）

VI章 | 治療法各論

▶ **上部消化管疾患／腫瘍**

Barrett 食道癌

Expert Advice

❶ 食道胃逆流症の最も重大な合併症がBarrett食道癌である．

❷ 本邦においてBarrett食道癌は徐々に増加傾向にある．

❸ 表在型 Barrett 食道癌は食道前壁〜右側壁に好発し，その発見には食道柵状血管の消失や不整発赤に注意することが必要である．
❹ 発癌予防には種々の薬剤が報告されているが，コンセンサスが得られたものはアスピリン，NSAIDs の投与である．

近年，欧米において最も増加率が高い癌が Barrett 食道癌であり，Barrett 食道からの腺癌発生率は，少なくとも年率0.2〜0.3%となっている[1]．米国では扁平上皮癌と腺癌の頻度が逆転し，現在では約6割が腺癌であるが，本邦でも Barrett 食道癌は徐々に増加傾向にあり，近年横ばい傾向にある食道扁平上皮癌との比率も 8：100 を上回る状況となっている[2]．

定義，診断

定義

Barrett 食道癌とは Barrett 食道に発生する腺癌であり，Barrett 食道とは「胃から連続性に食道に伸びる円柱上皮」と定義されている．欧米ではその円柱上皮内に腸上皮化生を伴うことを必須条件としているが，本邦の定義ではその存在は必須条件ではない．

円柱上皮が全周性に 3 cm 以上を long segment Barrett esophagus (LSBE)，それ以下を short segment Barrett esophagus (SSBE) と定義する．また，1 cm 未満の非常に短いものを ultra-short segment Barrett esophagus(USBE)とよぶこともある．

内視鏡診断

Barrett 食道癌の正確な診断は，まず Barrett 食道をきちんと診断するところから始まる．食道下部が円柱上皮かどうかの判断は，食道胃接合部を正確に診断しないと不可能である．食道胃接合部は食道柵状血管の下端または胃の縦走襞の上端と定義されており，それより口側に円柱上皮が存在すれば Barrett 食道となる．

表在型 Barrett 食道癌の肉眼的特徴は，発赤と隆起であるといわれてきたが，より小さな癌を発見するためには，丁寧な食道柵状血管の観察が肝要であ

る．柵状血管が観察されない Barrett 食道症例は強い炎症あるいは異型性病変の存在を意味し，臨床的にきわめて重要な症例といえる．柵状血管が観察されない部位にはインジゴカルミン散布やクリスタル・バイオレット染色による色素内視鏡や narrow band imaging (NBI) 内視鏡による詳細な観察が必要である．また，Barrett 食道癌は前壁から右側壁に好発する傾向があるので，とくにこの部位を注視することも肝要である．

治療

現時点でほぼコンセンサスが得られていると思われる，癌の壁深達度・進行度別の治療アルゴリズムを ❸ に示す．

内視鏡治療

本邦の集計をみると，深達度が DMM において十数%に脈管侵襲が認められ，リンパ節転移率は 2〜6%となっている．したがって，内視鏡治療の絶対的適応は深達度 T1a-LPM までである．また，近年報告が多くなってきた未分化癌の組織像をもつ症例も除外すべきである．分化型癌で脈管侵襲がなければ T1b-SM1 までは内視鏡治療の適応であるという意見もあり，詳細は今後の検討に委ねられている．

内視鏡治療法としては，本邦では内視鏡的粘膜下層剥離術（ESD）または内視鏡的粘膜切除術（EMR）が行われている．欧米では，残存する Barrett 粘膜の処置も同時に行う観点から，EMR とラジオ波凝固あるいは凍結凝固の併用が行われることが多いが，それでもなお残存する Barrett 粘膜からの発癌が問題となっている．

外科的治療

外科的治療は T1a-DMM 以上の深達度を示し，転移のない症例への施行が原則となる．術式は腺癌の発生部位とリンパ節郭清の範囲と手技，さらには母地となる Barrett 食道が LSBE か SSBE によって異なり，経腹的手技から開胸・開腹による手技まで種々の術式が適宜選択される．

その他

Barrett 食道癌は高齢者に発見されることが多く，外科的治療では侵襲が大きくて適応とならない

Ⅵ章 治療法各論／上部消化管疾患

Barrett 食道癌

T1a-SMM, LPM → 内視鏡治療（絶対的適応）

T1a-DMM, T1b-SM1 → 内視鏡治療（相対的適応）

T1b-SM2 以深 → 転移なし／転移あり

転移なし → 術前療法 → 外科的治療

転移あり → 化学療法 化学放射線療法 対症療法

術前療法 → 外科的治療

外科的治療
- 腹部食道 SSBE から発生（〜 T1b）→ 経食道裂孔的下部食道噴門切除術
- 腹部〜胸部下部から発生（T1b 〜）→ 開胸開腹的下部食道噴門切除術
- LSBE から発生 → 開胸開腹的下部食道噴門切除術〜食道全摘

❸ Barrett 食道癌の治療アルゴリズム
Barrett 食道癌の壁深達度および進行度別の治療アルゴリズムである．内視鏡的治療の絶対的適応は深達度 T1a-LPM まで，相対的適応は T1b-SM1 までである．内視鏡治療の適応を超える壁深達度でリンパ節および臓器転移のないものは外科的手術の適応となる．しかしながら，手術手技によっては侵襲が非常に大きくなるため，化学療法および放射線療法となることも多いが，食道扁平上皮癌に比して化学療法および放射線療法の効果は不十分であることが多い．
SSBE：short segment Barrett esophagus，LSBE：long segment Barrett esophagus.

症例も少なくない．そのような症例や転移のある症例では，化学療法，化学放射線療法が行われる．化学療法ではシスプラチンとフルオロウラシル（5-FU）の併用療法が主体であり，近年これにドセタキセルを加える方法も施行されているが，Barrett 食道癌の場合には，化学放射線療法が食道扁平上皮癌ほどに奏功しない．

内視鏡的サーベイランス

発癌リスクの高い Barrett 食道を重点的に定期サーベイランスし，効率良く Barrett 食道癌を発見することが重要である．Barrett 食道発生と発癌のリスク因子はほぼ同様であることが証明されているので，その観点から本邦の発癌リスク因子を考察し，リスクの高い Barrett 食道の同定を試み，❹に

本邦における Barrett 食道サーベイランスの方法案を示した．欧米では，LSBE で 2〜3 年，SSBE で 3〜5 年の間隔でのサーベイランスが推奨されているが，より早期で Barrett 食道癌を発見するためには，とくに高リスク群では 1〜2 年間隔など，もっと短い間隔が望ましいと考える．

予防（chemoprevention）[3]

NSAIDs，アスピリン，選択的 COX-2 阻害薬

Barrett 食道発癌ではシクロオキシゲナーゼ-2（COX-2）の誘導が起因となる大腸癌同様の発癌機序が報告されており，最近の大規模なコホート研究結果によって，NSAIDs，アスピリン，選択的 COX-2 阻害薬の投与による Barrett 食道癌発癌抑制効果が確実視されている．本邦の日常診療で頻用

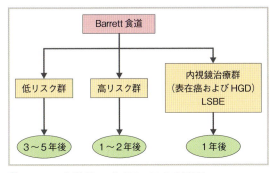

⓮ Barrett食道サーベイランスの方法案
HGD：high grade dysplasia.
高リスク群：逆流性食道炎および逆流症状，肥満，男性，喫煙，H. pylori 感染，大腸腫瘍．

されている低用量アスピリンにおける効果も証明されている．

プロトンポンプ阻害薬（PPI）

PPIの発癌抑制効果の有無については，長い間論争が繰り広げられてきたが，近年の多施設の前向き研究では，発癌率を最大で約0.2倍まで低下させること，またメタ解析でも発癌を71％抑制させることが報告された．したがって，近年臨床応用が可能となった強い制酸作用をもつボノプラザンにも同様の作用が期待される．

Barrett食道の全症例に制酸薬を投与する必要はないと考えるが，逆流性食道炎や逆流症状が合併し，炎症が強く持続すると考えられる症例には積極的な投与が望まれる．

スタチン系薬

スタチン系薬は種々の臓器癌で発癌抑制が報告されているが，Barrett食道でも同様の発癌抑制作用が注目されている．

スタチン系薬の作用の一つに血管新生の抑制があるが，Barrett食道においては間質に豊富な血管新生を認め，これが発癌に密接に関連することもあって，本剤の発癌抑制作用がBarrett食道症例においても期待されている．とくにNSAIDsとの併用症例では，その効果の増強が認められており，発癌リスクを0.22～0.27倍まで低下させたという報告もある．

ウルソデオキシコール酸製剤（ウルソ酸製剤）

胃内逆流胆汁の疎水比が高い症例ほどBarrett食道にCOX-2が高発現し，その結果，発癌ポテンシャルが高くなる．ウルソ酸製剤の投与によりこの胃内胆汁酸組成は親水性の方向へ是正できるとともに，最近の研究では同薬の経口投与により抗酸化酵素誘導してBarrett上皮のDNA損傷を抑制し，その結果発癌予防作用を示すことが報告された．

しかし，以上のすべての薬剤はBarrett食道癌の発癌抑制目的での使用において，現時点で本邦では保険適用はない．

（天野祐二）

● 参考文献
1) Desai TK, et al. The incidence of oesophageal adenocarcinoma in non-dysplastic Barrett's oesophagus：a meta-analysis. Gut 2012；61：970-6.
2) 天野祐二ほか．本邦におけるBarrett食道癌の疫学―現況と展望．日本消化器病学会誌 2015；112：219-31.
3) Nguyen DM, et al. Medications（NSAIDs, statins, proton pump inhibitors）and the risk of esophageal adenocarcinoma in patients with Barrett's esophagus. Gastroenterology 2010；138：2260-6.

● プリンシプルシリーズ参照
1 『食道・胃・十二指腸の診療アップデート』「Barrett食道癌」 ☞p.255（天野祐二）

Ⅵ章 治療法各論
▶ 上部消化管疾患／腫瘍

食道粘膜下腫瘍

Expert Advice
❶ 食道粘膜下腫瘍の多くは良性であるが，まれにきわめて悪性度の高い腫瘍が存在する．
❷ 正確な質診断が必要な場合には，超音波内視鏡検査および穿刺生検を積極的に行う．
❸ 食道粘膜下腫瘍では大きさ（5 cm）が治療方針の目安となることが多い．
❹ 原則的に狭窄・出血などを伴う食道粘膜下腫瘍は外科的手術の適応となる．
❺ GISTでは分子標的薬投与の適応となる場合があるので，確実な進行度診断と全身状態の把握が必要である．

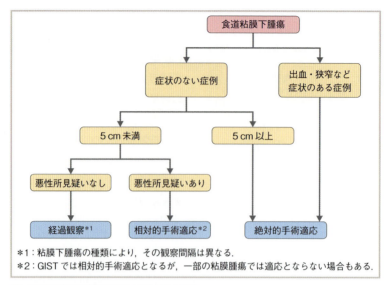

⑮ 食道粘膜下腫瘍の治療アルゴリズム
一般に狭窄症状や出血など症状を有する場合は，腫瘍の大きさにかかわらず外科的手術の適応となる．5 cm 以上の腫瘍も絶対的手術適応となることが多いが，それ以下の大きさでは悪性所見が疑われる場合に相対的手術適応となる．

食道粘膜下腫瘍の治療方針

　食道の粘膜下腫瘍のうち非上皮性腫瘍の起源は，種々の平滑筋や脈管組織，神経組織，脂肪組織，線維組織であり，それぞれの発生部位より，平滑筋腫，gastrointestinal stromal tumor（GIST），神経鞘腫・線維腫，血管腫，リンパ管腫，脂肪腫，さらに特殊なものとして顆粒細胞腫がある．ほとんどが良性の腫瘍であるが，脂肪肉腫，血管肉腫，顆粒細胞肉腫，GIST の一部，悪性リンパ腫など，まれに悪性度が高い腫瘍が存在することも念頭におかねばならない．

　日本癌治療学会の胃粘膜下腫瘍の治療指針をもとに作成した一般的な食道粘膜下腫瘍の治療アルゴリズムを⑮に示す．腫瘍の大きさにかかわらず，明らかな出血や狭窄のある症例では手術適応となることが多い．腫瘍径により治療方針の決定がなされることが多く，5 cm 以上の場合は手術適応となる．それ以下の大きさでは悪性所見が疑われる場合が相対的手術適応となる．

　悪性所見の判断は，内視鏡および超音波内視鏡所見，CT や MRI 所見などで行うが，超音波内視鏡下穿刺生検（EUS-guided fine needle aspiration biopsy：EUS-FNAB）が決め手となることが多いので，積極的に施行されることが多い．

平滑筋腫

　食道の非上皮性腫瘍のなかで最も高頻度であり，約 60％を占める．下部食道に好発し，上部食道には少ない傾向がある．固有筋層の内輪筋から発生するものが最も多いが，粘膜筋板や粘膜下層の平滑筋組織から発生することもある．小径の場合はほとんどが無症状であるが，大きくなると嚥下後のつかえ，痛みなど通過障害に関する症状が出る．また，腫瘍表面に潰瘍やびらんを認める症例では消化管出血をきたすことがある．

　病理組織学的には，腫瘍は紡錘形の細胞から成り，核密度は高くなく，核異型も目立たない．免疫染色により SMA 陽性，S-100，CD34，c-kit 陰性であれば平滑筋腫と確定診断される．

GIST

　GIST の消化管部位別発生頻度は，胃 60〜70％，小腸 20〜30％，大腸 5％，食道 1〜5％といわれてお

り，食道での発生はまれである．下部食道に好発し，やや男性に多い．悪性度の高いものは大きく，表面に潰瘍や中心部に陥凹を認めることが多い．確定診断のために EUS-FNAB が行われる．病理組織検査では，免疫染色により c-kit 陽性，あるいは c-kit 陰性であっても，CD34 が陽性で，desmin，SMA，S-100 が陰性であれば GIST と診断できる．さらに，核分裂像の頻度が悪性度の判定に用いられる．

日本癌治療学会などによる『GIST 診療ガイドライン』によると，基本的治療戦略としては切除が原則となる．切除不能例および切除後再発例などには分子標的薬イマチニブによる内科的治療が行われることがあるが，この点はほかの食道粘膜下腫瘍治療に比しての特徴といえる．しかし胃の GIST と比較すると，発見時の腫瘍径は大きく，5 年生存率を含めての予後がより悪い傾向にある．

顆粒細胞腫

末梢神経の軸索を取り囲む Schwann 細胞由来の腫瘍で，消化管のなかでは食道下部が好発部位である．中心部がやや黄色調で，やや凹んで「大臼歯様」となるのが典型像である．比較的小さいものは，内視鏡的粘膜切除または内視鏡的粘膜下層剥離術で治療される．免疫染色では S-100 が陽性，c-kit，CD34，desmin，SMA が陰性となる．まれに悪性化した顆粒細胞肉腫を認めることがある．

（天野祐二）

● 参考文献
1) 日本食道学会編．食道癌取扱い規約（第 11 版補訂版）．金原出版；2015.
2) 日本癌治療学会・日本胃癌学会・GIST 研究会編．GIST 診療ガイドライン．2014 年 4 月改訂（第 3 版）．金原出版；2014.
3) Lott S, et al. Gastrointestinal stromal tumors of the esophagus：evaluation of a pooled case series regarding clinicopathological features and clinical outcome. Am J Cancer Res 2015；5：333-43.

● プリンシプルシリーズ参照
1『食道・胃・十二指腸の診療アップデート』「食道粘膜下腫瘍」 ☞ p.260（天野祐二）

VI章｜治療法各論
▶ **上部消化管疾患／腫瘍**

胃腺腫と胃癌

Expert Advice

❶ 胃癌は罹患数・死亡数ともに近年減少傾向にある．がん統計によると，2013 年の罹患数（推計値）は，男性は第 1 位，女性は乳癌，大腸癌に次いで第 3 位，男女合わせると第 1 位であった．2016 年の死亡数は，男性は肺癌に次いで第 2 位，女性は大腸癌，肺癌，膵癌に次いで第 4 位，男女合わせると肺癌，大腸癌に次いで第 3 位に位置し，年間約 4.5 万人が亡くなっている．

❷ がん検診および内視鏡技術の進歩による早期発見と，内視鏡および外科手術を含めた治療技術の進歩が死亡数減少に貢献している．

❸ ESD 治療の普及に伴い，エビデンスを考慮したうえで「内視鏡的切除の適応病変」が変更され，根治性の評価に関しては「内視鏡的根治度 eCura」が新たに定義された．

❹ 化学療法に関しては，新規抗癌薬の開発やさまざまな臨床（比較）試験の結果をもとに，使用できる薬剤および推奨度がめまぐるしく変化するため，情報収集にも気を配る必要がある．

疾患概念，定義

胃腺腫とは『胃癌取扱い規約』[1]では，良性上皮性腫瘍に分類される境界明瞭な病変で，管状構造が主体の上皮内非浸潤性腫瘍である．本項で述べる胃癌とは，悪性上皮性腫瘍のなかで一般型に分類される腫瘍のことである．

胃腺腫，胃癌ともにヘリコバクター・ピロリ（*H. pylori*）感染による慢性胃炎，萎縮性胃炎，化生性胃炎から発生するのがメインルートとして知られて

VI章 治療法各論／上部消化管疾患

いる[2].

胃腺腫

診断

胃腺腫の内視鏡像としては，20 mm 以内の陥凹局面のない表面均一な褪色調の 0-IIa 様の扁平隆起を示すのが典型像である．

日常臨床上，腺腫と早期胃癌（粘膜内癌）との鑑別が困難になることがある．通常は，大きさ，肉眼型，表面の性状，色調などの内視鏡像と生検組織像によって判断するが，微少な生検検体のみでは鑑別が困難なことが少なくなく，内視鏡像と合わせて総合的に判断する必要がある．

治療

定義上は非浸潤性の上皮内腫瘍であるため積極的な治療の対象とはならないが，癌との鑑別に難渋することが少なくないため，腺腫と診断された時点で，トータルバイオプシー目的に積極的に内視鏡的に切除する（ER）方針と，経過観察を行い悪性が疑われた時点で切除する方針の 2 通りがある．

胃癌

診断

胃の検査には胃 X 線検査と内視鏡検査があるが，通常は内視鏡検査およびそれに付随する生検による病理組織検査によって診断が確定する．

胃癌に関連する検査として，血清を用いたペプシノゲン検査や抗 H. pylori 抗体検査などがある．これらは胃癌の発生母地と考えられる萎縮性胃炎の程度を評価するための検査であり，胃癌発生リスクの推測に有用である[3].

分類

癌の壁深達度によって「早期胃癌」と「進行胃癌」に分類する．すなわち，リンパ節転移の有無にかかわらず，癌が粘膜または粘膜下組織にとどまるものを「早期胃癌」，固有筋層以深に浸潤するものを「進行胃癌」と称する．胃癌の組織型によって，「分化型癌」と「未分化型癌」に分類する．

治療方針の決定

治療方針は，癌の「壁深達度」「リンパ節転移」「その他の転移の有無」「組織型」「腫瘍の大きさ」を評価して決定する（⑯）[1,4].「壁深達度」や「腫瘍の大きさ」は通常，内視鏡検査，胃 X 線検査，超音波内視鏡検査で評価する．「リンパ節転移」および「その他の転移の有無」は超音波内視鏡検査，腹部超音波検査，CT 検査，PET 検査，シンチグラフィー検査などで評価する．

腹膜播種が疑われる場合，術前の画像診断だけではその診断能に限界があるため，不必要な開腹手術を避ける目的で，審査腹腔鏡による腹膜播種の検索を行うことがある．

治療法

内視鏡的切除（ER）

内視鏡的切除（endoscopic resection：ER）には内視鏡的粘膜切除術（endoscopic mucosal resection：EMR）と内視鏡的粘膜下層剥離術（endoscopic submucosal dissection：ESD）がある[4,5].

適応の原則は，リンパ節転移の可能性がきわめて低く，腫瘍が一括切除できる大きさと部位にある病変とし，『胃癌治療ガイドライン』（第 5 版）にて内視鏡的切除の適応病変が変更された．

絶対適応病変（リンパ節転移の危険性が 1% 未満と推定される病変）

①EMR/ESD 適応病変
- 2 cm 以下の肉眼的粘膜内癌（cT1a），分化型癌，UL0，と判断される病変

②ESD 適応病変
- 2 cm を超える肉眼的粘膜内癌（cT1a），分化型癌，UL0，と判断される病変
- 3 cm 以下の肉眼的粘膜内癌（cT1a），分化型癌，UL1，と判断される病変

適応拡大病変（リンパ節転移の危険性が 1% 未満と推定されるものの，長期予後に関するエビデンスに乏しい病変）
- 2 cm 以下の肉眼的粘膜内癌（cT1a），未分化型癌，UL0，と判断される病変

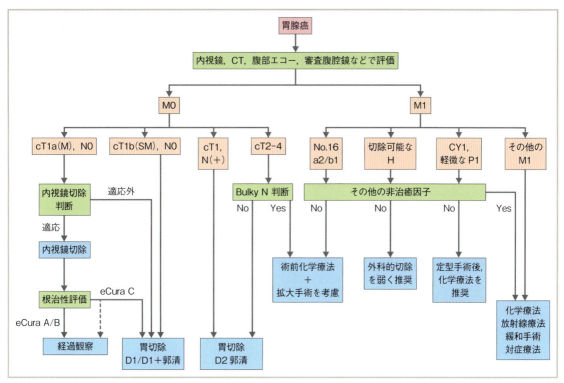

⓰ 日常診療で推奨される治療法選択のアルゴリズム
(M)：粘膜内，(SM)：粘膜下層，N：リンパ節転移，M：その他の転移，H：肝転移，CY：腹水の癌細胞，P：腹膜播種．
(日本胃癌学会編．胃癌治療ガイドライン．医師用．2018年1月．改訂第5版．金原出版；2018[4])より引用）

相対適応病変

　一般的に，絶対適応および適応拡大病変以外は外科的胃切除の適応となるが，患者背景を考慮した結果，外科的切除が選択しがたいと判断された早期胃癌の場合，リンパ節転移の危険性などの説明を十分に行い同意が得られた場合のみ内視鏡治療が施行される．

根治性の評価

　切除標本の病理結果をもとに根治性を評価する
①内視鏡的根治度A（eCura A）
　腫瘍が一括切除され，
- pT1a，HM0，VM0，Ly0，V0，UL0，分化型癌優位，腫瘍径は問わず（未分化型成分が長径で2cmを超えるものは根治度C-2とする）
- pT1a，HM0，VM0，Ly0，V0，UL1，分化型癌優位，3cm以下

②内視鏡的根治度B（eCura B）
　腫瘍が一括切除され，

- pT1a，HM0，VM0，Ly0，V0，UL0，未分化型癌優位，2cm以下
- pT1b（SM1），HM0，VM0，Ly0，V0，分化型癌優位，3cm以下
（ただしSM浸潤部に未分化型成分があるものは根治度C-2とする）

③内視鏡的根治度C（eCura C）
　上記のA，Bに当てはまらない場合を根治度Cとする

- 根治度C-1（eCura C-1）
　分化型癌の一括切除で側方断端または分割切除のみが根治度A，Bの基準から外れる場合
- 根治度C-2（eCura C-2）
　上記の根治度A，B，C-1のいずれにも当てはまらない場合

　内視鏡的切除後の治療方針アルゴリズムを⓱に示す．eCura C-2に関しては原則的には追加外科切除が標準となるが，患者背景など諸事情により経過観

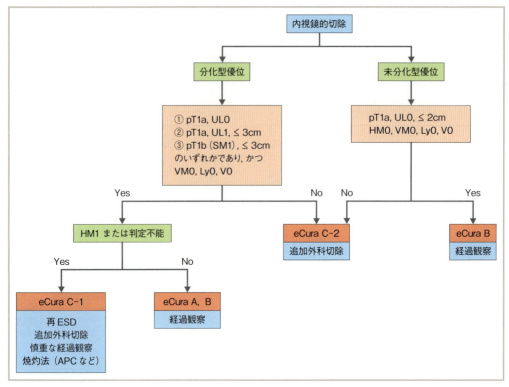

⑰ 内視鏡的切除後の治療方針アルゴリズム
UL：潰瘍，VM：垂直断端に癌浸潤，HM：水平断端に癌浸潤，Ly：リンパ管侵襲，V：静脈侵襲．
（日本胃癌学会編．胃癌治療ガイドライン．医師用．2018年1月．改訂第5版．金原出版；2018[4]より引用）

⑱ 外科切除例からみた早期胃癌のリンパ節転移頻度

深達度	潰瘍	分化型		未分化型		脈管侵襲
		≤2 cm	>2 cm	≤2 cm	>2 cm	
M	UL0	0% (0/437)	0% (0/493)	0% (0/310)	2.8% (6/214)	Ly0, V0
		0〜0.7%	0〜0.6%	0〜0.96%	1.0〜6.0%	
		≤3 cm	>3 cm	≤2 cm	>2 cm	
	UL1	0% (0/488)	3.0% (7/230)	2.9% (8/271)	5.9% (44/743)	
		0〜0.6%	1.2〜6.2%	1.2〜5.7%	4.3〜7.9%	
SM1		≤3 cm	>3 cm			
		0% (0/145)	2.6% (2/78)	10.6% (9/85)		
		0〜2.6%	0.3〜9.0%	5.0〜19.2%		

上段：リンパ節転移率，下段：95%信頼区間．
（日本胃癌学会編．胃癌治療ガイドライン．医師用．2018年1月．改訂第5版．金原出版；2018[4]より引用）

察となる場合も少なくない．⑱に示すように，過去の外科切除例の検討からリンパ節転移の頻度が明らかになっている．追加治療を行わず再発した場合，根治が困難となる可能性が高く，予後不良であることを説明し，患者および家族の十分な理解と同意を得る必要がある．

外科切除

手術には，治癒を目的とした治癒手術と，治癒が望めない症例に対して行う非治癒手術がある．
治癒手術は，標準的に施行されてきた定型手術

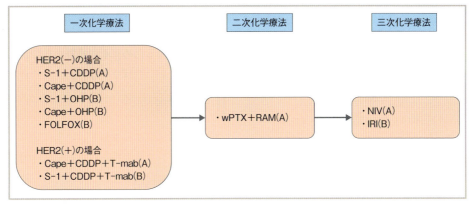

❶❾ 推奨される化学療法レジメン
S-1：テガフール・ギメラシル・オテラシルカリウム，CDDP：シスプラチン，Cape：カペシタビン，OHP：オキサリプラチン，FOLFOX：5-フルオロウラシル＋レボホリナートカルシウム＋オキサリプラチン併用療法，T-mab：トラスツズマブ，wPTX：パクリタキセル毎週投与法，RAM：ラムシルマブ，NIV：ニボルマブ，IRI：イリノテカン．
(A)，(B) はエビデンスレベル．
（日本胃癌学会編．胃癌治療ガイドライン．医師用．2018 年 1 月．改訂第 5 版．金原出版；2018[4]）より引用）

と，進行度に応じて切除範囲やリンパ節郭清範囲を変えて行う非定型手術に分けられる．リンパ節郭清は郭清する範囲によってD1/D1＋/D2に分けられ，術式ごとに郭清すべきリンパ節が定義されている．定型手術とは，胃の2/3以上切除とD2リンパ節郭清をさす．

非治癒手術とは治癒が望めない症例に対して行う手術で，出血や狭窄などの切迫症状を改善するために行う胃空腸吻合術などのバイパス手術などが含まれる．

化学療法

切除不能進行・再発胃癌に対する化学療法と，術後補助化学療法とに大別される．

術後補助化学療法（adjuvant chemotherapy）とは，治癒切除後の微小遺残腫瘍による再発予防を目的として行われる化学療法で，通常，S-1単独療法やカペシタビン＋オキサリプラチン療法が行われる．

切除不能進行・再発胃癌に対する化学療法は，現行のガイドラインでは三次治療までのアルゴリズムが提示されているが，国内外の臨床試験成績によって内容が変動するため注意が必要である．『胃癌治療ガイドライン』（第5版）における推奨される化学療法レジメンを❶❾に示す．HER2の有無で一次治療のレジメンが変わるため，一次化学療法前にHER2検査を行うことが強く推奨される．

一次治療に関して，オキサリプラチンはハイドレーションを要さないことから，通院加療が可能で，エビデンスレベルは一段階下がるが，簡便さの点で優れた治療法である．二次療法に関しては，パクリタキセル＋ラムシルマブ併用療法が推奨されているが，この治療が実施困難な場合は，タキサン系およびイリノテカン，ラムシルマブ各々の単独療法も条件付きで推奨されている．

最近，胃癌においても免疫チェックポイント阻害薬の使用が可能となり，抗PD-1モノクローナル抗体であるニボルマブが三次療法におけるレジメンとして推奨されている．しかし，これまでの化学療法では経験しなかった免疫関連の重篤な有害事象が報告されており，三次療法へ移行する場合は，全身状態が保たれていることを確認のうえ，より慎重な有害事象対策が必要である．

緩和ケア

緩和ケアとは，患者とその家族に対して，痛みとその他の身体的問題，心理社会的問題，スピリチュアルな問題に対して適切に対応することで苦痛を予防・緩和し，患者とその家族のQOLを改善するもので，薬物療法のほかに放射線治療，精神療法などが含まれる．

（井口幹崇，一瀬雅夫）

VI章 治療法各論／上部消化管疾患

●参考文献
1) 日本胃癌学会編. 胃癌取扱い規約. 2017年10月. 第15版. 金原出版；2017.
2) Correa P. Human gastric carcinogenesis：a multistep and multi-factorial process, First American Cancer Society Award Lecture on Cancer Epidemiology and Prevention. Cancer Res 1992；52：6735-40.
3) Iguchi M, et al. Serum pepsinogen levels can quantify the risk of development of metachronous gastric cancer after endoscopic resection. Int J Cancer 2016；139：1150-6.
4) 日本胃癌学会編. 胃癌治療ガイドライン. 医師用. 2018年1月. 改訂第5版. 金原出版；2018.
5) 小野裕之ほか. 胃癌に対するESD/EMRガイドライン. Gastroenterological Endoscopy 2014；56：310-23.

●プリンシプルシリーズ参照
1 『食道・胃・十二指腸の診療アップデート』「胃腺腫と胃癌」 ☞p.263（井口幹崇，一瀬雅夫）

VI章｜治療法各論
▶ 上部消化管疾患／腫瘍

十二指腸腺腫と十二指腸癌

Expert Advice

❶ 病変部位が，乳頭部と非乳頭部で治療方針が異なる.

❷ 小さな腺腫は経過観察となることも多いが，腺腫の増大傾向や悪性が疑われれば，治療対象となる.

❸ 乳頭部癌は胆道癌に準じた治療を行うことが多い.

❹ 非乳頭部癌はほかの消化管（胃・大腸）に準じた治療法を行うことが多い.

❺ 内視鏡治療は難易度が高く，高次施設で行うことが望ましい.

十二指腸腫瘍は，消化管癌のなかでまれな疾患である. そのため，本邦での十二指腸腫瘍に対する治療ガイドラインは存在しない. まれであるため，治療適応・手術は専門施設で行うことが望ましい.

病変の存在部位から，十二指腸乳頭部と非乳頭部病変に大きく分けられる. 非乳頭部癌の癌取扱い規約はないが，十二指腸乳頭部癌は，『胆道癌取扱い規約』で扱われるため，その性質からこれらの治療は個々に考えなければならない.

治療方針

非乳頭部腫瘍は，本邦ではいまだ診断・治療に関してコンセンサスが得られておらず，明確な診療ガイドラインが存在しない. そのため，腺腫や癌浸潤が粘膜下層までにとどまる0型（『大腸取扱い規約』に準じることが多い）病変は，表在性十二指腸腫瘍として扱われる. 一般的に早期癌は，癌腫が粘膜下層までにとどまる病変でリンパ節転移の有無は問わないことが多く，進行癌は筋層以深へ浸潤する病変とされることが多い.

乳頭部腫瘍は『胆道癌取扱い規約』に含まれる. そのため，本項では『胆道癌診療ガイドライン』[1]に準拠する.

治療の適応において，すべての十二指腸腺腫が治療の適応になるかどうかについては，自然史がはっきりとしていないため，絶対適応は決まっていない. 低異型度腺腫で小さな病変であれば，経過観察されることが多いが，adenoma-carcinoma sequenceが示唆されており，癌化した場合に局所切除が困難となる場合もあるため，腺腫での内視鏡治療も許容範囲とされる. すなわち，腺腫の増大傾向や悪性が疑われれば，治療対象となる.

経過観察の際，病変の生検は，粘膜下層の線維化につながり，その後の内視鏡治療を困難にさせる要因となるため，経過中に著変のない場合は生検を控えるべきである. 非乳頭部腫瘍の担癌率が高くなる腫瘍径は，6mm以上[2]や20mm以上[3]という報告がある.

すべての十二指腸癌の標準治療を一律に膵頭十二指腸切除とするとあまりに侵襲が大きいため，表在性腫瘍と考えられる病変に対しては，その他の消化管癌に準じ内視鏡治療で完全切除が得られれば根治とされてきた.

治療

表在性腫瘍

非乳頭部腫瘍：粘膜内の脈管浸潤のない表在性腫瘍に対する内視鏡治療としては，内視鏡的粘膜切除（endoscopic mucosal resection：EMR）と内視鏡的粘膜下層剝離術（endoscopic submucosal dissection：ESD）が考えられる．

乳頭部腫瘍：内視鏡治療として，内視鏡的乳頭切除術（endoscopic papillotomy：EP）がある．EPは低侵襲性であり，腺腫や腺腫内癌に対してよい適応とされる．

進行癌

切除可能病変であれば，膵頭十二指腸切除術が基本である．

切除不能進行癌に対する化学療法，放射線療法は確立されていないが，非乳頭部病変では胃癌や大腸癌の化学療法，乳頭部病変であれば胆道癌の化学療法・放射線療法に準じることが多い．そのため，具体的な化学療法レジメンについては他項を参考いただきたい．

専門医へのコンサルト

十二指腸腫瘍は通常，内視鏡で偶然見つかることが多い．小さな病変は経過観察とすることもあるが，疑い病変があれば，プライマリケア医は専門医施設へ一度紹介したほうがよいと考える．治療適応が施設間で異なることもあり，治療手技も難易度が高く，治療に伴う偶発症も多いため，高次専門施設で行うことが望ましい．

（森畠康策，井口幹崇，一瀬雅夫）

● 参考文献

1) 胆道癌診療ガイドライン作成委員会編．胆道癌診療ガイドライン．改訂第2版．医学図書出版；2014.
2) Goda K, et al. Endoscopic diagnosis of superficial non-ampullary duodenal epithelial tumors in Japan：multicenter case series. Dig Endosc 2014；26 Suppl 2：23-9.
3) Okuda K, et al. Sporadic nonampullary duodenal adenoma in the natural history of duodenal cancer：a study of follow-up surveillance. Am J Gastroenterol

2011；106：357-64.

◉ プリンシプルシリーズ参照

1 『食道・胃・十二指腸の診療アップデート』「十二指腸腺腫と十二指腸癌」 ☛p.270（森畠康策，井口幹崇，一瀬雅夫）

VI章｜治療法各論

▶ **上部消化管疾患／腫瘍**

胃リンパ腫

Expert Advice

❶ 胃悪性リンパ腫の頻度は MALT リンパ腫が最も多く，次いで DLBCL が多い．

❷ 診断の基本となる組織診断には HE 染色のほか免疫染色も併用する．

❸ 治療方針を決定するために，まず臨床病期診断を行う．

❹ 限局期 MALT リンパ腫では，第1選択として *H.pylori* 除菌治療を行うが，除菌不応例に対しては放射線治療が選択される．

❺ 限局期 DLBCL では R-CHOP 療法3コース＋放射線治療が標準的となる．進行期 DLBCL では R-CHOP 療法を6～8コース行う．

悪性リンパ腫はリンパ組織を発生母地とする腫瘍の総称であり，消化管悪性リンパ腫は節外に発生する悪性リンパ腫のなかで最も頻度が高い．そのなかで胃では粘膜関連リンパ組織（mucosa-associated lymphoid tissue：MALT）リンパ腫が約60%，びまん性大細胞型B細胞性リンパ腫（diffuse large B-cell lymphoma：DLBCL）が30～40%を占め，その他，濾胞性リンパ腫（follicular lymphoma：FL），マントル細胞リンパ腫（mantle cell lymphoma：MCL）が散見される．本項では，頻度の高い MALT リンパ腫，DLBCL の病態と治療について概説する．

診断

組織診断には内視鏡下生検組織を用いることが多

⑳ 免疫組織染色によるB細胞性リンパ腫の鑑別

	CD20（B細胞マーカー）	CD5	CD10	cycline D1	bcl-2
MALTリンパ腫	+	−	−	−	+or−
濾胞性リンパ腫	+	−	+	−	+
マントル細胞リンパ腫	+	+	−	+	+or−
DLBCL	+	+or−	+or−		

㉑ 消化管リンパ腫臨床病期診断に必要な検査

上部消化管内視鏡検査
大腸内視鏡検査
CT（頸部〜骨盤）
PET
骨髄検査
小腸検査（濾胞性リンパ腫では必須）
H. pylori 感染（MALTリンパ腫では必須）
API2-MALT1 遺伝子検査（MALTリンパ腫では必須）
超音波内視鏡検査（MALTリンパ腫では施行が望ましい）

㉒ 消化管リンパ腫の臨床病期（Lugano 国際分類）

I	腫瘍が消化管に限局 一臓器あるいは多臓器
II	原発巣から腹腔内に進展，リンパ節浸潤 II₁ 局所：胃周囲あるいは腸管周囲 II₂ 遠隔：腸間膜，傍大動脈，骨盤，鼠径
IIE	隣接臓器への直接浸潤
IV	節外臓器転移あるいは横隔膜上部のリンパ節への浸潤

いが，ヘマトキシリン・エオジン（HE）染色だけでなく，各種免疫染色（⑳）も併用して診断する．

治療方針を決定するためには，各種検査（㉑）による病期診断が必要であり，消化管リンパ腫の病期診断にはLugano国際分類（㉒）が用いられる．stageI〜II₁を限局期，II₂以上を進行期とする．

病態と治療

MALTリンパ腫

約90%の症例がヘリコバクター・ピロリ（*H. pylori*）感染が原因と考えられている．その他は，染色体t（11；18）（q21；q21）の転座による*API2-MALT1*遺伝子異常が原因であることが多い．

内視鏡的には表層型，潰瘍型，隆起型，決潰型，巨大皺襞型などに分類されているが，国際的に統一されたものはない．粗粘膜，発赤，不整形地図状の浅いびらんを呈する表層型が典型である．

限局期症例が多く，その治療は第1選択として*H. pylori*除菌が行われる．*H. pylori*感染陽性例では，除菌により約80〜90%が寛解に至る．*H. pylori*感染陰性例でも，除菌のレジメンの投与で寛解に至る例も散見されており，第1選択として除菌が行われる場合が増えている．

除菌療法による不応例の特徴としては，*H. pylori*感染陰性例，*API2-MALT1*遺伝子異常例，肉眼像

が隆起型症例，超音波内視鏡検査での粘膜下層浸潤例などがあげられる[1]．除菌療法が効かない場合の二次治療として，限局期症例では放射線治療が有効であり，30 Gyの照射で100%の寛解が得られるとの報告もある[2]．

消化器病専門医がかかわることが多い限局期例の治療方針としては，*H. pylori*感染の有無にかかわらず除菌薬投与を行い，リンパ腫に対してすぐに効果がない場合でも，上記の除菌療法による不応となる因子を有さず，内視鏡像の増悪もないときは，少なくとも1年は経過観察でよいと考える．

進行期症例には，抗CD20抗体であるリツキシマブ併用CHOP（シクロホスファミド，ドキソルビシン，ビンクリスチン，プレドニン）：R-CHOP療法が選択される場合が多い．最近ではリツキシマブとフルダラビンあるいはベンダムスチンとの併用効果が報告されてきている．

DLBCL

*de novo*発生したものとMALTリンパ腫やFLから転化したものがある．*de novo*に発生するものはt（3；14）（q27；q32），t（14；18）（q32；q21），t（8；14）（q24；q32）などの転座が報告されている．

肉眼型は，進行胃癌type 2に類似した周堤を有する潰瘍病変が特徴的である．胃癌に比べて周堤は硬

くなく，表面は平滑で，いわゆる耳介型を呈する．

外科的治療は穿孔，出血など，内科的治療でコントロール困難な例に限定されている．

本邦での多施設共同研究の結果[3]では，R-CHOP 3コース＋放射線治療が標準的治療となっている．I／II$_1$期の一部の例で *H. pylori* 除菌療法により寛解が得られた症例が報告されてきているが，有効例は粘膜下層までの浸潤例に限定されている．進行期例では，基本的に節性 DLBCL と同様であり，R-CHOP療法6〜8コースが標準的治療となっている．さらに高用量化学療法とリツキシマブの併用や，幹細胞移植や放射線治療の追加が行われる場合もある．

（岡田裕之）

● 参考文献
1) Nakamura S, et al. Long-term clinical outcome of gastric MALT lymphoma after eradication of Helicobacter pylori : a multicentre cohort follow-up study of 420 patients in Japan. Gut 2012 ; 61 : 507-13.
2) Okada H, et al. A prospective analysis of efficacy and long-term outcome of radiation therapy for gastric mucosa-associated lymphoid tissue lymphoma. Digestion 2012 ; 86 : 179-86.
3) Ishikura S, et al. Japanese multicenter phase II study of CHOP followed by radiotherapy in stage I - II, diffuse large B-cell lymphoma of the stomach. Cancer Sci 2005 ; 96 : 349-52.

● プリンシプルシリーズ参照
1 『食道・胃・十二指腸の診療アップデート』「胃リンパ腫」
☛p.275（岡田裕之）

VI章｜治療法各論
▶ **上部消化管疾患／腫瘍**

胃・十二指腸間質腫瘍（GIST）

Expert Advice

❶ GIST は消化管粘膜腫瘍の一種であるが，頻度は低いので他腫瘍との鑑別を要する．

❷ 第1選択治療は外科切除であるが，胃癌と特徴が異なるため熟知した外科医に依頼する．

❸ 切除不能・再発 GIST にイマチニブは著効するが，副作用マネジメントが困難な場合は専門医に依頼する．

❹ イマチニブ効果は通常の固形癌腫瘍の評価と異なるので注意を要する．

❺ イマチニブ耐性治療には遺伝子検索が必要であり，専門医に依頼する

イマチニブメシル酸塩（イマチニブ）は，これまで有効な治療法がなく，致死的であった転移性，再発 GIST（gastrointestinal stromal tumor）の生存期間を驚異的に延長させた．わが国では2008年3月，診療ガイドラインが作成され，2014年4月，改訂第3版が発行されている[1]．

▌疾患概念，診断

GIST は筋間細胞叢に局在するペースメーカー細胞である Cajal 介在細胞を起源とする腫瘍である．*c-kit* 遺伝子変異があり，リガンド刺激がなくてもリン酸化され，恒常的に増殖シグナルが入り，自律的増殖が起こる[2]．GIST に KIT 発現しており，診断には免疫染色が必須である（㉓）．

▌治療戦略

切除可能 GIST

切除可能 GIST 治療の第1選択は外科的完全切除で，リンパ節郭清は不要である．被膜が脆弱な腫瘍なので，術中腫瘍破裂を起こすと術後再発リスクが

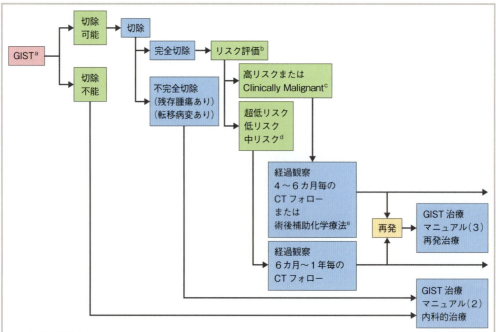

a．このようなパターンを示す腫瘍には Solitary fibrous tumor があり，鑑別を要する．
b．このようなケースの診断には c-kit や PDGFRA 遺伝子の突然変異検索が有用となる．

❷❸ GIST 診断のアルゴリズム
（日本癌治療学会，日本胃癌学会，GIST 研究会編．GIST 診療ガイドライン．2014 年 4 月改訂第 3 版．金原出版；2014[1]）より引用）

a．病理組織診断がついていること．
b．病理組織診断による評価．
c．Clinically Malignant とは転移，偽被膜破損，腹膜播種，他臓器浸潤などを有する場合．
d．中リスク GIST に対するイマチニブアジュバント治療の有効性は確立していない．EORTC/AGITG/FSG/GEIS/ISG 研究から，イマチニブ 2 年間のアジュバント治療が，中リスク GIST 全体において全生存を改善するとは言えない．
e．Z9001 研究並びに SSG XVIII 研究において 3 年までの術後イマチニブ投与の安全性が確認されている．SSG XVIII 研究においては 3 年の術後イマチニブ投与により primary endpoint の relapse-free survival とともに，secondary endpoint である全生存率の改善が示唆された．（エビデンスレベル II，推奨度 B）

❷❹ GIST 初期治療のアルゴリズム
（日本癌治療学会，日本胃癌学会，GIST 研究会編．GIST 診療ガイドライン．2014 年 4 月改訂第 3 版．金原出版；2014[1]）より引用）

著しく高まる（㉔）.

切除不能，転移性 GIST

分子標的治療薬イマチニブ

　手術不能転移性 GIST を対象とした臨床試験成績が現在まで追跡されている（B2222 試験）. 切除不能の転移性 GIST を対象とした第Ⅱ相試験[3]では，完全寛解（CR）はないが，部分寛解（PR）が 54％，不変（SD）が 28％を占め，82％の GIST 進行が阻止され，SD であっても CR＋PR と同等の生存曲線を示し，約 6 年を超えても 50％以上の患者が生存，イマチニブによる著しい生存期間の延長が明らかにされている.

　頻度が高い毒性は，嘔気，下痢，顔面浮腫，皮疹，眼窩浮腫，筋肉痙攣，易疲労感，白血球減少，貧血であり，その他，低頻度ながら重大な有害事象として消化管出血と腫瘍内出血がある.

イマチニブ耐性 GIST

　スニチニブリンゴ酸塩（スニチニブ）がイマチニブ耐性腫瘍の二次治療薬として承認されている. スニチニブに特異的事象として，左室駆出率低下による心不全，手足症候群，高血圧症，甲状腺機能低下症などがあり，その管理が重要である. 血液毒性では血小板減少，好中球減少が高頻度である.

イマチニブ，スニチニブ耐性 GIST

　イマチニブ，スニチニブ耐性 GIST に対する三次治療薬としてレゴラフェニブが承認されている. レゴラフェニブはスニチニブと同様の経口マルチキナーゼ阻害薬であるが，標的分子プロフィールとキナーゼ活性抑制効果が異なっている.

　イマチニブ，スニチニブ耐性 GIST に対する第Ⅲ相臨床試験では無増悪生存期間はレゴラフェニブ群で 4.8 か月，プラセボ群で 0.9 か月であり，ハザード比 0.27 で有意に延長した. 病勢コントロール率（CR＋PR＋SD）は 52.6％である. スニチニブ耐性となる *c-kit* 遺伝子 exon 17 変異があっても効果がある.

c-kit 遺伝子変異と治療効果

　GIST では *c-kit* 遺伝子変異が 4 か所に集中する. 変異部位とイマチニブ有効性が対応し，頻度の高い

exon 11 変異が最も有効で，次いで exon 9 変異が有効，キナーゼループ変異は効果を期待できない. イマチニブ長期治療中に *c-kit* 遺伝子 exon 13，14 や exon 18，19 に二次遺伝子変異が起こり，耐性を獲得するが，付加的変異部位によってスニチニブあるいはレゴラフェニブの有効性が異なる.

（杉山敏郎）

◉ 参考文献

1）日本癌治療学会，日本胃癌学会，GIST 研究会編. GIST 診療ガイドライン. 2014 年 4 月改訂第 3 版. 金原出版；2014.

2）Hirota S, et al. Gain-of-function mutations of c-kit in human gastrointestinal stromal tumors. Science 1998；279：577-80.

3）Demetri GD, et al. Efficacy and safety of imatinib mesylate in advanced gastrointestinal stromal tumors. N Engl J Med 2002；347：472-80.

◉ プリンシプルシリーズ参照

1『食道・胃・十二指腸の診療アップデート』「胃・十二指腸間質腫瘍 GIST」→ p.279（杉山敏郎）

Ⅵ章｜治療法各論
▶ 上部消化管疾患／腫瘍

胃・十二指腸神経内分泌腫瘍

Expert Advice

❶ 組織学的に偶然，診断される場合が多いので，grade に応じて治療方針を考慮する.

❷ 機能性と非機能性とでは治療選択が異なるため，この違いを明瞭にする.

❸ 高ガストリン血症を起こしやすい薬剤（とくに P-CAB）の使用を十分に確認する.

❹ NEC の多くは遠隔転移を伴うため薬物治療が中心となる.

❺ 膵 NET の場合，治療法がまったく異なるので画像診断のみで膵癌と診断しない.

Ⅵ章 治療法各論／上部消化管疾患

WHO 分類

　胃・十二指腸の神経内分泌腫瘍は，腫瘍性内分泌細胞が充実性，索状，ロゼット状などの病理学的に特徴的な構築を示す腫瘍の総称である．『胃癌取扱い規約』では特殊型としてカルチノイド腫瘍，内分泌細胞癌に分類されているが，2010 年，膵・消化管の神経内分泌腫瘍の新分類である WHO 分類が提唱され[1]，わが国のこれまでの分類・名称に齟齬が生じていた．

　WHO 分類は，腫瘍の病理学的な核分裂像数と Ki-67 指数に基づき，それらが低く，高分化型である NET（neuroendocrine tumor）は NET G1 と NET G2 に分類される．わが国で用いてきたカルチノイド腫瘍は NET G1 に含まれ，カルチノイド腫瘍という名称はない．

　低分化型である消化管神経内分泌癌は，WHO 分類では NEC（neuroendocrine carcinoma）とし，腺癌成分を含む NEC を MANEC（mixed adeno-neuroendocrine carcinoma）と分類する．『胃癌取扱い規約』の内分泌細胞癌が含まれるが，一般の腺癌でも部分的に内分泌細胞へ分化した腫瘍細胞形成を伴う腫瘍がしばしばみられるため，それらのどこまでを WHO 分類の MANEC として扱うかは大きな問題である（㉕）．

　組織発生，腫瘍細胞特性，悪性度などからみると，NET と NEC は分化度と悪性度の差異はあるものの，同一スペクトラム上にある連続病態とは考えられず，異なった病態として取り扱うべきであろう．

　2015 年に発刊されたわが国の『膵・消化管神経内分泌腫瘍診療ガイドライン』[2]の基本は WHO 分類に沿って作成されているので，本項もこれに準じる．

胃・十二指腸 NET

症状，診断

　胃・十二指腸 NET は，機能性の場合には特異的な症状のために小さい腫瘍で発見されることがある．この場合は腫瘍の局在診断が難しい．他方，非機能性の場合には腫瘍による臓器障害に伴う症状や転移巣から発見されることが多く，進行例となりや

㉕ 消化管神経内分泌腫瘍の WHO 分類（2010）

1. neuroendocrine tumor：NET G1（carcinoid）
2. neuroendocrine tumor：NET G2
3. neuroendocrine carcinoma：NEC（large cell or small cell type）
4. mixed adenoneuroendocrine carcinoma（MANEC）
5. hyperplastic and preneoplastic lesions

Grade	核分裂像	Ki-67 指数
G1	<2	≦2
G2	2〜20	3〜20
G3	>20	≧20

核分裂像：高倍視野（HPF），10 視野あたり．
Ki-67：500〜2,000 腫瘍細胞中に占める MIB-1 陽性率（％）．

すい．

胃 NET

　胃 NET で機能性の大部分はガストリノーマである．わが国の場合，上部消化管内視鏡検査で発見されることが多い．上部消化管内視鏡検査で，表面平滑で粘膜下腫瘍様隆起，多発性か単発性かで胃 NET が疑われた場合，血清ガストリン値を測定する．この場合，プロトンポンプ阻害薬（PPI），カリウムイオン競合型アシッドブロッカー（P-CAB）長期投与に注意を要する．

　胃 NET は A 型胃炎により生じる Type 1，MEN Ⅰ や Zollinger-Ellison 症候群を伴う Type 2，散発性の Type 3 に分類される（Randi 分類）．Type 1・2 では胃内に小病変が多発しやすく，散発性の Type 3 では腫瘍径も大きく，転移も高率である．

　超音波内視鏡検査では，境界明瞭で比較的均一な低エコー腫瘍が特徴的である．組織診断のために EUS-FNA あるいはボーリング生検が必須である．

　MEN Ⅰ を伴う Type 2 診断のために，補正血清カルシウム濃度，インタクト PTH も測定する．カルチノイド症候群もあり，血中クロモグラニン A，尿中 5-ヒドロキシインドール酢酸（5-HIAA）を測定する．

十二指腸 NET

　十二指腸 NET は消化管 NET の約 20％を占め，直腸に次いで高頻度である．診断の基本は胃 NET と同様である．非機能性 NET が多いが，機能性ではガストリノーマが 60〜75％を占める．その他，ソマトスタチン産生腫瘍，カルチノイド症候群がある．

290

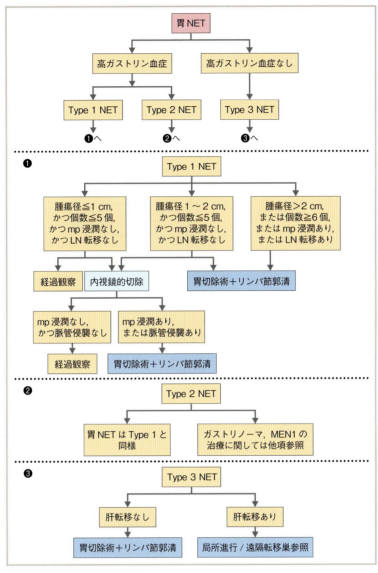

㉖ 胃 NET の治療アルゴリズム
(日本神経内分泌腫瘍研究会（JNETS）膵・消化管神経内分泌腫瘍診療ガイドライン作成委員会編．膵・消化管神経内分泌腫瘍（NET）診療ガイドライン．金原出版；2015[2)]より引用)

　十二指腸 NET では胃に比較して肝転移の頻度が高いため，造影 CT や MRI，腹部超音波検査および FDG-PET 検査による転移検索を行う．

治療

胃 NET

　胃 NET の治療アルゴリズムを㉖に示す．胃 NET 外科治療は Randi 分類の Type 1・2・3 で異なり，Type 3 では腫瘍径も大きく，転移も高率であるため，広範囲リンパ節郭清を伴う胃切除となる．肝転移を伴う場合には肝転移巣の局所制御とソマトスタチンアナログ（オクトレオチド），ストレプトゾシンが選択される．

十二指腸 NET

　十二指腸 NET の治療アルゴリズムを㉗に示す．腫瘍の局在と進展程度により，腫瘍摘除術，十二指腸切除術，膵頭十二指腸切除術が必要で，十二指腸ガストリノーマの 50～90% にリンパ節転移を伴うので，リンパ節郭清も必要である．

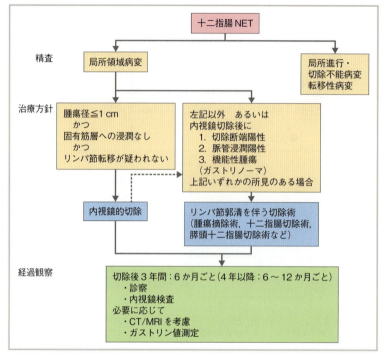

⑳ 十二指腸NETの治療アルゴリズム
（日本神経内分泌腫瘍研究会（JNETS）膵・消化管神経内分泌腫瘍診療ガイドライン作成委員会編．膵・消化管神経内分泌腫瘍（NET）診療ガイドライン．金原出版；2015[2]より引用）

胃・十二指腸NEC

診断・治療

NECの多くが遠隔転移を伴って発見されるため，原発巣切除が行われることは少なく，薬物療法が中心となる．大規模臨床試験により有効性が証明された標準治療はないが，肺小細胞癌に準じて白金製剤を用いたEP療法（エトポシド＋シスプラチン）あるいはIP療法（イリノテカン＋シスプラチン）が選択されている．

（杉山敏郎）

参考文献
1) Rindi G, et al. Nomenclature and classification of neuroendocrine neoplasms of the digestive system. WHO Classification of Tumours of the Digestive System. IARC Press；2010.
2) 日本神経内分泌腫瘍研究会（JNETS）膵・消化管神経内分泌腫瘍診療ガイドライン作成委員会編．膵・消化管神経内分泌腫瘍（NET）診療ガイドライン．2015年第1版．金原出版；2015.

● プリンシプルシリーズ参照
1 『食道・胃・十二指腸の診療アップデート』「胃・十二指腸神経内分泌腫瘍」➡p.283（杉山敏郎）

Ⅵ章｜治療法各論
上部消化管疾患／外傷

Mallory-Weiss症候群

Expert Advice
❶ Mallory-Weiss症候群とは，急激な腹圧上昇により食道・胃接合部に粘膜裂創を生じ，消化管出血をきたす疾患である．
❷ Mallory-Weiss症候群の診断には問診が重要であり，腹圧上昇をきたす原因を問診することで診断の推定が可能となる．

❸ 内視鏡検査により診断し，活動性出血や露出血管を認める場合に内視鏡的止血術を行う．
❹ 内視鏡的止血困難例に対してはIVR（interventional radiology）や外科治療へ移行する．
❺ 飲酒後の嘔吐による発症が多いが，乗り物酔い，妊娠悪阻，頭蓋内腫瘍などによる悪心・嘔吐はすべて原因となりうるため，しっかり原因検索を行う．

概念，疫学，原因

Mallory-Weiss症候群とは，急激な腹圧上昇により食道・胃接合部に粘膜裂創を生じ，消化管出血をきたす疾患である（❷❽）．

中高年の男性に多い．誘因として，飲酒後の嘔吐による発症が全体の約50%を占めるとされる[1]．多くは良好な経過をたどるが，臨床的な重症度には幅があり，肝硬変の合併などの患者では致死的な経過をたどることがあり注意が必要である[2]．

病歴から本症を疑うことが重要である．嘔吐をはじめとする種々の腹圧上昇の原因を問診することで，かなりの程度まで診断の推測が可能である．

治療方針

まずは全身状態の把握が重要である．バイタルサインを把握し，全身状態が安定していたら内視鏡検査を行う．ほとんどが浅い裂創からの出血であり，出血は90%で自然止血し，内視鏡観察時に止血している場合が多い．その場合は薬物療法で対処可能である．

内視鏡観察時に活動性出血や露出血管が認められる場合は，内視鏡的止血術（クリッピング，電気凝固法，純エタノールやエピネフリン加高張食塩水の局注，APC（argon plasma coagulation））の適応である．

治療

保存的治療

Mallory-Weiss症候群の病変は消化性潰瘍ではなく物理的な裂創であるが，再出血の防止と創治癒の促進を目的として，出血性潰瘍に準じた治療が行われる．止血目的にトラネキサム酸（トランサミン®）やカルバゾクロムスルホン酸（アドナ®）などの止血薬の投与を行う．裂創の治癒促進および二次的潰瘍やストレス潰瘍予防のため，ヒスタミンH_2受容体拮抗薬，プロトンポンプ阻害薬などの酸分泌抑制薬や粘膜保護薬の投与を行う．

飲酒後の発症の場合は，再発防止のため禁酒の生活指導を行う．

インターベンション，手術

ほとんど内視鏡的に止血可能であるが，内視鏡的止血困難例では選択的動脈塞栓術や緊急手術を考慮する．

（菅谷武史，平石秀幸）

● 参考文献
1) 平田牧三．Malllory-Weiss症候群の成因に関する臨床研究．Gastroenterol Endosc 1986；28：3-10．
2) Fujisawa N, et al. Risk factors for mortality in patients with Mallory-Weiss syndrome. Hepatogastroenterology 2011；58：417-20．

● プリンシプルシリーズ参照
1 『食道・胃・十二指腸の診療アップデート』「Mallory-Weiss症候群」☞p.288（菅谷武史，平石秀幸）

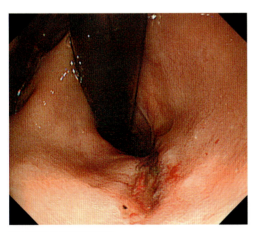

❷❽ 縦走する粘膜裂創

VI章｜治療法各論
▶上部消化管疾患／外傷

特発性食道破裂

Expert Advice
❶ 発症からの時間が経過するほど重篤化するため，早期診断，早期治療が重要である．
❷ 治療法には，外科的治療と保存的治療がある．
❸ 消化管内容物による縦隔・胸腔内の汚染が高度である場合が多く，原則，外科的治療が選択される．
❹ 外科的治療の基本は，縦隔・胸腔の洗浄とドレナージ穿孔部の縫合閉鎖である．
❺ 保存的治療は，臨床症状や感染徴候が軽微で全身状態が安定している場合のみ選択される．

特発性食道破裂（Boerhaave症候群）は，治療のタイミングが遅れると縦隔炎や膿胸から敗血症などを併発し，急速に重篤化する致死率の高い疾患である．

保存的治療の適応は，破裂が縦隔内に限局しており，全身状態良好で感染徴候を認めない症例に限られるため，治療の原則は外科的治療である．嘔吐後の急激な胸痛，上腹部痛，背部痛，季肋部痛を主訴とし，飲酒を伴う場合が多い．胸部X線，CT，食道造影で診断する．

外科的治療（下部食道左壁破裂に対する外科的治療）㉙

縫合閉鎖術
全身麻酔下に左第6または7肋間開胸にて行う．穿孔部を同定し縫合閉鎖，縫合閉鎖部被覆による補強，洗浄とドレナージを行う．食道壁の炎症が高度な場合や，発症後の経過時間が長く食道壁が脆弱になっていることが予測される場合は，胃底部，大網，横隔膜などを用いて補強を行う[1]．

胸腔内の吸引と洗浄を十分に繰り返す．縦隔内の汚染は，洗浄のみでは不十分なことも多く，汚物を含んだ脂肪組織を十分にデブリドマンする[1]．

縫合閉鎖できない場合
縫合閉鎖できない場合には，食道分離手術や食道抜去術が行われる．頸部食道での外瘻と胃瘻造設が必要となる[2]．

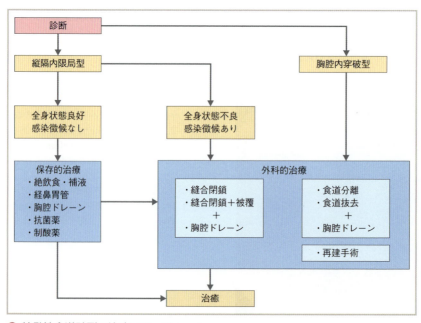

㉙ 特発性食道破裂の治療フローチャート

救命優先の手術であり，全身状態が改善したのちに再建手術が必要となる．

ドレーン留置

術後に発生する膿胸や縦隔膿瘍を予防するためのドレーン留置は重要である．16～32 Fr のドレーンを3ないし4本留置する[3]．

術後管理

バイタルサイン，尿量，中心静脈圧などを参考に十分な輸液を行い，抗菌薬を使用する．留置したドレーンより適宜洗浄を行う．

術後1週間程度でCTを撮影し，遺残膿瘍の有無をチェックする．術後2週間程度で食道造影を行い，縫合不全のないことを確認して経口摂取を開始する．

保存的治療 (29)

外科的治療にすぐ移行できるという条件下で，呼吸・循環動態を含めた全身状態が安定し感染徴候がなく，破裂が縦隔に限局していて胸腔内に汚染の認められない症例が適応となる[4]．

絶飲食・補液管理とし，抗菌薬，制酸薬を投与して，経鼻胃管を留置して全身的モニタリングを継続する．気胸や胸水貯留例では胸腔ドレーンの留置を行う．状態の急変を察知し，いつでも外科的治療に移行できるように準備をする．

状態が落ち着いたら食道造影を行い，食道外への造影剤の流出がないことを確認して経口摂取を開始する．

（富永圭一，平石秀幸）

参考文献

1) 山﨑 誠ほか．特発性食道破裂・穿孔．救急医学 2012；36：1515-20.
2) 本城裕章ほか．手術療法を施行した食道穿孔および特発性食道破裂症例の検討．日本腹部救急医学会雑誌 2015；35：29-34.
3) 数野暁人ほか．特発性食道破裂の手術．手術 2013；67：1399-403.
4) Shaffer HA Jr, et al. Esophageal perforation：a reassessment of the criteria for choosing medical or surgical therapy. Arch Intern Med 1992；152；757-61.

プリンシプルシリーズ参照

1『食道・胃・十二指腸の診療アップデート』「特発性食道破裂」➡p.291（富永圭一，平石秀幸）

Ⅵ章｜治療法各論
▶ **上部消化管疾患／外傷**

上部消化管異物

Expert Advice

❶ 消化管異物は，異物の種類，患者の状態から緊急性を判断し，治療適応を決定する．

❷ 小児の異物摘出においては，小児科医や麻酔科医と連携し，治療適応・手技に関して慎重な対応が望ましい．

❸ 問診，画像診断から得られた情報をもとに，スコープ，処置具を適切に選択する．

❹ 摘出には粘膜傷害を予防するための愛護的な操作や，補助具を用いた工夫が重要である．

❺ 処置後に偶発症の有無を確認して，経過観察入院や追加の処置が必要かを判断する．

消化管異物とは，本来消化管内に存在しない物体が消化管内に停留する状態であり，小児，高齢者，消化管術後患者，精神疾患患者において発生しやすい．

診断

問診により，異物の種類，誤飲した時刻，最後に食事を摂取した時刻，自覚症状の有無を確認する．画像診断として，胸腹部の単純X線写真やCTを行い，異物の存在部位，合併症（消化管損傷，free air，膿瘍，縦隔気腫）の有無や胃内に食物が充満していないかを確認する．

治療適応

自然排出を期待する場合は，異物の性状，大きさの検討に加えて，生体側の問題として消化管の狭窄病変の可能性についても検討する．

異物が消化管内に停滞すると疼痛，嚥下困難，嘔吐，出血，消化管穿孔，通過障害の原因となる．とくに消化管壁を損傷する可能性がある鋭利な形状の

295

㉚ 異物摘出術の適応

1. 緊急性がある場合

A. 消化管壁を損傷する可能性があるもの
有鈎義歯（部分入れ歯），針，PTP包装した薬剤，魚骨（とくに鯛の骨），爪楊枝，鉛筆，ガラス片，剃刀刃など
B. 腸閉塞をきたす可能性があるもの
胃石，食物塊（肉片など），内視鏡的切除術を行った巨大な切除標本，ビニール袋など
C. 毒性のある内容物を含有するもの
乾電池（マンガン，アルカリ），ボタン電池（アルカリマンガン，水銀，リチウム）など

2. 緊急性がない場合（上記以外のもの）

コイン，パチンコ玉，ボタン，碁石，ビー玉，体温計内の水銀など

（赤松康次ほか．異物摘出術ガイドライン．日本消化器内視鏡学会監，日本消化器内視鏡学会卒後教育委員会責任編集．消化器内視鏡ガイドライン．第3版．医学書院；2006. p.206-14[1] より引用）

異物や，消化管を閉塞する可能性がある大きな異物，内容物が消化管内に漏出すると人体に重篤な影響が生じうる異物などは緊急性があり，可及的すみやかに除去する必要がある（㉚）[1]．

外科手術は，消化管穿孔を起こして縦隔炎や腹膜炎を併発している場合や，消化管閉塞を起こしてイレウスを併発している場合に考慮する．

小児の場合，治療に協力が得られにくいため，内視鏡手技には全身麻酔や鎮静が必要になることが多い．緊急的に内視鏡的摘出を行うべきかについては，年齢，発達段階も考慮して慎重に判断し，小児科医・麻酔科医との連携を要する．

異物摘出

準備

摘出方法や鎮静について十分に説明し，摘出に伴う偶発症（粘膜損傷，出血，消化管穿孔など）の危険性についてインフォームドコンセントを得る必要がある．

処置具として，種々の把持鉗子，五脚・三脚鉗子，バスケット鉗子，スネア，回収ネットなどを用いる．把持鉗子は厚みのない異物を回収するのに適するが，大きな異物では生理的狭窄部で落としてしまうことが多く，その場合はスネアやバスケット鉗子のほうがしっかり把持できる．また把持が難しい異物

や複数の異物には回収ネットも有用である．

摘出時の粘膜損傷を予防する目的で，オーバーチューブ，装着バルーン，先端透明フード，スカート型フード[2] などの補助具を必要に応じて選択する．

手技

消化管壁を損傷する可能性がある鋭利な異物は，尖った部分を把持してフードなどに収納して摘出する．摘出時の粘膜損傷を少なくするために，送気して消化管壁を伸展させながら異物を愛護的にゆっくりと移動させるのがコツである．食物塊は鉗子もしくはスコープで胃内に押し込んで自然排泄を行うことが多い．

術後の対応

除去後に改めて内視鏡を挿入し，粘膜損傷，穿孔の有無を確認する．損傷がないか，粘膜の浅い裂創にとどまる場合には帰宅可能である．深い裂創を形成した場合は，穿孔を念頭にX線検査，CT検査などを追加し，保存的治療が可能か，外科的手術を要するかを検討する．

（五嶋敦史，坂井田 功，西川 潤）

● 参考文献

1) 赤松康次ほか．異物摘出術ガイドライン．日本消化器内視鏡学会監，日本消化器内視鏡学会卒後教育委員会責任編集．消化器内視鏡ガイドライン．第3版．医学書院；2006. p.206-14.
2) 村下徹也ほか．内視鏡先端装着スカート型フードを用いてガラス片を摘出した1例．Progress of Digestive Endoscopy 2013；82：108-9.

● プリンシプルシリーズ参照

1 『食道・胃・十二指腸の診療アップデート』「上部消化管異物」 ➡p.294（五嶋敦史，坂井田 功，西川 潤）

その他／食道・胃静脈瘤

Ⅵ章│治療法各論
▶ 上部消化管疾患／その他

食道・胃静脈瘤

Expert Advice
❶ 発赤所見を有する静脈瘤は出血のリスクが高く，早急に治療を要する．
❷ 患者の病態と門脈血行動態から適切な治療法を選択する．
❸ 静脈瘤の各種治療法について，十分に理解しておくことが大切である．
❹ 治療に際しては，メディカルスタッフとのチーム医療が不可欠である．
❺ 治療後の食事療法や生活指導，定期的な経過観察を行うことが重要である．

内視鏡所見記載基準とその意義

『門脈圧亢進症取扱い規約』（第3版）に記載されており，内視鏡所見の記載法により静脈瘤を客観的に評価できる．最も重要な出血危険因子は発赤所見（red color sign：RC sign）であり，その出血率は70%以上と高率である．

適応，禁忌

適応静脈瘤
出血・待期例は絶対的適応である．予防例では出血リスクの高い静脈瘤，すなわちF2以上，またはF因子に関係なくRC sign陽性の静脈瘤が適応となる．
胃静脈瘤では，上記以外に，瘤上にびらんを認めるものや急速に増大したもの，食道静脈瘤治療後に残存あるいは新生したものが適応となる．

治療禁忌
内視鏡的硬化療法（endoscopic injection sclerotherapy：EIS）の禁忌は，高度黄疸例（T. bil 4.0 mg/dL以上），高度の低アルブミン血症（2.5 g/dL以下），高度の血小板減少（2万/μL以下），全身の出血傾向（DIC），大量の腹水貯留，高度脳症，高度腎機能不良例などである．
高度肝障害例（Child-Pugh C，T. bil 4 mg/dL以上）の出血の場合は，肝腎機能に悪影響のない内視鏡的静脈瘤結紮術（endoscopic variceal ligation：EVL）で対処できる．

治療方針 ㉛，㉜

EISを安全かつ効果的に行うには，患者の病態と門脈血行動態の把握が不可欠である．

治療法

薬物療法
静脈瘤治療までの出血予防，あるいは静脈瘤治療後の出血再発予防として，門脈圧降下作用を有するプロプラノロール塩酸塩（保険適用外）などが投与されることがある．

バルーンタンポナーデ法
Sengstarken-Blakemoreチューブ（S-Bチューブ）の使用法を熟知しておくことが必要である．出血多量で緊急内視鏡ができない場合は，診断的にS-Bチューブを使用することもある．S-Bチューブは一時的な緊急処置であり，12時間以内にチューブを抜去し内視鏡的治療を行う．
胃静脈瘤出血の場合，止血用胃バルーンを挿入し，一時止血が可能である．

内視鏡的治療，IVR治療，外科的治療
食道静脈瘤（esophageal varices：EV）㉝
主に内視鏡的治療（EIS，EVL）が行われている．出血例では全身管理下に緊急内視鏡を行い，出血源を確認後，ただちにEVLにて止血する．止血後は引き続き適切な待期治療を施行する．待期・予防例の基本的手技は，供血路閉塞を目的とした5% ethanolamine oleate（EO）の血管内注入法（EO法）と，細血管の消失をめざす1%エトキシスクレロール®（AS）の血管外注入法（AS法）を異時的に併用するEO・AS併用法である．
長期間の再発防止効果を得るためには，EVの完全消失だけでなく，より徹底した地固め法が有用である．

297

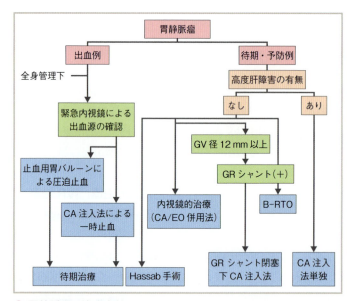

㉛ 食道静脈瘤の治療方針
（小原勝敏ほか．食道・胃静脈瘤内視鏡治療ガイドライン．日本消化器内視鏡学会監修，日本内視鏡学会卒後教育委員会責任編集．消化器内視鏡ガイドライン．第3版．医学書院；2006[1]）より引用）

㉜ 胃静脈瘤の治療方針
（小原勝敏ほか．食道・胃静脈瘤内視鏡治療ガイドライン．日本消化器内視鏡学会監修，日本内視鏡学会卒後教育委員会責任編集．消化器内視鏡ガイドライン．第3版．医学書院；2006[1]）より引用）

　EVLは静脈瘤を弾性ゴムバンドで結紮することにより機械的に血行を遮断し，EVを縮小・消失させる方法である．EISに比し手技が容易であり，静脈瘤出血時の緊急止血法として優れているが，EISに比べ再発が高率である．EVL後の再発率を低下させるために，EIS（AS法）との併用やEVL後にアルゴンプラズマ凝固法（APC）による地固めを追加する工夫がなされている．

胃静脈瘤（gastric varices：GV）（㉞）
　出血例では全身管理下に緊急内視鏡で出血源を確

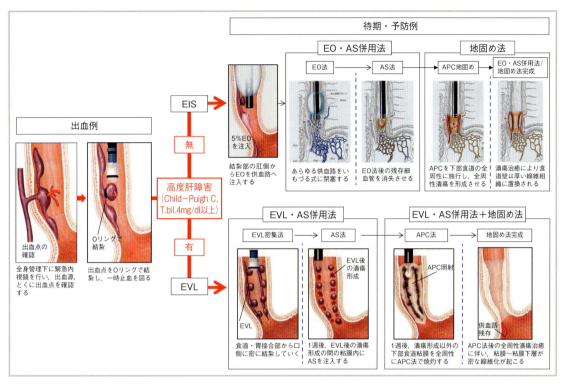

㉝ 食道静脈瘤に対する内視鏡治療
（小原勝敏．胃・食道静脈瘤の治療法．門脈血行動態の把握に基づいた治療法—硬化療法．Mebio 2002；19：8-15[4]）より改変）

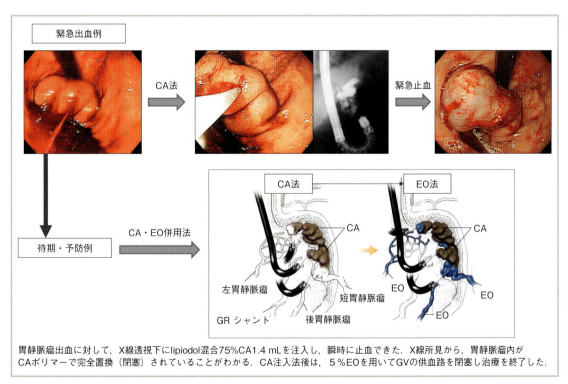

胃静脈瘤出血に対して，X線透視下にlipiodol混合75%CA1.4 mLを注入し，瞬時に止血できた．X線所見から，胃静脈瘤内がCAポリマーで完全置換（閉塞）されていることがわかる．CA注入法後は，5%EOを用いてGVの供血路を閉塞し治療を終了した．

㉞ 孤立性胃静脈瘤出血例に対するCA法
（小原勝敏．胃・食道静脈瘤の治療法．門脈血行動態の把握に基づいた治療法—硬化療法．Mebio 2002；19：8-15[4]）より改変）

認し，CA 法にて止血する．すなわち組織接着剤（シアノアクリレート系薬剤：CA）（ヒストアクリル®，α-シアノアクリレートモノマー）注入法（CA 法）が行われ，緊急止血に有用である（ヒストアクリル®は薬事承認されているが，α-シアノアクリレートモノマー〈アロンアルファ® A〉は薬事承認されていない）．

待期・予防例では，主に内視鏡的治療か IVR 治療が行われている．内視鏡的治療では，GV を CA 法で閉塞し，それらの供血路を EO 法で閉塞する CA・EO 併用法が有用である．

CA 法の合併症はほとんどない．しかし，巨大 GV（EUS で GV 径が 12 mm 以上）の場合では，排出路（腎静脈系短絡路；gastro-renal shunt：GR シャント）から大循環への流出による肺塞栓をきたすことがあり，治療手技の工夫が必要である．

IVR 治療として，バルーン下逆行性経静脈的塞栓術（balloon-occluded retrograde transvenous obliteration：B-RTO）が広く行われているが（胃静脈瘤に対する B-RTO は保険適用），GR シャントを有する症例に有用である．GR シャントをバルーンカテーテルで制御し，逆行性に硬化剤（EO）を GV とその供血路まで注入し閉塞する手技である．多くは 1 回の B-RTO で GV を消失でき，GV の再発を防止できる．ただし，治療後の EV の出現は高率であり，定期的な観察が必要である．

外科的治療には，直達手術（食道離断術，Hassab 手術）と選択的シャント手術がある．高度の血小板減少（3～5 万/μL 以下）を伴う巨脾合併 GV 症例に対しては，Hassab 手術（脾臓摘出＋胃上部血行遮断術）が施行されている．最近では，手術侵襲を軽減する目的で，腹腔鏡補助下 Hassab 手術が行われている．

予後，経過

自然経過例での静脈瘤出血率は 15～40％で，その初回出血時の死亡は約 50％ときわめて高率であり，また死亡しないまでも肝予備能の低下をきたすこと，そして EIS が安全かつ効果的に施行できることから，予防的治療が積極的に行われている．

治療後の予後は，肝障害の程度や肝癌合併の有無に依存する．

治療後の生活指導，経過観察

治療後経過において静脈瘤再発の可能性があり，定期的な内視鏡観察が必要である．治療後の食事療法や生活指導，とくに禁酒を守り，過労を避けることを徹底させる．治療後は定期的な内視鏡検査（6 か月～1 年ごと）が重要であり，再発時には追加治療が必要となる．

（小原勝敏）

◉参考文献
1) 小原勝敏ほか．食道・胃静脈瘤内視鏡治療ガイドライン．日本消化器内視鏡学会監修，日本内視鏡学会卒後教育委員会責任編集．消化器内視鏡ガイドライン．第 3 版．医学書院；2006．
2) 日本門脈圧亢進症学会編．内視鏡検査．門脈圧亢進症取扱い規約．改訂第 3 版．金原出版；2013．
3) 日本消化器病学会編．肝硬変診療ガイドライン 2015．改訂第 2 版．南江堂；2015．
4) 小原勝敏．胃・食道静脈瘤の治療法．門脈血行動態の把握に基づいた治療法—硬化療法．Mebio 2002；19：8-15．

◉プリンシプルシリーズ参照
1 『食道・胃・十二指腸の診療アップデート』「食道・胃静脈瘤」 ☞p.298（小原勝敏）

Ⅵ章│治療法各論
▶ **上部消化管疾患／その他**

GAVE と DAVE

Expert Advice

❶ GAVE（gastric antral vascular ectasia）では，胃前庭部に放射状に広がる帯状発赤が特徴的である．

❷ DAVE（diffuse antral vascular ectasia）では，胃前庭部にびまん性の点状・斑状発赤がみられる．

❸ GAVE，DAVEは同じ病態とされ，どちらも消化管出血の原因となりうる．
❹ 出血例では，アルゴンプラズマ凝固などの内視鏡的治療の適応となる．
❺ 難治例，再発例もあり，治療後も慎重な経過観察が必要である．

疾患概念，成因

GAVE（gastric antral vascular ectasia）は，前庭部に著明な毛細血管の拡張を呈する疾患で[1]，内視鏡的には胃前庭部を中心に帯状の発赤が放射状に広がる特徴的な内視鏡所見を示す[2]．その内視鏡像はスイカの縞状模様に類似していることから，water melon stomach とも呼称されている（㉟）．一方，DAVE（diffuse antral vascular ectasia）は，前庭部を中心に点状・斑状発赤がびまん性に存在することが特徴である[3]．GAVEとDAVEは，それぞれの内視鏡所見は異なるものの，疾患の本質は同質と考えられている．組織学的には，粘膜固有層，粘膜下組織の毛細血管拡張とフィブリン血栓形成，ならびに周囲結合組織の線維化が特徴的とされる．

なお，GAVEという用語には統一された定義はなく，water melon stomach を呈する場合を「狭義のGAVE」とよび，DAVEとGAVEを併せて「広義のGAVE」と呼称することがある．

GAVE，DAVEの成因は明らかではないが，胃前庭部の強収縮により粘膜の虚血性変化が起こることが一因と考えられている．さらには，慢性肝疾患（門脈圧亢進症），慢性腎疾患などを有する症例が多いことから，GAVE，DAVEの発生には多因子が関与することが想定されている．

診断，治療

臨床的には，消化管出血の原因疾患として重要であり，診断は上部消化管内視鏡検査による．顕性出血を認めた場合は出血源としての診断が容易であるが，実際は不顕性であることも多い．その場合，ほ

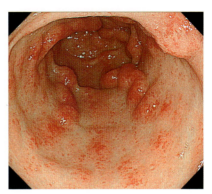

㉟ GAVEの内視鏡像
胃前庭部に放射状に斑状，帯状の発赤を認める．

かに出血源が潜在する可能性を考慮し，全消化管の精査が原則必要である．

出血が疑われる症例においては，積極的治療の適応となる．治療に関しては，内視鏡的治療が第1選択である．アルゴンプラズマ凝固術（argon plasma coagulation：APC）は，操作の簡便性と安全性の面から第1選択とする報告が多い．APCはしばしば多数回の治療が必要であり，治療後再出血をきたすこともあるため，治療後も慎重な経過観察が必要である．

その他，ヒートプローブやレーザーによる焼灼術が有用とされる．さらには，ポリドカノール（ポリドカスクレロール®，エトキシスクレロール®）を用いた局注療法も，本疾患や小腸疾患など広範囲の消化管止血に用いられている（保険適用外）．

（伊藤公訓）

● 参考文献
1) Rider JA, et al. Gastritis with veno-capillary ectasia as a source of massive gastric hemorrhage. Gastroenterology 1953；24：118-23．
2) Jabbari M, et al. Gastric antral vascular ectasia：the watermelon stomach. Gastroenterology 1984；87：1165-70．
3) Lee FI, et al. Diffuse antral vascular ectasia. Gastrointest Endosc 1984；30：87-90．

● プリンシプルシリーズ参照
1 『食道・胃・十二指腸の診療アップデート』「GAVEとDAVE」☞p.304（伊藤公訓）

VI章｜治療法各論

▶ 下部消化管疾患／炎症性腸疾患

潰瘍性大腸炎

Expert Advice

❶ 潰瘍性大腸炎（UC）の治療は個々の症例が有する病型と重症度よって治療法が決定される.

❷ メサラジン製剤を寛解導入・維持に十分活用することが潰瘍性大腸炎治療の基本になる.

❸ メサラジン製剤投与に際しては，経口剤とともに局所製剤を併用し最大化・最適化を図る.

❹ メサラジン製剤抵抗性あるいは中等から重症例に対してはステロイド薬が適応となる.

❺ ステロイド薬投与開始時は十分量で開始する.

❻ ステロイド薬に寛解維持効果はなく，寛解導入後は段階的減量により長期投与を回避し中止をめざす.

❼ ステロイド抵抗性およびステロイド依存症例は難治症例であり，免疫調節薬，血球成分除去療法，タクロリムス，抗 TNF-α 抗体製剤投与が適応となる.

❽ 難治症例の治療に際しては，適応となる各治療法の特性を理解し，個々の症例の病態に合わせて実施する.

本邦の潰瘍性大腸炎（ulcerative colitis：UC）患者数の増加は著しく，現在の患者総数は 20 万人前後に達していると推測されている. UC は日常診療上まれでなく，一般消化器医が UC 治療を実践する時代となったことから，厚生労働省難治性炎症性腸管障害調査研究班によって作成された治療指針を的確に理解することが望まれる.

治療の基本

個々の症例が有する病態を的確に判断し，病態に則した治療法を選択する必要がある. 治療に際しては，病型と重症度を正確に把握し，病型・重症度に基づき寛解導入を確実に可能にする，かつ十分な治療法を選択し，寛解導入後は安全で有効な寛解維持療法を継続する.

一般消化器医が UC 治療を実施する指針として，厚生労働省難治性炎症性腸管障害調査研究班により UC 治療指針が作成・公表されている. その骨格は，活動期に実施すべき寛解導入療法として適応となる各種治療法を病型と臨床的重症度によって区分して記載，また標準的治療法で改善困難な難治症例に対する治療法も別項で記載している. 寛解導入後の寛解維持療法も，非難治症例と難治症例それぞれに対し推奨される治療法を区別し記載している. そして，重症度と治療効果に応じて治療法を強化する手順を，ステロイド抵抗症例とステロイド依存症例に区別してフローチャートで示している（❶〜❸）[1]. ただし，難治症例に対して適応となる各治療法はエビデンスがないことから併記するにとどめている.

寛解導入療法

UC 寛解導入療法は臨床的重症度によって，さらに病型によって局所製剤の適応と併用が決定される. 重症度分類は厚生労働省難治性炎症性腸管障害調査研究班作成による臨床的重症度分類に基づき，軽症，中等症，重症に分類される. また重篤な病状を呈する劇症例は，外科治療へのすみやかな移行を前提に，大量ステロイド薬や強力な免疫抑制薬投与法を実施すべきとされる. 病型は，主に大腸内視鏡検査によって直腸炎型，左側大腸炎型，全大腸炎型に分類する.

軽症から中等症

軽症から中等症の第 1 選択薬は，5-ASA を主成分とするサラゾスルファピリジン（SASP）とメサラジン製剤である. SASP はアゾ結合により 5-ASA を大腸へ高濃度に送達可能な工夫がなされているが，アゾ結合されたスルファピリジンにより不耐症例が少なからず生じる.

メサラジン製剤として 5-ASA 成分を大腸へ送達させる時間依存型徐放製剤と pH 依存型徐放製剤がある. SASP とメサラジン製剤には坐薬，そしてメサラジン製剤には注腸剤という局所製剤があり，直

炎症性腸疾患／潰瘍性大腸炎

寛解導入療法				
	軽症	中等症	重症	劇症
左側大腸炎型 全大腸炎型	経口剤：5-ASA 製剤 注腸剤：5-ASA 注腸，ステロイド注腸 ※中等症で炎症反応が強い場合や上記で改善ない場合はプレドニゾロン経口投与 ※さらに改善なければ重症またはステロイド抵抗例への治療を行う ※直腸部に炎症を有する場合はペンタサ®坐剤が有用		・プレドニゾロン点滴静注 ※状態に応じて以下の薬剤を併用 　経口剤：5-ASA 製剤 　注腸剤：5-ASA 注腸，ステロイド注腸 ※改善なければ劇症またはステロイド抵抗例の治療を行う ※状態により手術適応の検討	・緊急手術の適応を検討 ※外科医と連携のもと，状況が許せば以下の治療を試みてもよい ・ステロイド大量静注療法 ・タクロリムス経口 ・シクロスポリン持続静注療法* ※上記で改善なければ手術
直腸炎型	経口剤：5-ASA 製剤 坐　剤：5-ASA 坐剤，ステロイド坐剤 注腸剤：5-ASA 注腸，ステロイド注腸		※安易なステロイド全身投与は避ける	
難治例	ステロイド依存例		ステロイド抵抗例	
	免疫調節薬：アザチオプリン・6-MP* ※（上記で改善しない場合）： 血球成分除去療法・タクロリムス経口・インフリキシマブ点滴静注・アダリムマブ皮下注射を考慮してもよい		中等症：血球成分除去療法・タクロリムス経口・インフリキシマブ点滴静注・アダリムマブ皮下注射 重　症：血球成分除去療法・タクロリムス経口・インフリキシマブ点滴静注・アダリムマブ皮下注射・シクロスポリン持続静注療法* ※アザチオプリン・6-MP*の併用を考慮する ※改善がなければ手術を考慮	

寛解維持療法		
	非難治例	難治例
	5-ASA 製剤（経口剤・注腸剤・坐剤）	5-ASA 製剤（経口剤・注腸剤・坐剤） 免疫調節薬（アザチオプリン，6-MP*），インフリキシマブ点滴静注**，アダリムマブ皮下注射**

*：現在保険適応には含まれていない，**：インフリキシマブ・アダリムマブで寛解導入した場合
5-ASA 経口剤（ペンタサ®顆粒/錠，アサコール®錠，サラゾピリン®錠，リアルダ®錠），5-ASA 注腸剤（ペンタサ®注腸），5-ASA 坐剤（ペンタサ®坐剤，サラジピリン®坐剤）
ステロイド注腸剤（プレドネマ®注腸，ステロネマ®注腸），ステロイド坐剤（リンデロン®坐剤）
※（治療原則）内科治療への反応性や薬物による副作用あるいは合併症などに注意し，必要に応じて専門家の意見を聞き，外科治療のタイミングなどを誤らないようにする．薬用量や治療の使い分け，小児や外科治療など詳細は本文を参照のこと．

❶ 平成 28 年度潰瘍性大腸炎治療指針（内科）
（厚生労働科学研究費補助金難治性疾患等政策研究事業（難治性疾患政策研究事業）難治性炎症性腸管障害に関する調査研究．平成 28 年度総括・分担研究報告書．p.259-63[1]より引用）

腸炎型に単独で，左側大腸炎型には経口剤との併用が推奨される．平成 29 年度の治療指針では，直腸炎型を中心に，新たに局所作用型ステロイド注腸剤（ブデソニド注腸フォーム剤）が適応となる予定である．

中等症から重症

SASP・メサラジン製剤抵抗性および中等症から重症例に対しては，ステロイド製剤プレドニゾロン（PSL）が投与される．PSL 投与に際しては，投与開始時に十分量を投与して早期の寛解導入を実現し，その後は段階的減量を図る．中等症では 30〜40 mg，重症例では最大 80 mg を上限として 1〜1.5 mg/kg 体重で開始する．改善が得られた後は 1〜2 週間ごとに 5〜10 mg ずつ段階的に減量して中止をめざし，長期投与を回避する．

投与開始後 1〜2 週前後で，改善に乏しい場合は PSL 抵抗性難治症例として，強力な寛解導入療法へ変更する．

寛解維持療法

寛解導入後は長期寛解維持を可能にする寛解維持療法に移行する．寛解維持療法の基本は，SASP とメサラジン製剤の長期継続投与である．PSL の長期投与に寛解維持効果はない．

VI章 治療法各論／下部消化管疾患

寛解導入（活動期治療）	寛解維持

```
直腸炎型 ─── 5-ASA製剤
              経口剤 and/or 注腸剤, 坐剤 ──────────────→ 寛解維持療法①（5-ASA）
                    ↓
              ステロイド局所製剤へ
              切換/追加
                    ↓
              中等症の治療に準ずる
              （大量のステロイドは慎重に）

左側大腸炎型   軽症   5-ASA経口剤 and/or
全大腸炎型    中等症   5-ASA注腸剤, 坐剤（十分量）
                    ※左側の炎症強の時はステロイド注腸併用
                    （1〜2週間）
                    ↓
              プレドニゾロン経口    プレドニゾロン ──────────→ 寛解維持療法①（5-ASA）
              30〜40 mg           漸減・中止
                                 （頻回再燃例）       寛解維持療法②
                    ↓                             （5-ASA＋アザチオプリン/6-MP）
              （1〜2週間）
                    ┈┈→ 難治例の治療へ

         重症   全身管理   プレドニゾロン点滴静注    プレドニゾロン
               手術適応    40〜80 mg            漸減・中止
               判断
                    ↓
              （1〜2週間以内）
              手術適応判断
                    ↓
              難治例の治療へ

         劇症   ステロイド大量静注・シクロスポリン持続静注・タクロリムス経口
```

❷ 潰瘍性大腸炎のフローチャート

（厚生労働科学研究費補助金難治性疾患等政策研究事業（難治性疾患政策研究事業）難治性炎症性腸管障害に関する調査研究．平成28年度総括・分担研究報告書．p.259-63[1]より引用）

難治症例に対する治療法

十分量のPSL投与によっても改善を認めない症例はステロイド抵抗性，PSL投与で改善に至るが減量後および中止後に容易に再燃する症例はステロイド依存性として，両者を難治症例と定義し，難治症例に適応のある治療法に変更する．

ステロイド（PSL）抵抗症例

SASP・メサラジン製剤投与に以下の治療法を併用する．

寛解導入療法

PSL抵抗症例に対しては，血球成分吸着除去療法（cytapheresis：CAP），タクロリムス（Tac），抗TNF-α抗体製剤が適応となる．個々の症例の病態に応じてそれらを適切に選択すべきである．ただし，それら治療法を漫然と継続すべきではなく，効果が認められない重症例や劇症例に対しては，外科治療の適応を迅速に判断すべきである．

血球成分吸着除去療法（CAP）：末梢血液を体外循環させ，不織綿フィルター（leucocytapheresis：LCAP）あるいは酢酸セルロースビーズ（granulocyte-monocyte apheresis：GMA）を充填させたカラム内を通過させて活性化白血球を除去あるいは機能の是正化を介して治療効果を発揮する．副作用が少ない特徴から，PSL抵抗症例とともに，PSL投与に代わり寛解導入を図る治療法としても実施されている．

シクロスポリンA（CsA）：カルシニューリン阻害作用に基づき強力な免疫抑制効果を発揮し，持続静注投与法によってPSL抵抗重症例や劇症例の寛解導入が適応となる[2]．血中濃度のモニタリングが必須であることと保険未承認であることから，専門施

304

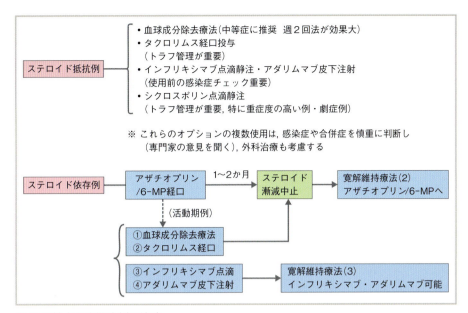

❸ 潰瘍性大腸炎難治例の治療
(厚生労働科学研究費補助金難治性疾患等政策研究事業（難治性疾患政策研究事業）難治性炎症性腸管障害に関する調査研究．平成28年度総括・分担研究報告書．p.259-63[1]より引用)

設の実施に限られる．

タクロリムス（Tac）：CsAと同様のカルシニューリン阻害作用を有する経口剤で，PSL抵抗症例の寛解導入を可能にする[3]．CsA同様，血中濃度のモニタリングが必須で，感染症併発や腎障害発現に注意が必要である．

インフリキシマブ（IFX）/アダリムマブ（ADA）：抗TNF-α抗体製剤であるIFX/ADAが適応となっている[4]．29年度の報告書では，これらにゴリムマブ（GLM）が加わる予定である．

寛解維持療法

メサラジン製剤継続投与は非難治症例と同様である．CAP/CsA/Tacによって寛解後はその継続は中止されるが，IFX/ADAで寛解導入実現した症例は維持療法としてIFX/ADA投与が継続される．

ステロイド（PSL）依存症例

SASP・メサラジン製剤投与に以下の治療法を併用する．

寛解導入療法

PSL減量・中止後の再燃時は再度十分量のPSL投与とAZA併用投与が考慮されるが，頻回にわたる再燃時には，PSL投与に代わり，PSL抵抗症例に実施可能な各種療法に切り替えて寛解導入療法を試みる．

寛解維持療法

アザチオプリン（AZA）/6-メルカプトプリン（6-MP）：PSL依存症例でPSL離脱と長期寛解維持を目的に免疫調節薬AZA/6-MPが投与される．効果発現に時間を要すること，および適正投与量と副作用発現量には個人差があるので，慎重な投与が求められる．有効な場合は長期継続投与が望まれるが，各種副作用発現に注意が必要である．

IFX/ADA：PSL抵抗症例と同様，寛解導入に有効な場合は定期的投与を継続し，寛解維持療法へ移行する．29年度の報告書では，これらにゴリムマブ（GLM）が加わる予定である．

外科治療

大腸癌出現症例や劇症型および内科治療不応重症例では絶対的適応として，長期PSL依存症例で高度PSL副作用発現時やQOL低下症例は相対的適応として外科治療が実施される．

（鈴木康夫）

VI章 治療法各論／下部消化管疾患

● 参考文献
1) 厚生労働科学研究費補助金難治性疾患等政策研究事業（難治性疾患政策研究事業）難治性炎症性腸管障害に関する調査研究. 平成 28 年度総括・分担研究報告書. p.259-63.
2) Lichtiger S, et al. Cyclosporin in severe ulcerative colitis refractory to steroid therapy. N Engl J Med 1994；330：1841-5.
3) Ogata H, et al. A randomized dose finding study of oral tacrolimus（FK506）therapy in refractory ulcerative colitis. Gut 2006；55：1255-62.
4) Rutgeerts P, et al. Infliximab for induction and maintenance therapy for ulcerative colitis. N Engl J Med 2005；353：2462-76.

● プリンシプルシリーズ参照
2 『腸疾患診療の現在』「潰瘍性大腸炎」 ☞p.214（鈴木康夫）

VI章｜治療法各論
▶ **下部消化管疾患／炎症性腸疾患**

Crohn 病

Expert Advice

❶ 診断に際し，病変範囲，重症度，合併症を考慮して予後を推測する.

❷ 活動度を測る際，症状だけでなく，客観的な指標も重要である.

❸ 合併症（狭窄，膿瘍，瘻孔，肛門病変）の治療には外科医との連携が必要である.

❹ 活動期と寛解期治療中に薬剤による副作用に注意する.

❺ 内科的治療が不十分な場合や合併症が進行する場合，外科手術が必要である.

▌診断的アプローチ （❹）[1]

若年者に慢性的に続く下痢や腹痛，発熱，体重減少，肛門病変などが Crohn 病（Crohn disease：CD）を疑う契機となる. さらに，理学的検査や血液検査を行い，抗菌薬服用歴，海外渡航歴などを聴取する. 腸管外合併症や既往歴についても聴取する. 肛門病変は大腸肛門病専門医による診察が必要である. 上部消化管内視鏡検査，大腸内視鏡検査，バルーン小腸内視鏡検査，小腸・大腸 X 線造影，MRI や CT 所見などにより全消化管検査を行い，本症に特徴的な腸病変を診断する. 典型的な画像所見を欠く場合にも非乾酪性類上皮細胞肉芽腫が証明されると確診となるので，全消化管からの生検を行う. 厚生労働省研究班による診断基準[2]が作成されているので，その項目に照らして診断を確定させる.

CD の病変部位は小腸，大腸（とくに回盲部），そして肛門周囲に多く，「小腸型」「大腸型」「小腸大腸型」に分類されるが，腸管外合併症にも着目すべきである. 疾患パターンとしては，「炎症」「瘻孔形成」「狭窄」の 3 通りに分類することが国際的に提唱されている[2]. この疾患パターンと罹患部位により治療選択が異なるので重要である.

さらに疾患の活動性をとらえる必要がある. 症状が軽微または消失する「寛解期」と種々の症状のため日常生活に支障をきたす「活動期」では，自ずと治療法は異なる. CD 活動指数（CDAI）は疾患活動性の評価基準として開発されたが，日常診療に用いるにはやや困難を伴う（CDAI 150 点未満が寛解期，150 点以上が活動期と区別）. IOIBD 指数は寛解期・軽症（0〜1 点）と活動期（2〜10 点）の区別のために用いることができる簡便な指標である. 厚生労働省研究班では，CDAI その他の指標に加え，合併症，治療反応性を総合的に用いた重症度評価基準（寛解期，軽症，中等症，重症を区分）を提唱している[2].

▌活動期の寛解導入治療 （❺）[1]

① 大腸の軽症〜中等症活動期 CD に対しては，サラゾスルファピリジンまたはステロイドを投与する.

② 小腸病変に対しては経腸栄養療法またはステロイド全身投与を選択する.

③ ステロイド依存症例，ステロイド抵抗症例では抗 TNF-α 抗体製剤の使用を考慮する.

活動期 CD に対するメサラジンも有効なことがある. 経口ステロイドは，プレドニゾロン 40 mg/日程度を投与する. 寛解導入には，経腸栄養療法も考慮する. ステロイド抵抗例では，抗 TNF 製剤の投

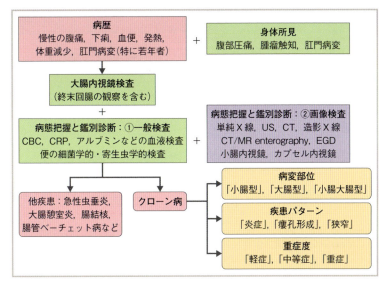

❹ Crohn 病の診断的アプローチ
（日本消化器病学会編．炎症性腸疾患（IBD）ガイドライン 2016．南江堂；2016[1]）より引用）

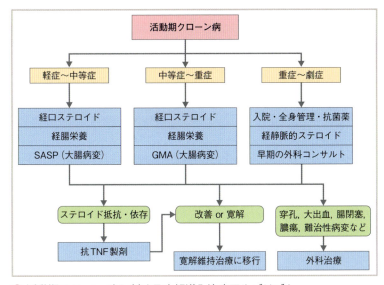

❺ 活動期の Crohn 病に対する寛解導入治療アルゴリズム
SASP：サラゾスルファピリジン，GMA：顆粒球除去療法．
（日本消化器病学会編．炎症性腸疾患（IBD）ガイドライン 2016．南江堂；2016[1]）より引用）

与を考慮する．大腸病変に対して，薬物療法や栄養療法が無効あるいは適用できない場合には，顆粒球単球除去療法も選択肢になる．

中等症から重症例では，原則として入院のうえ，必要に応じて絶食，輸液，輸血を行い，感染があれば抗菌薬投与を開始する．感染を除外し，ステロイド（プレドニゾロン換算 40～60 mg/日）を経静脈的に投与する．ステロイド抵抗例では，抗 TNF 製剤の投与を考慮する．全身状態不良例，抗 TNF 製剤不応例では，早期の外科コンサルトを行う．

消化管合併症に対する治療 ❻[1]

肛門周囲病変は，経験のある外科医か肛門科医の診察と各種画像検査によって，まず外科治療の適応

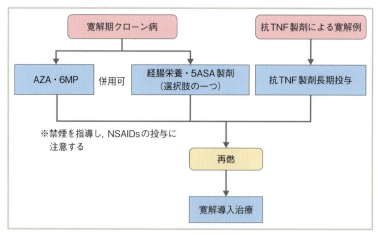

❻ Crohn病の消化管合併症に対する治療アルゴリズム
（日本消化器病学会編．炎症性腸疾患（IBD）ガイドライン2016．南江堂；2016[1]より引用）

❼ 寛解期のCrohn病に対する維持治療アルゴリズム
AZA：アザチオプリン，6MP：6-メルカプトプリン，5ASA：5-アミノサリチル酸製剤．
（日本消化器病学会編．炎症性腸疾患（IBD）ガイドライン2016．南江堂；2016[1]より引用）

を適切に判断する．

　痔瘻の内科的治療として，免疫調節薬を用いる．膿瘍などがコントロールされている場合は，痔瘻の内科的治療として抗TNF-α製剤が適応となることもある．腸管皮膚瘻に対しては，腸管狭窄や複雑瘻孔が存在しない場合，抗TNF-α抗体製剤投与を考慮する．膿瘍を形成する瘻孔，高度な吸収不良障害を認める内瘻は外科治療が必要となる．腸管狭窄にはステロイドや抗TNF-α抗体製剤投与を考慮する．短い範囲の線維性狭窄には内視鏡的拡張術が有効である．また，大量出血例では抗TNF-α抗体製剤や血管造影止血を考慮する．

寛解期の治療（❼）[1]

　生活上，喫煙者には禁煙を指導する．また，非ステロイド性抗炎症薬（NSAIDs）の過剰投与を避ける．寛解維持を目的としてチオプリン製剤（AZA/6MP）投与を考慮する．抗TNF製剤により寛解導入された例では，抗TNF製剤の定期的維持投与を続ける．経腸栄養法および5-ASA製剤が寛解維持療法の選択肢として重要である．

（松井敏幸）

◉参考文献
1) 日本消化器病学会編. 炎症性腸疾患（IBD）ガイドライン 2016. 南江堂；2016.
2) クローン病診断基準. 厚生労働省「難治性炎症性腸管障害に関する調査研究」（渡辺班）平成 27 年度総括・分担研究報告書. 2016. p.41-5.

◉プリンシプルシリーズ参照
❷『腸疾患診療の現在』「Crohn 病」☛p.221（松井敏幸）

Ⅵ章｜治療法各論
▶ 下部消化管疾患／炎症性腸疾患

Behçet 病，単純性潰瘍

Expert Advice

❶ 治療法に関するエビデンスが乏しいのが現状であり，実際の治療はコンセンサスに準拠しながら，病態に応じて栄養療法，薬物療法が選択される.

❷ 難治例や出血・穿孔合併例に対して外科的治療が施行される.

❸ 薬物療法として用いられるのは，ステロイド，5-アミノサリチル酸，アザチオプリン，抗TNFα抗体である.

❹ 抗TNFα抗体として，アダリムマブやインフリキシマブの寛解導入・維持効果が注目されている.

概要

Behçet 病は口腔粘膜，皮膚，眼，外陰部の反復性ないし遷延性炎症性病変を特徴とする難治性疾患である. 典型例では回盲部に深い潰瘍が発生し，この病変が臨床像の中心となる場合，腸管 Behçet 病とよばれる. 一方，消化管外徴候を欠如するが，腸管 Behçet 病に酷似した消化管病変がみられる場合，単純性潰瘍と称される.

Behçet 病には厳密な診断基準があり，主症状（口腔内粘膜の再発性アフタ性潰瘍，皮膚症状，眼症状，外陰部潰瘍）および副症状（関節炎，副精巣炎，消化器病変，血管病変，中枢神経病変など）により，完全型，不全型，疑いに大別される. 単純性潰瘍とは，回盲部潰瘍は認められるが，診断基準で Behçet 病疑いにとどまる，あるいは Behçet 徴候を欠如する病態である. 近年，トリソミー 8 に代表される染色体異常や血液疾患の関与が示唆されており，これらの点からみた両疾患の異同も議論されている.

薬物療法と栄養療法

腸管 Behçet 病と単純性潰瘍の治療に関する前向き臨床データは皆無に等しい. したがって，現時点ではエキスパートのコンセンサスに準拠して治療が行われている[1]. また，両疾患に対しては，ほぼ同様の治療方針が適用となる.

❽に腸管 Behçet 病の治療コンセンサスステートメントを示す[1-3]. 本症に用いられてきた薬剤として，5-アミノサリチル酸，ステロイド，サリドマイド，コルヒチン，TNFα抗体などがある. しかし，サリドマイドやコルヒチンはいまだ実験的治療と考えられており，コンセンサスステートメントには採用されていない.

腸管 Behçet 病と単純性潰瘍のうち，腸病変が高

❽ **腸管 Behçet 病の治療コンセンサス**
　ステートメント

1. 1 日 2.25～3 g の経口 5ASA 製剤を用いる.
2. 症状が強い症例，出血を繰り返す症例に対しては，ステロイドが適応となる.
3. 初期投与量は，プレドニゾロン換算 0.5～1.0 g/日で，反応があれば毎週 5 mg/日ずつ減量する.
4. 臨床症状，C 反応性蛋白，消化管病変の改善を指標に減量する.
5. ステロイド依存例や抵抗例では免疫調節薬を併用する.
6. 抗 TNFα 抗体（アダリムマブ，インフリキシマブ）も標準療法である.
7. 薬物療法不応例や重症例では経腸栄養療法を併用する.
8. 栄養療法は臨床症状により適宜減量・中止可能である.
9. 薬物療法不応例や発熱・腸管狭窄を伴う重症例では中心静脈栄養の併用を考慮する.
10. 狭窄例，瘻孔形成例，高度出血例，内科的治療抵抗例では回盲部切除を考慮する.

（Hisamatsu T, et al. Diagnosis and management of intestinal Behçet's disease. Clin J Gastroenterol 2014；7：205-12[1]；Kobayashi K, et al. Development of consensus statements for the diagnosis and management of intestinal Behçet's disease. J Gastroenterol 2007；42：737-45[2]をもとに作成）

度な症例では高度の炎症所見と激しい臨床症状を呈する症例がある．その場合は，中心静脈栄養療法や経腸栄養療法で臨床症状軽減と栄養状態改善を図り，下記の薬物療法を併用する．

腸管 Behçet 病と単純性潰瘍の腸病変に対して最も有効な薬剤はステロイドと考えられている．通常，1 日量 0.5～1 mg/kg のプレドニゾロンを経口投与するが，重症例では経静脈投与を選択する．C 反応性蛋白（CRP）や臨床症状の推移をみながら，治療効果があれば漸減する．ただし，ほかの炎症性腸疾患と同様に，ステロイド依存性や抵抗性に経過する症例が少なくない．

近年，抗 TNFα 抗体の有効性に関する臨床試験の結果が本邦からも報告されている[4]．これらの臨床試験を考慮し，治療コンセンサスの改訂版において，抗 TNFα 抗体であるアダリムマブとインフリキシマブが標準治療薬として記載されている．ただし，ステロイドと比較した寛解導入・維持効果に関しては，今後検証が必要と考えられる．

外科的治療

穿孔や出血などの合併症併発例，薬物療法に対する難治例（再発例，無効例）では，外科的治療が適応となる．その際，腸切除はできるだけ狭い範囲にとどめるべきとされる．しかし，術後も吻合部を中心とした下部消化管に高率に再発をきたす．ステロイドや抗 TNFα 抗体による再発予防効果に関するデータは皆無に等しい．

（松本主之）

● 参考文献

1) Hisamatsu T, et al. Diagnosis and management of intestinal Behçet's disease. Clin J Gastroenterol 2014；7：205-12.
2) Kobayashi K, et al. Development of consensus statements for the diagnosis and management of intestinal Behçet's disease. J Gastroenterol 2007；42：737-45.
3) Hisamatsu T, et al. The 2nd edition of consensus statements for the diagnosis and management of intestinal Behçet's disease：indication of anti-TNFα monoclonal antibodies. J Gastroenterol 2014；49：156-62.
4) Tanida S, et al. Adalimumab fir the treatment of Japanese patients with intestinal Behçet's disease. Clin

Gastroenterol Hepatol 2015；13：940-8.
● プリンシプルシリーズ参照
2 『腸疾患診療の現在』「腸管 Behçet 病・単純性潰瘍」
☞ p.228（松本主之）

Ⅵ章｜治療法各論
▶ 下部消化管疾患／炎症性腸疾患

腸管感染症

Expert Advice

❶ 多くの細菌性腸炎は対症療法のみで軽快し，抗菌薬を必要とする症例は限られるが，渡航者下痢症，細菌性赤痢，カンピロバクター腸炎では治療の必要性を検討する．

❷ 初期治療においては，① 脱水の評価と補液の必要性，② 原因菌に対する抗菌薬投与の必要性の 2 点を検討することが重要である．

❸ 治療方針の決定には，年齢，主症状（排便回数，重症度），随伴症状，発症時期，問診（食歴，海外渡航歴，既往歴〈免疫不全〉，腸炎患者や排泄物への接触歴，職業など）を含むさまざまな背景因子の検討が重要である．

❹ 原因菌を想定した選択的な便の検査を行う．

❺ 血便や志賀毒素産生の病原性大腸菌が原因と想定あるいは証明された場合には，腸管運動抑制薬は避けるべきである．

腸管感染症は，その患者数の多さから，わが国のみならず世界的に重要な感染症である．原因病原体は細菌，ウイルス，寄生虫，真菌など多岐にわたるが，免疫が正常な人では細菌とウイルスが主流で，寄生虫症患者も時に医療機関を受診する．これらの病原体には効果的な薬剤が存在するものもあるが，その使用法は個人あるいは施設によってさまざまである．

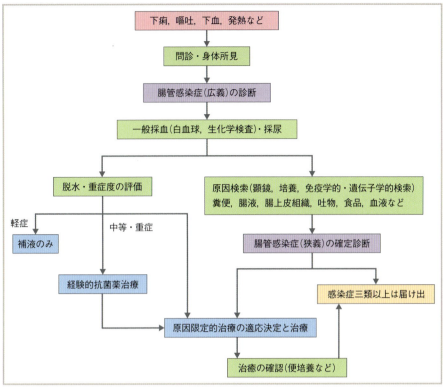

❾ 腸管感染症の診療フローチャート

経験的治療

細菌性腸炎は一般的によくみられる細菌感染症であり，多くは対症療法のみで軽快するため，抗菌薬を必要とする症例は限られる（❾）．初期治療では，重症度を把握し，抗菌薬の必要性を判断することが大切である．とくに渡航者下痢症，細菌性赤痢，サルモネラ腸炎，早期のカンピロバクター腸炎などは，適切な抗菌薬投与が有効であるが，一方でサルモネラ腸炎では，菌の排出期間を長引かせる可能性も指摘されている．

①〜⑤のような場合には，とくに経験的治療を考慮する（❿）．

① 血圧の低下，悪寒戦慄など菌血症の疑われる場合
② 重度の下痢による脱水やショック状態などで入院加療の必要な場合
③ 菌血症のリスクが高い場合（HIV感染症，ステロイド・免疫抑制薬投与中）
④ 合併症のリスクが高い場合（中高齢者，人工血管・人工弁・人工関節など）
⑤ 渡航者下痢症

❿ ガイドラインで経験的治療として推奨される治療薬

第1選択	・LVFX 経口 1回 500 mg・1日1回 ・CPFX 経口 600 mg/日・1〜2回分割 ただし，カンピロバクター腸炎を強く疑う場合，あるいはキノロン耐性が増加している地域からの渡航者下痢症には，マクロライド系を第1選択とすることもある．
第2選択*	・AZM 経口 1回 500 mg・1日1回 ・CTRX 点滴静注 1回 1〜2 g・1日1回（24時間ごと）

*キノロン系薬剤に耐性またはアレルギーの場合．
LVFX：レボフロキサシン，CPFX：シプロフロキサシン，AZM：アジスロマイシン，CTRX：セフトリアキソン．

原因限定的治療

分離菌の薬剤感受性結果を参考に治療する．

サルモネラ腸炎

サルモネラ腸炎は，8～72時間程度の潜伏期間をおいて悪心・嘔吐，下痢，腹痛などの症状で発症し，発熱を伴う例も多くみられる．また，菌血症が2～4％に起こり，腹腔内膿瘍，心内膜炎，骨髄炎，関節炎などの腸管外病変などを起こしやすいことも特徴である．

健常者における軽症～中等症のサルモネラ腸炎では，抗菌薬は投与せずに，症状や脱水への対症療法のみを行うことが基本となるが，止痢薬の投与はできる限り避けるべきである．成人においてはニューキノロン系抗菌薬が第1選択となっている．

第1選択薬

- LVFX 経口 1 回 500 mg・1 日 1 回・3～7 日間
- TFLX 経口 1 回 150 mg・1 日 3 回・3～7 日間
- CPFX 経口 600 mg/日・1～2 回分割・3～7 日間
- CPFX 点滴静注 1 回 300 mg・1 日 2 回（12 時間ごと）・3～7 日間

TFLX：トスフロキサシン

第2選択薬（感受性の低下またはアレルギーがある場合）

- CTRX 点滴静注 1 回 1～2 g・1 日 1 回（24 時間ごと）・3～7 日間
- AZM 経口 1 回 500 mg・1 日 1 回・3～7 日間

カンピロバクター腸炎

一般的には補液などの対症療法のみで自然軽快することがほとんどである．しかし，重症例や免疫不全者の場合などには抗菌薬の投与が適応となる．カンピロバクターは世界的にキノロン系薬の耐性化が進んでおり，現在はマクロライド系薬が第1選択となっているが，近年マクロライド耐性菌も出現してきており問題となっている．

第1選択薬

- CAM 経口 1 回 200 mg・1 日 2 回・3～5 日間
- AZM 経口 1 回 500 mg・1 日 1 回・3～5 日間
- EM 経口 1 回 200 mg・1 日 4 回・3～5 日間

CAM：クラリスロマイシン，EM：エリスロマイシン．

ビブリオ・プレジオモナス・エロモナス・エルシニア腸炎（重症例）

これらの原因菌による腸炎においても，軽症～中等症においては抗菌薬の投与は勧められておらず，重症例に限って投与の必要性が検討される．

第1選択薬

- LVFX 経口 1 回 500 mg・1 日 1 回・3～5 日間
- CPFX 経口 600 mg/日・1～2 回分割・3～5 日間

第2選択薬（感受性の低下またはアレルギーがある場合）

- CTRX 点滴静注 1 回 1～2 g・1 日 1 回（24 時間ごと）・3～5 日間
- AZM 経口 1 回 500 mg・1 日 1 回・3～5 日間

腸管出血性大腸菌（EHEC）腸炎

腸管出血性大腸菌（enterohemorrhagic *Escherichia coli*：EHEC）腸炎は，血管障害性の志賀毒素を産生することで下痢，血便，さらに溶血性尿毒症候群（hemolytic uremic syndrome：HUS），脳炎を合併することで重症化しやすい．感染症法においても三類感染症として全例の届け出が義務づけられている．

一般的に EHEC 以外の下痢原性大腸菌では，経過観察か補液などの対症療法のみで自然軽快することがほとんどである．止痢薬は HUS の発症リスクを高めるとの報告があるため，できる限り使用しない．

EHEC に対する抗菌薬投与については，必要とする意見と，必要ではないという意見の両方があり，現時点で抗菌薬治療に対しての統一見解はないが，抗菌薬を投与する場合は，ニューキノロン系抗菌薬などの早期投与が勧められている．

細菌性赤痢

細菌性赤痢は感染症法の三類感染症に指定されており，診断が確定した場合には届け出を行い，菌の消失についても確認する必要がある．有症状の患者だけでなく，保菌者に対しても治療が行われる．

治療の第1選択薬はニューキノロン系の抗菌薬であり，重症度も考慮して3～5日投与する．免疫機能の低下した患者では7～10日間の治療を考慮する．近年は，ニューキノロン耐性菌も報告されるようになり，この場合にはアジスロマイシン（AZM）などの選択も考慮する．

第1選択薬

- LVFX 経口 1 回 500 mg・1 日 1 回・3～5 日間
- CPFX 経口 600 mg/日・1～2 回分割・3～5 日間

第2選択薬（ニューキノロン系薬剤に耐性またはアレルギーの場合）

- AZM 経口 1 回 500 mg・1 日 1 回・3～5 日間

コレラ

　感染症法において三類感染症に指定されており，診断が確定した場合には届け出を行い，基本的に抗菌薬の投与を行うこととなる．さらに菌の消失についても報告する義務がある．

　重症例においては，補液，脱水や電解質異常の補正をしっかりと行うことが大切である．治療はニューキノロン系の抗菌薬が第1選択であり，抗菌薬の投与にて排菌期間の短縮化が期待できる．近年は，キノロン耐性のコレラ菌も増加傾向であり，この場合には AZM の投与も検討される．

第1選択薬

- LVFX 経口 1 回 500 mg・1 日 1 回・3 日間
- CPFX 経口 600 mg/日・1～2 回分割・3 日間

第2選択薬（ニューキノロン系薬剤に耐性またはアレルギーの場合）

- AZM 経口 1 回 500 mg・1 日 1 回・3 日間

腸チフス，パラチフス

　感染症法における三類感染症に分類されている．患者および無症状病原体保有者（保菌者）と診断した医師は，直ちに最寄りの保健所に届け出なければならない．

　ニューキノロン薬が第1選択となっていたが，耐性菌増加のため，現在はCTRXが選択されるようになった．また，保険適用外であるが，AZM の有効性が示されているものの，CTRX や AZM への耐性菌も報告されてきている．胆石を伴う長期保菌者においては，抗菌薬投与のみで除菌することが困難な例も多く，その場合には胆嚢切除も検討せざるをえないことがある．

第1選択薬

- CTRX 点滴静注 1 回 1～2 g・1 日 2 回（12 時間ごと）・14 日間．注）ナリジクス酸（NA）とニューキノロン系抗菌薬に感受性があれば，ニューキノロン系抗菌薬も使用可能（インド亜大陸を中心にニューキノロン低感受性菌が増加している）

第2選択薬

- AZM 経口 1 回 500 mg・1 日 1 回・7 日間†または初日 1 回 1,000 mg・1 日 1 回，2 日目以降 1 回 500 mg・1 日 1 回・6 日間†
†院内感染

Clostridium difficile 腸炎（*C. difficile* infection：CDI）

　偽膜性腸炎と称する抗生物質起因性腸炎の一つとされていたが，実体は，抗菌薬による菌交代現象として嫌気性グラム陽性有芽胞菌の *C. difficile* が増殖しその毒素による腸炎である．芽胞菌のため，アルコールで死滅しないので，処置後は必ず流水による手洗いを行う．海外では 2002 年ごろから強毒のバイナリートキシン（binary toxin）を産生する NAP1 株のアウトブレイクが北米からヨーロッパに起こり，アジア地域にも波及しつつある．

　すべての抗菌薬が CDI 発症のリスクとなりうるので，投与中の抗菌薬を可能な限り中止することと，軽症から中等症までの初発例では，メトロニダゾール（MNZ）とバンコマイシン（VCM）の治療効果に明らかな差はなく，MNZ が第1選択として推奨されるが，重症例や2回目以降の再発例ではVCM 内服が推奨される．

[初発かつ中等症まで]

第1選択薬

- MNZ 経口 1 回 250 mg・1 日 4 回　または経口 1 回 500 mg・1 日 3 回・10～14 日間（AⅠ）．経口投与が困難な場合には，MNZ 点滴静注薬を用いる．
- MNZ 点滴静注 1 回 500 mg・1 日 3 回・10～14 日間

第2選択薬

- VCM 経口 1 回 125 mg・1 日 4 回（AI）・10〜14 日間

[1 回目の再発例（中等症まで）]

- 初回と同じ治療薬．重症例または 2 回目以降の再発例
- VCM 経口 1 回 125〜500 mg・1 日 4 回
- MNZ の剤形については，内服可能例では内服薬を用いる．

[再発難渋例]

　家族からの便移植という治療法が海外から報告されているが，実施にあたっては解決すべき倫理的問題点も多く，本邦ではまだコンセンサスは得られていない．

腸結核

　近年，肺結核を主とする他病巣に続発する腸結核よりも，腸管を初感染巣とする原発（孤在）性腸結核が増加傾向にある．Crohn 病との鑑別が困難な例が 10〜20％程度あるが，抗結核薬投与により診断できることも多い．

　肺結核と同じくリファンピシン，イソニアジドを軸に最初 4 剤，続いて 2〜3 剤を 6 か月投与するが，近年は多剤耐性結核菌による腸結核も認められ問題となっている．

ウイルス性腸炎

　ウイルス性腸炎の原因にはロタウイルス，ノロウイルスが多く，成人では治療介入が不要な軽症でかつ短期間で自然軽快する症例が多い．脱水所見を呈していない場合，市販のスポーツドリンクなどによる水分補給を行う．重篤な脱水，意識障害や麻痺性イレウスを伴う場合は，経口摂取は行わずに点滴で補液を行う．

　ウイルス性腸炎の治療薬はないが，HIV 免疫不全や骨髄移植後患者に発症したサイトメガロウイルス腸炎の場合，多くは経験的治療としてガンシクロビルによる治療を行う．

寄生虫感染症

　現在の日本国内において寄生虫症に遭遇する機会は多くはないが，比較的遭遇する頻度が高い腸管寄生虫症として，原虫症では根足類（赤痢アメーバ症），鞭毛虫類（ランブル鞭毛虫〈ジアルジア〉症），胞子虫類（クリプトスポリジウム症，イソポーラ症）が，蠕虫症では回虫症，鉤虫症，鞭虫症，蟯虫症，糞線虫症，横川吸虫症，異形吸虫類症，日本海裂頭条虫症，無鉤条虫症，アジア条虫症がある．

　赤痢アメーバ症やジアルジア症で MNZ が，回虫症，鉤虫症，鞭虫症，蟯虫症にはピランテルが，糞線虫症でイベルメクチンが，横川吸虫症，異形吸虫類症，日本海裂頭条虫症，無鉤条虫症，アジア条虫症ではプラジカンテルが有効である．

赤痢アメーバ症やジアルジア症

- MNZ 経口 1 回 250 mg・1 日 4 回・10 日間　または 1 回 500 mg・1 日 3 回・10 日間（小児）
- MNZ 経口 1 回 10 mg/kg・1 日 3 回・10 日間（肝膿瘍の合併がある場合〈成人〉）
- MNZ 経口 1 回 500 mg・1 日 3 回・10 日間（小児）
- MNZ 経口 1 回 10 mg/kg・1 日 3 回・10 日間．経口摂取不能例では MNZ の点滴静注薬を用いる．MNZ 点滴静注　1 回 500 mg・1 日 3 回・10 日間．MNZ 投与終了後にも赤痢アメーバのシストが検出される場合（成人）　パロモマイシン（PRM）経口 1 回 500 mg・1 日 3 回・10 日間

回虫症，鉤虫症，鞭虫症，蟯虫症

第1選択薬

- ピランテル経口 1 回 10 mg/kg・単回投与

第2選択薬

- メベンダゾール経口 1 回 100 mg・1 日 2 回・3 日間（体重 20 kg 以下の小児では 1 回 50 mg・1 日 2 回・3 日間）

糞線虫症

- イベルメクチン経口 1 回 200 μg/kg・単回投与（2 週間後に再度同量投与）

　わが国の熱帯病治療薬研究班は以下の投与法を勧めている．

[軽症例]

- イベルメクチン経口 1 回 200 μg/kg・朝食 1 時間前に単回投与（2 週間後に再度同量投与）

[免疫不全状態や播種性糞線虫症例]

- イベルメクチン経口1回200 μg/kg・朝食1時間前に単回投与（1週間隔で虫体が陰性化するまで同量投与）

[人工呼吸器装着などの危機的症例]

- イベルメクチン経口1回200 μg/kg・1日1回・5～7日間

横川吸虫症，異形吸虫類症，日本海裂頭条虫症，無鉤条虫症，アジア条虫症

- プラジカンテル経口40 mg/kg・単回投与

わが国の熱帯病治療薬研究班は以下の投与法を勧めている．

- プラジカンテル経口50 mg/kg・単回投与，2時間後に下剤を投与　あるいはプラジカンテル経口50 mg/kg/日・3回分割投与・1～2日間投与

（岡崎和一）

● 参考文献
1) 日本感染症学会，日本化学療法学会 JAID/JSC 感染症治療ガイド・ガイドライン作成委員会腸管感染症ワーキンググループ．JAID/JSC 感染症治療ガイドライン 2015—腸管感染症．感染症学雑誌 2015；90：31-65．

● プリンシプルシリーズ参照
2 『腸疾患診療の現在』「腸管感染症」●p.232（岡崎和一）

VI章｜治療法各論
▶ 下部消化管疾患／炎症性腸疾患

NSAIDs 腸症

Expert Advice

❶ NSAIDs 腸症治療の原則は NSAIDs の中止である．

❷ NSAIDs を中止しても治癒しない腸炎は NSAIDs 起因性ではない．

❸ 通常型 NSAIDs よりも，COX-2 選択的阻害薬のほうが小腸傷害は少ない．

❹ 現在コンセンサスを得た治療薬はないが，NSAIDs 腸症に有効と報告されている複数の薬剤がある．

❺ 腸内細菌叢を整えることが NSAIDs 腸症に有効と考えられている．

治療の考え方

現在，非ステロイド性抗炎症薬関連腸症（NSAIDs 腸症）に対するコンセンサスを得た薬物療法はなく，NSAIDs 腸症の治療の基本は NSAIDs の中止である．しかし実際には，アスピリンなど NSAIDs の中止が困難な場合がある．NSAIDs 腸症にはイルソグラジンマレイン酸塩，ミソプロストール，レバミピド，スルファサラジンなどの同時投与が予防・治療に有効である可能性がある．シクロオキシゲナーゼ-2（COX-2）選択的阻害薬であるセレコキシブは通常型 NSAIDs よりも胃・小腸粘膜傷害が少ない．NSAIDs 腸症には腸内細菌が深く関与しているため，プロバイオティクスなどにより腸内細菌叢の改良が NSAIDs 腸症を改善するのではないかと考えられている（⓫）．

治療の基本—NSAIDs の中止

NSAIDs 腸症は NSAIDs の中止により粘膜傷害が治癒することが診断上重要であり，NSAIDs を中止しても治癒しない小腸粘膜傷害は NSAIDs 腸症とは診断できない．近年，関節リウマチ治療薬や鎮痛薬には非 NSAIDs が多く開発されており，可能な限り中止することが基本である．どうしても NSAIDs 使用がやめられない患者に対しては COX-2 選択的阻害薬に変更してみる．COX-2 選択的阻害薬のほうが小腸潰瘍性病変の発現率は非常に少なく[1]，通常型 NSAIDs を COX-2 選択的阻害薬に変更することは一つの選択肢である．しかし，長期間 COX-2 選択的阻害薬を投与した場合に小腸傷害の出現率は通常型 NSAIDs による小腸傷害出現率に近くなるとの報告があり，小腸潰瘍性病変が生じて

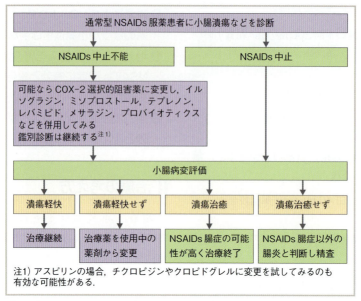

⓫ 通常型NSAIDs腸症の診断・治療の流れ

いる状態でCOX-2選択的阻害薬に変更しても潰瘍治癒の可能性は高くない[2]．

抗血小板薬として使用しているアスピリンの場合には中止が困難なことがある．チクロピジンやクロピドグレルなどのチエノピリジン系の抗血小板薬への変更が有効である可能性はあるがエビデンスはない．循環器科などと相談し，アスピリン継続が必要な場合には，治療薬の併用投与を試みるのがよいと考えられるが，潰瘍が治癒する保証はなく，消化管出血の程度とアスピリンの必要性を比較考量する必要がある．

予防・治療薬剤候補

通常型NSAIDsと同時投与において，小腸粘膜傷害を抑制したとする報告があるのは，カプセル内視鏡を用いた試験では，ミソプロストール，レバミピド，テプレノン，イルソグラジンマレイン酸塩である[2]．また，古くにはスルファサラジンとメトロニダゾールがNSAIDs起因性の腸炎を抑制することが報告されている[3]．このことから，メサラジンが有効である可能性が考えられるが，試験報告はない．また，抗菌薬も有用と考えられるが，こちらは副作用の点からも，なかなかヒトへの応用は進んで

いない．アスピリンと同時投与において，小腸粘膜傷害を抑制したとする報告のある薬剤は，ミソプロストール，レバミピドである[2]．これら治療候補薬は，NSAIDs腸症のみの診断では，基本的に保険適用はないので注意が必要である．

NSAIDs起因性小腸粘膜傷害発生の主要な小腸内攻撃因子の一つに腸内細菌がある．プロバイオティクスを用いたNSAIDs腸症予防の試みは，副作用が少ないことから有望であり開発が望まれている．そこでLactobacillus caseiが有用との報告が出てきている[4]．また，プロトンポンプ阻害薬（PPI）は胃内低酸環境により殺菌力の減少をもたらし，腸内細菌叢に影響を与えると考えられ，PPIがNSAIDs腸症を増悪させるとの報告が出てきている[5]．今後，腸内細菌叢を整えることが，NSAIDs腸症治療の重要な目標になる可能性が高い．

本項で記した薬剤の多くの試験は本邦で多く行われ，二重盲検無作為化比較試験も行われているが，サンプルサイズが不十分である．今後，有望な薬剤などに関して，臨床における有効性の確立が望まれている．

（藤森俊二，岩切勝彦）

炎症性腸疾患／虚血性腸疾患

● 参考文献

1) Fujimori S, et al. Celecoxib monotherapy maintained small intestinal mucosa better compared with loxoprofen plus lansoprazole treatment：a double-blind, randomized, controlled trial. J Clin Gastroenterol 2016；50：218-26.

2) Fujimori S, et al. Prevention of traditional NSAID-induced small intestinal injury：recent preliminary studies using capsule endoscopy. Digestion 2010；82：167-72.

3) Bjarnason I, et al. Metronidazole reduces intestinal inflammation and blood loss in non-steroidal anti-inflammatory drug induced enteropathy. Gut 1992；33：1204-8.

4) Endo H, et al. Efficacy of Lactobacillus casei treatment on small bowel injury in chronic low-dose aspirin users：a pilot randomized controlled study. J Gastroenterol 2011；46：894-905.

5) Wallace JL, et al. Proton pump inhibitors exacerbate NSAID-induced small intestinal injury by inducing dysbiosis. Gastroenterology 2011；141：1314-22, 1322 e1-5.

● プリンシプルシリーズ参照

2 『腸疾患診療の現在』「NSAIDs 腸症」●p.241（藤森俊二，岩切勝彦）

Ⅵ章｜治療法各論
▶ 下部消化管疾患／炎症性腸疾患

虚血性腸疾患

Expert Advice

❶ 虚血性腸疾患は，血流障害が主因となり腸管に炎症を生じる疾患の総称である．

❷ 主幹動脈の閉塞を伴わない，可逆性の血行障害が原因で発症する大腸炎を虚血性大腸炎と称する．

❸ 虚血性大腸炎は血管側因子と腸管側因子を成因とし，突発的に起こる左下腹部痛，血便，下痢などの症状を特徴とする．多くは軽症例であり，保存的治療で改善する．

❹ 急性腸管虚血の多くは不可逆性の血行障害を有し，緊急手術を要する．

本項では，虚血性腸疾患のうち，主幹動脈の閉塞を伴わない限局性，一過性の虚血と定義される虚血性大腸炎を中心に解説する．

虚血性大腸炎

疾患概念，原因

1966 年に Marston らが主幹動脈に明らかな閉塞を認めない一過性大腸虚血性疾患として疾患概念を統一した[1,2]．好発年齢は 50 歳以上であるが，若年発症例も存在する．高血圧症，動脈硬化性疾患，虚血性心疾患，不整脈などの血管側因子と，便秘症などの腸管側因子が発症に関与する．

症状

突然発症する腹痛，下痢，血便が特徴的である．典型例では，便秘が続いた後に突然の左下腹部痛で始まり，その後に新鮮血の血便や下痢が認められる．好発部位は左側結腸である．

臨床病期分類として，発症から 1 週間以内を急性期，1～2 週間を治癒期，2 週間以降を瘢痕期と定義される[3]．

検査，診断，鑑別疾患

1993 年に飯田ら[4]は虚血性大腸炎の診断基準を提唱した（⓬）．

血液検査所見では WBC，CRP の上昇などの炎症所見を認める場合もあるが，発症初期では異常を示

⓬ 虚血性大腸炎の診断基準

① 腹痛と下血で急激に発症
② 直腸を除く左側結腸に発症
③ 抗生物質の未使用
④ 糞便あるいは生検組織の細菌培養が陰性
⑤ 特徴的な内視鏡像とその経時的変化
　急性期：発赤，浮腫，出血，縦走潰瘍
　慢性期：正常～縦走潰瘍瘢痕（一過性型）
　　　　　管腔狭小化，縦走潰瘍瘢痕（狭窄型）
⑥ 特徴的な X 線像とその経時的変化
　急性期：拇指圧痕像，縦走潰瘍
　慢性期：正常～縦走潰瘍瘢痕（一過性型）
　　　　　管腔狭小化，縦走潰瘍瘢痕（狭窄型）
⑦ 特徴的な生検組織像
　急性期：粘膜上皮の変性脱落・壊死・再生，出血，浮腫，水腫，蛋白成分に富む滲出物
　慢性期：担鉄細胞

（飯田三雄ほか．虚血性腸病変の臨床像―虚血性大腸炎の再評価と問題点を中心に．胃と腸 1993；28：899-912[4]より引用）

急性期	治癒期	瘢痕期
・浮腫 ・暗赤色粘膜 ・出血 ・縦走潰瘍 ・全周性潰瘍	**一過性型** ・縦走潰瘍（開放性・瘢痕） ・線状発赤 ・正常 **狭窄型** ・浮腫 ・縦走地図状潰瘍 ・管腔狭小化	**一過性型** ・縦走潰瘍瘢痕 ・正常 **狭窄型** ・浮腫 ・縦走潰瘍（開放性・瘢痕） ・管腔狭小化

⓭ 虚血性大腸炎の病型分類と内視鏡像

さない場合もある．診断の第1選択は内視鏡検査である．急性期では結腸ヒモに沿った縦走潰瘍，浮腫，発赤・びらんなどの所見を認め，病期により変化する（⓭）．腹部超音波検査では，脾彎曲から下行結腸にかけて区域性の腸管浮腫による壁肥厚を認める．腹水を伴う場合には注意が必要である．

鑑別疾患として，抗生物質起因性急性出血性大腸炎，感染性腸炎，collagenous colitis，潰瘍性大腸炎・Crohn 病などがある．

治療

保存的治療（腸管安静）が基本である．一般的には入院治療を行うことが望ましいが，軽症例では自然経過ですみやかに改善し入院加療を必要としない場合もある．保存的療法としては，安静，腸管安静のため絶食が選択される．軽症例では原則として抗菌薬投与の必要性はないが，実際には二次感染予防のため抗菌薬が使用される場合もある．疼痛時にはブスコパン®（20 mg/回），レペタン®（0.2 mg/回）などを用いる．

再発予防としては，リスクである便秘症を回避することが重要である．また，虚血性大腸炎の多くは動脈硬化を背景に発症する．高血圧症，脂質異常症，糖尿病などがある場合，それらの治療を十分に行うことが重要である．

急性腸管虚血

非閉塞性腸間膜虚血（non-occlusive mesenteric ischemia：NOMI），腸間膜動脈閉塞症，腸間膜静脈血栓症などがあげられ，いずれも腸管が広範に壊死する致死率の高い重篤な疾患であるが，NOMI では発症時の特異的症状や検査所見に乏しく，早期診断が困難である場合が多い．

（齋藤大祐，久松理一）

◉ 参考文献
1) Marston A, et al. Ischemic colitis. Gut 1996；7：1-15.
2) Marston A. Ischemic colitis-clinical aspects, Bibi Gastroenterol 1970；9：137-42.
3) 宮本彰敏．虚血性大腸炎．松川正明監．消化器疾患の臨床分類．羊土社；2008．p.161.
4) 飯田三雄ほか．虚血性腸病変の臨床像─虚血性大腸炎の再評価と問題点を中心に．胃と腸 1993；28：899-912.

◉ プリンシプルシリーズ参照
2 『腸疾患診療の現在』「虚血性腸疾患」☞p.245（齋藤大祐，久松理一）

VI章｜治療法各論
▶ 下部消化管疾患／腫瘍性疾患

大腸ポリープ

Expert Advice

❶ 大腸ポリープを発見した際には，腫瘍か非腫瘍かの鑑別を行う．

❷ これらの鑑別のためには，通常観察・色素散布下観察に加えて，NBI併用拡大観察・色素染色下拡大観察が有用である．

❸ 内視鏡治療の適応はcT1a(SM1)までである．

❹ 内視鏡治療の適応病変や判断が困難な病変の場合には，生検，マーキングクリップ，点墨などはせずに専門医に紹介する．

❺ 内視鏡切除されたcT1(SM)癌において，非治癒因子を認めた際には追加腸切除を考慮する．

内視鏡治療の適応

　大腸ポリープの治療方針は，そのポリープの質的診断・深達度診断に従う．そのため術前の正確な内視鏡診断が重要となる．

　大腸ポリープを発見した際には，表面性状・表面微細構造などを評価し，まずは上皮性か非上皮性かを鑑別する．次に上皮性であった場合には，形態，表面性状，硬さ，色調などから腫瘍か非腫瘍かを鑑別する．これらの鑑別のために，以前から通常観察，インジゴカルミン散布下観察が行われてきた．さらに近年ではnarrow band imaging（NBI）拡大観察，クリスタルバイオレット（CV）染色下拡大観察が可能となり，生検を行わなくとも高い精度でポリープの質的診断，深達度診断が可能となった．

　内視鏡治療による治癒切除が望めるのはcT1a(SM1)癌までであるため，cTis(M)癌/cT1a(SM1)癌とcT1b(SM2)癌の鑑別が，治療方針決定のうえで最も重要である．そのためには，V_I高度不整（invasive pattern），V_N型pitの有無を評価す

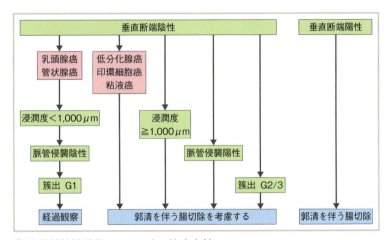

⓮ 内視鏡的摘除後のpSM癌の治療方針

粘膜下層浸潤癌（SM浸潤癌）では，全体で約10％にリンパ節転移の危険性がある．『大腸癌治療ガイドライン（2016年版）』によると，内視鏡治療したSM癌のうち，追加手術を考慮すべき因子として，① 垂直断端陽性，② 組織型が高分化または中分化，③ 深達度がSM1（SM<1,000μm），④ 脈管侵襲陰性，⑤ 簇出Grade 1，のいずれか1つでも満たさなかった場合とある．このうち，治療前に内視鏡的に予測可能な因子としては ③ 深達度のみである．このように，SM1とSM2では治療方針が内視鏡治療から外科手術へと侵襲度が大きく変わるため，患者への過少・過大な治療を避けるために，深達度診断のうちでもM/SM1とSM2の鑑別は最も重要である．

（大腸癌研究会編．大腸癌治療ガイドライン．医師用2016年版．金原出版；2016[1])より引用）

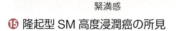
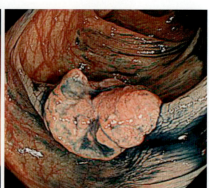

緊満感　　　　　　　　　　　　病変の崩れ

❶❺ 隆起型 SM 高度浸潤癌の所見

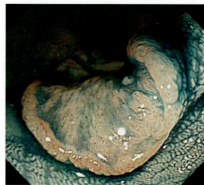
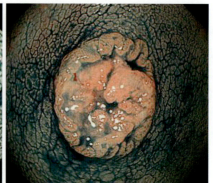

明瞭な陥凹境界　　　　　　　　陥凹部の凹凸不整

❶❻ 表面型 SM 高度浸潤癌の所見

ることが必要である．

　内視鏡治療前の生検は不要な線維化をきたし内視鏡治療を困難にする．そのため内視鏡治療の適応病変，もしくはその判断が困難な病変の場合には，生検はせずに専門医に紹介する．

　内視鏡切除された SM 癌において，深達度，組織型，脈管侵襲，簇出など非治癒因子を認めた際には，追加腸切除を考慮する（❶❹）[1]．時には患者の年齢，併存疾患などに応じて柔軟に対応するが，必ず外科医にコンサルトすることが重要である．

　2014 年に『大腸ポリープ診療ガイドライン 2014』[2]，『大腸 ESD/EMR ガイドライン』[3]，『大腸癌治療ガイドライン』（医師用 2016 年版）[1]が発刊された．大腸ポリープの診断・治療のさらなる標準化が期待される．

通常観察

　腺腫と粘膜内癌の鑑別は治療方針に大きな違いがないことから，臨床的にはあまり問題となることはなく，むしろ腺腫～SM1 と SM2 の鑑別が重要である．

　一方，手術適応となる SM 高度浸潤癌の所見としては，隆起型では緊満感，病変の崩れ，凹凸不整，潰瘍形成，台状挙上，壁の硬化などが，表面型では明瞭な陥凹境界，陥凹部の凹凸不整，陥凹内隆起，台状挙上，ひだ集中，Ⅰs＋Ⅱc 型などがあげられる（❶❺，❶❻）[2,4]．

NBI 拡大観察

　NBI 拡大観察については，これまで種々の分類が

⓱ JNET 大腸拡大 NBI 分類

NBI	Type 1	Type 2A	Type 2B	Type 3
vessel pattern	・認識不可[*1]	・口径整 ・均一な分布（網目・らせん状）[*2]	・口径不同 ・不均一な分布	・疎血管野領域 ・太い血管の途絶
surface pattern	・規則的な黒色または白色点 ・周囲の正常粘膜と類似	・整（管状・樹枝状・乳頭状）	・不整または不明瞭	・無構造領域
予想組織型	過形成性ポリープ	腺腫～低異型度癌（Tis）	高異型度癌（Tis/T1a）[*3]	高異型度癌（T1b～）

[*1]：認識可能な場合，周囲正常粘膜と同一径， [*2]：陥凹型においては，微細血管が点状に分布することが多く，整った網目・らせん状血管が観察されないこともある， [*3]：T1b が含まれることもある.
（佐野 寧ほか．The Japan NBI Expert Team〈JNET〉大腸拡大 Narrow Band Imaging〈NBI〉分類．Intestine 2015；19：5-13[5]）より引用）

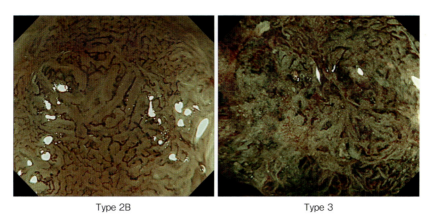

⓲ JNET Type 2B と Type 3 の違い
Type 2B では vessel pattern は血管の口径は整ではなく，その分布も網目状・らせん状が崩れた形態を呈している．surface pattern は不整・不明瞭となっている．
Type 3 では vessel pattern では拡張した血管の途絶を認める．一部には血管のない領域も認める．一方，surface pattern は認識できない．

発表されていたが，近年それらの分類の統合が図られ，JNET（The Japan NBI Expert Team）分類として統一された（⓱）[5]．これは Type 1 から Type 3 に分類され，vessel pattern に surface pattern を加味し，組織型や深達度を予測するものである．

基本的に内視鏡治療の適応は JNET Type 2B までであり，Type 3 は外科治療の適応である（⓲）．ただし Type 2B においては組織学的に高異型度癌が想定され，SM 浸潤の可能性もあるため，NBI だけで診断を終わらせず，引き続いて CV 染色による拡大観察下での pit pattern 診断を行うことが重要である．

色素散布・染色拡大観察

工藤，鶴田らにより提唱された pit pattern 分類が広く用いられている．さらに藤井らにより提唱された，この分類の V_I 型に陥凹局面や発赤，粗大結節などの領域性を加味した invasive pattern が有用である．これは SM 深部浸潤を示す所見であり，腺腫～SM 軽度浸潤癌と SM 深部浸潤癌との鑑別に有用である（⓳）[6,7]．

以上より，内視鏡治療の対象となるのは V_I（non-invasive pattern）までの病変であり，V_I 高度不整（invasive pattern），V_N 型は外科手術の適応である．

治療方針

病変径 6 mm 以上の腫瘍性病変は 5 mm 以下の病変と比較すると，癌の頻度も高くなり，基本的には内視鏡的摘除の対象である．ただし 5 mm 以下であっても，平坦陥凹型病変に対しては一定の担癌率

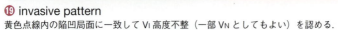

⓳ invasive pattern
黄色点線内の陥凹局面に一致してV₁高度不整（一部V_Nとしてもよい）を認める．

を有するため，内視鏡的摘除が勧められる．一方，5 mm以下の隆起性病変は癌合併の可能性がきわめて低く，経過観察も許容される．

側方発育型腫瘍（laterally spreading tumor：LST）は顆粒型（granular：G）と非顆粒型（non-granular：NG）に亜分類され，それぞれの肉眼型で生物学的特徴が異なるため，治療方針を決定する際にもLSTの亜分類が有用である．LST-G顆粒均一型（homogenous type：Homo）は腫瘍径が大きくなってもほとんど腺腫であり，分割EMRで対応可能である．一方LST-G結節混在型（nodular mixed type：Mix）は3 cm以上であれば担癌率が上昇するため，ESDなどによる一括切除が望ましい．LST-NGはSM浸潤率もLST-Gに比して高く，また多中心性のSM浸潤が多いため，一括切除が望ましい．

内視鏡手技の使い分けに関しては，ポリペクトミーは有茎性・亜有茎性ポリープが，EMRは無茎性あるいは表面型病変が適応である．ESDは一括切除が必要だが，EMRで一括切除困難な早期癌が適応である[3]．

本邦では2012年に大腸ESDが径2～5 cm未満の早期大腸悪性腫瘍に対して保険適用が認可された．⓴に大腸EMR/ESDガイドラインに記載された大腸ESDの適応病変を示す[3]．

当院での大腸腫瘍の診断・治療のストラテジーを㉑に示す．NBI拡大観察はCV染色拡大観察よりも容易であること，正診率はNBI拡大観察よりもCV

⓴ 大腸ESDの適応病変

内視鏡的一括切除が必要な下記の病変
1）スネアEMRによる一括切除が困難な，
 ・LST-NG，特にpseudo-depressed type
 ・V₁型pit patternを呈する病変
 ・T1（SM）軽度浸潤癌
 ・大きな陥凹型腫瘍
 ・癌が疑われる大きな隆起性病変[*1]
2）粘膜下層に線維化を伴う粘膜内腫瘍[*2]
3）潰瘍性大腸炎などの慢性炎症を背景としたsporadicな局在腫瘍
4）内視鏡的切除後の局所遺残早期癌
 注：[*1]：全体が丈高の結節集簇病変（LST-G）も含む
　　[*2]：biopsyや病変の蠕動によるprolapseに起因するもの

ESD：内視鏡的粘膜下層剝離術，EMR：内視鏡的粘膜切除術
（大腸ESD標準化検討部会・案を元に筆者作成）

染色拡大観察のほうが優れることを考慮したものである．

専門医へのコンサルト

内視鏡治療前の生検は不要であるばかりでなく，とくに表面型病変においてはしばしば有害であるため慎むべきである．不要である理由は，生検結果が腺腫であっても癌であっても治療方針は基本変わらないためである．有害である理由は，生検によりしばしば粘膜下層に線維化が生じ，内視鏡治療が困難となるためである．EMRで対応可能な病変が，線維化のためESDが必要となる場合もある．そのため，内視鏡治療適応病変と考えた場合，あるいはその判断が困難な場合には，生検せずに専門医へ紹介することが適切である．

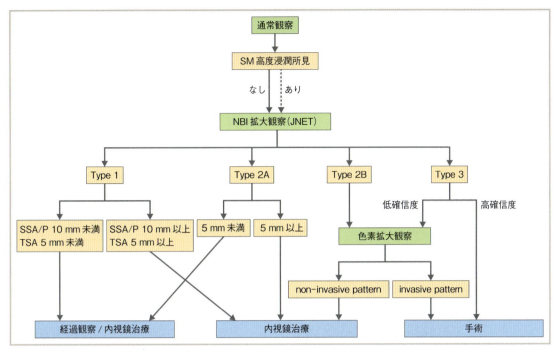

㉑ 大腸腫瘍の診断・治療ストラテジー
NBI：narrow band imaging，JNET：The Japan NBI Expert Team 分類，SSA/P：sessile serrated adenoma/polyp，TSA：traditional serrated adenoma．

マーキングクリップも病変近傍に施行すると剥離困難となり，点墨も局注量が多いと予想以上に広がることがしばしばあり，病変に及んだ際には粘膜下層と筋層が黒色化し，線維化も生じ剥離困難となる．そのため，これらの処置も専門医に紹介前には慎むべきである．

（関口雅則，斎藤　豊）

参考文献

1) 大腸癌研究会編．大腸癌治療ガイドライン．医師用 2016 年版．金原出版；2016．
2) 日本消化器病学会編．大腸ポリープ診療ガイドライン 2014．南江堂；2014．
3) 日本消化器内視鏡学会編．大腸 ESD/EMR ガイドライン．日本消化器内視鏡学会雑誌 2014；56：1598-617．
4) 野田哲裕ほか．早期癌深達度診断のストラテジー ―通常診断重視の立場から．消化器内視鏡 2013；25：1196-203．
5) 佐野　寧ほか．The Japan NBI Expert Team（JNET）大腸拡大 Narrow Band Imaging（NBI）分類．Intestine 2015；19：5-13．
6) Fujii T, et al. Chromoscopy during colonoscopy. Endoscopy 2001；33：1036-41．
7) Matsuda T, et al. Efficacy of the invasive/non-invasive pattern by magnifying chromoendoscopy to estimate the depth of invasion of early colorectal neoplasms. Am J Gastroenterol 2008；103：2700-6．

プリンシプルシリーズ参照

2 『腸疾患診療の現在』「大腸ポリープ（早期癌を含む）」
☞p.251（関口雅則，斎藤　豊）

Ⅵ章｜治療法各論
▶下部消化管疾患／腫瘍性疾患

大腸癌（進行癌）

Expert Advice
❶ 進行大腸癌の治療においては，正しく癌の進行度（Stage）を診断し，Stageに応じた治療法を選択することが肝要である．
❷ 遠隔転移や播種を伴わない進行大腸癌（StageⅠ～Ⅲ）の治療は，手術による切除が第1選択である．
❸ StageⅣ大腸癌の治療は，転移巣の切除が可能かどうかにより治療法の選択が異なる．切除可能であれば，同時切除を考慮する．
❹ StageⅢ大腸癌においては，術後に半年間の補助化学療法を行うことが推奨されている．
❺ 切除不能進行大腸癌に対しては，生存期間の延長と症状コントロールを目的に化学療法，放射線照射などが選択される．

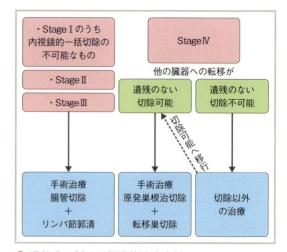

㉒ 進行癌に対する標準的治療方針
各種検査によって『大腸癌取扱い規約』に則ったStageを決定し，それに応じた治療方針を選択する．

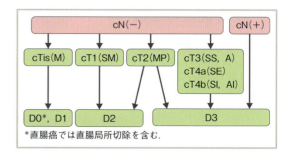

㉓ 大腸癌手術において推奨されるリンパ節郭清度
進行大腸癌に対する手術ではD3郭清が基本となる．
（大腸癌研究会編．大腸癌治療ガイドライン．医師用2016年版．金原出版；2016[1]より引用）

　近年，大腸癌の治療は，腹腔鏡下手術手技の普及，新規抗癌剤の登場などにより大きく変化した．わが国においては，臨床試験結果に基づいた治療指針として，大腸癌研究会によって『大腸癌治療ガイドライン』が刊行され，全国に普及している．本項では，『大腸癌治療ガイドライン』（医師用2016年版）[1]に基づいて，進行大腸癌に対する治療法について概説する．

　下部消化管内視鏡検査，注腸造影検査，CT，MRIなどの諸検査の結果によって，癌の進行度（=Stage）を『大腸癌取扱い規約』（第8版）[2]に則って決定する．ガイドラインでは，Stageを基本とした治療方針が示されている（㉒）．

StageⅠ～Ⅲ大腸癌の治療

　粘膜下層の深部やそれより深く浸潤している癌や所属リンパ節転移が疑われる大腸癌の場合，腸管切除+所属リンパ節郭清を基本とした手術治療が第1選択となる[3]．大腸癌手術における術前の臨床所見と術中所見によるリンパ節転移の有無と腫瘍の壁深達度から決定するが，進行癌の場合は，深達度T2（MP）のものを除いてD3郭清が基本となる（㉓）．深達度T2（MP）癌においてはD2郭清となるが，主リンパ節転移が少なからずあること，術前診断の精度の問題からD3郭清を行ってもよいとされている．

　直腸癌に対するリンパ節側方郭清の適応基準は，腫瘍下縁が腹膜反転部よりも肛門側にあり，かつ固有筋層を越えて浸潤する症例とされている．

　大腸癌に対する腹腔鏡下手術は標準手術のオプションとして急速に普及しているが，その適応は，

腫瘍性疾患／大腸癌（進行癌）

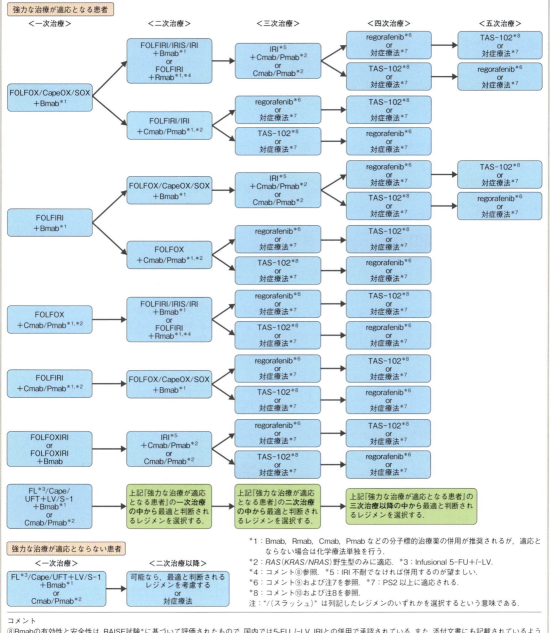

㉔ 切除不能大腸癌に対する化学療法のアルゴリズム
とくに一次・二次治療において分子標的治療薬が適応となる場合には，化学療法との併用が推奨される．
（大腸癌研究会編．大腸癌治療ガイドライン．医師用 2016 年版．金原出版；2016[1)]より引用）

腫瘍進行度や肥満，開腹歴などの患者側要因のみならず，術者の経験や技量といった習熟度も考慮して決定する必要がある．

また，2018年度から直腸癌に対するロボット支援下手術が保険収載される．ロボット支援下手術では，術者はコンソールの中で拡大された鮮明な3次元画像を見ながら，コントロールハンドルで鉗子操作を行う．腹腔鏡下手術と比して，より正確で繊細な手術が可能であり，これからさらに発展・普及していくと考えられるが，まだまだ限られた施設で行われている段階である．

Stage IV大腸癌の治療

同時性遠隔転移を伴う場合はStage IVである．遠隔転移巣と原発巣がともに切除可能な場合には双方の切除を考慮する．遠隔転移巣が切除可能であっても原発巣が切除不能である場合には，遠隔転移巣の外科的切除は行わない．遠隔転移巣が切除不能であるが原発巣が切除可能である場合は，臨床症状や予後への影響を考慮して原発巣切除の適応を決定する．

術後補助化学療法

Stage III大腸癌に対しては，術後合併症から回復しており主要臓器機能が保たれている場合に，根治手術施行後に半年間の補助化学療法を行うことが推奨されている．術後4〜8週ごろまでに開始することが望ましいとされている．

わが国のガイドラインでは，5-FU＋LV（フルオロウラシル＋ロイコボリン）療法，UFT＋LV（テガフール/ウラシル＋ロイコボリン）療法，カペシタビン療法，FOLFOX（ロイコボリン＋フルオロウラシル＋オキサリプラチン）療法，CapeOX（カペシタビン＋オキサリプラチン）療法の5つが推奨されている．オキサリプラチン併用については，生存期間の上乗せ効果と，有害事象，コストについて十分説明のうえ判断する，とされている．

切除不能大腸癌に対する治療

切除不能と診断された進行大腸癌の化学療法を施行しない場合の生存期間中央値（MST）は約8か月である．最近の化学療法の進歩によっても治癒を望むことは難しく，化学療法の目的は，腫瘍増大を遅延させ生存期間の延長と症状コントロールを行うことにある．重篤な併存疾患の有無や薬に対する忍容性などを考慮し，強力な治療が適応となる患者と適応とならない患者に分けて治療方針を選択することが望ましい（㉔）．

（菊池章史，植竹宏之）

● 参考文献
1）大腸癌研究会編．大腸癌治療ガイドライン．医師用2016年版．金原出版；2016．
2）大腸癌研究会編．大腸癌取扱い規約．第8版．金原出版；2013．
3）板橋道朗ほか．大腸癌の治療戦略：概論（ガイドラインのアルゴリズム解説）．日本臨牀 2011；69（増刊号3）：363-6．

● プリンシプルシリーズ参照
2 『腸疾患診療の現在』「大腸癌（進行癌）」 ●p.259（山内慎一，植竹宏之）

VI章｜治療法各論
▶ 下部消化管疾患／機能性疾患

過敏性腸症候群

Expert Advice

❶ 『機能性消化管疾患診療ガイドライン2014—過敏性腸症候群（IBS）』に基づいたIBS診療が望まれる．

❷ IBS治療の目標は，主症状の「十分な緩和」あるいは「満足のいく緩和」を得ることである．

❸ 患者−医師関係の信頼関係の構築は治療の重要なポイントである．

❹ 食事療法，薬物療法の有効性をエビデンスに基づいて理解する．

❺ 3段階から成るIBS治療フローチャートに準じた治療を基本とする．

2014年に日本消化器病学会編『機能性消化管疾患

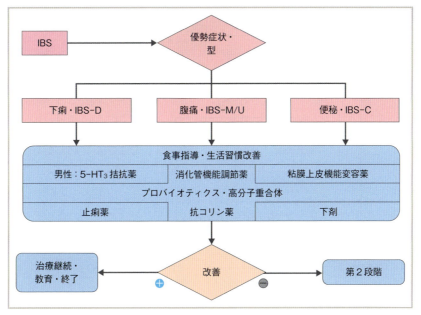

㉕ IBSの治療フローチャート（第1段階）
（日本消化器病学会編．機能性消化管疾患診療ガイドライン2014―過敏性腸症候群（IBS）．南江堂；2014. p.52-104[1]より引用）

診療ガイドライン2014―過敏性腸症候群（IBS）』が出版された[1]．本ガイドラインは，2006年に公表された『心身症診断・診療ガイドライン』[2]が示す3段階に分けた治療アルゴリズムを推奨している．本項では，3段階の治療フローチャートに沿って過敏性腸症候群（irritable bowel syndrome：IBS）の治療法について概説する．治療薬の機序や有効性についての詳細は他項を参考にしていただきたい．

第1段階 ㉕

治療を始める前に，IBSの病態生理，治療方法，臨床経過（予後）などについて，患者に平易な言葉で十分に説明し，患者と医師間で信頼関係を確立することが重要である．

治療目標は，IBS主症状の「十分な緩和」または「満足のいく緩和」を得ることであり，この点についても患者と認識を共有しておく．患者の排便習慣については，糞便形状の指標である「ブリストル便形状スケール」などを用いて詳細な問診を行い，IBSの優勢症状（亜型）を把握する．また，日常生活におけるストレスの有無，食事内容などについても，可能な限り詳細な情報を患者から得ておく．

治療の第一歩は，亜型を問わずに食事と生活習慣の改善を指導することである．食事については，摂取を控えるものとして油脂，香辛料などがあり，一方，高繊維食の摂食はIBSの便秘症状に有効である．欧米では，低FODMAPダイエット（fermentable〈発酵性〉，oligosaccharides〈オリゴ糖〉，disaccharide〈二糖類〉，monosaccharides〈単糖類〉，polyols〈ポリオール〉）の有効性が報告されている．

上記の過程をふまえたうえで，IBSの優勢症状（下痢，便秘，腹痛）に基づいて薬物治療を行う．高分子重合体（ポリカルボフィルカルシウム），消化管運動調整薬（トリメブチンマレイン酸塩，イトプリド塩酸塩），5-HT$_4$受容体作動薬（モサプリドクエン酸塩水和物），プロバイオティクス投与などが第1選択薬となる．とくに高分子重合体は下痢にも便秘にも有効なIBS治療の基本薬である．また，抗コリン薬（チキジウム臭化物，メペンゾラート臭化物，ブチルスコポラミン）は，腹部症状（下痢，腹痛）の軽減に有効であり，必要に応じて主に頓用で用い

Ⅵ章 治療法各論／下部消化管疾患

❷❻ IBS の治療フローチャート（第 2 段階）
（日本消化器病学会編．機能性消化管疾患診療ガイドライン 2014—過敏性腸症候群（IBS）．
南江堂；2014．p.52-104[1]より引用）

る．

　第 1 段階の薬剤で改善しない場合は，下痢型には
セロトニン 5-HT$_3$受容体拮抗薬（ラモセトロン塩酸
塩），便秘型には粘膜上皮機能変容薬（ルビプロスト
ン）を投与する．これらは単剤で用いるのが基本だ
が，第 1 段階の薬剤の薬剤と併用してもよい．

　ここまでの治療で改善しない場合は，追加の薬物
治療を考慮する．便秘に対しては下剤（酸化マグネ
シウム，センノシド，ピコスルファートナトリウム
水和物），下痢に対しては，ロペラミド塩酸塩，タン
ニン酸アルブミン，ベルベリン塩化物水和物などを
用いる．これらの薬物の用量を調節しながら 4〜8
週間続け，改善すれば治療継続あるいは治療終了と
する．改善がなければ第 2 段階へと進む．

第 2 段階 ❷❻

　消化管主体の治療が無効であったことをふまえ，
まず患者のストレスや心理的異常の有無と IBS 症状
との関連を評価する．関与があると判断された場合
には，抗うつ薬として三環系抗うつ薬，選択的セロ
トニン再取込み阻害薬（selective serotonin reup-
take inhibitor：SSRI），抗不安薬としてベンゾジア

ゼピン系薬剤などを投与する．ベンゾジアゼピン系
薬剤の使用は 4〜6 週間を目安に短期間にとどめる．
一方，心理的異常の関与が乏しいときは，器質的疾
患の除外診断を再度行う．

　再精査でも器質的疾患を指摘できない場合は，優
勢症状に応じて薬物療法（消化管機能調節薬，止痢
薬，漢方薬，抗アレルギー薬）の投与，あるいは簡
易精神療法を試みる．薬剤は用量を調節しながら
4〜8 週間続け，改善すれば治療継続あるいは治療終
了とする．改善がなければ第 3 段階へと進む．

第 3 段階 ❷❼

　第 2 段階までに使用された消化管治療薬，抗う
つ・不安薬などの薬物療法が無効であった症例が対
象であり，基本的に心理療法を行う．まず，ストレ
ス・心理的異常も症状への関与を再度評価し，幻
覚・妄想，パーソナリティ障害などを認める場合は
心身医学領域ではなく，段階によらず早急に精神科
へ紹介する．

　一方，心理的異常が影響していないと考えられる
場合には，消化管運動異常を再度除外するために消
化管機能検査を行う．IBS 支持所見が認められた場

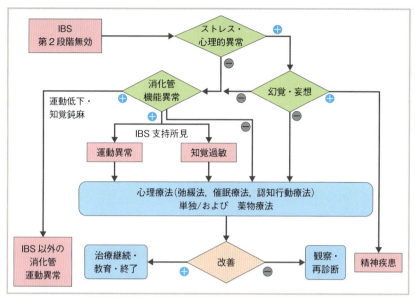

図27 IBSの治療フローチャート（第3段階）
（日本消化器病学会編．機能性消化管疾患診療ガイドライン2014—過敏性腸症候群（IBS）．南江堂；2014．p.52-104[1]より引用）

合，消化管機能検査で異常がなかった場合は，すべて心身医学的治療の対象となる．消化管運動低下・知覚鈍麻が認められる場合はIBS以外の消化管運動異常を考慮する．まず，第1・第2段階で用いていない薬物とその併用療法，簡易精神療法，弛緩法などを行う．これで改善がなければ，認知行動療法，絶食療法，催眠療法などの心理療法が考慮される．

（石原俊治）

● 参考文献
1) 日本消化器病学会編．機能性消化管疾患診療ガイドライン2014—過敏性腸症候群（IBS）．南江堂；2014．p.52-104．
2) 福土審ほか．過敏性腸症候群．小牧元ほか編．心身症診断・治療ガイドライン2006．協和企画；2006．p.12-40．

● プリンシプルシリーズ参照
2 『腸疾患診療の現在』「過敏性腸症候群」 p.265（石原俊治）

VI章｜治療法各論
下部消化管疾患／機能性疾患

吸収不良症候群

Expert Advice

❶ 原疾患・病態をふまえ，疾患特異的な治療を選択する．
❷ 消化不良の病態には消化酵素を補充する．
❸ 腸管吸収面積減少，脂質吸収障害に伴う電解質，ビタミン，微量元素の欠乏に留意する．
❹ 栄養サポートチーム（NST）による栄養アセスメントを活用し，病態に合わせた栄養療法を施行する．

　吸収不良症候群治療の基本は，①原疾患を特定し疾患特異的治療を施すこと，②栄養状態を評価し適切な薬物治療，栄養療法を施行すること，③症候に対する対症療法を行うこと，である（㉘）．なかでも，正しく病態を評価し原疾患を特定することが治

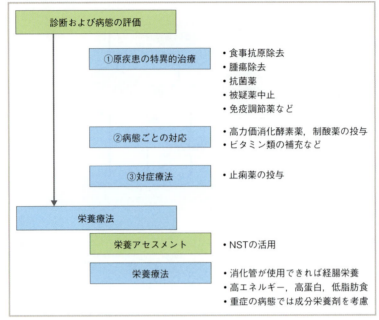

❷⓼ 吸収不良症候群の治療フローチャート
吸収不良症候群治療は，① 原疾患の特定と特異的治療，② 病態ごとの治療，③ 対症療法を行ったうえで，栄養状態に合わせた適切な栄養療法を，段階をふみながら進める．栄養療法においては栄養サポートチーム（NST）を活用し，病態に合わせた経腸栄養剤を選択する．

療の成否を決定する重要な因子であり，病態が把握できれば薬物治療，栄養療法が決定される．

吸収不良症候群ではしばしば重篤な栄養障害，体重減少を伴っており，栄養療法を行う際には多職種から構成される栄養サポートチーム（nutrition support team：NST）を活用して適切な栄養評価を行い，患者・患者家族の協力を得て指導を行っていくことが重要である．

原疾患の治療

セリアック病の治療の原則は厳格な無グルテン食であり，グルテンを含む小麦，ライ麦，大麦の制限を行う[1]．

続発性吸収不良症候群や消化障害性吸収不良症候群では原因別の治療法を実施する．盲係蹄症候群や短腸症候群では細菌異常増殖に対して広域スペクトラムの抗菌薬（テトラサイクリン，メトロニダゾール，アモキシシリン・クラブラン酸，セファロスポリンなど）の投与を行う．

薬物療法

消化酵素

膵外分泌機能不全に対して高力価パンクレアチン製剤（リパクレオン®）を用いる．胃酸によるリパーゼ活性低下を防ぐために制酸薬を併用する．

ビタミン剤，電解質，微量元素

胆汁酸・膵外分泌酵素不足では脂溶性ビタミン（ビタミンA・D・E・K）の吸収障害が起こるほか，水溶性ビタミンも不足する．空腸障害では葉酸欠乏に対してフォリアミン®を，腸管内への細菌異常増殖ではビタミンB_{12}が欠乏するためメチコバール®を投与する．内服で不十分であれば筋肉内注射を用いる．

電解質ではビタミンD欠乏によるカルシウム欠乏に対して活性型ビタミンD_3製剤（ワンアルファ®など）を使用する．また，吸収面積減少によってマグネシウムが欠乏しやすく，内服で浸透圧下痢が増悪する場合には注射で補充をする．

微量元素では亜鉛，セレン，銅，ヨウ素などが欠

右上: 機能性疾患／吸収不良症候群

㉙ 吸収不良症候群で使用される主な経腸栄養剤

区分	成分栄養剤	消化態栄養剤・食		
	医薬品	医薬品	食品	
製品名 会社名 規格	エレンタール® 味の素製薬 300 kcal/80 g （標準は300 kcal/300 mL）	ツインライン® NF 大塚製薬工場 400 kcal/400 mL	エンテミール® R テルモ 400 kcal/100 g （標準は400 kcal/400 mL）	ペプチーノ® テルモ 200 kcal/200 mL
標準使用時 エネルギー密度 浸透圧	1 kcal/mL 906 mOsm/L	1 kcal/mL 470〜510 mOsm/L	1 kcal/mL 400 mOsm/L	1 kcal/mL 470〜500 mOsm/L
主成分（/100 kcal）				
蛋白質量 成分	4.4 g アミノ酸（17種類）	4.1 g アミノ酸＋ペプチド （乳蛋白加水分解物， L-メチオニン，L-ト リプトファン）	3.75 g 低分子ペプチド （卵白加水分解物）	3.6 g 低分子ペプチド （乳清蛋白分解物）
糖質 成分	21.1 g デキストリン	14.7 g マルトデキストリン	18.0 g デキストリン	21.4 g デキストリン
脂質 成分	0.17 g 大豆油	2.8 g トリカプリリン サフラワー油	1.5 g 植物油	0 g
備考	1.12 kcal/mL での使用時 は浸透圧 947 mOsm/L, 0.75 kcal/mL での使用時 は浸透圧 557 mOsm/L	中鎖脂肪酸配合	0.5 kcal/mL での使用時は 浸透圧 200 mOsm/L	

区分	半消化態栄養剤			
	医薬品			
製品名 会社名 規格	エンシュア®・リキッド アボットジャパン 250 kcal/250 mL 500 kcal/500 mL	エンシュア®・H アボットジャパン 375 kcal/250 mL	ラコール® NF 大塚製薬工場 200 kcal/200 mL 400 kcal/400 mL	エネーボ® アボットジャパン 300 kcal/250 mL
標準使用時 エネルギー密度 浸透圧	1 kcal/mL 330 mOsm/L	1.5 kcal/mL 700 mOsm/kg H_2O	1 kcal/mL 330〜360 mOsm/L	1.2 kcal/mL 350 mOsm/L
主成分（/100 kcal）				
蛋白質量 成分	3.5 g 蛋白質 （カゼイン，分離大豆蛋白質）	3.5 g 蛋白質 （カゼイン，分離大豆蛋白質）	4.38 g 蛋白質 （乳カゼイン，分離大豆蛋白質）	4.5 g 蛋白質 （分離牛乳，濃縮乳清，分離大豆蛋白質）
糖質 成分	13.7 g デキストリン 精製白糖	13.7 g デキストリン 精製白糖	15.62 g マルトデキストリン 精製白糖	13.2 g デキストリン 精製白糖 フラクトオリゴ糖
脂質 成分	3.5 g トウモロコシ油	3.5 g トウモロコシ油	2.23 g トリカプリリン 大豆油 しそ油 パーム油	3.2 g ナタネ油 中鎖脂肪酸トリグリセリド 魚油 大豆レシチン
備考			中鎖脂肪酸配合	セレン，クロム，モリブデン，タウリン，カルニチン配合 中鎖脂肪酸配合 フラクトオリゴ糖配合

331

乏しやすく，適宜補充が必要である．経口摂取患者では微量元素配合経腸栄養剤を用いるほか，完全静脈栄養（total parenteral nutrition：TPN）使用患者では微量元素のアンプル製剤（ミネラリン®注，エレジェクト®注，ボルビックス®注），微量元素含有のキット製剤（エルネオパ®）を使用する．

対症療法

中枢神経への副作用の少ない非特異的止痢薬ロペラミド（ロペミン®）を用いる．

栄養管理

栄養評価

医師や看護師，薬剤師，管理栄養士などの多職種で構成される NST による総合的かつ定期的な栄養評価・管理が有用と考えられる．栄養障害があれば適切な栄養療法を施行し，定期的に再評価する．

栄養療法

原則として，消化管機能が維持されている場合には経腸栄養を用いる．経腸栄養剤は窒素源の分解の程度によって半消化態栄養剤（蛋白質），消化態栄養剤（ペプチドないしペプチドとアミノ酸），成分栄養剤（アミノ酸）に分類される（㉙）．重症の吸収不良を呈する患者では成分栄養剤（エレンタール®）を使用する．高エネルギー（2,400〜3,000 kcal/日，40〜50 kcal/kg/日），高蛋白（100 g/日，1.5 g/kg/日以上），高ビタミン食[2]として，脂肪は長鎖脂肪酸で 40 g/日（より厳密に行う場合には 15〜30 g/日）程度を目標とする．

下痢が助長される場合には，浸透圧性下痢か吸収不良性下痢かを見極めて，経腸栄養剤の変更を検討する．

専門医へのコンサルト

吸収不良症候群ではさまざまな場面で専門医へのコンサルトが必要となる．①吸収不良が疑われた場合には消化器内科医が，②原疾患が判明した場合にはその該当科が，③栄養不良の際には NST が，それぞれ関与する．吸収不良症候群では診断・治療に難渋し長期化する場合が多く，また食事や日常生活への制約も多い．プライマリケア医を含めたすべての医療従事者が，患者・家族を含め心理的なアプローチを意識して治療にあたる必要がある．

（好川謙一，穂苅量太，三浦総一郎）

◉ 参考文献
1) Green PH, Cellier C. Celiac disease. N Engl J Med 2007；357：1731-43.
2) 小俣政男ほか監．専門医のための消化器病学．第 2 版．医学書院；2013．p.297-304.

◉ プリンシプルシリーズ参照
2 『腸疾患診療の現在』「吸収不良症候群」➡p.271（好川謙一，穂苅量太，三浦総一郎）

VI章｜治療法各論
▶ **下部消化管疾患／その他**

大腸憩室疾患

Expert Advice

❶ 大腸憩室炎は保存的治療により軽快するものがほとんどであるが，重症化のリスクが高い左側大腸憩室炎が増加傾向にある．

❷ 大腸憩室出血の診断・治療においては大腸内視鏡検査がゴールドスタンダードとなるが，先行する造影 CT 検査による補助診断も出血部位の同定に有用である．

❸ 大腸憩室出血においては低用量アスピリン製剤を含む NSAIDs の使用がリスクとなるため，日ごろから慎重な投与が必要である．

大腸憩室炎の治療

大腸憩室炎は，炎症が限局した部位にとどまった軽症から中等症のものがほとんどを占める．一方，膿瘍形成，瘻孔，狭窄・閉塞，肉眼的穿孔などをきたした重症憩室炎は，S 状結腸を中心とした左側結腸に多くみられ，左側結腸憩室症例の増加に伴い，外科的治療を要する重症大腸憩室炎も増加している．

保存的治療

憩室炎が軽度の炎症所見のみで高熱や腹膜炎所見がない場合は，内服抗菌薬と流動食による外来通院治療が可能である．これに反応しない場合や高度の腹痛，腹膜炎所見などを伴う場合，高齢者や重度の併存疾患をもつ者は，絶食による腸管安静と経静脈的抗菌薬の投与が必要となり，入院を要する．抗菌薬は嫌気性菌とグラム陰性桿菌をカバーする広域スペクトラムのものが推奨されている[1]．

治療開始後，症状や炎症所見の改善が乏しい場合には，穿孔や膿瘍形成などの重症化所見，全身状態，既往症にも注意して，早めの外科医へのコンサルトも考慮する．

外科的治療

穿孔，狭窄などの重篤な合併症を生じた憩室炎や，保存的治療によっても改善しない再発を繰り返すなどの症例に対しては，外科的手術が必要とされる．術式としては，膿瘍ドレナージや一期的腸切除術，人工肛門造設術後の二期的手術などが行われる．

大腸憩室出血の治療 ㉚

内視鏡治療

出血点の検出・同定と止血治療が一期的に行える大腸内視鏡検査が積極的に行われているが，憩室は多発することが多く，出血部位の同定が困難であることも少なくない[2]．経口腸管洗浄剤による十分な前処置も重要である．

透明フード装着下のクリップによる機械的止血法が第1選択となることが多い．高張ナトリウムエピネフリン局注法や内視鏡的バンド結紮術が行われることもある．これらの手技は専門医の指導・立ち会いのもとに施行すべきである．

大腸内視鏡検査に先行して，出血後できるだけ早期に造影CT検査を行うことで，出血部位が推測され，内視鏡下での出血部位同定率が高まる[3]．

その他の治療法

大量出血による循環動態不安定例や内視鏡治療不能例はIVR（interventional radiology）の適応となり，造影剤の血管外漏出部位に対して血管塞栓術が行われる．前述の方法でも止血不能な症例や長期的に再出血を繰り返す症例では，外科的手術を考慮する．

予防

予防に関する明確なエビデンスはないが，食生活の欧米化が大きく関与していると考えられ，食物繊

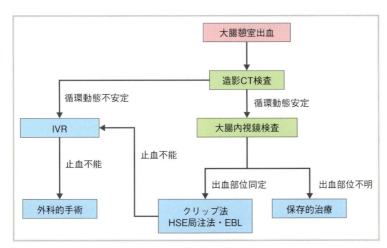

㉚ **大腸憩室出血の診断・治療フローチャート**
大腸憩室出血が疑われた際は，まず造影CT検査による出血部位の推測が有用である．循環動態が安定している場合は，続いて大腸内視鏡検査を行い，出血部位が同定できれば止血術を行う．出血部位が不明でも止血している状態であれば，保存的治療で経過をみる場合もある．出血量が多く循環動態が不安定な場合や内視鏡下に止血不能であった場合は，IVR（interventional radiology），さらには外科的手術の適応となる．
HSE：高張ナトリウムエピネフリン，EBL：内視鏡的バンド結紮術．

VI章 治療法各論／下部消化管疾患

維の摂取，便秘の予防，適度な運動などの日常生活の改善が重要である．

大腸憩室出血については，とくに高齢者における低用量アスピリンを含む NSAIDs の使用がリスクを高めており，慎重な投与が求められる[3]．

（木村雅子，高山哲治）

●参考文献

1) Schechter S, et al. Management of uncomplicated acute diverticulitis：result of a survey. Dis Colon Rectum 1999；42：470-6.
2) Jensen DM, et al. Urgent colonoscopy for the diagnosis and treatment of severe diverticular hemorrhage. N Engl J Med 2000；342：78-82.
3) Strate LL, et al. Use of aspirin or nonsteroidal anti-inflammatory drugs increases risk for diverticulitis and diverticular bleeding. Gastroenterology 2011；140：1427-33.
4) 日本消化管学会ガイドライン委員会．大腸憩室症（憩室出血・憩室炎）ガイドライン．日本消化管学会雑誌 2017；1：1-51.

●プリンシプルシリーズ参照

2 『腸疾患診療の現在』「大腸憩室疾患」 ☞p.278（木村雅子，六車直樹，高山哲治）

VI章｜治療法各論
▶ 下部消化管疾患／その他

消化管穿孔・腹膜炎

Expert Advice

❶ 急性腹症では 2 step methods による診療アルゴリズムに沿って診断・治療をスムーズに進める．
❷ 汎発性腹膜炎では，現在でも 8 人に 1 人は死に至る．
❸ 高齢者では汎発性腹膜炎でも腹部の腹膜炎所見を認めない場合が少なくない．
❹ 腹部単純 X 線ではなく，腹部 CT（できれば単純と造影）を撮影する．
❺ 激しい腹痛を訴えるときは，診断前でも積極的に鎮痛薬を使用する．

2 step methods による診療アルゴリズム

急性腹症は腹部および腹部以外の種々の疾患に起因し，適切で迅速な対応が必要で，時に致死的な疾患群である．診療アルゴリズムに沿って，診断，治療をスムーズに進めることが重要である（急性腹症の診療アルゴリズム ☞p.337❸❸）[1]．

最初に，A（気道），B（換気），C（循環）やバイタルサインを確認する．これらに変調をきたしている場合には，ABC の確保とともに，病歴や身体所見などから迅速に診断と治療を同時並行で進め，緊急の手術や interventional radiology（IVR）などが必要な病態か否かを判断する[1]．

これらに異常がない場合には，より詳細な問診，身体所見，検査から正確に診断・鑑別を行う．

下部消化管穿孔の予後

胃十二指腸穿孔は比較的予後良好であるが，下部消化管穿孔は非常に予後不良である．2015 年の National Clinical Database（NCD）の報告では，汎発性腹膜炎手術の手術関連死亡率は 12.2% であったと報告されている（❸❶）[2]．

高齢者における腹膜刺激所見

高齢者は筋肉量が少ないこともあり，汎発性腹膜炎となっていても，板状硬や反跳痛などの腹膜刺激所見を認めないことが少なくない．また，free air が多量の場合にも同様に腹膜炎所見に乏しいことがある．

腹部 CT 撮影

腹部単純 X 線ではなく，腹部 CT（できれば単純と造影）を撮影する．その理由として，立位や側臥位の腹部単純 X 線写真や立位胸部単純 X 線写真の感度・特異度は高くなく，とくに下部消化管穿孔では低いからである．

一方，マルチスライス CT（MDCT）では，ごく少量の free air でも見つけることができる．そのため，消化管穿孔を疑った場合には，腹部 CT を撮影

㉛ National Clinical Database（NCD）の Annual Report 2015 での主たる 8 術式の手術件数と死亡率

術式	手術件数	術後30日死亡数/率（%）	手術関連死亡数/率（%）
食道切除再建術	6,091	49/0.8	140/2.3
胃切除術（幽門側）	38,584	264/0.7	523/1.4
胃全摘術	19,071	185/1.0	379/2.0
結腸右半切除術	22,446	287/1.3	530/2.4
低位前方切除術	21,861	70/0.3	152/0.7
肝切除術（外側区域以外の区域）	7,666	94/1.2	208/2.7
膵頭十二指腸切除術	10,400	111/1.1	267/2.6
急性汎発性腹膜炎手術	12,085	927/7.7	1,472/12.2

（掛地吉弘ほか. National Clinical Database〈消化器外科領域〉Annual Report 2015. 日消外会誌 2017；50：166-76[2]）より引用）

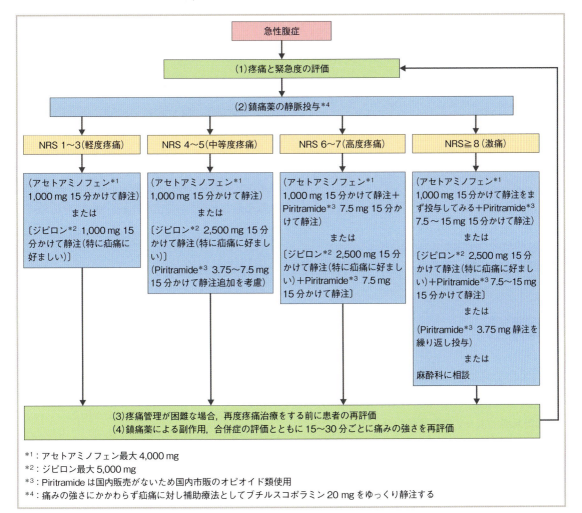

㉜ 診断前急性腹症疼痛管理アルゴリズム
（急性腹症診療ガイドライン出版委員会編. 急性腹症診療ガイドライン 2015. 医学書院；2015[1])；Falch C, et al. Treatment of acute abdominal pain in the emergency room：a systematic review of the literature. Eur J Pain 2014；18：902-13[3]）より作成）

することが原則である．free air の有無のみであれば，単純 CT でも検出できるが，その穿孔部位を明らかにするためには，造影を行うことが望ましい．

診断前の鎮痛薬使用

診断前に鎮痛薬を使用しても正診率や予後に差がなく，有意に患者の腹痛を和らげることが質の高い研究で示されている[3]．

激しい腹痛を訴える場合には，確定診断前でも，アセトアミノフェン（アセリオ®）などの静注・筋注の鎮痛薬を使用すべきである （㉜）[1,3]．

（真弓俊彦，眞田彩華，馬庭幸詩，甲村　稔）

● 参考文献
1) 急性腹症診療ガイドライン出版委員会編．急性腹症診療ガイドライン 2015．医学書院；2015．
2) 掛地吉弘ほか．National Clinical Database（消化器外科領域）Annual Report 2015．日消外会誌 2015：50：166-76．
3) Falch C, et al. Treatment of acute abdominal pain in the emergency room：a systematic review of the literature. Eur J Pain 2014：18：902-13.

● プリンシプルシリーズ参照
2 『腸疾患診療の現在』「消化管穿孔・腹膜炎」☞p.283（真弓俊彦，眞田彩華，石川成人）

VI章｜治療法各論
▶ 下部消化管疾患／その他

腸閉塞

Expert Advice
❶ 腸管麻痺によって蠕動運動が低下するものをイレウスとよび，機械的に閉塞するものを腸閉塞という．これからは腸閉塞とイレウスを使い分ける．
❷ 既往歴，手術歴，現病歴を必ず確認する．
❸ 腸閉塞の場合には，絞扼性か否かを判断する．その際，腹部単純 X 線よりも，単純・造影 CT が基本である．

---

❹ 乳酸値やアシドーシスのチェックであれば，血液ガス検査は静脈血でよい．

腸閉塞とイレウス

日本では従来，絞扼性イレウスや麻痺性イレウスなどの機械的な腸閉塞でも機能性のイレウスでも，いずれもイレウスとよんできた．しかし，PubMed の Medical Subject Headings（MeSH）にみられるように，ileus は "A condition caused by the lack of intestinal peristalsis or intestinal motility without any mechanical obstruction" と機能的な腸管麻痺と定義され，intestinal obstruction（腸閉塞）とは区別して使用されている．イレウスは麻痺性のものに，腸閉塞は機械的なものに対して使用すべきである．

診療アルゴリズム

『急性腹症診療ガイドライン 2015』では，急性腹症では 2 step methods による診療アルゴリズムが提案されており （㉝）[1]，診断・治療をスムーズに進めるうえで重要である（消化管穿孔・腹膜炎 ☞p.334）．

既往歴，手術歴，現病歴の確認

手術既往がある場合，癒着による腸閉塞を生じることが最も多い．手術既往がない腸閉塞では，最近体重減少や血便，太い便が出ないなどの現病歴がある場合には，大腸腫瘍による腸閉塞が想起される．その他，腸捻転，大腿・鼠径ヘルニアなどの腹壁のヘルニア，腹腔内の間隙へ腸管が嵌入した腸閉塞，腫瘍を先進部とした腸重積，また高齢女性で多産の場合，閉鎖孔ヘルニアを考慮する （㉞）．

絞扼性かどうかの鑑別

腸管循環が途絶した絞扼性腸閉塞の場合には，時間が経つと腸管が壊死し，敗血症から死に至るので，腸閉塞の場合には絞扼性か否かを必ず鑑別する．そのためには，単純・造影腹部 CT を行い，単純像と造影像を比較し造影効果を確認することが肝要である．

その他／腸閉塞

ステップ1（バイタルサインからの評価）

・バイタルサイン（ABCD）の評価
気道（A：Airway），呼吸（B：Breathing…パルスオキシメーター，呼吸回数），循環（C：Circulating…脈拍，血圧測定），意識（D：Dysfunction of central nervous system）の評価

ABCD：異常なし　　　　ABCD：異常あり

生理学的状態の安定化および検査/専門施設
への転送の検討
・気道・換気の確保（酸素投与）
・静脈路確保（急速輸液）
・ポータブル胸腹部単純X線検査
・心電図/ECGモニター
・腹部・心臓超音波
・腹部CT検査（施行できないことがある）

注意：治療と並行し，病歴聴取・最小限度の検査を行う

診断
超緊急疾患
・急性心筋梗塞
・腹部大動脈瘤破裂
・肺動脈塞栓症
・大動脈解離（心タンポナーデ）
緊急疾患
・肝がん破裂
・異所性妊娠
・腸管虚血
・重症急性胆管炎
・肺血症性ショックを伴う汎発性腹膜炎
・内臓動脈瘤破裂

緊急手術/IVR，専門施設への転送，集中治療

ステップ2（病態・身体所見などからの評価）

・手術/IVRの必要性の評価
　1. 病歴
　　・激痛，突然発症，進行性増悪
　2. 腹部身体所見
　　・内臓痛か体性痛か？
　　・部位
　3. 手術を要する病態の有無
　　・出血
　　・臓器の虚血
　　・汎発性腹膜炎
　　・臓器の急性炎症

病歴
・主訴（痛みの質，発熱，悪心嘔吐，下痢，下血など）
・内服薬など
・既往歴（手術歴，冠動脈疾患，糖尿病，高血圧，アレルギーなど）
・喫煙歴，飲酒歴
・その他

身体所見
・身体所見（腹膜刺激徴候の有無）
・手術痕，ヘルニア，拍動性腫瘤，大腿動脈の拍動の触知，橈骨動脈の拍動の触知など

検査
・心電図
・血液ガス分析
　PaO_2, $PaCO_2$, pH, BE, HCO_3^-, 血糖，乳酸値
・血液・尿検査
　血算，電解質，肝機能，腎機能，リパーゼ/アミラーゼ，血糖値，CRP，心筋逸脱酵素，肝炎ウイルスマーカー，血液培養，尿定性検査，妊娠反応検査など
・腹部超音波検査
　腹腔内液体貯留（出血・腹水），臓器の炎症，胆石，水腎症など
・腹部（造影）CT検査
　臓器の虚血，臓器の炎症，腹腔内の液体貯留（出血・腹水），腹腔内遊離ガス像など

No　　　　　　　　　　　　　　　　　Yes

追加検討，保存・待機的治療　　　緊急手術/IVR，専門施設への転送，集中治療

㉝ 急性腹症の診療アルゴリズム（2 step methods）
（急性腹症診療ガイドライン出版委員会編．急性腹症診療ガイドライン 2015．医学書院：2015[1]より引用）

337

㉞ 腸閉塞の機序

手術既往あり*	・癒着による
手術既往なし	・腸捻転 ・大腸腫瘍による腸閉塞（最近体重減少や血便，太い便が出ないないなどの現病歴がないか確認） ・腫瘍を先進部とした腸重積 ・腹壁のヘルニア（大腿・鼠径・腹壁瘢痕ヘルニア嵌頓など） ・腹腔内の間隙への腸管嵌入 ・食事や異物による閉塞 ・閉鎖孔ヘルニア（高齢女性で多産の場合が多いといわれている）

*手術既往がある場合でも，手術既往がない疾患に罹患することはありうるので，これらも考慮する.

乳酸値の確認

　血液ガス検査によってわかる乳酸値は，虚血腸管があった場合には上昇するので，上昇していれば注意を要する. ただし，腸管血流が完全に途絶していると上昇しない場合もあることに留意しておく. 代謝性アシドーシスや乳酸値を確認するのであれば，血液ガスは静脈血でもよい.

（真弓俊彦，新里　到，手嶋悠人，大坪広樹）

● **参考文献**
1) 急性腹症診療ガイドライン出版委員会編. 急性腹症診療ガイドライン 2015. 医学書院；2015.
● **プリンシプルシリーズ参照**
2 『腸疾患診療の現在』「腸閉塞」 ☞p.286（真弓俊彦，新里到，大坪広樹）

Ⅳ章｜治療法各論
▶ **下部消化管疾患／その他**

急性虫垂炎

Expert Advice

❶ 心窩部痛とそれに伴う悪心・嘔吐がみられ，その後，右下腹部に限局する腹痛に移行する.

❷ 身体所見，血液検査の複数の因子を組み合わせた scoring system が虫垂炎の診断に有用である.

❸ 腹部超音波検査，腹部 CT 検査で，虫垂の腫大を確認する.

❹ 幼少児，妊婦，高齢者では腹部所見が正確に把握しがたく，重症化しやすいため注意が必要である.

疫学，分類

　急性虫垂炎は虫垂の急性化膿性炎症性疾患であり，急性腹症の原因として最も多く，日常診療における common disease である. 幅広い年齢に発症するが，10〜20 歳代に好発する.

　虫垂炎は炎症の程度により組織学的に 3 つに分類され，カタル性，蜂窩織炎性，壊疽性の順に進行する. カタル性虫垂炎は保存的治療でほぼ治癒しうるが，蜂窩織炎性，壊疽性虫垂炎は外科的治療が必要となる.

疾患概念，原因

　急性虫垂炎は，虫垂内腔の閉塞が発生の原因であると考えられている. 閉塞の原因は，典型的にはリンパ組織の過形成であるが，時に糞石，異物，寄生虫，さらには腫瘍によってもたらされる. 閉塞により，虫垂内圧が上昇し，腸内細菌異常増殖，循環障害が生じ，二次的感染が加わることで発症する.

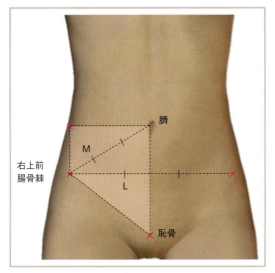

㉟ 代表的な虫垂炎の圧痛点
点線で囲んだ部分に圧痛点が存在する.
M：McBurney点，L：Lanz点.

症候

症状

急性虫垂炎の診断には，症状の経過を聴取することが重要である．

発症初期は虫垂粘膜内に限局する炎症を反映して内臓痛としての心窩部痛とそれに伴う食欲低下，悪心・嘔吐がみられる．その後，虫垂漿膜側に炎症が及ぶと体性痛となり，痛みは右下腹部に移行する．痛みの程度も増強し，持続性となり歩行で増強する．さらに進行すると37～38℃の発熱が出現する．

身体所見

右下腹部のMcBurney点やLanz点の直接的圧痛および反跳痛，筋性防御などの腹部診察所見が重要である（㉟）．その他，左下腹部触診による右下腹部痛（Rovsing徴候），腸腰筋を伸ばす右股関節の受動的伸展による疼痛増強（Psoas徴候）などがある．

検査

血液生化学検査

白血球の増加と核の左方移動，C反応性タンパク（CRP）の軽度上昇は炎症の存在を示唆する．発症初期，軽微な蜂窩織炎性虫垂炎ではCRP陰性のこともある．

scoring system

急性虫垂炎の診断に特異的な症状や身体所見はなく，複数の因子を組み合わせた客観的診断基準としてscoring systemが有用である．代表的なものに，Alvarado Score（MANTRES Score）[1]，小児に対してはPediatric Appendicitis Score（PAS）[2]（㊱）が臨床応用されており，どちらも7点以上では虫垂炎を強く疑い画像検査を進める．

画像検査（㊲）

腹部超音波検査は，ベッドサイドで簡便に施行できる非侵襲的検査である．とくに小児，妊娠可能年齢の女性，妊婦では第1選択となる．虫垂炎を示唆する所見として，虫垂径6mm以上の腫大，壁肥厚，滲出液や膿瘍の貯留，糞石などがある．

腹部CT検査（可能であれば造影）は，虫垂の腫大，虫垂壁の肥厚・濃染像，糞石，虫垂周囲脂肪組織のdensity上昇，腹水貯留，膿瘍形成など炎症の広がりを総合的に判断できる．またCT検査は客観性に富み，以下に述べる疾患の鑑別診断も可能である．

鑑別疾患

鑑別疾患として，右尿管結石，急性胃腸炎，大腸憩室炎，卵巣出血，腸間膜リンパ節炎，炎症性腸疾患，骨盤内炎症性疾患，子宮外妊娠，卵巣嚢腫茎捻転などがある．

治療方針

わが国では成人の急性虫垂炎の診療ガイドラインは現在作成されていないが，The American College of Surgeons[3]，The Society for Surgery of the Alimentary Tract[4]，The World Society of Emergency Surgery[5]からそれぞれ診療ガイドラインが発表されている．一方，小児では『エビデンスに基づいた子どもの腹部救急診療ガイドライン2017』が日本小児救急医学会より発表されている．

急性虫垂炎と診断すれば虫垂切除が原則であり，手術は開腹術と腹腔鏡下手術の2通りがある．穿孔などによる汎発性腹膜炎を伴う場合，絶対的手術適

㊱ 急性虫垂炎診断スコア

	Alvarado Score		Pediatric Appendicitis Score	
症状	右下腹部に移動する腹痛	1点	右下腹部に移動する腹痛	1点
	嘔気・嘔吐	1点	嘔気・嘔吐	1点
	食欲不振	1点	食欲不振	1点
身体所見	右下腹部圧痛	2点	右下腹部圧痛	2点
	右下腹部の反跳痛	1点	咳嗽，跳躍，打診による叩打痛	2点
	発熱	1点	発熱	1点
検査所見	白血球増加（>10,000/uL）	2点	白血球増加（>10,000/uL）	1点
	核の左方移動（>75%好中球）	1点	核の左方移動（>75%好中球）	1点
		合計 10 点		合計 10 点

7 点以上：虫垂炎を疑い，手術・画像診断の可能な施設へ転院．

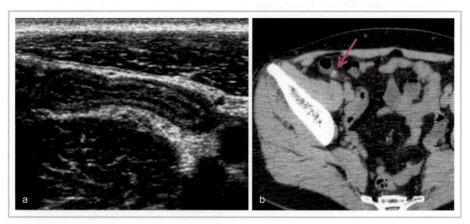

㊲ 虫垂炎の画像診断
腹部超音波検査（a）：腫大した虫垂ならびに虫垂壁の肥厚を認める．
腹部 CT 検査（b）：盲腸から延びる壁の肥厚した虫垂を認め，内腔に糞石（→）を認める．

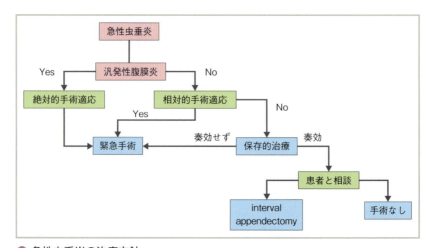

㊳ 急性虫垂炎の治療方針
保存的治療は抗菌薬治療，経皮的膿瘍ドレナージを含む．

応となり，その他の急性虫垂炎の場合，相対的手術適応となる．軽症例の場合，絶食・点滴と抗菌薬投与による保存的治療を行うこともあるが，30％を超える患者に再発を認め，虫垂切除が必要となる．このため，診断後早期に抗菌薬を投与し，保存的治療が奏効した場合，2〜5か月後に待機的虫垂切除（interval appendectomy）を行うか否かを患者と十分に話し合う必要がある（㊳）．

抗菌薬投与に関しては，カタル性，蜂窩織炎性虫垂炎に対しては，第2世代セフェム系抗菌薬を選択し，壊疽性虫垂炎，穿孔性虫垂炎からの汎発性腹膜炎に対してはカルバペネム系抗菌薬を選択する．

（間山裕二）

● **参考文献**

1) Alvarado A. A practical score for the early diagnosis of acute appendicitis. Ann Emerg Med 1986；15：557-64.
2) Samuel M. Pediatric appendicitis score. J Pediatr Surg 2002；37：877-81.
3) American College of Surgeons. Operation brochures：appendectomy, 2014［cited 2016 Jun 04］. Available from：https://www.facs.org/education/patient-education/patient-resources/operations.
4) Society for Surgery of the Alimentary Tract. SSAT patient care guidelines：appendicitis［cited 2016 Jun 04］. Available from：http://ssat.com/guidelines/Appendicitis. cgi.
5) Sartelli M, et al. The management of intra-abdominal infections from a global perspective：2017 WSES guidelines for management of intra-abdominal infections. World J Emerg Surg 2017；12：29.

VI章 | 治療法各論

▶ 肝疾患／びまん性肝疾患

急性ウイルス性肝炎（Ａ型，Ｂ型，Ｃ型，Ｅ型）

Expert Advice

❶ 急性ウイルス性肝炎は一般に予後良好な疾患で，Ｃ型肝炎以外は約９割で自然治癒するが，劇症化と慢性化に注意が必要である．

❷ Ａ型急性肝炎，Ｅ型急性肝炎には有効な抗ウイルス療法はないが，劇症化に至らなければ一過性に経過し，慢性肝炎に移行することもなく，終生免疫を獲得する．ただし，臓器移植後などではＥ型肝炎ウイルス感染が慢性化することがあるので注意を要する．

❸ Ｂ型急性肝炎は，幼少期までのウイルス感染例では慢性化することが多いが，成人期での感染では，遺伝子型Ａを除き慢性化することはまれであり，劇症化に至らなければ，HBs抗体陽性の既感染状態となる．重症肝炎例にはラミブジン投与が有効である．

❹ Ｃ型急性肝炎は，自然治癒することは少なく，自然経過では７〜８割の症例が慢性化するため，発症後３か月を経過してもALTが正常化せず，HCV RNAが陽性である症例では抗ウイルス療法を考慮する．

❺ 急性期のトランスアミナーゼ上昇に対して，強力ネオミノファーゲンシー®などの肝庇護療法や副腎皮質ステロイド投与は行うべきではない．

疫学と基本方針

わが国では，肝炎ウイルスの感染による急性肝炎が散発性急性肝炎全体の６〜７割を占めている．国立感染症研究所感染症情報センターの集計では，わが国の急性ウイルス性肝炎の原因ウイルス別の年間発生報告数（2005〜2010年）は，Ｂ型は約200人と

ほぼ一定で，Ａ型は100〜400人と周期性があり，Ｅ型，Ｃ型による急性肝炎は50人前後と比較的少ない．

急性ウイルス性肝炎は一般に予後良好な疾患で，Ｃ型肝炎以外は約９割で自然治癒するが，劇症化と慢性化に注意する必要がある．急性期に行うべき抗ウイルス療法はなく，食欲不振や悪心，嘔吐などで栄養状態の悪化や脱水を認める場合は，補液などの対症療法を行う．

急性期のトランスアミナーゼ上昇は，免疫による感染肝細胞の排除を意味しており，強力ネオミノファーゲンシー®などの肝庇護療法は行うべきではない．また，副腎皮質ステロイドの投与は，肝炎ウイルス排除に対する免疫応答を抑制し，肝炎の遷延化をきたす可能性があるため，原則として行わない．

Ａ型急性肝炎

Ａ型急性肝炎はIgM-HA抗体陽性により診断されるが，現在，Ａ型肝炎ウイルスに対する抗ウイルス療法はない．

通常１〜２か月で肝炎は鎮静化し，慢性肝炎へ移行することはない．ただし，重症肝炎や劇症肝炎へ移行する可能性があるため，急性期には，原則として入院のうえ，慎重に経過観察を行い，重症化の場合は専門施設ですみやかに治療を開始する（劇症肝炎☞p.366）．

Ａ型肝炎の1.5〜4.7％に急性腎不全を合併する．

Ｂ型急性肝炎[1]

Ｂ型肝炎ウイルスの感染はHBs抗原陽性によって診断され，IgM-HBc抗体価が高い場合，Ｂ型肝炎ウイルス初感染のＢ型急性肝炎と診断される．Ｂ型急性肝炎は９割以上の症例が無治療のままHBs抗原陰性，引き続いてHBs抗体陽性の既感染状態となる．

わが国のＢ型肝炎ウイルスは，以前はもっぱら遺伝子型Ｂあるいは遺伝子型Ｃであったが，近年，欧米からsexual transmissionにより遺伝子型ＡのＢ型肝炎ウイルスがもちこまれ，現在，わが国のＢ型急性肝炎の半数以上が遺伝子型Ａである．遺伝子型

Bあるいは遺伝子型CによるB型急性肝炎では，重症肝炎や劇症肝炎への移行がなければ自然治癒するため，原則として抗ウイルス療法は行わない．

重症肝炎や劇症肝炎の症例に対してはラミブジン[2]，エンテカビルの投与が有効である．ただし，黄疸を伴うような急性肝障害においては，エンテカビル投与後にトランスアミナーゼが上昇することがあり，注意が必要である．

遺伝子型AによるB型急性肝炎は遷延化しやすく，約1割の症例で慢性化する．本邦から，遺伝子型Aの急性肝炎に対する慢性化阻止目的の核酸アナログ投与が有用であることが報告されているが[3]，現時点では，推奨されるに至っていない．B型急性肝炎の症例に対して核酸アナログ製剤を使用する際には，とくに男性同士の性的接触が原因の場合には，ヒト免疫不全ウイルス（human immunodeficiency virus：HIV）の共感染の可能性があるため，必ず治療前にHIV感染症の合併の有無を確認する必要がある．

C型急性肝炎

C型急性肝炎は，HCV RNA陽性（HCV抗体陽性）により診断される．ほかの急性ウイルス性肝炎に比し自覚症状に乏しいことが多く，不顕性感染の場合が多い．

C型急性肝炎の劇症化率は非常に低いが，7〜8割は慢性化する．C型急性肝炎に対する慢性化予防の治療として，現在でエビデンスがあるのは，インターフェロン（IFN）治療のみである．リバビリンを併用しなくとも，IFN単独治療にて，約9割の症例でC型肝炎ウイルスが排除されて治癒する．

C型急性肝炎の発症4か月以降に自然治癒する症例はなく慢性化したとの報告があることから，発症後3か月を経過してもALTが正常化せず，HCV RNAが陽性である症例では，IFNの治療対象（保険適用外）と考えられる．しかし，現在，C型慢性肝炎に移行の場合も，IFNフリーのDAA製剤による抗ウイルス療法によって9割を超えるウイルス排除が可能なことから，C型急性肝炎の慢性化予防のための治療については，今後，検討されるべき課題

である．

E型急性肝炎

E型急性肝炎は，IgM-HEV抗体陽性（HEV RNA陽性）により診断されるが，現在，E型肝炎ウイルスに対する抗ウイルス療法はない．

A型急性肝炎同様，通常1〜2か月で肝炎は鎮静化し，基本的に慢性肝炎に移行することはないが，臓器移植後，造血幹細胞移植後，リツキシマブ投与などを受けた症例にHEVの慢性化が報告されている[4]．また，A型急性肝炎に比し，劇症肝炎となる確率は高く，とくに妊婦が感染した場合の死亡率は10〜20％と高率であるため，注意を要する．

（平松直樹）

● 参考文献
1）日本肝臓学会肝炎診療ガイドライン作成委員会編．B型肝炎治療ガイドライン（第3版）．http://www.jsh.or.jp/files/uploads/HBV_GL_ver3_Aug02.pdf
2）Tillmann HL, et al. Safety and efficacy of lamivudine in patients with severe acute or fulminant hepatitis B, a multicenter experience. J Viral Hepat 2006；13：256-63.
3）Ito K, et al. Risk factors for long-term persistence of serum hepatitis B surface antigen following acute hepatitis B infection in Japanese adults. Hepatology 2014；59：89-97.
4）Kamar N, et al. Hepatitis E virus and chronic hepatitis in organ-transplant recipients. N Engl J Med 2008；358：811-7.
● プリンシプルシリーズ参照
3『ここまできた肝臓病診療』「急性ウイルス性肝炎（A型，B型，C型，E型）▶p.266（平松直樹）

VI章｜治療法各論／肝疾患

▶ 肝疾患／びまん性肝疾患／慢性ウイルス性肝炎

B型慢性肝炎：インターフェロン治療，核酸アナログ製剤

Expert Advice

❶ インターフェロン，核酸アナログ製剤どちらの抗ウイルス薬もB型肝炎ウイルス（HBV）を完全に排除することはできないため，HBVの活動性を低下させ肝炎を鎮静化させることが治療目標となる．

❷ 治療対象を選択するうえで最も重要な基準は，① 組織学的進展度，② ALT値，③ HBV DNA量の3項目である．

❸ Peg-IFNは期間を限定して投与することで持続的効果をめざす治療である．治療反応例ではdrug freeとなる利点がある．

❹ 核酸アナログはほとんどの症例で肝炎を鎮静化させる．しかし，中止による再燃率が高く，薬剤耐性変異株が出現する危険性がある．

❺ Peg-IFNと核酸アナログは特性が大きく異なり，両薬剤の特性，個々の症例の病態を総合的に判断し，治療薬を選択する．

　B型肝炎ウイルス（hepatitis B virus：HBV）感染症はきわめて多彩な病態を示す．このため，治療方針はこれらの病態を正確に把握したうえで立てる必要がある．一方，抗ウイルス薬としてはインターフェロンと核酸アナログが使用されているが，それぞれ特色があり，使い分けが重要である．本項では，B型慢性肝炎の抗ウイルス療法を日本肝臓学会のガイドラインに沿って概説する[1,2]．

治療目標

　日本肝臓学会のガイドラインにおける抗ウイルス療法の治療目標は，肝炎の活動性と肝線維化進展の抑制による慢性肝不全の回避ならびに肝細胞癌発生の抑止，およびそれによる生命予後ならびにQOL

の改善である．抗ウイルス療法の具体的な目標は長期と短期に分けられており（❶），長期目標がHBs抗原消失，短期目標がALT持続正常化，HBe抗原陰性，HBV DNA増殖抑制の3項目の達成である．

　核酸アナログ投与中の目標は，慢性肝炎，肝硬変にかかわらずHBV DNA陰性化である．一方，IFN治療では治療中のHBV DNA量低下という目標を設定せず，一定期間（24〜48週）の治療を完遂することが望ましい．

　IFN治療終了後と核酸アナログ投与中止後においては，慢性肝炎ではHBV DNA 3.3 Log IU/mL（2,000 IU/mL）未満，肝硬変ではHBV DNA陰性を目標とする．

治療対象

　慢性肝炎の治療対象は，HBe抗原の陽性・陰性にかかわらず，ALT 31 U/L以上かつHBV DNA 3.3 Log IU/mL（2,000 IU/mL）以上である．肝硬変ではHBV DNAが陽性であれば，HBe抗原，ALT値，HBV DNA量にかかわらず治療対象とする．HBe抗原陽性慢性肝炎のALT上昇時には，線維化進展例でなく，重症化の可能性がないと判断されれば，1年間程度治療を待機することも選択肢である．

　HBe抗原陽性の無症候性キャリア，およびHBe抗原陰性の非活動性キャリアは治療適応がない．ただし，HBV DNAが陽性であり，かつ線維化が進展し発癌リスクが高いと判断される症例は治療対象となる．経過観察を基本とする症例でも，発癌リスクの高い症例では定期的な画像検査による肝細胞癌のサーベイランスが必要である．

抗ウイルス薬

インターフェロン

　B型慢性肝炎の治療におけるインターフェロンの効果は，ウイルス増殖抑制作用よりも免疫賦活作用が主である．治療期間が24〜48週間と限定されており，投与終了後の効果持続も期待される．

　現在，第1選択のインターフェロン製剤はPeg-IFN（ペガシス®）であり，HBe抗原の有無に関係なく48週投与が行われる．

344

❶ B型慢性肝炎の治療目標

長期目標	HBs抗原消失	
短期目標	慢性肝炎	肝硬変
ALT HBe抗原 HBV DNA量[*3] 　on-treatment 　（核酸アナログ継続治療例） 　off-treatment 　（IFN終了例/核酸アナログ中止例）[*4]	持続正常[*1] 陰性[*2] 陰性 2,000 IU/mL （3.3 Log IU/mL）未満	持続正常[*1] 陰性[*2] 陰性 ー[*5]

[*1] 30 U/L以下を「正常」とする.
[*2] HBe抗原陽性例ではHBe抗原陰性化, HBe抗原陰性例ではHBe抗原陰性およびHBe抗体陽性状態の持続.
[*3] リアルタイムPCR法を用いて測定する.
[*4] 抗ウイルス治療終了後, 24～48週経過した時点で判定する.
[*5] 肝硬変では核酸アナログが第一選択であり, 核酸アナログの中止は推奨されない.
（日本肝臓学会肝炎診療ガイドライン作成委員会編. B型肝炎診療ガイドライン（第3版）. 2017[1]より引用）

核酸アナログ

　第1選択薬はエンテカビル（ETV；バラクルード®）とテノホビル（TDF；テノゼット®, TAF；ベムリディ®）であり, 抗ウイルス効果が強く耐性変異の出現率も低い. ただし, HIVの重複感染例では単剤の投与で高率に耐性をきたすため注意が必要である.

　アデホビル（ADV；ヘプセラ®）とTDFの長期投与では, 腎機能障害, 低リン血症（Fanconi症候群を含む）の出現に注意する必要がある. 一方, TDFは胎児への安全性が比較的高い.

　ラミブジン（LAM；ゼフィックス®）耐性ウイルスに対する治療にはTDF（ADV）との併用が推奨される. LAMとADV両剤への耐性ウイルス, またはETV耐性ウイルスに対する治療として, LAMとTDF（TAF）の併用, またはETVとTDF（TAF）の併用が推奨される.

　核酸アナログは安易に中止すると高率に再燃するため注意が必要である. 中止に際しては中止基準が参考になる[3].

Peg-IFNと核酸アナログの比較（❷）

　Peg-IFNは期間を限定して投与することで持続的効果をめざす治療である. 治療反応例では, drug freeで治療効果が持続するという利点がある. さらに, 長期経過でHBs抗原が高率に陰性化する可能性

が示唆されている. Peg-IFNによる治療効果が得られる症例はHBe抗原陽性の場合20～30％, HBe抗原陰性では20～40％にとどまる.

　核酸アナログは強力なHBV増殖抑制作用を有し, ほとんどの症例で肝炎を鎮静化させる. 第1選択薬となっているETVやTDF（TAF）は耐性変異出現率がきわめて低い. 経口薬であるため, 治療が簡便であり, 短期的には副作用がほとんどないことも利点である.

　核酸アナログは投与中止による再燃率が高いため長期継続投与が必要であり, さらに長期投与において薬剤耐性変異株が出現する可能性, さらに安全性の問題を残している. またIFN治療と比較してHBs抗原量の低下が少ないことも指摘されている. 核酸アナログとIFN/Peg-IFNを4週間程度オーバーラップさせ連続で使用するシークエンシャル療法や, TDFにPeg-IFNをadd-onする治療法は, 核酸アナログの中止やHBs抗原の消失をめざして行われるが, その効果や適応には検討課題が残されている.

抗ウイルス療法の基本方針

　Peg-IFNと核酸アナログは特性が大きく異なる治療薬であり, 両薬剤の特性, 個々の症例の病態を総合的に判断し治療薬を選択する（❸）.

❷ Peg-IFNαと核酸アナログ（ETV, TDF, TAF）の薬剤特性の比較

	Peg-IFN	ETV, TDF, TAF
作用機序	抗ウイルス蛋白の誘導 免疫賦活作用	直接的ウイルス複製阻害
投与経路	皮下注射	経口投与
治療期間	期間限定（24～48週間）	原則として長期継続投与
薬剤耐性	なし	まれ[*1]
副作用頻度	高頻度かつ多彩	少ない
催奇形性・発癌	なし	催奇形性は否定できない
妊娠中の投与	原則として不可[*2]	危険性は否定できない[*3]
非代償性肝硬変への投与	禁忌	可能[*4]
治療反応例の頻度	HBe抗原陽性の20～30% HBe抗原陰性の20～40%（予測困難）	非常に高率
治療中止後の効果持続	セロコンバージョン例では高率	低率

[*1] ETVでは3年で約1%に耐性変異が出現，TDFでは8年間投与，TAFでは2年間の投与で耐性変異の出現は認めなかったと報告されている．
[*2] ヨーロッパ肝臓学会（EASL），アジア太平洋肝臓学会（APASL）のB型慢性肝炎に対するガイドラインでは，妊娠中の女性に対するPeg-IFNの投与は禁忌とされている．
[*3] FDA薬剤胎児危険度分類基準において，ETVは危険性を否定することができないとされるカテゴリーCであるが，TDFはヒトにおける胎児への危険性の証拠はないとされるカテゴリーBとされていた．このFDA分類基準は現在廃止され，その後更新されていないため，TAFに対するカテゴリー分類は示されていない．
[*4] 非代償性肝硬変に対する核酸アナログ投与による乳酸アシドーシスの報告があるため，注意深い経過観察が必要である．
（日本肝臓学会肝炎診療ガイドライン作成委員会編．B型肝炎診療ガイドライン（第3版）．2017[1]より引用）

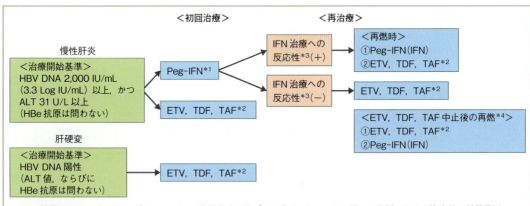

[*1] HBe抗原セロコンバージョン率やHBV DNA陰性化率が必ずしも高くはないこと，個々の症例における治療前の効果予測が困難であること，予想される副反応などを十分に説明すること．
[*2] 挙児希望がないことを確認した上で，長期継続投与が必要なこと，耐性変異のリスクがあることを十分に説明すること．核酸アナログ製剤の選択においては，それぞれの薬剤の特性を参考にする．
[*3] ALT正常化，HBV DNA最低下（HBs抗原量低下），さらにHBe抗原陽性例ではHBe抗原陰性化を参考とし，治療終了後24～48週時点で判定する．
[*4] ETV中止後再燃時の再治療基準：HBV DNA 100,000 IU/mL（5.0 Log IU/mL）以上，またはALT 80 U/L以上．

❸ 抗ウイルス療法の基本方針
（日本肝臓学会肝炎診療ガイドライン作成委員会編．B型肝炎診療ガイドライン（第3版）．2017[1]より引用）

慢性肝炎に対する初回治療では，HBe抗原陽性・陰性やHBVゲノタイプにかかわらず，原則としてPeg-IFN単独治療を第一に検討する．HBe抗原陰性の慢性肝炎では，Peg-IFN治療によるHBV DNAの持続陰性化の達成率は全体としては高くないが，治療反応例では高率にdrug freeやHBs抗原陰性化が期待できるため，HBe抗原陰性の慢性肝炎においても治療薬としてはPeg-IFNを第一に検討する．

肝線維化が進展し肝硬変に至っている可能性が高い症例，Peg-IFN効果不良例，Peg-IFN不適応例では，長期寛解維持を目的とした核酸アナログが第1選択薬である．

慢性肝炎に対する再治療では，従来型IFN・Peg-IFNによる前回治療に対する再燃例に対してはPeg-IFN治療による再治療を考慮する．前回治療において効果がみられなかったIFN不応例，核酸アナログ治療を中止したものの再燃した症例では核酸アナログによる再治療を考慮する．

肝硬変では，代償性・非代償性にかかわらず，初回治療から核酸アナログが第1選択薬となる．治療中止後の再燃は肝不全を誘発するリスクがあるため，生涯にわたる治療継続を基本とする．

（田中榮司）

● 参考文献
1) 日本肝臓学会肝炎診療ガイドライン作成委員会編．B型肝炎診療ガイドライン（第3版）．2017. https://www.jsh.or.jp/files/uploads/HBV_GL_ver3_final_Aug02.pdf
2) 日本肝臓学会編．慢性肝炎・肝硬変の診療ガイド2016. 文光堂：2016.
3) 田中榮司ほか．核酸アナログ薬中止に伴うリスク回避のための指針2012─厚生労働省「B型肝炎の核酸アナログ薬治療における治療中止基準の作成と治療中止を目指したインターフェロン治療の有用性に関する研究」の報告．肝臓 2012；53：237-42.

● プリンシプルシリーズ参照
3『ここまできた肝臓病診療』「B型慢性肝炎：インターフェロン治療，核酸アナログ製剤」☞p.270（田中榮司）

VI章｜治療法各論
▶ **肝疾患／びまん性肝疾患／慢性ウイルス性肝炎**

C型慢性肝炎：インターフェロン治療，DAA

Expert Advice
❶ 抗ウイルス療法の中心は，インターフェロン（IFN）フリー治療である．
❷ IFNフリー治療は，HCV genotypeにより異なる．
❸ IFNフリー治療は，IFNベース治療に比して，副作用が少なく，IFN不適応例にも使用可能である．
❹ IFNフリー治療は，慢性肝炎だけでなく，代償性肝硬変（Child-Pugh grade A）に対しても施行可能であるが，非代償性肝硬変例に対する安全性は確立していない．
❺ IFNフリー治療の選択には，DAAに対する薬剤耐性変異の有無を考慮する必要がある．

2004年に，Peg-IFN＋リバビリン（RBV）併用療法が保険適用となって以降，C型慢性肝疾患に対し，積極的に肝組織からのC型肝炎ウイルス（HCV）完全排除を目的とした抗ウイルス療法が行われるようになった．そのようななか，HCVのウイルス蛋白を標的としたDAAs（direct acting antiviral agents）が登場し，C型慢性肝疾患治療は飛躍的に向上することとなった．

DAA併用IFNベース治療とその副作用

DAA製剤として最初に保険適用となったNS3/4A阻害薬は，HCV関連蛋白の一つであるNS3/4A蛋白を標的とした薬剤である．NS3/4A阻害薬開発当初は，DAA単独治療によるC型肝炎治療が検討されていたが，単独投与例においてDAA耐性ウイルスが出現したことから[1]，Peg-IFN，RBVと併用する形で承認となった．

Ⅵ章 治療法各論／肝疾患

```
C型慢性肝炎(DAA治療歴なし)*1*2*3

              ┌─ 1型 ─┐   1. • SOF/LDV(重度腎障害なし)*4
              │        │      • EBR＋GZR
  慢性肝炎 ────┤        │      • GLE/PIB*5
              │        │   2. BCV/DCV/ASV(毎週の肝機能検査)*6
              │        │
              └─ 2型 ─┐   • SOF＋RBV(重度腎障害なし)*4
                       │   • GLE/PIB*5
                       │   • SOF/LDV(重度腎障害なし)*4
```

*1 高齢者，線維化進展例などの高発癌リスク群は早期に抗ウイルス治療を行う.
*2 治療前のNS5A変異測定が推奨されていない治療レジメンにおいても，同変異が及ぼす治療効果への影響については，市販後十分に検討される必要がある.
*3 1型と2型の混合感染に対しては，すべてのゲノタイプに有効なGLE/PIBで治療する.
*4 重度の腎機能障害(eGFR＜30mL/分/1.73m²)又は透析を必要とする腎不全の患者に対するSOFの投与は禁忌である.
*5 国内臨床試験におけるGLE/PIBの投与期間は，DAA治療歴のない慢性肝炎では8週間である.
*6 BCV/DCV/ASV 投与中は毎週必ず肝機能検査を実施し，肝機能の悪化を認めた場合にはより頻回の検査を行い，投与中止を検討する.

❹ C 型慢性肝炎（DAA 治療歴なし）に対する治療フローチャート
（日本肝臓学会肝炎診療ガイドライン作成委員会編. C 型肝炎治療ガイドライン（第6.1 版）より引用）

2011 年 9 月に第 1 世代のテラプレビル（TVR；テラビック®）が承認されて以降，続いて第 2 世代のシメプレビル（SMV；ソブリアード®），バニプレビル（VAN；バニヘップ®）が使用可能となり，いずれの NS3/4A 阻害薬も Peg-IFN，RBV との併用による 24 週間治療にて，HCV genotype 1 型高ウイルス量であっても，70％以上の SVR（sustained virological response）率が期待できるようになった.

NS3/4A 阻害薬＋Peg-IFN＋RBV の 3 剤併用療法を行う場合には，これまでの Peg-IFN＋RBV 療法での副作用（発熱，倦怠感，溶血性貧血，うつ症状，間質性肺炎，脳血管障害など）に加え，NS3/4A 阻害薬特有の副作用に注意が必要である.

SMV や VAN を用いた 3 剤併用療法では，Peg-IFN＋RBV 療法とほぼ同等の副作用出現にとどまるものの，一部でビリルビン上昇や発疹，悪心や嘔気，下痢などの消化器症状が出現する場合があり，注意が必要である.

このように IFN ベース治療に DAA を併用することで，劇的に SVR 率が向上したものの，これらの治療はあくまでも IFN ベースの治療法であることから，治療を受けることができる症例も限定され

る. そのため，2017 年に日本肝臓学会から示された C 型肝炎治療ガイドライン（第 6 版）からは外れることとなった.

DAAs による IFN フリー治療とその副作用

IFN に対し不適応な症例（うつなどの精神症状合併例や間質性肺炎などの呼吸器疾患合併例，貧血合併例，血小板減少例，高齢者，IFN による副作用のために治療を断念した症例）や IFN 無効例（Peg-IFN＋RBV 併用療法で HCV RNA の低下が乏しい症例）では，IFN が使用できず，治療が困難であったことから，より多くの症例を治療することを目的として IFN フリー治療が開発され，現在，治療の中心に位置づけられている.

HCV genotype 1 型

HCV genotype 1 型感染例に対する IFN フリー治療では，❹，p.352❼に示すように，DAA 使用歴のない慢性肝炎・代償性肝硬変症例においては，腎機能や C 型肝炎ウイルスの薬剤耐性変異の有無を考慮し，治療法を選択する必要がある.

ダクラタスビル（DCV；ダクルインザ®）＋アスナ

プレビル（ASV；スンベプラ®）併用療法：24週間の治療で約80〜85％のSVRが期待できる治療法であり，腎機能障害例や血液透析例にも安全に使用可能であるが，C型肝炎ウイルスのNS5A領域31番目（L31変異）および93番目のアミノ酸（Y93変異）に薬剤耐性変異を伴う場合，SVR率が低下するため，あらかじめ薬剤耐性変異の有無を確認したうえで治療を開始する必要がある.

本治療における副作用としては，鼻咽頭炎，AST・ALT上昇，頭痛，発熱，下痢のほか，胆嚢炎や間質性肺炎，肝不全の報告があり，治療中は血液データや自・他覚症状に注意しながら治療する必要がある[2].

ソホスブビル（SOF）/レジパスビル（LDV）併用療法（ハーボニー®配合錠）：12週間の治療で，SVR率は95〜100％と報告されており，非常に高いSVR率が期待できる治療薬である．ただし，腎機能低下例（eGFR<30 mL/分/1.73 m^2）や血液透析例ではSOFの使用が禁忌となっているため，注意が必要である.

オムビタスビル（OMV）/パリタプレビル（PTV）/リトナビル(r)併用療法（ヴィキラックス®配合錠）：12週間の治療により90〜98％のSVRが期待できる治療法であり，腎機能障害例にも使用可能であることから，ガイドラインでは，SOF/LDV併用療法とほぼ同等の位置づけとなっているが，C型肝炎ウイルスがNS5A領域にY93変異を有する場合にはSVR率が低下するため，薬剤耐性変異がないことを確認したうえでの投与が望ましい.

エルバスビル（EBR；エレルサ®）＋グラゾプレビル（GZR；グラジナ®）併用療法：12週間治療であり，96〜98％のSVRが期待できる．海外で行われた第III相臨床試験（C-SURFER試験）では，慢性腎臓病を伴う症例にも安全性・有効性が示されており，OMV/PTV/r併用療法と同様，腎機能障害例にも使用可能である．また国内第III相臨床試験結果では，C型肝炎ウイルスゲノムのNS3領域やNS5A領域に変異を有する症例においても，SVR率は低下しておらず，薬剤耐性変異に影響を受けにくい薬剤と考えられる.

ダクラタスビル（DCV）/アスナプレビル（ASV）/ベクラブビル（BCV）併用療法（ジメンシー®配合錠）：日本で最初に保険承認となったDAA3剤を組み合わせた治療薬である．治療期間は12週で，国内第III相臨床試験におけるDAA初回治療例に対するSVR率は95〜97％と他のDAA治療薬とほぼ同等であった[3]．しかしながら，grade 3以上の高ビリルビン血症やALT増加が出現した症例がそれぞれ5.5％，13.8％に認められたことから，治療を行う際には，毎週，肝機能検査を実施することが推奨されている.

HCV genotype 2型

HCV genotype 2型感染症例に対するIFNフリー治療としては，2015年3月にSOF（ソバルディ®）とRBVの併用による12週間治療が保険承認されている（**4**，p.352**7**）．同治療もSVR率は97％と報告されており[4]，高い奏効率が期待できるが，RBVを併用することから，溶血性貧血をしばしば認め，さらに透析例など高度な腎機能障害例では使用できない.

一方，2018年2月より，SOF/LDV併用療法による12週間治療が適応追加となり，SVR率は96％と報告されている．この結果，HCV genotype 2型においてもRBVを使用しない治療が可能となり，治療の選択肢が広がっている.

HCV genotype 1・2型

このようにDAA治療の登場により，C型慢性肝炎および代償性肝硬変患者に対する治療成績は大きく向上してきたが，2017年11月のグレカプレビル（GLE）/ピブレンタスビル（PIB）併用療法（マヴィレット®配合錠）の登場により，さらにDAA治療が変化してきている．これまでHCV genotypeに応じた治療法の選択が必須であり，治療期間も12週間であったが，GLE/PIB併用療法は，いずれのHCV genotypeにも強力な抗ウイルス効果を示し，さらにDAA初回治療の慢性肝炎症例に対しては8週間の治療で，これまでのDAA治療と同等のSVR率（国内第III相臨床試験では99.1％）が期待できる[5]．また安全性に関しても，これまでのDAAとほぼ同等の副作用発現率であったことから[6]，SOF/LDV

療法や EBR + GZR 療法，SOF + RBV 療法と並ぶ治療選択肢としてC型肝炎治療ガイドラインに示されている．

現在も，DAAs による IFN フリー治療はさらなる向上をめざし開発が進められており，今後，C型肝疾患治療はすべて DAAs のみでの治療に移行する可能性が考えられる．

まとめ

IFN フリー治療は安全性が高く，副作用も軽度のものが多いため，肝線維化の進んだ症例（Child-Pugh grade B/C 症例）への投与も検討されているが，現在のところ，安全性は確立されておらず，死亡例の報告もあることから，慢性肝炎もしくは代償性肝硬変であることを十分確認したうえで治療を行う必要がある．また，DAAs のなかには，併用禁忌・注意薬が多数存在するものもあるため，併用薬を十分に把握したうえで治療を開始しなければならない．

最近，B型肝炎ウイルス（HBV）との重複感染例においてHBV再活性化に伴う死亡例が報告された．治療前には HBV 感染の有無も考慮し，感染が疑われる場合には，HBV DNA のモニタリングを行う必要がある．

IFN フリー治療でウイルス排除が得られなかった場合には，その他の DAAs にも耐性を示す可能性があるため，肝臓専門医に相談のうえ治療方針を決定することが望ましい．

(柘植雅貴，茶山一彰)

参考文献

1) Sarrazin C, et al. Dynamic hepatitis C virus genotypic and phenotypic changes in patients treated with the protease inhibitor telaprevir. Gastroenterology 2007；132：1767-77.
2) Kumada H, et al. Daclatasvir plus asunaprevir for chronic HCV genotype 1b infection. Hepatology 2014；59：2083-91.
3) Toyota J, et al. Daclatasvir/asunaprevir/beclabuvir fixed-dose combination in Japanese patients with HCV genotype 1 infection. J Gastroenterol 2017；52：385-95.
4) Omata M, et al. Sofosbuvir plus ribavirin in Japanese

patients with chronic genotype 2 HCV infection：an open-label, phase 3 trial. J Viral Hepat 2014；21：762-8.
5) Chayama K, et al. Efficacy and safety of glecaprevir/pibrentasvir in Japanese patients with chronic genotype 1 hepatitis C virus infection with and without cirrhosis. J Gastroenterol 2017 Sep 25 doi：10.10071s00535-017-1391-5.
6) Toyoda H, et al. Efficacy and safety of glecaprevir/pibrentasvir in Japanese patients with chronic genotype 2 hepatitis C virus infection. Hepatology 2017 Sep 2 doi：10.1002/hep. 29510.

プリンシプルシリーズ参照

3 『ここまできた肝臓病診療』「C型慢性肝炎：インターフェロン治療，DAAs」 p.277 (柘植雅貴，茶山一彰)

VI章｜治療法各論

▶ **肝疾患／びまん性肝疾患／肝硬変**

抗ウイルス療法

Expert Advice

❶ 肝硬変は慢性肝炎と比較し肝不全や肝癌への進展リスクが高いため，治療介入はより積極的に行う．

❷ B型肝硬変では，代償性，非代償性とも核酸アナログが第1選択薬となる．

❸ ゲノタイプ1型の代償性C型肝硬変では，ハーボニー®，エレルサ®＋グラジナ®併用療法，およびマヴィレット®が第1選択となる．

❹ ゲノタイプ2型の代償性C型肝硬変には，ソバルディ®＋リバビリン併用療法，およびマヴィレット®が推奨されている．

❺ 非代償性C型肝硬変に対するDAAs治療の安全性は確認されておらず，推奨されない．

ウイルス性の肝硬変症では，肝癌の合併や肝不全へ進展する危険性が高いため，積極的な抗ウイルス療法を必要とする．近年，B型肝炎では，核酸アナログ薬治療の進歩により，代償性・非代償性肝硬変でも治療可能になり，肝機能の改善から生命予後の改善が得られるようになった．C型肝炎では，

❺ 非代償性B型肝硬変 55 例における，エンテカビル投与 1 年後の肝機能検査値の推移

肝機能検査値	治療前	1年後	p
血清アルブミン値（g/dL）	2.8±0.5	3.2±0.6	<0.001
血清総ビリルビン値（mg/dL）	3.0±2.2	1.9±0.9	0.001
PT（秒）	16.3±2.8	13.9±1.9	<0.001
Child-Pugh スコア	8.1±1.7	6.6±2.4	<0.001

エンテカビルを 1 年間投与可能であった非代償性B型肝硬変 55 例について，投与前と投与 1 年目での肝機能検査値を比較した表である．アルブミン値，ビリルビン値，PT はいずれも改善しており，これらを統合して判断する Child-Pugh スコアも 2 点近く改善している．

(Shim JH, et al. Efficacy of entecavir in treatment-naïve patients with hepatitis B virus-related decompensated cirrhosis. J Hepatol 2010 ; 52 : 176-82)

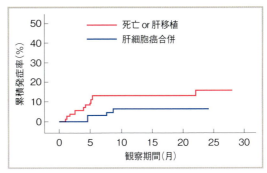

❻ エンテカビルによる治療を受けた非代償性B型肝硬変 70 例の累積死亡・肝移植率と累積肝細胞癌発症率

(Shim JH, et al. Efficacy of entecavir in treatment-naïve patients with hepatitis B virus-related decompensated cirrhosis. J Hepatol 2010 ; 52 : 176-82 より引用)

DAAs（direct acting antivirals；直接作用型抗ウイルス薬）治療の発達により，代償性肝硬変では慢性肝炎と遜色のない SVR 率（sustained virologic response；ウイルス学的著効）が得られるようになった．非代償性肝硬変についても，DAAs が効果的であるとする報告も増えつつある．しかし，現状では安全性が担保されておらず，今後の検討課題となっている．

B型肝硬変

治療目標

肝硬変は，慢性肝炎と比較し肝不全や肝癌への進展リスクが高いため，治療介入はより積極的に行う．肝硬変では HBV DNA が陽性であれば，HBe 抗原，ALT 値，HBV DNA 量にかかわらず治療対象とする．一方，HBV DNA が検出感度以下の症例は抗ウイルス治療の対象外である．

治療選択

インターフェロン（IFN）は核酸アナログ製剤と異なり免疫賦活作用を有しており，感染肝細胞の免疫学的破壊により肝炎が惹起され，急性増悪をきたす危険性があることに留意すべきである．わが国では，B型肝硬変に対する IFN 治療の効果と安全性については十分な根拠がなく，保険適用もない．したがって，B型肝硬変に対しては核酸アナログ製剤を用いて治療すべきである．

代償性肝硬変の抗ウイルス療法

代償性肝硬変では核酸アナログが第 1 選択薬となる．核酸アナログの長期継続治療は，HBV 増殖を抑制することで，肝硬変においても肝線維化を改善する．

エンテカビル（ETV；バラクルード®）の平均 6 年の継続治療では，全体の 88％の症例，肝硬変を含む線維化進展例では 100％の症例で肝線維化が改善した．核酸アナログ中止後の再燃は肝不全を誘発するリスクがあるため，生涯にわたり治療を継続することを基本とする．

非代償性肝硬変の抗ウイルス療法

非代償性肝硬変では核酸アナログが第 1 選択薬となる．核酸アナログ治療により，肝機能改善による肝不全からの離脱が可能であり，腹水，胃・食道静脈瘤破裂などの合併症発症率も低下する．

エンテカビルを 12 か月以上投与した非代償性肝硬変 55 例の検討では，アルブミン値が上昇，総ビリルビンが低下，プロトロンビン時間（PT）が改善した．結果として，Child-Pugh スコアが低下し，66％の症例が grade A となった（❺）．エンテカビル治療を受けた非代償性肝硬変 70 例の 1 年生存率は 87％であり，核酸アナログ治療の効果が発現するまでの 3〜6 か月の間に肝不全死する症例がある（❻）．このような症例の救命には肝移植が必要であることを十分に認識する必要がある．

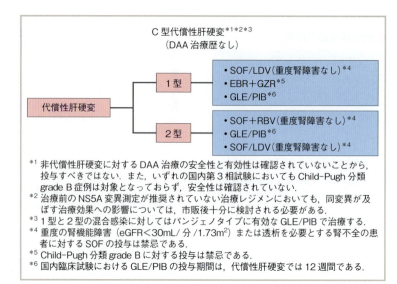

❼ ゲノタイプ1型・2型代償性肝硬変（DAA治療歴なし）治療フローチャート

(日本肝臓学会肝炎診療ガイドライン作成委員会編．C型肝炎治療ガイドライン（第6.1版）．2017[3)]より引用)
C型代償性肝硬変の治療をゲノタイプ別に示した図．基本的にIFNは第1選択とはならない．
SOF/LDV：ソホスブビル/レジパスビル（配合剤：ハーボニー®）
EBR+GZR：エルバスビル+グラゾプレビル
GLE/PIB：グレカプレビル/ピブレンタスビル（配合剤：マヴィレット®）
SOF+RBV：ソホスブビル+リバビリン

C型肝硬変

代償性肝硬変の抗ウイルス治療

治療薬の選択

　肝硬変の治療目的は肝発癌と肝不全の両者を抑制することにあり，代償性肝硬変では積極的な抗ウイルス療法の必要性が高い（❼）．ウイルスが排除されれば，肝発癌や肝不全の発生を抑制することが期待できる．

　ゲノタイプ1型の代償性肝硬変では，ソホスブビル/レジパスビル（配合剤：ハーボニー®）併用療法，エルバスビル（エレルサ®）+グラゾプレビル（グラジナ®）併用療法，および，グレカプレビル/ピブレンタスビル（配合剤：マヴィレット®）併用療法が第1選択となる．

　ゲノタイプ2型の代償性肝硬変にはソホスブビル（ソバルディ®）+リバビリン（レベトール®，コペガス®）併用療法，およびグレカプレビル/ピブレンタスビル併用療法（配合剤：マヴィレット®）が推奨される．

ソホスブビル/レジパスビル配合剤（ハーボニー®）

　ゲノタイプ1型のC型代償性肝硬変に対するソホスブビル/レジパスビル併用12週間のSVR率は95〜100%と報告されている．有効性・安全性ともに代償性肝硬変とそれ以外の症例との間に有意な差異はみられない．

　重度の腎機能障害や透析症例では禁忌である．また，アミオダロン使用例では死亡例が報告されている．

エルバスビル+グラゾプレビル併用療法

　ゲノタイプ1型のC型代償性肝硬変に対するエルバスビル/グラゾプレビル併用療法12週投与のSVR率は97.1%（34/35）と報告されており，良好な治療成績である．なお，NS5A領域のY93変異はSVR率に大きく影響しない．また，併用禁忌薬が比較的少なく安全性が高い．

グレカプレビル/ピブレンタスビル配合剤（マヴィレット®）

ゲノタイプ1型のC型代償性肝硬変に対するグレカプレビル/ピブレンタスビル併用療法12週投与のSVR率は100%（38/38）と報告されている．一方，ゲノタイプ2型のC型代償性肝硬変では，12週投与のSVR率は100%（18/18）と報告され，ゲノタイプにかかわらずSVR率は良好である．パンゲノタイプの治療薬であり，ゲノタイプが1型か2型かの判定が困難な場合でも高い効果が期待される．

ソホスブビル＋リバビリン併用療法

ゲノタイプ2型のC型代償性肝硬変に対する本併用12週間のSVR率は，国内第3相試験では94%（16/17）であった．有効性・安全性ともに，代償性肝硬変とそれ以外の症例との間に有意な差異はみられない．

非代償性肝硬変の抗ウイルス治療

C型非代償性肝硬変では，IFN治療の有効性は低い．とくにChild-Pugh分類grade Cでは，血球減少，感染症などの重篤な副作用の発現がみられる．

非代償性肝硬変に対するDAAsによる治療の安全性は確認されておらず，投与を行うべきではない．ただし，非代償性肝硬変を対象とした海外の臨床試験では，DAAs治療により，比較的高いSVR率とSVRに伴う肝機能の回復が報告されており，非代償性肝硬変のDAAs治療はこれからの検討課題である．

（田中榮司）

● 参考文献
1) 日本肝臓学会編．慢性肝炎・肝硬変の診療ガイド2016. 文光堂；2016.
2) 日本肝臓学会肝炎診療ガイドライン作成委員会編．B型肝炎治療ガイドライン（第3版）．http://www.jsh.or.jp/files/uploads/HBV_GL_ver3_Sep13.pdf
3) 日本肝臓学会肝炎診療ガイドライン作成委員会編．C型肝炎治療ガイドライン（第6.1版）．http://www.jsh.or.jp/files/uploads/HCV_GL_ver6.1_Mar26_2.pdf

● プリンシプルシリーズ参照
3 『ここまできた肝臓病診療』「抗ウイルス療法」☛p.284
（田中榮司）

VI章｜治療法各論
▶ **肝疾患／びまん性肝疾患／肝硬変**

分岐鎖アミノ酸製剤

Expert Advice
❶ 肝硬変患者では，分岐鎖アミノ酸（BCAA）濃度が低下しアミノ酸インバランスがみられる．
❷ 肝硬変患者に対するBCAA製剤投与は，低アルブミン血症の改善，肝性脳症，QOLの改善に有用である．

分岐鎖アミノ酸（BCAA）

蛋白質を構成するアミノ酸には，9種類の必須アミノ酸と11種類の非必須アミノ酸がある．必須アミノ酸であるバリン，ロイシン，イソロイシンは，分子内の側鎖に分岐構造をもつことより分岐鎖アミノ酸（branched-chain amino acids：BCAA）と総称される．BCAAは食物蛋白質の必須アミノ酸の約50%，また筋蛋白質の必須アミノ酸の約35%を占めている．

肝硬変患者とBCAA低下（アミノ酸インバランス）

肝硬変患者では血清BCAA濃度が低下し，芳香族アミノ酸（aromatic amino acids：AAAs）であるフェニルアラニン，チロシン，遊離トリプトファンが増加する．その結果，Fischer比（BCAA/AAAモル比）が低下することをアミノ酸インバランスとよぶ．

BCAAが減少する原因については複数の要因が考えられる．たとえば，①肝機能低下によりエネルギー基質である糖質が減少し代償性にBCAAがエネルギー源として利用される，②肝臓でのアミノ酸代謝が減少し相対的に骨格筋でのアミノ酸代謝が亢進する，③筋肉においてアンモニアが代謝される際にBCAAが使われるが，アンモニアが過剰になる

と BCAA の消費が進み枯渇する，などの複数の要因が考えられる．その結果，肝硬変患者では蛋白質・エネルギー低栄養状態（protein energy malnutrition：PEM）や肝性脳症といった病態がもたらされる．

BCAA 製剤による薬物療法

低栄養状態や PEM は，肝硬変患者の予後を規定する重要な因子である．BCAA は単に蛋白質合成の材料となるだけでなく，ロイシンが肝細胞の mammalian target of rapamycin（mTOR）を活性化し，アルブミン mRNA の転写活性とリボソームでの蛋白合成を活性化させることで，蛋白質合成の刺激にもなっている．このロイシンの作用により，一般的に低アルブミン血症を伴う非代償性肝硬変と診断された場合は，経口 BCAA 製剤（リーバクト® 顆粒，ゼリー）の投与が適応となっている．

また，肝性脳症発症時では，BCAA を高濃度に含有する特殊組成アミノ酸輸液剤（アミノレバン® 点滴静注，モリヘパミン® 輸液）を 3～5 時間で点滴静注し，脳におけるアミノ酸やアンモニア代謝の異常を是正する[1]．脳症誘発を抑制するためには，窒素源が血中アンモニア濃度を上昇させることから低蛋白食が必要となる．しかし，長期の蛋白質制限は PEM を助長することから，肝不全経腸栄養剤（アミノレバン EN®，ヘパン ED®）を低蛋白食に併用することで，必要蛋白量を維持することも重要である．

このほか，BCAA 製剤は低アルブミン血症を改善するだけでなく，さまざまな薬理作用を併せ持つことが最近の研究から明らかになっている[2]．2005 年に報告された大規模市販後臨床試験（The Long-Term Survival Study：LOTUS 試験）では，経口 BCAA 製剤の補充投与が，非代償性肝硬変患者の血清アルブミンを維持・上昇させるとともに，肝不全の悪化，食道静脈瘤破裂，肝癌発生および死亡などの肝硬変の進行に伴い出現する有害事象を有意に抑制し，肝硬変患者の予後と QOL を改善することが示された[3]．

日本消化器病学会編の『肝硬変診療ガイドライン

2015』においても推奨グレード 2 で，肝硬変患者に対する BCAA 製剤投与は低アルブミン血症の改善，脳症，QOL の改善に有用であると提案されている（☞p.357 ❾）．

（瀬戸山博子，佐々木 裕）

◉ 参考文献
1) Malaguarnera M, et al. Branched chain amino acids supplemented with L-acetyl-carnitine versus BCAA treatment in hepatic coma：a randomized and controlled double blind study. Eur J Gatsroenterol Hepatol 2009；21：762-70.
2) Setoyama H, et al. Oral branched-chain amino acid granules improve structure and function of human serum albumin in cirrhotic patients. J Gastroenterol 2017；52：754-65.
3) Muto Y, et al. Effects of oral branched-chain amino acid granules on event-free survival in patients with liver cirrhosis. Clin Gastroenterol Hepatol 2005；3：705-13.

◉ プリンシプルシリーズ参照
3『ここまできた肝臓病診療』「分岐鎖アミノ酸製剤」☞p.289 （瀬戸山博子，佐々木 裕）

VI章｜治療法各論
▶ 肝疾患／びまん性肝疾患／肝硬変

腹水治療

Expert Advice

❶ 腹水を伴う肝硬変患者ではすでに腎機能障害を合併しているため，腎保護を考慮に入れた腹水治療戦略が重要である．

❷ 治療は食欲低下をきたさない程度の塩分制限をしたうえで，利尿薬を中心とした薬物療法を行う．

❸ 利尿薬の第 1 選択は抗アルドステロン薬で，効果がない場合はループ利尿薬を併用する．

❹ ループ利尿薬の過剰投与は腎機能を悪化させるため，バソプレシン V_2 受容体選択的拮抗薬の早期使用を考慮する．

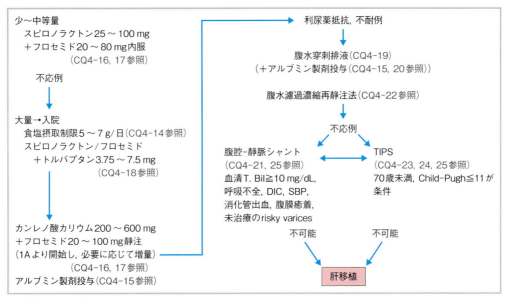

❽ 肝硬変における腹水治療のフローチャート

肝硬変における腹水治療は，塩分制限をしたうえで，利尿薬を中心とした薬物療法を行う．利尿薬に抵抗する腹水に対しては，腹水穿刺排液や腹水濾過濃縮再静注療法を行い，不応例には適応症例を慎重に選択したうえで，腹腔-静脈シャントや経頸静脈肝内門脈大循環シャント術を考慮するが，実施困難な場合は肝移植を検討する．
特発性細菌性腹膜炎には，第3世代セフェム系抗菌薬の静注を行い，血液検査所見の条件を満たした場合はアルブミン製剤の静注を併用する．
(日本消化器病学会編．肝硬変診療ガイドライン2015．改訂第2版．南江堂；2015[1]より引用)

❺ 大量腹水では，患者の状態に応じて腹水穿刺排液，腹水濾過濃縮再静注療法，アルブミン製剤静注を行う．

肝硬変における腹水治療 ❽[1]

　腹水の治療原則は，食欲低下をきたさない程度の緩やかな塩分制限（5～7 g/日）をしたうえで，利尿薬を中心とした薬物療法を行うことである．有腹水肝硬変では，すでに糸球体濾過値や腎血漿流量の低下といった腎機能障害を合併している．腎機能のさらなる悪化は腹水を有する肝硬変患者の生命予後に影響するため，腎保護を考慮に入れた腹水治療戦略が重要となる．

利尿薬による薬物療法

　少量の腹水の場合，レニン-アンジオテンシン-アルドステロン系の亢進といった病態生理に則した抗アルドステロン薬であるスピロノラクトンが第1選択薬である．本薬剤は遠位尿細管においてアルドステロン依存性のNa再吸収ならびにK排泄を阻害する．効果がない場合はループ利尿薬であるフロセミドを併用する．本薬剤はHenle係蹄上行脚においてNaおよびClの再吸収を抑制する．スピロノラクトンよりも速効性はあるが，過剰投与は腎機能悪化を引き起こすことが知られており，過剰投与になる前に，入院のうえ早期にバソプレシンV_2受容体選択的拮抗薬トルバプタンを併用していくことが重要である．

　トルバプタンは集合管での水分の再吸収を阻害することで利尿効果を示す．本薬剤は腎血流や血清クレアチニン濃度への影響が少ないことから，早期の導入が推奨される．われわれが推奨する使用法としては，スピロノラクトン50 mg/日とフロセミド20 mg/日まで増量した時点で腹水のコントロールが不良な場合は，入院のうえトルバプタン3.75 mg/日より開始する．3～5日様子をみて，反応が悪ければ7.5 mg/日（肝性浮腫に対する最大量）まで増量する．最大量まで増量しても効果が少ない場合は，フロセミドを減量することで効果が得られることがある[2]．

　内服の利尿薬で腹水の改善がみられない場合は，抗アルドステロン薬（カンレノ酸カリウム），ループ

利尿薬の経静脈投与を行う．利尿薬で効果が不十分であり血清アルブミン濃度が低値（2.5 g/dL）であれば，ヒト血清アルブミン製剤の経静脈投与を検討する．有効循環血漿量の増加がもたらされるとともに，利尿薬の効果改善が期待される．

利尿薬治療に抵抗する腹水

利尿薬治療に抵抗する腹水の場合は，腎血流障害の状態になり腹水そのものが利尿を阻害している可能性があるため，患者の状態に応じて腹水穿刺排液や腹水濾過濃縮再静注療法（cell-free and concentrated ascites reinfusion therapy：CART）を行うことが推奨される．腹水穿刺排液の排液量は，当初は1L程度で開始し漸次増やしていくのが望ましい．とくに大量穿刺排液時には循環不全や低ナトリウム血症をきたすことがあるため，血漿増量薬としてヒト血清アルブミン製剤との併用が推奨されている．

上記の治療に不応な難治性腹水では，腹腔-静脈シャント（peritoneo-venous shunt：PVS）や経頸静脈肝内門脈大循環シャント術（transjugular intra-hepatic portosystemic shunt：TIPS）を考慮する．PVS は腹腔内と鎖骨下静脈などの間にシャントを形成して腹水を大静脈へ灌流させる手法であり，逆流防止弁とシャント閉塞予防にポンプ機能を有する Denver 型シャントを用いる．TIPS は interventional radiology にて肝静脈と肝内門脈との間にシャントを形成して門脈圧を降下させる手法であるが，わが国では保険適用がない．いずれの手技も施行にあたっては慎重な適応判断が必要であり，実施が困難な場合は肝移植を検討する．

（高村昌昭，寺井崇二）

● 参考文献
1) 日本消化器病学会編．肝硬変診療ガイドライン 2015．改訂第2版．南江堂；2015．
2) Goto A, et al. Re-response to tolvaptan after furosemide dose reduction in a patient with refractory ascites. Clin J Gastroenterol 2015；8：47-51.
● プリンシプルシリーズ参照
3 『ここまできた肝臓病診療』「腹水治療」 ➡p.292（高村昌昭，寺井崇二）

VI章｜治療法各論
▶ 肝疾患／びまん性肝疾患／肝硬変

栄養療法

Expert Advice

❶ 蛋白質・エネルギー低栄養（PEM）を高頻度に認め，著しい低栄養状態にある肝硬変患者は予後が不良である．

❷ 臨床病期や重症度，肝性脳症や門脈大循環短絡路，糖尿病合併の有無などを判定して栄養ケアプランを作成する．

❸ エネルギー低栄養に対して分岐鎖アミノ酸（BCAA）製剤による LES が有効である．

❹ BCAA の長期経口投与は栄養状態を改善し，生存率・QOL を改善する．

❺ 治療効果を上げるためには，管理栄養士と密に連携し，栄養食事指導を行うことが大切である．

肝硬変では，病態の進行に従って肝不全徴候（黄疸，腹水・浮腫，出血傾向，肝性脳症）をきたすとともに，肝細胞機能障害の程度に応じてさまざまな栄養代謝異常をきたす．ことに蛋白質・エネルギー低栄養（protein-energy malnutrition：PEM）が特徴的であり，安静時エネルギー消費量が亢進し，早朝空腹時の糖質利用が低下するほか（エネルギー代謝異常），低アルブミン血症，アミノ酸インバランス，高アンモニア血症，負の窒素平衡など（蛋白質・アミノ酸代謝異常）がみられ，患者の quality of life（QOL）は著しく低下する．

近年，肝硬変に対する経腸栄養は，肝機能や栄養状態を改善するとともに合併症の発現を抑制し，生存率を改善させることが明らかになっている．

基本方針

栄養療法を行うにあたっては，臨床病期（代償性あるいは非代償性）や重症度（Child-Pugh 分類），

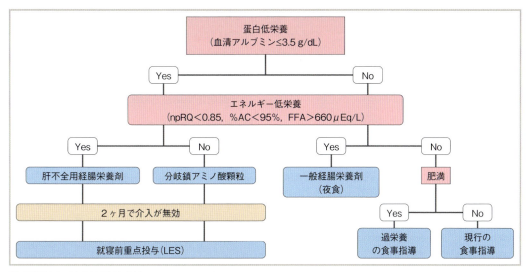

❾ 肝硬変に対する栄養療法フローチャート
肝硬変における栄養療法は、蛋白質代謝およびエネルギー代謝のアセスメントに従って順次行う。蛋白低栄養は血清アルブミン値により評価し、エネルギー低栄養の判定は間接熱量計による非蛋白呼吸商（npRQ），身体計測値の一つである％AC（arm circumference；上腕周囲長），早朝空腹時の血中遊離脂肪酸（free fatty acid：FFA）を指標とする．治療後の動的評価にはFFAが適する．
（日本消化器病学会編．肝硬変診療ガイドライン 2015．改訂第2版．南江堂：2015．p.xviii[2]）より引用）

肝性脳症の有無とその程度（昏睡度），門脈大循環短絡路（側副血行路），糖尿病合併の有無などを判定して栄養ケアプランを作成する．

管理栄養士との連携はきわめて重要であり，食事摂取調査などを通して食欲，喫食率をはじめ，血糖，アンモニア値などを参考にしながら柔軟に修正していくというスタンスが大切である．

エネルギー代謝異常に対する対策

肝硬変では食後のグリコーゲン貯蔵量が十分ではなく，筋蛋白を分解してアミノ酸から糖新生するため，骨格筋量が減少して窒素平衡は負に傾き，空腹時には体内脂肪を栄養素として利用する病態が生じている．とくに夕食から翌朝までのエネルギー供給が十分でないことから，200 kcal程度の夜食や分岐鎖アミノ酸（branched-chain amino acids：BCAA）高含有の肝不全用経腸栄養剤の就寝前の投与（late evening snack：LES）が推奨される．

蛋白質・アミノ酸代謝異常に対する対策

肝硬変における蛋白質代謝異常は低アルブミン血症として現れるほか，骨格筋におけるアンモニア処理や糖新生のエネルギー基質としてのBCAAの利用が亢進しているため，血漿中BCAAは低下し，Fischer比（BCAA/チロシン＋フェニルアラニン）やBTR（BCAA/チロシン比）の低下，すなわちアミノ酸インバランスが特徴的である．

近年，BCAAの長期経口投与は，低アルブミン血症を改善するとともに合併症（腹水，黄疸，食道静脈瘤破裂，肝発癌）の発現を抑制し，生存率やQOLを改善することが明らかとなり，栄養療法の医学的妥当性が示されている．

経口BCAA製剤にはBCAA顆粒（リーバクト®）と肝不全用経腸栄養剤（アミノレバンEN®，ヘパンED®）があり，エネルギー低栄養の有無により選択する（❾）[2]．また，肝性脳症の覚醒後や蛋白不耐症を伴う慢性肝不全例には低たんぱく食（0.5～0.7 g/kg/日）とともに肝不全用経腸栄養剤1～2包程度投与する．

栄養食事指導

患者のライフスタイルや食事調査に基づいて病期に応じた栄養食事指導を行うことが大切である．

BCAAの作用や肝不全用経腸栄養剤の必要性に関する理解も促しながら説明するとともに，肥満は発癌のリスクにもなるため，過度の高エネルギー・高たんぱく食にならないように指導することが重要である．

（遠藤龍人，滝川康裕）

●参考文献
1) Plauth M, et al. ESPEN guidelines on enteral nutrition. liver disease. Clin Nutrition 2006；25：285-94.
2) 日本消化器病学会編. 肝硬変診療ガイドライン 2015. 改訂第2版. 南江堂；2015.
3) Suzuki K, et al. Guidelines on nutritional management in Japanese patients with liver cirrhosis from the perspective of preventing hepatocellular carcinoma. Hepatol Res 2012；42：621-6.

●プリンシプルシリーズ参照
3『ここまできた肝臓病診療』「栄養療法」➡p.297（遠藤龍人，滝川康裕）

Ⅵ章｜治療法各論
▶ 肝疾患／びまん性肝疾患

NASH/NAFLD

Expert Advice
❶ NASH/NAFLD 治療の基本は，肥満や生活習慣病に対する食事・運動療法である．
❷ NASH は肝硬変に進展する可能性があり，薬物治療を含む積極的な治療介入が必要である．
❸ 減量，薬物治療が奏効しない高度肥満例においては外科的治療の適応を検討する．

NASH（非アルコール性脂肪肝炎）/NAFLD（非アルコール性脂肪性肝疾患）治療の基本は，食事・運動療法を中心とした減量と生活習慣を見直すことで，背景にある肥満，糖尿病，脂質異常症，高血圧などを是正することである．生活習慣が改善できない例や肝癌発生や肝硬変に進展する可能性があるNASH は，薬物療法を含む積極的な治療介入が求められる．

2014年4月に日本消化器病学会から『NAFLD/NASH 診療ガイドライン 2014』（❿），2015年9月に日本肝臓学会より『NASH・NAFLD の診療ガイド 2015』が発刊され，NASH/NAFLD 診療のさらなる標準化が期待されている．

食事・運動療法

NASH/NAFLD は食事療法と運動療法による減量が重要で，7%以上の減量が達成されれば，肝機能だけでなく肝組織像が改善することが示唆されている．食事療法はカロリー摂取量の適正化を優先し，栄養素摂取比率では脂質を制限する．従来から有酸素運動は内臓脂肪減少やインスリン抵抗性改善に有効性が報告されており，最近ではスクワットなどの筋力増強（レジスタンス）運動に関しても有効性が報告されている．

薬物療法

現時点でNASH に対して保険適用を有する薬剤はない．NASH/NAFLD は糖尿病，脂質異常症，高血圧などを合併することが多く，その合併症に対する治療薬のうち，NASH/NAFLD の病態改善が期待される薬剤を投与し，改善がなければ抗酸化療法を行う．

インスリン抵抗性改善薬
チアゾリジン誘導体：ピオグリタゾン（アクトス®）は，大規模 RCT で糖尿病の有無にかかわらず線維化を含む肝組織像の有意な改善が示唆された．しかし，長期投与の副作用として，体重増加，心不全，骨折の危険性が報告されており，長期投与による効果と副作用の検証が必要である．
ビグアナイド薬：メトホルミン（メトグルコ®）はインスリン抵抗性を改善するが，肝機能および肝組織像の改善については根拠に乏しく，非糖尿病患者への投与は推奨されない．

脂質異常症治療薬
HMG-CoA 還元酵素阻害薬：アトルバスタチン（リピトール®）は高コレステロール血症を有するNASH/NAFLD 患者において，肝機能を改善させる．しかし，肝組織改善効果についてはエビデンス

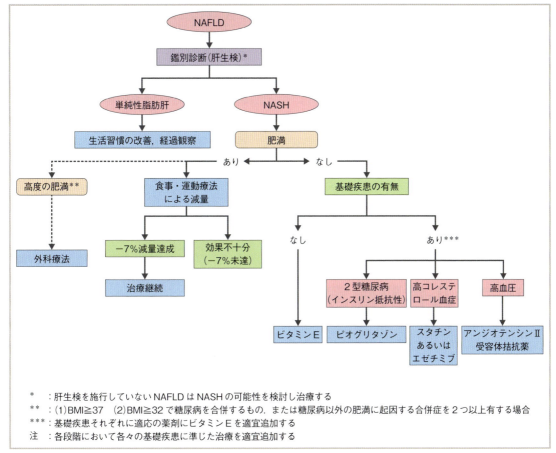

⑩ NAFLD/NASH 治療フローチャート
（日本消化器病学会編．NAFLD/NASH 診療ガイドライン 2014．南江堂；2014[1]より引用）

が不十分である．
　エゼチミブ（ゼチーア®）：総コレステロール，LDL-コレステロールの有意な減少を認め，肝機能，肝組織像の改善を示した．

降圧薬
　アンジオテンシンⅡ受容体拮抗薬（ARB）：ロサルタン（ニューロタン®）は高血圧を合併したNASH患者において，肝機能および肝組織像の改善を示した．

抗酸化療法
　ビタミンE（ユベラN®）：大規模RCTで肝機能と肝組織像を改善させることが確認されている．

外科的治療

減量手術
　高度肥満NASHに対し，減量とともに肝脂肪化，炎症，肝線維化の改善に有用である．
　本邦においては，BMI 35以上で高血圧，糖尿病，脂質異常症のいずれかを有する症例に対し，胃縫縮術（スリーブ手術）が2014年4月より保険適用になった．

肝移植
　NASH進行肝不全に対する肝移植数は増加している．術後生存率は他疾患の肝移植後と有意差はないとされるが，移植後のNASH再発の可能性について注意が必要である．

（五十嵐悠一，徳重克年）

●参考文献
1) 日本消化器病学会編. NAFLD/NASH 診療ガイドライン 2014. 南江堂；2014.
2) 日本肝臓学会編. NASH・NAFLD の診療ガイド 2015. 文光堂；2015.
3) Sanyal AJ, et al. Pioglitazone, vitamin E, or placebo for nonalcoholic steatohepatitis. N Engl J Med 2010；362：1675-85.

●プリンシプルシリーズ参照
3『ここまできた肝臓病診療』「NASH/NAFLD」☞p.305
（五十嵐悠一，徳重克年）

VI章｜治療法各論
▶肝疾患／びまん性肝疾患

アルコール性肝障害

Expert Advice
❶ 診断に最も重要なことは，正確な飲酒歴の聴取を行うことであり，家族や知人からの聴取も必要である．
❷ 女性は男性に比して 2/3 程度の飲酒量で肝障害が出現し，約半分の飲酒期間で肝硬変にまで進展する．
❸ 重症型アルコール性肝炎は早急に高度医療機関への搬送を検討する必要がある．
❹ 禁酒が治療の根幹をなす．そのためには専門医との連携が重要である．

アルコール性肝障害は過度の飲酒に伴う肝障害の総称であり，脂肪肝から肝線維症もしくはアルコール性肝炎を経て，肝硬変や肝癌に進展する（⓫）．

わが国における国民 1 人あたりの年間アルコール消費量は，高度成長期に顕著な増加を示したが最近ではむしろ漸減傾向にあり，2014 年のデータで約 6.8 L である．男女別では女性の飲酒率の増加は著しく，1968 年には 19.2％であったのが 2003 年には 76.7％になった．

アルコール代謝能（アルデヒド脱水素酵素 ALDH2 活性）の低い者が約 4 割存在することを考慮すると，日本人のアルコール消費量は決して低くない．

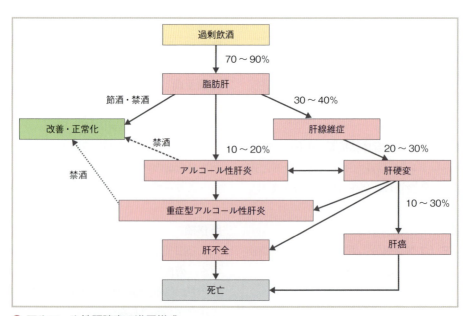

⓫ アルコール性肝障害の進展様式
（竹井謙之．アルコール性肝障害の診療．日本医師会雑誌 2015；144：1434-8 より引用）

⑫ アルコール性肝障害の診断基準

「アルコール性肝障害」とは，長期（通常は5年以上）にわたる過剰の飲酒が肝障害の主な原因と考えられる病態で，以下の条件を満たすものを指す．

1. 過剰の飲酒とは，1日平均純エタノール60 g以上の飲酒（常習飲酒家）をいう．ただし女性やALDH2活性欠損者では，1日40 g程度の飲酒でもアルコール性肝障害を起こしうる．
2. 禁酒により血清AST，ALTおよびγ-GTP値が明らかに改善する．
3. 肝炎ウイルスマーカー，抗ミトコンドリア抗体，抗核抗体がいずれも陰性である．

（日本アルコール医学生物学研究会編．アルコール性肝障害診断基準2011年版，響文社：2012[2]より抜粋）

⑬ Japan Alcoholic Hepatitis Score（JAS）

スコア	1	2	3
白血球数（/μL）	<10,000	10,000≦	20,000≦
血清クレアチニン（mg/dL）	≦1.5	1.5<	3≦
プロトロンビン時間（INR）	≦1.8	1.8<	2≦
総ビリルビン（mg/dL）	<5	5≦	10≦
消化管出血ないしDIC	−	+	
年齢（歳）	<50	50≦	

JASスコア　≦7：軽度，8〜9：中等度，10≦：重症．
（日本アルコール医学生物学研究会編．アルコール性肝障害診断基準2011年版，響文社：2012[2]より引用）

⑭ アルコール性肝障害の治療指針

治療法の根幹は禁酒，アルコール依存症への対応

1. 禁酒（脂肪肝など節酒で対処可能な症例も存在する）
2. 離脱期：Wernicke脳症の予防
   ビタミンB₁補充
3. 栄養・食事指導
   ・脂肪肝の患者では栄養評価を行い，摂取カロリーの適正化を図る．
   ・鉄制限食
   ・タンパク・エネルギー低栄養状態では高タンパク（1.2〜1.5 g/kg　ただし脳症を伴わない）・高エネルギー（35〜40 kcal/kg）
   ・肝硬変では分枝鎖アミノ酸（BCAA）製剤も有用である．
4. アカンプロサート（断酒補助薬）
   ・断酒の意志がある依存症患者が対象
   ・心理社会的治療と併用
5. 重症型アルコール性肝炎
   ・劇症肝炎に準じた集学的治療を早期に開始する．

（竹井謙之．アルコール性肝障害の診療．日本医師会雑誌2015；144：1434-8より引用）

アルコールに対する感受性には性差があり，女性は少量の飲酒であってもアルコール性肝障害を発症しやすい．エストロゲンによるアルコール代謝系の抑制作用や，自然免疫系の過剰な賦活化が肝障害の性差発現に関与すると考えられる．

診断

γGTP上昇，AST＞ALT，MCV＞100fL，IgA上昇を認めた場合，本症を想起する．飲酒歴の正確な聴取を行い，ウイルス性肝炎などほかの肝障害を除外する．診断基準（⑫，⑬）を参考にして病型を診断する．アルコール性肝硬変では食道静脈瘤や肝癌の合併を評価する．

治療

アルコール性肝障害の治療指針を⑭にまとめた．治療の原則は禁酒である．しかし，アルコール性肝炎や肝硬変では，禁酒しても障害が増悪することがある．病型に合わせた栄養療法を行う．重症型アルコール性肝炎は集学的治療が必要である．

病型

アルコール性脂肪肝

アルコール過飲により最初に起こる肝病変で，大量飲酒者の大半に認められる．組織学的には，肝小葉の約1/3以上に大滴性の脂肪が肝細胞核を圧迫するように沈着する．飲酒継続により，脂肪肝から肝硬変へ進展しうる．一方で脂肪肝は可逆的であり，禁酒により急速に改善することが多いが，10%前後は進行するという報告がある．

アルコール性肝線維症

肝組織病変の主体が線維化（中心静脈周囲や肝細胞周囲性）であり，炎症細胞浸潤や肝細胞壊死は軽度にとどまる．

アルコール性肝炎

肝組織病変の主体が肝細胞の変性・壊死であり，肝小葉中心部に肝細胞の風船様変性や壊死，多核白血球の浸潤を認める．Mallory-Denk体の出現もみられる．

飲酒継続はアルコール性肝炎の生命予後を悪化さ

VI章 治療法各論／肝疾患

せる．禁酒にて約30％が組織学的に正常化するものの，大半は肝炎が持続し肝硬変への進展もありうる．

重症型アルコール性肝炎

禁酒しても発熱，白血球増加，黄疸，腹水を伴って急激に肝障害が悪化する病型であり，消化管出血，感染症，腎不全などを合併しやすく重篤な経過をたどる．本症が疑われる場合には，早急に高度医療機関への搬送を検討する必要がある．

アルコール性肝硬変

ウイルス性肝硬変の患者数は減少局面に入り，新規肝硬変者に占めるアルコール性の割合は少しずつ増えつつある．組織像は典型的には小結節性，薄間質性である．生化学検査や画像検査から臨床的に診断されることも多い．本症の予後を規定する最大の因子は，飲酒の継続である．

アルコール性肝癌

アルコール性肝癌の予後に関しては，ウイルス性と同等とするものから，良・悪さまざまな報告がなされている．ウイルス性よりも診断が遅れ，より進行した状態で発見されることが多いとされる．

依存症への対応

スクリーニングテスト（CAGE など）を利用して，問題飲酒や依存症を把握する．精神科専門医や自助グループと連携する．

アカンプロサート：飲酒欲求を抑えることで断酒率を上げる断酒補助薬である．離脱症状に対する治療が完了してから投与を開始する（**14**）.

(長谷川浩司，竹井謙之)

● 参考文献

1) 尼崎米厚．わが国における飲酒行動の実態およびアルコール性肝障害の疫学．竹井謙之ほか編．Hepatology Practice Vol 2　NASH・アルコール性肝障害の診療を極める―基本から最前線まで．文光堂；2013．p.226-30.
2) 日本アルコール医学生物学研究会編．アルコール性肝障害診断基準 2011 年版．響文社；2012.
3) 竹井謙之企画．特集 アルコール医学・医療の最前線 2015Update．医学のあゆみ 2015；254（10）.

● プリンシプルシリーズ参照

3『ここまできた肝臓病診療』「アルコール性肝障害」
　▶p.309 (長谷川浩司，竹井謙之)

VI章｜治療法各論

▶ **肝疾患／びまん性肝疾患／自己免疫性肝疾患**

自己免疫性肝炎

Expert Advice

❶ 診断が確定した例では，原則としてプレドニゾロンによる治療を行う．

❷ プレドニゾロン初期量は十分量（0.6 mg/kg/日以上）とし，血清トランスアミナーゼの改善を確認し，プレドニゾロンを漸減する．

❸ プレドニゾロンの減量はゆっくり行う．

❹ 重症と判断された場合，遅滞なく専門医療機関へ紹介する．また，中等症の症例で黄疸が高度の場合は専門機関への紹介を考慮する．

❺ 長期にプレドニゾロンを内服する必要があるため，骨粗鬆症の予防を行う．

自己免疫性肝炎（autoimmune hepatitis：AIH）は，適切な治療が行われないと肝硬変や肝不全に進展する疾患であり，原則として副腎皮質ステロイドによる薬物療法が必要である．治療により血清トランスアミナーゼの持続正常化が得られた場合は予後良好であるが，治療抵抗例，急性肝不全例，肝硬変例では予後が不良であることから留意が必要である．

臨床の現場においては，各症例の重症度や病態に応じた対応が大切である．また，線維化進行例では肝細胞癌の合併もあることから，定期的な画像検査が必要である．

本邦においては，厚生労働省難治性疾患等政策研究事業「難治性の肝・胆道疾患に関する調査研究」班により診療ガイドラインが策定されている[1].

基本治療

原則として，副腎皮質ステロイドによる薬物療法が必要である．診断時に無症状かつ血清トランスアミナーゼ軽度異常の症例においても，治療が行われなければ予後不良となることが示されている．

AIH の治療目標は，持続的な ALT（30 IU/L 以下）の正常化である．プレドニゾロン導入量の目安は 0.6 mg/kg/日以上とし，中等症以上では 0.8 mg/kg/日以上を目安とする．治療開始後，血清トランスアミナーゼの改善を確認し，プレドニゾロンを漸減する．

早すぎる減量は再燃の原因となるため，プレドニゾロン 5 mg/1〜2 週を減量の目安とする．プレドニゾロン投与量が 0.4 mg/kg/日以下では，2.5 mg/2〜4 週を目安に漸減し，血清トランスアミナーゼを基準値範囲内に保つ最低量のプレドニゾロンを維持量として，長期（2 年以上）投与する．2 年以上トランスアミナーゼと IgG の持続正常化が得られれば中止を考慮することも可能であるが，肝組織を含めた評価が望まれる．

ステロイド投与中にウルソデオキシコール酸（UDCA）を併用すると，副腎皮質ステロイドの減量を補助できることがある．

再燃例・重症例の治療

初回治療時に副腎皮質ステロイドへの治療反応性が良好であった例では，再燃時においてもステロイドの増量または再開が有効である．繰り返し再燃する例では，アザチオプリン 1〜2 mg/kg/日（保険適用外）の併用または変更を考慮する．プレドニゾロン単独投与にてトランスアミナーゼ値の正常化を維持できても，IgG が正常以下にコントロールされない症例では，アザチオプリンの併用も考慮する．

重症例ではステロイドパルス療法や肝補助療法（血漿交換や血液濾過透析）などが効果を示す場合がある．また，治療方針の決定にあたっては早期の時点から移植医との連携も大切である．

合併症・副作用に対する治療と管理

骨粗鬆症：本症では長期に副腎皮質ステロイドを内服する必要があるため，骨粗鬆症の予防と治療ガイドライン[2]を参考に，危険因子の評価と必要に応じてビスホスホネート製剤などの薬物治療を行う．

肝細胞癌：肝線維化の進展した肝硬変からの発癌に注意が必要であり，腫瘍マーカー検査と画像検査（エコー，CT，MRI）を定期的に行う．

専門医へのコンサルト

本症の診断後には重症度の評価を行い，対応を判断することが重要である．中等症と判定された症例でも，プロトロンビン時間が 60% 以下，あるいは黄疸が高度の場合は専門機関への紹介を考慮する．

（大平弘正）

◉ **参考文献**
1) 厚生労働科学研究費補助金難治性疾患等政策研究事業「難治性の肝・胆道疾患に関する調査研究」班．自己免疫性肝炎（AIH）の診療ガイドライン（2016 年）．
2) 骨粗鬆症の予防と治療ガイドライン作成委員会（日本骨粗鬆症学会，日本骨代謝学会，骨粗鬆財団）編．骨粗鬆症の予防と治療ガイドライン 2015 年版．
http://www.josteo.com/ja/guideline/doc/15.1.pdf
◉ **プリンシプルシリーズ参照**
3 『ここまできた肝臓病診療』「自己免疫性肝炎」●p.314
（大平弘正）

VI章｜治療法各論
▶ 肝疾患／びまん性肝疾患／自己免疫性肝疾患

原発性胆汁性胆管炎

Expert Advice
❶ ウルソデオキシコール酸（UDCA）が第 1 選択薬である．
❷ ウルソデオキシコール酸（UDCA）は 600 mg/日の投与が標準とされるが，効果が少ない場合は 900 mg まで増量できる．
❸ UDCA（900 mg/日）で効果が不十分の場合はベザフィブラートが考慮される．
❹ 症候性 PBC では，胆汁うっ滞に伴う皮膚掻痒感，骨粗鬆症等の合併症対策が重要である．
❺ 進行した状態では進展を止めることは難しく，肝移植を考慮する．

本邦においては，厚生労働省難治性疾患等政策研

究事業「難治性の肝・胆道疾患に関する調査研究」班により『原発性胆汁性胆管炎（PBC）の診療ガイドライン（2017年）』が策定されている[1].

本症では，根本的治療法は確立されていないため対症療法となる．ウルソデオキシコール酸（UDCA）が第1選択薬であり，臨床検査値の改善と予後改善効果も有する．軽度のALP上昇を呈する無症候性PBCに対する治療は，コンセンサスは得られていないが，ガイドライン[1]では，ALPが一定のレベル（正常上限の1.5倍）を超えている患者では投与を開始し，それ以下の患者では3〜4か月に1度肝機能を測定し，胆道系酵素がそのレベルに達した時点で投与を行うことが推奨されている．一方，UDCA（900 mg/日）で効果が不十分の場合はフィブラート系薬剤が試みられている．進行したPBCでは進展を止めることは難しく，病態が進行した場合には肝移植を考慮する．

基本治療

UDCAは，胆道系酵素の低下作用のみでなく，組織の改善，肝移植・死亡までの期間の延長効果が示されている．UDCAの作用機序として利胆作用，細胞膜保護作用，免疫調節作用などが知られている．

UDCA（900 mg/日）で効果が不十分の場合はベザフィブラートが考慮される．ベザフィブラートは，MDR3の発現亢進による細胞障害抑制やPPARα活性化による抗炎症作用などが考えられている．これら両薬剤は作用機序が異なるため併用投与が望ましいが，進行例ではともにその効果は乏しい．なお，フィブラート系薬剤は脂質異常症がなければ保険適用外である．

PBC-AIHオーバーラップ症候群（肝炎型PBC）に対する治療

通常のPBCに対する副腎皮質ステロイドの投与は，病態の改善には至らず骨粗鬆症を増強するため禁忌とされているが，肝炎所見が優位である場合はUDCAに加えて副腎皮質ステロイドの投与が推奨される．肝炎症状が安定化したらUDCA単独に切り替えることが望まれる．

合併症に対する治療

症候性PBCでは，皮膚掻痒感，骨粗鬆症，肝硬変に関連する合併症の対応も必要となる．皮膚掻痒感は黄疸出現前に認められ，コレスチラミンや抗ヒスタミン薬が用いられる．最近では，ナルフラフィン塩酸塩の効果が報告されている．

脂溶性ビタミン吸収障害に伴う骨粗鬆症に対しては，食事療法を基本にビスホスホネート製剤や活性型ビタミンD_3製剤などを使用する．

肝移植

進行したPBCでは進展を止めることは難しく，病態が進行した場合には肝移植を考慮する．肝硬変に進展し重篤な全身の合併症がなく，①総ビリルビンが5 mg/dL持続的に上昇，②難治性胸腹水，食道静脈瘤，肝性脳症の合併，③強い皮膚掻痒感によるQOLの著明な低下を認めるPBCでは肝移植を考慮する．

移植適応時期の決定には，Mayo（updated）モデルや日本肝移植適応研究会のモデルが用いられる[2].

専門医へのコンサルト

ガイドラインでは，専門医への紹介のタイミングとして以下の5項目をあげている．

① 最初の診断の確定，とくに非定型例の診断および病態把握，病型診断．
② 治療方針の決定．
③ UDCAの効果（ALP，γ-GTPの低下）が投与6か月から1年で不十分なとき．
④ 症候性PBCになった場合はその時点で一度．
⑤ 総ビリルビン値が5 mg/dL以上を呈した時点．

（大平弘正）

● 参考文献
1) 厚生労働科学研究費補助金難治性疾患等政策研究事業「難治性の肝・胆道疾患に関する調査研究」班．原発性胆汁性胆管炎（PBC）の診療ガイドライン（2017年）．
2) 木幡裕，橋本悦子．原発性胆汁性肝硬変における肝移植の適応．市田文弘編．肝移植適応基準．国際医書出版；1991．p.13-25.

びまん性肝疾患／薬物性肝障害

●**プリンシプルシリーズ参照**
3『ここまできた肝臓病診療』「原発性胆汁性胆管炎」
➥p.318（大平弘正）

Ⅵ章｜治療法各論
▶**肝疾患／びまん性肝疾患**

薬物性肝障害

Expert Advice

❶ 多くは薬物中止のみで軽快し，薬物療法は必要ない場合が多い．

❷ 肝細胞障害型の肝障害でグリチルリチンの静注やウルソデオキシコール酸を投与することがある．

❸ 胆汁うっ滞型で黄疸が遷延する場合には，ウルソデオキシコール酸，副腎皮質ステロイド，フェノバルビタールが有効なことがある．

❹ 肝障害の原因となった，もしくは可能性の高い薬物について十分説明し，今後は服用することのないように指導する．

▌初期対応

薬物性肝障害を疑った場合，起因薬物を現在も服用中であれば直ちに中止するのが基本である．血液データがいくつまで増加したら中止するかについては正確なエビデンスはないが，専門医の立場からは，① ALT が 100 U/L 以上に上昇した場合は数日ごとに経過を注意深く観察する，② ALT が 300 U/L 以上に上昇した場合は中止する，③ 総ビリルビンが3.0 mg/dL 以上に上昇するか肝障害に基づく症状や皮疹を認める場合は中止するのが目安と考える[1]．

全身倦怠感，食欲不振などの症状が強い場合，黄疸例（たとえば総ビリルビンで 4 mg/dL 以上），ALT 高値（たとえば 400 U/L 以上），プロトロンビン時間延長例では，入院加療が望ましい．その場合は急性肝炎の治療に準じ安静臥床とし，消化の良い食事を与え，摂食できない場合は輸液を行う．

▌薬物療法

多くの場合は薬物中止により軽快し，薬物療法は必要ない場合が多い．

肝細胞障害型の肝障害でグリチルリチンの静注（強力ネオミノファーゲンシー® 40〜60 mL/日）が行われる場合がある．正確なエビデンスはないが，ALT 値が高値の場合には実際に用いられることも多い．ウルソデオキシコール酸（ウルソ® 600 mg/日）を投与することもあるが，これもエビデンスはない．重症例での副腎皮質ステロイドパルス療法についても同様である．

胆汁うっ滞型で黄疸が長期に遷延する場合には，ウルソデオキシコール酸（ウルソ® 600〜900 mg/日），副腎皮質ステロイド薬（プレドニン® 30〜40 mg/日から開始し，1 週ごとに減量），フェノバルビタール（フェノバール® 60〜120 mg/日）が有効なことがある．副作用の点から，この順に使用するのがよいと考える．併用も可能である．その他，茵蔯蒿湯やタウリンが有用との報告もある．

遷延化し瘙痒感が強い場合は，コレスチミド（コレバイン® 3〜4 g/日，保険適用外，ウルソ® の吸収を阻害するので同時には服用しないこと）やナルフラフィン（レミッチ® 2.5〜5 µg/日）の投与が有用である．脂溶性ビタミンの補給も必要になる．

▌その他の治療

プロトロンビン時間の著明な延長や意識障害などの劇症化が認められた場合には，直ちに人工肝補助療法を行うか，実施可能な施設に転送する．血漿交換＋持続血液濾過透析で改善がみられない場合は，家族と相談のうえ，早めに肝移植の行える施設とコンタクトをとる必要がある．

（滝川　一）

●**参考文献**
1) 滝川　一．薬物性肝障害で，原因薬物が（同一患者の他疾患の）key drug である場合，肝胆道系酵素の値がどのくらいまでなら投与継続をするのか？ 跡見　裕ほか編．臨床に直結する肝・胆・膵疾患治療のエビデンス．文光

365

VI章 治療法各論／肝疾患

堂：2007. p.116-7.
● **プリンシプルシリーズ参照**
3 『ここまできた肝臓病診療』「薬物性肝障害」 ☞p.322（滝川 一）

VI章│治療法各論
▶ **肝疾患／びまん性肝疾患**

劇症肝炎

Expert Advice
❶ 治療は早期に開始されるべきであるため，劇症化が危惧される場合には肝臓専門医との病診連携をスムーズに行う必要がある.
❷ 肝性昏睡（昏睡度II度以上）が発現し，劇症肝炎または遅発性肝不全と診断された場合は，血漿交換，血液濾過透析といった人工肝補助療法を行う.
❸ 集中治療室で絶対安静のうえで絶飲食とし，全身状態や感染などの合併症を厳重にモニタリングする.
❹ 肝移植は救命率を向上させることが明らかな唯一の治療法であるため，移植外科医と連携し移植適応を適切に判断する.

　劇症肝炎はその成因や病型によって治療法や予後が異なるため，専門医療機関において成因に対する治療，肝庇護療法，人工肝補助，合併症対策などの集学的治療を実施する[1]. しかし，内科的治療による救命率は低く，肝移植が唯一救命率を向上させることが証明されている治療法であるため，移植外科医と連携して移植適応を適切に判断し，肝移植の時期を逸しないことが重要である.

全身管理

　集中治療室で絶対安静のうえで絶飲食とし，全身状態や感染などの合併症を厳重にモニタリングする. 補液はブドウ糖を中心に，アミノ酸や乳酸を含まない中心静脈栄養，経腸栄養を行う（1日1,200〜1,600 kcal）. 劇症肝炎では腎不全，感染症，DICなどを合併するが，とくに感染症を合併すると移植適応外となるため感染管理は重要である.

　薬物性肝障害が疑われる症例では発症前に使用していた薬物を中止する.

内科的治療

人工肝補助療法（血液浄化療法）
　血液浄化療法は，著しく低下した肝機能を補い，有害物質を除去して，肝が十分な再生を得るまで，または肝移植までの体内代謝環境を維持することを目的とする.

　血漿交換（plasma exchange：PD）のみでは意識覚醒効果は不十分で，また大量の凍結血漿が塩分，水分および窒素負荷となるため，血液濾過透析（hemodiafiltration：HDF）を併用することが一般的である. 最近，高流量HDF，on-line HDFの導入によって覚醒率が向上している.

免疫抑制療法
　過剰な免疫を抑制する目的で副腎皮質ステロイドを用いるが，感染や消化管出血の合併が問題となるため，近年では短期大量療法が主流となっている. シクロスポリンAは，とくにB型肝炎ウイルスによる劇症肝炎において，ステロイドパルス療法導入後の免疫抑制維持を目的として投与される.

抗凝固療法
　急性肝不全では類洞内皮細胞の障害と微小血栓形成が誘導され，類洞内微小循環障害による広汎肝細胞壊死が発生する. したがって，肝壊死進展防止を目的として，さらに合併するDICに対して抗凝固療法を実施する.

抗ウイルス療法
　B型劇症肝炎例では，主にエンテカビルが使用される. とくに非活動性キャリアからの発症ではプロトロンビン時間60％以下を指標に治療を開始すべきとしている. インターフェロンは，B型・C型肝炎ウイルスの持続感染が想定される場合に使用されるが，インターフェロン自体が肝不全を増悪させる場合もあり注意を要する.

合併症対策

高アンモニア血症に対する治療：高アンモニア血症に伴う肝性脳症に対してはラクツロースを経口または注腸で投与し，難吸収性の抗菌薬を用いた腸内殺菌を行う．肝性脳症改善アミノ酸製剤は，急性期の肝性脳症を増悪させる可能性があり禁忌である．

血漿蛋白の補充：血清アルブミンやアンチトロンビンⅢの値に応じて各製剤を使用する．

脳浮腫：頭位挙上（10〜15°）や持続血液濾過透析での水分・電解質管理を厳重に行う．

感染症：感染症は肝移植の禁忌要因であるため，ブドウ球菌やグラム陰性桿菌，真菌を想定し，第3世代セフェム系抗菌薬や抗真菌薬，免疫グロブリン製剤などを適宜使用する．

消化管出血：ヒスタミン H_2 受容体拮抗薬やプロトンポンプ阻害薬を消化管出血のために早期に使用開始する．

肝移植

肝移植は救命率を向上させることが明らかな唯一の治療法である．移植外科医と連携し，肝移植適応基準スコアリング[2]などを用いて移植適応を適切に判断し，肝移植の時期を逸しないことが重要である．

（森内昭博，井戸章雄）

● 参考文献
1) 厚生労働省「難治性の肝・胆道疾患に関する調査研究」班編．劇症肝炎の診療ガイド．文光堂；2010.
2) 持田 智ほか．① 劇症肝炎の診断基準：プロトロンビン時間の扱いに関する検討，② 劇症肝炎，急性肝不全の概念の改変，③ 肝移植適応ガイドライン改訂．厚生労働科学研究費補助金難治性疾患克服研究事業「難治性の肝・胆道疾患に関する調査研究」班平成19年度研究報告書．2008. p.110-3.

● プリンシプルシリーズ参照
3 『ここまできた肝臓病診療』「血漿交換，血液濾過透析」 ☞p.223（森内昭博，井戸章雄）/「劇症肝炎」☞p.324（持田 智）

Ⅵ章｜治療法各論
▶ **肝疾患／びまん性肝疾患**

Wilson 病，ヘモクロマトーシス

Expert Advice
❶ Wilson 病を思い浮かべることが重要である．
❷ Wilson 病は生涯の治療が必要であることを説明する．
❸ ヘモクロマトーシスでは，瀉血が重要な治療である．肝癌の合併を忘れてはならない．

Wilson 病

概要

Wilson 病は常染色体劣性遺伝により遺伝する先天性銅過剰症である．患者は約3万人に1人の割合で存在する．肝細胞より毛細胆管への銅の排泄が障害されるため銅が蓄積し，臓器障害が生じる．

病態

本疾患遺伝子は *ATP7B* と称され，この遺伝子変異で銅輸送体の ATP7B の機能低下で肝細胞から胆汁中への銅の排泄が障害される．

症状，診断

欧米の診療ガイドラインがあるが，本邦でも2015年に診療ガイドラインが発表された[1]．

発症年齢や症状は多岐に及んでいる．全身倦怠感，黄疸，偶然の肝機能異常，構音障害，振戦，性格変化，腎障害，関節障害，内分泌障害，心不全などのさまざまな症状をとる．角膜への銅の沈着は Kayser-Fleischer 角膜輪とよばれる．溶血を伴う肝不全で発症することもある．50歳以上の高齢発症もある．

診断は血中セルロプラスミン，尿中銅排泄量，肝銅含量，角膜輪の証明や遺伝子解析などより総合的に行う．肝生検において，脂肪肝，慢性肝炎や肝硬変などの組織像を呈しうる．そのため肝の銅含量の測定が重要である．250 μg/g 乾燥肝重量以上であれ

ば本症を考える.

肝細胞癌は少ないが存在する.

治療

食事を低銅食とする.

銅キレート剤としての第1選択はD-ペニシラミン（メタルカプターゼ®）である．ビタミンB_6を併用する．妊娠中も内服は継続する．副作用などでD-ペニシラミンが使用できない場合には，トリエンチン塩酸塩（メタライト®）を使用する.

無症状の患者や安定期の維持療法には，亜鉛製剤（ノベルジン®）を使用する．亜鉛により銅の吸収が抑制される.

肝不全例や治療抵抗例は肝移植の適応となることがある.

ヘモクロマトーシス

概要

体内に鉄が過剰に蓄積して臓器障害をきたした場合をヘモクロマトーシスとよぶ．遺伝性である原発性と血液疾患や輸血に伴う二次性のものがある．遺伝性ヘモクロマトーシスは一つの疾患ではなく，さまざまな遺伝子の異常により引き起こされる．肝細胞が産生するヘプシジンと腸管上皮細胞の鉄輸送膜蛋白であるフェロポーチンの異常により腸管からの鉄吸収亢進が起こる.

症状，病態

肝腫大，糖尿病と皮膚色素沈着が古典的な三主徴である．さまざまな内分泌機能低下，関節痛や心不全も重要な症状である．肝細胞癌の合併頻度も高い.

検査，診断

米国には診療ガイドラインがあるが[2]，わが国と欧米では遺伝子変異の背景が異なる．血清フェリチンの上昇が重要である．欧米では*HFE*の変異の検索が必須であるが，本邦ではその頻度は低い．CTやMRIにて画像的に鉄の沈着を推測できる．肝生検での鉄染色と鉄含量の測定が重要である.

治療

瀉血が治療の基本である．フェリチンが10〜50 ng/mL程度となるようにする．食事は鉄の少ない食事とする．貧血や心不全を伴う症例ではキレート

剤の適応である．キレート剤には注射のデフェロキサミンメシル酸塩（デスフェラール®）と内服のデフェラシロクス（エクジェイド®）が使用可能である．エクジェイド®は輸血後ヘモクロマトーシスのみが保険適用である.

（原田　大）

● 参考文献
1) 児玉浩子．Wilson病ガイドライン2015．日本小児栄養消化器肝臓学会編．小児の栄養消化器肝臓病診療ガイドライン・指針．診断と治療社；2015．p.122-80.
2) Bacon BR, et al. Diagnosis and management of hemochromatosis：2011 practice guideline by the American Association for the Study of Liver Disease. Hepatology 2011；54：328-43.

● プリンシプルシリーズ参照
3 『ここまできた肝臓病診療』「Wilson病」☛p.328（原田大）／「ヘモクロマトーシス」☛p.330（原田　大）

Ⅵ章｜治療法各論
▶ **肝疾患／腫瘍性肝疾患／原発性肝癌**

肝細胞癌の外科的治療

Expert Advice

❶ 肝機能が良好な単発の肝細胞癌に対しては肝切除が第1選択の治療として推奨される.

❷ 2個ないし3個の肝細胞癌に対しては，3 cm未満なら肝切除ないし焼灼療法が推奨され，3 cm以上なら肝切除が第1選択，肝動脈化学塞栓療法が第2選択として推奨される.

❸ Child-Pugh分類Cの場合は，腫瘍が3 cm・3個以内ないしは単発で5 cm以内かつ脈管侵襲を伴わないミラノ基準を満たす65歳以下の症例のみ肝移植が治療の選択肢となり，当てはまらない場合は緩和医療のみが選択肢となる.

❹ 肝切除・局所療法後の再発に対しても，初回治療時と同じ治療アルゴリズムを適用する.

❺ 肝細胞癌の播種や肺転移などの肝外病変に対する標準治療は分子標的治療薬であるが，肝内病変がコントロールされていれば外科的切除が予後に寄与することがある．

肝細胞癌の治療は肝切除，焼灼療法（radiofrequency ablation：RFA），肝動脈化学塞栓療法（transcatheter arterial chemoembolization：TACE），肝移植，全身化学療法，放射線治療と多種多様である．治療法の決定に際し，多くの患者は背景にウイルス性肝炎やNASH（nonalcoholic steatohepatitis）に伴う肝障害を伴っており，肝細胞癌の治療に際しては肝機能（肝予備能）の制約を受ける．また肝細胞癌に特徴的な多中心性発癌による癌の多発，明らかな予後規定因子である脈管侵襲の有無なども考慮して治療を決定しなければならず，肝細胞癌治療の専門医ですら迷うこともある．

『肝癌診療ガイドライン2017年版』で提唱された肝細胞癌治療アルゴリズム（⓯）[1]は，肝予備能と腫瘍条件を当てはめるだけで推奨される治療が示され，ひと目で治療選択を行うことができるとともに，患者への治療説明の際にも多岐にわたる肝細胞癌の治療法の適応を示すことができる．

肝細胞癌治療アルゴリズム[1]

肝細胞癌治療アルゴリズム（⓯）は，肝予備能，肝外転移，脈管侵襲，腫瘍数，腫瘍径の5因子に基づいて推奨される治療法が選択される．アルゴリズムではChild-Pugh分類⓰が用いられているが，外科的治療を考慮する際には肝障害度（⓱）を用いる．

Child-Pugh分類AないしBで単発の肝細胞癌（肝外転移，脈管侵襲なし）

肝切除が第1選択の治療として推奨され，腫瘍径が3cm以内なら第2選択として焼灼療法も選択される．日本肝癌研究会の肝細胞癌に対する肝切除，焼灼療法，経皮的エタノール注入治療を受けた患者約13,000例のデータで，3cm以内の単発肝細胞癌では肝切除後の予後がRFAに比べ良好であった[2]．

Child-Pugh分類AないしBで2個ないし3個の肝細胞癌（肝外転移，脈管侵襲なし）

最大腫瘍径が3cm以内ならば肝切除ないしは焼灼療法が推奨される．3cmを超す場合は焼灼療法の適応より外れるため，第1選択として肝切除，第2選択としてTACEが選択される．

Child-Pugh分類AないしBで4個以上の肝細胞癌（肝外転移，脈管侵襲なし）

腫瘍数4個以上の肝細胞癌は，切除不能肝細胞癌として扱われ，TACEが第1選択の治療と推奨される．第2選択の治療としては化学療法が推奨され，Child-Pugh分類Aの症例に対しては肝動注化学療法ないし分子標的治療薬が，Child-Pugh分類Bの

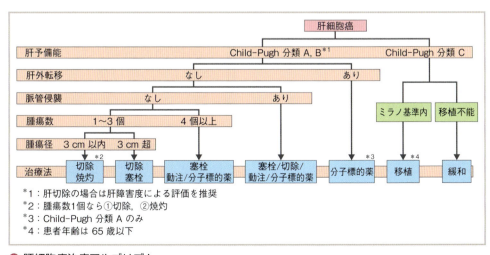

⓯ 肝細胞癌治療アルゴリズム
（日本肝臓学会編．肝癌診療ガイドライン2017年版．金原出版；2017[1]より引用）

⑯ Child-Pugh 分類

項目 ＼ ポイント	1点	2点	3点
脳症	ない	軽度	ときどき昏睡
腹水	ない	少量	中等量
血清ビリルビン値（mg/dL）	2.0 未満	2.0〜3.0	3.0 超
血清アルブミン値（g/dL）	3.5 超	2.8〜3.5	2.8 未満
プロトロンビン活性値（%）	70 超	40〜70	40 未満

各項目のポイントを加算してその合計点で分類する.
Child-Pugh A：5〜6点, Child-Pugh B：7〜9点, Child-Pugh C：10〜15点.

⑰ 肝障害度

項目 ＼ 肝障害度	A	B	C
腹水	ない	治療効果あり	治療効果少ない
血清ビリルビン値（mg/dL）	2.0 未満	2.0〜3.0	3.0 超
血清アルブミン値（g/dL）	3.5 超	3.0〜3.5	3.0 未満
$ICGR_{15}$（%）	15 未満	15〜40	40 超
プロトロンビン活性値（%）	80 超	50〜80	50 未満

2 項目以上が該当した肝障害度をとる.
2 項目以上の項目に該当した肝障害度が 2 か所に生じる場合には高いほうの肝障害度をとる.

症例は分子標的治療薬の適応から外れるため，肝動注化学療法などが選択肢となる.

Child-Pugh 分類 C の肝細胞癌

Child-Pugh 分類 C の高度肝障害を伴う肝細胞癌に対しては，肝細胞癌の治療かつ肝機能（予備能）の改善が期待できる肝移植のみが推奨されており，ガイドライン上，その適応は 65 歳以下で脈管侵襲がなく，単発 5 cm 以内ないしは 3 cm・3 個以内の肝細胞癌である（ミラノ基準）[3]．ミラノ基準を超える肝移植は本邦では保険適用外になるが，各移植施設である一定まで腫瘍の数や大きさの適応を拡大したり，腫瘍マーカーを基準に加えたりすることで，ミラノ基準内の症例と遜色のない成績が得られることがある.

Child-Pugh 分類 C で肝外転移例，脈管侵襲陽性例，ならびに 65 歳を超える症例には移植の適応はなく，他の治療が望めないため，緩和ケアのみが唯一の選択肢となる.

脈管侵襲を伴う肝細胞癌

ガイドライン上，脈管侵襲を伴う肝細胞癌の治療として，塞栓療法，肝切除，肝動注化学療法または分子標的治療薬が推奨される．門脈一次分枝や本幹・対側までの腫瘍栓（Vp3，Vp4）に対する塞栓療法は肝梗塞や肝膿瘍のリスクがある．一方で腫瘍栓が門脈二次分枝までに限局（Vp2）した単発肝細胞癌は切除の良い適応であり，門脈一次分枝までの腫瘍栓（Vp3）でも，肝機能が保たれ肉眼的に切除できれば，他治療では得がたい良好な成績が報告されている．脈管侵襲を伴う症例に対して焼灼療法は適応とはならない.

肉眼的に脈管侵襲を伴う肝細胞癌の進行は非常に速いため，早急に治療を開始すべく専門医へ依頼する.

肝外転移を伴う肝細胞癌

標準治療は分子標的治療薬であるが，肝内病変がない，もしくは良好にコントロールされている場合には肺転移，副腎転移，リンパ節転移，播種病変に対して外科切除を含む局所療法が選択されることがある.

骨転移に対しては疼痛緩和目的の放射線療法が，脳転移に対しては全脳照射，定位照射の両方あるいは一方が推奨される.

その他の選択肢となりうる外科的治療（アルゴリズム未記載）

黄疸を伴う肝細胞癌に対する治療

脈管侵襲の一つとして，胆管内に腫瘍栓を形成して黄疸を呈する肝細胞癌があるが，適切な減黄処置を行ったうえで肝機能を評価して治療適応を決定する.

胆管腫瘍栓の手術は術後の肝内再発に対する治療を考慮し，できる限り腸管との吻合を行わない術式が望ましい．胆管空腸吻合後の TACE や焼灼療法は，胆汁が腸内細菌に曝露され肝膿瘍形成のリスク

がある.

肝細胞癌破裂症例に対する外科切除

肝細胞癌の破裂や切迫破裂に際しては，まずTACEで出血をコントロールする．破裂後の肝細胞癌に対しても肝切除によって長期予後が得られる症例も存在する.

再発肝細胞癌に対する肝切除

肝細胞癌は治療後も高率に再発をきたすが，再発に対しても肝切除を含めた積極的な治療が予後の延長に寄与する.

他の局所治療で制御できない病変への外科切除

非常にまれではあるが，多発肝細胞癌の複数病変のうち焼灼療法困難な尾状葉の病変やTACEの効果が期待できない増大傾向のある乏血性病変などに対して，肝内病変の病勢のコントロールの一環として姑息的切除を行うこともある.

ミラノ基準外の条件の肝細胞癌に対する肝移植

肝細胞癌の腫瘍条件がミラノ基準を超える症例に対して，各移植施設で，ある一定まで数や大きさの適応を拡大したり，腫瘍マーカーを基準に加えたりすることで，ミラノ基準内の症例と遜色のない成績が得られることがある.

専門医へのコンサルト

肝細胞癌の治療は，肝細胞癌治療アルゴリズム[1]を活用することで比較的簡潔に選択できるが，多くの症例の背景に存在するB型・C型肝炎ウイルスの治療，肝硬変から進展する門脈圧亢進症状の対処・治療や，外科的肝切除術式決定の際の肝切除範囲の決定ならび担癌門脈領域を切除する系統的切除の適応決定，肝機能不良の場合の肝移植の至適時期と適応決定など専門的知識を必要とする場面が多く，専門医へのコンサルトが望まれる.

RFAやTACEなど非外科的治療の適応である場合も，それぞれの手技の経験豊富な専門医のもとで，また全身化学療法である分子標的治療薬を使用する際にも，時に重篤となりうる副作用の対処経験の豊富な施設での施行が安全確実である．とくに巨大肝細胞癌，痛みを伴う切迫破裂状態にある肝細胞癌，腫瘍周囲に腹水を伴う破裂肝細胞癌，脈管侵襲

を伴う肝細胞癌（非常に進行が速いため），肝細胞癌に対する肝移植を検討する際などは，可及的すみやかに専門医へのコンサルトが必要である.

（竹村信行，長谷川 潔，國土典宏）

● 参考文献

1) 日本肝臓学会編. 肝癌診療ガイドライン2017年版. 金原出版；2017.
2) Hasegawa K, et al. Comparison of resection and ablation for hepatocellular carcinoma：a cohort study based on a Japanese nationwide survey. J Hepatol 2013；58：724-9.
3) Mazzaferro V, et al. Liver transplantation for the treatment of small hepatocellular carcinomas in patients with cirrhosis. N Engl J Med 1996；334：693-9.

● プリンシプルシリーズ参照

3 『ここまできた肝臓病診療』「肝細胞癌の外科的治療」
☞p.332（竹村信行，長谷川 潔，國土典宏）

VI章｜治療法各論

▶ 肝疾患／腫瘍性肝疾患／原発性肝癌

肝細胞癌の内科的治療

Expert Advice

❶ わが国のガイドラインは，肝移植が一般的でない一方，肝切除や肝動脈化学塞栓療法（TACE）の一般的技術が高いために，欧米の推奨とは異なると考えられている.

❷ C型肝炎をはじめウイルス制御が可能な時代を受けて，「より根治的な肝癌除去」への必要性が増している.

❸ 肝癌診療ガイドラインは，基本的に初回治療を念頭に作成されているが，再治療の際には初回治療の影響，患者の意向，合併症などの要因も考慮して，推奨される治療方法が記載されている.

肝癌治療の先進国であるわが国では，C型肝炎の新規感染の激減を受けて，肝癌死亡が横ばいから減

VI章 治療法各論／肝疾患

少傾向を示しはじめている．一方でアルコール性・脂肪性肝炎からの肝癌発癌が増加している．また，以前から治療を繰り返している肝癌症例の生存期間は延長の一途をたどっており，実際の臨床の場では肝癌治療のニーズは衰えていない．

各種肝癌の治療法について，肝細胞癌の治療アルゴリズムとして総論を述べたのち，経皮的局所治療，経動脈的カテーテル治療，抗癌剤治療の順に内科的治療の最新の知見を示す．

肝細胞癌の治療法選択の基準

わが国での治療選択アルゴリズム

肝細胞癌の病態に応じた治療法の選択基準として日本肝臓学会編『肝癌診療ガイドライン』（2017年）による治療アルゴリズム（☛p.369⑮）が推奨されている[1]．この最新第4版アルゴリズムは，従来の肝予備能，腫瘍数，腫瘍径の3因子に加えて，肝外転移，脈管侵襲をもとに設定されており，治療法の選択基準として単純化されている．

肝予備能不良のChild-Pugh分類Cの高度肝障害例においては，ミラノ基準内の肝癌（3cmかつ3個以内または5cm単発）で65歳以下であれば肝移植を推奨するが，それ以外では緩和医療が推奨されている．肝予備能が良好なChild-Pugh分類Aの症例で肝癌転移があれば分子標的薬治療を選択する．

肝機能がChild-Pugh分類AまたはBで，肝癌が肝内にとどまれば，できるだけ肝内腫瘍に対して根治性の高い治療を考える．このうち，①3cm以内で3個以内の肝癌であれば切除・焼灼療法を選択するが，単発であれば外科的切除を優先に考える．②3個以内であるが3cmを超える腫瘍を含む場合には肝切除もしくは肝動脈化学塞栓療法（TACE）などの塞栓治療を選ぶ．③大きさにかかわらず4個以上の多発であれば塞栓療法を選び，病態に応じて肝動注治療や分子標的薬を選ぶ．

生物学的悪性度と治療選択

同じ腫瘍病期でありながら，治療後の再発率，再発形式や再発後の進行速度，生存期間などが不良と考えられる病態が知られている．現在の診断方法では，同様の進行度分類となるものの，転移，再発，

生存などのいずれかの性質において，平均的な腫瘍よりも明らかに不良な臨床経過を示す腫瘍は，「生物学的悪性度が高い」と表現されている．

肝癌で生物学的悪性度が高いとされる所見には，肉眼分類で単純結節周囲増殖型や多結節癒合型，ダイナミックCTでのリング状濃染，PIVKA-Ⅱ（protein induced by vitamin K absence）高値（100AU/L以上で悪性度が高まる），AFP高値，AFP-L3分画高値，CT門脈造影（CT-AP）や造影エコーでの周囲浸潤所見などが知られている．悪性度が高いとされる肝癌の治療では，経皮的穿刺治療ではなく外科的肝切除を選択することで再発率の低下を得られる病態があることも知られており，肝癌の実診療でも重要な情報となっている．

経皮的（穿刺）局所療法

肝癌に対する内科的な経皮的局所治療としては，ラジオ波焼灼療法（radiofrequency ablation：RFA），マイクロ波凝固療法（microwave coagulation therapy：MCT），エタノール局注療法（percutaneous ethanol injection：PEI）が保険診療で認可されている．

適応

肝癌診療ガイドライン[1]によると，穿刺局所療法の良い適応は，Child-Pugh分類AあるいはBの比較的良好な肝機能で，腫瘍径3cm以下・腫瘍数3個以下である．この小型少数の肝細胞癌治療における穿刺局所療法が肝切除に代わる第1選択の治療になりうるかについての結論は現在のところ出ていない．種々のデータ・報告から，経皮的局所治療のなかではRFAの成績が最も良好である[2,3]．

ラジオ波焼灼療法（RFA）の種類と併用治療

RFAは電磁波（460～480kHz）を用いて，組織をジュール加熱することで腫瘍を壊死に陥らせる．肝癌に穿刺した電極と下肢など他部位に貼られた対極板との間に電流を流すタイプ（モノポーラ電極）と，肝癌に穿刺するデバイスが2個の電極から成っていて電極間を電流が流れるタイプ（バイポーラ電極）とがある．標準的には3cm前後の壊死巣を形成できる治療法であるが，機種，デバイス，他の治

療手技の併用により5cm程度まで壊死範囲を大きくすることができる。RFAは，わが国では肝癌の治療法として不可欠で，局所療法の中心的な存在である。

マイクロ波凝固療法（MCT）

マイクロ波凝固療法は，周波数2,450MHzの波長のきわめて短い電磁波を用いて組織を誘電加熱し，腫瘍を壊死に陥らせる治療である。腫瘍内部に電流を流して加熱するRFAは抵抗加熱によるものであり，物理的機序の異なる方法での腫瘍焼灼治療である。1990年代にわが国で使用されていた当初のタイプは，16G電極の先端約1cmの部分に絶縁体があり，この末梢側と中枢側で電磁波電圧をかけるもので，直径が15mm程度しか焼灼できず，複数回穿刺による治療の必要なことが多かった。

2017年より使用可能となった新規のマイクロ波焼灼デバイスEmprint（コヴィディエン社）は電極針内部に冷却水を灌流することにより，直径3cmもしくはそれ以上の球形の焼灼域が得られるものである。

肝癌に対する肝動脈化学塞栓療法（TACE）

肝動脈化学塞栓療法（transcatheter arterial chemoembolization：TACE）は，外科的切除やRFAなどの根治的療法が困難な肝細胞癌が適応で，3cm以上の大型肝癌，3個以上の多発肝癌などに行われる。肝癌による門脈本幹閉塞がある場合には禁忌である。

TACEによる腫瘍の壊死効果は，大きさ，動脈依存性など腫瘍の性質に依存するほか，抗癌剤の種類，薬剤注入の方法，塞栓物質（多孔性ゼラチン粒か合成樹脂ビーズか）など治療手技・方法に大きく依存する。TACEの効果判定は，腫瘍縮小よりも壊死率の範囲が評価され，ダイナミックCTか造影MRIで行われる。

TACEの際には油性造影剤リピオドール®を併用することが多いが，肝癌組織に停留する性質を利用した抗癌剤（エピアドリアマイシン，シスプラチン，ミリプラチンなど）の効果を増強するほか，血洞経由での門脈流入・門脈塞栓を介しての塞栓効果を高めることを目的としている。2014年よりマイクロスフィア（ビーズ）製材が使用可能となり，抗癌剤徐放効果・末梢肝動脈の強い塞栓効果などを利用した治療が選択可能となった。

具体的な方法

担癌区域（肝癌の存在する区域），亜区域までカテーテルを挿入し，これより抗癌剤・脂溶性造影剤（リピオドール®）懸濁液を動注した後，多孔性ゼラチン粒（ジェルパート®）により塞栓する。肝両葉に腫瘍が存在するときには，固有肝動脈からTACEを行う場合もあるが，腫瘍の栄養血管を同定し末梢動脈までカテーテルを挿入して，抗癌剤＋リピオドール®懸濁液を強く注入した後に塞栓を行う（亜）区域性Lp-TACEの治療効果は高く，腫瘍の完全壊死も期待できる。

2014年に認可されたマイクロスフィア（ディーシービーズ®，ヘパスフィア®）を用いる場合には，アントラサイクリン系薬剤やシスプラチンをマイクロスフィア内に適切に含浸させ，徐放効果とともに末梢肝動脈を十分に詰めるように緩徐な塞栓を行う。抗癌剤徐放効果を期待するビーズ注入はdrug eluting bead-TACE（DEB-TACE）とよばれる。

わが国では2012年ころより，balloon-occluded TACE（B-TACE）が広く行われるようになった。これはマイクロバルーンカテーテルを使用して，肝動脈に挿入したカテーテルの末梢血流を途絶することによる血流変化・圧変化を利用して行うTACEである。バルーン閉塞により末梢肝動脈の血圧が低下すると，肝癌部位における動脈-末梢部の圧較差は非腫瘍部の動脈-末梢部の圧較差よりも相対的に大きくなり，リピオドール®・抗癌剤混合液が肝癌に多く流入するようになる。さらに，バルーン閉塞の部位より近位側に抗癌剤が逆流しないため，リピオドール®・抗癌剤を強く圧入することも可能となり，限局的には強力なTACEが可能となる。

TACEの治療成績

小肝細胞癌に対するTACE後の局所再発率は，肝切除・RFAに比べて明らかに高く，第1選択治療ではない。肝切除・局所的焼灼療法の適応とならな

い肝癌に対する TACE は，さまざまな肝癌の状態・肝機能の状態があり，さらに治療手技・抗癌剤・塞栓物質の違いもあるため，簡単に成績を表現することは難しい．第19回全国肝癌追跡調査では，BCLC B ステージの肝癌と BCLC A で切除不可能な肝癌症例に対して TACE を行った場合の5年生存率は25.6%，Child-Pugh 分類 A だけに限ると33.7%であったと報告されている．

TACE の現状と将来

わが国では，比較的小型で少数の肝癌に対して区域性に抗癌剤混和リピオドール®を強く注入した後に多孔性ゼラチン粒で塞栓する「肝梗塞をめざす」準根治的な TACE が広く行われている．しかし肝両葉に多数が撒布する肝癌では，抗癌剤動注の後に全肝に多孔性ゼラチン粒で広く浅く塞栓する「抗癌剤効果」期待の TACE が行われることも多い．

さらに，「抗癌剤効果」期待の方法に関しては，各種ビーズ製剤が開発され，その抗癌剤徐放効果や良好な末梢動脈塞栓効果により使用されるようになった．これらビーズ製剤やミリプラチン（リピオドール®動注製剤）をどのような場面で TACE に活用していくべきかの検討が必要と考えられ，肝梗塞期待，「抗癌剤効果」期待のほか，これらの drug-delivery に重点をおいた経カテーテル治療が行われる頻度が増してくるものと考えられる．

（池田健次）

● 参考文献

1) 日本肝臓学会編．肝癌診療ガイドライン．2017年版．金原出版；2017．
2) Shiina S, et al. A randomized controlled trial of radiofrequency ablation with ethanol injection for small hepatocellular carcinoma. Gastroenterology 2005；129：122-30.
3) Brunello F, et al. Radiofrequency ablation versus ethanol injection for early hepatocellular carcinoma：a randomized controlled trial. Scand J Gastroenterol 2008；43：727-35.

● プリンシプルシリーズ参照

3 『ここまできた肝臓病診療』「肝細胞癌の内科的治療」☛ p.337（池田健次）

Ⅵ章 | 治療法各論
▶ 肝疾患／腫瘍性肝疾患／原発性肝癌

胆管細胞癌（肝内胆管癌）

Expert Advice

❶ 肝内胆管癌は原発性肝癌のなかで肝細胞癌に次いで多く，近年，増加傾向にある．

❷ 塩素系有機溶剤の長期間，高濃度曝露が職業性胆管癌の原因として近年注目されている．

❸ 肝内胆管癌が示す重要な特徴の一つは，肉眼型（腫瘤形成型，胆管浸潤型，胆管内発育型）が腫瘍の進展様式を反映し，手術成績に影響を与える．

❹ 切除不能の肝内胆管癌に対する全身化学療法として，ゲムシタビン＋シスプラチンが現在の標準レジメンである．

肝内胆管癌は，原発性肝悪性腫瘍のなかで肝細胞癌に次いで多く，2000年代になり世界的に罹患率および死亡率が上昇している．そして，症例の増加とともに，肝内胆管癌の病態の解析や治療手段の検討が積極的になされるようになり，最近では肝細胞癌やほかの胆道悪性腫瘍とは独立した疾患として独自のガイドライン，ステージ分類が報告され始めており，肝内胆管癌診療のさらなる標準化が期待されている[1-3]．

危険因子

肝内胆管癌の危険因子としては，肝吸虫，原発性硬化性胆管炎，総胆管嚢腫，肝内結石，肝硬変，慢性肝炎，肥満，アルコールなどが指摘されている．1,2-ジクロロプロパンやジクロメタンといった塩素系有機溶剤の長期間，高濃度曝露が職業性胆管癌の原因として近年，強く推定されている[4]．

診断

肝内胆管癌の診断には，特異的なものはない．腫

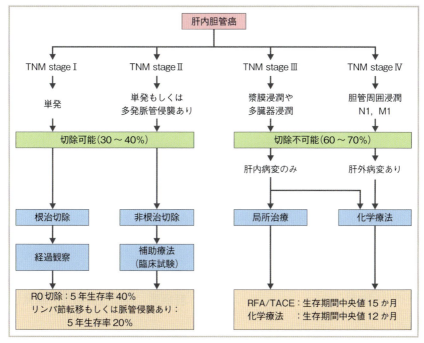

⑱ 肝内胆管癌の治療アルゴリズム
RFA：ラジオ波焼灼療法，TACE：肝動脈化学塞栓療法.
（Bridgewater J, et al. Guidelines for the diagnosis and management of intrahepatic cholangiocarcinoma. J Hepatol 2014；60：1268-89[1]）より引用）

瘍マーカーによる早期診断も困難である．したがって進行癌の状態で発見されることが多い．腫瘍の進展範囲の決定，肝内・肝外転移の同定，脈管侵襲の評価，ならびに切除可能性の判断には，CT，MRIを用いた画像診断が最も有用である[1]．

治療

国際肝癌研究会がガイドラインにて提唱した肝内胆管癌の治療アルゴリズムを参照し（⑱），国内の動向もふまえて紹介する．

外科的切除

肝内胆管癌に対する主たる治療は外科的切除である．肝内胆管癌が示す重要な特徴の一つは，肉眼型が腫瘍の進展様式を反映し，手術成績に影響を与えるという点である[5]．肉眼型は腫瘤形成型，胆管浸潤型，胆管内発育型に大別され（⑲），この分類に基づく治療戦略は本邦から発信された概念であり，近年では海外からの研究報告も増加している．手術成績は，腫瘤形成型の5年生存率は30～45％，胆管浸潤型で17～62％，胆管内発育型で25～80％と報告されている[6,7]．

化学療法

切除不能の肝内胆管癌に対する全身化学療法として，ゲムシタビン＋シスプラチンが現在の標準レジメンである．一次治療不応となった症例に対する二次治療以降のエビデンスはいまだ確立されていない．

局所療法

切除不能の肝内胆管癌に対して第1選択となる確立された局所治療は，現時点で存在しない．肝動脈化学塞栓療法は抗腫瘍効果を示すが，標準治療として推奨されるほどの有効性は確立していない．ラジオ波焼灼療法の有効性に関しても臨床試験で証明されていないが，手術の適応とならないような単発，3cm未満の腫瘍に限って考慮してもよいとされる．

（金本　彰，高山忠利）

● 参考文献

1) Bridgewater J, et al. Guidelines for the diagnosis and

⑲ 肝内胆管癌の肉眼分類

（日本肝癌研究会編. 臨床・病理 原発性肝癌取扱い規約. 第6版. 金原出版；2015[3]より引用）

management of intrahepatic cholangiocarcinoma. J Hepatol 2014；60：1268-89.

2) American Joint Committee on Cancer. AJCC Cancer Staging Manual. 7th ed. Springer；2010.

3) 日本肝癌研究会編. 臨床・病理 原発性肝癌取扱い規約. 第6版. 金原出版；2015.

4) Kumagai S, et al. Cholangiocarcinoma among offset colour proof-printing workers exposed to 1,2-dichloropropane and/or dichlorometane. Occup Environ Med 2013；70：508-10.

5) Hwang S, et al. Prognostic impact of tumor growth type on 7th AJCC staging system for intrahepatic cholangiocarcinoma：a single-center experience of 659 cases. J Gastrointest Surg 2015；19：1291-304.

6) 小林　聡ほか. 腫瘤形成型肝内胆管癌の手術方針と成績. 外科 2016；78：145-9.

7) 須藤　翔ほか. 胆管浸潤型および胆管内発育型肝内胆管癌の手術方針と成績. 外科 2016；78：150-4.

● プリンシプルシリーズ参照
　3 『ここまできた肝臓病診療』「肝内胆管癌」 ☛ p.342（金本彰，高山忠利）

Ⅵ章｜治療法各論
▶ **肝疾患／腫瘍性肝疾患／原発性肝癌**

その他の肝悪性腫瘍

Expert Advice

❶ 肝原発悪性腫瘍のうち，肝細胞癌と肝内胆管癌以外の悪性腫瘍は非常にまれである.

❷ まれな肝原発悪性腫瘍は発生部位により多種多様であるものの，特異的な症状に乏しい.

❸ ほとんどは正常肝から発生し，血清AFP値は正常である.

❹ 治療の原則は外科的切除である.

　肝原発悪性腫瘍では，肝細胞癌と肝内胆管癌が大部分を占める. その他の肝原発悪性腫瘍は非常にまれであり，その発生部位により多種多様である. 珍しい腫瘍であるものの特異的な症状に乏しい. 大部分が正常肝より発生する. 治療の原則は手術であるが，その予後は発生組織によりさまざまである.

　本項では，まれな肝原発悪性腫瘍を概説し[1-5]，最近報告された診断学的概要を紹介し（⑳）[1]，診断チャートを示す（㉑）.

⑳ まれな肝原発悪性腫瘍の概要

腫瘍	臨床病理学的特徴	画像診断
肝芽腫	AFP上昇，出血を伴う隔壁を有した充実性，結節性腫瘍	CT：石灰化（50%），MRI：出血
ファイブロラメラ肝細胞癌	正常肝，中心瘢痕を伴う分葉状腫瘍	MRI：瘢痕組織は造影効果に乏しくT2強調像で低信号
胆管嚢胞腺癌	中年女性，隔壁や結節を伴った多房性嚢胞	造影効果を伴った隔壁結節を有する多房性嚢胞
混合型肝癌	肝細胞癌と肝内胆管癌の特徴が混在した腫瘍	画像所見は主体となる主要成分によりさまざま：通常，肝癌と肝内胆管癌の特徴が重複している
血管肉腫	発癌物質が原因？ 組織化不良の血管由来の多型性が強い細胞	血管シャントを伴った，多血性，多発性腫瘍．遅延相まで造影効果増強
類上皮血管内皮腫	若年成人，肝被膜の陥没所見を伴う多発性もしくは単発性腫瘍	肝辺縁に多発する腫瘍，肝被膜の陥没
肝未分化胎児性肉腫	成人には非常にまれ，多岐に分化する間葉系腫瘍	粘液成分は造影成分を伴った嚢胞性病変を呈する超音波検査では充実性腫瘍の所見を呈し，CT/MRI検査では嚢胞性腫瘍の所見を呈するといった不一致な所見を呈する

(Sunnapwar A, et al. Imaging of rare primary malignant hepatic tumors in adults with histopathological correlation. J Comput Assist Tomogr 2016；40：452-62[1])より引用）

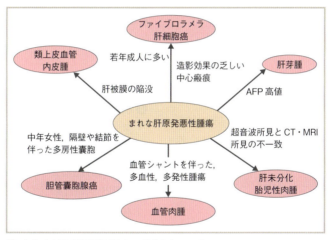

㉑ まれな肝原発悪性腫瘍の診断チャート

まれな肝原発悪性腫瘍

ファイブロラメラ肝細胞癌（FLC）

ファイブロラメラ肝細胞癌（fibrolamellar hepatocellular carcinoma：FLC）は肝細胞癌の特殊型であり，肝細胞癌と比べ肝硬変や慢性肝炎の合併のない10～20歳台の若年者に多いといった特徴を有する．特異的な症状はなく，腫瘍マーカーであるAFPが正常であることが多い．画像上，中心性瘢痕の存在が特徴的とされる．

肝芽腫

肝芽腫（hepatoblastoma）は3歳以下の小児において最も多い肝原発悪性腫瘍である．成人肝芽腫はきわめてまれで，現在までに世界で約100例しか報告されていない．特異的な症状はないが，90％以上の症例でAFP値が上昇する．単発で壊死と出血成分を伴った巨大腫瘍として発見されることが多い．

混合型肝癌

混合型肝癌（combined hepatocellular-cholangiocarcinoma）は，最新の『原発性肝癌取扱い規約』（第6版）[6]において，「単一腫瘍内に肝細胞癌と肝内

胆管癌へ明瞭に分化した両成分が混ざり合っている．肝細胞癌成分は通常の肝細胞癌成分である．肝内胆管癌成分は腺癌であり，粘液産生を伴う」と規定されている．

胆管嚢胞腺癌

胆管嚢胞腺癌（biliary cystadenocarcinoma）は肝内胆管上皮原発の嚢胞性腫瘍で，通常は単発で大きいことが多く，内部は隔壁で隔てられている．本症の診断に関しては，嚢胞内の隆起性病変や嚢胞壁の部分的肥厚が認められ，さらに造影にて同部位の造影効果が認められれば，本症を強く疑う．

血管肉腫

血管肉腫（angiosarcoma）は血管内皮由来の悪性腫瘍である．肝由来の肉腫，間葉系腫瘍のなかでは最も多いが，きわめてまれである．60～70代の男性に多い．腫瘍の急速な増大に伴い，肝不全，腫瘍破裂，腹腔内出血をきたしやすい．また発見時には，60％の症例で他臓器に転移を認め，予後はきわめて不良である．

類上皮血管内皮腫

類上皮血管内皮腫（epithelioid hemangioendothelioma）は血管内皮由来の非上皮性腫瘍で，低～中等度の悪性度を示す．成人例がほとんどで，女性に多い．誘発因子として経口避妊薬があげられている．線維化のために，肝被膜の陥没を認めることがある．

肝未分化胎児性肉腫

肝未分化胎児性肉腫（undifferentiated embryonal sarcoma）は間葉系由来のまれな悪性腫瘍で，小児原発悪性腫瘍のなかでは3番目の頻度である．成人例はきわめてまれで，現在までに世界で約60例の報告がある．組織内の盛んな核分裂により急速に発育し，予後不良である．

（金本　彰，高山忠利）

● 参考文献

1) Sunnapwar A, et al. Imaging of rare primary malignant hepatic tumors in adults with histopathological correlation. J Comput Assist Tomogr 2016；40：452-62.
2) Tan Y, Xiao EH. Rare hepatic malignant tumors：dynamic CT, MRI, and clinicopathologic features：with analysis of 54 cases and review of the literature. Abdom Imaging 2013；38：511-26.
3) Walther Z, Jain D. Molecular pathology of hepatic neoplasm：classification and clinical significance. Pathol og Res Int 2011；2011：403929.
4) Pedrassa BC, et al. Uncommon hepatic tumors：iconographic essay—Part 1. Radiol Bras 2014；47：310-6.
5) Pedrassa BC, et al. Uncommon hepatic tumors：iconographic essay—Part 2. Radiol Bras 2014；47：374-9.
6) 日本肝癌研究会編．臨床・病理 原発性肝癌取扱い規約．第6版．金原出版；2015. p.55.

● プリンシプルシリーズ参照

3 『ここまできた肝臓病診療』「その他の肝悪性腫瘍」
　p.346（金本　彰，高山忠利）

VI章｜治療法各論

▶ **肝疾患／腫瘍性肝疾患**

転移性肝癌

Expert Advice

❶ 根治切除可能な肝転移には，肝切除が『大腸癌治療ガイドライン医師用2016年版』においても推奨されている．

❷ 転移性肝癌のうち，大腸癌肝転移に対する肝切除の治療成績は向上し，5年生存率は50％を超えるようになってきた．

❸ 切除不能の大腸癌肝転移では，患者の状態や遺伝子検査結果（RAS）をふまえて化学療法薬を選択する．

❹ 新規抗癌剤と分子標的治療薬の進歩により，初診時切除不能でも切除可能となる（conversion）症例が増加してきた．

固形癌の転移臓器として頻度が高いのは肺と肝臓で，腹部悪性腫瘍の初発・好発・転移臓器は肝臓である．胃癌や膵癌における肝転移は治癒困難を意味するが，大腸癌の肝転移はしばしば切除の対象となり，治癒切除を行えば長期生存も期待できる病態である．さらに，大腸癌に対する新規抗癌剤や分子標的治療薬の登場により，進行大腸癌に対する化学療

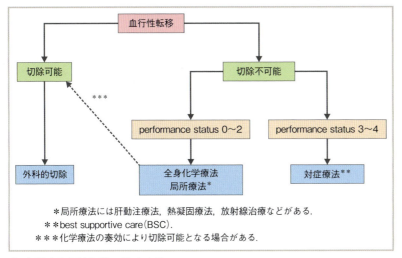

㉒ 大腸癌血行性転移の治療方針
(大腸癌研究会編. 大腸癌治療ガイドライン医師用2016年版. 金原出版；2016[1])より引用)

法の奏効率は飛躍的に向上した．しかし，大腸癌肝転移の治癒は化学療法単独では困難であり，肝切除を中心とした集学的治療が重要である．

治療方針

大腸癌ガイドラインには，肝転移の治療方針として「大腸癌血行性転移の治療方針」(㉒)と「肝切除の適応基準」があげられている(㉓)[1]．耐術可能性は，手術侵襲と全身状態のバランスにより決定されるので，患者のperformance status (PS)，合併症の評価が重要である．転移巣の数，大きさ，部位と予測残肝容量を総合的に評価し，転移巣の完全切除が可能かどうかを判断する．技術的には切除可能であっても，腫瘍学的にいきなりの切除は好ましくないと判断し，化学療法を優先する場合があるが，肝転移に対する術前化学療法は術後合併症を増加させるとの報告もある．

一方，大腸癌以外の転移性肝癌の治療は，薬物療法が主体になる．ただし，化学療法が奏効し，肝以外の転移再発がない場合，胃癌，神経内分泌腫瘍(NET)などの肝転移では手術療法が選択されることがある．

治療方針，術式決定のための検査

転移性肝癌(多くは大腸癌肝転移)の切除可能性に関して，MDCTやPET/CTにより原発巣の切除可能性や肝転移以外の転移の有無の精査を行うとともに，肝転移の存在診断が最も重要になる．MDCTを施行し，絶対的手術適応外因子がなければ，gadolinium ethoxybenzyl diethylenetriamine penta-acetic acid enhancer MRI(Gd-EOB-DTPA MRI，EOB-MRI)にてCTで検出できない小病変をチェックする．多発例では，MDCTにEOB-MRIを追加することにより小病変が新たに検出されることがしばしばあるため，EOB-MRIは必須である．

治癒切除を可能とするための工夫

切除不能を切除可能にするために以下のようなさまざまな工夫が行われている．

強力な化学療法により腫瘍を縮小させる

イリノテカンやオキサリプラチンを用いた化学療法薬のレジメンの確立と分子標的治療薬の登場により，高い奏効率が得られ，それに伴い切除率も向上している．とくに抗EGFR抗体薬の併用ですみやかな腫瘍の縮小が得られ，主要脈管への浸潤所見が改善し，切除可能となる症例をしばしば経験するようになった(conversion)．

切除不能肝転移に対して，化学療法は切除不能病変を切除可能とし，肝切除が行えれば予後は当初から切除可能であった症例と遜色ないと報告されてい

VI章 治療法各論／肝疾患

る.

門脈塞栓術により残肝を肥大させる

予測残肝容量が十分でない場合，術前に切除予定肝の門脈枝を塞栓し，残肝が肥大するのを待ってから肝切除を施行する．大量肝切除に伴う肝不全を避けるための工夫であるが，十分な肥大が得られない場合や肥大を待つ間の病状の進行が危惧される．

二期的に肝切除を行う

一期的に切除した場合に予測残肝容量が少ないと判断されるとき，予定残肝の小病巣を部分切除した後に，二期的に残りの転移巣を葉切除などで，大きく切除する方法が欧米ではよく行われている．手術の間に門脈塞栓を行ったり，化学療法を施行したりさまざまだが，その間に新病変の出現や腫瘍の増大により切除が不可能になる場合がある．

肝切除のタイミング

転移性肝癌において，切除困難もしくは不能で全身状態の良好な患者は，conversion をめざした化学療法が選択されることが多いが，その切除適応に関しては，肝臓外科専門医との良好なコミュニケーションが必要で，切除可能となった時点が最も適切な切除のタイミングである．やみくもに化学療法を継続すると，化学療法誘導性肝障害をきたしやすい．

遠隔成績

本邦11施設の2000～2004年の727症例を対象とした報告[2]では，肝切除後3か月以内の死亡は4例（0.55％）で，術後3年および5年無再発生存率は，それぞれ31.2％，27.2％で，術後3年および5年累積生存率は，それぞれ63.8％，47.7％であった．2005年以降の化学療法の進歩によりさらなる改善が見込まれる．

（波多野悦朗，藤元治朗）

●参考文献

1) 大腸癌研究会編．大腸癌治療ガイドライン医師用2016年版．金原出版；2016.
2) Beppu T, et al. A nomogram predicting disease-free survival in patients with colorectal liver metastases treated with hepatic resection : multicenter data col-

lection as a Project Study for Hepatic Surgery of the Japanese Society of Hepato-Biliary-Pancreatic Surgery. J Hepatobiliary Pancreat Sci 2012 ; 19 : 72-84.

●プリンシプルシリーズ参照

3 『ここまできた肝臓病診療』「転移性肝癌」 ☞ p.350（波多野悦朗，藤元治朗）

VI章 治療法各論
▶ 肝疾患／腫瘍性肝疾患

肝膿瘍

Expert Advice

❶ 肝膿瘍は，発生原因となる細菌や原虫などが肝実質内に侵入・増殖し，膿瘍を形成する疾患の総称である．

❷ 大きく細菌性とアメーバ性とに分けられる．

❸ アメーバ性は輸入感染症，性感染症，日和見感染症の側面を持ち合わせている．5類感染症であり，感染症法に基づいて7日以内に届出をする．

❹ 重症例ではショック，DIC を呈する．

❺ 肝膿瘍を疑ったら直ちに抗菌薬を開始する．肝膿瘍が大きい場合はドレナージの併用を考慮する．

疫学，病因，病態

細菌性肝膿瘍

50歳以上の中高年者に多く，性差はない．

感染経路としては，①経胆道性（最も頻度が高い），②経門脈性，③経動脈性，④直達性，⑤外傷性，⑥医原性，特発性などがある．病原菌は *Escherichia coli*, *Klebsiela*, *Streptococcus*, *Bacteroides* などが多いが，約半数は混合感染である．

アメーバ性肝膿瘍

Entamoeba histolytica の経口感染により引き起こされる．本邦では "輸入感染症" として位置づけられており，海外渡航者に多いが，海外渡航歴のな

い国内発生例では性感染症や日和見感染症としての側面も持ち合わせている。成人男性の罹患率が高く、圧倒的に男性に多い。

アメーバ性と診断した場合は、5類感染症のため感染症法に基づいて7日以内に届出をする必要がある。

臨床像

発熱、右季肋部痛、肝腫大・圧痛が高頻度に認められ、易疲労感、悪心、下痢、食欲不振もみられる。重症例ではショック、播種性血管内凝固症候群（DIC）を呈する。アメーバ性では約半数で下痢症状を認める。細菌性の多くは多発性であり、アメーバ性の場合は右葉単発が多い。膿瘍破裂はアメーバ性に比べて細菌性で頻度は低いが、ガス産生菌に起因することが多い。

糖尿病、肝硬変、心肺疾患、悪性腫瘍、抗癌剤・ステロイド投与、海外渡航歴、男性同性愛者、アルコール多飲、う歯などが危険因子となる。

診断

血液検査では白血球増多、貧血、肝胆道系酵素の上昇、肝合成能の低下、凝固時間の延長、CRP陽性などがみられる。原因菌の同定には血液培養や膿瘍液の培養・検鏡が必要である。アメーバ性では便検査によるアメーバの確認、血清アメーバ抗体陽性が補助診断となる。膿瘍液で内容物が"チョコレートソース様"であれば、アメーバ性を強く疑う。

胸腹部単純X線写真では右横隔膜の挙上と運動制限を認める。

腹部超音波では辺縁やや不整、内部エコーが不規則で、hyperechoicな部分とhypoechoicな部分とが混在する囊胞状腫瘤として観察されることが多い。

腹部CTでは、形成途上の肝膿瘍は単純CTで辺縁不明瞭、内部不均一、周囲肝実質に比べやや低い吸収値の腫瘤として認められ、造影CTでは内部が類円形の低濃度影、腫瘤の辺縁に強い濃染域、その外側に増強されない領域が観察される（double target sign）。完成した肝膿瘍では、単純CTでも類円形の比較的境界明瞭な低濃度影となり、内部均一

で、水と血液の間の吸収値を示す。造影CTでは中央部は増強効果を受けず、辺縁部や内部隔壁に濃染がみられる。ガス産生例では腫瘍内に泡沫状ガス像がみられる。

腹部MRIでは膿瘍腔はT1強調像で低信号、T2強調像で著明な高信号を呈し、周囲の炎症や浮腫性変化はT2強調像で淡い高信号域を呈する。また拡散強調像では高信号を呈する。

治療

治療が遅れると敗血症やDICが生じるため、診断で疑ったら直ちに抗菌薬を開始する必要がある。細菌性では、起因菌を同定するまでは広域スペクトラムの抗菌薬を使用し、菌同定後は感受性のある抗菌薬に切り替える。平均2〜3週の静脈注射で行い、その後は経口投与に切り替え、静注・経口合わせて計6〜8週間の投与を行う。アメーバ性ではメトロニダゾール（フラジール®）が第1選択薬となる。1日量1.5〜2.25 gを分3にして10日間連続投与し、1クールで不十分な場合は2クール目を追加投与する。

肝膿瘍が5 cm以下の場合は薬物療法のみで治癒することが多いが、肝膿瘍が7〜8 cm以上の場合にはドレナージの併用でより早い治療効果を期待できることが多い。肝膿瘍の腹腔内への破裂例（腹膜炎を併発）などでは開腹ドレナージも考慮する。膿胸や肺膿瘍（肺への穿破）の合併例に対しては、胸腔内持続ドレナージが必要である。黄疸など胆管炎を合併している症例では、早期に適切な胆道ドレナージによる胆道減圧が必要となる。

近年、東南アジアを中心に、内因性眼内炎や肺化膿症、腸腰筋膿瘍、脳膿瘍・骨髄炎など多臓器病変を伴う *Klebsiella pneumoniae* を起因菌とする肝膿瘍が多く報告されている。とくに内因性眼内炎は失明の転帰をとることもあり注意を要する。

（林　星舟）

● 参考文献

1) 青木　眞. レジデントのための感染症診療マニュアル. 第3版. 医学書院；2015.
2) Lubbert C, et al. Therapy of Liver Abscesses. Viszeralmedizin 2014；30：334-41.

3) 田中　慧, 林　星舟. アメーバ性肝膿瘍. 肝疾患治療ハンドブック. 南江堂；1989. p.328-32.
- プリンシプルシリーズ参照
  3『ここまできた肝臓病診療』「肝膿瘍」●p.355（林　星舟）

Ⅵ章｜治療法各論
▶肝疾患／腫瘍性肝疾患

肝囊胞

Expert Advice
❶ 単純性（孤立性）肝囊胞および多発性肝囊胞は，有症状または悪性が疑われた場合に治療適応となる．
❷ 大部分は無症状であるが，巨大囊胞による圧排，出血，感染などでは症状が出現する．
❸ 診断は超音波検査が有用であるが，巨大，有症状，多発性肝囊胞ではCT，MRIが有用である．
❹ 有症状症例に対し硬化療法や手術療法（開窓術，切除術，肝移植）が施行される．また悪性が疑われる場合は肝切除術が選択される．

病態

単純性肝囊胞は先天性肝内胆管欠損によるものと考えられているが，一般的には胆管との交通はない．多発性肝囊胞にはGigot分類がある（❷）．

臨床症状

大部分の症例が無症状であるが，囊胞による圧排

❷ Gigot分類

Type 1（軽度）	大きな囊胞（径10 cm以上）10個以内
Type 2（中等度）	中等度の囊胞が多数，囊胞のない肝実質が大きく残存
Type 3（高度）	小～中等度の囊胞が多数，囊胞のない肝実質はほとんど認められない

などで症状を訴える場合がある．

合併症
出血性肝囊胞：急激な内圧上昇による緊満で疼痛が出現するが，止血されると早期に症状が消失する．時間が経過した出血性肝囊胞は腫瘍との鑑別が難しくなる．
感染性肝囊胞：発熱が主訴となる．ドレナージするまでは症状が続くことが多い．
囊胞破裂：破裂時に疼痛を伴う．

診断

超音波検査は有用で，辺縁平滑で内部エコーのない後方エコー増強を伴う腫瘤像として描出される．内部エコーを認めれば，感染，出血などを疑う．厚い隔壁，隆起性病変は腫瘍性囊胞を考慮しなければいけない．

感染性肝囊胞と肝膿瘍との鑑別：感染性肝囊胞は辺縁は整であるが，肝膿瘍は不整である．

出血性肝囊胞と囊胞性腫瘍との鑑別：隆起性病変の血流の有無で鑑別できる．

治療（㉕）

無症状の肝囊胞は，たとえ巨大であっても治療の必要はない．治療適応は有症状例で，基本的にまず硬化療法であるが，難治例や胆管との交通を認める場合は手術療法を選択する．ただし，出血性肝囊胞

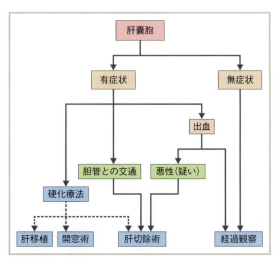

㉕ 肝囊胞の治療フローチャート

は症状がすみやかに消失するので経過観察が可能である．悪性腫瘍を疑う場合も肝切除術が選択される．

硬化療法

純エタノールまたはミノサイクリン塩酸塩を囊胞内注入し，囊胞上皮細胞を固定・脱落させる方法である．ミノサイクリン塩酸塩は200 mgを生理食塩水5 mLに溶解し使用する．エタノールアミンオレイン酸塩（ethanolamine oleate：EO）も有効であるが，ミノサイクリン塩酸塩，EOとも保険適用外である．

注入法は，硬化剤逆流防止のため，肝実質を通して囊胞を穿刺（カテーテルを留置）することが重要である．

single injection therapy[2]：有症状の多発性肝囊胞で，症状出現部位の径10 cm未満のいくつかの囊胞に対する治療法である．囊胞を穿刺し，内容を排液後に硬化剤を注入し針を抜去する．通常はミノサイクリン塩酸塩が使用される．

multiple injection therapy[3]：径10 cm以上の囊胞に対する治療法である．囊胞を穿刺しカテーテルを留置する．硬化剤は囊胞内容を十分に排液後に純エタノールの場合は囊胞内容量の10〜30％，ミノサイクリン塩酸塩の場合は5 mL（200 mg）注入後に生理食塩水5 mLを注入し，30分間クランプ後に開放する[3]．7日間連日注入し，8日目に抜去する．

single injection therapyよりもmultiple injection therapyのほうが再発率は低い．

有症状多発性肝囊胞に対する硬化療法は，無症状部は治療をせず有症状部のみを治療し，年に1〜2回治療を繰り返していくことが重要である．

手術療法

開窓術（天蓋切除術）：囊胞壁を大きく切除し，囊胞内を開放する方法である．壁を切除する際（とくに多発性肝囊胞では），出血，胆汁漏に留意する．

肝切除術：囊胞核出ではなく，周囲肝実質も含めた部分切除が重要である．

両手術ともに腹腔鏡下に施行されることが多い．

肝移植：Gigot分類Type 3の難治例には肝移植も行われている．

（吉田　寛）

◉ **参考文献**
1) Gigot JF, et al. Adult polycystic liver disease：is fenestration the most adequate operation for long-term management? Ann Surg 1997；225：286-94.
2) Yoshida H, et al. Repeated minocycline hydrochloride injections for symptomatic polycystic liver disease. Journal of GHR 2016；5：7.
3) Yoshida H, et al. Long-term results of multiple minocycline hydrochloride injections for the treatment of symptomatic solitary hepatic cyst. J Gastroenterol Hepatol 2003；18：595-8.

◉ **プリンシプルシリーズ参照**
3『ここまできた肝臓病診療』「肝囊胞」☞p.360（吉田　寛）

VI章｜治療法各論
▶ **肝疾患／腫瘍性肝疾患**

肝良性腫瘍

Expert Advice

❶ 肝良性腫瘍には，肝血管腫，肝細胞腺腫，限局性結節性過形成，肝血管筋脂肪腫などがある．
❷ 肝良性腫瘍は無症状の場合，従来は経過観察が主流であったが，近年の腹腔鏡下肝切除術の普及で，巨大化する前にtotal biopsyも兼ねて切除されることが増えてきた．
❸ 有症状，悪性が否定できない場合は，肝切除術の適応である．

肝良性腫瘍は無症状の場合，従来は経過観察が主流であったが，近年の腹腔鏡下肝切除術の普及で，巨大化する前にtotal biopsyも兼ねて切除されることが増えてきた．とくに肝生検が躊躇される肝表面の腫瘍に対して，腹腔鏡下肝切除術は有用である⓲．

肝血管腫

症状

無症状のことが多い．腫瘍径の増大に伴い症状が出現する[1]．まれに腹腔内出血やKasabach-Merritt

Ⅵ章 治療法各論／肝疾患

㉖ 肝良性腫瘍の特徴

	肝血管腫	肝細胞腺腫	限局性結節性過形成	肝血管筋脂肪腫
特徴的画像	超音波にて chameleon sign，造影 CT にて cotton-wool	肝細胞癌に類似だが，超音波にて mosaic pattern なし	spike-wheel appearance	構成成分によってさまざま
関連	ステロイド，エストロゲン	経口避妊薬，蛋白同化ホルモン，糖原病	肝血行異常	（ー）
悪性化	まれ	比較的多い	まれ	まれ
出血	あり	比較的多い	あり	あり
治療（無症状）	経過観察	腹腔鏡下肝切除術または経過観察	経過観察または腹腔鏡下肝切除術	経過観察または腹腔鏡下肝切除術
治療（有症状，悪性疑い）	肝切除術（肝動脈塞栓術）	肝切除術	肝切除術	肝切除術

症候群も認める．

診断

超音波画像では，圧迫や体位変換にて画像が変化する chameleon sign が特徴的である．

造影 CT では，早期相では辺縁から濃染され徐々に内部が造影される（cotton-wool）．

治療

無症状の場合は経過観察が推奨されるが，有症状の場合は治療適応となる．

肝切除術が行われるが，肝動脈塞栓術を施行する場合もある．増大傾向がある腫瘍は腹腔鏡下肝切除術を考慮する．

肝細胞腺腫

症状

無症状のことが多い．腫瘍径の増大により症状が出現する．悪性化や腹腔内出血なども，ほかの肝良性腫瘍よりも高頻度に認められる．

診断

超音波では境界明瞭で多くは低エコーを示すが，mosaic pattern は示さない．辺縁から中心に向かう拍動性血流シグナルを認める．CT では，動脈相で濃染され門脈相で欠損像を呈するので，肝細胞癌との鑑別は困難である．

治療

従来は無症状例では経過観察が主流であったが，悪性化の可能性があるため，近年では腹腔鏡下肝切除術を施行することが多くなった[2]．出血例は緊急

肝動脈塞栓術を施行し，後日肝切除を行う．手術拒否例では経口避妊薬の内服中止を指示して腫瘍の縮小を図る場合もある．

限局性結節性過形成（FNH）

症状

限局性結節性過形成（focal nodular hyperplasia：FNH）は無症状のことが多い．結節増大による有症状例，破裂[3]，まれに悪性化の報告がある[4]．

診断

ドプラエコーで，結節中央から辺縁に向かって車軸状に動脈が分岐する spike-wheel appearance が特徴的である．

治療

無症状の場合，従来は経過観察が主流であったが，近年は total biopsy も兼ねて腹腔鏡下肝切除術を施行されることが増えてきた．有症状例，増大傾向，有茎性（捻転や出血の危険性あり）例は肝切除の適応である．

肝血管筋脂肪腫

症状

大部分の症例が無症状であるが，増大例では症状が出現する．時に出血することもある．

診断

各種画像診断では，腫瘍内部の構成成分により画像にばらつきがみられる．

治療

従来は経過観察が主流であったが，近年は total biopsy も兼ねて腹腔鏡下肝切除術が施行されることが増えてきた．有症状，増大傾向，肝外に突出例，有茎例，悪性を否定できない場合は，肝切除の適応である．

その他

結節性再生性過形成，炎症性偽腫瘍などがある．

（吉田　寛）

● 参考文献

1) Uetama T, et al. A symptomatic giant hepatic hemangioma treated with hepatectomy. J Nippon Med Sch 2011；78：34-9.
2) Mamada Y, et al. Liver cell adenoma in a 26-year-old man. J Nippon Med Sch 2001；68：516-9.
3) Sadowski DC, et al. Progressive type of focal nodular hyperplasia characterized by multiple tumors and recurrence. Hepatology 1995；21：970-5.
4) Ishak K, et al. Benign hepatocellular tumors. Armed Forces Institute of Pathology. 1999. p.9-48.

● プリンシプルシリーズ参照

3 『ここまできた肝臓病診療』「肝良性腫瘍」 ◆p.364（吉田 寛）

VI章｜治療法各論

▶ **肝疾患／肝疾患の合併症**

門脈圧亢進症：胃・食道静脈瘤，汎血球減少症

Expert Advice

❶ 門脈圧亢進症の成因のほとんどは肝硬変であり，可能な場合は原因の治療が必要である．

❷ 消化管出血の止血と予防が治療の主眼である．

❸ わが国では内視鏡治療が普及しているが，薬物治療や IVR も選択肢として考慮する．

❹ 肝硬変の対症療法の一環として，常に患者の QOL を意識して治療する．

門脈圧亢進症の8割以上が肝硬変に起因する．多

種多様な病態のため，肝硬変性門脈圧亢進症の診療ガイドラインは明確にされていないが，門脈血行異常症（特発性門脈圧亢進症，肝外門脈閉塞症，Budd-Chiari 症候群）のガイドラインが参考になる．臨床的に最も重要なのは，消化管出血に対する止血と予防である．主な治療法を以下に示す．門脈圧低下作用，奏効率，合併症など，それぞれの特性を理解して治療のストラテジーを立てることが重要である．

薬物療法

バソプレシン（ピトレシン®）：下垂体後葉ホルモンであり，血管平滑筋を収縮させて内臓からの門脈血流を減少させる．時に横紋筋融解症をきたすが，緊急止血として唯一有用な内科的治療薬である．

心臓非選択性 β 遮断薬：β_1，β_2 受容体に作用して門脈圧を低下させる．プロプラノロール（インデラル®）やナドロール（ナディック®）が使用される．

アンジオテンシンⅡ受容体拮抗薬：頻用される降圧薬の一種であり，肝血管抵抗低下や抗線維化作用を有することで，近年，注目されている．

食道静脈瘤破裂や予防に対して，欧米ではバソプレシンや β 遮断薬が第1選択となっているが，わが国においては内視鏡治療ほど普及しているとは言い難い．

内視鏡治療

予防・待機的治療

F2 以上，RC sign 陽性が治療対象である．事前に血液検査と MDCT を施行して，肝障害度と門脈血行動態を把握する．再発性の観点から，可能な限り硬化剤である ethanolamine oleate（EO）を用いた内視鏡的硬化療法（endoscopic injection sclerotherapy：EIS）と地固め療法の追加を推奨する．高度肝障害例，全身状態不良例などでは，内視鏡的静脈瘤結紮術（endoscopic variceal ligation：EVL）を行う．

出血時治療

バイタル安定化を最優先し，可能な術前評価をしておく．内視鏡下に出血点を同定して EVL を施行する．慣れた術者・施設では，EIS も可能であるが，

いずれも後日，追加・地固め療法が必要である．

胃静脈瘤に対しては，噴門部・穹窿部いずれも組織接着剤であるシアノアクリレート（ヒストアクリル®）の注入が基本である．しかし，一般に出血量が多く，バイタルも不安定になりやすいため，無理せずに，胃噴門部では止血率80％であるSeng-staken–Blakemore（SB）チューブによる圧迫止血を施したうえで，専門施設への搬送も考慮する．

内視鏡治療は静脈瘤に対する治療であり，門脈圧低下作用はない．

IVR

経頸静脈的肝内門脈大循環短絡術（transjugular intrahepatic portosystemic shunt：TIPS）：門脈圧低下作用は良好で，静脈瘤の改善が期待できる．一方，肝内腫瘤や嚢胞，肝硬化による手技上の困難例や，術後の肝性脳症の懸念がある．欧米では普及しているが，わが国では保険適用もなく施行例は多くない．

部分的脾動脈塞栓術（partial splenic emboliza-tion：PSE）：脾腫，脾機能亢進を伴う静脈瘤や血球減少に対して有効である．長期的な血小板増加が期待できるため，血小板低下を伴う代償性肝硬変患者へのインターフェロン導入目的でも多く施行されてきた．

バルーン閉塞下逆行性経静脈的塞栓術（balloon occluded retrograde transvenous obliteration：BRTO）：わが国発祥のIVRで，孤立性胃穹窿部静脈瘤に対して高い奏効率を示す．術後，肝内門脈血流は増加し，$ICGR_{15}$は低下する．

経皮経肝的塞栓術（percutaneous transhepatic obliteration：PTO）：直接造影により門脈側副血行路の詳細な描出を行い，塞栓する手技である．出血リスクを伴うが，BRTO困難例や異所性静脈瘤に対して有用である．

外科治療

脾摘，Hassab術，食道離断術：内視鏡やIVRが発達した現在は第1選択とはならないが，難治性の静脈瘤に対するHassab術は確立した治療法である．

その他

トロンボポエチン受容体作動薬（ムルプレタ®）が使用可能となり，血小板5万/μL未満の症例に対して，輸血をせずに，一時的に血小板を増加させて観血的手技を施行することが可能となった．

肝疾患の終末像とされる肝硬変は多彩な病態を呈する．それに起因する門脈圧亢進症についても，個々の病態に応じて，臨機応変に治療を組み合わることが，患者の利益，QOL向上につながる．

（椎名正明，國分茂博）

● 参考文献
1) 日本消化器病学会編．肝硬変診療ガイドライン2015．改訂第2版．南江堂；2015．
2) 厚生労働省特定疾患門脈血行異常症調査研究班．門脈血行異常症の診断と治療のガイドライン（2013）．http://www.nanbyou.or.jp/pdf2/082_l.pdf
3) 日本門脈圧亢進症学会編．門脈圧亢進症診療マニュアル．南江堂；2015．

● プリンシプルシリーズ参照
3『ここまできた肝臓病診療』「胃食道静脈瘤，汎血球減少症」☛p.368（國分茂博）

VI章｜治療法各論
▶ **肝疾患／肝疾患の合併症**

肝腎症候群

Expert Advice

❶ 肝硬変患者で，急速に進行する急性腎障害に対し，2日間以上利尿薬を中止してアルブミン投与を行っても改善がみられない場合は，肝腎症候群（HRS）の可能性を疑う．

❷ HRSの予防には，腎毒性物質，利尿薬，非ステロイド性抗炎症薬（NSAIDs）などの危険因子の除去，脱水補正，感染治療が重要である．

❸ 1型HRSには，アルブミンと血管収縮薬の併用投与が有効である．

肝疾患の合併症／肝腎症候群

診断

肝腎症候群（hepatorenal syndrome：HRS）は肝硬変末期に肝不全が不可逆性に進行した時期に発生する腎障害であり，臨床経過により2型に分類される（㉗）[1].

近年，肝硬変患者における急性腎障害（acute kidney injury：AKI）の診断基準（㉘）に基づいた

㉗ 肝腎症候群の病型分類 （国際腹水クラブ）

1型	腎機能障害が急激に進行する．2週間以内に血清Crが病初期の2倍以上になり，2.5 mg/dL以上にまで上昇する．しばしば特発性細菌性腹膜炎に続発して発症する．予後は非常に悪い.
2型	緩徐な経過で進行する．尿素窒素は50 mg/dL以下，Crは2.0 mg/dL以下．誘因なく発症するが，難治性腹水を伴うことが特徴である.

（Salerno F, et al. Diagnosis, prevention and treatment of hepatorenal syndrome in cirrhosis. Gut 2007；56：1310-18[1]より引用）

㉘ 肝硬変患者における急性腎障害の診断基準 ICA-AKI分類（国際腹水クラブ）

■定義
- 48時間以内に血清Cr値が0.3 mg/dL以上増加
- 直近7日以内の発症が明らか，もしくは推定される症例で，血清Cr値が基礎値*から50%以上増加

■病期
Stage 1：血清Cr値が0.3 mg/dL以上増加，もしくは基礎値の1.5以上～2倍以下の範囲で増加
Stage 2：血清Cr値の増加が基礎値の2倍を超え，3倍以下
Stage 3：血清Cr値の増加が基礎値の3倍を超える
　　　　　または血清Cr値が4.0 mg/dL以上で0.3 mg/dL以上の急速な増加を伴う
　　　　　または腎代替療法の開始

■進展
進展：AKIの病期が進行および/または腎代替療法が必要
改善：AKIの病期の下位への改善

■治療に対する反応
不応：改善なし
部分反応：血清Cr値が，基礎値を超えているが，血清Cr値が0.3 mg/dL以上改善し，AKIの病期の改善がある
著効：血清Cr値が，基礎値の0.3 mg/dL以内に改善する

*血清Cr値の基礎値
- 過去3か月以内に測定した血清Cr値を基礎値として用いる
- 過去3か月以内に2回以上測定している場合は，最新の測定値を用いる
- 過去に未測定の場合は，初回受診時の値を基礎値として用いる

（Angeli P, et al. Diagnosis and management of acute kidney injury in patients with cirrhosis：revised consensus recommendations of the International Club of Ascites. J Hepatol 2015；62：968-74[2]より引用）

肝腎症候群の新しい診断基準が国際腹水クラブ（International Club of Ascites：ICA）により提案された（㉙）[2].

治療

肝腎症候群の治療は，急性腎障害の治療の延長上にあり，早期からの治療介入による腎保護が重要である.

ICAはAKIのstageに応じた治療アルゴリズム（㉚）を提案し，Stage 1での治療として，腎毒性物質，血管拡張薬，NSAIDs，利尿薬の使用を避け，感染があれば治療を行うなど，腎障害増悪危険因子の除去とhypovolemiaに対する血漿負荷を提案している．Stage 2・3では，利尿薬中止と2日間のアルブミン投与（1 g/kg）を行い，この治療に反応せずHRSの診断基準に合致したものに対しては，アルブミンと血管収縮薬投与を提案している[2].

薬物療法

有効循環血液量の確保のため，アルブミンの補充と血管収縮薬の投与を行う．血管収縮薬としては，バソプレシン合成アナログであるテルリプレシンがあり，欧米でのガイドラインでは，2～12 mg/日の用量でアルブミン静注（第1日目1 g/kg体重，以後20～40 g/日）と併用することで65%の1型HRSで腎機能が回復するとし[1]，Cochraneのメタ解析でも，テルリプレシン投与群の54/117例（46.1%）でHRSからの回復がみられ，対照群（13/117例，

㉙ 肝腎症候群の診断基準 （国際腹水クラブ）

- 腹水を伴った肝硬変が存在する.
- ICA-AKIの診断基準（㉘）に従ってAKIの診断がなされている.
- 少なくとも2日以上の利尿薬中止とアルブミン投与（1 g/kg体重換算，最大量100 g/日）を行っても腎機能の改善がない.
- ショック状態ではない.
- 腎毒性薬剤（NSAIDs，アミノグリコシド，ヨード造影剤など）の投与が最近や現時点でない.
- 蛋白尿>500 mg/日，血尿（赤血球>50/HPF）といった尿異常や超音波上の腎形態異常など，腎実質性疾患を疑う所見を認めない.

（Angeli P, et al. Diagnosis and management of acute kidney injury in patients with cirrhosis：revised consensus recommendations of the International Club of Ascites. J Hepatol 2015；62：968-74[2]より引用）

387

❸❶ 肝硬変患者における急性腎障害の治療アルゴリズム（国際腹水クラブ）
（Angeli P, et al. Diagnosis and management of acute kidney injury in patients with cirrhosis：revised consensus recommendations of the International Club of Ascites. J Hepatol 2015；62：968-74[2]より引用）

11.1%）より有意に（$p < 0.00001$）回復率が高いとしている．ただし，テルリプレシンは保険適用がないため，わが国のガイドラインでは，「テルリプレシンとアルブミン併用投与を提案する」という記載にとどまっている[3]．

その他，ソマトスタチン合成アナログのオクトレオチドとα交感神経作動薬のミドドリンは，アルブミンとの併用により，1・2型HRSの移植なしの生存率を改善したとの報告や，ノルアドレナリンはアルブミン併用条件下で，テルリプレシンやミドドリン，オクトレオチド併用療法と同等の効果があったとの報告などから，わが国のガイドラインでは，「ノルアドレナリンの投与を提案する」と記載されている[3]．

TIPS，PVシャント

経皮的肝内門脈静脈短絡路（TIPS）のHRSに対する有効性は，腎機能の改善と腹水軽減が期待できるとの報告もあるが，検討症例数が少なく，十分なエビデンスがあるとはいえない状況である．

PVシャント（門脈-肝静脈シャント）は，腎機能の改善が得られることもあるが，生存期間は延長しないため，わが国のガイドラインでは，「行わないこ

とを推奨する」と記載されている．

肝移植

HRS患者に対する肝移植は生存率を改善するため，わが国のガイドラインでも「1型，2型ともに適応があれば肝移植を推奨する」としている[3]．ただし，細菌感染を伴う1型肝腎症候群症例の67%は回復しないとの報告や，肝移植後長期成績に関し，HRS合併例の1年・4年生存率（71%，60%）は非合併例（83%，70%）よりも低いとの報告がある．

（瀬川　誠，坂井田　功）

◉ **参考文献**

1) Salerno F, et al. Diagnosis, prevention and treatment of hepatorenal syndrome in cirrhosis. Gut 2007；56：1310-18.
2) Angeli P, et al. Diagnosis and management of acute kidney injury in patients with cirrhosis：revised consensus recommendations of the International Club of Ascites. J Hepatol 2015；62：968-74.
3) 日本消化器病学会編．肝硬変診療ガイドライン2015．改訂第2版．南江堂；2015.

◉ **プリンシプルシリーズ参照**

3『ここまできた肝臓病診療』「肝腎症候群」☛p.372（鍛治孝祐，吉治仁志）

VI章｜治療法各論
▶ 肝疾患／全身疾患と肝臓

甲状腺疾患と肝臓

Expert Advice
❶ 甲状腺疾患が肝臓に与える影響を理解するとともに，肝疾患に合併する甲状腺疾患を把握することで，実臨床において的確な診断と治療が可能となる．
❷ 肝疾患のなかでも自己免疫性肝障害には甲状腺疾患を合併する場合が多く，その多くは慢性甲状腺炎である．
❸ 肝障害を認めた場合，その原因もしくは合併症を検索するために，甲状腺機能検査を行うことが重要である．

甲状腺ホルモンの活性と作用

甲状腺ホルモン（T_4，T_3，rT_3）は，血中に分泌されると TBG（サイロキシン結合グロブリン）などと結合し運搬されるが，結合型では生理活性は認めず，遊離型（free T_4 や free T_3）で活性を発揮する．血中の甲状腺ホルモンのほとんどは T_4 であり，"より生理活性の強い"T_3 は，必要時に T_4 の脱ヨード化により合成されている．

甲状腺ホルモンの主たる作用はエネルギー代謝の調整であり，さまざまな細胞に作用し代謝を亢進させる．一方，欠乏状態では代謝は低下する．

病態

甲状腺機能亢進症では，肝細胞の機能亢進に伴い AST/ALT が高値を呈することがある．また骨代謝亢進の影響で骨型 ALP が上昇し，肝胆道系の障害と誤認される場合もある．さらに抗甲状腺薬により，一過性に AST/ALT の上昇を呈する場合がある．抗甲状腺薬は，副作用として肝障害を惹起し劇症肝炎に至る場合があるため，治療開始後の経過観察は慎重に行う必要があり，AST/ALT 高値の原因の鑑別が非常に重要となる．

甲状腺機能低下症では，非アルコール性脂肪肝炎（NASH）が引き起こされることが知られている．甲状腺ホルモンの欠乏状態によりインスリン抵抗性が進行し耐糖能障害がもたらされるとともに，脂質代謝の障害により血清コレステロール値が上昇することが一因と考えられている[1]．このように肝障害の原因として，甲状腺機能異常を念頭におくことは重要である．

一方，自己免疫性肝障害のなかには甲状腺疾患を合併する場合も多い．甲状腺疾患の多くに自己免疫の機序が働くことからも，分子基盤の類似性がうかがえる．合併率は原発性胆汁性胆管炎（PBC）で13%，原発性硬化性胆管炎（PSC）で11%，自己免疫性肝炎（AIH）で10%と続き，その多くが慢性甲状腺炎である[2,3]．

また HCV 感染による自己免疫疾患の誘発も知られており，甲状腺疾患も5～28%程度に認められる．多くは機能低下症であるが，一部に機能亢進症を認める[4]．

症状

甲状腺機能異常による症状がメインとなる．たとえば機能が低下すると，甲状腺腫大を呈する場合があるが，必発ではない．低体温や嗄声，粘液水腫という non-pitting edema を認めたり，徐脈や心音減弱といった粘液水腫心の所見を呈するともに，思考の緩慢，記憶力の低下や無気力状態を認める．重篤な場合は粘液水腫性昏睡を引き起こすため，肝性昏睡との鑑別を要する．機能亢進の場合は，甲状腺腫大，発汗，頻脈，体重減少，眼球突出といった特徴的な所見を認める．

亜急性甲状腺炎のように，甲状腺に原発した感染症が原因である場合には，甲状腺の限局的な圧痛や発熱を伴うこともあり，身体的所見が診断の一助となる．

検査所見

肝障害を認めた場合，その原因もしくは合併症の

389

検索として甲状腺機能検査を行うことは必須である．具体的には TSH と free T_4 の測定を行う．また，抗甲状腺抗体（抗サイログロブリン抗体や抗ペルオキシダーゼ抗体）や TSH 受容体抗体の測定も甲状腺疾患の診断に有用である．

生化学検査においては，甲状腺機能亢進では血清コレステロール値の低下や骨型 ALP 値の上昇を認め，機能低下では血清コレステロール値や CK 値上昇，γグロブリンの上昇，膠質反応の亢進を認める．

治療

甲状腺機能異常に応じた治療を行う．また自己免疫性肝疾患に併発した甲状腺疾患においても，原発性甲状腺疾患と同様の治療を行う．一過性の炎症が機能異常の原因であれば，基本的には治療は不要で，経過観察が可能である．必要に応じてβ遮断薬投与などの対症療法を行う．一方，慢性的な機能亢進症に対しては，抗甲状腺薬や RI 治療，外科的切除を検討する．

慢性甲状腺炎のような機能低下症においては，甲状腺ホルモンの補充を行い，TSH や free T_4 の値に応じて投与量を検討する必要がある[5]．

（藤江里美，田中基彦，佐々木 裕）

● 参考文献
1) Liangpunsakul S, et al. Is hypothyroidism a risk factor for non-alcoholic steatohepatitis? J Clin Gastroenterol 2003；37：340-3.
2) Teuel A, et al. Concurrent autoimmune disease in patients with autoimmune hepatitis. J Clin Gastroenterol 2010；44：208-13.
3) Silveira MG, et al. Thyroid dysfunction in primary biliary cirrhosis, primary sclerosing cholangitis and non-alcoholic fatty liver disease. Liver Int 2009；29：1094-100.
4) Antonrlli A, et al. Thyroid disorders in chronic hepatitis C virus infection. Thyroid 2006；16：563-72.
5) 坪内博仁ほか．全身疾患と肝 a甲状腺疾患．日本肝臓学会編．肝臓専門医テキスト．改訂第2版．南江堂；2016. p.318-9.

● プリンシプルシリーズ参照
3『ここまできた肝臓病診療』「甲状腺疾患」☞p.376（藤江里美，田中基彦，佐々木 裕）

VI章│治療法各論
▶ **肝疾患／全身疾患と肝臓**

循環不全と肝臓

Expert Advice
❶ 循環不全に伴う肝障害の発症機序，ならびに臨床所見・検査所見を理解すれば，適確な診断と治療を行うことができる．
❷ その際，流入系の障害（虚血性肝炎）と流出系の障害（うっ血肝）に分けて考えると理解しやすい．

疾患概念

肝臓は血流がたいへん豊富な臓器であり，門脈と肝動脈の二重支配を受けており，この肝臓をとりまく一連の循環動態の変動により肝臓に障害を及ぼすことがある．これは流入系の虚血性肝炎と流出系のうっ血肝に分けられる．

虚血性肝炎

病態
肝臓内に流入する血液量が減少することで生じる．虚血性肝炎はショック肝に代表される肝臓全体に生じる場合と，門脈血栓栓塞症や肝動脈閉塞といった限局的に発生する場合があるが，病態生理そのものに大きな違いはない．

症状
肝血流障害を招いた原因疾患に伴う症状が主体となる．虚血性肝炎に特有の症状としては，肝臓の腫脹に伴い，右季肋部の圧痛や嘔気・嘔吐が生じる場合もある．

検査所見
心不全やショック・血栓症などに伴い，AST（GOT）や ALT（GPT）の上昇が認められれば虚血性肝炎を疑う．このほか T-Bil や ALP，γ-GTP といった胆道系酵素の上昇や PT の延長が認められる

全身疾患と肝臓／糖尿病と肝臓

場合もあるが，これらは循環動態の改善に伴いすみやかに回復する．

治療

原因疾患に応じて，全身の循環動態の改善ならびに肝血流の回復を行う．これにより多くの虚血性肝炎は改善傾向に向かう．

うっ血肝

病態

肝臓内に流入した血液は，類洞を経て中心静脈から肝静脈・下大静脈へと流出する．この血流障害に伴い肝臓内で血液がうっ滞し，うっ血肝をきたす．

流出路の障害部位は大きく分けて①心臓，②下大静脈〜大型肝静脈，③小型肝静脈の3つに分けられる．とくに肝部下大静脈〜大型肝静脈の閉塞に伴うものを Budd-Chiari 症候群とよび，造血幹細胞移植や抗癌剤投与，放射線照射後に小型肝静脈の閉塞をきたし生じる肝障害を肝静脈閉塞性疾患（veno-occulusive disease：VOD）または sinusoidal obstruction syndrome（SOS）とよぶ．

症状

心原性の場合，心疾患に伴う症状が主となる．無症状のうっ血肝も多く，その場合，肝胆道系酵素の上昇のみ認められる．一方で，肝腫大に伴う肝被膜伸展により右季肋部痛が認められる場合もある．とくに VOD においては①肝腫大，②右季肋部痛，③黄疸，④腹水貯留が特徴的な4徴であるといわれている．

検査所見

肝胆道系酵素の上昇，T-Bil の増加がみられる．その他，心原性のうっ血肝では腹部超音波検査において，肝腫大とともに右房の拡大や肝静脈〜下大静脈の拡張を認める．また，Budd-Chiari 症候群では，腹部造影 CT において肝静脈3主幹，あるいは肝部下大静脈の閉塞や狭窄が描出される．

治療

心原性うっ血肝においては，その原疾患の治療が第一である．これにより肝臓の状態も改善する．一方，大型肝静脈や下大静脈の狭窄や閉塞においては，その原因に応じて血栓溶解療法やカテーテルを

用いた拡張術，外科的切除やバイパス術などが選択される．また門脈圧亢進症が併発した場合には，食道胃静脈瘤や脾機能亢進症に対する治療を行う．

VOD に対しては，まず原因の除去が第一であり，腎障害を併発する場合が多いため腹水コントロールも含めた輸液管理が重要となる．軽度の VOD であればこのような保存的加療にて改善が期待できるが，重症化した場合の有効な治療法は現段階ではまだ確立されていない．

（藤江里美，佐々木 裕）

● 参考文献

1) 坪内博仁ほか．日本肝臓学会編．肝臓専門医テキスト．南江堂；2013．p.312-3.
2) 中沼安二ほか．肝臓を診る医師のための肝臓病理テキスト．南江堂；2013．p.151-64.
3) Richardson PG, et al. Phase 3 trial of defibrotide for the treatment of severe veno-occlusive disease and multi-organ failure. Blood 2016；127：1656-65.

● プリンシプルシリーズ参照

3『ここまできた肝臓病診療』「循環不全」 ☞p.379（藤江里美，佐々木 裕）

Ⅵ章｜治療法各論

▶ **肝疾患／全身疾患と肝臓**

糖尿病と肝臓

Expert Advice

❶ 糖尿病の成因をふまえた集学的な治療方法を選択できるようにする．

❷ 糖尿病が引き起こす肝障害，とくに非アルコール性脂肪性肝疾患（NAFLD）を意識したうえで糖尿病を治療する．

❸ NAFLD と糖尿病の治療には共通点と違いがある．

❹ 糖尿病，とくにインスリン抵抗性を引き起こす肝疾患の病態・治療の概略を理解する．

糖尿病は，近年の生活習慣の変化により増加傾向

Ⅵ章 治療法各論／肝疾患

２型糖尿病の病態

インスリン抵抗性増大

＋

インスリン分泌能低下

↓

インスリン作用不足

↓

糖毒性

高血糖

食後高血糖

↓

空腹時高血糖

経口血糖降下薬

機序	種類	主な作用
インスリン抵抗性改善系	ビグアナイド薬	肝臓での糖新生の抑制
	チアゾリジン薬	骨格筋・肝臓でのインスリン感受性の改善
インスリン分泌促進系	スルホニル尿素薬(SU薬)	インスリン分泌の促進
	速効型インスリン分泌促進薬：グリニド薬	より速やかなインスリン分泌の促進・食後高血糖の改善
	DPP-4阻害薬	血糖依存性のインスリン分泌促進とグルカゴン分泌抑制
糖吸収・排泄調節系	α-グルコシダーゼ阻害薬(α-GI)	炭水化物の吸収遅延・食後高血糖の改善
	SGLT2阻害薬	腎での再吸収阻害による尿中ブドウ糖排泄促進

㉛ 経口血糖降下薬の選択

経口血糖降下薬は，大きくインスリン分泌能やインスリン抵抗性で評価して使い分ける．おのおのの作用機序を理解して単剤または併用を選択する．経口薬でのコントロール不良時にインスリン製剤の使用が選択されうるが，近年GLP-1受容体作動薬，DPP-4阻害薬，SGLT2阻害薬といったインクレチン関連薬が登場し，良好な血糖コントロールが得られている．

（日本糖尿病学会編．糖尿病治療ガイド 2016-2017．文光堂：2017[1]より引用）

であり，本邦では予備群合わせて約2,000万人の患者数がいて，重要な代謝疾患の一つである．細小血管障害である網膜症，腎症，神経障害の三大合併症をはじめ，悪性腫瘍，感染症，肝疾患などの併発も生じるので，適切な治療が求められる．

糖尿病は，1型糖尿病と2型糖尿病に区分される．1型糖尿病は，インスリンを合成・分泌する膵臓のLangerhans島β細胞の破壊によるインスリン作用不足が原因で生じる．2型糖尿病はインスリン分泌低下やインスリン抵抗性をきたす多数の遺伝因子と，過栄養，肥満，運動不足，ストレスなどの環境因子および加齢が原因で生じる．したがって，治療

の基本は，"患者の生活背景をふまえたうえで，臨床経過上で出現する合併症とその重症度，活動性に応じて集学的に治療する"ことにある（㉛）．①食事・運動療法，②薬物療法，③合併症の治療が治療の柱となる[1]．

さらに，消化器病の診療としては，合併症の一つに肝疾患があり，近年増加傾向の非アルコール性脂肪性肝疾患（nonalcoholic fatty liver disease：NAFLD）も重要となる．逆に，肝疾患が糖尿病を発症させることも知られており，糖尿病と肝疾患の両者の治療を知る必要がある．

糖尿病の治療と肝疾患

糖尿病は肝疾患，とくに非アルコール性の脂肪肝を悪化させるといわれている．糖尿病は過栄養状態であり，それによるインスリン抵抗性が基本病態となる．肝脂肪化，炎症の慢性化などでインスリン抵抗性が悪化し，NAFLDが発症する．脂肪肝を悪化させないためには糖尿病の治療法を知る必要がある．

食事療法，運動療法

性，年齢，肥満度，身体活動量，血糖値，合併症の有無などを考慮し，管理栄養士の栄養指導のもと，医師が摂取エネルギー量を決定する．

摂取エネルギー量は，標準体重×身体活動量であり，身体活動量は日常の活動量で決まる．炭水化物は指示エネルギーの50～60％，たんぱく質は1.2～1.5 g/kg，残りを脂質で調整し，食塩は6 g/日未満に制限し，アルコールは25 g/日以下にとどめ，休肝日を指導する．食物繊維（20～25 g/日），ビタミン，ミネラルも十分に摂取させる．

運動は有酸素運動を基本とし，最大酸素摂取量の50％前後の強度で，1回15～30分，1日2回行うことが望ましい．

薬物療法

食事療法，運動療法を2～3か月続けても，血糖コントロール不良の場合に薬物療法を開始する．

経口血糖降下薬や注射薬を少量から始め，徐々に増量する．年齢，肥満・合併症の程度，肝・腎機能，ならびにインスリン分泌能やインスリン抵抗性の程度を評価して，経口血糖降下薬，インスリン製剤，GLP（glucagon-like peptide)-1受容体作動薬を使い分けていく．

インスリン分泌低下であれば，分泌を促進するスルホニル尿素（SU）薬（アマリール®など），すみやかなインスリン分泌と食後高血糖を改善する速効型インスリン分泌促進薬（グルファスト®など），食後の血糖依存性のインスリン分泌を促進するGLP-1受容体作動薬（ビクトーザ®など）やDPP（dipeptidyl peptidase)-4阻害薬（ジャヌビア®など）を選択して，経口薬でのコントロール不良または不良が予想される場合にインスリン製剤が選択される．

インスリン抵抗性であれば，ビグアナイド系薬剤（メトグルコ®など）やチアゾリジン系薬剤（アクトス®など）が選択される．ほかには，糖の腸管吸収を抑制するα-グルコシダーゼ（α-GI)（グルコバイ®など），腎での糖の再吸収を抑制するsodium glucose transporter（SGLT）2阻害薬（スーグラ®など）がある．1種類の経口血糖降下薬によって良好な血糖コントロールが得られない場合は，作用機序の異なった薬を併用する[1]．

NAFLDもインスリン抵抗性の病態が根幹にあるが，糖尿病はインスリン分泌低下の病態も併存していることがあるので，どちらが根幹にあるのか，または同時にあるのかを見極めたうえで治療する．

肝疾患の治療と糖尿病

糖尿病が肝障害を引き起こす一方で，肝疾患（NAFLD，アルコール性肝障害，肝硬変，C型肝炎など)が耐糖能異常/肝性糖尿病をもたらすことが知られている．

NAFLD

NAFLDは，アルコール性肝障害など他の肝疾患を除外した疾患であり，肝脂肪変性を基盤に，病態の進行した非アルコール性脂肪肝炎（nonalcoholic steatohepatitis：NASH)が脂肪沈着，小葉内炎症，肝細胞の風船様腫大を特徴とする一方で，非アルコール性脂肪肝（nonalcoholic fatty liver：NAFL）は上記の風船様腫大や肝線維化を認めない．NAFLDでもインスリン抵抗性/耐糖能異常そして肝脂肪蓄積が生じる．腸内細菌由来のエンドトキシン/LPS，酸化ストレスやミトコンドリア機能異常などの因子が加わることで，NASHが発症する．

NAFLDの治療は，食事・運動療法で減量を行いつつ，基礎疾患別に薬物療法を検討する（NASH/NAFLD☞p.358）．薬物療法は，NAFLDの病態であるインスリン抵抗性，肝脂肪蓄積，肝臓の炎症と線維化が対象となる．

糖尿病の合併では，インスリン抵抗性が主体となっており，チアゾリジン系を使用する．脂質異常症にはHMG-CoA還元酵素阻害薬であるスタチン系（クレストール®）や腸管からのコレステロール

吸収を抑制するトランスポーター阻害薬のエゼチミブ（ゼチーア®）を使用する．高血圧には肝星細胞の炎症・線維化の進展を抑制するアンジオテンシンⅡ受容体拮抗薬（ニューロタン®など）を使用する．基礎疾患がないときはビタミンE（ユベラ®）が使われ，併用されている．

またウルソデオキシコール酸（UDCA：ウルソ®），SNMC（強力ネオミノファーゲンシー®）や瀉血治療はALT改善効果のみで，NAFLDへの有用性は認められていない．サプリメントや健康食品についても有用性が認められていない[2]．

アルコール性肝障害

5年以上の長期の過剰な飲酒を背景とする肝障害である．エタノールの過剰摂取による酸化ストレスおよび腸内細菌由来のLPSなどにより，インスリン抵抗性が生じる．

治療としては，原則禁酒であり，長期飲酒に伴う低栄養に対しては食事・栄養指導が必要である．食事は，高蛋白・高エネルギー食であるが，近年過栄養による肥満や糖尿病などの生活習慣病に注意が必要である．またビタミンB_1欠乏に対するビタミンB_1補充，分岐鎖アミノ酸投与なども必要となる．腸管の透過性亢進に対しては，便通コントロールや腸管滅菌も必要となる[3]．

肝硬変

肝細胞減少によるグリコーゲン合成や糖新生の障害などで，インスリン抵抗性が生じる．肝脂肪化の増加や低栄養状態が続くと，徐々にインスリン分泌低下が生じる．肝性糖尿病の治療も，糖尿病同様に食事・運動・薬物療法である．

食事療法は，高カロリー・高蛋白食を主体とするが，肝臓・筋肉のインスリン感受性が低下しているため，糖尿病食も視野に入れる．腹水・肝性脳症などの合併症が出現すれば，塩分制限，蛋白制限，血漿アルブミン補充および肝不全用栄養剤の投与などが必要になる．

運動療法は，安静が基本だが，肝性糖尿病の際は肥満の助長や筋肉量の低下を防ぐため，軽い運動が推奨される．

薬物療法は，インスリン抵抗性改善薬は禁忌であ

り，SU薬，速効型インスリン分泌促進薬やα-GIは病態・副作用に注意して慎重に使用する．基本的にインスリン療法が原則となる[4]．

C型肝炎

C型肝炎ウイルス（HCV）感染により肝脂肪化が助長され，酸化ストレスの亢進によりインスリン抵抗性が生じる．

治療は，肝脂肪化・線維化を防ぐ意味でHCVの排除をめざし，抗ウイルス療法を行う．IFN治療とIFNフリーの治療を患者の病態に応じて使用する．IFNフリー治療として，直接作用型抗ウイルス薬（direct acting antivirals：DAAs）の高いウイルス消失効果が認められており，現在はIFNフリー治療を行うことを原則としている[5]．

糖尿病と肝疾患の両方の治療を理解する

糖尿病は，肝疾患の要素が大きく，密接な関係をもつことがわかる．肝疾患の治療を行ううえでは，糖尿病専門医でなくても糖尿病の増悪時に対応できるように，両者の病態・治療法を理解しておくことが大事となる．

（門　輝，小池和彦）

● 参考文献
1) 日本糖尿病学会編．糖尿病治療ガイド2016-2017．文光堂；2017．
2) 日本肝臓学会編．NASH・NAFLDの診療ガイド2015．文光堂；2015．
3) 竹井謙之ほか．アルコール性肝障害における断酒の効果．Frontiers in Alcoholism 2015；3：85-91．
4) 種市春仁ほか．肝硬変に伴う糖尿病（肝性糖尿病）．糖尿病 2008；51：203-5．
5) 日本肝臓学会編．C型肝炎治療ガイドライン．第6版．2017．

● プリンシプルシリーズ参照
3『ここまできた肝臓病診療』「糖尿病」☞p.383（門　輝，小池和彦）

VI章｜治療法各論
▶ 肝疾患／全身疾患と肝臓

妊娠と肝臓

Expert Advice

❶ 妊娠中期のアルブミン低下と妊娠後期の ALP 上昇は妊娠による生理的な変化であり，肝障害には当たらない．

❷ 非妊娠時と妊娠時で変化しないとされる AST，ALT，γ-GTP の異常値がみられたら，肝障害を疑う．

❸ E 型急性肝炎は通常一過性に経過し治癒するが，妊婦では劇症化しやすい．

❹ 妊娠中の肝機能障害を鑑別できるようにする．

正常妊娠の生理的変化，理学的所見，超音波所見

　妊娠時は，子宮増大，血液量増加・希釈などの体液変化，および性ステロイドなどの作用により，㉜のような生理的変化，理学的所見の変化を示す[1-4]．

　肝臓超音波所見では，正常妊娠において，超音波輝度や肝内胆管の拡張の度合いに変化は認めない[5]．

妊娠に伴う肝機能異常

　肝機能検査のなかで，トランスアミナーゼを主体とした妊娠中の変化を㉝に示す．これらは，妊娠中の循環血液量の増加や女性ホルモンを中心としたステロイドホルモンの増加，胎盤で産生されるさまざまな物質による影響が考えられる[4]．

妊娠中の肝障害診断へのアプローチ

妊娠中における肝障害の分類

　妊娠中の肝機能障害は，㉞に示すように，①妊娠に特異的な肝障害，②妊娠中に偶然発症した肝障害，③慢性肝障害を合併した妊娠の主に3つに分類される[6]．

㉜ 正常妊娠の生理的変化・理学的所見

生理的変化	・血行動態：末梢血管拡張・血管抵抗減少，心拍出量・心拍数の増加，血液量（血漿・赤血球量）の増加，腎血液量・糸球体濾過量増加，肝血流量の変化なし，子宮の圧迫による下大静脈流量の低下・奇静脈流量の増加 ・凝固亢進状態 ・消化管の生理的変化：プロゲステロン増加による平滑筋の運動能変化・弛緩，食道下部括約筋緊張低下（胸やけ），消化管蠕動低下，胆嚢容量増大 ・胆汁の変化：妊娠中のホルモン変化により，胆汁合成と動態の変化に伴い胆汁生成因子の増加
理学的所見	・血圧低下：妊娠中期にみられ，その後正常化（妊娠初期と同程度）

㉝ 正常妊娠における肝機能検査値の変化

肝機能検査	変化	変化のピーク
AST	不変	
ALT	不変	
総ビリルビン	軽度上昇	後期
総蛋白	減少（20%）	中期
アルブミン	減少（20%）	中期
γ-グロブリン	軽度低下	後期
α・β-グロブリン	軽度上昇	後期
LDH	軽度上昇	後期
ChE	軽度上昇	後期
ALP	著明に上昇	後期
γ-GTP	不変	
LAP	著明に上昇	後期
血清胆汁	軽度上昇	中期
フィブリノゲン	著明に上昇（1.5倍）	中期
AFP	著明に上昇	後期

㉞ 妊娠中における肝障害の分類

① 妊娠に特異的な肝障害
　妊娠悪阻，妊娠性肝内胆汁うっ滞症，急性妊娠脂肪肝，妊娠中毒・子癇，HELLP 症候群，特発性肝破裂

② 妊娠中偶発的に起こった肝障害
　急性ウイルス性肝炎，薬剤性肝障害，胆石

③ 慢性肝障害を合併した妊娠
　慢性ウイルス性肝炎，肝硬変，自己免疫性肝炎

395

㉟ 妊娠中肝機能異常を示す疾患と時期

	胆汁うっ滞	AST・ALT 軽度上昇	AST・ALT 高度上昇
初期	妊娠悪阻	妊娠悪阻	
中期	妊娠性胆汁うっ滞	正常妊娠	
後期	妊娠性胆汁うっ滞	正常妊娠 妊娠中毒・子癇 急性妊娠性脂肪肝 HELLP 症候群	妊娠中毒・子癇 特発性肝破裂

妊娠中における肝機能障害の状態と発症時期

妊娠中の肝疾患は，その発症時期によって鑑別可能なことがある（㉟）．とくに妊娠末期に発症するものは，母児の予後を左右する妊娠特異的な疾患が多い．これらには，妊娠を終えることにより改善するものもあり，妊娠管理のポイントとなる[7]．

（田浦直太，中尾一彦）

◉ 参考文献

1) Riely CA. Hepatic disease in pregnancy. Am J Med 1994；96：18S-22S.
2) Schrier RW. Body fluid volume regulation in health and disease：a unifying hypothesis. Ann Intern Med 1990, 113：155-9.
3) 望月眞人．性ホルモンと肝．肝胆膵 1987；15：1036-1169.
4) 熊田博光．異常のときの考え方・対処法．日本医師会雑誌 1999；122：38-40.
5) Bacq Y. Liver diseases unique to pregnancy：a 2010 update. Clin Res Hepatol Gastroenterol 2011；35：182-93.
6) 金川武司．妊娠と肝障害．日本臨牀別冊 肝・胆道系症候群（第2版）I 肝臓編（上）．2010．p.545-8.
7) Knox TA. Evaluation of abnormal liver function in pregnancy. Semin Perinatol 1998；22：98-103.

◉ プリンシプルシリーズ参照

3『ここまできた肝臓病診療』「妊娠」☛p.389（田浦直太，中尾一彦）

炎症／急性膵炎，重症急性膵炎

VI章｜治療法各論
▶膵疾患／炎症

急性膵炎，重症急性膵炎

Expert Advice

❶ 急性膵炎と診断されたら，入院として直ちに成因診断，重症度判定を行う．

❷ 初期治療では『急性膵炎診療ガイドライン2015』（第4版）の"Pancreatitis Bundle 2015" 12項目を遵守する．

❸ 重症例は，集中治療，血管造影，内視鏡治療，外科治療が施行できる高次施設で治療する必要があり，状況により搬送を考慮する．

❹ 重症例では，呼吸循環モニタリングのもとに十分な初期輸液を行い，必要に応じて人工呼吸，持続血液濾過などを行う．

❺ 重症例では直ちに抗菌薬投与を開始し，48時間以内に経腸栄養を開始する．

　急性膵炎は重症度により大きく予後が異なる．軽症例ではほとんどの症例が数日の絶食のみで軽快するが，重症例では遠隔臓器障害をきたし致死率が10%に達する．

　急性膵炎は，厚生労働省の研究班により策定された診断基準によって診断する（❶）．並行して成因診断を行うが，胆石性膵炎では他の成因の膵炎と初期治療方針が異なっており，胆石性膵炎を見落とさないことも重要である．

┃急性膵炎に対する治療

　急性膵炎と診断されたら全例入院として，絶食，輸液，鎮痛の処置を行いつつ，直ちに厚生労働省により2008年に策定された急性膵炎重症度判定基準によって重症度を判定する（❷）．軽症ならば絶飲食のうえで重症化に注意して経時的変化を観察し，臨床症状と炎症所見が軽快したら経口摂取を開始する．急性膵炎の初期治療では，『急性膵炎診療ガイド

❶ 急性膵炎診断基準

1. 上腹部に急性腹痛発作と圧痛がある．
2. 血中または尿中に膵酵素の上昇がある．
3. 超音波，CTまたはMRIで膵に急性膵炎に伴う異常所見がある．

　上記3項目中2項目以上を満たし，他の膵疾患および急性腹症を除外したものを急性膵炎と診断する．ただし，慢性膵炎の急性増悪は急性膵炎に含める．

注：膵酵素は膵特異性の高いもの（膵アミラーゼ，リバーゼなど）を測定することが望ましい．

（厚生労働省難治性膵疾患に関する調査研究班．2008年）

❷ 急性膵炎重症度判定基準

A. 予後因子

原則として発症後48時間以内に判定することとし，以下の各項目を各1点として，合計したものを予後因子の点数とする．

1. BE$\leqq$−3 mEq/Lまたはショック
2. PaO$_2$$\leqq$60 mmHg（room air）または呼吸不全
3. BUN$\geqq$40 mg/dL（またはCr$\geqq$2.0 mg/dL）または乏尿
4. LDH$\geqq$基準値上限の2倍
5. 血小板数$\leqq$10万/mm^3
6. 総Ca値$\leqq$7.5 mg/dL
7. CRP$\geqq$15 mg/dL
8. SIRS診断基準における陽性項目数$\geqq$3
9. 年齢$\geqq$70歳

臨床徴候は以下の基準とする．
・ショック：収縮期血圧が80 mmHg以下
・呼吸不全：人工呼吸を必要とするもの
・乏尿：輸液後も一日尿量が400 mL以下であるもの

SIRS診断基準項目：
(1) 体温>38℃あるいは<36℃
(2) 脈拍>90回/分
(3) 呼吸数>20回/分あるいはPaCO$_2$<32 mmHg
(4) 白血球数>12,000/mm^{3}か<4,000 m^{3}または10%超の幼若球出現

B. 造影CT Grade

原則として発症後48時間以内に判定することとし，炎症の膵外進展度と，膵の造影不良域のスコアが，合計1点以下をGrade 1，2点をGrade 2，3点以上をGrade 3とする．

1. 炎症の膵外進展度
(1) 前腎傍腔：0点
(2) 結腸間膜根部：1点
(3) 腎下極以遠：2点
2. 膵の造影不良域：膵を便宜的に膵頭部，膵体部，膵尾部の3つの区域に分け，
(1) 各区域に限局している場合，あるいは膵の周辺のみの場合：0点
(2) 2つの区域にかかる場合：1点
(3) 2つの区域全体をしめる，あるいはそれ以上の場合：2点

C. 重症度判定

予後因子が3点以上または造影CT Grade 2以上のものを重症とする．

（厚生労働省難治性膵疾患に関する調査研究班．2008年）

397

❸ Pancreatitis Bundles 2015 チェックリスト

急性膵炎診断時
☐ 厚生労働省重症度判定基準の予後因子スコアを用いて重症度を繰り返し評価する.
☐ （～48時間以内）十分な輸液とモニタリングを行い，平均血圧*65 mmHg以上，尿量0.5 mL/kg/h以上を維持する.
☐ （～適切な期間）急性膵炎では，疼痛のコントロールを行う.

診断から3時間以内
☐ 病歴，血液検査，画像検査などにより，膵炎の成因を鑑別する.
☐ 重症急性膵炎では，適切な施設への転送を検討する.
☐ 重症急性膵炎の治療を行う施設では，造影可能な重症急性膵炎症例では，造影CTを行い，膵造影不良域や病変の拡がりなどを検討し，CT Gradeによる重症度判定を行う.

診断から24時間以内
☐ 厚生労働省重症度判定基準の予後因子スコアを用いて重症度を評価する.
☐ 胆石性膵炎のうち，胆管炎合併例，黄疸の出現または増悪などの胆道通過障害の遷延を疑う症例には，早期のERCP＋ESの施行を検討する.
☐ 重症急性膵炎では，発症後72時間以内に広域スペクトラム抗菌薬の予防的投与の可否を検討する.

診断から48時間以内
☐ 腸蠕動がなくても診断後48時間以内に経腸栄養（経空腸が望ましい）を少量から開始する.

診断後24～48時間以内
☐ 厚生労働省重症度判定基準の予後因子スコアを用いて重症度を評価する.

急性膵炎沈静後
☐ 胆石性膵炎で胆嚢結石を有する場合には，胆嚢摘出術を行う.

＊：平均血圧＝拡張期血圧＋（収縮期血圧－拡張期血圧）/3

ライン2015』（第4版）でPancreatitis Bundleとして発表されている12項目を遵守することが重要である（❸）．これらの12項目をすみやかに実施し，それを診療録に記載する.

　重症急性膵炎と判定されたら，呼吸・循環動態を含む全身モニタリングが必須で，血管造影，内視鏡治療や緊急手術が施行可能な施設で診療することが必要であり，状況によっては高次施設への搬送を考慮する.

重症例の治療

初期治療

　重症例では，酸素飽和度，中心静脈圧，酸塩基平衡なども含めた，より精細なモニタリングのもとで厳重な呼吸・循環管理を行い，まず血管内脱水を補正する目的で，細胞外液を用いた初期輸液を開始す

る．尿量0.5 mL/kg/時の確保を目標に輸液を行うが，重症例では通常，4～5 L/日の輸液が必要となる.

予防的抗菌薬投与

　軽症例の感染性合併症の発生率は低く予防的抗菌薬の必要はないが，重症急性膵炎では予防的抗菌薬投与を発症後72時間以内の発症早期に行えば生命予後を改善する可能性があるとされ，わが国の最新のガイドラインでは発症早期のカルバペネム系抗菌薬の予防的使用が推奨されている.

経腸栄養

　経腸栄養は，重症例における感染予防として重要で，発症48時間以内に開始すると生命予後を改善するので，腸管合併症のない重症例には，遅くとも入院48時間以内に開始する．栄養経路は，空腸に挿入した経腸栄養チューブを使用することが望ましいが，胃内や十二指腸に挿入したチューブを用いてもよく，栄養剤の種類は問わず，少量でも可及的早期から開始することが重要性である.

abdominal compartment syndrome への対応

　腹腔内圧（intra-abdominal pressure：IAP）の上昇により，呼吸不全や静脈還流障害のため循環不全をきたす一連の病態は，abdominal compartment syndrome（ACS）と定義されている[1]．重症急性膵炎では，血管透過性亢進による血漿成分の血管外漏出や麻痺性イレウスによりACSが発症することがある.

　2015年のガイドラインでは，急性膵炎におけるACSはIAP≧20 mmHg，かつ新たな臓器障害・臓器不全が発生した場合と定義されており，ACSを発症すると死亡率が上昇するので，大量輸液を行った症例や，重症度が高い症例，臓器障害合併症などには，経時的なIAP測定が推奨されている．IAPは膀胱内圧で測定し，IAP≧12 mmHgが持続する場合には消化管減圧や適性輸液などで，IAP≦15 mmHgを目標に管理する．それでもACSを発症した症例には，外科的減圧術を施行することが推奨されている.

❹ 急性膵炎に伴う膵および膵周囲病変の分類（改訂アトランタ分類）

発症後の期間	発症時の膵炎の形態	組織変化や液貯留の形態	感染
4週以内	間質性浮腫性膵炎	急性膵周囲液体貯留（APFC）	なし
			あり
	壊死性膵炎	急性壊死性貯留（ANC）	なし
			あり
4週以降	間質性浮腫性膵炎	仮性嚢胞（PPC）	なし
			あり
	壊死性膵炎	被包化壊死（WON）	なし
			あり

APFC：acute peripancreatic fluid collection，ANC：acute necrotic collection，PPC：pancreatic pseudocyst，WON：walled-off necrosis

感染性合併症の治療

膵局所合併症の定義

2012年に，新しい急性膵炎の膵局所合併症に関する国際コンセンサスが改訂アトランタ分類として発表された[2]．この改訂の骨子は大きく2つあげられる．第1は，膵実質壊死がなくても膵周囲壊死のみであっても壊死性膵炎と定義したこと，第2には急性膵炎に伴う病変を発症からの経過時間で分類したことである．4週以降では壊死を伴わない液体貯留は仮性嚢胞になるが，壊死を伴う場合には4週以降に，内部に壊死と液体を含んだ病変が器質化した周囲組織によって囲まれた「被包化壊死」（walled-off necrosis：WON）となる．そしてかつて臨床的に混乱をきたしていた膵膿瘍の概念は廃された（❹）．

step-up approachの導入

従来は感染性膵壊死に対しては開腹壊死部切除術が直ちに選択されたが，現在は感染性WONの場合でも，まず経皮的もしくは内視鏡的経消化管的ドレナージを行い，細菌培養から得られた起炎菌に対する治療的抗菌薬投与を行う．それでも炎症が鎮静化しない場合には，可能であれば内視鏡的壊死部切除術を行う．

内視鏡的壊死部切除術が選択できない場合や，内視鏡的壊死部切除術を行っても感染が制御できない場合には，外科的壊死部切除術が選択される．しかし，開腹壊死部切除術ではなく，まずより侵襲の少

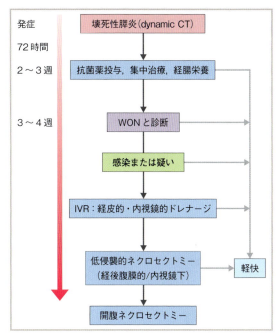

❺ 壊死性膵炎に対するstep-up approach

ない腹腔鏡補助下壊死部切除や，左右の後腎傍腔から膵周囲に至る後腹膜アプローチが選択されるようになっている．そして，開腹壊死部切除術は最終手段として施行するべきことが勧められる．

このような，多段階のアプローチをstep-up approachと称し，その有用性と安全性が報告されている[3]．現在，筆者が考えている妥当と思われるstep-up approachの手順を参考までに❺に示した．

胆石性膵炎の治療

胆石性膵炎のうち，血清胆道系酵素値やUS，CT，MRCPなどにより胆管炎や胆道通過障害があると判断された場合には，胆汁の膵管流入による膵障害の進展を阻止する目的で，緊急ERCを行いESTないしENBDを行う．胆管炎や胆道通過障害がない症例には，胆嚢摘出術を含めた胆道処置は，炎症所見が鎮静化した後で行う．

胆石性重症膵炎軽快後の胆嚢結石症は，胆道処置の有無にかかわらず，膵炎鎮静後すみやかに胆嚢摘出を行うべある．急性膵炎は，重症であっても炎症が肝十二指腸間膜まで進展している例は少なく，腹腔鏡下胆嚢摘出術にて対応可能である．

VI章 治療法各論／膵疾患

チーム医療の重要性

　以上に述べたような急性膵炎の診療，とくに重症急性膵炎の診療は，もはや単一診療科では対応できない．重症急性膵炎症例が入院したらその初期から診療に当たる救急救命科のみならず，消化器内科，消化器外科，放射線科の各医師が情報を共有し，さらに NST（Nutrition Support Team）や ICT（Infection Control Team）などのメディカルスタッフや事務職員とも情報を共有して，チームとして治療を遂行する体制をつくることが必要である．そして，その時々の病態に応じて，最も適切に対処しうる診療科が必要な処置を遅滞なく行うことが肝要であり，そのためには診療科の垣根を越えるのみならず，地域における診療体制の構築が重要であろう．

（竹山宜典）

● 参考文献

1) Jacob AO, et al. Early surgical intervention in severe acute pancreatitis：central Australian experience. ANZ J Surg 2014；2014；30. doi：10.1111/ans. 12707.
2) Banks P, et al. Classification of acute pancreatitis—2012：revision of the Atlanta classification and definitions by international consensus. Gut 2013；62：102-11.
3) van Santvoort HC, et al. A step-up approach or open necrosectomy for necrotizing pancreatitis. N Engl J Med 2010；362：1491-502.

● プリンシプルシリーズ参照

4 『膵・胆道疾患診療の最前線』「急性膵炎，重症急性膵炎」☛p.216（竹山宜典）

VI章｜治療法各論
▶ 膵疾患／炎症

慢性膵炎

Expert Advice

❶ 成因をふまえ，各病期に出現する症状とその重症度，活動性（再燃と寛解）に応じて集学的に治療する．

❷ 代償期には急性増悪の予防と腹痛のコントロールが，非代償期には膵外内分泌機能の適切な補充が中心となる．

❸ 断酒・禁煙や食事指導など，生活習慣の改善が治療の根幹をなす．

❹ 薬物療法が奏功しない場合，専門医にコンサルトし内視鏡治療や外科治療の適応を検討する．

❺ 患者やその家族を中心としたチーム医療が，治療効果を上げるうえで不可欠となる．

　慢性膵炎治療の基本は，"患者の背景（成因）をふまえ，臨床経過上の各病期に出現する症状とその重症度，活動性（再燃と寛解）に応じて集学的に治療する"ことにある．すなわち，代償期においては急性増悪の予防と腹痛のコントロール，非代償期には消化吸収障害ならびに糖尿病の治療といった，膵外内分泌機能の適切な補充が治療の主眼となる．

　一方，慢性膵炎は多分に生活習慣病的な側面をもつ．したがって，その治療においては，①断酒，禁煙といった生活指導，②病期に応じた食事指導・栄養管理，③薬物療法，④内視鏡治療，⑤外科治療が治療の柱となる．薬物療法や内視鏡治療などを考える際には，生活指導や栄養指導の徹底が前提となり，段階を踏みながら治療を進める（❻）．患者やその家族を中心として，医師，薬剤師，管理栄養士，ソーシャルワーカーなどを交えたチーム医療が，治療効果を上げるうえで不可欠となる．2015年4月に『慢性膵炎診療ガイドライン改訂第2版』（以下，ガ

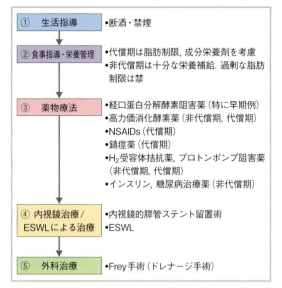

⑥ 慢性膵炎治療のフローチャート
慢性膵炎治療は，①断酒，禁煙といった生活指導，②病期に応じた食事指導・栄養管理，③薬物療法，④内視鏡治療，⑤外科治療を，段階を踏みながら進める．生活指導や食事指導は，治療の根幹をなす．生活指導や栄養指導が徹底され，薬物療法が奏功しない症例では，内視鏡治療や外科治療の適応を検討する．

イドライン改訂版)[1]が発刊され，慢性膵炎診療のさらなる標準化が期待されている．

代償期の治療

断酒，禁煙

アルコール性慢性膵炎患者には，アルコール依存症と同様に永続的な禁酒を意味する"断酒"を指導する．経過観察中に再度飲酒がみられた場合には，アルコール依存症の専門治療施設を受診することを，あらかじめ家族同伴のもとで約束させておく．

ガイドライン改訂版では，禁煙は慢性膵炎の進行を抑制する可能性があるとして，禁煙指導を行うことを推奨している．

食事指導・栄養管理

有痛時や膵痛発作を繰り返す慢性膵炎患者では，1日量30g程度に食事脂肪の制限を指導する．

フライ，てんぷら，唐揚げや炒め物は避け，ゆでる，蒸すといった油を使わない調理法の工夫が大切となる[2]．

有痛性症例に，脂肪をほとんど含まない成分栄養剤（エレンタール®）を経口摂取させることにより，

疼痛軽減や栄養状態の改善が認められることがある．

薬物療法（膵炎治療薬 ☛p.230）

代償期には経口蛋白分解酵素阻害薬であるカモスタットメシル酸塩（フオイパン®）が，疼痛軽減や膵炎発作の予防を目的によく使用される．ガイドライン改訂版では，早期慢性膵炎が疑われる患者の腹痛に対しては，カモスタットメシル酸塩を使用するように提案している．

頑固な腹痛には非ステロイド性抗炎症薬（NSAIDs）の内服（ロキソニン®など）または坐薬（ボルタレンサポ®）を用いる．

Oddi筋を弛緩させ膵管内圧の上昇を防ぐために，カテコール-O-メチルトランスフェラーゼ（COMT）阻害薬（コスパノン®）などの鎮痙薬，迷走神経を介する膵外分泌刺激を抑制するために抗コリン薬（チアトン®など）が用いられる

コレシストキニンを介する膵外分泌を抑制するために，消化酵素薬（ベリチーム®など）の大量投与あるいは高力価の消化酵素薬（リパクレオン®）を用いる．

胃酸分泌抑制薬は，膵外分泌抑制の結果として膵の安静に寄与する．胃酸分泌の抑制は，慢性膵炎にしばしば合併する消化性潰瘍に対しても有効である．

内視鏡治療，外科治療

薬物療法でコントロール不良な疼痛や急性膵炎発作を繰り返す症例では，内視鏡治療（内視鏡手術 ☛p.239）と外科治療（外科治療 ☛p.242）の適応について専門医にコンサルトする．

2014年に『膵石症の内視鏡治療ガイドライン』が改訂された[3]．主膵管内の膵石や蛋白栓，主膵管狭窄などによって膵液の流出障害が起こり，尾側膵管が拡張している症例が良い適応である．

充満結石や膵尾部のみに結石が存在し，内視鏡を用いても排石不良が推測できるもの，また内視鏡治療によっても症状が改善しない症例や再燃する症例には，外科手術を検討する．

非代償期の治療

断酒，禁煙

非代償期においても，断酒，禁煙の継続が治療の

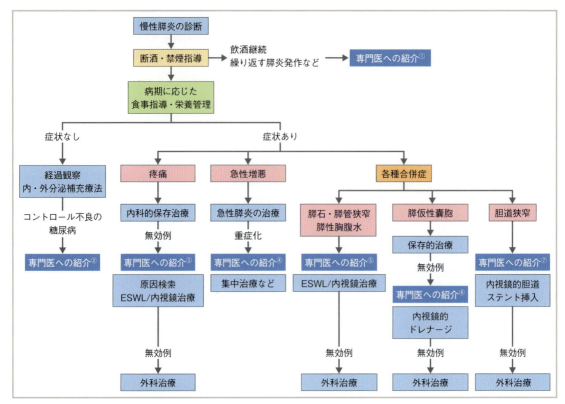

❼ 専門医へのコンサルトが必要な場面
① アルコール性慢性膵炎患者における断酒指導，② 血糖コントロールに難渋する膵性糖尿病，③ 疼痛コントロールが困難な場合，④ 急性増悪の重症化，⑤ 膵石，膵管狭窄，膵性胸腹水，⑥ 膵仮性嚢胞，⑦ 胆道狭窄など各種合併症である（数字は図内に対応）.

根幹をなす．

食事指導・栄養管理

非代償期においては栄養状態が低下している症例が少なくない．そのため，膵内外分泌機能および栄養状態を正確に評価し，長期的展望に立った栄養管理が重要となる．

1日あたりの摂取カロリーを30〜35 kcal/kg体重とし，脂肪制限も40〜60 g/日と緩くする．非代償期における過度なカロリー制限，脂肪制限は栄養状態の悪化を招く．

薬物療法（膵炎治療薬 ☞p.230）
脂肪便，体重減少

脂肪便と体重減少を伴う慢性膵炎患者には高力価の消化酵素薬（リパクレオン®）による治療を行う．消化酵素薬の効果が不十分な場合，H_2受容体拮抗薬やプロトンポンプ阻害薬といった胃酸分泌抑制薬を併用する．

膵性糖尿病

膵性糖尿病ではα細胞障害によるグルカゴン欠乏が併存するために，インスリン治療中の低血糖発作が重症化，遷延しやすい特徴がある．

膵性糖尿病に対しては十分量の消化酵素薬の投与を行い，適正カロリーを摂取し栄養状態を改善させたうえで，血糖のコントロールを行う．

HbA1c値7.5％程度を目標に，超速効型インスリンと持効型インスリンを組み合わせて，生理的インスリン分泌に近いきめ細かい投与法を行う．

専門医へのコンサルト

慢性膵炎の治療においては，内視鏡治療をはじめとしてさまざまな場面で専門医へのコンサルトが必要となる．❼に代表的な場面についてまとめた．① アルコール性慢性膵炎患者における断酒指導，② 血糖コントロールに難渋する膵性糖尿病，③ 薬物療法

によって腹痛，背部痛など疼痛コントロールが困難な場合，④急性増悪の重症化した場合や重症化が懸念される場合，⑤膵石，膵管狭窄，膵性胸腹水，⑥膵仮性嚢胞，⑦胆道狭窄といった各種合併症の場合などである（数字は図内に対応）．⑤〜⑦の場合には，まず内視鏡治療の適応を検討し，無効例には外科治療を検討する．

　慢性膵炎治療は，プライマリケア医単独で行うものではなく，消化器内科医，外科医，精神科医，糖尿病専門医など各科の医師，管理栄養士，薬剤師，放射線技師，ソーシャルワーカーなどさまざまな職種が関与するチーム医療が不可欠である．そして，その中心には患者ならびにその家族が位置する．厚生労働省難治性膵疾患に関する調査研究班では，患者指導用のアプリ「慢性膵炎の話をしよう。」を作成している．ぜひ日常診療に活用していただきたい．

（正宗　淳，下瀬川　徹）

● 参考文献
1) 日本消化器病学会編. 慢性膵炎診療ガイドライン 2015. 改訂第 2 版. 南江堂；2015.
2) 下瀬川徹ほか. 慢性膵炎の断酒，生活指導指針. 膵臓 2010；25：617-81.
3) 厚生労働省難治性膵疾患調査研究班，日本膵臓学会. 膵石症の内視鏡治療ガイドライン 2014. 膵臓 2014；29：123-48.
● プリンシプルシリーズ参照
　4 『膵・胆道疾患診療の最前線』「慢性膵炎」　●p.226（正宗　淳，下瀬川　徹）

VI章｜治療法各論
▶ 膵疾患／炎症

自己免疫性膵炎

Expert Advice
❶ 自己免疫性膵炎の標準治療は，ステロイド治療であり，主に症状のある例が対象となる．
❷ 治療開始前に，可能な限り膵癌などの悪性腫瘍を否定し，黄疸例では胆道ドレナージ術を，糖尿病合併例では血糖のコントロールを行う．
❸ 経口プレドニゾロンを 0.6 mg/kg/日から投与を開始し，2〜4 週間の投与後 1〜2 週間ごとに 5 mg ずつ減量していく．ステロイドの反応が悪い場合，悪性腫瘍の可能性があり再評価が必要である．
❹ ステロイド治療例の 20〜30％の例が再燃するので，再燃防止のために少量プレドニゾロンによる維持療法を 1〜3 年ほど行うことが多い．
❺ 再燃例ではステロイドの再投与や増量が有効である．

　自己免疫性膵炎の治療に関しては，2013 年に改訂された『自己免疫性膵炎診療ガイドライン 2013』[1,2] に詳しく記載されている．自己免疫性膵炎の治療は，内科的治療が基本であり，ステロイド治療が標準治療法であるが，再燃例の治療法が問題となる．

ステロイド治療

適応
　自己免疫性膵炎に対するステロイド治療の奏効率はきわめて高い．
　ステロイド治療の適応は，原則として有症状例であり，合併した硬化性胆管炎に起因する胆管狭窄による閉塞性黄疸例は第一の適応である．持続する腹痛や背部痛，臨床的に問題となる症状や徴候を示す IgG4 関連唾液腺炎や涙腺炎，IgG4 関連後腹膜線維

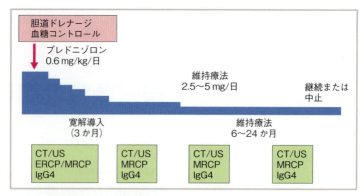

❽ 自己免疫性膵炎の標準的ステロイド治療法のフローチャート
ステロイド開始前に，黄疸と血糖コントロールを行い，経口プレドニゾロン 0.6 mg/kg/日から投与を開始する．初期投与量を 2～4 週間の継続投与後，検査所見を参考にしつつ，5 mg ずつ減量していく．寛解導入後，再燃予防のために少量プレドニゾロンによる維持療法を行う．
（神澤輝実ほか．IgG4 関連疾患の治療の最前線．診断と治療 2016；104：413-7[3]）より引用）

症などの膵外病変の合併例もステロイド治療の対象となる．

ステロイド治療は，原則として自己免疫性膵炎と診断された症例に施行すべきであり，膵腫瘤の膵癌との鑑別を目的とした安易なステロイドの試験投与は慎むべきである．

ステロイドによる寛解導入療法

ステロイド治療を開始する前に，可能な限りの画像および内視鏡的な病理組織学的アプローチを行って，膵や胆道の悪性腫瘍との鑑別診断をする．

胆管狭窄を伴う閉塞性黄疸例では，内視鏡的膵胆管造影（ERCP）に引き続き，胆道ドレナージ術を行う．ただし，軽度の黄疸例では，胆道ドレナージなしでステロイド投与が施行されることもある．糖尿病合併例では血糖のコントロールを行う．

経口プレドニゾロン 0.6 mg/kg/日から投与を開始する．初期投与量を 2～4 週間の継続投与後，1～2 週間ごとに血液生化学検査，血中 IgG・IgG4 値，画像所見（US，CT，MRCP，ERCP など），臨床症状などを参考にしつつ，5 mg ずつ減量していく．画像上の改善は通常ステロイド投与開始 1～2 週間後には認められるので，ステロイドの反応が悪い場合，悪性腫瘍を念頭においた再評価が必要である．

少量ステロイドによる維持療法

自己免疫性膵炎は，ステロイド中止後や減量中に 20～30％の例で再燃する．そこで，再燃予防のために，プレドニゾロン 2.5～5 mg/日の維持療法を 1～2 年程度行うことが多い（❽）[1-3]．しかし，自己免疫性膵炎は基本的に予後良好な疾患であることに加え，高齢での発症が多く，ステロイド長期投与の副作用を考慮した場合，画像診断および血液検査で十分な改善が得られた症例では，ステロイド投与の中止が望まれる．また，ステロイド治療中止後も慎重な経過観察が必要である．

再燃をきたしやすい臨床徴候として，膵外胆管病変や高 IgG4 血症の持続などがあげられる．

再燃例の治療

再燃例では，ステロイドの再投与や増量により寛解が得られることが多いが，再燃例においてはステロイドの漸減のスピードは初回治療時より遅くしたほうがよい．

欧米では，再燃例に対してアザチオプリンなどの免疫抑制薬を投与して，良好な成績が報告されているが，本邦では免疫抑制薬の使用は少ない．また，ステロイドないし免疫抑制薬に抵抗性の自己免疫性膵炎に対して，B リンパ球の表面免疫グロブリンの CD20 抗原に対する抗体であるリツキシマブ（キメラ型抗 CD20 抗体）の有用性が報告されている．しかし，リツキシマブは高価な薬剤であり，また本邦

では自己免疫性膵炎に対する投与は保険適用になっていない.

　今後，本邦においても，ステロイド治療後の再燃例やステロイド使用不能例に対する免疫抑制薬やリツキシマブによる治療法も検討する必要がある.

（神澤輝実，来間佐和子，千葉和朗）

● 参考文献
1) 厚生労働省難治性膵疾患調査研究班，日本膵臓学会. 自己免疫性膵炎診療ガイドライン 2013. 膵臓 2013；28：715-83.
2) Kamisawa T, et al. Amendment of the Japanese consensus guidelines for autoimmune pancreatitis, 2013 Ⅲ. Treatment and prognosis of autoimmune pancreatitis. J Gastroenterol 2014；49：961-70.
3) 神澤輝実ほか. IgG4関連疾患の治療の最前線. 診断と治療 2016；104：413-7.

● プリンシプルシリーズ参照
4 『膵・胆道疾患診療の最前線』「自己免疫性膵炎」 ☞p.234
（神澤輝実，来間佐和子，千葉和朗）

Ⅵ章 | 治療法各論
▶ 膵疾患／腫瘍

膵癌

Expert Advice
❶ 膵癌の治療は，病期診断とともに，造影 multidetector-row CT（MDCT）検査を用いた正確な切除可能性（resectability）の評価を行い，治療方針を決定する.
❷ 切除可能膵癌に対しては外科的切除が推奨され，遺残のない R0 切除を達成することが重要である.
❸ 術後補助化学療法は切除単独に比べ良好な治療成績を示しており，実施することが勧められる.
❹ 切除可能境界膵癌（BR）に対する術前治療（化学療法，化学放射線療法）は，適切な手術適応症例の決定，治癒切除（R0 切除）の達成に貢献し，生命予後の延長に寄与する可能性が示唆されている.

治療の概要

　膵癌の治療は，外科切除が唯一長期生存が期待できる治療法である. しかし，診断時における切除可能例はわずか10〜20％であり，膵癌が切除の対象となる頻度がほかの消化器癌に比べてきわめて低いのは，① 局所因子として周囲血管浸潤をきたしやすい，② 早期に遠隔転移をきたしやすいことがあげられる[1]. したがって，膵癌の治療は，病期診断とともに，正確な切除可能性（resectability）の評価を行い，集学的なコンサルテーションのもとに治療方針を決定することが重要となる.

　2016 年に日本膵臓学会膵癌取扱い規約委員会編『膵癌取扱い規約』（第 7 版）[4]が発刊され，本規約では，造影 MDCT 所見のみに基づいた客観的な切除可能性分類が作成された（❾）. 膵癌の治療アルゴリ

Ⅵ章 治療法各論／膵疾患

❾ 切除可能性分類

切除可能（Resectable）：R	SMV/PV に腫瘍の接触を認めない，もしくは接触・浸潤が 180 度未満でみられるが閉塞を認めないもの． SMA，CA，CHA と腫瘍との間に明瞭な脂肪組織を認め，接触・浸潤を認めないもの．
切除可能境界（Borderline resectable）：BR	門脈系と動脈系の浸潤により細分する． BR-PV（門脈系への浸潤のみ） 　SMA，CA，CHA に腫瘍の接触・浸潤は認められないが，SMV/PV に 180 度以上の接触・浸潤あるいは閉塞を認め，かつその範囲が十二指腸下縁を越えないもの． BR-A（動脈系への浸潤あり） 　SMA あるいは CA に腫瘍との 180 度未満の接触・浸潤があるが，狭窄・変形は認めないもの． 　CHA に腫瘍の接触・浸潤を認めるが，固有肝動脈や CA への接触・浸潤を認めないもの． 注 1）画像上，腫瘍の SMV/PV への接触・浸潤あるいは閉塞が，十二指腸下縁以遠に進展している場合，再建が困難となるため． 注 2）門脈系と動脈系ともに接触もしくは浸潤例は BR-A とする．
切除不能（Unresectable）：UR	遠隔転移の有無により細分する UR-LA（局所進行） 　SMV/PV に腫瘍との 180 度以上の接触・浸潤あるいは閉塞を認め，かつその範囲が十二指腸下縁をこえるもの． 　SMA あるいは CA に腫瘍との 180 度以上の接触・浸潤を認めるもの． 　CHA に腫瘍の接触・浸潤を認め，かつ固有肝動脈あるいは CA に接触・浸潤が及ぶもの． 　大動脈に腫瘍の接触・浸潤を認めるもの． UR-M（遠隔転移あり） 　M1（領域リンパ節をこえるリンパ節への転移を有する場合も含む．）

SMV：superior mesenteric vein, PV：portal vein, SMA：superior mesenteric artery, CA：celiac axis, CHA：common hepatic artery

（日本膵臓学会編．膵癌取扱い規約．第 7 版．金原出版：2016[1]より引用）

ズムは膵癌診療ガイドラインに示されており，2013年版では，切除可能，局所進行切除不能，転移（・再発）切除不能膵癌別に治療方針が示されている．2016 年に改訂された『膵癌診療ガイドライン』（2016年版）[2]では，『膵癌取り扱い規約』（第 7 版）の改訂に伴い，切除可能境界（BR）膵癌の概念が導入されたほか，各切除可能性に基づいた治療アルゴリズムが提案されている（❿，⓫）．

切除可能性分類

　膵癌は，各種画像診断法の進歩した現在においても，半数以上の症例は診断時にすでに遠隔転移や局所進行のために切除の対象とはならない．局所進行のために切除不能とされる因子としては，上腸間膜静脈（SMV）や門脈（PV）への浸潤，上腸間膜動脈（SMA）や腹腔動脈（CA），総肝動脈（CHA）への浸潤があげられる．

　これまで本邦では，切除可能性に関する分類はなく，その判断は施設独自のものや米国NCCN ガイドライン[3]に準ずるものなどさまざまであった．米国

NCCN ガイドラインでは，2006 年ごろから多相造影下の MDCT の所見に基づいて切除可能性分類の定義をしており，臨床試験や治療方針を立てるうえで用いられている．しかし，NCCN ガイドラインは毎年微細な変更が加えられ，基準もさらに細かくなり，膵臓を専門にする外科医でないと利用が難しいものになっている．そこで，『膵癌取扱い規約』（第 7 版）では，膵臓外科医が中心となり，内科医，画像診断医，病理医との協議を重ねることで，客観的で受け入れやすい基準が作成された（❾）．

　切除可能性分類は，その基準を標準的手術により肉眼的にも組織学的にも癌遺残のない R0 切除が可能かどうかという視点から，切除可能（resectable：R），切除可能境界（borderline resectable：BR），切除不能（unresectable：UR）に分ける．すなわち，R は標準的手術によって R0 切除が達成可能なもの，BR は標準的手術のみでは組織学的に癌遺残のある R1 切除となる可能性が高いもの，局所進行による UR は大血管浸潤を伴うため肉眼的に癌遺残のある R2 切除となる可能性が高いものである．

406

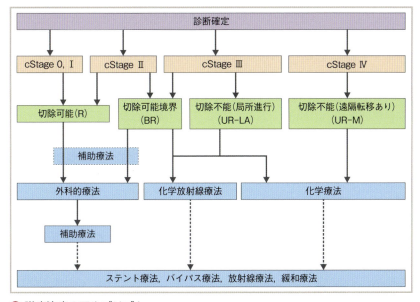

⓾ 膵癌治療のアルゴリズム
(日本膵臓学会膵癌診療ガイドライン改訂委員会編. 膵癌診療ガイドライン 2016 年版. 金原出版；2016[2])より引用)

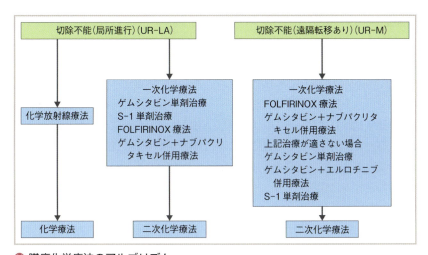

⓫ 膵癌化学療法のアルゴリズム
(日本膵臓学会膵癌診療ガイドライン改訂委員会編. 膵癌診療ガイドライン 2016 年版. 金原出版；2016[2])より引用)

　なお，本規約の切除可能性分類では，腫瘍の主座は規定せず，また動脈の破格は問わないとした．本分類は，おおむねNCCNガイドラインに準じたものとなっているが，BR膵癌をBR-AとBR-PV膵癌に分類し記載するように規定したのは本邦独自のものである．これは，BR-A膵癌は，BR-PV膵癌よりもR0切除が困難であり，切除例の予後も有意に不良である根拠に基づいている[5]．

　本規約における切除可能性の評価基準は，外科医のみならず，内科医，画像診断医などの集学的なコンサルテーションを想定し，作成された．とくに，門脈系静脈（SMV/PV）浸潤範囲は，施設間で切除適応決定基準がさまざまであり，統一された明確な基準が存在しない．NCCNガイドラインでは，

SMV/PVへの接触・浸潤あるいは閉塞があり静脈の再建が不能のものを切除不能と定義しているものの，具体的にどのような症例が再建不能であるか詳細には記載されていない[3]．また，通常，切除可能かどうかの判断は外科医の判断に委ねられており，内科医，放射線科医にはその判定は困難であることから，なんらかの一定の基準を設ける必要がある．

そこで，本改訂では，門脈系静脈浸潤の範囲を，SMV/PVへの接触・浸潤あるいは閉塞が，十二指腸下縁以遠に進展している場合を切除不能と定義した．これは，SMV/PVへの接触・浸潤あるいは閉塞が，十二指腸下縁以遠に進展している場合は，通常，合併切除再建はきわめて困難であるためである．

切除可能性分類に基づいた治療法

切除可能（R）膵癌

切除可能と考えられる膵癌に対しては，根治をめざした外科的切除を行うことが推奨される．膵切除術においては，癌遺残のないR0切除を達成することが重要であり，門脈合併切除は，切除断端，剥離面における癌浸潤を陰性にできる場合に適応となる．

Jones Hospkins，Mayo Clinic，イタリアのグループらによる膵癌に対する標準郭清と拡大郭清を比較するランダム化比較試験の結果，拡大リンパ節郭清の優位性は否定された．同様に，二村班による日本人を対象とした標準郭清と拡大郭清の予後を比較検討した多施設共同無作為比較試験でも，拡大リンパ節郭清の有効性は見いだされなかった．本邦の『膵癌診療ガイドライン』（2016年版）においても「拡大リンパ節郭清・神経叢郭清が生存率向上に寄与するか否かは明確ではなく，行うよう勧めるだけの根拠が明確ではない（グレードC2）」とされている[2]．

膵癌に対する外科的治療は，手術症例数の多いhigh volume centerで行うことが推奨される．これは，high volume centerでは，症例数の少ない施設と比較して，全死亡率，在院死亡率，手術関連合併症の低下，術後在院日数が短縮することが報告されていることによる．本邦では，膵癌に対する腹腔鏡下手術は，腹腔鏡下膵体尾部切除術が保険診療とし

て認可されているが，腹腔鏡下膵頭十二指腸切除術についてはいまだ認可されていない．海外では膵癌に対する腹腔鏡下尾側膵切除術の症例数が蓄積され，短期間の在院日数で開腹手術と同等の生存率が期待できることが明らかになりつつある．今後，本邦でも臨床試験により，膵癌に対する腹腔鏡下膵体尾部切除術の意義が検証されるべきである．

術後補助化学療法は切除単独に比べ良好な治療成績を示しており，実施することが勧められる．CONKO-001試験，JSAP-02試験の結果，ゲムシタビン塩酸塩（GEM）による術後補助化学療法が，切除単独よりも予後を延長させることが証明されている．本邦においてはGEMとS-1療法の第Ⅲ相比較試験（JASPAC-01）の結果，全生存期間，無再発生存期間において，S-1の優越性が示された結果，術後補助化学療法としてはS-1単独療法が標準治療として推奨されている．一方で，術後下痢や経口摂取が不十分などによるS-1に対する忍容性が低い症例などに対してはGEMが推奨される．

近年，外科的治療が推奨されるR膵癌に対しても，化学療法や化学放射線治療などの術前治療が試みられているが，術前治療が予後向上に寄与するかは明らかでないため，現在進行中のRCT（Prep-02/JSAP-05）の結果が待たれる．

境界切除可能（BR）膵癌

BR膵癌は，通常の標準手術では高率に切離断端，外科的剥離面が陽性（R1-2）となる膵癌をさし，門脈浸潤のみを有するBR-PV膵癌と動脈浸潤を有するBR-A膵癌に分類される．現時点で，BR膵癌に対するエビデンスに裏づけられた標準治療は確立されていないが，化学放射線治療あるいは化学療法による術前治療（neoadjuvant therapy）は，外科的切除率およびR0切除率を向上させ，予後向上につながる可能性がある[5]．

問題点として，①術前治療後の切除適応基準が確立されていない，②neoadjuvat therapyは大きく化学療法あるいは化学放射線治療に分かれ，両者の優劣が不明である，③至適レジメンが不明，などの問題点も多い．今後，これらが大規模な多施設共同前向き臨床試験で明らかにされることが待たれる．

腫瘍／膵癌

切除不能（UR）膵癌

UR 膵癌は局所進行切除不能膵癌（UR-LA 膵癌）と遠隔転移を有する転移切除不能膵癌（UR-M 膵癌）に分類される．❶に『膵癌診療ガイドライン』（2016 年版）における膵癌化学療法のアルゴリズムを示す．

UR-LA 膵癌に対する一次治療としては，化学放射線療法（CRT）または化学療法単独による治療が推奨される．UR-LA 膵癌に対する CRT には，GEM または S-1 をはじめとするフッ化ピリミジン系抗癌剤を併用し，放射線治療は三次元治療計画を行い，腫瘍への正確な照射と正常臓器への線量の低減が推奨される．局所進行切除不能膵癌に対する一次化学療法としては GEM，S-1，FOLFIRINOX 療法または GEM ＋ナブパクリタキセル併用療法を行うことが提案されている．

遠隔転移を有する転移切除不能膵癌（UR-M 膵癌）に対する一次化学療法としては，FOLFIRINOX 療法，または GEM ＋ナブパクリタキセル併用療法が推奨されている．ただし，FOLFIRINOX 療法は，その強い毒性が懸念され，GEM ＋ナブパクリタキセルは，比較的高頻度に好中球減少などの血液毒性を伴うことから，化学療法に十分な経験のある医師のもとで，全身状態や骨髄機能などより，これらの治療法が適切と判断される症例を選択して実施することが望ましい．これらの治療法が適切と判断されない場合は，GEM 単剤治療，GEM ＋エルロチニブ，または S-1 単剤治療が推奨される．また，全身状態など個々の患者の状態によっては，S-1 ＋ GEM 併用療法を行うことを考慮してもよい．

閉塞性黄疸を伴う切除不能膵癌に対する胆道ドレナージは，予後の改善が期待できるため，施行されるべきである．胆道ドレナージは開腹による外科的減黄術よりも内視鏡的減黄術が，ステントの種類はプラスチックステントよりも自己拡張型メタリックステント（self-expandable metalic stent）が推奨される．また，胃十二指腸狭窄に対しては，比較的長期の予後が期待される症例には外科的胃空腸吻合術，それ以外の症例には内視鏡的十二指腸ステント挿入術が推奨される．

▌ 処方例

- ティーエスワン® 配合カプセル（20 mg）80 mg/m^2 分 2，朝・夕食後，28 日間連続投与後 14 日間休薬
- ジェムザール® 注　1 回 1,000 mg/m^2 点滴静注（30 分），第 1，8，15 日，3 週連続投与し 4 週目は休薬
- アブラキサン®　ゲムシタビンとの併用において，1 日 1 回 125 mg/m^2 点滴静注（30 分），3 週間連続し 4 週目は休薬

▌ 患者説明のポイント

膵癌は正確な切除可能性（resectability）の評価が重要であり，手術治療のほか化学放射線治療，化学療法を組み合わせた集学的治療が必要となることを説明しておく．化学療法，化学放射線治療を行う際には，起こりうる有害事象について十分に説明しておく．

（村田泰洋，伊佐地秀司）

● 参考文献

1) Gillen S, et al. Preoperative/neoadjuvant therapy in pancreatic cancer：a systematic review and meta-analysis of response and resection percentages. PLoS Med 2010；7（4）：e1000267.
2) 日本膵臓学会膵癌診療ガイドライン改訂委員会編．膵癌診療ガイドライン 2016 年版．金原出版；2016.
3) National Comprehensive Cancer Network（NCCN）Practice Guidelines for pancreatic cancer. Available at：http://www.nccn.org/clinical asp（free registration is required for login）.
4) 日本膵臓学会編．膵癌取扱い規約．第 7 版．金原出版；2016.
5) 村田泰洋ほか．Borderline resectable 膵癌の治療戦略．Annual Review 消化器 2015．中外医学社；2015．p.176-88.

● プリンシプルシリーズ参照

4『膵・胆道疾患診療の最前線』「膵癌」 ☛p.240（村田泰洋，伊佐地秀司）

Ⅵ章 | 治療法各論
▶膵疾患／腫瘍

IPMN/MCN

Expert Advice

❶ 膵管内乳頭粘液性腫瘍（IPMN）は良性の腺腫から上皮内癌を経て悪性の浸潤癌へと緩徐に進行する.

❷ 分枝型 IPMN は悪性の頻度が低く, 経過観察となることが多いが, 主膵管型IPMNと混合型IPMNは悪性の頻度が高く, 切除が推奨される.

❸ "high-risk stigmata" をもつ嚢胞はすべて切除が推奨されるが, "worrisome feature" のみでは切除適応とならず, 内視鏡検査による精査を行い, 治療方針を決定する.

❹ IPMN 患者は通常型膵癌発症の高リスク群であり, IPMN とは別に発生する通常型膵癌にも注意が必要である.

❺ 粘液嚢胞性腫瘍（MCN）は若年・中年女性の膵体尾部に好発する膵嚢胞性腫瘍で, 全例が手術適応である.

膵管内乳頭粘液性腫瘍（intraductal papillary mucinous neoplasm：IPMN）は, 膵管上皮に発生した乳頭状腫瘍が粘液を過剰に産生し, 拡張膵管が嚢胞性変化をきたす膵嚢胞性腫瘍である. 一方, 粘液嚢胞性腫瘍（mucinous cystic neoplasm：MCN）は IPMN に次ぐ代表的な粘液産生性の膵嚢胞性腫瘍であり, 組織学的には卵巣様間質の存在が特徴である.

2006 年に IPMN/MCN 国際診療ガイドラインの初版が刊行され[1], IPMN の診断・治療方針が示されるとともに広く認知されるようになった. 2012年に改訂版が発行され[2], 臨床所見および画像所見をもとに診療方針選択のアルゴリズムが示された. 実地臨床に則した内容となり, 日常臨床でも汎用性の高いものとなっている. さらに, 2017 年 7 月に

IPMN に関する改訂版が Pancreatology 誌に掲載された[3]. MCN に関しては 2012 年版の内容のまま改訂はなく, 2017 年版では削除されている. 本項でも最新の改訂版に基づき概説する.

▌ IPMN の切除適応

IPMN は adenoma-carcinoma sequence を特徴とする多段階発癌形式をとり, 良性の腺腫から悪性の浸潤癌へと緩徐に発育進展する. 一般的に非浸潤癌までに切除できれば予後は良好であるが, 浸潤癌へ進行すると通常型膵癌と同様に予後不良となるため, 切除のタイミングを逃してはならない. 一方で膵切除は侵襲の大きな手術であるため, IPMN の治療原則は悪性例もしくは悪性化が疑われるものを切除適応とし, それ以外を経過観察とする. 悪性が疑われる IPMN に対する標準術式はリンパ節郭清を伴う膵切除である. 悪性の可能性が低い IPMN では, 腹腔鏡下手術や臓器温存手術などの縮小手術を考慮してよい.

IPMN の形態分類

IPMN は主膵管型（main duct IPMN：MD-IPMN）, 分枝型（branch duct IPMN：BD-IPMN）, 混合型の 3 型に形態分類され, この分類は IPMN の治療方針を決定する際に重要である. MD-IPMN は 5 mm を超える部分的あるいはびまん性の主膵管拡張が, ほかに原因なくみられるものであり, BD-IPMN は主膵管と交通のある 5 mm を超える分枝膵管の拡張である. 混合型IPMNは両者の基準を満たすものであり, 一般的に主膵管型として扱われることが多い.

MD-IPMN の悪性（非浸潤癌＋浸潤癌）の頻度は高く, 平均61.6%（36〜100%）, 浸潤癌が平均43.1%（11〜81%）と報告され, 全例が手術適応となる. 一方, BD-IPMN の悪性頻度は低く平均25.5%（6.3〜46.5%）, 浸潤癌が平均17.7%（1.4〜36.7%）で, 悪性を疑う所見がなければ経過観察される.

worrisome features と high-risk stigmata

2012年版ガイドラインでは, BD-IPMN の悪性予測因子を臨床・画像所見をもとに high-risk stigmata および worrisome features として定義し, 診

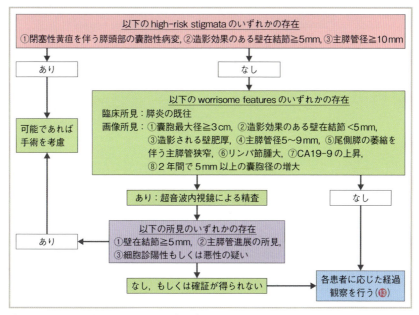

❶❷ IPMNの診療方針選択のアルゴリズム

high-risk stigmata や症状を有する症例では，臨床的に切除可能であれば切除を考慮する．worrisome features を有する症例では EUS を含む精査を行う．壁在結節は粘液塊との鑑別が問題となるが，血流の存在が壁在結節の確診となる．膵液細胞診は，本邦では内視鏡的逆行性膵管造影下に行われることが一般的である．これら悪性予測因子をもたない IPMN は囊胞径に応じた経過観察を行う．

(Tanaka M, et al. Revisions of international consensus Fukuoka guidelines for the management of IPMN of the pancreas. Pancreatology 2017；17：738-53[3] より筆者翻訳)

療方針決定のアルゴリズムを明示している(❶❷)．このアルゴリズムにより，初版のガイドラインよりも悪性化予測の感度が上昇することが報告されている[4]．これは MD-IPMN でも運用可能な指標である．2017年改訂版では項目が一部改訂された(❶❷)．

high-risk stigmata は，①閉塞性黄疸を伴う膵頭部の囊胞性病変，②造影効果のある5mm以上の壁在結節，③10mm以上の主膵管径である．これらの所見は悪性が強く疑われるため，切除が勧められる．また有症状例ではその症状を治療するため，切除が勧められる．

worrisome features は，臨床所見：膵炎の既往，画像所見：①囊胞最大径3cm以上，②造影効果のある5mm未満の壁在結節，③造影される壁肥厚，④主膵管径5〜9mm，⑤尾側膵の萎縮を伴う主膵管狭窄，⑥リンパ節腫大，⑦CA19-9の上昇，⑧2年間で5mm以上の囊胞径の増大である．これらの所見のみでは直ちに切除は勧められず，超音波内視鏡（endoscopic ultrasonography：EUS）による壁在結節や主膵管進展の有無の精査および膵液細胞診を行い，治療方針を決定する．膵液細胞診は本邦では内視鏡的逆行性膵管造影（endoscopic retrograde pancreatography：ERP）下に行われることが一般的であるが，膵炎発症の可能性があるため慎重に行う必要がある．

悪性所見も認めない，もしくは確証が得られない場合には囊胞径に応じた経過観察を行う(❶❸)．

MCN の切除適応

MCN は40〜50代女性の膵体尾部に好発し，原則的に主膵管との交通がないことが特徴であるが，最近では18％に主膵管と交通するものがあると報告されている[5]．浸潤癌の頻度は高くはないが，患者の大半が若年者であり，浸潤癌へ進展するリスクと膵体尾部切除術で対応可能な膵体尾部に好発することから切除が推奨される．腫瘍径が4cm未満で壁

Ⅵ章　治療法各論／膵疾患

```
┌─────────────────────────────────────────────────────────────────────────┐
│   ┌──────────────────┐              ┌──────────────────┐                  │
│   │ worrisome features を│           │ worrisome features を│               │
│   │ もたない IPMN       │           │ もつ IPMN          │               │
│   └──────────────────┘              └──────────────────┘                  │
│           │                              │                                │
│           │                      ┌──────────────────┐                    │
│           │                      │   悪性所見の存在    │                   │
│           │                      └──────────────────┘                    │
│           │                    ┌────────┴────────┐                        │
│           │              ┌────────┐        ┌────────┐                      │
│           │              │  なし   │        │ 確証なし │                     │
│           │              └────────┘        └────────┘                      │
│           └──────────┬───────┘                  │                          │
│                 ┌──────────┐                                              │
│                 │  最大囊胞径  │                                           │
│                 └──────────┘                                              │
└─────────────────────────────────────────────────────────────────────────┘
```

<1 cm	1〜2 cm	2〜3 cm	>3 cm
6か月後の CT/MRI 変化がなければ 2年ごと	6か月ごとの CT/MRI を1年間 1年ごとの CT/MRI を2年間 変化がなければ 2年まで間隔を延長	3〜6か月後の EUS その後1年の間に EUS/MRI 長期経過観察が必要な 若年者には手術を考慮	3〜6か月ごとの EUS/MRI による経過観察 若年者には強く手術を考慮

⓭ **非切除 IPMN の経過観察法のアルゴリズム**

worrisome features をもつが悪性所見の確証が得られない IPMN や worrisome features をもたない IPMN では，囊胞径に応じた経過観察を行う．本邦では併存膵癌発症を危惧した 3〜6 か月間隔での経過観察法が一般的であるが，その間隔やどの画像診断を行うべきかは決められていない．

（Tanaka M, et al. Revisions of international consensus Fukuoka guidelines for the management of IPMN of the pancreas. Pancreatology 2017；17：738-53[3]）より筆者翻訳）

在結節がない場合には悪性例の報告がないため，腹腔鏡手術などの縮小手術を考慮してもよい．

非切除 BD-IPMN の経過観察方法

　非切除 BD-IPMN では，囊胞径に応じた経過観察を行う（⓭）．囊胞径が 3 cm 以上のものや他の worrisome features をもつが悪性所見の確証がないものでは，3〜6 か月ごとの経過観察が推奨されている．一方，囊胞径が 2〜3 cm の場合は 3〜6 か月後に EUS を行い，囊胞径が 2 cm 未満の場合は 6 か月ごとの CT/MRI を行う．囊胞径が 3 cm 未満の場合，病状が安定していれば検査間隔の延長を考慮してよいとされている．

　BD-IPMN の経過観察中にはその悪性化だけでなく，IPMN とは別に発生する通常型膵癌への注意が必要であるため，本邦では併存膵癌の発生を考慮した 3〜6 か月での経過観察が一般的に行われている．

専門医へのコンサルト

　high-risk stigmata や症状のある IPMN および

MCN は切除適応であり，すみやかに膵臓外科医へのコンサルトが必要である．worrisome features をもつ IPMN は EUS や ERP が行える専門医へのコンサルトが必要となる．また，通常型膵癌発生の危険因子となる糖尿病の発生や増悪，腫瘍マーカーの上昇などにも注意が必要である．

　画像診断技術の進歩により，IPMN は日常診療でも遭遇する頻度の高い疾患となったが，IPMN の自然史はいまだ明らかになっていない点が多く，検査間隔や方法については確固たるエビデンスはない．長期経過観察が必要な若年者では切除適応の閾値を下げ，膵癌の家族歴を有するなど膵癌の高リスク群と考えられる患者では短い間隔で経過観察を行うなど，各患者に応じた対応が必要である．併存膵癌発症の可能性も考慮した長期の経過観察が必要であるため，すみやかに精査や治療を行うためにも専門医との連携が必要である．

（伊達健治朗，大塚隆生，中村雅史）

参考文献

1) Tanaka M, et al. International consensus guidelines for management of intraductal papillary mucinous neoplasm and mucinous cystic neoplasm of the pancreas. Pancreatology 2006；6：17-32.
2) Tanaka M, et al. International consensus guidelines 2012 for the management of IPMN and MCN of the pancreas. Pancreatology 2012；12：183-197.
3) Tanaka M, et al. Revisions of international consensus Fukuoka guidelines for the management of IPMN of the pancreas. Pancreatology 2017；17：738-53.
4) Jang J, et al. Validation of international consensus guidelines for the resection of branch duct-type intraductal papillary mucinous neoplasms. Br J Surg 2014；101：686-92.
5) Yamao K, et al. Clinicopathological features and prognosis of mucinous cystic neoplasm with ovarian type stroma. Pancreas 2011；40：67-71.

プリンシプルシリーズ参照

4 『膵・胆道疾患診療の最前線』「IPMN/MCN」 ☞ p.247（伊達健治朗，大塚隆生，中村雅史）

Ⅵ章｜治療法各論
▶ 膵疾患／腫瘍

その他の膵嚢胞性腫瘍：SCN，SPN

Expert Advice

❶ 膵嚢胞性腫瘍には，膵管内乳頭粘液性腫瘍（IPMN），粘液嚢胞性腫瘍（MCN），漿液性嚢胞腫瘍（SCN），充実性偽乳頭状腫瘍（SPN）などがある．また，膵神経内分泌腫瘍（PNET）や膵腺房細胞癌なども，嚢胞性腫瘍の画像所見を呈することがある．

❷ SCNの大多数は良性であり，無症状の場合には手術適応はない．

❸ SPNは比較的まれな低悪性度腫瘍で，切除後の予後は良好であり，その多くは若年女性に発症する．

❹ 膵嚢胞性腫瘍の悪性度はさまざまであるので，適切な治療を行うためには，できるかぎり正確な診断が重要である．

代表的な膵嚢胞性腫瘍には，膵管内乳頭粘液性腫瘍（intraductal papillary mucinous neoplasm：IPMN），粘液嚢胞性腫瘍（mucinous cyst neoplasm：MCN），漿液性嚢胞腫瘍（serous cyst neoplasm：SCN），充実性偽乳頭状腫瘍（solid pseudopapillary neoplasm：SPN）などがある．本項では，これら膵嚢胞性腫瘍のうち，SCNとSPNについて解説する．

漿液性嚢胞腫瘍（SCN）

SCNは，膵嚢胞性病変の約10～16％を占めるとされ，必ずしもまれな腫瘍ではない[1,2]．古典的には中年女性の膵体尾部に好発するとされていたが，膵頭部にも認められ，男性例も少なくない[3]．

嚢胞形態と診断

SCNは嚢胞部の形態により，microcystic type, macrocystic type, mixed type, solid type に分けられる[4]．microcystic type は最も典型的な型とされ，SCNの45～70％を占める[3,5]．CT，MRI，超音波内視鏡（EUS）で診断できることが多い．典型的SCNの画像所見では，腫瘍と主膵管の交通は認めず，浸潤性の発育を示さない．

SCNのCT所見・MRI所見，および切除標本写真を⓮に示す．

悪性度

SCNは生物学的悪性度により漿液性嚢胞腺腫（solid cyst adenoma）と漿液性嚢胞腺癌（solid cyst adenocarcinoma）に分類される．しかし，原発巣の組織像のみで腺腫と腺癌を鑑別することは難しく，遠隔転移や周囲臓器浸潤を認めた場合に腺癌としているのが実際である．

悪性例はきわめてまれで，0.2～3％程度とされ，圧倒的大多数は良性である[3,6]．

切除適応

SCNのほとんどが良性で，臨床上問題となる症状を呈する症例もまれであり，腫瘍の増大率もきわめて緩徐で，生命予後に与える影響はきわめて小さいことから，手術適応となる症例はごく限られており，SCNと診断できれば基本的に手術適応はないと考えられる[3]．

Ⅵ章　治療法各論／膵疾患

⑭ SCN 症例

a：腹部 dynamic CT．膵頭部に多房性の囊胞と充実部分が混在する腫瘤を認める．本症例では腫瘍径の増大傾向を認め，腹部圧迫感を認めた．隔壁は造影効果を有し，血流が豊富であった．

b：腹部 MRI．腫瘍内部は T2WI で高信号，T1WI で低信号．内容は粘液よりも漿液の存在が示唆された．microcystic type で，内部に壁在結節は認めなかった．

c：切除標本．境界明瞭で辺縁平滑な囊胞性腫瘍で，割面は microcystic type を呈していた．

手術適応の検討にあたっては，CT，MRI，EUS による慎重な評価を行うことが必要である．急速な増大傾向により臨床的に問題となる症状を呈する症例は相対的な手術適応となる．

solid pseudopapillary neoplasm（SPN）

SPN は膵悪性腫瘍の 0.2〜2.7％を占める比較的まれな膵腫瘍である[7]．細胞の起源は不明であり，本邦での『膵癌取扱い規約』（第 7 版）では「分化方向の不明な上皮性腫瘍」として分類されている．

若年女性に多いことが特徴で[8]，発生部位としては体尾部が多いとされるが，膵頭部での発生も少なくない．約 6 割が腹痛を機に発見されるが，無症状

で偶然に発見される場合も 3 割程度ある．

形態と診断

SPN の多くは，線維性被膜を有する境界明瞭な結節性病変を呈しており，エコー，CT，MRI などで，被膜を有する偽囊胞性腫瘍として確認され，ほとんどが単発性である．

⑮に，SPN の CT 所見，切除標本を示す．

悪性度

SPN はリンパ節転移や遠隔転移をきたしうるため，悪性のポテンシャルを有する腫瘍であると考えられている．脈管浸潤例が 4.6％，リンパ節転移例が 1.6％，肝，腹膜などの遠隔転移例が 7.7％であったとの報告がある[8]．浸潤，転移をきたしたとしても予後は良好で，WHO の分類では「低悪性度腫瘍」

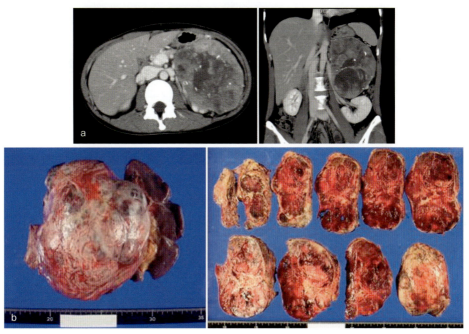

⑮ SPN 症例
a：造影 CT 所見．被膜を有する境界明瞭な腫瘤を膵体尾部に認める．内部は充実成分と囊胞様成分を認める．周囲へは圧排性に発育し浸潤は明らかでない．
b：切除標本．腫瘍は被膜を有し，割面では充実成分と囊胞成分を認め，一部出血を含む所見を呈していた．

であるとされている．

切除適応

悪性のポテンシャルを有することから，SPN の治療は外科的切除が原則であり，局所再発や播種，リンパ節再発を防ぐために，核出術などは避け十分なマージンを確保した広範な切除が望ましい[7]．

切除後の予後は良好で，切除後 5 年生存率は 95% 以上であるとされている[9,10]．切除後の再発は 4% 程度に認められている．再発までの時期は平均で 4 年以上であることが報告されており[8]，切除後も少なくとも 5 年以上のフォローアップが必要である．

（穴澤貴行，高折恭一，増井俊彦，上本伸二）

●参考文献

1) Valsangkar NP, et al. 851 resected cystic tumors of the pancreas：a 33-year experience at the Massachusetts General Hospital. Surgery 2012；152（3 Suppl 1）：S4-12.
2) Kosmahl M, et al. Cystic neoplasms of the pancreas and tumor-like lesions with cystic features：a review of 418 cases and a classification proposal. Virchows Arch 2004；445：168-78.
3) Jais B, et al. Serous cystic neoplasm of the pancreas：a multinational study of 2622 patients under the auspices of the International Association of Pancreatology and European Pancreatic Club（European Study Group on Cystic Tumors of the Pancreas）. Gut 2016；65：305-12.
4) Kimura W, et al. Multicenter study of serous cystic neoplasm of the Japan pancreas society. Pancreas 2012；41：380-7.
5) Chu LC, et al. The many faces of pancreatic serous cystadenoma：radiologic and pathologic correlation. Diagn Interv Imaging 2017；98：191-202.
6) Strobel O, et al. Risk of malignancy in serous cystic neoplasms of the pancreas. Digestion 2003；68：24-33.
7) Vassos N, et al. Solid-pseudopapillary neoplasm（SPN）of the pancreas：case series and literature review on an enigmatic entity. Int J Clin Exp Pathol 2013；6：1051-9.
8) Law JK, et al. A systematic review of solid-pseudopapillary neoplasms：are these rare lesions？ Pancreas 2014；43：331-7.
9) Tang LH, et al. Clinically aggressive solid pseudopapillary tumors of the pancreas：a report of two cases with components of undifferentiated carcinoma and a comparative clinicopathologic analysis of 34 conventional cases. Am J Surg Pathol 2005；29：512-9.

10) Martin RC, et al. Solid-pseudopapillary tumor of the pancreas：a surgical enigma? Ann Surg Oncol 2002；9：35-40.

● **プリンシプルシリーズ参照**
4『膵・胆道疾患診療の最前線』「その他の膵嚢胞性腫瘍」
➡p.255（穴澤貴行，高折恭一，増井俊彦，上本伸二）

Ⅵ章｜治療法各論
▶ **膵疾患／腫瘍**

膵神経内分泌腫瘍

Expert Advice

❶ 膵神経内分泌腫瘍の治療は，機能性，非機能性ともに外科切除を基本とする．

❷ 非機能性膵神経内分泌腫瘍は腫瘍径に応じて術式・郭清範囲を決定する．

❸ 肝転移のある膵神経内分泌腫瘍は，症状や予後の改善が見込める場合には切除する．

❹ MEN1に合併する膵神経内分泌腫瘍では副甲状腺手術を先行し，膵腫瘍切除では可及的に臓器温存を図る．

❺ 切除不能な膵神経内分泌腫瘍に対しては薬物治療を行う．

膵神経内分泌腫瘍の治療は，腫瘍の分類と腫瘍の進展の程度をふまえ，適切な方法を選択することが重要である．基本的に，切除可能な腫瘍に対しては外科切除を選択するべきであるが，腫瘍が"機能性であるか非機能性であるか"によって，適切な術式を考えなければならない．腫瘍が膵臓に限局している場合は切除手術であるが，すでに肝転移を伴っている場合，あるいは切除後肝再発病巣に対する治療は治療方針の選択に熟慮が必要である．MEN1に合併した膵内分泌腫瘍は通常の散発性膵神経内分泌腫瘍とは治療方針が異なる．非切除症例に対しては全身薬物療法が選択される．

国内では『膵・消化管神経内分泌腫瘍（NET）診療ガイドライン』（2015年第1版）[1]（以下，ガイドライン）が刊行され，膵神経内分泌腫瘍治療の標準化が期待されている．

機能性膵神経内分泌腫瘍

インスリノーマの治療

インスリノーマは約90％が良性腫瘍で膵内に局在しており，手術による根治が期待できるので，まず手術切除を選択する．⓰に示した基準を参考に術式を選択する．腫瘍の位置が確認できない場合は手術を中止して再検査を行う．

ガストリノーマ

ガストリノーマは60〜90％が悪性腫瘍であるから，遠隔転移を伴わない場合は手術切除が推奨される．リンパ節転移率が60％以上であるので，リンパ節郭清を必ず行う．⓱に示した基準を参考に術式を選択する．血管など周辺臓器への浸潤がある場合も，合併切除が可能と判断されれば切除術を行う．

ガストリノーマは膵・十二指腸以外からの発生も報告されているので，術中の腹部全体の詳細な検索を行うために開腹術が適している．ガストリノーマの根治を目的としない胃全摘術や迷走神経切離術は行わない．

非機能性膵神経内分泌腫瘍

大きさにかかわらずリンパ節転移や肝転移をきたすため，安全に膵切除術が施行できる施設においては，発見次第，リンパ節郭清を伴う手術切除を行う．⓲に示した基準を参考に術式を選択する．

肝転移を有する膵神経内分泌腫瘍

外科切除で予後の改善，症状の改善が期待できる場合には，手術が推奨される．侵襲が大きくなる場合は二期的手術を考慮する．肝転移が切除不能な場合には，原発巣による症状の改善や肝動脈塞栓，化学塞栓術など肝臓を対象とした治療が選択しやすくなるという利点を期待する場合には原発巣切除を行う．

肝転移再発病巣

肝転移巣の個数や局在に応じて，⓳に示した基準を参考に手術切除や集学的治療を組み合わせて治療

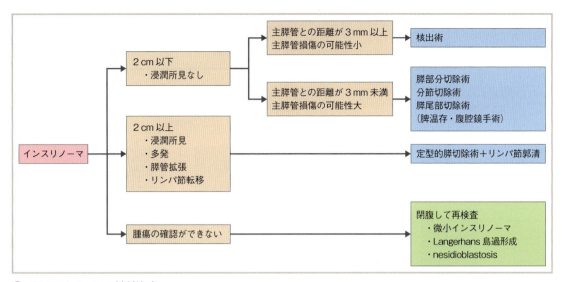

❶❻ インスリノーマの外科治療

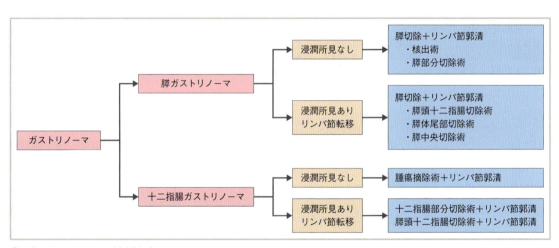

❶❼ ガストリノーマの外科治療

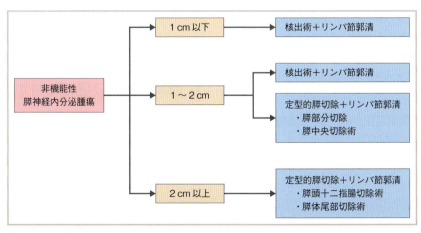

❶❽ 非機能性膵神経内分泌腫瘍の外科治療

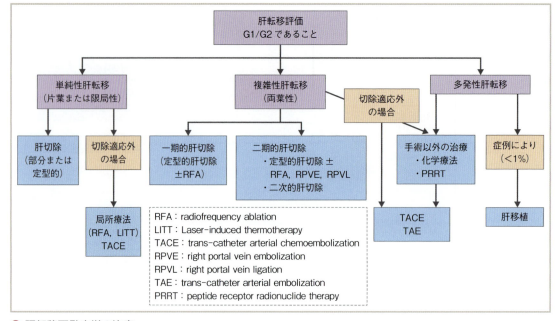

⑲ 肝転移再発病巣の治療
肝転移巣の個数や局在に応じて切除手術や集学的治療を組み合わせて選択する．肝切除術は，① 肝臓以外に再発がなく，② 腹腔内再発が併存していても制御可能な状態であり，③ 肝切除後に肝予備能に応じた十分な残肝容積が確保でき，④ 重篤な合併症がなく耐術可能である場合に実施する．

を行う．肝切除術は，① 肝臓以外に再発がなく，② 腹腔内再発が併存していても制御可能な状態であり，③ 肝切除後に肝予備能に応じた十分な残肝容積が確保でき，④ 重篤な合併症がなく耐術可能である場合に行う．

MEN1に合併する膵神経内分泌腫瘍

　MEN1（multiple endocrine neoplasia type 1）に伴う有症状の機能性膵神経内分泌腫瘍は手術切除を選択する．非機能性膵神経内分泌腫瘍は，1 cm 以下では経過観察，1〜2 cm で増大傾向がみられた場合や 2 cm 以上の膵神経内分泌腫瘍では手術切除を選択する．腫瘍の数，局在によって膵頭十二指腸切除，膵体尾部切除，膵腫瘍核出術，十二指腸膵瘍切除術，膵温存十二指腸全切除術，膵全摘術などを選択する．膵全摘術は患者の PS や血糖管理能力などを勘案して適応を決める．リンパ節郭清は必ず行う．

　MEN1 では副甲状腺機能亢進症や下垂体腺腫，副腎腺腫を合併するため，全身状態を十分評価したうえで手術適応を考慮する．

⑳ 膵神経内分泌腫瘍のWHO分類 2017

分類	グレード	核分裂像 (個/10HPF)	Ki-67 指数 (%)
高分化型膵神経内分泌腫瘍（NEN）	NEN G1	<2	<3
	NEN G2	2〜20	3〜20
	NEN G3	>20	>20
低分化型膵神経内分泌癌（NEC）	NEN G3	>20	>20

（WHO Classification of Tumours of Endocrine Organs. 4th ed. Lloyd RV, et al. editors. IARC Press；2017[2]）より引用）

膵神経内分泌腫瘍に対する薬物療法

　高分化型膵神経内分泌腫瘍（NEN）の G1〜G3（⑳）[2)]に対する全身薬物治療は，エベロリムス（アフィニトール®）[3)]，スニチニブリンゴ酸塩（スーテント®）[4)]，ランレオチド（ソマチュリン®）[5)]がそれぞれプラセボと比較して，有意な無増悪生存期間の延長が示されている．ストレプトゾシン（ザノサー®）は単独投与の国内第Ⅱ相試験が行われ，保険承認が

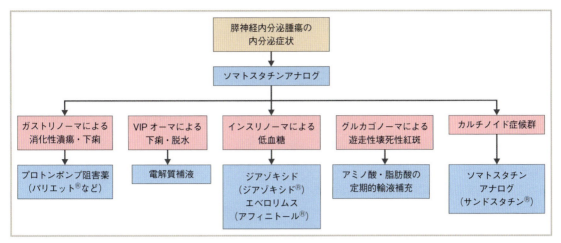

㉑ 症状緩和のための治療
膵神経内分泌腫瘍によるホルモン症状の緩和のための治療は，外科切除ができない場合，あるいは手術前の状態コントロールのために実施する．原因となっているホルモンに応じて図に示す治療法を選択する．

得られている．低分化型膵神経内分泌癌（NEC）のG3に対してはエトポシド（ラステット®，ベプシド®）＋シスプラチン（ブリプラチン®，ランダ®），イリノテカン（カンプト®，トポテシン®）＋シスプラチン（ブリプラチン®，ランダ®）（いずれも保険未承認）が用いられる．

症状緩和のための治療

膵神経内分泌腫瘍によるホルモン症状の緩和のための治療は，外科切除ができない場合，あるいは手術前の状態コントロールのために行われる．㉑に示すように，腫瘍に応じて治療を選択する．

（土井隆一郎）

● 参考文献
1) 日本神経内分泌腫瘍研究会（JNETS）編．膵・消化管神経内分泌腫瘍（NET）診療ガイドライン．2015年第1版．金原出版；2015．
2) WHO Classification of Tumours of Endocrine Organs. 4th ed. Lloyd RV, et al. editors. IARC Press；2017.
3) Yao JC, et al. Everolimus for advanced pancreatic neuroendocrine tumors. N Engl J Med 2011；364：514-23.
4) Raymond E, et al. Sunitinib malate for the treatment of pancreatic neuroendocrine tumors. N Engl J Med 2011；364：501-13.
5) Caplin ME, et al. Lanreotide in metastatic enteropancreatic neuroendocrine tumors. N Engl J Med 2014；371：224-33.

● プリンシプルシリーズ参照
4 『膵・胆道疾患診療の最前線』「膵神経内分泌腫瘍」
☞ p.261（土井隆一郎）

VI章 治療法各論／胆道疾患

VI章｜治療法各論
▶ 胆道疾患

胆石症

Expert Advice
❶ 胆石の存在する部位により病態や診療のあり方が異なる.
❷ 問診，身体所見で胆石が疑われたら，血液・生化学検査やUSなどを基本として効率よく診断を進める.
❸ 胆嚢結石では有症状の場合，基本的治療は腹腔鏡下胆嚢摘出術である.
❹ 総胆管結石では，症状の有無にかかわらず治療適応であり内視鏡治療が基本となる.
❺ 肝内結石では，肝内胆管癌合併のリスクを念頭におきながら治療を決定する.

胆石症は消化器病のなかでは頻度の高い疾患の一つである. 胆石の種類（コレステロール石，色素石に大別）や存在する部位（胆嚢，総胆管，肝内胆管）により，その病態や診療のあり方が異なる.

2009年に日本消化器病学会から『胆石症診療ガイドライン』（以下，初版）が発表されて一定の指針が示された[1]. その後の疫学調査や診療modalityの進化に伴い，2016年に『胆石症診療ガイドライン2016』（改訂第2版）が日本消化器内視鏡学会や日本胆道学会の協力のもとに作成された[2]. その特徴として，急速に進む内視鏡治療や外科手技の選択肢については診療現場環境に応じた柔軟性が担保されており，実臨床の多様性への配慮がなされている.

本項では，内科医として習得しておきべき胆石症の病態と治療について，診療ガイドラインの要点をまじえて概説する.

▌ 診断

初版のガイドラインでは，胆石症の診断は医療面接（問診）と身体所見に加えて，血液・生化学検査，腹部超音波検査（US），腹部単純X線写真の画像所見から確定するが，診断が不確定の際には段階的に画像診断を追加的に進めるとされた. その段階的な精査システムについて2016年の改訂第2版では大きな変更はないが，CTによる胆石の局在や合併症の診断，あるいは治療を前提とした経皮的アプローチなどが言及されるとともに，専門的診療スキルや先進的画像診断装置を要するものについては，医療施設の実状に合わせた対応が推奨されている.

▌ 治療

胆嚢結石

初版のガイドラインでは胆石保有者の希望を組み込んでいたが，改訂第2版では患者側の意向とは独立して組み立てられるべきとの立場をとっている（❶）[2]. 胆石症に伴う症状が明らかな場合は胆嚢摘出術（腹腔鏡下を第1選択とする）が基本的治療であるが，検診などで拾い上げられる"無症状胆石の取り扱い"に関しては治療を行わないことが提案されている. ただ，無症状症例でも胆嚢粘膜の幽門腺化生，腸上皮化生，異型上皮，癌は年齢とともに進行して胆嚢癌発生母地となる可能性があるため，年1回の経過観察が推奨される. しかし胆嚢癌の予防を目的とした手術を勧めることはない.

腹腔鏡下胆嚢摘出術は，胃切除術後，総胆管結石合併，急性胆嚢炎合併例でも第1選択となる. Mirizzi症候群や急性胆嚢炎合併に対する治療は初版とほぼ同様であるが，modalityの多様化により，手術に加えて内視鏡的胆道ドレナージの選択が提案されている. また，正常な胆嚢生理機能を有するコレステロール胆石では，体外衝撃波胆石破砕療法（ESWL）や経口溶解療法を適応基準に基づいて施行するが，施設環境に応じて選択することが一般的である.

総胆管結石

総胆管結石治療フローチャートは，急性膵炎合併における急性胆管炎併発の有無で内視鏡的乳頭括約筋切開術の要否が分かれるため，初版のガイドラインにおけるフローチャートは改訂されることになった（❷）[2]. ポイントは，急性胆管炎と急性膵炎の合

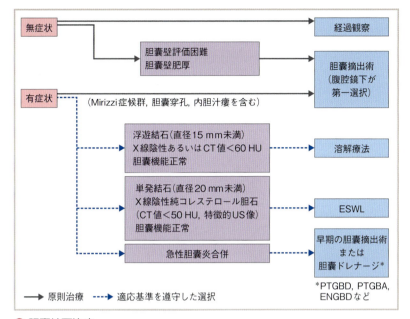

❶ 胆嚢結石治療
(日本消化器病学会編. 胆石症診療ガイドライン2016. 改訂第2版. 南江堂；2016[2])より引用)

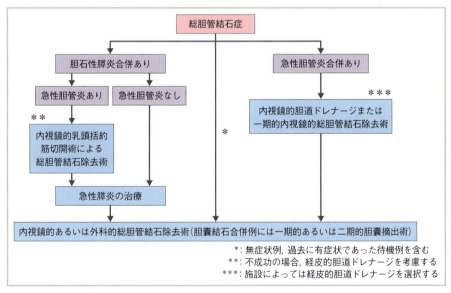

❷ 総胆管結石治療
(日本消化器病学会編. 胆石症診療ガイドライン2016. 改訂第2版. 南江堂；2016[2])より引用)

併に対する取り扱いである．急性胆管炎では内視鏡的胆管ドレナージ術あるいは内視鏡的総胆管結石除去術，急性膵炎では早期に内視鏡的逆行性胆道膵管造影（ERCP）を行い，適応があれば乳頭切開術（EST）を行う．

内視鏡治療と腹腔鏡手術の優先性の点についてはいまなお議論のあるところであるが，具体的な手技は医療施設の環境や設備，陣容に依存しているのが実情であり，ガイドラインもそれを容認している．とくに，①ESTとバルーン拡張術（EPBD）の使い

Ⅵ章 治療法各論／胆道疾患

❸ 肝内結石治療
（日本消化器病学会編. 胆石症診療ガイドライン 2016. 改訂第2版. 南江堂；2016[2]より引用）

分け，②胆嚢結石合併例に対する"内視鏡治療＋腹腔鏡下胆嚢摘出術"と"一期的腹腔鏡手術"の選択など，当該施設の実績に基づいた安全性の高い治療選択が推奨される．

なお，無症状であっても積極的に治療介入することが推奨される．

肝内結石

肝内結石症に対する治療アルゴリズムを❸[2]に示す．その診療実態について厚生労働省難治性疾患克服研究事業「難治性の肝・胆道疾患に関する調査研究」における治療ワーキンググループで調査した結果，内視鏡治療が増加していることが判明した（73例/230例）[3]．また，同研究班の疫学調査では，①胆管手術既往，②結石除去術後の場合，肝切除に比較して発癌リスクが高く，逆に③ウルソデオキシコール酸投与例では発癌リスクが低いことが報告されている．肝内胆管癌を念頭におく診療が重要な課題である．また昨今の経口的内視鏡の汎用をふまえ

て，その組み入れ幅を広げられることになろう．

まとめ

胆石症は頻度の高いコモンな疾患であるが，その診療実態は経過観察でよいものから高度技能を駆使すべきものまで，実に多彩である．プライマリケアを担う一般臨床医から先進的医療施設の高度技能医まで，ある一定のコンセンサスを有するべき疾患カテゴリーであることが，意外にその診療を複雑にしている可能性がある．的確な診療を担保するために，今後さらに網羅的な診療システムの成熟や臨床研究が進むことを期待したい．

（山本隆一，田妻　進）

● **参考文献**
1）日本消化器病学会編. 胆石症診療ガイドライン. 南江堂；2009.
2）日本消化器病学会編. 胆石症診療ガイドライン 2016. 改訂第2版. 南江堂；2016.

3) 田妻 進. 平成24年度厚生労働省難治性疾患克服研究事業「難治性の肝・胆道疾患に関する調査研究」報告書, 肝内結石治療ワーキング報告. 2012.

● プリンシプルシリーズ参照
4 『膵・胆道疾患診療の最前線』「胆石症」☞ p.267（菅野啓司, 田妻 進）

VI章｜治療法各論
▶ 胆道疾患

胆道炎（胆囊炎，胆管炎）

Expert Advice
❶ 重症度診断に応じた治療方針を理解する.
❷ 治療の基本は初期治療である.
❸ 急性胆囊炎治療の原則は手術であるが, 適応とならない症例も多く存在する.
❹ 胆囊穿孔例, 穿孔の高危険群を見逃さない.
❺ 急性胆管炎では重症度により胆管ドレナージのタイミングが異なる.

急性胆囊炎

治療アルゴリズム

　胆囊炎治療については，ガイドライン[1]に治療アルゴリズムが示されているので，それを❹に示す.
　治療の前にはまず診断があり，次に重症分類があり，その重症度に応じた治療方針が示されている. 治療で重要なのは初期治療であり，重症度に関係なく行われるものである. その後に原則的には緊急手術を検討する. 緊急手術を行わないときには，軽症であれば保存的に加療し，中等症以上であれば胆囊ドレナージが行われる. 重症では，臓器サポートも必要となる. 最終的には，可能な症例であれば胆囊摘出術を施行する.

診断基準，重症度診断とそれに必要な検査

　急性胆囊炎の診断基準はガイドラインを参照していただきたいが，局所の臨床徴候（Murphy徴候：右上腹部の腫瘤触知・自発痛・圧痛），全身の炎症所見（発熱，CRP値の上昇，白血球数の上昇），急性胆囊炎の特徴的画像検査所見をもとに行われる. ❺に，重症度診断基準を示す.
　通常のバイタルサイン，血液検査のほかに必要な画像検査は，まずは腹部超音波検査である. 胆囊腫大（長径8cm以上，短径4cm以上），胆囊壁肥厚，嵌頓胆囊結石，胆泥などが典型的な所見であるが，

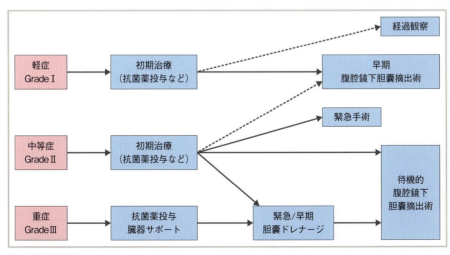

❹ 急性胆囊炎治療のフローチャート
（急性胆管炎・胆囊炎診療ガイドライン改訂出版委員会編. 急性胆管炎・胆囊炎診療ガイドライン2013. 第2版. 医学図書出版：2013[1]をもとに作成）

423

実際に胆嚢をプローブで押してみて圧痛を確認するMurphy徴候（sonographic Murphy' sign）が非常に重要である．しかし，穿孔の高危険群である壊疽性胆嚢炎などでは壁の状態などの評価が難しいので，dynamic CTを行うことが望ましい．

❺ 急性胆嚢炎の重症度判定基準

重症急性胆嚢炎（GradeⅢ）
急性胆嚢炎のうち，以下のいずれかを伴う場合は「重症」である．
- 循環障害（ドーパミン≧5μg/kg/min，もしくはノルアドレナリンの使用）
- 中枢神経障害（意識障害）
- 呼吸機能障害（PaO_2/FiO_2比＜300）
- 腎機能障害（乏尿，もしくはCr＞2.0 mg/dL）
- 肝機能障害（PT-INR＞1.5）
- 血液凝固異常（血小板＜10万/mm^3）

中等症急性胆嚢炎（GradeⅡ）
急性胆嚢炎のうち，以下のいずれかを伴う場合は「中等症」である．
- 白血球数＞18,000/mm^3
- 右季肋部の有痛性腫瘤触知
- 症状出現後72時間以上の症状の持続
- 顕著な局所炎症所見（壊疽性胆嚢炎，胆嚢周囲膿瘍，肝膿瘍，胆汁性腹膜炎，気腫性胆嚢炎などを示唆する所見）

軽症急性胆管炎（GradeⅠ）
急性胆嚢炎のうち，「中等症」，「重症」の基準を満たさないものを「軽症」とする．

（急性胆管炎・胆嚢炎診療ガイドライン改訂出版委員会編．急性胆管炎・胆嚢炎診療ガイドライン2013．医学図書出版；2013[1]より引用）

初期治療

急性胆嚢炎の初期治療は，原則として入院，絶食とし，十分な補液と電解質補正，抗菌薬と鎮痛薬投与である．これらの治療を行いながら重症度分類に基づいて緊急手術，胆嚢ドレナージを考慮する．

緊急手術

軽症例は早期の腹腔鏡下胆嚢摘出術を検討する．
中等症でも早期の胆嚢摘出術が望ましいが，局所の炎症が強い場合には手術が困難なことが多いので，胆嚢ドレナージを行い待機的な胆嚢摘出術を検討する．しかし，胆嚢捻転症，胆汁性腹膜炎，胆嚢周囲膿瘍，肝膿瘍，気腫性胆嚢炎，壊疽性胆嚢炎，化膿性胆嚢炎などでは，全身状態の管理下に緊急手術を行う．
重症では臓器不全を伴うので，緊急の胆嚢ドレナージを行うとともに，適切なサポートを行う必要があり，待機的な胆嚢摘出術を行う．

胆嚢ドレナージの方法

経皮経肝胆嚢ドレナージ（PTGBD），内視鏡的経乳頭的胆嚢ドレナージ（endoscopic transpapillary gallbladder drainage：ETGBD），超音波内視鏡下胆嚢ドレナージ術（EUS-GBD）の3つの経路がある．PTGBDは手技も比較的容易で有効であるが，出血や胸膜炎などの偶発症と患者QOLの低下が欠点である．ETGBDも有効であるが，成功率の低さ

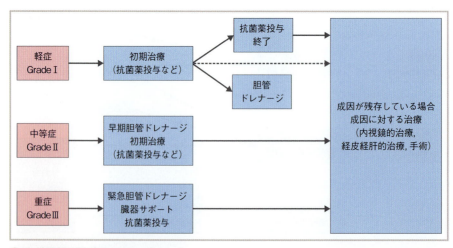

❻ 急性胆管炎治療のフローチャート
（急性胆管炎・胆嚢炎診療ガイドライン改訂出版委員会編．急性胆管炎・胆嚢炎診療ガイドライン2013．第2版．医学図書出版；2013[1]をもとに作成）

と膵炎，胆嚢管損傷が問題である．EUS-GBD は術前症例での安全性に十分なデータがないことと，一部専門施設でしか施行できないことが問題である．これらの利点，欠点を考慮し，自施設の術者の技量に合わせてどの手技を選択するかを決定する．

急性胆管炎

治療アルゴリズム

急性胆管炎治療については，ガイドライン[1]に治療アルゴリズムが示されている（❻）．原則的には初期治療と，重症度に応じた胆管ドレナージのタイミングと抗菌薬の投与，重症例での臓器サポートである．胆汁うっ滞の原因が解消されていない場合には解決することが重要である．胆管結石が原因であれば内視鏡的な除去，胆管ステント閉塞であればステント抜去・交換などが重要である．

診断基準，重症度診断基準

全身の炎症，胆汁うっ滞所見，胆管病変の画像診断から診断される．さらに重症度診断は，臓器不全があるものが重症，炎症や胆汁うっ滞が顕著なものが中等症，それらに該当しないものが軽症となっている（❼）．

初期治療

基本的初期治療は原則的に入院として，絶食，輸液，抗菌薬投与，鎮痛薬などを施行する．重症例では最初から臓器サポートなど，集中治療が必要となる症例も存在する．

胆管ドレナージと抗菌薬治療

胆管ドレナージのタイミングは重症度に応じて決定されている．胆管炎は胆汁うっ滞が背景にあるため，胆汁が大循環に流入する cholangio-venous reflux により細菌も流入し，菌血症となっている．このため，とくに重症例では緊急の胆管ドレナージを必要としており，必要な体制が整っていない場合にはハイボリュームセンターへ搬送することが定められている．

治療の原則は，胆管ドレナージと抗菌薬治療である．抗菌薬では胆汁移行性の良いものが選択される．胆管ドレナージは低侵襲な内視鏡的な胆管ドレナージが勧められるが，膵炎の偶発症が問題であ

❼ 急性胆管炎の重症度判定基準

重症急性胆管炎（Grade Ⅲ）

急性胆管炎のうち，以下のいずれかを伴う場合は「重症」である．
- 循環障害（ドーパミン≧5 µg/kg/min，もしくはノルアドレナリンの使用）
- 中枢神経障害（意識障害）
- 呼吸機能障害（PaO_2/FiO_2比＜300）
- 腎機能障害（乏尿，もしくは Cr＞2.0 mg/dL）
- 肝機能障害（PT-INR＞1.5）
- 血液凝固異常（血小板＜10万/mm^3）

中等症急性胆管炎（Grade Ⅱ）

初診時に，以下の5項目のうち2つ該当するものがある場合には「中等症」とする．
- WBC＞12,000，or ＜4,000 mm^3
- 発熱（体温≧39℃）
- 年齢（75歳以上）
- 黄疸（総ビリルビン≧5 mg/dL）
- アルブミン（＜健常値下限×0.73 g/dL）

上記の項目に該当しないが，初期治療に反応しなかった急性胆管炎も「中等症」とする．

軽症急性胆管炎（Grade Ⅰ）

急性胆管炎のうち，「中等症」，「重症」の基準を満たさないものを「軽症」とする．

（急性胆管炎・胆嚢炎診療ガイドライン改訂出版委員会編．急性胆管炎・胆嚢炎診療ガイドライン 2013．医学図書出版；2013[1] より引用）

る．経皮経肝的なドレナージも有効であり，本邦では広く普及している．超音波内視鏡下胆道ドレナージは最近開発された手技で，有効ではあるが施行可能な施設が限られる．

（伊佐山浩通）

● 参考文献
1) 急性胆管炎・胆嚢炎診療ガイドライン改訂出版委員会編．急性胆管炎・胆嚢炎診療ガイドライン 2013．医学図書出版；2013.

● プリンシプルシリーズ参照
4 『膵・胆道疾患診療の最前線』「胆道炎（胆嚢炎，胆管炎）」 ☞p.273（伊佐山浩通）

VI章｜治療法各論
▶ 胆道疾患／過形成性疾患

胆嚢コレステロールポリープ

Expert Advice

❶ 胆嚢の精査には腹部超音波検査（US），超音波内視鏡検査（EUS）が有用である．

❷ 胆嚢ポリープは画像検査にて形状，表面構造や内部の性状，大きさに注意する．

❸ コレステロールポリープの典型例は，内部高エコーで桑実状構造を呈する．

❹ 癌との鑑別に苦慮する例が存在し，10 mm を超えるもの，表面不整，増大傾向，広基性，内部実質様エコーのものは悪性が疑われ，精査加療が勧められる．

❺ 胆嚢コレステロールポリープと診断されたら，経過観察とする．

疾患概念

　コレステロールポリープは胆嚢固有上皮（単層円柱上皮）で構成され，粘膜固有層にコレステロール含有の泡沫細胞が多数みられるポリープである．

診断

診断のポイント

　胆嚢は解剖学的に直接的な内視鏡観察が困難であるため，胆嚢ポリープの診断は US，EUS，CT，MRI などの断層像による画像診断が主体となる．US は拾い上げから質的診断まで幅広く有用である．EUS，造影 CT や MRCP は精密検査として有用である．とくに EUS は消化管近傍より高周波での描出が可能であり，高解像度の画像が得られ，小病変も含めた鑑別診断に有用である．
　コレステロールポリープの典型例は，内部高エコーで桑実状構造を呈する．10 mm を超えるもの，表面不整，増大傾向，広基性のもの，内部実質様エコーは癌が疑われ，精査加療が勧められる[1]．

US

　典型例は類球形を呈し，基部は細いが検出できないことが多い．粘膜固有層の泡沫細胞を反映し，ポリープ内部に点状の高エコー斑を認め，桑実状構造を呈する（❽）．

EUS

　EUS はポリープ内部に多発する点状高エコー斑をより正確に描出することができる[2]．
　EUS での評価が必要となるような非典型例（多くは 10 mm 以上）では，上皮の過形成性変化を反映し分葉状を呈し，内部エコーが低下する．そのため，ほかのポリープ（腺腫，ポリープ型胆嚢癌）との鑑

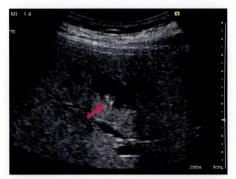

❽ 胆嚢コレステロールポリープの超音波像
基部は不明瞭であり，内部に点状高エコー斑を認める（➡）．

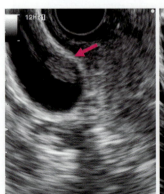 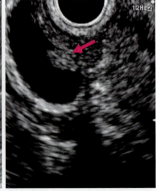

❾ 胆嚢コレステロールポリープの EUS
左：B モード画像，右：ハーモニック画像．ソナゾイド®造影により，均一に分布する点状の血流シグナルを認める（➡）．

別が困難なことがある．また，造影剤（ソナゾイド®）を用いた良・悪性鑑別の報告も散見される[3]（保険適用外）（**9**）．

治療

胆嚢コレステロールポリープと診断された場合には，治療を行わず経過観察を勧める．

（糸永昌弘，北野雅之）

● **参考文献**
1) 土屋幸浩．多施設集計報告　胆嚢隆起性病変（最大径20mm以下）503症例の集計成績—大きさ別疾患頻度と大きさ別癌深達度．日消誌 1986；83：2086-7．
2) 藤田直孝ほか．内視鏡的超音波検査法による胆嚢隆起性病変の鑑別診断．肝胆膵 1991；22：751-7．
3) Choi JH, et al. Utility of contrast-enhanced harmonic EUS in the diagnosis of malignant gallbladder polyps (with video). Gastrointest Endosc 2013；78：484-93.
● **プリンシプルシリーズ参照**
4 『膵・胆道疾患診療の最前線』「胆嚢コレステロールポリープ」●p.279（糸永昌弘，北野雅之）

Ⅵ章｜治療法各論
▶ **胆道疾患／過形成性疾患**

胆嚢腺筋腫症

Expert Advice
❶ 画像で診断された胆嚢腺筋腫症は，基本的に経過観察である．
❷ 胆石症を高率に合併する．症状がある場合は手術治療を考慮する．
❸ 癌が否定できない場合は手術適応となる．
❹ 分節型では癌の合併が報告されており，注意が必要である．

疾患概念

胆嚢は粘膜筋板と粘膜下層を欠いており，1層の立方円柱上皮の粘膜層，筋層，漿膜下層の3層から成る．胆嚢頸部を除く部位に胆嚢粘膜上皮が筋層，

漿膜下層まで憩室様嵌入したRokitansky-Ashoff洞（RAS）をしばしば伴う．胆嚢腺筋腫症は，RASの過形成・集簇を伴う胆嚢壁のびまん性または限局性の壁肥厚を特徴とする疾患で，胆嚢壁1cm以内にRASが5個以上存在し，壁が3mm以上に肥厚したものとされる基準が一般的に用いられている[1]．

病因に関してはいまだ十分には解明されておらず，胆嚢内圧上昇，炎症性慢性刺激，増殖性・退行性変化などが示唆され，一般的には非腫瘍性病変と考えられている．胆嚢腺筋腫症と胆嚢癌発生との関連性については，いまだコンセンサスが得られていない[2-5]．

分類，診断

胆嚢腺筋腫症はその病変の部位，広がりにより分類され，主に胆嚢全体に存在するびまん型（generalized〈diffuse〉type），頸部あるいは体部に輪状くびれ様に存在する分節型（segmental〈annular〉type），胆嚢底部に限局性に存在する底部型（fundal〈localized〉type）に主に分けられる（**10**）[2,3]．臨床的には底部型が最も多く，分節型，びまん型の順にみられる[1]．

診断は腹部超音波検査が最も簡便で有効な検査法であり，胆嚢壁肥厚とその内部に小嚢胞が確認され，さらにRAS内の壁内結石がコメット様エコーとして描出されれば診断へ至る（**11**）[4]．CTでは造影剤を用いることにより壁肥厚像が造影効果を示し同定される．しかしRASを示す嚢胞状構造の描出は低率とされている．それに対しMRIは水の描出能が高いためRASの検出に優れ，その診断における有用性が報告されている．一般にT2強調画像での肥厚した胆嚢壁内に高信号スポットが認められるのが特徴で，びまん型ではpearl necklace signとよばれる．

治療

経過観察

胆嚢腺筋腫症の診断がなされても無症状の場合は経過観察を行う（**11**）．発癌との関連性が完全に否定されていない現状では，定期的な画像検査が必要で

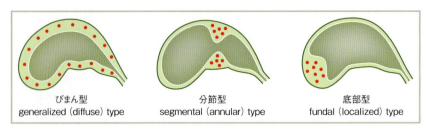

❿ 胆囊腺筋腫症の分類

(Jutras JA. Hyperplasiastic cholecystoses：Hickey lecture 1960. Am J Roentgenol Radium Ther Nucl Med 1960；83：795-827[2]；武藤良弘. Adenomyomatosis. 胆囊臨床病理. 医学図書出版；1985. p.141-60[3]をもとに作成)

⓫ 超音波胆囊画像所見による判定

超音波胆囊画像所見	カテゴリー	超音波所見	判定区分
隆起あるいは腫瘤像（ポリープ）			
・有茎性			
5 mm 未満	良性	胆囊ポリープ	軽度異常
5 mm 以上，10 mm 未満	良悪性の判定困難	胆囊腫瘤	要経過観察
ただし，点状高エコーあるいは桑実状エコーあり	良性	胆囊ポリープ	軽度異常
10 mm 以上	悪性疑い	胆囊腫瘍	要精検
・広基性（無茎性）	悪性疑い	胆囊腫瘍	要精検
ただし，小嚢胞あるいはコメット様エコーを伴う	良性	胆囊腺筋腫症	要経過観察
付着部の層構造の不整あるいは断裂を伴う	悪性	胆囊腫瘍	要治療
壁肥厚（小嚢胞構造やコメット様エコーを伴う壁肥厚では隆起病変の併存に注意する）			
・びまん性肥厚（体部肝床側にて壁厚 4 mm 以上）	良悪性の判定困難	びまん性胆囊壁肥厚	要精検
ただし，層構造・小嚢胞構造・コメット様エコーのいずれかを認める	良性	胆囊腺筋腫症	要経過観察
壁構造の不整あるいは断裂を伴う	悪性疑い	胆囊腫瘍	要精検
・限局性肥厚（壁の一部に内側低エコーあり）	悪性疑い	胆囊腫瘍	要精検
ただし，小嚢胞構造・コメット様エコーのいずれかを伴う	良性	胆囊腺筋腫症	要経過観察

腹部超音波検査が最も簡便で有効な検査法であり，胆囊壁隆起・肥厚とその内部に小嚢胞が確認，さらに RAS 内の壁内結石がコメット様エコーとして描出されれば診断へ至る．無症状の場合は経過観察を行う．
(腹部超音波検診判定マニュアル：胆囊. 日本消化器がん検診学会雑誌 2014；52：471-93[4]より抜粋)

あろう．しかし現時点でのエビデンスに基づいた経過観察法は存在しない．

胆囊摘出術

　胆囊腺筋腫症自体に特有の症状はないとされるが，高率に胆囊結石を合併しているとされ，胆石症や胆囊炎などによる症状を示す場合がある．

　胆囊腺筋腫症における胆囊癌の発症率は約 6% との報告があり[5]，それらのほとんどが分節型に多いとされる．分節型はその形態から底部側で胆汁のうっ滞，胆石形成，内圧上昇などが粘膜に慢性炎症を引き起こし，化生変化をきたすと考えられ，環境要因として癌発生との関連性が示唆されている．

　切除治療は合併した胆囊結石による心窩部痛ないし右季肋部痛などの腹部症状を伴う場合，また癌との鑑別が困難な場合に適応と考えられる．

　膵・胆管合流異常の胆囊粘膜変化として胆囊腺筋腫症の合併の報告が散見され，びまん型が多いなどの特徴も指摘されている．胆道への持続的な膵液流入による胆囊・胆管の粘膜変化は癌の頻度を高めることが以前より指摘されており，膵・胆管合流異常の併存時は手術療法を検討する．

（宅間健介，五十嵐良典）

● 参考文献

1) 武藤良弘ほか. 胆囊 adenomyomatosis（localized type）37 症例の臨床病理. 日消誌 1978；75：1756-67.
2) Jutras JA. Hyperplasiastic cholecystoses：Hickey lecture 1960. Am J Roentgenol Radium Ther Nucl Med 1960；83：795-827.

3) 武藤良弘. Adenomyomatosis. 胆嚢臨床病理. 医学図書出版；1985. p.141-60.
4) 腹部超音波検診判定マニュアル. 日消がん検診誌 2014；52：471-93.
5) Nabatame N, et al. High risk of gallbladder carcinoma in elderly patients with segmental adenomyomatosis of the gallbladder. J Exp Clin Cancer Res 2004；23：593-8.

● プリンシプルシリーズ参照
4『膵・胆道疾患診療の最前線』「胆嚢腺筋腫症」 ☞ p.281
（宅間健介，五十嵐良典）

VI章 | 治療法各論
▶ 胆道疾患／腫瘍

胆嚢癌

Expert Advice

❶ 胆嚢癌の外科治療は，局所進展度（T1～T4）により大きく変わる．

❷ 良・悪性の鑑別，深達度診断などの術前診断は，いまだに不十分であり，術前診断がつかない症例も多い．

❸ 肝，肺，骨，大動脈周囲リンパ節などへの転移，腹膜播種などがある場合は，化学療法（GC療法）を行う．

治療の概要

胆嚢癌治療の基本は外科切除術であり，積極的な切除により治療成績が改善することは明らかである．早期癌の治療は比較的容易といえるが，進行胆嚢癌に対する治療は，侵襲度が高くなることが多いことから，周術期死亡率や合併症発症率などを十分に把握し，さらに患者の全身状態などから慎重に適応を考慮すべきである．また胆嚢癌は術前生検や細胞診を行うことはしばしば困難であるため，良・悪性診断，局所進行度診断などの術前診断の難易度が高い疾患であるといえよう．

胆嚢癌の術式は，癌の局在により大きく術式が変わる胆管癌とは異なり，局所進展度により決定される．それゆえ，術前の壁深達度診断はきわめて重要であり，腹部超音波診断やCT検査に加えて，超音波内視鏡検査（EUS），MRI検査，PET検査なども施行し，局所進展度，リンパ節転移，良・悪性の鑑別や遠隔転移の有無などを術前に精査する必要がある．

そのなかでも，とくに局所進展度に沿って治療方針を立てる（❿）が，術前診断による局所進展度診断（T）と病理学的進展度診断（pT）を完全一致させることは困難であり，しばしば乖離がみられる．そのため実診療においては，過小診断，過大診断になっている可能性も常に念頭におき治療計画を考案することが肝要である．

一方，急性胆嚢炎合併症例や，胆嚢結石充満例な

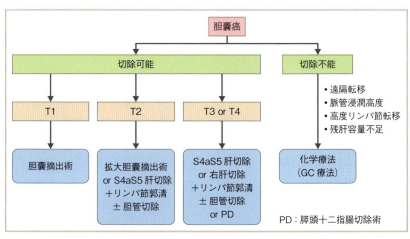

❿ 胆嚢癌の治療アルゴリズム

どは術前診断が困難であり，胆嚢癌の存在が見落とされることがしばしばある．このように，胆嚢結石や急性胆嚢炎の術前診断で切除をした後に，術中・術後病理検査により初めて胆嚢癌の診断が得られる症例も少なくない．これらの偶発胆嚢癌の治療方針についても後述する．

pT1 胆嚢癌

pT1 胆嚢癌，すなわち粘膜固有層の癌（pT1a），固有筋層までへの浸潤（pT1b）に関しては，通常の胆嚢摘出術で十分であると考えられている．しかし術前画像診断において，pT1，pT2の診断が正しくできるか，すなわち画像診断による正診率は，EUSで55.5%との報告もあり[1]，まだ不十分であるといえよう．さらに，胆汁漏出によりpT1胆嚢癌であっても腹膜播種をきたす可能性があるため，胆嚢穿孔を極力避けるような配慮が必要である．そのため，T1胆嚢癌という術前診断であっても，癌が強く疑われる場合は原則的に開腹胆嚢摘出術を行うべき，とガイドラインでは推奨している[2]．もちろん，この点も含め十分に検討されたプロトコルによる臨床試験を行うことは有用であり，これを阻害するものではないが，実臨床としては腹腔鏡下手術は避けるべきである．

pT2 胆嚢癌

pT2 胆嚢癌は，いまだ治療法に関して議論が多い．漿膜下層に浸潤した胆嚢癌は，脈管浸潤や神経周囲浸潤を高率に認め，リンパ節転移は約40〜50%に認めることから，肝十二指腸間膜リンパ節，総肝動脈幹リンパ節，上膵頭後部リンパ節の系統的リンパ節郭清が必要になる．また，理論的には肝切除は不要であるが，サージカルマージンの確保の目的で肝切除が付加されることがほとんどである．この際の肝切除範囲においては，胆嚢壁から1cm程度の肝実質をつけて切除する拡大胆嚢摘出術と，胆嚢床が存在するS4aS5領域を完全に切除するS4aS5切除のどちらが優れているかは，いまだ議論があるところであり，術式選択は各施設の考えによる．さらに，胆嚢管断端において癌が陰性の場合，予防的となる

胆管切除を併施すべきかどうかに関しても，予防的胆管切除は必要ないという意見と，リンパ節郭清を完全に行うためにも胆管切除は必要である，という両論があり，各施設や術者の選択によっている．

pT2 胆嚢癌の場合も，術前診断が可能な症例は少なく，過大評価・過小評価の症例も多い．術前診断がT2胆嚢癌である場合の適切な手術選択は何かという観点からの臨床研究が待たれている．

pT3，pT4 胆嚢癌

pT3 以上の進行癌に関しては，切除症例は少ないこともあり，決まった治療方針は存在しないが，サージカルマージンを確保する肝切除に加えて，pT2胆嚢癌と同様なリンパ節郭清を伴う手術が行われる．さらに，門脈本幹や左右門脈浸潤があれば門脈合併切除再建が行われるが，高度の脈管浸潤，すなわち左右両側の門脈浸潤や総肝動脈・固有肝動脈への浸潤など，高度の脈管浸潤がある場合は，切除不能と判断されることも多い．肝実質への浸潤が少なければS4aS5切除術が，肝実質浸潤が高度であれば術前門脈塞栓術後に右肝切除を施行することが一般的である．さらに十二指腸や膵頭部への直接浸潤がある場合は，十二指腸部分切除術や膵頭十二指腸切除術が施行されるが，膵頭後部リンパ節や上腸間膜動脈周囲リンパ節への転移が疑われる場合は，リンパ節郭清の目的で，膵頭十二指腸切除術が行われることもあり，その適応については議論があるところである．

いずれの手術も高侵襲であり，周術期死亡率も高いことから，患者の年齢や全身状態を考えて適応を決定することが重要である．

また，最近では切除を行っても予後が不良である胆嚢癌を切除境界（BR）胆嚢癌と定義し，術前に化学療法を行い，その奏功に応じて切除術を施行する，あるいは縮小手術を選択するという，neoadjuvant治療も行われるようになってきた[3]．リンパ節転移陽性の胆嚢癌や肝十二指腸間膜浸潤陽性胆嚢癌などは，予後不良であることが明らかであるため，このような治療方針が，ブレークスルーになる可能性は高いと考えている．しかしいまだ標準治療では

ないため，臨床試験として行われるべきである．

術後に判明した偶発胆嚢癌

　術前に癌が想定されず開腹胆嚢摘出術が行われ，その後の病理学的検査で初めて胆嚢癌と診断される偶発胆嚢癌の頻度は，0.3～1.0%とされている[2]．

　壁深達度がpT1であれば胆嚢摘出術により治療は完結したと考えられ，追加切除は不要であるが，pT2以深であれば追加切除の施行が予後を延長させると報告されている．リンパ節転移もpT2であれば約半数に認められるため，二期的なリンパ節郭清術および胆嚢床の部分切除が通常行われる．さらに初回に腹腔鏡下胆嚢摘出術を行った場合は，port site recurrenceの可能性もあるため，ポート刺入分の切除もガイドラインでは推奨している[2]．

切除不能胆嚢癌

　遠隔転移（肺転移，骨転移，腹腔外リンパ節転移），肝転移，腹膜播種，高度の脈管浸潤（総肝動脈・上腸間膜動脈あるいは門脈・上腸間膜静脈への浸潤），残肝容量不足，残肝機能不良などの場合は，切除不能胆嚢癌として，通常はGC療法（ゲムシタビン＋シスプラチン併用療法）が行われる．

　近年，切除不能として化学療法が施行され完全奏効（CR）あるいは部分奏効（PR）が得られ，切除を施行するconversion surgeryの報告がなされており[4]，化学療法が著効した場合は常に切除の可能性を念頭におく必要がある．

おわりに

　胆嚢癌の外科治療は，胆嚢摘出術で治療が完結することもあれば，肝右三区域切除＋膵頭十二指腸切除術という最も侵襲度が高い手術まで幅広く，その周術期死亡率もいろいろである．

　最近，NCDデータベースではリスクカリキュレーターが掲載されており，これに入力することで肝切除や膵頭十二指腸切除のリスクが計算できる[5]．これを使用して適応の決定や患者への説明に使用することは有用であり，利用していただきたい．

（海野倫明）

◉参考文献

1) Jang J-Y, et al. Differential diagnostic and staging accuracies of high resolution ultrasonography, endoscopic ultrasonography, and multidetector computed tomography for gallbladder polypoid lesions and gallbladder cancer. Ann Surg 2009；250：943-9. doi：10.1097/SLA.0b013e3181b5d5fc.
2) 日本肝胆膵外科学会胆道癌診療ガイドライン作成委員会編. エビデンスに基づいた胆道癌診療ガイドライン. 改訂第2版. 医学図書出版；2014.
3) Engineer R, et al. Neoadjuvant chemoradiation followed by surgery for locally advanced gallbladder cancers：a new paradigm. Ann Surg Oncol 2016；23：3009-15. doi：10.1245/s10434-016-5197-0.
4) Kato A, et al. Downsizing chemotherapy for initially unresectable locally advanced biliary tract cancer patients treated with gemcitabine plus cisplatin combination therapy followed by radical surgery. Ann Surg Oncol 2015；22 Suppl 3（S3）：S1093-9. doi：10.1245/s10434-015-4768-9.
5) Natinal Clinical Databese ホームページ. http://www.ncd.or.jp

◉プリンシプルシリーズ参照
4 『膵・胆道疾患診療の最前線』「胆嚢癌」☞p.284（海野倫明）

| Ⅵ章｜治療法各論 |
| ▶ **胆道疾患／腫瘍** |

胆管癌

Expert Advice
❶ 胆管癌は手術により根治の可能性を追求することが，基本的な治療方針である．
❷ 減黄処置は，内視鏡的経鼻胆道ドレナージ（ENBD）が第1選択となる．
❸ 広範囲肝切除術（肝内胆管癌，肝門部領域胆管癌）に対しては，ICG-K値を用いて残肝機能を予測する．
❹ 広範囲肝切除が想定される場合には，肝臓の容積を増大させる経皮経肝門脈枝塞栓術（PTPE）を行う．

術前診断と周術期管理

胆管癌の外科手術では，正確な術前診断と周術期管理が重要である．胆管癌に対する手術は，膵頭十二指腸切除や肝切除などのmajor surgeryが必要であり，腫瘍の進行度のみでなく全身状態を評価して手術適応を決定する必要がある．

術前診断

胆管癌の診断においてmultidetector-row CT（MDCT）は非常に有用であり，MDCTの詳細な読影により，主腫瘍の存在部位と進展範囲，胆管・肝動脈・門脈の立体的位置関係，肝動脈・門脈浸潤の有無，リンパ節転移・遠隔転移の有無を診断する．閉塞性黄疸を伴う症例では減黄処置が必要となるが，減黄処置前にMDCTを撮影することが重要である．

減黄処置

減黄処置を行う場合，内視鏡的経鼻胆道ドレナージ（ENBD）を第1選択とする[1]．経皮経肝胆道ドレナージ（PTBD）は，瘻孔再発のリスクが高いため，ENBDが不可能な症例や区域性胆管炎のコントロールが不良な症例に限り施行する[2]．肝門部胆管癌では，予定温存肝側にENBDカテーテルを留置する[1]．

PTPE

予定肝切除術式が，肝右葉切除術，肝右三区域切除術，肝左三区域切除術の場合には，温存予定肝の容積を大きくして切除の安全性を高める目的で，経皮経肝門脈枝塞栓術（PTPE）を施行する[3]．PTPE後の残肝ICG-K値（ICG-K値（消失率）×温存予定肝体積率（％））が0.05以上であることを耐術可能の一つの目安とする[4]．

その他

自己血貯血

減黄処置やPTPEが終了し，血液生化学検査でHb 11 g/dL以上でT-Bil 3 mg/dL以下であれば，術中・術後の同種血輸血を減らす目的で自己血貯血を施行する[5]．

外瘻胆汁の内服

胆道ドレナージカテーテルからの外瘻胆汁を，ビタミンK・脂質吸収の改善，電解質・水分の喪失予防，腸管免疫能の回復を目的として，腸管内に返還（多くの場合，胆汁内服）する[6]．

シンバイオティクスの投与

腸内環境を改善させることを目的に，シンバイオティクス（乳酸菌やビフィズス菌などの人体に有用な細菌を含む食品）を周術期に投与する[7,8]．具体的には，プロバイオティクスであるヤクルト400®とビフィーネ®（ヤクルト）を1日1本，プレバイオティクスとしてオリゴ糖を1日15 mL，2週間以上飲用させる[7]．

手術中に経腸栄養カテーテルを留置し，術翌日から経腸栄養を開始する．

術前と同様に，腸内環境を良好に保ち術後の感染性合併症を抑制する目的で，シンバイオティクスの投与も行う[7,8]．術後のシンバイオティクスは，BL整腸薬®（ヤクルト）1日3包とガラクトオリゴ糖1日15 mLを術後2週間投与している[7,8]．

手術治療

膵頭十二指腸切除術

膵頭十二指腸切除術は，乳頭部癌，多くの中下部胆管癌で選択される．

肝切除

肝門部胆管癌では，さまざまな肝切除が選択される．肝切除術式の選択には，術式による胆管切離部位の違いを理解する必要がある（⓭）．

右側肝切除の場合の胆管の切離部位は，肝右葉切除術では門脈臍部の右側縁，解剖学的右三区域切除術では左側縁となる．左側肝切除の場合の前区域胆管の切離部位は，B5B8合流部のやや上流側が左葉切除術での限界線であり，B5B8合流部を越えて上流側への進展を認める場合では肝機能が良好であれば左三区域切除術を選択する．後区域胆管枝の切離部位は，門脈右枝を回り込む頂点かそのすぐ背側くらいの位置が左葉切除術での切離線であり，さらに上流側での切離が必要な場合には左三区域切除術を選択する．

肝膵十二指腸切除術

肝膵十二指腸切除術は，広範囲胆管癌に選択され

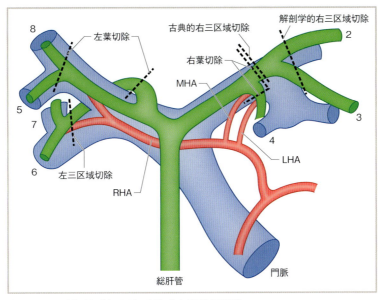

⓭ 肝門部の外科解剖，肝切除術式と胆管切離線
破線が各肝切除術式における胆管の切離限界線である．2：左外側後区域枝，3：左外側前区域枝，4：左内側区域枝，5：右前下区域枝，6：右後下区域枝，7：右後上区域枝，8：右前上区域枝，LHA：左肝動脈，MHA：中肝動脈，RHA：右肝動脈．

る．肝葉切除以上の肝切除を併施する肝膵十二指腸切除術は，術後合併症も多い術式であり，high volume centerで施行が望ましい[9]．肝葉切除以上の肝切除を併施する肝膵十二指腸切除術は，胆管癌に対しての有効性が認められている．

血管合併切除・再建

胆管癌に対する門脈合併切除・再建は，その有効性が認められているので，根治切除の達成のために必要であれば積極的に施行すべきである．

肝動脈合併切除・再建は，併施する術式や疾患により考え方が異なる．膵頭十二指腸切除術に上腸間膜動脈から分岐する右肝動脈の合併切除を併施する場合は，再建が不要なことが多く，比較的安全に施行可能である．

肝切除術に肝動脈合併切除を併施する場合には，経験豊富な形成外科医による顕微鏡下による再建が必要となる．肝動脈合併切除・再建の併施は，胆管癌に対する左側肝切除術で有用性が認められている．肝門部胆管癌では，肝動脈・門脈の同時切除・再建を伴う肝切除を要するような超進行癌でも，その5年生存率は約30％もあるので，安易に非切除とするべきではない[10]．

血管合併切除・再建を要する胆管癌の手術は，手術時間も長く術中出血量も多くなるので，手馴れたスタッフの多いhigh volume centerでの施行が望ましい．

（伊神　剛，梛野正人）

●参考文献

1) Kawashima H, et al. Preoperative endoscopic nasobiliary drainage in 164 consecutive patients with suspected perihilar cholangiocarcinoma：a retrospective study of efficacy and risk factors related to complications. Ann Surg 2013；257：121-7.
2) Takahashi Y, et al. Percutaneous transhepatic biliary drainage catheter tract recurrence in cholangiocarcinoma. Br J Surg 2010；97：1860-6.
3) Nagino M, et al. Two hundred forty consecutive portal vein embolizations before extended hepatectomy for biliary cancer：surgical outcome and long-term follow-up. Ann Surg 2006；243：364-72.
4) Yokoyama Y, et al. Value of indocyanine green clearance of the future liver remnant in predicting outcome after resection for biliary cancer. Br J Surg 2010；97：1260-8.
5) Nagino M, et al. One hundred consecutive hepatobiliary resections for biliary hilar malignancy：preoperative blood donation, blood loss, transfusion, and outcome. Surgery 2005；137：148-55.

6) Kamiya S, et al. The value of bile replacement during external biliary drainage : an analysis of intestinal permeability, integrity, and microflora. Ann Surg 2004 ; 239 : 510-7.

7) Sugawara G, et al. Perioperative synbiotic treatment to prevent postoperative infectious complications in biliary cancer surgery : a randomized controlled trial. Ann Surg 2006 ; 244 : 706-14.

8) Kanazawa H, et al. Synbiotics reduce postoperative infectious complications : a randomized controlled trial in biliary cancer patients undergoing hepatectomy. Langenbecks Arch Surg 2005 ; 390 : 104-13.

9) Ebata T, et al. Hepatopancreatoduodenectomy for cholangiocarcinoma : a single-center review of 85 consecutive patients. Ann Surg 2012 ; 256 : 297-305.

10) Nagino M, et al. Hepatectomy with simultaneous resection of the portal vein and hepatic artery for advanced perihilar cholangiocarcinoma : an audit of 50 consecutive cases. Ann Surg 2010 ; 252 : 115-23.

● プリンシプルシリーズ参照
 4 『膵・胆道疾患診療の最前線』「胆管癌」 ☞p.289（尾上俊介，江畑智希，梛野正人）

Ⅵ章｜治療法各論
▶ 胆道疾患／腫瘍

十二指腸乳頭部癌

Expert Advice

❶ ガイドラインでは膵頭十二指腸切除術（PD）が標準的治療とされている.

❷ 上皮内癌（Tis），粘膜内癌（T1a）が強く示唆される症例では縮小手術も考慮される.

❸ 切除不能症例に対してはゲムシタビン＋シスプラチン併用（GC）療法が first line である.

十二指腸乳頭部癌は胆道癌に含まれ，診断のステップや推奨される治療法は『エビデンスに基づいた胆道癌診療ガイドライン』（改訂第2版）[1]（以下，ガイドライン第2版）に掲載されている．上部消化管内視鏡検査の組織診断で十二指腸乳頭部癌の診断がなされた後は，CT，PET，MRI など複数のモダリティで遠隔転移の有無を検索し，治療方針を決定

する（⑭）.

遠隔転移陰性例の治療

遠隔転移を伴わない例は根治的治療の対象であり，詳細な局所進展度・深達度診断を超音波内視鏡（endoscopic ultrasonography：EUS），細径超音波プローブによる管腔内超音波検査（intra-ductal ultrasonography：IDUS）を用いて行う.

標準手術（膵頭十二指腸切除術）

病変が Oddi 筋浸潤（T1b）をきたすとリンパ節転移率が高くなること，EUS や IDUS を駆使しても Tis・T1a と T1b の区別は困難であることから，ガイドライン第2版[1]では領域リンパ節郭清を伴う膵頭十二指腸切除術（pancreatoduodenectomy：PD）を標準治療としている（エビデンスレベル C）．SMA 周囲リンパ節（#14p，#14d）転移を認めることが比較的多く，確実な郭清が必要である.

縮小切除

Tis または T1a の患者は対象となりうるが，Oddi 筋浸潤（T1b）との区別はきわめて困難であるため，対象は腺腫内癌（疑い）症例や PD の高度侵襲に対してハイリスク患者に限定するべきである.

内視鏡的乳頭切除術

内視鏡的乳頭切除術（endoscopic papillectomy：EP）は内視鏡下に乳頭部を切除するものであり，局所切除が考慮される症例には第1選択と考えられる．切除範囲が3 cm 以上の場合，分割切除になることが多い．術後合併症として，出血や胆管・膵管狭窄などがある.

経十二指腸乳頭部切除

経十二指腸乳頭部切除（trans-duodenum papillectomy：TDP）は，開腹下に十二指腸を切開し，直視下で乳頭部を切除するものである．適応は，腫瘍が大きい症例や，乳頭部との位置関係などで内視鏡的切除が困難とされる症例である．膵管・胆管は形成して十二指腸に吻合される.

術後補助療法

現在のところ，胆道癌においては有効な術後補助療法は確定していない.

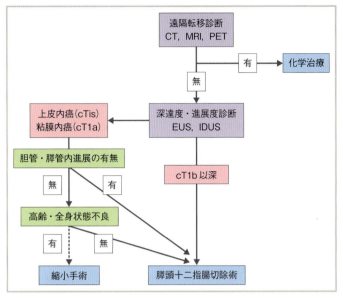

⑭ 十二指腸乳頭部癌の治療のフローチャート
上部消化管検査で乳頭部癌を確認した場合は，遠隔転移の有無を確認する．遠隔転移を認めない場合には，EUS，IDUS で局所進展診断を行い，Tis あるいは T1a で膵管・胆管内へ進展がないと診断できる場合にのみ縮小切除を考慮し，それ以外は膵頭十二指腸切除術を選択する．遠隔転移を認めた場合には化学治療の方針となる．

遠隔転移陽性例（非切除例）の治療

　ガイドライン第2版[1]では，切除不能胆道癌症例に対する化学療法の first line はゲムシタビン＋シスプラチン併用（GC）療法がエビデンスレベル A で推奨されている．現在，わが国で胆道癌に対して使用可能な抗腫瘍薬は上記2剤とティーエスワン®の3剤のみである．

　胆管浸潤による閉塞性黄疸に対しては胆管メタリックステント，十二指腸浸潤による狭窄に対しては外科的胃空腸バイパスが選択される．

予後

　2008～2013年の本邦胆道癌登録のデータによる全ステージの5年生存率は61.3％であり，ほかの胆道癌と比べて予後良好である[2]．

（平野　聡，中西喜嗣，田中公貴）

● 参考文献
1) 胆道癌診療ガイドライン作成委員会編．エビデンスに基づいた胆道癌診療ガイドライン．改訂第2版．医学図書出版：2014.
2) Ishihara S, et al. Biliary tract cancer registry in Japan from 2008 to 2013. J Hepatobiliary Pancreat Sci 2016；23：149-57.

● プリンシプルシリーズ参照
4 『膵・胆道疾患診療の最前線』「十二指腸乳頭部癌」
☞p.295（平野　聡，中西喜嗣，田中公貴）

Ⅵ章│治療法各論
▶ 胆道疾患／その他

原発性硬化性胆管炎 (PSC)

Expert Advice

❶ 原因不明の進行性疾患であり，進行例では肝移植が唯一の救命法である．

❷ 治療薬としてエビデンスのあるものはないが，通常はウルソデオキシコール酸やベザフィブラートなどの胆汁うっ滞に対する治療薬を投与する．

❸ 非手術的治療として一時的な胆道ドレナージ，バルーン拡張，ステント挿入が有効なことがある．

原発性硬化性胆管炎（primary sclerosing cholangitis：PSC）は，エビデンスのある治療法がないため，ウルソデオキシコール酸やベザフィブラートでとりあえず治療していくしかない疾患である．進行したら肝移植しか救命法がなく，わが国で多用される生体部分肝移植では再発が多いことが知られている．

▌薬物療法

ウルソデオキシコール酸（ウルソ® 600 mg/日）で胆道系酵素値の改善が認められることが多いが，長期的な治療効果については不明である．高用量ではむしろ悪化させたという海外の報告があるが，これに対しては批判が多い．ベザフィブラート（ベザトール SR® 400 mg/日）にも同様に胆道系酵素値の改善作用が認められているが，予後に与える効果については不明である．しかし現実的には，わが国では PSC の患者にこれらの薬物を投与しているのが通常である．

▌その他の治療

非手術的治療として，一時的な胆道ドレナージ，

バルーン拡張，ステント挿入が有効なことがある．とくに，胆管の狭窄が局所的に強い場合は，内視鏡的バルーン拡張が有効である．進行し，肝不全に陥った場合は，肝移植の適応である．

（滝川　一）

● 参考文献
1）田中　篤ほか．硬化性胆管炎の全国調査．胆道 2013；27：176-87．
● プリンシプルシリーズ参照
4『膵・胆道疾患診療の最前線』「原発性硬化性胆管炎（PSC）」☞p.299（滝川　一）

Ⅵ章│治療法各論
▶ 胆道疾患／その他

膵・胆管合流異常

Expert Advice

❶ 膵・胆管合流異常は，膵管と胆管が十二指腸壁外で合流する先天性の形成異常である．

❷ 胆管拡張（10 mm 以上）の有無により，先天性胆道拡張症と胆管非拡張型膵・胆管合流異常に分けられる．

❸ 先天性胆道拡張症では症状の有無にかかわらず手術適応である．

❹ 胆管非拡張型膵・胆管合流異常は高率に胆嚢癌を合併するため，予防的胆嚢摘出術を行うべきである．予防的肝外胆管切除に関しては一定した見解はない．

▌疾患概要

膵・胆管合流異常は，膵管と胆管が十二指腸壁外で合流する先天性の形成異常である．共通管が長く，十二指腸乳頭部括約筋（Oddi 括約筋）の作用が膵胆管合流部に及ばないため，膵液と胆汁が相互に逆流することにより，胆道ないし膵にさまざまな病態を引き起こす疾患である．胆管拡張（10 mm 以

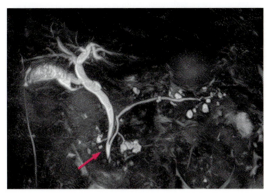

⑮ 胆管非拡張型膵・胆管合流異常の MRCP 像
長い共通管（➡）が描出されている．

上）を伴う例（先天性胆道拡張症）と胆管に拡張を認めない例（胆管非拡張型）の 2 型に分かれる．それぞれで治療方針が異なるため，適切に診断して治療方針を立てる必要がある．

2012 年に『膵・胆管合流異常診療ガイドライン』[1]が発刊された．本項ではこのガイドラインのエッセンスを述べる．

診断と合併症

腹部超音波検査は膵・胆管合流異常のスクリーニングに有用で，胆管の拡張や胆嚢壁のびまん性の内側低エコー層の肥厚が診断の契機となる．直接胆道造影で，異常に長い共通管の確認，または異常な形で合流することにより診断される．MRCP や DIC-CT，超音波内視鏡検査も膵・胆管合流異常の診断に有用である（⑮）．

膵・胆道合流異常では，高率に胆道結石，急性膵炎を合併する．成人の胆道癌合併頻度は，先天性胆道拡張症 21.6％（内訳：胆嚢癌 62.3％，胆管癌 32.1％，重複 4.7％），胆管非拡張型膵・胆管合流異常 42.4％（内訳：胆嚢癌 88.1％，胆管癌 7.3％）であり，好発年齢は 50〜65 歳である．発癌のメカニズムは，膵液の胆道系への逆流による慢性炎症を基盤にする hyperplasia-dysplasia-carcinoma sequence とされている．膵・胆管合流異常と診断した場合には，高率に胆道癌を合併することから膵胆道疾患の専門医へ紹介を検討する．

治療

先天性胆道拡張症

先天性胆道拡張症では症状の有無にかかわらず早期の手術が推奨され，発癌母地である肝外胆管切除術を行う．胆管切除部位の決定のための術中胆道造影は有用とされている．拡張部が肝内胆管に及ぶ場合，切除範囲をどこまでとするかの明確なデータはないが，肝内胆管の狭窄は術後の肝内結石の原因となるため，術中に対処する必要がある．膵側胆管切除は可能な限り胆管を残さないように，膵管との合流部直上で切離する．

分流手術に最も適した胆道再建法の統一した見解は得られていないが，代表的な再建法は Roux-en Y 型空腸吻合，胆管十二指腸吻合である．吻合する胆管は総肝管（左右肝管合流部より下位）と肝門部肝管（左右肝管合流部付近）に大別される．分流手術後に胆管癌が 0.7〜5.4％に発生したと報告されており，術後の経過観察が重要である．

胆管非拡張型膵・胆管合流異常

胆管非拡張型膵・胆管合流異常は高率に胆嚢癌を合併するため，症状の有無にかかわらず早期に予防的胆嚢摘出術を行う．予防的肝外胆管切除に関しては，予後に関する多数例の報告がなく，不要とする立場と必要とする立場がそれぞれあり，見解が一致していない．

術後の長期予後は明らかではないが，発癌や合併症発症の可能性を考慮して経過観察が推奨される．

（伊藤　啓，枡 かおり，長谷川　翔）

● 参考文献
1) 日本膵・胆管合流異常研究会，日本胆道学会編．膵・胆管合流異常診療ガイドライン．医学図書出版；2012．

● プリンシプルシリーズ参照
4 『膵・胆道疾患診療の最前線』「膵・胆管合流異常」
☞ p.304（伊藤　啓，小川貴央，柾木喜晴）

Appendix 解剖図

● 消化管の解剖

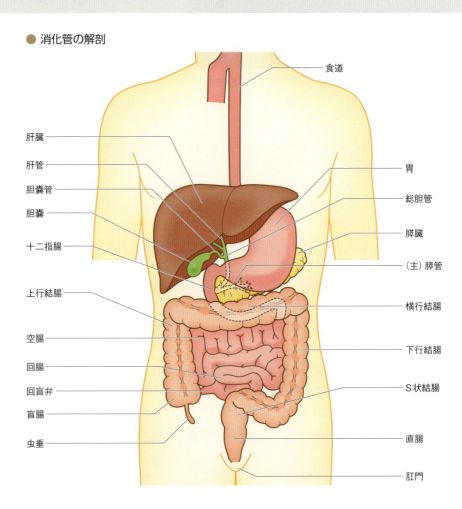

● 肝臓の位置

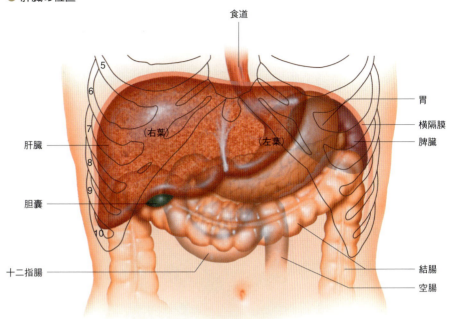

肝下面は食道，胃，十二指腸，横行結腸，および腎・副腎に接する．

● 肝臓への流入血管

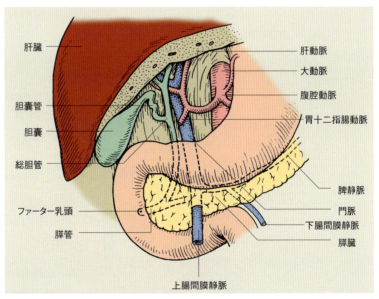

肝門より門脈および肝動脈が肝臓内に入り，逆に胆管が出ている．門脈は膵臓の後ろで上腸間膜静脈，下腸間膜静脈と脾静脈が合流してできる（小網，後壁側腹膜は取り去ってある．また，肝門部がよく見えるように肝葉の一部を切除してある）．

● 膵臓の位置（側面）

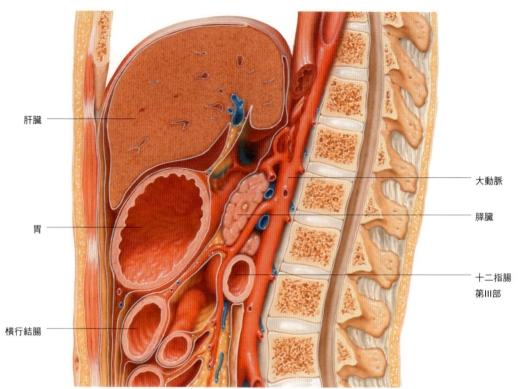

● 膵臓の解剖

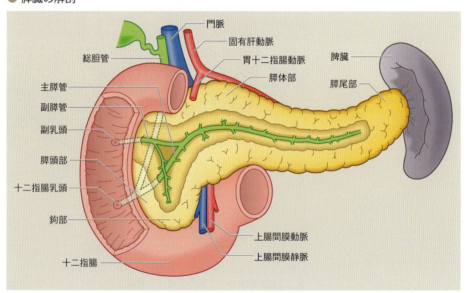

● 胆道系の各部

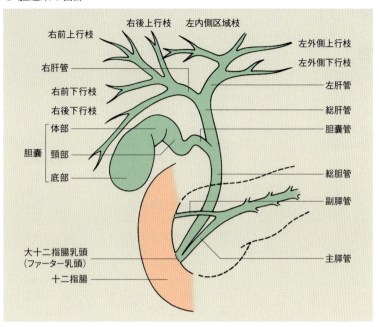

索引

あ

アカラシア	22, 258
アカンプロサート	362
悪性のポテンシャル	414, 415
悪性貧血	266
アコチアミド	189, 257, 305, 363, 404
アシアロ糖蛋白	116
アシクロビル	271
アスピリン	44
アセチルコリンエステラーゼ阻害薬	172
アセチルコリン作動薬	171
アセトアルデヒド	28
アダリムマブ	189, 190, 305, 310
アディポカイン	74
アデホビル（ADV）	345
アバスチン®	201
アポトーシス	74, 76
アミノ酸インバランス	209, 210, 353, 357
アミリン	95
アメーバ性肝膿瘍	380
アルギニン負荷試験	150
アルコール性肝炎	361
重症型	362
アルコール性肝癌	362
アルコール性肝硬変	362
アルコール性肝障害	28, 360, 394
アルコール性肝線維症	361
アルコール性脂肪肝	361
アルコール性膵炎	78, 402
アルコール毒性説	79
アルゴンプラズマ凝固術（APC）	176, 298, 301

い

胃 NET	290
治療アルゴリズム	291
胃悪性リンパ腫	285
胃運動	38
胃潰瘍	263
胃撹拌・排出運動	38
胃癌	279, 280
化学療法レジメン	283
治療薬	172
放射線療法	245
リスク	262
胃機能検査	141
胃酸分泌	22
胃酸分泌調節機構	39
胃酸分泌抑制薬	40, 166, 252, 256

影響される薬剤	168
胃・十二指腸運動	37, 38
胃・十二指腸潰瘍	22
胃・十二指腸間質腫瘍（→GIST）	287
胃・十二指腸神経内分泌腫瘍	289
萎縮性胃炎	266, 280
異常ガス像	111
胃静脈瘤	297, 298, 386
内視鏡所見記載基準	179
3D-CT 所見	180
胃食道逆流検査	144
胃食道逆流症（→GERD）	5, 22, 252
胃・食道静脈瘤	385
異所性胃粘膜	117
異所性静脈瘤	72, 214
胃腺腫	279, 280
位相コントラスト像	122
イソソルビド	210, 259
一次除菌	261, 265
胃痛	255
一過性 LES 弛緩（TLESR）	37
胃底腺	39
遺伝性大腸癌	52
胃内送気胃内圧測定法	142
胃排出機能評価	141
異物摘出術	296
イマチニブ	279, 287, 289
胃もたれ	255
イリノテカン	235, 379
胃リンパ腫	285
イレウス	336
超音波検査	107
胃瘻造設術	182
インクレチン作用	42, 43, 96
インジゴカルミン	125
飲酒後の嘔吐	293
インスリノーマ	33, 416, 419
外科治療	417
インスリン	82, 149
インスリン抵抗性	73, 393
インスリン抵抗性改善薬	358
インスリン分泌指数	149
インスリン療法	394
インターフェイス肝炎	157
インターフェロン（IFN）治療	207, 343, 344
インターフェロン（IFN）フリー治療	208, 348
インピーダンス（電気抵抗）法	141, 189, 305, 310

う

ヴィキラックス®配合錠	349
ウイルス除去率（→SVR）	208
ウイルス性肝炎（→A 型・B 型・C 型・D 型・E 型肝炎）	
感染様式，臨床像	62
発症メカニズム	61
病理診断	157
ウイルスマーカー	98
ウステキヌマブ	190
打ち抜き潰瘍	271
うっ血肝	391
ウルソデオキシコール酸（UDCA）	208, 211, 227, 277, 363-365, 422, 436
運動療法	393

え

栄養サポートチーム（NST）	329, 330, 400
栄養障害	147
栄養療法	356, 361
液性因子	38
壊死炎症	157
壊死性膵炎	32, 239
エスケープ変異	61
エゼチミブ	359, 394
壊疽性胆嚢炎	86, 338
エソメプラゾール	166, 167
エタノール局注法	175
エピアドリアマイシン	218
エピネフリン加生理食塩水	236
エラストグラフィ	109
エルシニア感染症	102, 312
エルロチニブ	235
エレルサ®	349
エレンタール®	232
エロモナス	312
嚥下	3, 37
嚥下障害	3, 267
スクリーニング検査	4
炎症	306
炎症性下痢	59
炎症性腸疾患（IBD）	25, 46, 302, 306
治療薬	187
発癌メカニズム	54
病態	46
炎症性発癌	54, 55
エンテカビル（ETV）	207, 345, 351, 366
エンテロトキシン	59, 60

お

黄疸	13, 87
嘔吐	10
嘔吐中枢	10
横紋筋領域	36
オートファジー細胞死	76
オートファジー不全	78
オートリソソーム	78
オーバーチューブ	130
オキサリプラチン	234, 283, 379
オクトレオチドシンチグラフィ	117, 118
悪心	10
オピオイド作動薬	171
オメプラゾール	166, 167
オンデマンド療法	254

か

開胸手術	185
回虫症	314
改訂アトランタ分類	399
開腹手術	185
胆膵疾患	242
下部消化管疾患	203
上部消化管疾患	184
改変 Forrest 分類	174
潰瘍	44
潰瘍性大腸炎（UC）	25, 188, 302
寛解維持療法	303, 304
寛解導入療法	302, 304
外科治療	205
難治例	303, 304
白血球系細胞除去療法	202
外瘻胆汁	432
化学受容器引金帯（CTZ）	10
核医学検査	116
核酸アナログ製剤	65, 207, 343, 345
拡散強調画像	120, 123
拡大胆嚢摘出術	430
獲得免疫	47, 61
過誤腫	31
過剰飲酒	28
下垂体アデニル酸シクラーゼ活性化ペプチド（PACAP）	95, 96
ガストリノーマ	33, 290, 416, 419
外科治療	417
SACI test	140
ガストリン	40, 42, 95, 96
仮性嚢胞（PPC）	399
家族性大腸癌	52
家族性大腸腺腫症（FAP）	25, 52
癌化のメカニズム	53
カタル性虫垂炎	338
活性酸素・過酸化脂質産生説	79
活性酸素種（ROS）	76

ガドリニウム造影	120
カナマイシン	210
カバーメタリックステント	238
過敏性腸症候群（IBS）	16, 26, 144, 190, 326
病態	48
薬物治療	190
下腹部痛	12
下部消化管疾患	24
下部食道括約筋（LES）	6, 36, 258
下部食道括約部圧（LESP）	141, 252
カプセル内視鏡（CE）	129
カペシタビン	192
芽胞菌	313
カメレオンサイン	109, 384
カモスタットメシル酸塩	231, 401
ガラニン	95
カリウムイオン競合型アシッドブロッカー（P-CAM）	168, 252
顆粒球・単球吸着療法（GMA）	202
顆粒細胞腫	279
カルシウム拮抗薬	6
カルチノイド症候群	290, 419
カルニチン	210
肝移植	224, 364, 388
移植後の治療	226
肝炎ウイルス	63
肝炎ウイルスマーカー	98
肝炎治療薬	207
肝外胆管癌	162
肝外転移	369, 370
肝外病変	62, 63
肝芽腫	377
癌幹細胞	70
眼球結膜黄染	14
管腔内超音波（IDUS）	127
肝血管筋脂肪腫	31, 384
肝血管腫	31, 383
超音波検査	109
肝原発悪性腫瘍	376
診断チャート	377
肝硬度検査（エラストグラフィ）	109
肝硬変	8, 30, 70, 100, 347, 353, 394
栄養療法フローチャート	357
急性腎障害の診断基準	387
急性腎障害の治療アルゴリズム	388
抗ウイルス療法	350
病理診断	158
腹水治療フローチャート	355
門脈圧亢進	71
肝コロイドシンチグラフィ	117
肝細胞癌（HCC）	30, 363
遺伝子異常	68
黄疸	370

化学療法	211
肝シミュレーション所見	223
外科的治療	368
血管造影所見	139
超音波検査	108
治療アルゴリズム	369
内科的治療	371
発癌のメカニズム	68
破裂	371
病理診断	160
放射線療法	245
THI（tissue harmonic imaging）	106
肝細胞腺腫	31, 384
肝細胞の風船状（様）腫大	157, 158, 393
ガンシクロビル	271
カンジダ食道炎	271
肝疾患	27
間質浸潤	160
間質性浮腫性膵炎	32
肝シミュレーション	222
肝受容体シンチグラフィ	116, 117
肝障害度	370
肝静脈圧較差（HVPG）	178
肝静脈閉塞性疾患（VOD）	391
肝腎症候群（HRS）	72, 386
病型分類	387
肝膵十二指腸切除術	432
肝性糖尿病	394
肝性脳症	72, 209, 210, 214, 220, 354, 367
肝性腹水	209
肝性浮腫	355
肝切除（術）	221, 369
間接ビリルビン	14
肝線維化	75
機序	74
マーカー	100
感染後過敏性腸症候群（PI-IBS）	49
完全静脈栄養（TPN）	332
感染性食道炎	270
肝胆汁	85
肝胆道シンチグラフィ	116, 117
肝動脈化学塞栓療法（TACE）	218, 369, 373
肝内血管抵抗	71
肝内結石	422
肝内胆管癌（ICC）	30, 374
治療アルゴリズム	375
肉眼分類	376
肝内胆汁うっ滞	15
肝嚢胞	382
肝膿瘍	380
肝庇護療法	211

443

カンピロバクター感染症 102, 311, 312
肝不全経腸栄養剤 210, 354, 357
漢方薬 172, 257
肝未分化胎児性肉腫 378
肝予備能 221, 369
肝良性腫瘍 383
関連痛 10, 12
緩和医療 246, 419
緩和的放射線療法 245

き

機械性腸閉塞 10
器質性便秘 16
キシロース吸収試験 148
偽性神経伝達物質 209
寄生虫感染症 314
機能性消化管疾患治療薬 190
機能性消化管障害（FGID） 2, 144
機能性膵神経内分泌腫瘍 416
機能性ディスペプシア（FD）
　　2, 22, 41, 144, 171, 255, 262
機能性胸やけ（FH） 144
気腹 9
逆位相 122
逆流性食道炎 252
逆行性回腸造影検査 112
吸収不良症候群 26, 329
　　経腸栄養剤 331
　　病態 27, 50
急性ウイルス性肝炎 342
　　病理診断 157
急性壊死性貯留（ANC） 399
急性冠症候群 6
急性肝不全 29
急性下痢 17
急性膵炎 32, 397
　　病理診断 159
　　薬物療法 230
急性膵周囲液体貯留（APFC） 399
急性胆管炎 33, 425
　　抗菌薬 228, 229
　　重症度判定基準 425
急性胆嚢炎 33, 423
　　抗菌薬 228, 229
　　重症度判定基準 424
急性虫垂炎 338
　　圧痛点 339
　　画像所見 340
　　診断スコア 340
　　治療方針 340
急性腸管虚血 57, 318
急性腹症 13, 334, 335
　　診断前急性腹症疼痛管理アルゴリ
　　ズム 335

診療アルゴリズム（2 step
　　method） 337
急性閉塞性化膿性胆管炎（AOSC） 87
急性便秘 17
強化インスリン療法 233
供血路 178
鏡検法 104
狭窄 263, 306
蟯虫症 314
胸痛 6, 259
　　呼吸に伴う—— 7
胸部食道癌 273
鏡面像（ニボー） 111
強力ネオミノファーゲンシー®
　　208, 221
局所進展度診断（T） 429
虚血性肝炎 390
虚血性大腸炎 317
虚血性腸疾患 317
巨脾 72
菌血症 87
禁酒 361, 394
筋性防御 11, 339
筋層間神経叢 37

く

偶発胆嚢癌 431
空腹期運動 38
空腹時血糖値 150
グラジナ® 349
クラリスロマイシン耐性菌 265
クリスタルバイオレット 125
グリチルリチン 211, 365
クリップ止血法 175
グルカゴノーマ 33, 419
グルカゴン 82, 95, 150
グルカゴン負荷試験 150
グレリン 42, 95
クロマチン改変関連遺伝子 83

け

経頸静脈肝内門脈大循環シャント術
　　（短絡術）（TIPS） 215, 356, 386, 388
経口血糖降下薬 392
経口小腸造影検査 112
経口膵管鏡 127
経口胆石溶解療法 227
経口胆道鏡 127
経口糖負荷試験（OGTT） 150
経口内視鏡 125, 126
経口内視鏡的筋層切開術（POEM）
　　258, 260
警告徴候 255
憩室 26
経十二指腸乳頭部切除（TDP） 434

経消化管的ドレナージ 239, 240
経腸栄養 398
経腸栄養剤 331, 332
経乳頭的ドレナージ 239, 240
経皮経肝的塞栓術（PTO） 386
経皮経肝門脈枝塞栓術（PTPE） 432
経鼻内視鏡 125, 126
経皮内視鏡的胃瘻造設術（PEG） 182
頸部食道癌 273
劇症肝炎 61, 65, 366
下血 17
下剤 192
血液型不適合移植 226
血液検査 90, 92
血液浄化療法 366
血液濾過透析（HDF） 220, 366
血管作動性腸管ペプチド（VIP） 95, 96
血管造影検査 138
血管肉腫 378
血球成分吸着除去療法（CAP）
　　202, 304
血漿交換（PE） 220
血小板 90
血性下痢 59
血清抗体検査 90, 93
結腸癌 204
血糖コントロール 82
血便 57, 317
ケノデオキシコール酸（CDCA） 227
ゲムシタビン（GEM） 234, 408
下痢 16
下痢型 IBS 327, 328
原因不明の消化管出血（OGIB） 129
減黄処置 432
限局性結節性過形成（FNH） 31, 384
原発性硬化性胆管炎（PSC） 94, 436
原発性胆汁性肝硬変→原発性胆汁性
　　胆管炎 29
原発性胆汁性胆管炎（PBC）
　　29, 94, 363
原発巣の切除 184
減量手術 359

こ

抗 EGFR 抗体薬 379
抗 flagellin 抗体 49
抗 IL 12/23 抗体 190
抗 TNF 製剤 189, 308
高圧浣腸 132, 210
降圧薬 359
抗アルドステロン薬 209, 355
高アンモニア血症 367
高異型度膵上皮内腫瘍性病変 83
高インスリン血症 73
抗うつ薬 328

444

抗ウイルス療法の基本方針	346	コレステロールポリープ	426	シクロオキシゲナーゼ（COX）	265
硬化剤	214, 215	コレラ	313	シクロスポリン	189, 304
高ガストリン血症	170, 291	混合型 IPMN	410	自己拡張型メタリックステント	409
硬化性胆管炎	158	混合型肝癌	30, 377	自己血貯血	432
硬化療法	383	根治的化学放射線療法	274	自己抗体	93
抗凝固療法	366	根治的放射線療法	245	自己免疫性胃炎	22, 266
抗菌薬関連下痢症	59	コントラスト法	125	診断・治療フローチャート	267
高血圧症	317	コンベックス型 EUS	128, 135	内視鏡所見	267
抗血小板薬，抗凝固薬の休薬	124			自己免疫性肝炎（AIH）	29, 93, 362
抗甲状腺抗体	390	**さ**		自己免疫性膵炎	32, 94, 403
抗コリン薬	6, 191, 327	細菌性肝膿瘍	380	病理所見	159
抗酸化療法	359	細菌性食道炎	271	脂質異常症治療薬	358
好酸球浸潤	153	細菌性赤痢	312	脂質代謝障害説	79
好酸球性胃腸炎（EGE）	267, 269	細菌培養検査	102	シスプラチン（CDDP）	218, 234
好酸球性消化管疾患	23	再建	184	肝動注化学療法	212
好酸球性食道炎（EoE）	267, 268	細胆管細胞癌	30	自然免疫	47, 61
治療	269	サイトカイン	49, 69	市中感染下痢症	59
内視鏡所見	269	サイトトキシン	59	脂肪肝	73
高周波凝固法	176	サイトメガロウイルス（CMV）	64	病理診断	157
甲状腺機能亢進症	389	サイトメガロウイルス食道炎	271	脂肪の消化吸収	147
甲状腺機能低下症	389	再発肝細胞癌	371	脂肪便	80, 402
高速スピンエコー（FSE）法	122	臍部痛	11	シメチジン	167, 169
抗体測定法	104	細胞外マトリックス	74, 76	ジメンシー®配合錠	349
鉤虫症	314	細胞死	76	若年性ポリポーシス	52
高張食塩水エピネフリン局注法（HSE）		細胞質の泡沫状膨化	153	瀉血療法	220, 368
	175	細胞診検査	151	斜視鏡	126
高張ナトリウムエピネフリン局注法		細胞内膵酵素活性化説	79	充実性偽乳頭状腫瘍（SPN）	414
	333	催眠療法	257, 329	重症急性膵炎	397
高度異型結節	161	酢酸	125	重症憩室炎	332
抗不安薬	257, 328	酢酸セルロースビーズ	304	重症度の判定項目	90
高分解マノメータ（HRM）	141	柵状血管	275	縦走溝	268, 269
高分子重合体	191, 327	左側型大腸憩室炎	56	十二指腸 NET	290
興奮性ニューロン	37	左側大腸炎型潰瘍性大腸炎	303	治療アルゴリズム	292
抗ミトコンドリア抗体（AMA）	29	刷子縁	60	十二指腸潰瘍	263
絞扼性イレウス	111	刷子縁膜	147	十二指腸癌	284
絞扼性腸閉塞	336	刷子縁膜病	51	十二指腸腺腫	284
高力価消化酵素薬	81, 401, 402	サラゾスルファピリジン（SASP）		十二指腸知覚	41
コークスクリュー様所見	260		187, 302, 306	十二指腸乳頭部腫瘍	284, 285, 434
呼気検査法	142	サルベージ治療	274	十二指腸非乳頭部腫瘍	284, 285
呼気中水素ガス濃度	142	サルモネラ感染症	102, 311, 312	重複感染	64
国際腹水クラブ	387	酸化ストレス	220	宿主免疫応答	61
黒色便	18, 19	残肝 ICG-K 値	432	手術瘢痕	12
鼓腸	8	散発性大腸癌	52, 55	手術部位感染（SSI）	204
腹膜性――	9	酸分泌抑制薬（→胃酸分泌抑制薬）		手術歴	336
骨粗鬆症	363		40, 256	主膵管型 IPMN（MD-IPMN）	410
骨転移痛	248			出血シンチグラフィ	117
コメット様エコー	427, 428	**し**		出血性潰瘍	263
孤立性胃静脈瘤	214	シアノアクリレート	386	出血性肝嚢胞	382
ゴリムマブ	189, 305	ジアルジア	60	術後補助化学療法	283
コレシストキニン（CCK）		ジアルジア症	314	術前補助化学療法	274
	42, 85, 94, 95	シークエンシャル療法	345	術中造影超音波	222
コレスチミド	365	ジェルパート®	373	腫瘍径	369
コレスチラミン	364	色素内視鏡	125, 177, 275, 323	腫瘍数	369
コレステロール過飽和胆汁	85	子宮外妊娠	107	腫瘍栓	370
コレステロール胆石	85, 420	シグナル伝達異常	68	腫瘍マーカー	96

445

循環不全 390
漿液性囊胞腫瘍（SCN） 413
漿液性囊胞腺癌 413
漿液性囊胞腺腫 413
消化管異物 295
消化管運動（機能）改善薬 171, 257
消化管運動調節薬 191
消化管運動能検査 141
消化管合併症 307, 308
消化管間質腫瘍（→GIST） 135
消化管出血 210, 301, 367
消化管神経内分泌腫瘍の WHO 分類 290
消化管穿孔 8, 334
消化管造影検査 112
消化管知覚過敏検査 143
消化管通過時間検査 142
消化管内ガス 110
消化管粘膜下腫瘍（SMT） 135
消化管ホルモン 42, 94
消化吸収機能検査 142, 147
消化酵素補充療法 232, 401
消化性潰瘍 263
　　診療フローチャート 264
消化態栄養剤 331, 332
症候性慢性胃炎 22
硝酸イソソルビド 259
脂溶性ビタミン 80
小腸 X 線造影検査 112
小腸型 Crohn 病 306
小腸カプセル内視鏡 142
上腸間膜静脈閉塞症 58
小腸機能検査 142
小腸脂肪吸収障害検査法 142
小腸大腸型 Crohn 病 306
小腸通過時間 142
小腸の内視鏡検査 129
上腹部愁訴 257
上腹部痛 10, 11
上部消化管異物 295
上部消化管癌の手術 184
上部消化管疾患 22
上部消化管出血 8
　　アルゴリズム 174
上部消化管傷害 44
上部消化管の内視鏡検査 124
小胞体ストレス 78
除菌治療 261, 265
　　除菌判定 105
　　──前検査 105
食後期運動 38
食後の腹部不快 80
食事指導 256, 401, 402
食事療法 268, 393
食道アカラシア 37

食道・胃静脈瘤 72
　　治療 178
　　内視鏡所見記載基準 179
食道胃接合部の運動 37
食道異物 271
食道運動機能検査 141
食道顆粒細胞腫 279
食道癌 23, 272
　　治療のアルゴリズム 273
　　治療薬 173
　　放射線療法 245, 246
食道静脈瘤 297
　　3D-CT 所見 180
　　内視鏡所見記載基準 179
食道蠕動 37
食道内圧検査 36, 141
食道粘膜下腫瘍 277
　　治療アルゴリズム 278
食道破裂 294
食道平滑筋腫 278
食物アレルギー 23
食物抗原 268
食欲不振 2
ショックインデックス（指数） 7, 18
ショック肝 390
自律訓練法 257
止痢薬 192
侵害受容性疼痛 247
心窩部痛 11
シングルバルーン内視鏡（SBE） 130
神経障害性疼痛 247
神経性因子 37
神経内分泌腫瘍（NET） 24, 118, 290
心原性うっ血肝 391
進行胃癌 280
人工肝補助療法 220, 365, 366
人工肛門造設 333
進行大腸癌 324
　　リンパ節郭清度 324
滲出性出血 179
滲出性腹水 92
浸潤性膵管癌 32
腎性全身性線維症 121
迅速ウレアーゼ試験 104
診断前急性腹症疼痛管理アルゴリズム 335
浸透圧性下痢 80
シンバイオティクス 432
心理療法 328

す
膵液細胞診 151
膵炎（→急性膵炎，慢性膵炎） 78
膵外分泌機能 81
膵外分泌機能検査 147

膵外分泌不全（PEI） 80
　　治療薬 232
膵仮性囊胞 239
膵癌 32, 405
　　開腹手術，腹腔鏡下手術 243
　　化学療法 234, 407
　　診断のアルゴリズム 136
　　超音波検査 109
　　病理診断 162
　　放射線療法 245
　　EUS-FNA 所見 137
膵管癌 83
　　発生過程 84
膵管ステント 238
膵管内管状乳頭腫瘍（ITPN） 162
膵管内乳頭粘液性腫瘍（IPMN） 32, 162, 410
膵酵素補充療法（PERT） 81
膵疾患 31, 32
膵腫瘍 83, 161
膵神経内分泌腫瘍（PNEN） 33, 416
　　WHO 分類 2017 418
膵性糖尿病 81, 149, 233, 402
膵石 159, 241
膵腺房細胞 78
膵・胆管合流異常 436
垂直感染 27, 63
膵頭十二指腸切除術 285, 432, 434
膵内分泌機能 81
　　検査 149
膵内分泌不全治療薬 233
膵粘液性囊胞腫瘍（MCN） 33, 162, 410, 411
膵囊胞性腫瘍 410, 413
水平感染 27, 63
水様性下痢 51
膵リパーゼ酵素活性評価 142
スコアリング法 158
ステッキ現象 133
ステロイド 306, 309, 404
　　──局所療法 268
　　──全身投与 270
ステント留置術 199, 237, 248
ストレス 48
スニチニブ 289
スネア 196, 296
スピリチュアルペイン 247
スピロノラクトン 209, 355
スフィンクテロトーム 236
スリーブ手術 359
スンペプラ® 349

せ
生化学検査 90
生活指導 256

生活習慣	90, 252, 256, 327, 358, 400	側方発育型腫瘍（LST）	322	胆管炎	86
性感染症	59	組織メタロプロテアーゼ阻害因子		胆管癌	83
性機能障害	205	（TIMPs）	75	胆管気腫症	111
制御性 T 細胞（Treg）	48	ソナゾイド®造影超音波検査		胆管結石	425
星細胞	75		108, 222, 426	胆管細胞癌（肝内胆管癌）	374
生殖細胞突然変異	52	ソバルディ®	349	胆管上皮内腫瘍性病変	83
生体肝移植	225, 226	ソマトスタチン	40, 43, 95, 96	胆管ステント	238
生物学的悪性度	372	ソマトスタチン産生腫瘍	290	胆管ドレナージ	425
生物学的製剤	189	ソラフェニブ	212	胆管内乳頭状腫瘍（IPNB）	161
成分栄養剤	232, 331, 332	ゾンデ法小腸造影検査	112, 113	胆管囊胞腺癌	378
赤色栓	179			胆管非拡張型膵・胆管合流異常	437
赤痢アメーバ症	314	**た**		断酒	401
赤痢感染症	102	体外衝撃波結石破砕療法（ESWL）		胆汁	85
セクレチン	42, 85, 95, 96		241, 420, 421	胆汁うっ滞	86, 425
セツキシマブ（Cmab）	192	待機的虫垂切除	341	病理診断	157
切除可能膵癌（R）	243	代謝拮抗薬	234	胆汁細胞診	151
切除可能性分類（膵癌）	406, 408	代謝性アシドーシス	57	胆汁栓	157
切除境界膵癌（BR）	243	体重減少	2, 50	胆汁負荷試験	148
絶食	329, 397, 424	帯状壊死	157	単純 X 線検査	110
摂食嚥下障害	3	代償性肝硬変	209	単純性潰瘍	309
切除不能肝転移	379	抗ウイルス療法	351	単純性肝囊胞	382
切除不能大腸癌	325, 326	代償不全	72	単純性腹水	72
化学療法	195	体性痛	10, 12	単純ヘルペスウイルス（HSV）	64
切除不能胆囊癌	431	大腸 ESD	322	胆膵の内視鏡検査	126
セリアック病	330	専用ナイフ	197	胆石（症）	33, 84, 420
セレコキシブ	315	大腸型 Crohn 病	306	超音波検査	107
セロコンバージョン	64	大腸癌	26	治療薬	227
セロトニン	95, 191	血行性転移の治療方針	379	溶解療法	227
セロトニン 5-HT₃受容体拮抗薬	328	検診	102	胆石性膵炎	397, 399
セロトニン 5-HT₃受容体作動薬	191	術後補助化学療法	326	短腸症候群	330
セロトニン 5-HT₄受容体作動薬		進行癌	324	胆泥	107
	171, 191, 327	治療薬	192	胆道炎→急性胆囊炎，急性胆管炎	
線維化	157	発癌メカニズム	51		33, 423
線維性隔壁形成	157, 158	併用療法のレジメン	193	胆道癌	33
前癌病変	161, 162	放射線療法	245	外科切除術	244
鮮血便	18, 19, 57	リンパ節郭清	204, 324	診断フローチャート	15
穿孔	263	大腸狭窄	200	組織型分類	160
染色拡大観察	321	大腸憩室（炎）	26, 56, 332	治療薬	234
全大腸炎型潰瘍性大腸炎	303	外科治療	206	発症機序	83
先天性胆道拡張症	437	出血	56, 333	病理診断	162
先天性銅過剰症	367	大腸ステント留置術	199	放射線療法	245
蠕動運動	336	大腸内視鏡検査	131	胆道疾患	31, 33
		挿入法	132	胆道ドレナージ	381, 409
そ		用手圧迫	134	タンドスピロン	257
造影 CT	115	大腸ポリープ	25, 319	胆囊炎	86
造影 EUS	128	SM 高度浸潤癌内視鏡所見	320	胆囊癌	162, 429, 431
造影 MRI	123	大滴性脂肪沈着	157, 158	造影超音波内視鏡所見	136
造影剤腎症	115	ダクルインザ®	348	胆囊管閉塞	86
早期胃癌	280	タクロリムス	189, 305	胆囊結石	241, 420, 421
リンパ節転移	282	多孔性ゼラチン粒塞栓	218	開腹手術，腹腔鏡下手術	243
総胆管結石	241, 420, 421	多段階発癌モデル	53	胆囊コレステロールポリープ	34, 426
開腹手術，腹腔鏡下手術	243	多チャンネル内圧測定	141	超音波所見，EUS 所見	426
掻痒	210	多発性肝囊胞	382	胆囊腫大	423
側視鏡	126	タビガトラン	45	胆囊腺筋腫症	34, 427
塞栓物質	373	ダブルバルーン内視鏡（DBE）	130	胆囊胆汁	85

胆囊摘出術	420, 428, 430
胆囊ドレナージ	424
胆囊壁の虚血	86
胆囊ポリープ	107
蛋白質・エネルギー低栄養（PEM）	354, 356
蛋白質の消化吸収	148
蛋白栓	159
蛋白塞栓説	79
蛋白漏出性胃腸症	26, 50, 117

ち

チアゾリジン誘導体	358
チェリーレッドスポット	179
チオプリン製剤	308
知覚過敏	41
置換性増殖	160, 161
血マメ	179
注腸 X 線造影検査	113
チューブステント	238
超音波ガイド下肝腫瘍生検	161
超音波検査	106
超音波内視鏡（EUS）	127, 135
超音波内視鏡下穿刺生検（EUS-FNA）	
	128, 135, 137, 240, 278, 290
腸管 Behçet 病	309
腸管安静	318
腸管壊死	57
腸管感染症	59, 310
腸管虚血	57
腸管出血性大腸菌感染症	102, 312
腸管神経系	37
腸管洗浄液	132
腸管知覚過敏	48
腸管非吸収性抗菌薬	210
腸間膜静脈-下大静脈シャント	214
腸間膜静脈閉塞症	57
腸間膜動脈閉塞症	57, 58
腸クロム親和性細胞（EC 細胞）	48
腸結核	314
超常磁性酸化鉄（SPIO）	121
腸蠕動音	12
腸チフス	313
腸内ガス	80
腸内細菌	46, 50
腸閉塞	336
腸腰筋陰影	111
直視鏡	126
直接ビリルビン	14
直腸炎型潰瘍性大腸炎	303
直腸癌	205
直腸診	17, 18
直腸スワブ	103
鎮痛	230

つ

通過障害	254
通常型 NSAIDs 腸症	316
通常観察	320
つかえ感	267

て

低 FODMAP ダイエット	327
低異型度膵上皮内腫瘍性病変	83
低侵襲的ネクロセクトミー	399
ディスペプシア症状	41
低用量アスピリン	265, 277
適応性弛緩反応	38
デスレセプター	76
鉄キレート剤	29, 368
テノホビル（TDF）	207, 345
デフェロキサミン	368
テルリプレシン	387
転移性肝癌	30, 378
術中造影超音波所見	223
超音波検査	109
電極針	217
デングウイルス	64

と

同位相	122
銅キレート剤	29, 368
同時感染	64
糖質の消化吸収	147
動注化学療法	211
疼痛	247
糖尿病	73, 391
動脈性異常血管	161
特異抗原	93
特殊組成アミノ酸輸液剤	354
特発性食道破裂	294
治療フローチャート	294
吐血	7
渡航者下痢症	311
ドセタキセル	274
ドパミン D_2 受容体拮抗薬	171
トポイソメラーゼ阻害薬	235
トラスツズマブ	172
トラフ	189
トリプシノーゲン異所性活性化	78
トリプシン	162
トリメブチンマレイン酸塩	191
ドリンクテスト	142
トルイジンブルー	125
トルク	133
トルバプタン	209, 355
ドレーン留置	295
ドレナージ療法	248
トレランス	167, 169
トロンボポエチン（TPO）受容体作動	

薬	215, 386
呑酸	5
ドンペリドン	191

な

内視鏡検査	124, 126, 129, 131, 239
内視鏡的経消化管的ドレナージ	399
内視鏡的経鼻膵管ドレナージ（ENPD）	
	151, 240, 432
内視鏡的硬化療法/内視鏡的食道静脈	
瘤硬化療法（EIS）	
	180, 181, 214, 297, 385
内視鏡的根治度	281
内視鏡的止血術	174, 293
内視鏡的（食道）静脈瘤結紮術（EVL）	
	180, 297, 385
内視鏡摘除検体	156
内視鏡的切除（ER）	280
下部消化管疾患	195
上部消化管疾患	176
内視鏡的ドレナージ	239, 240
内視鏡的乳頭括約筋切開術（EST）	
	235, 236
内視鏡的乳頭切除術（EP）	434
内視鏡的乳頭バルーン拡張術（EPBD）	
	235, 237
内視鏡的ネクロセクトミー	240
内視鏡的粘膜下層剥離術（ESD）	
	196, 272, 275, 280
内視鏡的粘膜切除術（EMR）	
	177, 196, 272, 275, 280
内視鏡的バルーン拡張術（EBD）	
	197, 258
内視鏡的バンド結紮術	333
内臓知覚過敏	48
内臓痛	10, 12
ナブパクリタキセル	235
ナルフラフィン塩酸塩	210, 364, 365
難治性腹水	72

に

二期的肝切除	380
ニザチジン	167, 169
二次除菌	261, 265
ニフェジピン	259
ニフレック®	132
ニボー	111
ニボルマブ	173, 283
乳酸アシドーシス	115
乳酸値	338
乳頭機能不全	86
乳頭負荷試験	147
乳頭部癌	162
尿検査	90, 92
尿素呼気試験	104, 261

尿中アミラーゼ 92
尿糖 92
妊娠 395
妊娠性肝内胆汁うっ滞 396
認知行動療法 257, 329

ね

ネクローシス 76
粘液性嚢胞腫瘍（MCN）33, 162, 410, 411
粘液嚢胞腺癌 30
粘膜下神経叢 37
粘膜下層浸潤癌（SM 浸潤癌）319
粘膜上皮機能変容薬 191, 328

の

脳腸相関 48
脳浮腫 367
膿瘍ドレナージ 333
ノロウイルス 60, 314
ノンカバーメタリックステント 238

は

ハーボニー®配合錠 208, 349, 352
敗血症 86
排血路 178
バイタルサイン 7, 12
　ABCD の評価 337
バイナリートキシン 313
排尿障害 205
背部痛 6
排便機能障害 205
培養法 104
ハウストラ皺襞 107
白色栓 179
白苔 270
白斑 268, 269
パクリタキセル（PTX）173, 235
バスケット鉗子 296
バソプレシン V2 受容体拮抗薬 209, 355
白金製剤 234
白血球系細胞除去療法（CAP）202, 304
白血球除去療法（LCAP）202
パテンシーカプセル 142
パニツムマブ（Pmab）192
パラチフス 313
バルーン（閉塞）下逆行性経静脈的塞栓術（BRTO）181, 213, 300, 386
バルーンタンポナーデ法 297
バルーン内視鏡 130, 199
バルーン内視鏡後膵炎 131
パルボウイルス B19 64
バロスタット検査 142, 143

パンクレアスタチン 95
パンクレアチン 330
パンクレリパーゼ 232
汎血球減少症 385
半消化態栄養剤 331, 332
反跳点 339

ひ

非 B 非 C 肝癌 68
非アルコール性脂肪肝炎（NASH）28, 73, 358, 393
非アルコール性脂肪性肝疾患（NAFLD）28, 73, 358, 392
ヒアルロン酸 101
ヒータープローブ法 176
非炎症性下痢 59
非乾酪性類上皮細胞肉芽腫 306
脾機能亢進症 72
非機能性膵神経内分泌腫瘍 416
　外科治療 417
非吸収性合成二糖類 210
ビグアナイド 115, 358
微細炎症 41
ビジクリア® 132
脾腫 72
微絨毛 60
微小管作用抗癌薬 235
脾腎シャント 214
非心臓痛胸痛（NCCP）259
ヒスタミン H2 受容体拮抗薬（H2RA）169, 252
非ステロイド性抗炎症薬（→NSAIDs）47
ヒストアクリル 214
ビスホスホネート 45
非代償性肝硬変 209
　抗ウイルス療法 351
ビタミン B12 吸収試験 148
非特異性多発性小腸潰瘍 154
ヒトテロメラーゼ逆転写酵素（TERT）68
ヒドロキシラジカル 220
非乳頭部十二指腸腫瘍 284, 285
非びらん性胃食道逆流症（NERD）2, 144, 254
ビブリオ 312
非閉塞性腸管虚血症 58
非閉塞性腸間膜虚血（NOMI）318
被包化壊死（WON）239, 399
非抱合型ビリルビン（間接ビリルビン）14
びまん性食道痙攣症 22, 259
表在型 Barrett 食道癌 275
病理学的進展度診断（pT）429
病理診断 153, 155-157

病理診断コンサルテーションシステム 156
日和見感染 22, 59, 270
びらん 44
びらん性 GERD 252
微量元素 330
ビリルビン 14
ビリルビンカルシウム石 85

ふ

ファイブロラメラ肝細胞癌 377
ファモチジン 167, 169
フェロポーチン 368
腹腔鏡下肝切除 223
腹腔鏡下手術 185, 203, 242
腹腔鏡下膵切除術 243
腹腔鏡下膵体尾部切除術 408
腹腔鏡下胆嚢摘出術 399, 424
腹腔-静脈シャント（PVS）356
腹腔シンチグラフィ 117
腹腔内圧（IAP）398
複雑性腹水 72
副腎皮質ステロイド 45, 188, 362
副腎皮質ステロイドパルス療法 365
腹水 9, 72, 354
　検査 92
　細胞診 151
腹水濾過濃縮再静注療法（CART）356
腹側線条 111
腹痛 10-12, 57
腹痛型 IBS 327, 328
腹部腫瘤 9
腹部膨満 8, 51
腹膜炎 86, 334
腹膜刺激症状 13, 56, 57
腹膜性鼓腸 9
浮腫 209
物質沈着症 158
ブデソニド 188
ブデソニド注腸フォーム剤 303
ブプレノルフィン 230
部分的脾動脈塞栓術（PSE）215, 386
ブリストル便形状スケール 17, 49
フルオロウラシル 234
フルオロウラシル＋シスプラチン併用療法（CF）療法 274
プレジオモナス 312
プレドニゾロン（PSL）188, 303, 306, 310, 363, 404
プロインスリン 150
プロスタグランジン（PG）265
フロセミド 209
プロトンポンプ 39
プロトンポンプ阻害薬（PPI）

	166, 252, 277
カンジダ食道炎	271
プロバイオティクス	315, 316
プロプラノロール	210, 297
分岐鎖アミノ酸（BCAA）	353
分岐鎖アミノ酸（BCAA）製剤	
	210, 353, 356
糞口感染	59
分枝型IPMN（BD-IPMN）	410
分子標的治療	212, 235
噴出性出血	175, 179, 340
糞線虫症	314
糞便中脂肪	147
糞便微生物移植法	25
噴門形成術	254

へ

平滑筋腫	278
閉塞性黄疸	15, 403, 409, 435
壁細胞	39
ペグインターフェロン	207
ベザフィブラート	364, 436
ベバシズマブ（BV）	192
ヘプシジン	368
ペプシノゲン検査	280
ヘマチン	7
ヘモクロマトーシス	29, 368
ヘリコバクター・ピロリ感染（胃炎）	
	22, 255, 261
胃潰瘍のリスク	263
除菌治療	261, 265
診断	103
ペルフルブタン	106
ヘルペス食道炎	271
便検査	90, 101
便潜血反応検査	102
ペンタゾシン	230
便中抗原測定法	105
鞭虫症	314
便通異常	16
便の色調	18
便秘	16
便秘型IBS	327, 328

ほ

蜂窩織炎性虫垂炎	338
抱合型ビリルビン（直接ビリルビン）	
	14
縫合不全	204
縫合閉鎖術	294
放射線療法	245
母子感染予防（B型肝炎）	249
ボツリヌストキシン局注療法	259
ボノプラザン	
	167, 168, 252, 261, 262, 265, 277

ポリカルボフィルカルシウム	191, 327
ポリドカノール	301
ポリペクトミー	195
ポリミキシン	210

ま

マイクロスフィア	218, 373
マイクロ波凝固療法（MCT）	217, 373
マヴィレット®配合錠	349, 352
幕内基準	222
マグコロール®	132
マトリックス分解酵素（MMPs）	75
麻痺性腸閉塞	10
慢性胃炎	262
慢性肝炎	27
病理診断	157
慢性下痢	17
慢性膵炎	32, 400
超音波検査	109
内科的保存的治療のフローチャート	
	231
病理診断	159
薬物療法	231
慢性膵炎の話をしよう。（患者指導用アプリ）	
	403
慢性便秘	17
マントル細胞リンパ腫	286

み

見かけの拡散係数（ADC）	123
右季肋部痛	86
ミスマッチ修復遺伝子	52
ミソプロストール	316
ミミズ腫れ	179
脈管侵襲	369, 370
ミラノ基準	225, 368, 370, 372
ミリプラチン	218, 219, 374

む

無効造血	14
無症候性キャリア	62, 64
胸やけ	5

め

迷走神経	36, 37
迷走神経背側核（DMN）	36
迷路障害	10
メサラジン	187, 302, 306
メタリックステント	215, 238
メチレンブルー	125
メトロニダゾール	381
免疫学的検査	92
免疫寛容期	62
免疫グロブリン	93
免疫調節薬	189

| 免疫抑制・化学療法により発症するB型肝炎対策ガイドライン | 66 |
| 免疫抑制療法 | 189, 366 |

も

盲係蹄症候群	148, 330
モサプリド	191, 254, 257
モチリン	42, 95
モビプレップ®	132
門脈圧亢進症	70, 210, 385
門脈圧亢進性胃症（PHG）	210
門脈気腫症	111
門脈塞栓術	222, 380
門脈-大循環シャント	213

や

薬剤散布法	176
薬物性肝障害	28, 365
薬物リンパ球刺激検査（DLST）	94

ゆ

有機溶剤	374
湧出性出血	179
幽門腺	39
遊離ガス	110
遊離腸管移植	273

よ

溶血性尿毒症症候群（HUS）	312
溶血性貧血	14
ヨード造影剤	115
抑制性ニューロン	37
横川吸虫症	315
予測残肝容量	380
予防の抗菌薬	230, 398
予防的胆嚢摘出術	437
予防的リンパ節郭清	184

ら

ラキソベロン®	132
ラクツロース	210
ラジアル型EUS	128, 135
ラジオ波凝固療法/ラジオ波焼灼療法（RFA）	
	216, 372
ラニチジン	167, 169
ラベプラゾール	166, 167, 254
ラミブジン（LAM）	343, 345
ラムシルマブ（RAM）	173
ラモセトロン	191
卵巣様間質（OS）	33, 162, 410
ランソプラゾール	166, 167

り

| リツキシマブ | 286, 404 |
| 六君子湯 | 172, 254, 257 |

利尿薬	355
リバウンド現象	169
リパクレオン®	231-233
リバビリン	208
リピオドール®	373
リファキシミン	210
旅行者下痢症	59
輪状溝	268, 269
リンパ節郭清	184

る

類上皮血管内皮腫	378
類上皮細胞肉芽腫	154
類洞内皮機能	101
類洞リモデリング	71, 72
ループ解除	133
ループ利尿薬	209, 355
ルゴール染色	125

れ

レゴラフェニブ	192, 195, 212, 289
レバミピド	316
レプチン	95
レンバチニブ	212

ろ・わ

瘻孔形成	306
漏出性腹水	92
ロキサチジン	167, 169
露出血管	175
ロタウイルス	314
ロペラミド	192
濾胞性リンパ腫	286
ロボット支援下手術	326
ワクチン療法	248

数字

Ⅰ型自己免疫性膵炎	159
Ⅱ型自己免疫性膵炎	159
3D-MRCP	123
Ⅲ型プロコラーゲン N 末端ペプチド（PⅢNP）	100
三類感染症	312, 313
Ⅳ型コラーゲン	100
5F（胆石症）	85
5-アミノサリチル酸（5-ASA）	187, 309
5-フルオロウラシル（5-FU）	192
五類感染症	381
6F（腹部膨満）	8
6-メルカプトプリン（6-MP）	189, 305
^{13}C-グリココール酸呼気試験	142
^{13}C 呼気検査	80, 148
24 時間食道 pH モニタリング	141, 145
24 時間食道インピーダンス・pH モニ	

タリング測定法	145
24 時間ビリルビンモニタリング	141
75 g 経口糖負荷試験（OGTT）	150
^{99m}Tc-PMT	116
^{99m}Tc ヒト血清アルブミンシンチグラフィ	148

A

α アンチトリプシン試験	148
α 細胞	82, 95, 150
A 型胃炎	266, 290
A 型肝炎ウイルス（HAV）	62
A 型肝炎ワクチン	248
A 型急性肝炎	27, 342
A 型劇症肝炎	61
abdominal compartment syndrome（ACS）	398
acute nectotic collection（ANC）	399
acute obstructive suppurative cholangitis（AOSC）	87
acute peripancreatic fluid collection（APFC）	399
add-on 療法	345
adeno-associated virus 2（AAV2）	69
adenoma-carcinoma sequence	25, 32, 52, 55, 284, 410
AFP（α-fetoprotein）	97
AID（activation-induced cytidine deaminase）	54
Alvarado Score	340
APC（argon plasma coagulation）	176, 298, 301
APC 遺伝子	52
apparent diffusion coefficient（ADC）	123
apple core	107
ATP7B 遺伝子	367
autoimmune hepatitis（AIH）	29, 93, 362

B

β-カテニン	162
β-グルクロニダーゼ	85
β 細胞	82, 95, 96, 149
β 遮断薬	210
B 型肝炎ウイルス（HBV）	63
再活性化	65
B 型肝炎免疫グロブリン	249
B 型肝炎ワクチン	249
B 型肝硬変	350, 351
B 型急性肝炎	27, 342
B 型劇症肝炎	61, 366
B 型慢性肝炎	28, 344
bacterial location	86
bacterial overgrowth syndrome	142

balloon-assisted enteroscopy（BAS）	130
balloon endoscopy（BE）	199
balloon-occluded TACE（B-TACE）	219
Barrett 食道	255, 275
サーベイランス	277
Barrett 食道癌	274, 275
治療アルゴリズム	276
Barrett 腺癌	23
basal plasmacytosis	154
Bcl-2 関連分子	76, 77
Behçet 病	309
biliary intraepitherial neoplasia（BilIN）	83
Boerhaave 症候群	294
BR（切除可能境界）膵癌	406-408
BR（切除境界）胆嚢癌	430
branched-chain amino acid（BCAA）	353
bridge to surgery（BTS）	200
BRTO（balloon occluded retrograde transvenous obliteration）	181, 213, 300, 386
BT-PABA 試験	80, 147, 232
BTR（BCAA/チロシン比）	357
Budd-Chiari 症候群	71, 391
bull's eye sign	109
BUN/クレアチニン比	8
BV beyond PD（BBP）	195

C

C 型肝炎ウイルス（HCV）	64
C 型肝硬変	352
C 型急性肝炎	343
C 型代償性肝硬変	352
C 型非代償性肝硬変	353
C 型慢性肝炎	28, 347
治療フローチャート	348
C ペプチド	150
CA19-9	97
Cajal 介在細胞	287
capsule endoscopy（CE）	129
Caroli 病合併型	159
CCK（cholecystokinin）	95
CD34	279
CEA	97
cell-free and concentrated ascites reinfusion therapy（CART）	356
CF 療法	274
chameleon sign	109, 384
Charcot の 3 徴	87
chemoreceptor trigger zone（CTZ）	10, 171

451

Child-Pugh 分類 370
cholangio-venous reflux 87, 425
c-kit 遺伝子変異 289
Clostridium difficile 腸炎 59, 103, 313
coccoid form 104, 105
coffee bean sign 111
coil embolization 215
coinfection 64
cold polypectomy 196
collagenous colitis 170
COMT（カテコール-*O*-メチルトランスフェラーゼ）阻害薬 401
continuos plasma exchange 220
cotton-wool 384
Cowdory A 型核内封入体 153
COX-1 44
COX-2 44
CPA1 遺伝子 78
Crigler-Najjar 症候群 14
Crohn 病（CD） 25, 188, 306
　外科治療 205
　活動期の寛解導入治療アルゴリズム 307
　寛解期の維持治療アルゴリズム 308
　縦層潰瘍 113
　白血球系細胞除去療法 203
Crohn 病活動指数（CDAI） 306
CT 114
CT コロノグラフィ 114, 115
CT arterial portography（CTAP） 138
CT hepatic arteriography（CTHA） 138
CYP2C19 遺伝子多型 166, 254
cytapheresis（CAP） 202, 304

D
D 型肝炎 28
D 型肝炎ウイルス（HDV） 64
D-キシロース吸収試験 148
D 細胞 40, 43, 95
D-ペニシラミン 368
DAAs（direct acting antiviral agents） 208, 347
DAVE（diffuse antral vascular ectasia） 300
DBOE（dual balloon occluded embolo-therapy） 214
defensin 59
deglutitive inhibition 37
de novo 癌 25
de novo 肝炎 27, 65
desmin 279
Disse 腔 74
DLBCL（diffuse large B-cell lym-phoma） 286
DNA 二重鎖切断修復関連遺伝子 83, 84
double target sign 381
drug eluting bead-TACE（DEB-TACE） 219, 373
drug-induced lymphocyte stimulating test（DLST） 94
Dubin-Johnson 症候群 15
DU-PAN-2 97
dysbiosis 25, 46
dysplasia-carcinoma sequence 54, 55
dysplastic nodule 120

E
E 型肝炎ウイルス（HEV） 64
E 型急性肝炎 27
　妊婦 343, 395
endoscopic balloon dilation（EBD） 197, 258
endoscopic injectional sclerotherapy（EIS） 180, 181, 214, 297, 385
endoscopic mucosal resection（EMR） 176, 196, 272, 275, 280
endoscopic nasobiliary drainage（ENBD） 240
endoscopic nasopancreatic drainage（ENPD） 151, 240, 432
endoscopic papillary balloon dilation（EPBD） 235, 237
endoscopic papillectomy（EP） 434
endoscopic resectoin（ER） 280
endoscopic sphincterotomy（EST） 235, 236
endoscopic submucosal dissection（ESD） 177, 196, 272, 275, 280
endoscopic variceal ligation（EVL） 180, 297, 385
eNOS 71, 72
EOB 造影 MRI 120
eosinophilic esophagitis（EoE） 267, 268
eosinophilic gastroenteritis（EGE） 267, 269
Epstein-Barr ウイルス（EBV） 64
equipment-based image enhanced endoscopy（IEE） 177
ERCP（endoscopic retrograde cholan-giopancreatography） 127, 151
　予防的抗菌薬 230
EUS（endoscopic ultrasonography） 127
EUS エラストグラフィ 128
EUS-FNA 128, 135, 137, 240, 278, 290
extracorporeal shockwave lithotripsy（ESWL） 241, 420, 421

F
familial adenomatous polyposis（FAP） 25, 52
FDG-PET 117, 118
fecal microbiota transplantation 25
fibrolamellar carcinoma 30
fibromuscular obliteration 154
FICE（Flexible spectral Imaging Color Enhancement） 125
Fischer 比 353, 357
flank stripe 111
fluid filled ileus 111
focally enhanced gastritis 154
focal nodular hyperplasia（FNH） 31, 384
FOLFIRINOX 療法 409
FOLFOX 療法 326
FP 療法（5FU＋CDDP） 173
free air 334
Full 型核内封入体 153
functional dyspepsia（FD） 2, 22, 41, 144, 171, 255, 262
functional gastrointestinal disorders（FGID） 2, 144
functional heartburn（FH） 144

G
G 細胞 39, 40, 42, 95, 96
gasless abdomen 111
GAVE（gastric antral vascular ectasia） 300
　内視鏡所見 301
GC 療法（ゲムシタビン＋シスプラチン併用療法） 431, 435
Gd-EOB DTPA（EOB） 120
GERD（gastroesophageal reflux disease） 5, 22, 37, 252
　維持療法 254
　初期治療 252
　診断・治療フローチャート 253
Giemsa 染色 153
Gigot 分類 382
Gilbert 症候群 14
GIP（glucose-dependent insulinotropic polypeptide） 42, 95
GIST（gastrointestinal stromal tumor） 24, 135, 278, 287
　手術 184
GLP-1（glucaron-like peptide-1） 42, 95
GLP-2（glucaron-like peptide-2） 43
granulocytapheresis（GMA） 202
granulocytic epithelial lesion（GEL）

	159
Grocott 染色	153
Group 分類	155

H

HA 抗体	98
Hassab 手術	180, 300, 386
HBc 抗体	98
HBe 抗原	98
HBe 抗体	98
HBs 抗原	65, 98, 342
HBs 抗体	98
HBV 遺伝子型	98
HBV コア関連抗原	98
HBV DNA モニタリング	67
HBV DNA 量	98, 345
HCV 遺伝子型	99
HCV コア抗原	99
HCV 抗体	99, 343
HCV genotype 1 型	348
HCV genotype 2 型	349
HCV RNA 量	99
HE 抗体	100
Heller-Dor 手術	259
hemodiafiltration (HDF)	220
hemolytic uremic syndrome (HUS)	312
hepatcellular carcinoma (HCC) →肝細胞癌	30
hepatic venous pressure gradient (HVPG)	178
hepatorenal syndrome (HRS)	72, 386
HER2 陰性胃癌	173
HER2 陽性胃癌	172
HEV RNA	100
high-grade dysplastic nodule (HGDN)	161
high-grade PanIN	83, 84
high-risk stigmata	410, 411
high volume center	408, 433
H^+, K^+-ATPase (プロトンポンプ)	39, 166
HMG-CoA 還元酵素阻害薬	358
hooking the fold	133
hot biopsy	195
house keeping 酵素	44
Helicobacter pylori (→ヘリコバクター・ピロリ)	
H₂RA (histamine 2 receptor antagonist)	169, 252
hyperdynamic circulation	72
hyperdynamic state	71, 72
hyperplasia-dysplasia carcinoma sequence	437
hypertonic saline epinephrine solution	

(HSE)	175

I

I 細胞	42, 95
IBD 感受性遺伝子	46
ICG 蛍光法	221, 223, 224
ICT (Infection Control Team)	400
IDUS (intraductal ultrasonography)	127
IgG4 関連疾患	32
IgG4 陽性形質	159
IgM-HA 抗体	98, 342
IgM-HBc 抗体	98
IgM-HEV 抗体	343
increased flow	71
indigestive housekeeper	38
inflammatory bowel disease (IBD)	25, 46, 302, 306
infused catheter 法	141
interval appendectomy	341
interventional EUS	135
intra-abdominal pressure (IAP)	398
intraductal papillary neoplasm of the bile duct (IPNB)	161
intraductal tubulopapillary neoplasm (ITPN)	162
intrahepatic cholangiocarcinoma (ICC)	30, 374
Introducer 変法	183
invasive pattern	319, 321, 322
IPMN (intraductal papillary mucinous neoplasm)	32, 162, 410
診療方針選択のアルゴリズム	411
非切除の経過観察法アルゴリズム	412
irritable bowel syndrome (IBS)	16, 26, 144, 190, 326

J

Japan Alcoholic Hepatitis Score (JAS)	361
jiggling	133
JNET (The Japan NBI Expert Team) 分類	321

K

K 細胞	95
Kasabach-Merritt 症候群	31, 383
Kayser-Fleischer 角膜輪	367
Kerckring 敏襞	107

L

L 細胞	43, 95
Lanz 点	339
late evening snack (LES)	357

laterally spreading tumor (LST)	322
leaky gut	25
LES (lower esophageal sphincter)	6, 36, 258
LES 圧 (LESP)	141, 252
leukocytapheresis (LCAP)	202
long segment Barrett esophagus (LSBE)	275, 276
low-dose PF 療法	212
low-grade PanIN	83, 84
Lugano 国際分類	286
Lynch 症候群	26, 52
癌化のメカニズム	53

M

M2BPGi (Mac-2 結合蛋白糖鎖修飾異性体)	101
Mallory 体	157, 158
Mallory-Denk 体	361
Mallory-Weiss 症候群	24, 292
粘膜裂創所見	293
MALT (mucosa-associated lymphoid tissue) リンパ腫	24, 286
mammalian target of rapamycin (mTOR)	354
MANEC (mixed adenoneuroendocrine carcinoma)	290
marginal artery of Drummond	25
McBurney 点	339
MCN (mucinous cystic neoplasm)	33, 162, 410, 411
MDCT (multi-detector CT)	138
Meckel 憩室シンチグラフィ	117
MELD (Model for End-stage Liver Disease) スコア	225
MEN1 (multiple endocrine neoplasia type 1)	418
microwave coagulation therapy (MCT)	217, 373
MMPs (matrix metalloproteinases)	75
MRCP (MR cholangiopancreatography)	123
MRI	119, 122
multiple injection therapy	383
Murphy 徴候	11, 86, 423
MUTYH 関連ポリポーシス	52

N

N-acetyl cysteine (NAC)	76
NAFL (nonalcoholic fatty liver)	157
病理所見	158
NAFLD (nonalcoholic fatty liver disease)	28, 73, 358, 392
narrow band imaging (NBI)	125, 275, 319

453

拡大観察　320, 323
NASH（nonalcoholic steatohepatitis）
　28, 73, 358, 393
　病理所見　158
NCCN ガイドライン　406
NCD（National Clinical Database）
　243, 335
NEC（neuroendocrine carcinoma）290
neoadjuvant therapy　408
NET（neuroendocrine tumor）
　24, 118, 290
NOD2　46
non-cardiac chest pain（NCCP）　259
non-erosive reflux disease（NERD）
　2, 144, 254
non-occlusive mesenteric ischemia
　（NOMI）　318
non-pitting edema　389
NSAIDs　44, 47
　胃潰瘍のリスク　263
　大腸憩室出血　334
NSAIDs 潰瘍　170, 265
NSAIDs 腸症　315
NST（Nutrition Support Team）
　329, 330, 400

O

obscure gastrointestinal bleeding
　（OGIB）　129
　診断アルゴリズム　130
occult HBV 感染　65
Oddi 括約筋　85
OTW（over-the-wire）バルーン　198
outflow block　71
ovarian-like stroma（OS）33, 162, 410

P

P450　166
PACAP（pituitary adenylate cyclase
　activating polypeptide）　95, 96
palliative therapy（PAL）　200
pancreatic enzyme replacement
　therapy（PERT）　81
pancreatic exocrine insufficiency
　（PEI）　80
pancreatic neuroendocrine neoplasia
　（PNEN）　33, 416
pancreatic pseudocyst（PPC）　399
Pancreatitis Bundles 2015 チェックリ
　スト　398
Paneth 細胞　59, 154
partial splenic embolization（PSE）
　215, 386
PAS 染色　153
PBC-AIH オーバーラップ症候群　364

pearl necklace sign　427
Pediatric Appendicitis Score　340
Peg-IFN　344
percutaneous endoscopic gastrostomy
　（PEG）　182
percutaneous transhepatic oblitera-
　tion（PTO）　386
percutaneous transhepatic portal vein
　embolization（PTPE）　432
percutaneous transhepatic portogra-
　phy（PTP）　214
peritoneo-venous shunt（PVS）　356
Peutz-Jeghers 症候群　52
PIVKA-Ⅱ　97
plasma exchange（PE）　220
pneumobilia　111
POEM（per-oral endoscopic myot-
　omy）　259, 260
portal hypertensive gastropathy
　（PHG）　210
port site recurrence　431
post-infectious IBS（PI-IBS）　49
potassium-competitive acid blocker
　（P-CAM）　168, 252
PP（pancreatic polypeptide）　95
PPI（proton pump inhibitor）
　166, 252, 277
PPI 抵抗性 GERD　145, 146, 254
PPI 抵抗性 NERD　145, 146
PPI-REE（PPI-responsive esophageal
　eosinophilia）　268
preemptive antiviral therapy　67
primary biliary cholangitis（PBC）
　29, 94, 363
primary sclerosing cholangitis（PSC）
　94, 436
protein energy malnutrition（PEM）
　354, 356
psoas sign　111, 339
Pull 法　183
PYY（peptide tyrosine-tyrosine）
　43, 95

R

R（切除可能）膵癌　406-408
radiofrequency ablation（RFA）
　216, 372
Randi 分類　290
R-CHOP 療法　286, 287
red color sign（RC sign）　297
Reynolds の 5 徴　87
right turn shortening　133
RNA 編集遺伝子　83
Rokitansky-Ashoff 洞（RAS）34, 427
Rome Ⅳ　16, 26

　機能性ディスペプシア　41
Rotor 症候群　15
Rovsing 徴候　339

S

S 細胞　42, 95, 96
S-1 療法　172, 234, 283
SACI test（selective arterial calcium
　injection test）　139
SASI test（selective arterial secretin
　injection test）　139
S-B（Sengstaken-Blakemore）チュー
　ブ　179, 297
SCC　97
Schilling 試験　148
SCN（serous cyst neoplasm）　413
　dynamic CT 所見，MRI 所見，切
　除標本　414
second-look 内視鏡　176
sentinel loop sign　111
serrated polyp pathway　52
shear stress　71, 72
shear wave imaging　110
short segment Barrett esophagus
　（SSBE）　275, 276
single injection therapy　383
sinusoidal obstruction syndrome
　（SOS）　391
SLCO2A1 遺伝子　154
slow plasma exchange　220
Span-1　97
SPECT 検査　116
spike-wheel appearance　384
SPIO 造影 MRI　121
SPN（solid pseudopapillary neoplasm）
　162, 414
　造影 CT 所見，切除標本　415
step by step biopsy　177
step-up approach　239, 399
stomal varices　214
strain imaging　110
stromal invasion　160
strong echo　107
submucosal tumor　135
substance P　36
superinfection　64
super paramagnetic iron oxide（SPIO）
　121
surface pattern　321
surgical site infection（SSI）　204
SUV（standardized uptake value）118
SVR（sustained virological response）
　208, 348, 350
sympton association probability
　（SAP）　145, 146

sympton index（SI） 145, 146
sympton sensitivity index（SSI）
145, 146

T

T1 強調画像 120, 122
T2 強調画像 120, 122
TACE（transcatheter arterial chemo-
embolization） 218, 369, 373
Th1/Th2 バランス仮説 47
Th17 細胞集団 48
THI（tissue harmonic imaging） 106
TIMPs（tissue innibitor of metallopro-
teinases） 75
TME（total mesorectal excision） 205
total parenteral nutrition（TPN） 332
toxic megacolon 111
TP53 54
trans-duodenum papillectomy（TDP）
434
transient lower esophageal sphincter
relaxation（TLESR） 37
transjugular intrahepatic portosys-
temic shunt（TIPS）
215, 356, 386, 388
Treiz 靱帯 7
TSME（tumor-specific mesorectal
excision） 205
TTS（through-the-scope）バルーン
198

U

ulcerative colitis（UC） 25, 188, 302
ultra-short segment Barrett esopha-
gus（USBE） 275
unpaired artery 161
UR（切除不能）膵癌 406, 409
UR-LA（切除不能〈局所進行〉）膵癌
407
UR-M（切除不能〈遠隔転移あり〉）膵
癌 407

V

veno-occlusive disease（VOD） 391
vessel pattern 321
Vienna 分類 155
VIP（vasoactive intestinal polypep-
tide） 95, 96
VIP オーマ 33, 419
Vogelstein モデル 52

W

walled-off necrosis（WON） 239, 399
water melon stomach 301
WDHA（watery diarrhea, hypokale-
mia, achlorhydria）症候群 95
Wilson 病 29, 367
worrisome features 410, 411

X・Z

X/A-like 細胞 42
Zollinger-Ellison 症候群 140, 290

455

中山書店の出版物に関する情報は，小社サポートページを御覧ください．
https://www.nakayamashoten.jp/support.html

最新ガイドライン準拠
消化器疾患 診断・治療指針

2018年8月3日　初版第1刷発行Ⓒ　〔検印省略〕

総編集	佐々木　裕
編集委員	木下　芳一
	下瀬川　徹
	渡辺　守
発行者	平田　直
発行所	株式会社 中山書店

〒112-0006 東京都文京区小日向 4-2-6
TEL 03-3813-1100（代表）　振替 00130-5-196565
https://www.nakayamashoten.jp/

装丁 ──── 臼井弘志（公和図書デザイン室）
印刷・製本 ── 三報社印刷株式会社

Published by Nakayama Shoten Co.,Ltd.　　Printed in Japan
ISBN 978-4-521-74601-2
落丁・乱丁の場合はお取り替え致します

本書の複製権・上映権・譲渡権・公衆送信権（送信可能化権を含む）は株式会社中山書店が保有します．

[JCOPY]＜（社）出版者著作権管理機構 委託出版物＞
本書の無断複写は著作権法上での例外を除き禁じられています．複写される場合は，そのつど事前に，（社）出版者著作権管理機構（電話 03-3513-6969，FAX 03-3513-6979，e-mail: info@jcopy.or.jp）の許諾を得てください．

本書をスキャン・デジタルデータ化するなどの複製を無許諾で行う行為は，著作権法上での限られた例外（「私的使用のための複製」など）を除き著作権法違反となります．なお，大学・病院・企業などにおいて，内部的に業務上使用する目的で上記の行為を行うことは，私的使用には該当せず違法です．また私的使用のためであっても，代行業者等の第三者に依頼して使用する本人以外の者が上記の行為を行うことは違法です．

高度な専門知識と診療実践の
スキルをわかりやすく，
かつビジュアルな構成で提示

プリンシプル 消化器疾患の臨床 全4冊

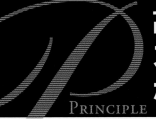

シリーズ完結!!

総編集●佐々木 裕（熊本大学）
編集委員●木下 芳一（島根大学）
　　　　　下瀬川 徹（東北大学）
　　　　　渡辺 　守（東京医科歯科大学）

●B5判／並製／オールカラー／平均360頁

シリーズの特徴	
▶	消化器病診療を行ううえでわきまえておくべき内容をわかりやすく，具体的に提示
▶	各項目の冒頭に全体のポイントを明示．すぐに役立つ情報を簡潔な箇条書きでわかりやすく記述
▶	診断・検査・治療の流れをフローチャートで図示し必要な知識を整理
▶	診療ガイドラインに基づきつつ，実地診療に有用なプラスアルファの情報も提供
▶	サイドノートに「トピックス」「アドバイス」「コツ」などのコラムを満載
▶	図，表，写真，イラストを多用し，視覚的にも活用しやすい内容
▶	インフォームドコンセントや検査結果の患者説明用に役立つシェーマなどをまとめて巻末に掲載

●シリーズの構成と専門編集

1	食道・胃・十二指腸の診療アップデート	木下芳一（島根大学）定価（本体10,000円＋税）
2	腸疾患診療の現在	渡辺 守（東京医科歯科大学）定価（本体10,000円＋税）
3	ここまできた肝臓病診療	佐々木裕（熊本大学）定価（本体12,000円＋税）
4	膵・胆道疾患診療の最前線	下瀬川徹（東北大学）定価（本体12,000円＋税）

お得なセット価格のご案内

全4冊予価合計 44,000円＋税
→
セット価格 40,000円＋税

4,000円おトク!!

※お支払は前金制です．
※送料サービスです．
※お申し込みはお出入りの書店または直接中山書店までお願いします．

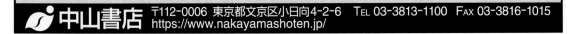

中山書店　〒112-0006 東京都文京区小日向4-2-6　TEL 03-3813-1100　FAX 03-3816-1015
https://www.nakayamashoten.jp/